Vasant D. Lad

Lehrbuch des Āyurveda

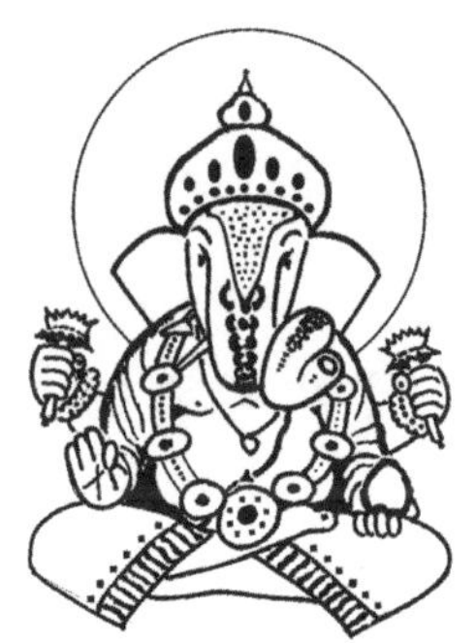

Widmung

|| श्रीः ||

Dieses Buch ist von ganzem Herzen meiner liebenden Frau Usha gewidmet, die mich in allen Bereichen meines Lebens inspiriert und unterstützt hat.

Vasant D. Lad

Lehrbuch des Āyurveda

Allgemeine Prinzipien für Management und Behandlung

Band III

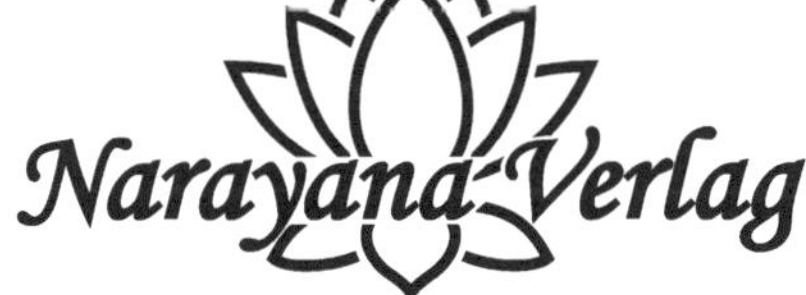

Vasant D. Lad, M.A.Sc.
Lehrbuch des Ayurveda
Allgemeine Prinzipien für Management und Behandlung
Band III

Titel der englischen Original-Ausgabe:
Textbook of Ayurveda
General Principles of Managment and Treatment, Volume Three

Übersetzt aus dem Englischen von Samira Goth, Geckolingua

1. deutsche Auflage 2017
2. deutsche Auflage 2020
ISBN 978-3-95582-078-7

Cover Design und Abbildungen: Kevin Curry.
Ganesha Abbildung von Vasant Lad.
Layout von Laura Humphreys.

Herausgeber:
Narayana Verlag GmbH, Blumenplatz 2, 79400 Kandern
Tel.: +49 7626 9749700
E-Mail: info@narayana-verlag.de
www.narayana-verlag.de

Inhalt

Vorwort

आयुर्वेद

Auf globaler Ebene wendet die vorherrschende Heilwissenschaft heute bei der Heilung einen Ansatz der Krankheitserkennung und -behandlung an. Uns allen ist bewusst, wie Patienten vom Rand physiologischer Katastrophen zurückgebracht werden. Bei einem Patienten wird lokal Krebs festgestellt und die frühzeitige Entfernung „heilt" die Krankheit. Dieser materielle Wissenschaftsansatz nutzt die molekulare Erfassung (Bluttests) und deren Beziehung zueinander (bildgebende Untersuchungen), um festzustellen, ob irgendetwas nicht in Ordnung ist, wenn Symptome auftreten. Bei der Verwendung dieses biologischen Modells ergeben sich jedoch Probleme, wenn es keine definierbare Störung des Materiebereichs gibt. Wir alle kennen folgende Interaktion.

„Also, Fr. Jones, all Ihre Tests sind negativ". Selbst der Scharfsinnigste aller Ärzte der materiellen Wissenschaft ist mit diesen klinischen Situationen konfrontiert. Wenn es kein Etikett gibt, ist es häufig eine schwierige Entscheidung, wie man behandeln soll und das nennt man heute die Kunst der Medizin.

„Das ist ja recht und schön, Herr Doktor", erwidert Fr. Jones, „aber warum geht es mir so schlecht?"

Unter Patienten, die eine medizinische Versorgung in Anspruch nehmen, wächst die Unzufriedenheit und sie verlangen von ihren Heilern im Materiebereich mehr. Sie erwarten nicht nur Antworten, sondern fordern die Verantwortung für ihre Gesundheit zurück, die ihnen unwissentlich aus den Händen genommen wurde. Kurzum, sie wünschen sich eine Veränderung bei der Art und Weise, in der sie geheilt werden.

Diese Veränderung wird nur dann erfolgen, wenn wir unsere Sichtweise des aktuellen biologischen Modells wandeln. D. h. der biologische Geistkörper ist gleichzeitig Materie und ein Energiefeld, eine komplexe molekulare (Teilchen-) und Wellenform, die Koexistenz von Formen in der Natur. Außerdem ist das wissenschaftlich bewiesen. Einer der jüngsten und bedeutendsten Paradigmenwechsel fand mit $E = mc^2$ statt, das Materie und Energie gleichsetzt. Was Materie ist, ist Energie und was Energie ist, ist Materie. Mit dieser mathematischen Aussage veränderte Einstein für immer die Art, in der wir unsere Welt wahrnehmen. Sie hat Möglichkeiten für die Durchführung von Wissenschaft eröffnet, die es uns erlaubten, erstaunliche Leistungen zuwege zu bringen, wie z. B. auf dem Mond spazieren zu gehen, ein Netzwerk des Bewusstseins namens Internet zu erzeugen und die inneren Abläufe der Natur selbst zu verstehen.

Für flüchtige Beobachter scheint unsere Welt in ihrer Materie- oder Teilchenform beruhigend real und in ihrer Energie- oder Wellenform vielleicht weniger glaubhaft. Es ist nicht weiter überraschend, dass diese Art, die Welt gleichzeitig als Materie und Energie zu sehen, die Art, in der wir die menschliche Physiologie sehen, nicht weiter berührt hat. Außerdem stecken wir jämmerlich in diesem materiellen Wissenschaftsmodell fest. Die vorherrschende biologische Weltsicht stirbt langsam, denn in Bezug auf Geld, Zeit und Rhetorik wurde darin eine Menge investiert. Zusätzlich übertönt deren kontinuierliche Verstärkung die heutige flüsternde Stimme eines energiewissenschaftlichen Medizinmodells.

Dennoch sind die eindeutigen, definierten und bestätigten energiewissenschaftlichen medizinischen Disziplinen von Ayurveda und traditioneller chinesischer Medizin für den heutigen Konsumenten von Medizin die zukünftige Hoffnung auf Heilung. Denn sie etablieren eine ehrliche energiewissenschaftliche medizinische Disziplin, die demjenigen, der Gesundheitsleistungen in Anspruch nimmt, das bringen, wonach er sucht: ein System der Krankheitsprävention oder Gesundheitsförderung. Diese Wissenschaften bieten uns eine Fachsprache, mit der wir über den Geistkörper als Energiefeld sprechen können, die bisher nicht zur Verfügung steht.

Sie helfen dem im Westen ausgebildeten Materiewissenschaftler zudem zu verstehen, wie der Zugang zum energetischen Geistkörper durch die Sinnesportale von Gehör, Geschmack, Geruch, Berührung und Sehen die Heilung im Energie-Geistkörper in Gang setzt.

In diesem dritten Teil seiner Reihe ayurvedischer Lehrbücher nimmt uns Dr. Vasant Lad auf Grundlage seines extensiven Wissens in diesem Bereich auf seine Reise mit, bei der wir diese großartige Energiewissenschaft verstehen lernen. Erneut dient er uns als Übersetzer dieser energetischen Sanskrit-Botschaft, die sein wunderbares Vermächtnis und Geschenk an die Menschheit ist. Dank seiner Ausbildung wird er zur lebenden Brücke, auf der die Heilkunst ins 21. Jahrhundert gelangt.

Die Herausforderung für Heilkundige des 21. Jahrhunderts besteht darin, in seine Fußstapfen zu treten, in beiden Gebieten der materiellen und energetischen Heilkunde zuhause zu sein und unsere Kollegen mitzunehmen. Wenn wir das tun, kann es zu einer Verbindung kommen, die im Bereich der Humanbiologie nicht von Exklusivität, sondern Inklusivität geprägt ist. Aktuell findet eine spürbare Verlagerung statt, doch wenn sich eine Kultur inmitten eines Paradigmenwechsels befindet, ist es schwer zu erkennen, dass sich Dinge verändern. Die Art des Heilens befindet sich im Übergang.

Dieses Buch hilft uns dabei, uns allmählich darauf zu konzentrieren, welchen Rat wir Patienten geben können, um ihre Reise zu Balance und Harmonie zu beginnen. Aufgrund der anomalen Art und Weise, in der das vorherrschende materiewissenschaftliche Medizinmodell Gesundheit sieht, wissen viele von uns nicht, wie krank sie sind. Dies ist eine Gefahr des materiewissenschaftlichen Medizinmodells, das auf subtile Weise und ohne es zu wissen chronische Erkrankungen fördert. Wir werden zu festgefahrenen energetischen Ausdrucksformen von VPK und zu Ausdrucksformen des Materiefelds chronischer Krankheitszustände.

Die ayurvedischen Empfehlungen zur Lebensweise sind im Hinblick auf die Veränderungsmöglichkeiten der leidenden menschlichen Physiologie einfach, elegant und wirksam, da sie auf einer Ebene aktiv sind, auf der auch die energetischen Kräfte operieren, die Krankheit auslösen. Die energiewissenschaftliche Ernährungsweise in ihrer Vollständigkeit, Sport aus energiewissenschaftlicher Sicht, die Behandlung veränderter Energiezustände und der Einsatz von Kräutern dienen alle als Leitfäden, die uns dabei helfen, in Krankheitsverläufe einzugreifen und die Gesundheit zu fördern. Wer medizinische Dienste in Anspruch nimmt, muss zukünftig auf diese Verbindung hingewiesen werden und die Unterschiede verstehen. Wenn man klar erkennen kann, dass Änderungen möglich sind, wird sich dieser Zustand der Verbundenheit sicher rasch einstellen.

Von besonderer Bedeutung für die materiewissenschaftliche Heilung ist die ayurvedische Sichtweise von Shamana und Shodana. Das Prinzip von Shodana Chikitsā wird in diesem Zeitalter der Hochtechnisierung viel zu wenig eingesetzt, da es in der materiewissenschaftlichen medizinischen Disziplin so etwas nicht gibt. Dies allein könnte, wenn es richtig angewandt wird, ein meisterliches Instrument für all diejenigen sein, die in ihren unausgewogenen Sāma-Zuständen schon weit fortgeschritten sind.

Die Informationen in diesem Buch helfen dem Heilenden, Patienten dahin zu bringen, wieder die Verantwortung für ihre eigene Gesundheit zu übernehmen. Dies ist ein stärkender Schritt, der meiner Ansicht nach passieren muss, wenn wir beginnen wollen, den sich daraus entwickelnden Gesundheitszustand zu verstehen, den zu erleben wir alle das Recht haben. Das ist die aktuelle Herausforderung für Konsumenten medizinischer Leistungen, denn sie haben keine klare Richtung oder ein Verständnis davon, was zu erwarten ist, wenn sie sich entscheiden, diese Verantwortung zu übernehmen.

Dieses Buch und seine beiden Vorgänger sind die Wissensgrundlage, auf deren Basis wir uns an unsere energiewissenschaftlichen Wurzeln des Heilens „erinnern" können. Wer Dr. Lad kennt, versteht, dass er nicht nur ein energiewissenschaftlicher Vaidya, sondern auch ein echter Yogi ist. Ein Mensch, der nicht nur aufgrund seiner medizinischen Ausbildung über Heilfähigkeiten verfügt, sondern wegen seiner Fähigkeiten, das Materiefeld zu transzendieren, das uns so in seinem Bann hält.

Es wird sich bald eine atemberaubende Transformation im medizinischen Heilmodell ereignen, also halten Sie sich fest!

Dr. William M. Dean

Tacoma, Washington, 17. Mai 2010

 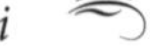

Über den Autor

आयुर्वेद

Das Ayurveda ist in den Herzen besonderer Wesen zuhause, deren Dharma darin besteht, die Traditionen der Weisheit zu bewahren und zu erhalten, um sich selbst und die Welt zu heilen. Es schlägt eine Brücke zwischen den veränderlichen Philosophien, Wissenschaften und Religionen der Zeitalter und wird in den verschiedenen Kulturen durch diese engagierten Individuen weitergegeben. Dr. Lad trägt diese lebendige Flamme in seinem Herzen und sein Leben und seine Lehre sind ein Ausdruck für die wahre Bestimmung von Āyurveda auf der Welt.

Dr. Lad brachte bei seiner Ankunft in den USA reichhaltige Erfahrungen aus Lehre und Praxis mit. Er machte 1968 seinen Bachelor der Ayurvedischen Medizin & Chirurgie (B.M.A.S.) an der University of Pune, in Pune, Indien und 1980 den Master der Ayurvedischen Wissenschaft (M.A.Sc.) an der Tilak Ayurved Mahavidyalaya in Pune. 3 Jahre lang war er medizinischer Direktor des Ayurveda Hospitals in Pune. Er hatte darüber hinaus sieben Jahre lang die Position des Professors für klinische Medizin am Pune University College of Ayurvedic Medicine inne, wo er viele Jahre lang als Dozent tätig war. Dr. Lads akademische und praktische Ausbildung umfasst das Studium der allopathischen Medizin (westlichen Medizin) und Chirurgie ebenso wie traditionelles

Ayurveda. 1979 begann er, durch die Vereinigten Staaten zu reisen und sein Wissen über Ayurveda weiterzugeben. 1981 kehrte er nach New Mexico zurück, um Ayurveda zu unterrichten. 1984 gründete er das Ayurvedic Institute und begann seine Arbeit als Direktor des Instituts.

Dr. Lad ist Autor zahlreicher Artikel und mehrerer Bücher, z. B. *Ayurveda, The Science of Self Healing* und ist Co-Autor von *The Yoga of Herbs* und *Das Kochbuch des Ayurveda.* Sein Buch *Ayurvedische Pulsdiagnose – Die Geheimnisse einer uralten Wissenschaft,* stellt zum ersten Mal dieses faszinierende Thema dar. Sein bei Harmony Books erschienenes Werk, *The Complete Book of Ayurvedic Home Remedies,* ist eine Sammlung klassischer ayurvedischer Behandlungen für häufige und chronische Leiden. Das vorliegende Lehrbuch ist der dritte Band von insgesamt vier Büchern. Er ist außerdem der Co-Autor eines Buches zur Marma-Therapie, Marmapunkte des Ayurveda.

Dr. Lad ist derzeit Direktor des Ayurvedic Institute in Albuquerque, New Mexico, wo er jedes Jahr die beiden Stufen des ayurvedischen Studienlehrgangs unterrichtet, in Indien lehrt er zudem das fortgeschrittenere Gurukula-Programm. Dr. Lad bereist die ganze Welt, gibt private Konsultationen und Seminare zu Ayurveda, dessen Geschichte, Theorie, Prinzipien und praktischen Anwendungen.

Die Verwendung von Sanskrit

आयुर्वेद

Das Wissen über Āyurveda entstammt der Sprache Sanskrit. Sanskrit ist eine präzise phonetische Sprache und verwendet eine Reihe geschriebener Symbole, mit denen die meisten westlichen Menschen nicht vertraut sind. Die phonetische Darstellung der Sanskrit-Wörter mithilfe des englischen Alphabets nennt man Transliteration. Wir können Sanskrit in lateinische Buchstaben transliterieren, doch nicht jeder Laut lässt sich direkt übertragen. Es gibt eine größere Anzahl von Lauten, die in der deutschen Sprache nicht existieren, daher benötigen sie besondere Zeichen, um sie exakt darzustellen.

Ein Beispiel ist वात, das mit Vāta übersetzt wird. Das erste „a" in Vāta ist ein „langes a", wie bei „Vater"; es wird zwei Schläge gehalten. Das zweite „a" ist ein „kurzes a", wie in „was". Ein weiteres Beispiel ist der Laut, der irgendwo zwischen einem „i", einem „u" und einem „r" angesiedelt ist, das in dem Wort प्रकृति. zu finden ist. Dieses Wort wird als Prakti transliteriert. Das „Î"wird in der englischen Schreibweise des Wortes Krishna als „ri" geschrieben. Und um es noch etwas komplizierter zu machen, die Sanskrit-Sprecher in Nordindien sprechen das „Î"als „i" wie in „ist" aus, während man in Südindien „u" wie in „gut" sagt. Aufgrund der regionalen

Variationen bei der Aussprache werden in diesem Buch ru und ri verwendet statt des technisch korrekten „Î“.

Zudem gilt es zu berücksichtigen, dass das „a“ am Ende von Sanskrit-Wörtern manchmal durch den Einfluss des Hindi weggelassen wird. Es wurde bei vielen Wörtern in diesem Buch angefügt. Das End-„a“ unterliegt auch grammatikalischen Veränderungen. Dies hängt davon ab, welche Buchstaben ihm folgen, und der Einfachheit halber ignorieren wir diese Regeln. Beispielsweise kann das Wort Meda (Fett) als medo, Medas und Meda transliteriert werden, je nach dem welches Wort ihm folgt. Normalerweise verwenden wir die gebräuchlichste Form, Meda, damit Sie als Leser nur ein Wort lernen müssen. Sicher wäre es herrlich, wenn all unsere Leser beginnen würden, Sanskrit zu lernen und sich von dem Wissen inspirieren ließen, das man von den alten Texten erhält, doch wir haben es uns hier nicht zur Aufgabe gemacht, diese Sprache zu lehren.

Im Lehrbuch für Ayurveda haben wir uns dafür entschieden, Transliterationszeichen nur für lange Vokale zu verwenden, dargestellt durch den Längsstrich und für den „Nja“-Laut, dargestellt durch das „ñ“. Die Aussprache der Laute ist wie folgt:

a wie in was; ā wie in Vater

i wie in immer; ī wie in Tier

u wie in Bus; ū wie in gut

e wie in See; ai wie in Mai

o wie in Horn; au wie in laut

In all unseren Texten haben wir uns dazu entschieden, die im Text verwendeten ayurvedischen Begriffe bei ihrem ersten Erscheinen kursiv zu setzen[1], da sie im gesamten Text wiederholt zum Einsatz kommen.

1. The Chicago Manual of Style, 15. Aufl. (Chicago: University of Chicago Press, 2003), Seite 292.

1

Chikitsā

Krankheitsmanagement und -behandlung im Āyurveda zur Erzielung eines ausgewogenen Zustands

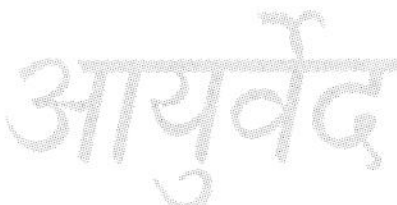

Gesundheit ist ein Zustand perfekter Ausgeglichenheit, nicht einfach nur die Abwesenheit einer definierten Erkrankung. Im Āyurveda heißt es, dass Körper, Geist und Bewusstsein eine Integrationsbeziehung miteinander haben. Wenn der Geist unglücklich oder gestresst ist, ist der Betreffende nicht gesund, auch wenn laut der modernen Medizin kein bekannter pathologischer Zustand besteht. Alle relevanten Laboruntersuchungen mögen normal sein, und dennoch hat jemand vielleicht körperlichen Schmerz oder psychische Beschwerden. Leidet jemand z. B. an Rückenschmerzen, Verstopfung, Schlaflosigkeit, Angst oder einer anderen Erkrankung und alle Laborergebnisse sind normal, bedeutet dies nicht, dass derjenige gesund ist. Das Āyurveda gibt eine genauere Definition für den Gesundheitszustand.

Sama doshāh samāgnish cha sama dhātu
malāh kriyāh prasannātmendriya manah svastha
ityābhidhyate

Sushruta Samhitā, Sūtrasthāna, Chapter 15, Verse 44

Dieses Sanskrit-*Sūtra* bedeutet, dass ein Mensch gesund und unabhängig (*svastha*) ist, wenn die drei *Doshas*, sieben *Dhātus* (Gewebe), drei *Malas* (Urin, Kot, Schweiß) und *Agni* (Verdauungsfeuer) alle ausgeglichen sind und Geist, Sinne und Seele Glückseligkeit erleben. Anhand dieser Definition sind die meisten von uns nicht gesund. Der Zweck der āyurvedischen *Chikitsā* besteht darin, diesen gesunden Zustand zu erreichen.

Die Doshas steuern die physischen und psychischen Bestandteile in der Konstitution eines Menschen. Jeder Einzelne wird mit einer einmaligen Umsetzung und Kombination von *Vāta, Pitta und Kapha* geboren und der physische Körper besteht aus Doshas, Gewebe (Dhātu) und Ausscheidungsprodukten (Mala), wie in Vers 2 unten aufgeführt.

Dosha dhātu mala mūlam hi sharīram

Sushruta Samhitā, Sūtrasthāna, Kapitel 15, Vers 2

Yabhih kriyabhir jāyante, sharīre dhātava samah chā chikitsā

Charaka Samhitā, Sūtrasthāna, Kapitel 16, Vers 34

Dieses Sūtra sagt uns, dass Āyurveda Chikitsā ausgewogene Doshas, Gewebe und Ausscheidungsstoffe durch jede beliebige Methode erzeugt, die das funktionelle Zusammenspiel von Körper, Geist und Bewusstsein aufrecht erhält.

Chikitsā bedeutet wörtlich Erkundigung, Nachforschung oder Untersuchung. Doch der āyurvedische Autor Charaka benutzte das Wort in der Bedeutung, eine Unausgewogenheit oder Krankheit zu behandeln oder mit ihr umzugehen. Chikitsā ist jede Methode oder jedes System, das eine Balance zwischen Körper, Geist und Bewusstsein, den drei Doshas, sieben Dhātus, drei Malas und *Prāna, Tejas und Ojas herstellt*. Chikitsā kann alles sein, was die Doshas handhabt. Ich reiste z. B. einmal von Pune nach Mumbai, und zwar im Mai, der heißesten Jahreszeit, also dem Sommer. Pune ist relativ kühler als Mumbai, als der Zug also mittags die Feuchtigkeit Mumbais auf Meereshöhe erreichte, war es allen im Zug heiß. Eine Frau mit einem Baby auf dem Schoß saß neben mir und plötzlich bekam das Baby hohes Fieber mit Krämpfen. Die Mutter weinte und bat um Hilfe. Ich sah das Baby, schritt zur Tat und fühlte mit meinem Handrücken den Kopf des Kindes, da meine Haut das einzig verfügbare Thermometer war.

Ich spürte eine sehr hohe Temperatur, nahm also mein Taschentuch und goß kaltes Wasser darüber, um es zu kühlen, und legte es dem Kind auf die Stirn. Ich drehte das Baby auf seine rechte Seite und verschloss mit meinem Zeigefinger das rechte Nasenloch, damit das Baby begann, durch das linke Nasenloch zu atmen, das der lunare Kanal ist. Der Zug fuhr schnell und die Temperatur war hoch, während ich weiterhin das Nasenloch zuhielt und meine Hände sanft vom Kopf des Kindes zu seinen Zehen bewegte und den lunaren *Nādū anregte.* Alle beobachteten mich gespannt, doch ich konzentrierte mich auf meine Aufgabe.

Innerhalb von wenigen Minuten hörten die Krämpfe auf und die Temperatur sank und dann begann das Baby zu schwitzen. Im Laufe der nächsten 10-15 Minuten ging die Temperatur in den normalen Bereich zurück und das Baby sah mich an und lächelte. Wenn ein Kind lächelt, heilt es. Im nächsten Moment setzte er sich auf und fing an, mit seinem Spielzeug zu spielen. Alle Leute im Zugabteil applaudierten. Die Mutter des Kindes war glücklich und das Fieber des Babys war vollkommen weg. Die *Prakruti* des Kindes war Pitta, die Jahreszeit (Sommer) war Pitta und die Tageszeit (Mittag) war Pitta-Zeit. Diese Kombination kann hohes Fieber mit Fieberkrämpfen auslösen, die Verringerung von Pitta war in dem Moment also das Richtige. Dies war *Sadyah Phala Dāyinshchikitsā*, d. h. eine Therapie, die ein unverzügliches Ergebnis lieferte. Chikitsā bedeutet nicht nur, ein Medikament oder Kräuter zu geben, sondern ist die Wirkung von *Yukti*, was promptes und geschicktes Handeln bedeutet.

Man kann jedes System verwenden, um Balance herzustellen. Doch eine Behandlung im Āyurveda bedeutet nicht nur, dass man mit Anzeichen und Symptomen arbeitet, also einfach Aspirin für Kopfschmerzen, Ibuprofen für Gelenkschmerzen oder Valium für Schlaflosigkeit nimmt. Die Allopathie ist Anti-pathie. Sie benutzt anti-symptomatische Medikamente, wie Antibiotika, antivirale Medikamente, Antidepressiva, Antazida usw. Āyurveda bekämpft nicht einfach nur die Symptome, sondern bemüht sich auch, die Balance zwischen Doshas, Dhātus und Malas wiederherzustellen. Das Āyurveda sagt, dass Chikitsā jede nützliche Methode beinhaltet, sei es Antibiotika, Analgesika, Beruhigungsmittel, Kräuter, Ernährungsweise, Akupunktur, Sport, Meditation oder was sonst funktioniert. Idealerweise sollten wir die perfekte Balance zwischen Doshas, Dhātus und Malas herstellen und dadurch die eigentliche Ursache der Erkrankung beseitigen. Das ist die letztendliche Definition von Chikitsā.

Āyurveda entspricht keinem Medizinsystem, das nur Kräuter und *Pañchakarma* einsetzt, es umfasst das gesamte Leben. Jede Behandlung kann in einer bestimmten Situation hilfreich sein. Āyurveda ist im wahrsten Sinne nicht nur eine alternative, sondern auch eine ergänzende Therapie zur modernen Medizin. Sie beinhaltet jede „Pathie", man kann also die Prinzipien von Naturheilkunde, Homöopathie und Akupunktur im Āyurveda erkennen. Es gibt auch Allopathie im Āyurveda, denn das Āyurveda ist die Mutter aller Heilsysteme.

Im Āyurveda gilt, dass jedes System Einschränkungen hat und es gesteht sogar seine eigenen Begrenzungen ein. Falls jemand mit Streptokokkeninfektion im Hals zu Ihnen kommt und Sie sagen dem Patienten einfach: „Essen Sie keinen Joghurt oder Käse und nehmen Sie etwas Kurkuma", könnte der Betroffene in wenigen Tagen an Endokarditis sterben! Āyurveda hat nichts gegen die moderne Medizin, manchmal muss man Antibiotika und viele andere nützliche Methoden der Allopathie verwenden. Doch das Āyurveda beinhaltet auch feinstofflichere Therapien. Es unterstützt Akupunktur, Magneten und alles andere, das eingesetzt werden kann, um ein Gleichgewicht herzustellen. Antibiotika, Steroide, Beruhigungsmittel und Medikamente dieser Art haben ihren entsprechenden Platz, sind aber eben nicht die komplette Lösung. Sie sind temporäre Notfallmaßnahmen. Manchmal muss jemand Antibiotika nehmen, um eine Infektion zu kontrollieren oder ein Antihistamin, um eine Allergie in Schach zu halten, doch diese Art von Therapien stellen keinesfalls eine fundamentale Balance im Organismus her, sind also nicht die endgültige Frucht von Chikitsā.

Āyurvedische Behandlungsprotokolle

Āyurvedische Behandlungsprotokolle

- Dūshyam (was beeinträchtigt ist)
- Desham (Ort)
- Bala (Stärke)
- Kāla (Zeit)
- Anala (Verdauungsfeuer)
- Prakruti und Vikruti
- Vayam (Alter)
- Sattvam (Geist)
- Sātmya (Immunität)
- Āhāra (Essen)
- Avasthā (Krankheitsphasen)

Das Āyurveda erklärt, dass es eine Reihe von wichtigen Faktoren gibt, die Chikitsā lenken. Sie sind als Behandlungsprotokoll aufgeführt, basierend auf den beteiligten Doshas.

Dūshyam. Doshas sind diejenigen, die beschädigen, d. h. beeinträchtigen oder stören, während *Dūshyam* bedeutet, „was beeinträchtigt ist", z. B. ein Gewebe oder Organ. Es ist wichtig, dass wir verstehen, welche Dhātus, Organe und *Srotāmsi* von einem oder mehreren Doshas betroffen sind. Wir müssen wissen, wie viele Doshas am Ungleichgewicht beteiligt sind, die Zahl der involvierten Gewebe und welche Systeme angegriffen sind.

Nehmen wir ein Beispiel. Bei Durchfall ist die *Dūshya* oder beeinträchtigte Stelle der Dickdarm, das betroffene Mala ist *Purīsha* (Stuhl) und der gestörte Kanal ist *Purīsha Vaha Srotas*. In den meisten Fällen ist das verstärkte Dosha Pitta. Bei Auftreten von heißen, wässrigen Stühlen, begleitet von Fieber, ist es ein reines Pitta-Leiden. Aber wenn schaumiger Durchfall mit lautem Stuhlgang besteht, deutet das auf Durchfall vom Vāta-Typ hin, aufgrund von verstärktem Vāta und Pitta. Durchfall vom Kapha-Typ hat losen Stuhl mit Schleim und wird durch vermehrtes Pitta und Kapha hervorgerufen. Die Behandlung sollte dies berücksichtigen.

Desham (Ort) Das ist ein Ort, z. B. der Ort, wo ein Mensch geboren wurde, aufwuchs oder der aktuelle Wohnort. Es kann sich auch auf den Ort beziehen, wo Symptome einer Unausgewogenheit oder Krankheit anfingen. Das Āyurveda unterteilt Orte in drei klimatische Bereiche.

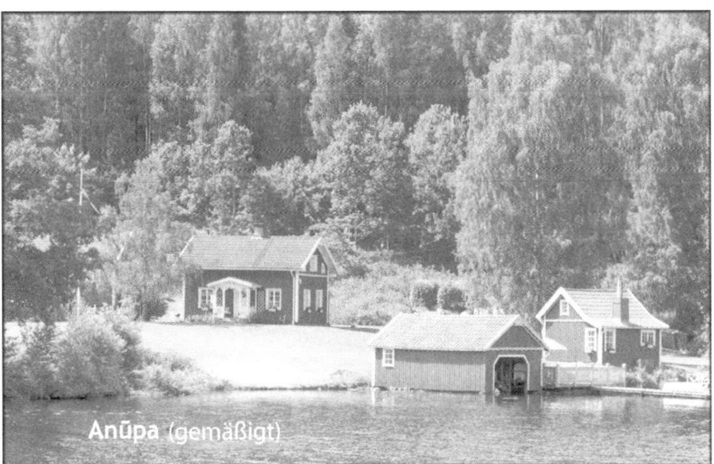
Anūpa (gemäßigt)

Anūpa Desha, was feucht bedeutet, ist im Winter eher kalt und feucht, aber in den wärmeren Jahreszeiten heiß und feucht. Diese Feuchte kann Kapha-Störungen hervorrufen, während die Kälte im Winter zu Vāta-Erkrankungen führen mag. Bei Menschen mit einer *Sāma-Vāta-Erkrankung* wie rheumatischer Arthritis, Ischias oder neuromuskulären Problemen verschlechtert sich die Erkrankung unter kalten, feuchten Bedingungen. Kapha-Erkrankungen wie Erkältungen und Bronchialasthma verschlimmern sich auch in Anūpa Desha, besonders im Frühling. Idealerweise ist es für Leute mit diesen Krankheiten besser, in *Sādhāranā* oder *Jāngala Desha* umzuziehen.

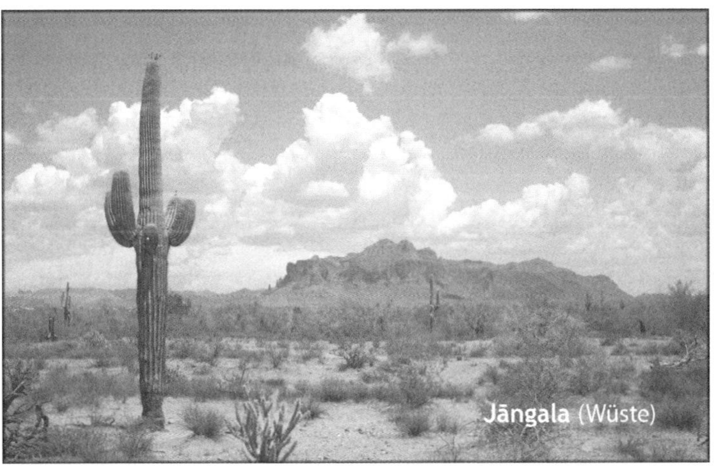
Jāngala (Wüste)

Jāngala Desha ist heiß und trocken im Sommer, dann kann es Pitta-Erkrankungen wie Nesselausschlag, Hautausschläge, Urtikaria und Sonnenbrand auslösen. Jāngala Desha wird jedoch im Winter trocken und kalt, was besonders Vāta-Dosha verschärft. Jāngala Desha passt am besten zu Kapha-Menschen, denen das trockene Klima bekommt. Leute mit schweren Vāta- oder Pitta-Störungen werden profitieren, wenn sie an einen anderen Ort ziehen.

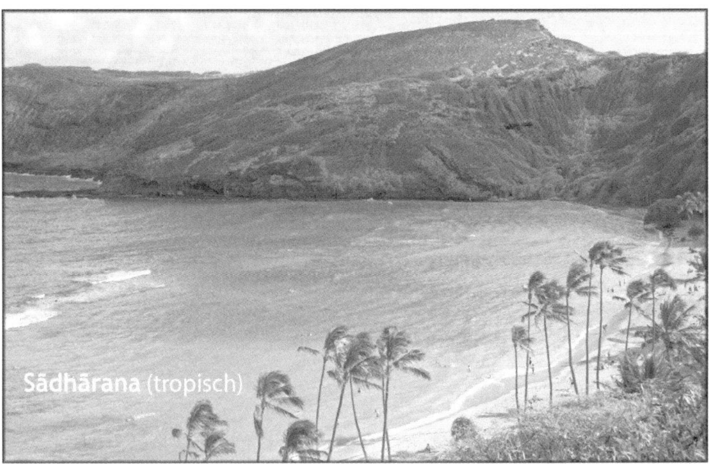

In *Sādhāranā Desha* sind alle vier Jahreszeiten gemäßigt. Es ist für alle drei Doshas ausgleichend, somit also gesund für alle Konstitutionen. Das Āyurveda betrachtet diesen Desha als bevorzugten Ort zum Leben, doch gemäßigte Bereiche von Anūpa oder Jāngala Desha sind auch gut.

Tabelle 1: Wirkungen von geografischen Orten

Ort (Desham)	Merkmale	Wirkungen auf Doshas
Sādhāranā	Gemäßigtes, tropisches oder subtropisches Klima	Gleicht alle drei Doshas aus
Jāngala	Trockenes Wüstenklima	Verstärkt Vāta und Pitta
Anūpa	Feuchtes Klima; kalte Winter	Verstärkt Kapha, bei Kälte auch Vāta

Bala (Stärke) Dies bezieht sich auf die Stärke eines Menschen und die Stärke einer Krankheit. Die Behandlung hängt von beiden Faktoren ab. Falls jemand über eine gute Stärke verfügt, kann *Shodhana* (Pañchakarma-Therapien) als primäre Behandlung angesehen werden. Ein schwacher Mensch hingegen sollte nicht Pañchakarma, sondern lieber *Shamana* (palliative Therapien) erhalten.

Wenn die Stärke gut ist und ein oder mehrere Doshas *utklishta* (gereizt oder ausgelöst und bereit, den Körper zu verlassen) sind, kann man direkt Pañchakarma-Behandlungen wie *Vamana* verabreichen, ohne irgendwelche *Pūrvakarma* (vorbereitende Maßnahmen) durchzuführen. Das verschlimmerte Dosha sollte über die nächstliegende Körperöffnung ausgeschieden werden, dann fühlt sich derjenige sofort besser. Doch wenn die *Bala* des Patienten gut ist, aber das Dosha ist nicht utklishta, dann muss vor jeder Form von Pañchakarma eine Pūrvakarma stattfinden. Zu Pūrvakarma zählen *Snehana* (innere und äußere Ölanwendung) und *Svedana* (Schwitztherapie). Diese Behandlungen helfen dabei, die Doshas zurück in den Magen-Darm-Trakt zu befördern – Vāta zum Dickdarm, Pitta zum Dünndarm und Kapha in den Magen. In diesem Stadium können Pañchakarma-Therapien erfolgreich vorgenommen werden, um das Dosha über die nächstliegende Körperöffnung zu beseitigen.

Hat der Patient andererseits geringe Bala, aber die Doshas sind utklishta, so kann man milde Ausscheidungstherapien einsetzen. Bei verschärftem Kapha sollte man z. B. eine Expektorationstherapie nutzen. Das lässt sich mithilfe einer einfachen Kräutermedizin wie Sitopalādi durchführen. Verwenden Sie für *Utklishta Pitta* die *Anulomana*-Therapie (Behandlung, welche die normale Richtung eines Dosha bewahrt) mit einem milden Abführmittel wie Nishottara oder Āmalakī. Im Fall von *Utklishta Vāta* verwenden Sie zudem ein mildes Laxativum wie Gandharva Harītakī. Ist die Bala gering und die Doshas sind nicht utklishta, ist *Shamana Chikitsā* (palliative Therapie) die bevorzugte Behandlungsoption. Als einfache Richtlinie kann man bei verstärktem Kapha die Kräutermischung Tālīsādi anwenden, für Pitta Gudūchī oder Shatāvarī und für Vāta Dashamūla oder Ashvagandhā.

Des Weiteren müssen wir uns die angemessenste Behandlung bei niedrigem Agni und bestehendem *Āma* (Toxizität) überlegen, das die Grundursache der Erkrankung ist. Toxine werden gewöhnlich durch Shodhana beseitigt, aber nur nachdem das Āma durch *Dīpana* und *Pāchana Chikitsā* (die Teil von Shamana Chikitsā sind) zur Reife gebracht wurde. Geringes Agni und Āma sind die Hauptursache von *Bala Kshaya* (geringer Stärke), denn die Giftstoffe blockieren die Kanäle, beeinträchtigen die Ernährung und führen zu Erschöpfung. Sobald das Agni durch Dīpana erhöht ist und das Āma von Pāchana ausgeschieden wurde, kehrt die Stärke des Betroffenen zurück, der Fluss der Ernährung ist bewahrt und dieser Mensch erhält wieder Energie. Deshalb sollte man bei Verordnung der angemessensten Behandlung genau auf die Bala achten.

Neben der Stärke des Patienten sind auch die Schwere (Stärke) der Anzeichen und Symptome zu berücksichtigen. Ein starkes

Symptom oder eine Komplikation muss sofort behandelt werden. Falls ein akutes Symptom jemandem großen Schmerz bereitet, müssen wir zuerst dieses Symptom abstellen und danach mit der Ursache umgehen. Wenn z. B. bei Gelenkrheumatismus unglaublicher Schmerz im Gelenk besteht, müssen Sie vielleicht eine Schmerztablette einnehmen, um diesen Schmerz zu lindern. Nachdem der intensive Schmerz gemildert wurde, kann die weitere Behandlung erfolgen, um sich mit der Ursache der Erkrankung zu befassen.

Bei Notfällen, wenn die Symptome unterdrückt werden müssen, ist die allopathische Medizin recht effektiv. Hat ein Mensch beispielsweise plötzlich einen Herzinfarkt, muss man sofort handeln. Aber sobald der akute Notfall vorbei ist, hört die Arbeit des Arztes nicht auf. Nun müssen wir die Pathogenese verstehen und durch Einschätzung der richtigen Behandlung die Stärke der Erkrankung verglichen mit der Stärke des Patienten beurteilen.

Kāla (Zeit). Zeit bezieht sich in diesem Zusammenhang allgemein auf die aktuelle Jahreszeit und die Jahreszeit, in der die Symptome erstmals auftreten oder sich verschlimmern. *Kāla* betrifft auch die Dauer einer Erkrankung oder Störung und das Alter einer Person.

Die vier Jahreszeiten, wie man sie in den meisten gemäßigten Breiten findet (so auch in großen Teilen Nordamerikas), lassen sich mit einem Vorherrschen von Qualitäten von einem oder mehreren Doshas in Beziehung setzen, somit ist Kāla ist ein wichtiger Faktor in der Therapie. Folgende Tabelle zeigt, welches Dosha in jeder Jahreszeit am ehesten verstärkt ist:

Frühling: Kapha
Sommer: Pitta
Herbst: Vāta
Winter: Vāta und Kapha

Die Wahl des richtigen Zeitpunkts ist besonders wichtig, wenn man sich entschließt, eine spezielle Art von *Shodhana Chikitsā anzuwenden*. Der Frühling ist die Jahreszeit von Kapha, also eine gute Periode für Vamana (Erbrechen). Der Sommer ist eine Pitta-Jahreszeit, daher gut für *Virechana* (Abführung). Der Herbst ist eine Jahreszeit von Vāta, somit ist *Basti* (Einlauf-Therapie) zu der Zeit sehr sinnvoll.

Die Zeit ist ein wichtiger Heilfaktor. Bei Typhus dringt z. B. das Dosha, das sich im *Sthāyi* (reifen) *Dhātu* versteckt hat, in das *Asthāyi* (unreife) *Dhātu* ein und ruft die Fiebersymptome hervor. Es wird Zeit benötigt, damit die *Samprāpti* (Pathogenese) ihren Verlauf nehmen kann und das Fieber vorbeigeht.

Kāla bedeutet auch Alter. Die Kindheit ist das Kapha-Alter, die Erwachsenenzeit ist überwiegend Pitta und das Alter ist Vāta. Ein starkes Pañchakarma darf nicht bei Kindern angewandt werden, da sie sehr empfindlich sind. Erwachsene können die Strapazen von Pañchakarma aushalten, während ältere Menschen starke Pañchakarma-Therapien ebenfalls nicht ertragen, denn Vāta erzeugt in dieser Lebensphase Schwäche. Alter wird in diesem Protokoll allerdings separat als *Vayam* aufgeführt.

Eine Erkrankung entsteht zu einem bestimmten Zeitpunkt im Körper, muss also auch eines Tages vorbei sein. Es ist gut, sich ins Gedächtnis zu rufen, dass Geduld vonnöten ist. Die Zeit heilt schließlich fast jede Krankheit, sobald man die richtige Ernährungs- und Lebensweise befolgt.

Anala (Verdauungsfeuer). Dies ist ein Synonym für Agni, das den Zustand der Verdauung lenkt. Agni ist die Brücke zwischen den drei Doshas, sieben Dhātus und drei Malas. Ihr optimales Funktionieren hängt von gesundem Agni ab. Wir sind dauernd unserer äußeren Umwelt ausgesetzt, mit jahreszeitlichen Wechseln, Wandel in der Ernährung und Veränderungen in unseren Beziehungen, Emotionen, Jobs usw. Diese Veränderungen beeinflussen alle Agni.

Tabelle 2: Behandlungen für Agni-Arten

Manda Agni	Tīkshna Agni	Vishama Agni	Sama Agni
Langsamer Stoffwechsel und schlechte Verdauung, in Verbindung mit gesteigertem Kapha, führt zu Kapha-Leiden.	Starker Stoffwechsel und rasche Verdauung, in Verbindung mit stärkerem Pitta, führt zu Pitta-Krankheiten.	Unregelmäßiger Stoffwechsel und wechselnde Verdauung, in Verbindung mit vermehrtem Vāta, führt zu Vāta-Leiden.	Ausgewogener Stoffwechsel und optimale Verdauung, bringt ausgewogene Doshas.
Beste Behandlung ist Vamana (Erbrechen).	Beste Behandlung ist Virechana (Abführung).	Beste Behandlung ist Basti (medizinischer Einlauf).	Die einzige benötigte Behandlung ist Rasāyana (Verjüngung).

Agni kann aufgrund der trockenen, leichten, kalten, beweglichen und feinstofflichen Qualitäten *Vishama* (unregelmäßig) werden. In dem Fall wird es Vāta verstärken und zu einer unregelmäßigen Stoffwechselaktivität führen. Agni kann wegen der scharfen, heißen und leichten Attribute *tīkshna* werden, wodurch Pitta erhöht wird, was Hypermetabolismus auslösen kann. Wenn Agni aufgrund der langsamen, matten, schweren, öligen und flüssigen Qualitäten *Manda* wird, wird Kapha angeregt, was eine Verlangsamung des Stoffwechsels zur Folge hat und Kapha-Krankheiten wie Fettleibigkeit und Diabetes nach sich zieht. *Sama Agni* ist ein Zustand des ausgewogenen Stoffwechsels und kann ein langes und gesundes Leben ermöglichen.

Ein bedeutender Faktor in der āyurvedischen Chikitsā besteht darin, Agni durch angemessene Kost, Lebensweise und ein Reinigungsprogramm auszugleichen. Agni wird stark vom Verstand beeinflusst, daher ist *Kāya Chikitsā* (Behandlung des Agni) wahrlich psychosomatisch, denn dazu gehören physische Therapien für den Körper und psychische Therapien für den Geist.

Prakruti und Vikruti. Dies sind die ursprüngliche Konstitution eines Menschen und der aktuelle Zustand des Dosha-Ungleichgewichts. Das Āyurveda versucht, das *Prakruti-Vikruti*-Paradigma von jemandem zu verstehen und behandelt jeden Einzelnen gemäß Prakruti und *Vikruti*. Es empfiehlt ein Reinigungsprogramm, Kräuter, Ernährungs- und Lebensweise, die auf die Situation dieses Individuums zugeschnitten sind.

In der modernen Medizin hat es kein Konzept von Prakruti gegeben. Die westliche Medizin beginnt jedoch langsam, deren Existenz anzuerkennen, denn es hat sich gezeigt, dass manche Menschen auf bestimmte Medikamente gut ansprechen, andere es hingegen nicht tun. Deshalb gibt es so viele verschiedene Arten von Medikamenten gegen Bluthochdruck, Bronchodilatoren, Beruhigungsmittel und Antidepressiva auf dem Markt. Jeder Einzelne ist einzigartig und hat eine einmalige Reaktion auf diese Medikamente. Das Āyurveda erklärte vor 5.000 Jahren, dass wir jeden Einzelnen einmalig behandeln müssen und jetzt kommt die westliche Medizin nach langer Forschung zum gleichen Schluss.

Dieses Konzept lässt sich auf die Einteilung von Krankheiten nach den Jahreszeiten anwenden, was man *Prākrutika Samprāpti und Vaikrutika Samprāpti nennt.* Prākrutika-Krankheiten sind jene, die in der Jahreszeit auftreten, die dem verschärften Dosha entspricht – Kapha-Störungen in Frühling oder Winter, Pitta-Leiden im Sommer und Vāta-Beschwerden im Herbst. Das sind natürliche *Prākrutika*-Störungen. Sie lassen sich behandeln, indem man ein jahreszeitliches Regime befolgt, das sogenannte *Rutucharyā*, das für den Einzelnen angemessen ist.

Vaikrutika-Erkrankungen sind Störungen, die zu einer Jahreszeit auftreten, die nichts mit dem verschlechterten Dosha zu tun hat. Das wären beispielsweise Vāta-Krankheiten im Frühling, Kapha- oder Vāta-Störungen im Sommer oder Pitta-Erkrankungen im Winter. Solche Leiden werden mithilfe der Shamana-Therapie behandelt, denn die Jahreszeit ist für Shodhana Chikitsā und Pañchakarma ungünstig.

Das Prakruti-Vikruti-Paradigma ist für Diagnose- und Prognosezwecke wichtig. Wenn eine Person z. B. *Vāta Prakruti* und *Vāta Vikruti* hat, ist diese Erkrankung sehr schwer zu heilen, denn derjenige hat eine konstitutionelle Tendenz zu verschlimmertem Vāta. In so einem Fall wirkt sich alles, was wir tun, um das *Vikruti Dosha* zu behandeln, auch auf das *Prakruti Dosha aus*. Dasselbe gilt für ein Pitta-Leiden bei einem Pitta-Menschen und für eine Kapha-Krankheit bei einem Kapha-Menschen, die beide relativ schwer zu heilen sind. Wenn andererseits ein Vāta-Mensch eine Pitta- oder Kapha-Störung hat, ist diese leichter zu therapieren, weil Pitta und Kapha nicht so günstige Bedingungen haben, um bei einer Vāta-Konstitution Probleme zu verursachen. Dies lässt sich auch anwenden auf Vāta- oder Kapha-Erkrankungen bei einem Pitta-Menschen und Vāta- oder Pitta-Erkrankungen bei einem Kapha-Menschen.

Vayam (Alter). Die Lebensphasen lassen sich anhand des Vorherrschens eines Dosha kategorisieren. Die ungefähren Zeiträume sind:

Kapha: 0-16 Jahre
Pitta: 16-50 Jahre
Vāta: 50 Jahre und älter

Kinder befinden sich im Kapha-Alter, sind also anfälliger für Kapha-Leiden. Pitta-Krankheiten treten gewöhnlich im Pitta-Alter auf, der Zeit zwischen Erwachsenwerden und mittlerem Alter, und lassen sich in dieser Lebensphase schwierig in den Griff bekommen. Vāta-Erkrankungen schließlich treten gewöhnlich bei älteren Menschen auf und lassen sich dann oft schwer heilen.

Nehmen wir z. B. *Grahani* (chronisches Malabsorptionssyndrom), was eine Vāta-Pitta-Störung ist. Wenn sie bei Kindern auftritt, ist sie relativ einfach zu heilen, da ein Kind sich im Kapha-Alter befindet. Die Vāta- oder Pitta-Vikruti beeinträchtigt das Kind anders als der Kapha-Einfluss, daher wirkt sie auf das Kind nicht so tief. Doch wenn ein Erwachsener oder ein alter Mensch in Pitta- oder Vāta-Lebensphasen Grahani bekommt, ist die Behandlung normalerweise kompliziert, weil die Vāta-Pitta-Natur der Störung jemanden in diesen Phasen stark beeinträchtigt. Solch ein Fall kann zu Colitis ulcerosa oder sogar Dickdarmkrebs führen.

Die Prognose einer Erkrankung hängt zu einem gewissen Grad vom Alter des Betreffenden ab. Kinder neigen dazu, Kapha-Probleme wie Erkältungen, Kongestion und Husten zu bekommen. Beachten Sie, dass Kapha-Krankheiten selbst bei Kindern relativ leicht heilbar sind, da ihre Körper wachsen und sie sich schnell verändern können. Pitta-Leiden im Pitta-Alter sind auch noch relativ leicht zu handhaben, denn das Pitta-Alter ist eine Zeit der Stärke, verglichen mit Vāta-Leiden im Vāta-Alter, welche am schwierigsten zu behandeln sind. Das Alter ist eine Zeit, in der die Gewebe schwach sind, daher ist jede Erkrankung bei älteren Menschen schwer zu heilen und Arthritis, Rheuma, Ischias, Schlaflosigkeit, Verstopfung und andere Vāta-Leiden sind bei einem älteren Menschen besonders schwer zu therapieren.

Sattvam (Geist). Dieses Wort bedeutet Geist und spiegelt geistige Stärke, Sensibilität, Intellekt und den emotionalen Zustand eines Menschen. Sie alle gilt es bei einer Diagnose zu berücksichtigen, damit eine Übereinstimmung mit der Behandlung besteht und diese wirksam funktionieren kann.

Das Āyurveda unterteilt *Sattvam* aus klinischen Gründen in *Pravara, Avara* und *Madhyama.* Pravara bedeutet ein übermäßig starker Verstand. Bei solch einem Menschen besteht übermäßiges Selbstvertrauen und die Unterdrückung von Emotionen und körperlichen Symptomen. Obgleich die Betreffenden vielleicht schwere Schmerzen haben, zeigen sie es nicht. Solche Patienten erkennen die Tatsachen nicht an, was einen Arzt irreführen und die Behandlung erschweren kann.

Andererseits bedeutet Avara *Sattvam* zart und hypersensibel, sodass selbst ein geringer Schmerz schon qualvoll erscheinen mag. Ein kleiner Bauchschmerz kann dazu führen, dass jemand am Boden zusammenbricht. Dies kann einen Arzt auch in die Irre leiten.

Madhyama Sattvam steht für einen normalen, ausgewogenen Geist, wobei dieser Mensch die Schwere und Schmerzintensität exakt beschreibt, wie sie ist. So eine Person nennt man *āpta*, also ehrlich über seine oder ihre Gefühle und Emotionen. Das hilft dem Arzt, eine akkuratere Prognose zu stellen und die Heilung erfolgt bei so einem Patienten häufig sehr rasch. Es ist immer vorteilhaft, Madhyama Sattvam zu haben, denn es zeigt das wahre Bild von der psychosomatischen Situation eines Menschen.

Sātmya (Immunität). *Sātmya* lässt sich als Verträglichkeit, Immunität oder Allergieresistenz definieren. Sātmya ist wichtig, wenn man den Immunstatus einer Person beobachtet, der von Ojas (der Lebensessenz) gelenkt wird. Die Immunität kann konditioniert oder trainiert werden. Westler, die in einer sauberen Umgebung leben und nie reisen, bieten ihrem Immunsystem nur wenig Herausforderungen. Falls so ein Mensch in ein Land wie Mexiko oder Indien reist, kann er sehr krank werden, weil sein Immunsystem nicht mit den anderen Bakterien zurechtkommt. Leute, die regelmäßig in solche Länder reisen, haben generell eine starke Immunität, da sie ständig einer Reihe von Flora, Bakterien und klimatischen Bedingungen ausgesetzt sind. Sie fordern das Immunsystem heraus und verstärken Sātmya.

„*Oka Sātmya*“ oder „*Abhyasanam Sātmya*“ bedeutet, sich an etwas zu gewöhnen. Mit ausdauernder Übung kann man die Immunität steigern, indem man sich täglich einer kleinen Menge eines Allergens aussetzt. Angenommen, jemand ist überempfindlich auf Pollen und anfällig für Frühlingsallergien. Wenn er eine Prise Pollen nimmt und die Dosis bis zum Frühjahr allmählich erhöht wird, kann der Betroffene auf Pollen desensibilisiert werden, was Verträglichkeit und Immunität steigert. Das verstärkt Sātmya.

Beachten Sie, dass ein Mensch die meisten Stoffe vertragen mag, doch eine Allergie oder andere unerwünschte Reaktion auf bestimmte Lebensmittel oder Medikamente haben kann. Man sollte dies genau zur Kenntnis nehmen. Die Immunität einer Person lässt sich wie oben beschrieben trainieren, doch das heißt nicht, dass derjenige etwas einnehmen sollte, was letztendlich ein Gift ist, wenn extreme Empfindlichkeit auf dieses bestimmte Allergen besteht. Oka Sātmya sollte nur bei jemandem entwickelt werden, der milde Allergien hat. Ein Mensch mit schwerer Allergie auf etwas wie Erdnüsse oder Milch sollte diese Substanz selbst in geringster Dosis nicht einnehmen, da dies zu anaphylaktischem Schock, Hirnschaden oder sogar Tod führen kann. Aber wenn eine leichte Empfindlichkeit vorhanden ist, kann eine geringe Dosis des Stoffs, der die Reaktion auslöst, dabei helfen, bei diesem Menschen Sātmya zu entwickeln.

Āhāra (Nahrung). Die Ernährung eines Menschen spielt eine sehr wichtige Rolle für die Gesundheit, da sie direkt auf Gewebe und Körperkanäle einwirkt, die von den Doshas reguliert werden. Wenn ein Mensch beispielsweise darauf besteht, eine Pitta reizende Kost einzunehmen, ist jede Pitta-Krankheit sehr schwer zu heilen. Das Gleiche gilt für die anderen zwei Doshas. Eine Ernährungsweise, die für die Doshas ausgleichend ist, fungiert als wirksame Medizin, die jedem gesteigerten Dosha entgegenwirkt. Ernährungsgewohnheiten, die ein Dosha stören, sind wie ein Gift und aggravieren die Doshas.

Die Nahrung ist eine der Hauptquellen für Lebensenergie. Falls das Essen nicht richtig verdaut wird, wegen unvereinbarer Nahrungskombinationen oder einem anderen Faktor, kann es Āma erzeugen, also unverarbeitete Nahrungsmittel oder Toxine. In Kapitel 3 dieses Buches sprechen wir ausführlich über die āyurvedische Ernährungslehre.

Avasthā (Krankheitsphasen). Es gibt viele verschiedene Kategorien für das Stadium, in dem sich eine Krankheit befindet. Die erste ist *Sāma Avasthā* und *Nirāma Avasthā*. Sāma steht für ein

Dosha mit Giftstoffen, Nirāma bedeutet ohne Toxine. *Sāma Pitta* ist z. B. *Pitta-Dosha* mit Giftstoffen, was man bei Durchfall oder Fieber beobachtet. *Nirāma Pitta* hingegen bedeutet eine Verschlimmerung von Pitta ohne Toxine, wie es bei Blutungsstörungen der Fall ist.

Eine weitere Kategorisierung von Avasthā ist *Pacāmana* und *Pakva*. *Pacāmana Avasthā ist* eine Stufe, in der das Āma reift, wohingegen *Pakva Avasthā* bedeutet, dass Āma ausgeschieden wurde, doch die Doshas das Gewebe zerstören.

Jīrna Avasthā ist eine chronische Erkrankung, bei der Āma beseitigt wurde und die Dhātus erschöpft sind, weil sie von übermäßig hohem Agni ausgebrannt wurden. Das wirkt sich auch auf Prāna, Tejas und Ojas aus, die lebenswichtigen Essenzen. Ein Beispiel des *Jīrna-Stadiums* ist Kräfteverfall aufgrund von Tuberkulose, bei der die Gewebe schwer erschöpft sind. Andererseits bedeutet *āshukārī Avasthā* das akute Stadium einer Krankheit. Dabei ist das Dosha in *Prasara* eingetreten, die dritte Phase des Krankheitsverlaufs, bewegt sich durch den Körper und beginnt, die Dhātus zu beeinflussen. Die Symptome dauern nur kurze Zeit an, können aber intensiv sein.

Dhātu Gata Avasthā steht für die Stufe, in der eine Erkrankung in ein Dhātu eindringt. Dies wird verwendet, um ein genaues Verständnis darüber zu erlangen, welches Gewebe von einem bestimmten Dosha angegriffen wird. *Asthi Gata Vāta* bedeutet z. B., dass *Vāta-Dosha* ins Knochengewebe eingedrungen ist, während *Majjā Gata Kapha* auf Kapha in den Muskeln hindeutet.

Vega Avasthā ist der Zeitraum, in dem Symptome vorhanden sind, während *Avega Avasthā* das Stadium zwischen Anfällen darstellt. Ein Beispiel ist Bronchialasthma. Bei einer akuten Asthmaattacke, dem so genannten Status asthmaticus, spricht man von Vega Avasthā und die Behandlung unterscheidet sich deutlich davon, wenn jemand zwischen Asthmaanfällen ist, also Avega Avasthā. andere Beispiele für Erkrankungen, die Vega und Avega Avasthā haben, sind Fieber, Typhus, Darmkolik, Herpes, Epilepsie und viele Schmerzformen. Wenn ein Anfall auftritt, geht das Dosha ins Asthāyi Dhātu (unverarbeitete Gewebe), während sich das Dosha zwischen Attacken im Sthāyi Dhātu (verarbeiteten Gewebe) versteckt. Daher bedeutet eine Abwesenheit von Anfällen nicht, dass der Patient geheilt ist, nur dass die Krankheit sich versteckt.

Eine ähnliche Gruppierung ist *Uttāna Avasthā*, d. h. die milde Phase einer Erkrankung und *Gambhīra Avasthā*, die ernste Phase. Nehmen wir zum Beispiel einen Asthmaanfall, der Vega Avasthā ist. Eine leichte Attacke ist Uttāna Avasthā, ein schwerer Anfall hingegen Gambhīra Avasthā.

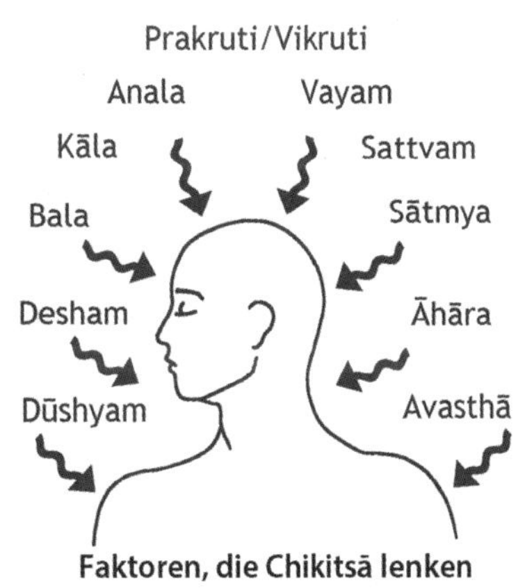

Faktoren, die Chikitsā lenken

Es gibt auch *Samprāpti Avasthā*, das bedeutet die Phase der Pathogenese. Wir sollten die Phase einer Krankheit gemäß dem āyurvedischen Samprāpti-Modell verstehen, damit sie richtig und rasch behandelt werden kann. Je nach Stadium der Pathogenese, in der sich das Dosha befindet, ist ein anderer Ansatz erforderlich. Die sechs Krankheitsphasen sind:

Sanchaya: Anhäufung eines Dosha,
Prakopa: Reizung des Dosha,
Prasara: Ausbreitung des Dosha durch den Körper,
Sthāna Samshraya: Ablagerung des Dosha in einem Gewebe,
Vyakti: Manifestation einer Erkrankung,
Bheda: Zerstörung oder Deformation des betroffenen Gewebes, möglicherweise mit Komplikationen.

All diese elf Faktoren müssen entsprechend der qualitativen und quantitativen Manifestationen der Doshas genau beobachtet werden. Dann sollte dieser Mensch sofort anhand dessen behandelt werden, was in Erfahrung gebracht wurde.

Komplikationen, vielfältige Pathologien und medikamentenbedingte Störungen

Zusätzlich zu den oben angeführten Dingen sagt das Āyurveda, dass man auch die Prognose einer Krankheit verstehen muss. Das bedeutet, die Komplikationen der Erkrankung beurteilen.

Bevor wir mit einer Behandlung beginnen, müssen wir bestimmen, ob es bei diesem spezifischen Krankheitsprozess (Samprāpti) Komplikationen gibt, die auf Sanskrit als *Upadrava* bezeichnet werden. Eine Upadrava tritt als Ergebnis des Hauptleidens auf, dem *Pradhāna Vyādhi* und sie erzeugt eine weitere Krankheit. Eine Komplikation besitzt keine eigene Samprāpti. Stattdessen ist sie eine direkte Folge des primären Erkrankungsverlaufs und kann in jeder Phase der Samprāpti auftreten, obgleich sie in Bheda, der sechsten Phase, voll zum Ausdruck kommt.

Ein einfaches Protokoll für Āyurveda-Krankheitsmanagement (Chikitsā)

- Finden Sie die Prakruti (Konstitution) des Betreffenden heraus.
- Finden Sie die Vikruti (aktueller veränderter Zustand der Doshas im Körper) des Betreffenden heraus.
- Finden Sie die Ursache oder Ursachen einer Krankheit heraus, wie z. B. Ernährung, Lebensstil, emotionale Muster, Qualität der Beziehungen, genetische Veranlagung usw.
- Als erste Behandlungsmaßnahme beseitigen Sie die Ursache und helfen, etwaige intensive Schmerzen zu lindern.
- Stellen Sie anhand von Prakruti, Vikruti und Alter des Betreffenden sowie nach Jahreszeit, Klima, Ort usw. den richtigen täglichen Therapieplan zusammen (Kost, Sport etc.)
- Legen Sie eine Entgiftungsmethode fest: entweder Linderung (Shamana) oder Ausscheidung (Shodana).
- Bieten Sie Therapien, die auf dem Prinzip basieren, dass gegensätzliche Qualitäten Ausgleich schaffen:
  (a) Therapien antagonistisch zum gereizten Dosha (*Dosha Pratyanika*)
  (b) Therapien antagonistisch zur Krankheit (Vyādhi Pratyanika)
- Bieten Sie Verjüngung (*Rasāyana*) für den Körper, um die Immunität zu steigern und bestimmte Organe und Gewebe zu stärken.

Ein Beispiel für Upadrava ist Herzinsuffizienz, die als Resultat von chronischem Bronchialasthma auftritt. In diesem Fall ist die Hauptkrankheit Bronchialasthma, während die Komplikation die Herzinsuffizienz ist. Ein weiteres Beispiel ist die Bildung von vielen Geschwüren im Dickdarm, die als Komplikation von Morbus Crohn erscheinen können.

Ein weiterer Faktor, den es zu berücksichtigen gilt, sind vielfältige Pathologien, wo zwei Erkrankungen mit ähnlichen Pathologien Hand in Hand gehen. Man bezeichnet dies als *Vyādhi Sankara.* In diesem Fall hat jedes Leiden seine eigene, getrennte Samprāpti, die an zwei verschiedenen Orten auftritt. Eine gute Illustration von Vyādhi Sankara sind Durchfall und Erbrechen, die beide durch dieselbe Ursache wie Lebensmittelvergiftung ausgelöst werden können. Ein weiteres Beispiel sind Gastritis und Enteritis. Dies ist so verbreitet, dass es sogar einen eigenen Namen hat: Gastroenteritis.

Heutzutage gibt es auch viele medikamentös bedingte Erkrankungen, die man iatrogene Krankheiten nennt. Im Āyurveda heißt es, dass eine Medizin, die Krankheit erzeugt, keine echte Medizin ist. Sieht man sich ein beliebiges Arzneimittel an, wird man feststellen, dass es oft nur zwei oder drei Indikationen, aber viele Nebenwirkungen gibt. Medikamente sollten jeden Schaden verringern und nicht mit Verunreinigungen oder Konservierungsmitteln vergiftet sein. Sie sollten frisch, erschwinglich und anhand der Bedürfnisse des Einzelnen entsprechend ausgewählt werden, ohne unerwünschte Nebenwirkungen.

Die vier Säulen von Chikitsā

Die Chikitsā oder Behandlung kann manchmal komplexe Maßnahmen umfassen, um einen Erkrankungsprozess zu heilen. Oft wird die Chikitsā zur Gemeinschaftsarbeit. Besteht eine ernste, akute Erkrankung, kann ein Arzt allein diese vielleicht nicht in den Griff bekommen. Er oder sie benötigt Assistenzärzte/-ärztinnen oder Krankenpfleger/innen und es sollten Notfallmedikamente verfügbar sein. Aus diesem Grund betonte Charaka die vier Säulen der Chikitsā. Auf diesen vier Säulen lässt sich ein wunderbares Heilgebäude errichten.

Der Arzt oder *Vaidya* ist die erste Säule von Chikitsā. Die zweite Säule ist *Aushadha*, die Medizin. Die dritte ist *Parichārīka*, Assistent/in des Arztes oder Krankenpfleger/in. Die letzte Säule ist *Rugna*, der Patient. Alle vier sollten zusammenarbeiten und in ihrer Funktion koordiniert und synchronisiert werden. Die Chikitsā ist sehr stark von all diesen Säulen abhängig, doch die Seele der Chikitsā ist der Arzt.

Die āyurvedischen Texte beschreiben den idealen Arzt im Detail. Sie sagen, er sollte einen langen, gepflegten Bart haben (wichtig zu der Zeit, als sie geschrieben wurden), saubere Kleider, schönes Haar, kurze Nägel und eine angenehme und lächelnde Erscheinung, so dass der Patient Zutrauen zum Arzt gewinnt. Dinge wie ein langer Bart mögen heute vielleicht nicht so bedeutsam zu sein. Wenn ein āyurvedischer Arzt einen Bart hat, in dem Alfalfa-Sprossen hängen, welche Botschaft vermittelt das dem Patienten? Es ist auch nicht wichtig, ob der Arzt einen dreiteiligen oder einteiligen Anzug trägt. Am wichtigsten ist, dass der Betreffende kompetent, fachkundig, belesen, geübt, erfahren, respektvoll, mitfühlend und liebevoll ist.

Die Worte eines Arztes sind *Mantren* und haben einen tief greifenden Effekt, denn Ärzte haben einen hohen Status und Einfluss in unserer Gesellschaft. Es ist für jeden Doktor wichtig, Mitgefühl zu haben und sich um seine Patienten zu sorgen. Ein āyurvedischer Arzt sollte ebenso mitfühlend und kompetent sein.

Ein qualifizierter Arzt sollte versiert in dem Bereich sein, in dem er oder sie sich spezialisiert hat und eine Reihe von Prüfungen bestehen, die seine oder ihre Fähigkeiten testen, um Selbstvertrauen zu entwickeln. Danach sollt derjenige als Praktikant unter einem erfahrenen Arzt arbeiten. Es ist wichtig, dass ein āyurvedischer Arzt einen guten Überblick über das Āyurveda erhält, aber auch Fachkenntnisse in seinem Spezialgebiet besitzt. Vor allem im modernen Konzept der Medizin ist Spezialisierung sehr wichtig. Ein Allgemeinmediziner kann z. B. kein komplexes Herzproblem behandeln, während ein Nierenproblem nicht vollständig von einem Herzspezialisten therapiert werden kann. Bedenken Sie, dass ein Arzt viele Operationen beobachten und anderen Chirurgen eine Zeit lang assistieren muss, ehe er oder sie die gleiche Operation selbst mithilfe von Assistenten durchführen kann.

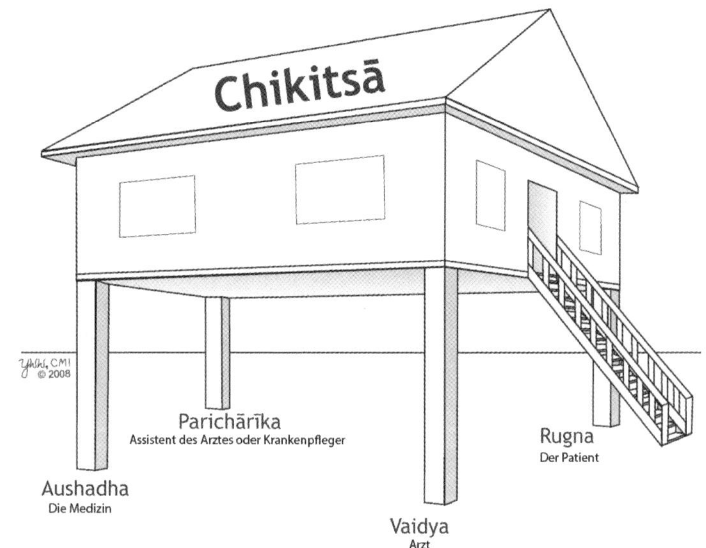

Ein Arzt, der die klinischen Fähigkeiten besitzt, den Puls richtig zu lesen, die Zunge zu analysieren, Augendiagnose und Beurteilung der allgemeinen Körpersysteme vorzunehmen, sollte imstande sein, seine Logik einzusetzen, um zu einer akkuraten Diagnose zu gelangen. Der Arzt muss alle wichtigen āyurvedischen Sūtren auswendig kennen und sollte über die *Rasa, Vīrya, Vipāka und Prabhāva* wichtiger Kräuter Bescheid wissen, um korrekt zu bestimmen, welche Medikation zu welcher Zeit zur Anwendung kommt. Er oder sie sollte Erfahrung beim Einsatz der Kräuter und der Behandlung von Patienten haben.

Die zweite wichtige Säule der Behandlung ist der Assistent des Arztes, der Parichārīka genannt wird. Der Assistent des Arztes sollte in gleichem Maße versiert in der Heilkunde und belesen sein und eine gute Erinnerung daran haben, was er gelernt hat. Er oder sie muss Anweisungen des Hauptarztes befolgen, gleichzeitig aber ebenso kompetent und sicher sein, um einen Notfall zu behandeln. Falls eine akute Nierenkolik auftritt und der Doktor ist nicht verfügbar, muss der Assistent wissen, wie er den Patienten behandelt. Nachdem die Attacke abgeklungen ist, sollte der Arzt informiert werden, dass der Anfall gemäß früheren Beobachtungen behandelt wurde. Der Assistent sollte dann die verabreichten Medikamente nennen und nachfragen, was sonst noch zu tun ist.

Diese Kommunikation zwischen Arzt und Assistenten muss sehr gut sein. Sie sollten Hand in Hand arbeiten. Der Assistent sollte den Arzt respektieren und weder aggressiv, noch respektlos oder ungehorsam sein. Wie der Arzt sollte auch der Parichārīka gut ausgebildet, sauber, von angenehmer Erscheinung und wach sein. Er oder sie sollte den Patienten ermuntern, alle notwendigen Arzneien einzunehmen und sollte im Herzen des Patienten Vertrauen schaffen.

Die dritte wichtige Säule ist die Medizin. Die Medizin sollte frisch und wirkungsvoll sein und das richtige Rasa, Vīrya, Vipāka und Prabhāva besitzen. Wenn die frische Form nicht erhältlich ist, können Pulver, Tabletten, medizinisches Ghee oder Öle usw. verwendet werden. Laut dem Āyurveda sollten alle Medikamente biologisch angebaut, sorgfältig gesammelt und aufbewahrt und im entsprechenden Zeitraum richtig verwendet werden. Abgepackte Kräuter und Rezepturen sollten von einer seriösen Firma stammen und ein Verfallsdatum angeben. Wenn die Medizin vor einem Jahr abgelaufen ist, liefert sie vielleicht nicht das gewünschte Ergebnis.

Kräuterarzneien sollten weder von Ungeziefer noch auf andere Weise verunreinigt sein und keine chemischen Konservierungsmittel oder Perstizidrückstände enthalten. Nur reine Medikamente liefern das richtige Ergebnis. Medikamente sollten leicht erhältlich sein. Falls Sie einen Patienten in Europa sehen, hat es keinen Zweck, wenn Sie ein Medikament in Indien wissen, wenn Sie es in Europa nicht bekommen können. Idealerweise sollte man Kenntnis von passenden Ersatzstoffen für alle Kräuter haben, die nicht erhältlich sind. Doch selbst wenn die āyurvedischen Texte sagen, dass Medikamente örtlich verfügbar sein müssen, sollte man sicherstellen, dass diese Kräuter angemessene Ersatzmittel für die indischen Kräuter sind, die traditionell verwendet und in āyurvedischen Texten besprochen wurden. Sie sollten idealerweise ähnliche Rasa, Vīrya, Vipāka und andere Wirkungen sowie Affinitäten zu den gleichen Körperorganen, Systemen und Geweben haben.

Natürlich ist die letzte Säule der Therapie der Patient. Der Patient sollte Anweisungen befolgen und ehrlich sein und seine oder ihre Symptome ohne Übertreibung beschreiben und auch keine Informationen verschweigen. Er oder sie sollte eine akkurate Kranken- und Familiengeschichte angeben und klar über die Schwere der aktuellen Krankheit Auskunft geben. Der Erfolg der Chikitsā basíert auf allen vier Säulen des Managements.

Agni und Kāya Chikitsā

Das Leben auf der Erde wird von *Soma*, dem Mond, *Sūrya*, der Sonne, und *Anila* gelenkt, das kosmisches Prāna ist. Die Sonne steht für Agni, ohne das auf der Erde kein Leben möglich ist. Agni gibt Licht, Wärme, Stärke und Ausdauer. Was für das äußere Agni (die Sonne) gilt, stimmt auch für das innere Agni, nämlich den Solarplexus. Das ist der Sitz des *Jāthara* Agni, der Mutter allen Agni im Körper, das auch als Bhagavān bekannt ist: der Schöpfer, Erhalter und Wandler. Erschaffung, Erhaltung und Transformation auf Zell-, System- und Organebene werden alle vom körperlichen Agni gelenkt.

Die āyurvedische Medizin wird auch Kāya Chikitsā genannt. *Kāya* bedeutet Körper, also heißt Kāya Chikitsā die Behandlung von physischem Körper, Geist und Bewusstsein. Tatsächlich lässt sich Kāya als kollektive Organisation der Körpergewebe beschreiben. Der Körper verändert sich ständig und es wird geschätzt, dass jede Körperzelle im Laufe von sieben Jahren ersetzt wird. Wenn man sich ein Bild von sich selbst von vor zehn Jahren ansieht und es mit dem heutigen Bild vergleicht, kann ein enormer Unterschied bestehen. Durch die zirkulierenden Elemente und Körperteile ist er im ständigen Wandel. Auf diese Weise ist Kāya *Māyā* oder Illusion.

Kāya ist auch die reine Essenz des verdauten Essens, dem Vorläufer der Körpergewebe. Diese Nahrungsessenz namens Kāya oder *Āhāra Rasa* enthält Agni. Falls Kāya (inneres) Agni betroffen ist, führt dies zur Produktion von Āma (toxischer Materie), das sich durch den Körper bewegt und Krankheit verursacht. Āma, also unverdautes Essen, ist die Ursache aller Erkrankungen, doch die Hauptursache von Āma ist geringes Agni. „*Ka*" bedeutet Wasser und „*ya*" heißt Kreislauf, somit bezeichnet man das, was den Nährstoffkreislauf im Körper aufrechterhält, als Kāya. Dies ist eine Funktion von Agni, ohne die der Körper keine Aktivitäten ausführen kann. Agni unterstützt sämtliche Stoffwechselaktivitäten, lässt sich also beurteilen, indem man den Stoffwechsel einer Person beobachtet. Daher wird die āyurvedische Chikitsā auch als Kāya Chikitsā bezeichnet, als Management des inneren Agni.

Der Zustand des Agni ist eng mit dem Zustand der Doshas verknüpft. Das Agni nimmt infolge der Verschlimmerung von einem oder mehreren Doshas ab. Agni ist heiß, scharf, leicht, trocken, durchdringend und ohne flüssige Qualität. Vāta-Dosha kann Agni aufgrund seiner Qualität verlangsamen und da es ungleichmäßig ist, kann es *Vishama* (unregelmäßiges) Agni verursachen, wobei der Stoffwechsel manchmal in Ordnung zu sein scheint, zu anderen Zeiten dies jedoch nicht so ist. Pitta ist heiß und scharf und diese Qualitäten können übermäßig *tīkshna* (scharfes) Agni erzeugen, das Hypermetabolismus hervorruft. Kapha ist langsam, schwer, feucht und kühl, was Manda (langsames) Agni *und* geringen Stoffwechsel verursachen kann. Dieser langsame Stoffwechsel kann zu Adipositas und vielen anderen Kapha-Krankheiten führen.

Beachten Sie, dass wenn die flüssigen und öligen Qualitäten von Pitta stärker sind, das wie heißes Wasser wirken kann, welches das Feuer des Agni löscht. Auf diese Weise kann vermehrtes Pitta auch Manda Agni zur Folge haben. Die heißen und scharfen Qualitäten von Agni mögen in so einem Fall noch immer stark sein. Deswegen besitzen manche Leute mit hohem Pitta wegen der heißen und scharfen Eigenschaften einen starken Appetit, aber durch die erhöhten flüssigen und öligen Qualitäten eine schlechte Verdauung.

Der Zustand des Agni beeinträchtigt auch die Doshas. Vishama Agni verursacht Vāta-Krankheiten, Tīkshna Agni erzeugt Pitta-Erkrankungen und Manda Agni resultiert in Kapha-Störungen. Bei der Kāya Chikitsā sollte man das aggravierte Dosha behandeln, das für die Unausgewogenheit des Agni verantwortlich ist. Um mit Vishama Agni umzugehen, behandelt man Vāta-Dosha mit Gewürzen wie Ingwer, schwarzem Pfeffer und Langpfeffer (zusammen als Trikatu bezeichnet), die mit Ghee eingenommen werden. Behandeln Sie Pitta bei Tīkshna Agni mit Tikta Ghrita, bitterem Ghee. Für Manda Agni schließlich benutzt man Chitrak, um Agni anzufachen und Kapha-Dosha zu verringern.

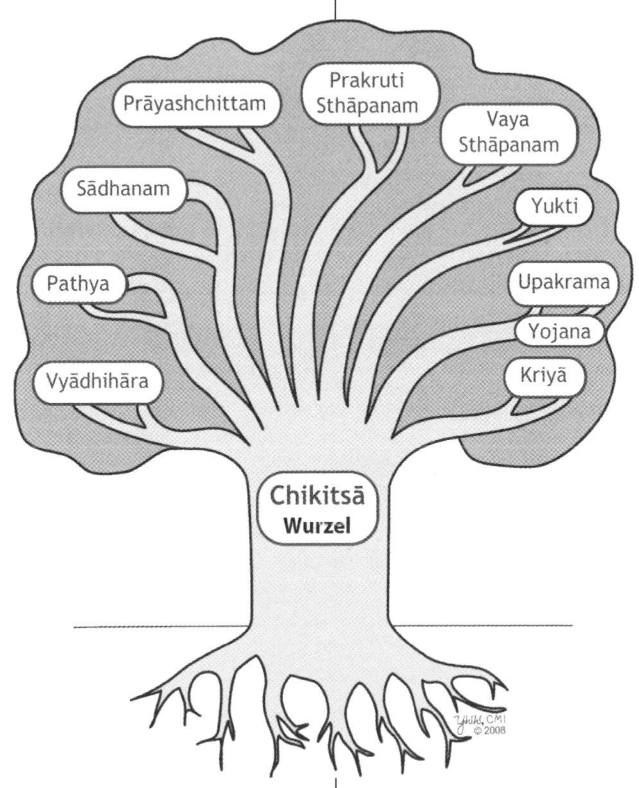

Die Hauptkategorien von Chikitsā

Chikitsā steht für etwas, das eine Störung in den Griff bekommt oder lindert. Dazu gehören alle Arten von Behandlung, die es im Āyurveda gibt. Synonyme von Chikitsā sind:

Vyādhihāra: das, was die Erkrankung wegnimmt.
Pathya: das, was für Gewebe und Körperkanäle förderlich ist
Sādhanam: das, was als Werkzeug für perfekte Gesundheit agiert
Prāyashchittam: Sühne, Korrektur, Buße oder Selbstdisziplin zum Zweck der Entschlackung, entsprechend der eigenen Prakruti und Vikruti
Prakruti Sthāpanam: das, was die Balance der Prakruti-Doshas wiederherstellt
Vaya Sthāpanam: verlangsamt den Alterungsprozess und erhöht die Lebensdauer
Upakrama: um im Körper wieder Ordnung herzustellen.
Yukti: das Können bei der Behandlung
Yojana: Behandlungsplan für Chikitsā
Kriyā: die richtigen Handlungen zur rechten Zeit integrieren

Yukti (Können) ist sehr wichtig. Unter gegebenen Umständen kann ein kundiger Arzt ein Problem durch vor Ort erhältliche Heilpflanzen behandeln, die in der richtigen Dosis und zur angemessenen Zeit verabreicht werden. Rheumatische Arthritis behandelt man z. B. am besten mit Simhanad Guggulu. Wenn diese Medizin nicht verfügbar ist, kann man Pillen aus Ingwerpulver und Rizinusöl herstellen, was recht effektiv sein kann. Ein Arzt, der Yukti besitzt, kann einen Patienten wirksamer behandeln als jeder andere, der nur Informationen über die Kräuter hat.

Chikitsā wird in Shodhana, also Reinigungstherapien und Shamana unterteilt, was Linderung und Beruhigung der Doshas bedeutet. Shodana reinigt den Körper von übermäßigen Doshas und Giftstoffen. Dies geschieht bei jemandem, der stärker ist als seine oder ihre Erkrankung, also über die Stärke verfügt, diese Therapien durchzuführen. Dazu zählen spezialisierte Formen der Behandlung, die von einem erfahrenen Kliniker empfohlen und angewandt werden sollten. Die bekanntesten Shodhana-Therapien sind *Abhyanga* (Ölmassage), Svedana (Schwitzen) und *Shirodhāra* (ein kontinuierlicher Fluss von warmem Öl auf die Stirn) sowie Pañchakarma. Pañchakarma besteht aus fünf Ausscheidungsmethoden:

Vamana: Emesistherapie
Virechana: Abführtherapie
Basti: Einlauftherapie mit Kräutertees und medizinischen Ölen

Nasya: Anwendung von Ölen oder Medikamenten in der Nase
Rakta Moksha: Blutreinigung oder Aderlass

Shodhana kann auch eine Reihe anderer Behandlungen vor und nach dem Pañchakarma umfassen sowie spezifische, extern angewandte Therapien. Sie sind alle in „Detaillierte Kategorien von Chikitsā" weiter unten auf dieser Seite aufgeführt.

Shamana bedeutet palliative Maßnahmen und wird besonders dann angewandt, wenn die Reinigung kontraindiziert ist, beispielsweise bei Schwäche, Erschöpfung, akuter Infektion, Blutung, Fieber, Asthma oder schwerer Toxizität im tiefen Gewebe, in dem Fall sind er oder sie nicht für Shodhana geeignet. Die sieben wichtigsten Shamana-Therapien sind:

Dīpana: Agni anfachen
Pāchana: Āma neutralisieren
Kshut Nigraha: Fasten ohne Nahrungsmittel
Trut Nigraha: Durst ertragen
Vyāyāma: körperliche Bewegung, einschließlich Yoga-Āsana
Ātapa Seva: Sonnenbaden (oder Chandra Seva, Mondbaden)
Maruta Seva: Aufenthalt in frischer Luft sowie Prānāyāma

Shamana kann auch noch zusätzliche innere Therapien beinhalten wie den Einsatz von Dosha besänftigenden Medikamenten, sowie verschiedene äußere Behandlungen. Sie sind ebenfalls in der Tabelle aufgeführt.

Detaillierte Kategorien von Chikitsā

A. Inneres Shodhana[1]

1) ***Pūrvakarma: Vorbereitende Maßnahmen oder Handlungen zur Reinigung***
   - A) inneres Snehana (innere Einnahme von Ghee oder Öl)
   - B) äußeres Snehana (äußere Ölanwendung). Dazu gehören spezifische Formen von Snehana:
     - i) Abhyanga (Ölmassage des gesamten Körpers)
       - (1) Shiro'bhyanga (Öl in die Kopfhaut einmassieren)
       - (2) Pādābhyanga (die Fußsohlen mit Öl einreiben),
     - ii) Shirodhāra (konstantes Fließen von medizinischem Öl auf die Stirn)
     - iii) Shiro Basti (Ölbad von Kopf oder Kopfhaut)

1. Innerlich und äußerlich bezieht sich darauf, ob die Reinigung selbst innerlich stattfindet oder sich auf die Körperaußenseite auswirkt, wie bei einer Hautätzung. Es ist unerheblich, ob die vorherigen Maßnahmen (z. B. Ölmassage) innerlich oder äußerlich sind: Die letztendliche Reinigung von diesen „innerlichen" Therapien findet im Körper statt, wird somit als innerlich kategorisiert.

- iv) Netra Basti (Augenbad mit Ghee)
- v) Kati Basti (Tränken des Lumbosakralbereichs mit Öl)
- vi) Karna Pūrana (Füllen der Ohren mit Öl)
- vii) Nābhi Prakshepa (konstantes Fließen von medizinischem Öl über den Nabel)

C) Svedana (Dampf und andere Behandlungen, die Schwitzen hervorrufen)

- i) Agni Svedana – Einsatz einer direkten, externen Wärmequelle, dazu gehören:
  - (1) Tapah Svedana – in der heißen Sonne oder an einem Feuer sitzen
  - (2) Drava Sveda – heißes Wasser verwenden
    - (a) Avagāha – Wannenbad
    - (b) Parisheka – warme Dusche
  - (3) Bhashpa Sveda (einschließlich Nādī Sveda) – Dampfbad
  - (4) Rūksha Sveda – Anwendung trockener Hitze, einschließlich heißer Steine, Sandsäcke oder einer Elektroheizung
  - (5) Upanāha Sveda – warmer oder gekochter Umschlag oder Paste
  - (6) Pinda Sveda – warmes Säckchen
- ii) Anagni Svedana – Einsatz keiner direkten, externen Wärmequelle, dazu gehören
  - (1) Vyāyāma – Sport
  - (2) Ushna Sadana – in einem warmen Haus sitzen
  - (3) Gurupravāraka – sich in Decken einhüllen
  - (4) Kshudhā – Hungern
  - (5) Madya Pānam – Wein oder alkoholische Getränke trinken
  - (6) Bhaya – Furcht verursachen
  - (7) Krodha – Ärger verursachen
  - (8) Upanāha – ungekochte Pasten wärmender Gewürze auftragen (Ingwer, Senf etc.)
  - (9) Mushti Yuddha – Boxen
  - (10) Ātapa – in der Sonne sitzen
  - (11) Maithuna – Geschlechtsverkehr
  - (12) Nagna ālingana – direkter Hautkontakt oder Umarmen ohne Kleider

D) Andere verbreitete Pūrvakarma-Maßnahmen:

- i) Dīpana (Entfachen von Agni)
- ii) Pāchana (Verbrennen von Āma)
- iii) Udvartana (Auftragen von Kräuterpaste oder -salbe, gegen die Wuchsrichtung der Körperhaare einmassiert)
- iv) Uddhūlanam (Pudern des Körpers mit trockenem Pulver)

v) Gandūsha (Kräutertee oder medizinisch behandeltes Öl im Mund umherschwenken)
vi) Kavala (Gurgeln)
vii) Lepana (örtlich begrenzter Auftrag von Kräuterpasten auf einen bestimmten Bereich)
viii) Ālepana (örtlich begrenzter Auftrag von Kräuterpasten, die den ganzen Körper bedecken wie ein Schlammbad)
ix) Veshtana (örtlich begrenzter Auftrag von Kräuterpasten, die mit einer Bandage eingewickelt sind)
x) Añjanam (besonderer Kräuter-Eyeliner, der auf Augenlid oder Wimpern aufgetragen wird)
xi) Mardana (tiefe Druckmassage)
xii) Pīdana (Druckpunktmassage mit einem stumpfen Gegenstand wie Knöchel oder Ellbogen)
xiii) Trāsana (Gegenreizung oder Gegenschock wie jemanden an den Haaren ziehen oder kitzeln)
xiv) Tanmātrā Chikitsā (5-Sinne-Therapien) – Shabda, Sparsha, Rūpa, Rasa, Gandha
  (1) Mantra Chikitsā (Klangtherapie)
  (2) Marma Chikitsā (heilende Berührung über Energiepunkte)
  (3) Varna Chikitsā (Farbtherapie – Einwirkung verschiedener Farben)
  (4) Rasa Chikitsā (Geschmackstherapie mit Lebensmitteln und Kräutern)
  (5) Gandha Chikitsā (Aromatherapie – das Auftragen ätherischer Öle)

2) *Pañchakarma: Reinigungsmaßnahmen*

A) Vamana (Erbrechen oder Emesistherapie) – primär für Kapha-Erkrankungen
B) Virechana (Abführtherapie) – primär für Pitta-Störungen,
C) Basti (medizinischer Kräutereinlauf, mit oder ohne Öl) – primär für Vāta-Störungen
D) Nasya (Anwendung von Kräutern oder medizinischen Ölen) – gleicht Prāna aus und beseitigt verbleibende Doshas
E) Rakta Moksha (Aderlass) – für bestimmte Pitta- und Rakta-Leiden

3) *Pashchāt Karma: Maßnahmen oder Handlungen nach der Entschlackung*

A) Āhāra (Ernährungstherapie) – basierend auf Sansarjana Krama (Agni allmählich anfachen), das den Einsatz von Getreidebreien und leicht verdaulichen Speisen umfasst:
  i) Manda (sehr dünner Brei)
  ii) Peya (dünner Brei)
  iii) Vilepī (dickerer Brei)

- iv) Akruta Yūsha (leichte Suppe)
- v) Kruta Yūsha (Suppe mit kurz angebratenen Gewürzen)
- vi) Odana (Reis)

B) Vihāra (Lebensführungstherapie)
- i) Kāyikā (körperliche Therapien, Sport und Yoga-Āsana)
- ii) Vāchika (Sprachtherapie, Mantren, heilige Lieder und heilende Töne chanten)
- iii) Mānasika (geistige Therapien wie Kontemplation und positive Affirmationen, um die richtige Aufmerksamkeit und Intention herzustellen)

C) Rasāyana (Verjüngungstherapie)
- i) Besondere Rasāyana für die Doshas, Dhātus, Malas und Organe
- ii) Vajīkaranam (Virilisierungstherapie)

D) Prāyogika Nasya (besondere Anwendung in der Nase)

E) Dhūmana (Rauchen von Kräutermischungen)

Beachten Sie, dass alle oben genannten Behandlungen auch den Einsatz von *Apunarbhava* umfassen kann, d. h. vorbeugende Therapie. Dazu gehören gewöhnlich Yoga, Ernährungstherapien und Rasāyana für die speziellen Dhātus, die durch ein Ungleichgewicht betroffen sind.

B. Äußere Shodhana

A) Kshāra Karma (Verätzung)

B) Shāstra Karma (das chirurgische Öffnen und Dränieren eines Abszesses, Herausschneiden eines Tumors oder die Entfernung von totem, nekrotisiertem Gewebe)

C) Agni Karma (Wärmeanwendung von „einbrennenden" oder moxibustionsartigen Nutzungen sowie die äußere Anwendung wärmender Kräuter)

D) Pralepa Karma (regelmäßige Anwendung von Kräuterpaste oder -umschlag)

C. Innere Shamana

A) Dīpana – Agni anfachen

B) Pāchana – Toxine verbrennen und Āma neutralisieren

C) Kshut Nigraha – fasten oder Essenseinnahme begrenzen

D) Trut Nigraha – Durst ertragen oder Wasseraufnahme begrenzen

E) Vyāyāma – Körperliche Bewegung, einschließlich Yoga-Āsana

F) Ātapa Seva – Sonnenbaden oder Chandra Seva, Mondbaden

G) Maruta Seva – in angenehmer frischer Luft sitzen sowie Prānāyāma

H) Bruhana Chikitsā – nährende, anabolische Therapien

I) Dosha Pratyanika Aushadha – Medikamente, die besonders das verstärkte Dosha besänftigen

J) Dosha Pratyanika Āhāra – Lebensmittel, die besonders das gesteigerte Dosha besänftigen

D. Äußere Shamana

A) Abhyanga (Ölmassage)
B) Shirodhāra (konstantes Fließen von medizinischem Öl auf die Stirn)
C) Shiro Basti (Ölbad von Kopf oder Kopfhaut)
D) Netra Basti (Augenbad mit Ghee)
E) Kati Basti (Tränken des Lumbosakralbereichs mit Öl)
F) Karna Pūrana (Füllen der Ohren mit Öl)
G) Nābhi Prakshepa (konstantes Fließen von medizinischem Öl über den Nabel)
H) Avagāha (Wannenbad)
I) Parisheka (warme Dusche oder beim Baden angewandter Kräutertee)
J) Udvartana (Auftragen von Kräuterpaste oder -salbe, gegen die Wuchsrichtung der Körperhaare einmassiert)
K) Uddhūlanam (Pudern des Körpers mit trockenem Pulver)
L) Gandūsha (Kräutertee oder medizinisch behandeltes Öl im Mund umherschwenken)
M) Kavala (Gurgeln)
N) Lepana (örtlich begrenzter Auftrag von Kräuterpasten auf einen bestimmten Bereich)
O) Ālepana (örtlich begrenzter Auftrag von Kräuterpasten, die den ganzen Körper bedecken wie ein Schlammbad)
P) Veshtana (örtlich begrenzter Auftrag von Kräuterpasten, die mit einer Bandage eingewickelt sind)
Q) Añjanam (besonderer Kräuter-Eyeliner, der auf Augenlid oder Wimpern aufgetragen wird)
R) Tanmātrā Chikitsā – Shabda, Sparsha, Rūpa, Rasa, Gandha
   i) Mantra Chikitsā (Klangtherapie)
   ii) Marma Chikitsā (heilende Berührung über Energiepunkte)
   iii) Varna Chikitsā (Farbtherapie – Einwirkung verschiedener Farben)
   iv) Rasa Chikitsā (Geschmackstherapie mit Lebensmitteln und Kräutern)
   v) Gandha Chikitsā (Aromatherapie – das Auftragen ätherischer Öle)

Beachten Sie, dass einige dieser äußeren Shamana-Behandlungen auch als vorbereitende Maßnahmen von Shodhana (Pūrvakarma) aufgeführt sind.

Das Āyurveda verwendet diese und andere Methoden, um zwischen Körper, Geist und Bewusstsein eine Balance herzustellen. Die Chikitsā wird definiert als jede Maßnahme, um zwischen den drei Doshas, sieben Dhātus (Gewebe) und drei Malas (Ausscheidungsstoffe) des Körpers sowie Geist und Bewusstsein ein Gleichgewicht zu erzeugen. Sie hilft, innere Gefühle des Wohlbefindens zu entfalten und entwickelt sich zu einem langen Leben von guter Qualität. Die Therapien sind unterteilt wie oben aufgeführt, doch alles kann als Form von Chikitsā dienen. Wir wenden uns nun einigen der wichtigen Kategorien in größerem Detail zu.

Santarpana und Apatarpana Chikitsā

Chikitsā lässt sich gemäß zwei breiter Kategorien kategorisieren: *Santarpana und Apatarpana.* Santarpana ist auch bekannt als *Bruhana Chikitsā oder* einfach nur *Tarpana Chikitsā. Bruhana* heißt Erweiterung und Ernährung, diese Kategorie beinhaltet also alle anabolischen Therapien. Apatarpana wird auch *Karshana, Lekhana* oder *Langhana Chikitsā genannt.* Karshana steht für das Schneiden und Verringern von übermäßigem Wachstum, also umfasst Apatarpana alle katabolischen Therapien.

Santarpana wird gewöhnlich als anabolische Therapie angesehen, die Wachstum fördert und Gewebe nährt. Das Āyurveda verwendet zusammen mit anabolischen Kräutern die passende Ernährungs- und Lebensweise, um die Gewebe aufzubauen. Vāta und Pitta sind beide leicht, führen also häufig zu katabolischem Wechsel. Daher wird die Santarpana-Therapie bei vielen Vāta- und Pitta-Krankheiten wie Auszehrung, Löchern im Zahn, degenerativer Arthritis, Ischias und Muskeldystrophie sowie während der Schwangerschaft und nach der Entbindung eingesetzt. Anabolische Therapien erhöhen das natürliche Wachstum abgemagerten Gewebes. Die Santarpana-Behandlung zielt darauf ab, das verstärkte Dosha zu besänftigen und *Dhātu Agni* auszugleichen, um ein gesundes Gewebewachstum zu bewirken. Charaka sagt tatsächlich, dass es leichter für einen dünnen Menschen ist, zuzunehmen als für einen dicken Menschen, Gewicht zu verlieren, somit ist Abmagerung einfacher zu behandeln als Fettsucht, teilweise aufgrund von psychosomatischen und sozialen Faktoren.

Apa bedeutet „weg von oder Unterbindung“, *Tarpana* ist „Nährung“. Deswegen heißt Apatarpana, Nährung unterbinden, ist also eine katabolische Therapie, die überschüssiges oder krankhaftes Gewebe sowie zu viel Kapha-Dosha entfernt. Es eignet sich besonders gut für Kapha-Leiden. Die wird auch Langhana Chikitsā genannt, d. h. „das, was erleichtert“. Das Āyurveda setzt zusammen mit katabolischen Kräutern die rechte Ernährungs- und Lebensweise ein, um den Körper wieder ins Gleichgewicht zu versetzen. Apatarpana ist besonders dienlich für Diabetes, Fettleibigkeit, Lymphstauung, Lipome, Fettveränderungen der Leber, hohes Cholesterin und hohe Triglyceride, die alle Kapha-Krankheiten sind.

Beispiele für Santarpana-Therapie (anabolisch)

All diese Therapien besänftigen Vāta und zu einem gewissen Grad Pitta, doch sie steigern Kapha.

- Ölmassage (Abhyanga) mit täglicher Ölanwendung.
- Milchprodukte, Fleisch oder eine proteinreiche Kost essen.
- Ghee und andere fettreiche Lebensmittel essen.
- Süße Nahrungsmittel essen.
- *Anuvāsana Basti* (Öleinlauf).
- Am Tag schlafen.
- Das ganze Jahr hindurch kalt duschen, da dies den Stoffwechsel verlangsamt.
- Anabolische Kräuter wie Dashamūla, Balā, Vidārī und Ashvagandhā.
- Anhaltend glückliche und fröhliche Stimmung.
- In einem weichen, bequemen Bett schlafen.
- Jemanden mit Liebe umarmen.
- Zufriedenheit und Abwesenheit von Sorgen.

Beispiele für Apatarpana-Therapie (katabolisch)

All diese Therapien besänftigen Kapha, doch sie können Pitta erhöhen und Vāta schwerwiegend reizen.

- *Rūkshana* (trocknende) Therapien wie trockene Massage und die Anwendung trockener Hitze.
- Fasten – nichts essen oder Fasten mit Obst- oder Gemüsesäften.
- Scharfes, würziges Essen.
- Wiederholte Reinigung – Einläufe, Darmspülungen etc.
- Exzessive Vamana (Erbrechen oder Emesistherapie).
- Regelmäßige sexuelle Aktivität.
- Regelmäßige weite Reisen.
- Zu wenig Schlaf.
- Anhaltende oder intensive Meditation.
- Kontinuierliche, intensive Emotionen wie Sorge, Angst, Ärger oder Furcht.
- Stress oder Qual.

Diese zwei Hauptklassifikationen von Chikitsā werden weiter unterteilt in sechs verschiedene Arten von Therapie. Diese sind als die *Shad Vidhā Upakrama bekannt,* also die sechs Therapiearten, die eine systemische Ordnung im Körper herstellen.

Tabelle 3: Shad Vidhā Upakrama, sechs Arten von Therapien

Drei Formen von Santarpana Chikitsā	
Bruhana, anabolische Therapie	Nährt und baut Gewebe auf und verbessert Körpergröße und -umfang. Verwendet für chronisch konsumtive Vāta-Krankheiten. Bruhana-Stoffe sind schwer, kühl, weich, ölig, grobstofflich, klebrig, langsam, statisch und schleimig. Beispiele sind Shatāvarī, Ashvagandhā, Balā und Vidārī, speziell bei Einnahme mit Milch oder Ghee.
Snehana, den Körper ölen	Fördert Drüsen- und andere Körpersekretionen, macht den Körper weich, ölig und schleimig. Im Einsatz bei Trockenheit und Erschöpfung. Snehana-Stoffe sind ölig, flüssig, schwer, feinstofflich, weich, langsam und schleimig. Beispiele sind ölige und fettige Lebensmittel, Shatāvarī-Ghee, Mahānārāyanaöl und Balāöl.
Stambhana, den Körper stabilisieren	Macht den Körper fest, stabil und kräftig. Wegen der stärkeren beweglichen oder sich ausbreitenden Attribute bei Schlaflosigkeit, Tremoren und anderen Erkrankungen eingesetzt. Stambhana-Stoffe sind statisch, kühl, langsam, weich und schleimig. Beispiele sind Muskatnuss, Tagara, Jatamāmsi und Fleisch.
Drei Formen von Apatarpana Chikitsā	
Langhana, katabolische Therapie	Erhöht Agni und fördert den Gewichtsverlust. Aufgrund von übermäßig schweren, matten oder grobstofflichen Qualitäten bei Adipositas und anderen Leiden angewandt. Langhana-Stoffe sind leicht, heiß, scharf, trocken, klar und feinstofflich. Beispiele sind Ingwer, Pfeffer, Chitrak und Fasten oder leichte Speisen essen.
Rūkshana, trocknende Therapie	Trocknet die Haut, erleichtert Ödemsymptome, beseitigt Fett und Cholesterin, reduziert Gewicht und fördert Abmagerung. Gebraucht für Kapha-Beschwerden wie hohe Triglyceride und hohes Cholesterin, übermäßiges Schwitzen und Ödem sowie zu viel Meda Dhātu und Fettsucht. Rūkshana-Stoffe sind trocken, leicht, rau, heiß, scharf und hart. Beispiele sind Shilājit, Kutki, Punarnavā, Trikatu, Zimt, eingeschränkte Wasseraufnahme, trockenes Klima, große Höhe und auf einer harten Unterlage schlafen.
Svedana, Schwitztherapie	Fördert die Transpiration, verbessert die Durchblutung, wärmt den Körper, beseitigt Āma und reduziert das Gewicht. Angewandt bei Fieber, Fettleibigkeit, schlechter Durchblutung, Muskelsteife und Schmerzen. Svedana-Stoffe sind heiß, scharf, trocken, leicht, feinstofflich und beweglich. Beispiele sind Ingwertee, heiße Suppe, scharfe Gewürze wie Peperoni, Laufen, in eine Decke gewickelt am Feuer sitzen und eine Schwitzhütte aufsuchen.

Apunarbhava Chikitsā

Apunarbhava Chikitsā steht für Präventivmaßnahmen und es gibt viele Dinge, die unter diese Kategorie fallen. Rasāyana und *Vajīkaranam* sind zwei Arten āyurvedischer Chikitsā, die zu Apunarbhava Chikitsā zählen.

Verjüngung und sexuelle Tonisierung sind recht neue Ideen in der modernen Medizin, doch das Āyurveda hat bereits vor über 5.000 Jahren Jahren über Virilisierungstechniken gesprochen. Rasāyana bedeutet verjüngende Therapie, während Vajīkaranam der Sanskritname für Therapien für sexuelle Vitalität ist. Der Zweck eines Rasāyana oder Tonikums besteht darin, ein schwaches Gewebe zu nähren und zu tonisieren, während Vajīkaranam-Therapien sich im Besonderen auf die Nährung des reproduktiven Gewebes und die Steigerung von sexueller Ausdauer und Leistung konzentrieren, um in einer Beziehung Liebe und Intimität zu entfalten.

Abgesehen von Rasāyana und Vajīkaranam werden oft die Therapien von Āhāra (Ernährungsweise) und Vihāra (Lebensweise) als vorbeugende Therapie eingesetzt. Es ist wichtig, gemäß des eigenen Prakruti- und Vikruti-Paradigmas die richtige *Dinācharya* (tägliche Routine) und Rutucharyā (jahreszeitliche Routine) zu befolgen. Dazu gehören vielleicht die entsprechende *Yoga-Āsana* und *Prāṇāyāma* sowie eine sportliche Betätigung, die die eigenen Doshas ausgleicht. Dadurch lässt sich ein Dosha-Ungleichgewicht vermeiden und der Entwicklung ernsterer Krankheiten vorbeugen. Āhāra Chikitsā wird in Kapitel 4, ab Seite 69 näher besprochen und unten finden Sie weitere Details über Vihāra Chikitsā.

Trividhā Chikitsā

Charaka bezieht sich auf *Trividhā Chikitsā,* was eine sehr breite Klassifikation der Behandlung für Körper, Geist und Bewusstsein ist. Das erste ist *Daiva Vyapāshraya Chikitsā,* spirituelle Therapie, um das Bewusstsein zu heilen. Das ist hauptsächlich bei Krankheiten durch Karma aus einem früheren Leben (*Prārabdha*) angezeigt. Zu den Heilmethoden gehört das Rezitieren von Mantren oder Gebeten, Edelsteine, Opferhandlungen, das Opfern von *Prasāda* (heiliger Speise), Buße tun und das Lesen heiliger Schriften. Daneben gibt es *Ūukti Vyapāshraya Chikitsā,* eine sachkundige Therapie, die den physischen Körper und spezielle Dosha-Missverhältnisse behandelt. Das beinhaltet die vernünftige Behandlung einer Dosha-Unausgeglichenheit und deutet an, dass diese von einem erfahrenen Arzt abhängt. Schließlich gibt es noch *Sattvāvijaya* oder psychologische Therapie, um den Geist zu behandeln.

Vihāra oder Āchāra Chikitsā, Lebensweise- oder Verhaltensmedizin

Kāyikā Chikitsā steht für die Behandlung des physischen Körpers. Das beinhaltet physische Therapien, körperliche Bewegung und Yoga-Āsana. Ein Zweck besteht darin, ein gutes Verhalten auf körperlicher Ebene hervorzurufen. Dies umfasst Ziele wie niemanden zu verletzen, auf Gewalt nicht mit Vergeltung zu reagieren und keine Gerüchte zu verbreiten. Im Wesentlichen gehört dazu, die fünf *Yamas* und fünf *Niyamas* zu befolgen (siehe Kapitel 11, ab Seite 343).

Es gibt zwei wichtige Unterkategorien von Kāyikā Chikitsā. Die erste ist *Utkshepana,* d. h. hochzuwerfen oder zu ehren und jemanden sehr zu schätzen. Wenn jemand z. B. einen Minderwertigkeitskomplex hat, können Sie denjenigen auf erhöhter Position sitzen lassen, sodass er oder sie sich respektiert und anerkannt fühlt. Auf der körperlichen Ebene ist Utkshepana nach oben gerichtete Energie. Wenn jemand beispielsweise versucht, sich zu erbrechen, doch es kommt nichts heraus, können Sie langsam mit der Hand die Wirbelsäule hinaufstreichen und das hilft dem Patienten beim Erbrechen.

Die zweite Unterkategorie ist *Apakshepana,* was etwas nach unten ziehen bedeutet. Ein Beispiel ist wenn ein Patient ungehobelt und arrogant ist, dann beachten Sie dieses Verhalten nicht weiter. Bieten Sie ihm einen Stuhl an, der niedriger ist als Ihrer. Eine andere Möglichkeit, mit diesem Verhalten umzugehen besteht darin, ihm einen Stock oder anderen Gegenstand anzubieten. Falls er versucht, Sie damit zu sich her zu ziehen, lassen Sie den Stock los. Auf physischer Ebene ist Apakshepana nach unten gerichtete Energie. Falls ein Mensch beispielsweise Übelkeit und Schwindel hat, können Sie langsam mit der Hand die Wirbelsäule hinabstreichen und das beruhigt die Doshas.

Vāchika Chikitsā heißt, Sprache und Lesen als Heiltherapie einzusetzen. Dies umfasst Mantren, heilige Lieder und heilende Töne chanten, sowie aufrichtig reden, niemanden durch Ihre Äußerungen verletzen und weiche, sanfte, unterstützende Worte gebrauchen. Dazu gehört auch die Sprachtherapie für Sprachstörungen. Das Lesen heiliger Bücher wird ebenfalls Vāchika Chikitsā zugeordnet, sowie die Ergründung des Selbst, indem wir die wahre Bedeutung dessen erkennen, was wir sagen.

Mānasika (oder Manas) Chikitsā bedeutet geistige Therapien wie Kontemplation und positives Denken, das darauf ausgerichtet ist, die richtige Aufmerksamkeit und Intention herzustellen, was zu guter geistiger Gesundheit führt. Angemessene Ziele, positive Affirmationen, Aufmerksamkeit auf positive Aspekte des Lebens und eine gute Einstellung sind alle Teil von Mānasika Chikitsā.

Manas Chikitsā wird auch Sattvāvijaya genannt, also Psychotherapie, und umfasst sieben Hauptkategorien:

Graha Chikitsā steht für die Planeten- oder astrologische Therapie, die auf dem astrologischen Horoskop eines Menschen beruht. Dies heilt, indem die Wirkungen von Planeteneinflüssen auf den Geist durch den Einsatz von *Upāya* (Heilmitteln) minimiert werden. Dazu gehören Zeremonien und die Verwendung von Edelsteinen und Kristallen.
Daiva Vyapāshraya Chikitsā heißt Gebet, Mantra oder Anbetung einer Gottheit durch Anzünden einer Kerze oder von Räucherwerk, dem Versprengen von heiligem Wasser oder spirituelle Rituale wie Initiation.
Guru Chikitsā bedeutet einem *Guru* oder Lehrer huldigen, indem man genau seinen Anweisungen folgt.
Yajña Chikitsā ist Heilen durch Ausführen eines Rituals oder Feueropfers wie Agni *Hotra*, eine spezielle Feuerzeremonie, die bei Sonnenauf- oder untergang durchgeführt wird.
Dāna Chikitsā steht für das Opfern von Nahrung oder Geld oder indem wir sonst etwas aufgeben, das wir angehäuft haben, physisch und psychisch.
Tapas Chikitsā steht für Askese und Kontemplation, was darauf abzielt, Raum im Inneren zu schaffen.
Brahmacharya Chikitsā heißt, stets eins mit kosmischem Bewusstsein zu sein und sich nicht einfach mit dem physischen Körper und der materiellen Welt zu identifizieren. Es bedeutet, immer die innerste Bedeutung der großen Worte aus den Veden zu spüren, *Aham Brahmasmi*, d. h. „Ich bin reines, kosmisches Bewusstsein". Der Beobachter und das Objekt sind Brahma (Bewusstsein). Jederzeit in einem Zustand vorbehaltlosen, passiven Bewusstseins zu verharren, bringt große Heilung. Körperliche Enthaltsamkeit, eine andere Bedeutung von *Brahmacharya*, wird automatisch ein Nebenprodukt davon. Man kann Brahmacharya nicht erlangen, indem man mechanisch körperliche Enthaltsamkeit befolgt, da dies eine sexuelle Stagnation hervorrufen mag, die eines Tages zu einem gewalttätigen sexuellen Akt oder einer sexuellen Affäre führt.[2]

Eine weitere Kategorie āyurvedischer Therapien ist Tanmātrā Chikitsā, wobei jemand mit feinstofflichen, sensorischen Therapien behandelt wird. Es gibt fünf *Tanmātrās: Shabda, Sparsha, Rūpa, Rasa und Gandha*, die sich auf die fünf Sinne beziehen. Dies sind die Bahnen der inneren Apotheke.

Shabda bedeutet Klang und die therapeutische Nutzung von Klang ist eine Form von Tanmātrā-Heilung. Sparsha ist Berüh-

2 Kapitel 5: „Vihāra Chikitsā" ab Seite 101 liefert ausführliche Zusatzinformationen zur Rolle des Lebensstils und dessen Einfluss auf die Gesundheit.

rung, also umfasst Sparsha Chikitsā Massage, Polarity-Therapie, *Marma Chikitsā und* alle anderen Therapien, die Berührung einsetzen. Rūpa steht für Sehen und Farbe, somit heilt Farbtherapie über *Rūpa Tanmātrā*. In ähnlicher Weise sind auch das Betrachten einer speziellen geometrischen Figur (*Yantra*) oder Anblicken einer Ghee-Lampe (*Trātaka*) oder eines Punktes auf einem Blatt Formen von *Rūpa Chikitsā*, welche unendliche Liebe und Heilung entfalten. Rasa bedeutet Geschmack, was ein wichtiger Faktor in der āyurvedischen Ernährungsweise und Kräuterkunde ist. Schließlich gibt es noch Gandha, den Geruch und das Āyurveda beinhaltet auch den Einsatz von Aromatherapie wie ätherischen Ölen und Räucherwerk. Wir widmen uns in Kapitel 7 ab Seite 182 einer ausführlichen Besprechung von *Tanmātrā Chikitsā*.

Marma Chikitsā ist eine spezielle Kategorie, die wir hier kurz erörtern. Sie wurde oben als eine Form von *Sparsha Chikitsā* erwähnt, Marmapunkte sind wichtige Energiepunkte, die wir benutzen können, um zu heilen und Schmerz zu lindern, indem wir Botschaften an die inneren Organe senden. Sie lassen sich als therapeutische und Diagnosewerkzeuge verwenden. Indem wir einen Marma durch Berührung, Druck, eine Nadel oder die Anwendung von Wärme stimulieren, kann Heilung ausgelöst werden. Kapitel 10 befasst sich im Einzelnen mit diesem Thema, und zwar ab Seite 327.

Zusammenfassung

Das Āyurveda nutzt jede Therapie, die den Doshas Ausgleich bringt. Erinnern Sie sich an dieses Sūtra:

> Yabhih kriyabhir jāyante sharīre dhātava samāh,
> sā chikitsā vikārānām karma tad bhishajām smritam.
>
> *Charaka Samhitā,* Sūtrasthāna, Kapitel 16, Vers 34

Dies bedeutet, dass ein Arzt holistisch ist, wenn er oder sie alle wirksamen Mittel einsetzt, um die Balance zwischen Körper, Geist und Bewusstsein wiederherzustellen, einschließlich der Doshas, Dhātus und Malas.

Das Wort „holistisch" wird falsch gebraucht, wenn es nur eine komplementäre Behandlung wie Akupunktur in einer allopathischen Praxis meint. Ich bin von der āyurvedischen Philosophie und Behandlungsweise durchdrungen, doch ich habe auch Allopathie studiert. Die moderne Medizin und Chirurgie haben wirklich ein paar wunderbare Dinge vollbracht und das Āyurveda ist überhaupt nicht gegen sie. Aber die āyurvedische Chikitsā heilt durch Erzeugung eines ausgeglichenen Zustands der drei Doshas, sieben Dhātus und drei Malas. Es kann bei der Heilung helfen, wenn man viele dynamische Ansätze nutzt, solange man sie einzusetzen weiß.

Bedenken Sie auch, dass der Körper eine Realität ist, solange wir ihn so wahrnehmen, doch er ist zeitlich begrenzt. Jeden Tag sterben alte Zellen und neue Zellen werden geboren. Unser Körper ist uns für eine bestimmte Zeit gegeben. Wenn diese Zeit vorbei ist, müssen wir ihn aufgeben. Der Körper ist nicht ewig, daher sollten wir uns niemals mit einem Körper identifizieren. Sobald Sie Ihre wahre Natur als *Ātman* realisieren, also die ewige Seele, hört die Furcht vor dem Tod auf. Dies ist die Weisheit der āyurvedischen Chikitsā.

2

Dosha Gati

Wie sich ein Dosha im Krankheitsprozess bewegt

आयुर्वेद

Um zu verstehen, wie man eine bestimmte Störung behandelt, ist es wichtig, Samprāpti (Pathogenese) und *Dosha Gati* zu verstehen, das bedeutet die Art, in der ein Dosha sich beim Verlauf der Krankheit bewegt. *Gati* bedeutet Bewegung, in diesem Fall die Bewegung eines Dosha. Vāta, Pitta und Kapha bewegen sich im Körper und ihre einmaligen Vektoren erzeugen ein Fließen oder eine Bewegung in bestimmte Richtungen. Das aktivste Dosha ist Vāta, wegen seiner beweglichen Qualität. Pitta ist auch aktiv, aufgrund seiner schleichenden (*sara*) Qualität, wohingegen Kapha völlig inaktiv ist, da es statisch und stabil ist.

> Pittam pangu kaphah panguh, pangavo mala dhātavah,
> vāyunā yatra nīyante, tatra gacchanti meghavat
>
> Sharngadhara Samhitā, Sharīrasthāna,
> Kapitel 5, Vers 25

Dieses berühmte Sanskrit-Sūtra sagt, dass Pitta und Kapha lahm sind, daher trägt Vāta sie von einem Teil des Körpers zum anderen. Die Gewebe (Dhātus) und Abfallprodukte (Malas) werden ebenfalls von Vāta-Dosha bewegt und Nahrungsaufnahme, Verdauung, Absorption, Durchblutung und Ausscheidung sind wichtige Bewegungen im Körper, die von den drei Doshas gesteuert und von Vāta initiiert werden. Es gibt neun wichtige Arten von Dosha Gati, wie in Tabelle 4 aufgeführt.

Tabelle 4: Neun Arten von Dosha Gati

Gati	Bewegung oder Richtung eines Dosha
Ūrdhva Gati	Nach oben
Adho Gati	Nach unten
Tiryag Gati	Linear, horizontal oder schräg
Kshaya Gati	Vermindert
Vruddhi Gati	Vermehrt
Sthithi Gati	Normal, stabil oder ausgewogen anhand der Prakruti
Koshtha Gati	Gereizt am normalen Platz im Verdauungstrakt (Abhyantara Mārga)
Shākhā Gati	In den Blutgefäßen, Lymphbahnen und äußeren Extremitäten (Bāhya Mārga)
Marma Gati	Im tiefen Gewebe, lebenswichtigen Organen, lebenswichtigen Energiepunkten (Madhyama Mārga)

Abwärts-, Aufwärts- und lineare Gatis

Wir besprechen nun einige verbreitete Behandlungen für Erkrankungen der Doshas, die von einem dieser drei Gatis verursacht werden. Die meisten Behandlungen basieren auf dem Prinzip, ein verschlimmertes Dosha über den nächstmöglichen Körperkanal zu entfernen. Dieses Prinzip lässt sich auf jedes Dosha anwenden, das im Magen-Darm-Trakt gereizt ist. Ein Dosha, das sich im Magen angesammelt hat, wird durch Vamana (Emesistherapie) beseitigt, ein im Dünndarm erhöhtes Dosha wird durch Virechana (Abführtherapie) ausgeschieden und ein Dosha, das im Dickdarm gestört ist, wird über Basti (medizinischen Kräutereinlauf) entfernt.[1] Wir erörtern diese und andere Behandlungen, indem wir die Doshas eines nach dem anderen studieren und einige einfache Behandlungen für jedes der drei Gatis und für jedes Dosha untersuchen.

Adho Vāta

Lassen Sie uns zunächst über Vāta-Dosha sprechen, dessen Sitz der Dickdarm ist. *Adho* (nach unten) *Gati Vāta* manifestiert

1. Basti ist eine Form von Einlauf, oft mit Medikamenten. Weitere Details über Basti finden Sie unter „Basti: Medizinischer Einlauf oder Dickdarmtherapie" auf Seite 243.

sich in der Regel im Bereich unterhalb des Nabels. Wenn Vāta sich abwärts in den Lumbosakralbereich bewegt, kann es lumbosakrale Schmerzen, Ischias, eine Diskushernie, Hämorrhoiden, Verstopfung, Durchfall, Arthritis, ständiges Wasserlassen, Inkontinenz, Harnblasenbruch, rückwärts geneigen Uterus, Waden- oder Knöchelschmerz, Kribbeln und Taubheit in den Zehen oder Beinen, schwache Beinmuskeln und Rektum-, Scheiden- oder Uterusprolaps erzeugen.

Die Grundbehandlung für diese Beschwerden besteht in einem Basti, um das Abfließen des überschüssigen Vāta aus dem Körper zu unterstützen, der so das Vāta-Dosha wieder ins Gleichgewicht bringt. In ähnlicher Weise kann auch mildes Virechana zur Schlafenszeit mit Gandharva Harītakī das verschärfte Vāta nach unten und aus dem Körper hinaus befördern. Beachten Sie bitte, falls mit dem nach unten fließenden Vāta auch eine starke Blutung besteht, so ist dies eine ernste Erkrankung und muss anders therapiert werden. Dann ist es besser, Vamana durchzuführen, um einen nach oben gerichteten Fluss des Vāta-Dosha herzustellen und so das Abwärtsfließen des Blutes zu bremsen.

Ūrdhva Vāta

Falls Vāta sich vom Dickdarm nach oben bewegt, was *Ūrdhva Gati Vāta* ist, kann es viele Probleme bewirken, einschließlich Schmerzen in Milz, linker Dickdarmflexur und linker Schulter, in der Leber, rechten Dickdarmflexur und rechten Schulter oder im Brustbereich. Es mag fehlende Erdung, Rastlosigkeit, Übelkeit, trockenen Husten, Asthma, Schulter- und Nackenschmerzen, Schluckauf, eine heisere Stimme, Klingen in den Ohren, Aufmerksamkeitsdefizitsyndrom (ADHS), Schmerzen im Interkostalraum und Herzklopfen oder falsche Herzbeschwerden hervorrufen. Vāta kann auch direkt in Gehirn, Halswirbelsäule und Nervensystem gehen und viele ernste Leiden wie Krämpfe, Morbus Parkinson, epileptische Anfälle, Ohnmacht, Monoplegie, Querschnittslähmung und Quadriplegie zur Folge haben.

Wenn nach oben gerichtetes Vāta in den Magen gelangt, muss es durch mildes Vamana entfernt werden, am nächsten Tag gefolgt von einem Basti mit Öl. Wenn das aufwärts verlaufende Vāta im Dickdarm festsitzt, sollte es nur mit Basti behandelt werden, hat es sich jedoch bis zum Dünndarm ausgebreitet, wird Virechana verabreicht. Diese Behandlungen benutzen alle das Prinzip, das verschlimmerte Dosha über den nächsten Kanal zu beseitigen.

Falls jemand wegen des nach oben gerichteten Vātas an Atemlosigkeit und Bronchialasthma leidet, geben Sie eine Tasse Süßholztee mit zehn Tropfen Mahānārāyanaöl darin, was dieser Mensch langsam trinken sollte. Dies beruhigt die aufwärts verlaufende Gati von Vāta und hilft, dem Giemen Einhalt zu gebieten.

Wenn nach oben gerichtetes Vāta im Kopf oder den Nebenhöhlen stagniert, was Kopfweh, Tinnitus, Schlaflosigkeit oder Vergesslichkeit nach sich ziehen kann, ist es am besten, Nasya (Nasentropfen) zu verabreichen, um das restliche Vāta aus dem Nervensystem zu entfernen. *Shiro Basti* und Shirodhāra sind auch wirksam, um nach oben gehendes Vāta-Dosha zu beruhigen, das sich im Kopf manifestiert hat.

Netra Basti kann eine nützliche Behandlung für Ptose und andere Augenkrankheiten sein, die mit Ūrdhva Gati Vāta in Verbindung stehen, während *Karna Pūrana* die beste Behandlung im Fall von Tinnitus und anderen Beschwerden ist, die durch vermehrtes Vāta in den Ohren auftreten. Häufig lässt sich die Aufwärtsbewegung von Vāta durch *Gandūsha beruhigen*, also das Umherschwenken von Öl im Mund, meistens Sesamöl. Falls Ūrdhva Gati Vāta schließlich im Gehirn und Nervensystem festsitzt und schizophrenes Verhalten oder Psychose auslöst, empfiehlt das Āyurveda, dem Betroffenen einen Schock zu versetzen, um Furcht hervorzurufen. Dann wird das Vāta wieder normal.

Tiryag Vāta

Die dritte Gati ist *Tiryag Vāta*. Dieses bedeutet, dass Vāta eine lineare Bewegung zur Peripherie des Körpers hat. Falls Vāta sich mit Tiryag Gati bewegt, dringt es häufig ins Rasa Dhātu ein, also auch in die Haut, die oberflächlichen und tiefen Faszien und das Unterhautgewebe. Es kann trockene, raue, schuppige Haut sowie Gänsehaut, Schmerzen in den peripheren Gelenken, Gicht, Arthritis, Muskelzucken, Tremore, Ticks, Krämpfe und allgemeine Gliederschmerzen hervorrufen.

Die beste Behandlung ist warmes Öl (Snehana),[2] besonders Ölmassage mit Sesamöl, gefolgt von der Anwendung warmer und feuchter Hitze (Svedana).[3] Nach einigen Tagen dieser Behandlungen verabreicht man einen Basti, der einen negativen Druck im Verdauungstrakt erzeugt und hilft, den Fluss des Vāta zu normalisieren. Wenn Vāta in Rasa und *Rakta Dhātu festsitzt,* wie bei Gicht, empfiehlt das Āyurveda auch die Anwendung von *Rakta Moksha* (Aderlass) nach der Durchführung von Snehana und Svedana. Das kann hilfreich sein, um die angesammelten Giftstoffe aus dem blutbildenden System abzutransportieren.

Adho Pitta

Nun sehen wir uns die verschiedenen Gatis in Verbindung mit Pitta-Dosha an. Die Abwärtsbewegung von Pitta aus dem

2. Dazu zählen die innerliche und äußerliche Anwendung von Öl. Weitere Details finden sich bei „Snehana" auf Seite 189.
3. Schwitztherapie. Weitere Einzelheiten sind unter „Svedana" auf Seite 183 nachzulesen.

Dünndarm kann unterschiedliche entzündliche Leiden hervorrufen. Dazu zählen Blaseninfektionen, Zystitis, Urethritis, Oophoritis, Vaginitis, Endometritis, Zervizitis, Menorrhagie, Orchitis, Epididymitis, Prostatitis, Spondylarthrose und verschiedene entzündliche Beckenerkrankungen. Bei manchen Menschen kann abwärts verlaufendes Pitta auch Burning-Feet-Syndrom zur Folge haben. Beachten Sie, dass alles, was auf „-itis" endet, durch die heißen, scharfen und durchdringenden Qualitäten von Pitta Dosha verursacht wird, die Irritation und Infektionen hervorrufen.

Adho Gati Pitta sollte deshalb durch den Einsatz Pitta mildernder Kräuter wie Shatāvarī, Gulvel Sattva, Kāma Dudhā, Pravāl Pañchāmrit, Shankha Bhasma oder Mahāsudarshan behandelt werden. Man kann auch auf alle entzündeten Bereiche kalte Kompressen oder entzündungshemmende Kräuterpasten wie Sandelholz, Kampfer oder Vetiver äußerlich anwenden. In den meisten Fällen von Adho Gati Pitta ist die primäre Behandlung der Gebrauch von süßen, astringenten oder bitteren Arten sanfter Virechana. Āmalakī, Nishottara oder sogar ein Glas Milch mit einem Teelöffel Ghee sind alles Beispiele milder Virechana, die zur Schlafenszeit verabreicht werden können. Die Verwendung von Virechana hilft bei der Beseitigung von überschüssigem Pitta durch Einsatz der nach unten gerichteten Gati. Beachten Sie, dass bei einer Blutung in Verbindung mit Adho Gati Pitta eine andere Behandlung notwendig ist. In einem solchen Fall mag mildes Vamana mit Süßholztee wirkungsvoll sein, um das Fließen von Pitta nach unten umzukehren und damit den Blutverlust zu stoppen.

Ūrdhva Pitta

Wenn Pitta sich aufgrund von *Ūrdhva Gati* nach oben bewegt, kann es Gastritis, Magengeschwür, Hepatitis, Cholezystitis, Ösophagitis, chronische Bronchitis, Perikarditis oder hohen Blutdruck sowie Übelkeit und Erbrechen erzeugen. Es kann auch unterschiedliche Symptome im Kopf- und Nackenbereich verursachen, einschließlich Tonsillitis, Pharyngitis, Nasenbluten, Bindehautentzündung und Bluten von Zahnfleisch, Ohren und Augen. Zu den ernsteren Probleme durch Adho Gati Pitta gehören Gehirnblutung, Enzephalitis, Meningitis und Koma.

Die Basisbehandlung für milde Beschwerden von *Ūrdhva Gati Pitta besteht darin,* Pitta beruhigende Kräuter zu verabreichen und das Abfließen von Pitta aus dem Körper anzuregen. Die Behandlung variiert entsprechend dem jeweiligen Organ, in dem sich Pitta eingenistet hat. Falls aufwärts verlaufendes Pitta im Magen stagniert und Übelkeit, Erbrechen oder Übersäuerung auslöst, ist es am besten, sanftes Vamana anzuregen, um das Pitta durch den oberen Verdauungstrakt zu eliminieren. Wenn das Ūrdhva Gati Pitta sich jedoch im Bereich von Dünndarm oder Leber befindet, setzen Sie eine milde Virechana

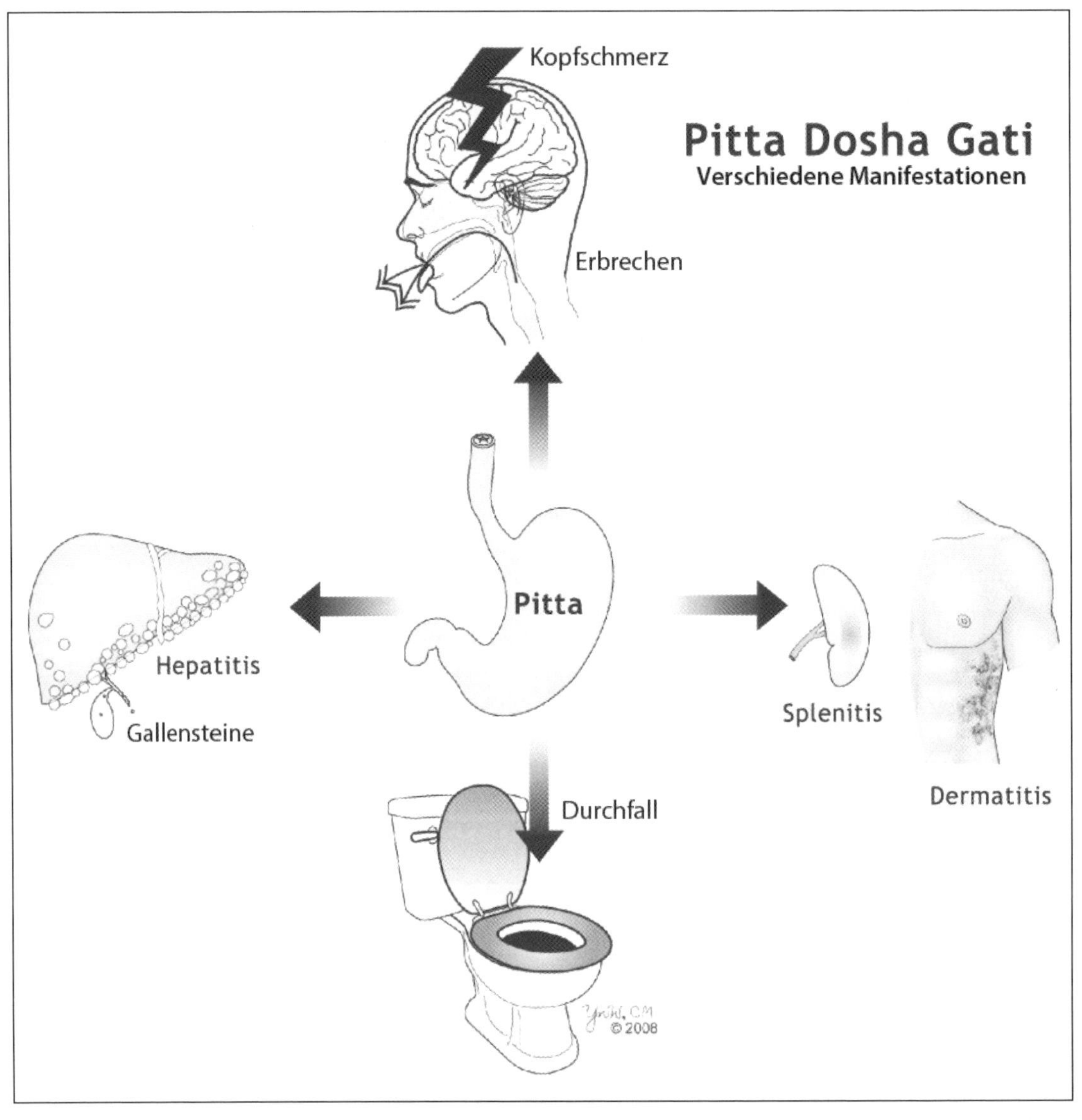

mit Triphalā, Sat Isabgol oder Aloe-vera-Saft ein. Ist es in Kopf und Stirnhöhlen gegangen, wird eine Anwendung von Kräutern in der Nase (Nasya) empfohlen, um das überschüssige Pitta auszuscheiden. Auch hier gilt, jede Blutungserkrankung erfordert eine abweichende Behandlung, um den Verlust zu hoher Blutmengen aufzuhalten.

Tiryag Pitta

Tiryag Gati Pitta lässt Pitta in die Haut und Peripherie des Körpers wandern. Tiryag Pitta findet oft in Rasa und Rakta Dhātu statt. Dies kann Nesselausschlag, Hautausschläge, Urtikaria, Akne, Dermatitis, Psoriasis und Ekzem sowie Blutungsstörungen wie Purpura und petechiale Blutung nach sich ziehen. Außerdem erscheint Tiryag Pitta hauptsächlich in den Wechseljahren und die meisten Frauen bekommen in dieser Zeit Hitzewallungen.

Die beste Medizin für Tiryag Gati Pitta ist eine Ölmassage mit Sonnenblumen-, Kokosnuss- oder Niemöl und dann Svedana mit Sandelholz-, Kampfer- oder Vetiveröl in der Dampfbehandlung. Darauf folgt die äußere Anwendung einer entzündungshemmenden Kräuterpaste wie Sandelholzpaste. Schließlich wird ein mildes Virechana verabreicht, und zwar Āmalakī, Nishottara oder ein anderes Pitta beruhigendes Abführmittel.

Falls eine Erkrankung in Verbindung mit dem Blut besteht, wird Rakta Moksha zusätzlich zu den oben genannten Therapien empfohlen. Bei Rakta Moksha entnimmt man etwa 100 cm^3 Blut, was dabei hilft, das Tiryag Pitta auszugleichen, indem sein Abflließen aus dem Körper angeregt wird.

Adho Kapha

Durch die *Adho Gati* kann Kapha sich von seinem Hauptsitz im Magen abwärts bewegen. Es mag sogar in den Dickdarm gelangen, wo sich die ölige Qualität von Kapha mit der trockenen Qualität von Vāta mischt, die im Dickdarm vorhanden ist, was Schleim und Kot klebrig macht und er an den Dickdarmwänden hängenbleibt. Dadurch fühlt sich jemand schwer, hat ein Völlegefühl und Schleim im Stuhl. In so einem Fall kann ein Anuvāsana Basti (Öleinlauf) bei der Ausscheidung des übermäßigen Kapha helfen. Injizieren Sie eine oder zwei Tassen lauwarmes Sesamöl ins Rektum und bitten Sie denjenigen, es für etwa 15 Minuten im Darm zu halten. Dieses Öl schmiert den Dickdarm und hilft, das Kapha zu lösen, das an den Wänden des Dickdarms klebt, und lässt es aus dem Körper hinausfließen. Dank dieser Therapie ist beim Stuhlgang auch kein Pressen nötig und der Betreffende wird vor einem Rektumprolaps bewahrt. Wenn nach unten gerichtetes Kapha sich im Dünndarm verschärft hat, ist Virechana eine wirksamere Therapie, ist es im Magen geblieben, ist Vamana am besten. In allen Fällen können auch Kapha besänftigende Kräuter verwendet werden.

Ūrdhva Kapha

Falls das Kapha sich aufwärts bewegt, kann es übermäßige Speichelbildung, Übelkeit, Erbrechen von Schleim, Bronchialanschoppung, Lungenentzündung oder Schleimabsonderung aus Ohren, Nase oder Mund verursachen. Eine einfache Behandlung für *Ūrdhva Gati Kapha* besteht in der Vamana-Therapie. Eine Tasse Süßholztee und Salzwasser regt das Erbrechen an und hilft, das zu hohe Kapha auszuscheiden, indem seine Aufwärtsbewegung gefördert wird.

Wenn das Kapha in die Nebenhöhlen geht, kann es Nebenhöhlenverstopfung, eine verstopfte Nase und einen dumpfen oder kreisförmigen Kopfschmerz hervorrufen. Nasya ist eine gute Behandlung für dieses Sinusprobleme. Trockenes in die Nase geblasenes Vachapulver ist am besten für Kapha, denn es hat eine schabende Wirkung (Lekhana), die bei der Aussscheidung von zu viel Kapha-Dosha hilft. Zusammen mit diesem Nasya kann man innerlich schleimlösende Kräuter geben, um Kapha zu beruhigen. Diese Kräuter und Präparate wie Sitopalādi, Süßholz, Sudarshan und Vacha helfen, das Kapha-Dosha zu verflüssigen und über die oberen Kanäle zu eliminieren.

Tiryag Kapha

Wenn das Kapha sich linear mit Tiryag Gati bewegt, sammelt es sich häufig unter der Haut an und führt zu Schwellung, Wassereinlagerung oder Ödem, Lymphstauung, Krampfadern usw. In solchen Fällen benutzt man entwässernde Kräuter wie Punarnavā, Gokshura und Manjishthā sowie Kreuzkümmel-, Koriander- und Fencheltee. Diese Substanzen helfen alle, überschüssiges Kapha aus der Haut und den Peripheriebereichen zu lösen. Äußerlich auf die geschwollenen Bereiche aufgetragene Punarnavāpaste kann eine hilfreiche Behandlung für Ödeme sein, ebenso wie innerlich eingenommenes Gokshura und Shilājit.

Andere Krankheiten aufgrund von *Tiryag Gati Kapha* wie fibrozystische Veränderungen in den Brüsten, multiple Fibrome oder Lipome und eine vergrößerte Milz oder Leber erfordern spezialisierte Behandlungen. Allgemein kann man bei den meisten Tiryag-Gati-Kapha-Störungen Snehana und Svedana und danach die passenden Pañchakarma-Therapien durchführen, um das überschüssige Kapha-Dosha über die nächstliegende Öffnung zu entfernen.

Mehrere Gatis

Im Normalfall besitzt ein Dosha eine einzige Gati, doch wenn bestimmte ätiologische Faktoren stark sind, können sie doppelte Gatis erzeugen. In einem solchen Fall bewegt sich ein Dosha vielleicht nach oben und unten gleichzeitig. Ein Dosha kann eine, zwei oder sogar drei Gati haben. Wenn ein Dosha besonders gereizt ist, kann es sich zugleich in alle drei Richtungen bewegen.

In allen drei Fällen ist gewöhnlich festzustellen, dass eine Gati die Behandlung am meisten benötigt. Als einfache Richtlinie gilt, wenn ein Dosha sich überwiegend abwärts bewegt, beschleunigt man diese Gati und drückt dieses Dosha mit Basti oder Virechana aus dem Körper. Falls das Dosha sich hauptsächlich aufwärts bewegt, leitet man Erbrechen ein und nutzt die Aufwärtsbewegung, um so das Dosha aus dem Körper zu befördern. Wenn das Dosha sich überwiegend mit Tiryag Gati bewegt, führen Sie zuerst Snehana und Svedana aus, um das Dosha in den Verdauungstrakt zurückzubringen und setzen danach eine geeignete Form der Pañchakarma-Reinigungstherapie für dieses Dosha ein. Doch wenn mehr als eine starke Gati vorhanden ist, muss die Behandlung auf den Einzelfall zugeschnitten werden.

Ein gutes Beispiel von dualer Gati ist Gastroenteritis, wo das Ūrdhva Gati Pitta eine Aufwärtsbewegung mit Übelkeit und Erbrechen erzeugt, während das abwärts verlaufende Pitta Dünndarmentzündung, Durchfall und möglicherweise Colitis verursacht. Bei der Behandlung dieser Störung sollten wir eher Shamana als Shodhana einsetzen, denn wir müssen Pitta an seinen Stellen therapieren. Für das sich aufwärts bewegende Pitta geben Sie Sutshekhar und Shankha Bhasma. Bei der gleichen Methode geben Sie auch Kutaja und Pravāl Pañchāmrit für das Adho Gati Pitta. Eine duale Bewegung des Dosha kann ernste Probleme zur Folge haben, daher sind in manchen Fällen wohl spezielle Behandlungen vonnöten, einschließlich intravenöser Ernährung, um einen Verlust von Rasa zu vermeiden.

Im Fall von doppelter oder dreifacher Gati kann jede Gati ein anderes Dosha beeinträchtigen. Es suchte mich eine Frau mit Bronchialasthma (Ūrdhva Gati) und partiellem Scheidenprolaps auf (Adho Gati). Sie hatte gelernt, den Vorfall nach innen zu drücken, sah das also nicht mehr als ein Problem an. Aber wir untersuchten sie gründlich und ich merkte mir ihren Prolaps, der eine Adho-Gati-Vāta-Erkrankung ist. Da sie so viel Kapha in den Lungen hatte, welches das Asthma verursachte, behandelten wir sie mit Vamana. Sie erbrach große Mengen und dies half ihrem Asthma. Doch danach verschwand ihr Vorfall. Die Ausräumung des übermäßigen Kapha aus den Lungen hatte die Abwärtsbewegung von Vāta ausgebremst. Kapha ist schwer und dicht und erzeugte einen Druck nach unten auf das Vāta-Dosha in der Beckenhöhle, daher zog das Vamana die Doshas nach oben und ihr Prolaps verschwand vollkommen ohne Operation. Das ist ein gutes Beispiel dafür, wie eine einfache Therapie manchmal eine scheinbar komplexe Störung dualer Gatis behandeln kann.

Blutkrankheiten mit Adho, Ūrdhva und Tiryag Gati

Falls eines der Doshas aus dem Gleichgewicht gerät, kann es leicht die ersten zwei Dhātus beeinträchtigen: Rasa (Plasma) und Rakta (Blutkörperchen). Das menschliche Kreislaufsystem ist ein geschlossenes System. Wenn Rakta aus dem Kreislaufsystem austritt, was man als Hämorrhagie bezeichnet, kann es ein Hämatom auslösen, das zu einer sekundären Bakterieninfektion führen kann, die zudem Eiterbildung und Fieber zur Folge hat. Sie kann auch schweren Schaden an anderen Geweben anrichten. In diesem Sinne sagt Shushruta, dass Rakta (Blut) das vierte Dosha ist. Daher kann die Gati von Rasa und Rakta Dhātu gemeinsam mit der Dosha Gati eine wichtige Rolle bei Samprāpti (Krankheitsverlauf) und Chikitsā (Behandlung) spielen.

Wie bereits besprochen, wenn ein Dosha im Verdauungstrakt verstärkt ist, versuchen wir allgemein, die physiologische Bewegung dieses Dosha in unserer Behandlung zu wahren, um dessen Beseitigung zu unterstützen. Aber sobald das Dosha den Verdauungstrakt verlässt und das Blut beeinträchtigt wird, müssen wir die entgegengesetzte Gati als Therapie einsetzen, die das Dosha und jede verbundene Blutung bremst. Anders als die Doshas ist Blut eine lebenswichtige Flüssigkeit, die den Körper nie verlassen sollte. Am häufigsten tritt Pitta ins Rakta ein, da die zwei eine Affinität füreinander besitzen. Wenn sich Pitta auf Rakta auswirkt, spricht man von *Rakta Pitta*, ein Begriff, der zur Beschreibung unterschiedlicher Blutungsstörungen verwendet wird.

Falls jemand einen abwärts verlaufenden Fluss (Adho Gati) von Rakta hat und dadurch Blut in Urin, Stuhl oder Vagina gelangt, mag dies Hämaturie, Menorrhöe oder Blutung aus dem Enddarm nach sich ziehen. Man kann eine milde Vamana anwenden, um den Fluss dieses Dosha aufzuheben und das Adho Gati abzubremsen. Süßholztee oder ein Brechreiz erregendes Kraut kann dabei jede Blutung aus den unteren Kanälen stoppen. Wenn man sie entsprechend einsetzt, können diese Stoffe die Richtung eines nach unten gehenden Dosha ändern.

Dosha Gati ist ein bedeutender Faktor, wenn man die Behandlungsweise wählt. In meiner Heimatstadt Pune hatte ich einen Fall, der diesen Punkt perfekt illustriert. Ich unterrichtete Dosha Gati auf klinischem Niveau bei meinen Studenten am Pune Āyurvedic Medical Hospital, als eine Frau mit Pitta Prakruti als Patientin zu mir kam und über ständige Vaginalblutungen klagte. Die Frau hatte Rakta Pitta, d. h. Pitta in Rakta, was Blutungskrankheiten auslöst. Sie blutete stark aus der Scheide. Ihre Blutwerte waren alle normal und es bestand kein fibröser Tumor oder andere Abnormalität. Die Ärzte schlossen alle bekannten Ursachen aus und nannten es eine unspezifische Blutung, weil sie dachten, es sei Leukämie oder irgendeine Form von Krebs. Schließlich erklärte der Gynäkologe, dass man eine Hysterektomie durchführen müsse, um die Blutung zu stoppen.

Es war Adho Gati Pitta, also abwärts gerichtetes Pitta-Dosha. Immer wenn eine abwärts verlaufende Gati auftritt, müssen wir eine aufwärts gerichtete Gati benutzen, um dem Abwärtsfließen Einhalt zu gebieten. Deshalb gaben wir ihr Süßholz und Madana Phala, Brechreiz erregende Kräuter, zusammen mit Pitta beruhigendem Essen. Ihr Ehemann war damit nicht zufrieden, daher verließ das Paar das Krankenhaus wieder. Ich erklärte meinen Studenten, dass sie im Fall einer Gebärmutterentfernung, bei der alle Durchgänge abgebunden würden, ohne die Dosha Gati zu behandeln, möglicherweise anfangen würde, aus dem Rektum zu bluten.

Nach einigen Monaten kam dieselbe Frau allein zurück. Sie erzählte mir, was davor geschehen war. Ihr Mann hatte sie zu einem weiteren Spezialisten gebracht und der führte eine Hysterektomie durch und entfernte den Uterus, weil er glaubte, das würde das Problem lösen. Nach der Gebärmutterentfernung erhielt die Frau intravenöses Blut, denn sie blutete so stark. Man gab ihr auch Antibiotika, Blutungshemmer, Vitamin K und andere Medikamente, aber die Dosha Gati wurde nie behandelt. Innerhalb weniger Monate begann sie, durchs Rektum zu bluten. Zum Glück hatte sie eine starke Konstitution und bekam nie Gelbsucht oder Hepatitis, was nach einer Bluttransfusion auftreten kann.

Sie hatte jedoch nur eine Blutungsöffnung geschlossen und nicht das nach unten fließende Pitta-Dosha behandelt. Als die eine Öffnung geschlossen wurde, öffnete sich eine andere und sie hatte nun eine Blutung aus dem After. Ich führte die gleiche Behandlung durch wie zuvor und gab ihr Süßholz und Madana Phala mit Pitta besänftigender Ernährung und Kräutern. Dies führte zu einer nach oben verlaufenden Gati und änderte den Fluss von Pitta. Einen Monat später kam die Frau wieder und es gab keine Blutung mehr.

Dieser Fall zeigt deutlich, wenn man das Adho Gati von einem Teil des Körpers mit Gewalt stoppt, wird es durch die andere Seite kommen. Bei dieser Frau diagnostizierte man eine idiopathische Blutungserkrankung, was nichts anderes ist als Pitta, das im Rakta Dhātu liegt und sich nach unten bewegt. Ein Sūtra aus der Charaka Samhita sagt, falls das Rakta Pitta nach oben geht, solle man Basti einsetzen, bewegt es sich abwärts, Vamana. Im obigen Fall führten wir Pañchakarma durch und leiteten eine sanfte Vamana mit Süßholztee ein. Sobald wir dies taten, änderte sich die Richtung des Rakta Pitta. Indem wir ihr Vamana mit Pitta besänftigenden Kräutern und eine Pitta beruhigende Ernährung verordneten, wurde der Vektor von Pitta normal und sie hörte auf zu bluten.

Etwas Ähnliches gilt, wenn eine Blutung in den oberen Kanälen auftritt – Augen, Nase, Ohren, Mund oder Zahnfleisch – wegen einem aufwärts gerichteten Fluss von Rakta (Ūrdhva Gati Rakta). In dem Fall setzen Sie entweder Virechana oder Basti ein. Abführung und Einlauf haben beide eine Wirkung nach unten, bremsen also das Fließen nach oben und helfen, die Blutung zu kontrollieren. Die Virechana-Therapie kann allein schon genügen, um die Blutung in den oberen Kanälen zu stoppen. Eine einfache Virechana-Medizin ist etwa ½ Teelöffel Triphalā oder Bhumi Āmalakī, um abzuführen und die Aufwärtsbewegung anzuhalten.

In Indien sah ich einen Jungen mit Status epilepticus. Es war ein ernster Zustand und er hatte viele Krämpfe. Als ich seine Krankheit sah, erinnerte ich mich an folgendes Sūtra:

> Pratimārgam cha haranam raktapitte vidhāyate
> evamevopashamanam sarvasho nāsya vidyate
>
> *Charaka Samhitā,* Nidanasthāna, Kap. 2, Vers 19

D. h. bei Epilepsie oder Blutungskrankheiten im oberen Teil des Körpers sollte man die Doshas mit Basti oder Virechana behandeln, um sie zum entgegengesetzten Teil des Körpers zu bringen. In diesem Fall dachte ich: „Warum geben wir ihm nicht einen Vachaöl-Basti?" Vacha ist ein Antiepileptikum und ein Einlauf mit Vachaöl würde das sich nach oben bewegende *Apāna Vāyu* regeln. Sobald wir den Basti verabreichten, schied er große Mengen an Stuhl und Gas aus und all seine epileptischen Krämpfe hörten auf.

Wenn das Blut schließlich linear fließt (Tiryag Gati), sammelt es sich unter der Haut. Dort kann es Ergussbildung, Nesselausschlag, Hautausschläge, Urtikaria, Eiterbeulen oder Abszesse sowie ernste Erkrankungen wie Blutbildstörung (Dyskrasie), petechiale Blutung, Purpura und Hämatom erzeugen. Um diese Leiden zu behandeln, verwenden Sie Snehana und Svedana und bringen das Blut zurück ins Rakta Dhātu. Dann lässt sich Rakta Moksha oder Virechana einsetzen, um überschüssiges oder toxisches Blut auszuscheiden und wieder einen normalen Rakta-Fluss herzustellen.

Rakta Moksha kann im Fall von Blut mit Tiryag Gati beachtliche Ergebnisse liefern. Bei einem Menschen mit Nesselausschlag, Hautausschlägen oder Urtikaria, kann die Entfernung von 100 cm^3 Blut eine rasche Heilwirkung zeigen. Rakta Moksha ist auch bei nicht heilenden Geschwüren und Gicht wirkungsvoll, letzteres ist eine Kombination aus Tiryag und Adho Gati.

Das Āyurveda erklärt, dass das Ansetzen eines Blutegels[4] die beste Form von Rakta Moksha ist. Ein Blutegel injiziert seinen Speichel, der Hirudin enthält (einen Blutgerinnungshemmer), und saugt dann das Blut dieser Person. Aufgrund des Speichels fließt das Blut leicht und entfernt die Toxine. Hinterher gibt man Kurkumapulver auf die Bissstelle, um den Blutegel zu entfernen und die Blutung zu stoppen. Beachten Sie, dass ein Blutegel nur eine angemessen kleine Menge an Blut entfernt. In der heutigen Zeit kann für einige Menschen das Blutspenden auch eine gute Form von Rakta Moksha sein, solange nicht zu viel Blut entnommen wird.

4. Nicht alle Blutegel sind geeignet, manche sind giftig. Man sollte sich Blutegel von einer medizinisch zugelassenen Quelle besorgen. Weitere Einzelheiten siehe „Rakta Moksha: Aderlass oder Blutreinigung" auf Seite 261.

Ein gutes Beispiel für die Stärke von Rakta Moksha konnte ich bei einem meiner Patienten aus Mumbai beobachten, der Diabetes hatte und dann ein Gangrän bekam. An seinem Knöchel war eine deutlich eingegrenzte Stelle mit Farbveränderungen zu erkennen. Der Chirurg erklärte, es sei eine Amputation unter dem Knie notwendig. Der Patient fing an zu weinen, doch jemand schickte ihn zu mir. Er kam, als ich gerade Unterricht abhielt und ich erläuterte ihnen, dies sei ein Lehrbuchbeispiel von Kapha und Pitta Tiryaga Gati, die Rakta Dhātu beeinträchtigt und ein Gangrän hervorgerufen hatten. Wir führten Rakta Moksha mit sechs Blutegeln durch und die Blutegel saugten froh das Blut, während der Patient dalag. Innerhalb von einer Woche ergaben sich erstaunliche Veränderungen und der Mann musste sein Bein nicht amputieren lassen.

Ernste Dosha-Störungen mit Adha, Ūrdhva und Tiryag Gati

Zusammenfassend lässt sich sagen, dass wir alle ernsten Blutungserkrankungen behandeln, indem wir den Vektor von Blut und zugehörigem Dosha ändern. Dies gilt auch für jedes ernste oder chronische Dosha-Leiden, selbst ohne jede Blutung.

Nehmen wir den Fall von verschärftem Pitta-Dosha. Bei leichtem Durchfall lässt man den Durchfall einfach alle Giftstoffe aus dem Körper befördern oder unterstützt den Fluss auch noch und gibt vielleicht ein pflanzliches Heilmittel, um die Entgiftung zu begünstigen (*Āma Pāchana*). Aber wenn schwerer Durchfall mit Dehydrierung besteht, kann dies eine ernste Erkrankung sein, also müssen wir den Durchfall stoppen. In dem Fall hält man die Abwärtsbewegung von Pitta mit Kräutern wie Kutaja oder Bilva auf und gibt dem Patienten Joghurt und Reis oder gekochten Apfel mit einer Prise Nelken und Muskatnuss. Wenn diese Behandlungen nicht funktionieren, mag es notwendig sein, durch die Gabe von Süßholztee Erbrechen einzuleiten, um die Richtung von Pitta-Dosha zu ändern.

Genauso kann aufwärts gerichtetes Pitta Übelkeit oder Erbrechen auslösen. Bei akuter Übelkeit und Erbrechen kann man als erstes versuchen, Eiswasser zu trinken oder etwas Eis im Mund zu halten. Dies kann die Übelkeit abmildern. Falls leichtes, akutes Erbrechen durch Toxine besteht, ein Zustand von Sāma Pitta, der durch gelben Belag auf der Zunge angezeigt wird, kann dieser Mensch Ingwerscheiben mit etwas Steinsalz und Zitronensaft kauen. Ansonsten kann man etwas Salzwasser oder Süßholztee trinken, was die Ausscheidung von Giftstoffen und zu viel Pitta weiter anregt, die dann erbrochen werden.

Besteht jedoch starkes schwallartiges Erbrechen oder chronisches Erbrechen und der Betroffene wird dehydriert, muss das

Erbrechen baldmöglichst gestoppt werden, indem man die aufwärts verlaufende Gati umkehrt. Shankha Bhasma, Sutshekhar und Shatāvarī beruhigen Pitta und helfen, Übelkeit und Erbrechen zum Stillstand zu bringen, während mildes Virechana gegeben werden kann, um Pitta in eine Abwärtsrichtung zu bringen.

Wenn Pitta sich linear bewegt (Tiryag Gati), kann es Fieber verursachen. Ein geringes Fieber kann einfach seinen Lauf nehmen, sodass mögliche Toxine ausgespült werden. Doch wenn derjenige eine extrem hohe Temperatur oder Krämpfe bekommt, ist es notwendig, eine kühlende Therapie anzuwenden. In dem Fall geben Sie eine Paste aus Sandelholz, Kampfer oder Ushīra auf die Stirn oder verwenden eine gehackte Zwiebel im Nabel- und Stirnbereich. Diese Behandlungen kühlen Pitta sofort ab und kehren Tiryag Gati um.

Gleiches gilt für ernste Symptome wegen des aggravierten Vātas. Wenn Vāta-Dosha sich aufgrund von Ūrdhva Gati nach oben bewegt, kann es ernste Krankheiten wie Krämpfe, Tremore, Schlaganfall und Bell-Lähmung hervorrufen. In solchen Fällen empfiehlt das Āyurveda die Anwendung von Nasya. Die Nase ist die Pforte zum Gehirn und Nasya hilft, das übermäßige Vāta zu lösen, das sich im Kopf festgesetzt hat. Basti kann bei diesen Krankheiten auch helfen, indem er den Aufwärtsfluss von Vāta umkehrt.

Wenn Vāta wegen Adho (nach unten gerichteter) Gati ernste oder chronische Probleme wie Rektumprolaps oder Scheidenprolaps verursacht, ist mildes Vamana sinnvoll, um das prolabierte Gewebe nach oben zu ziehen. Hat Vāta-Dosha schließlich eine chronische Tiryag (lineare) Gati, kann es ernste Probleme wie Vorhofflimmern oder -flattern oder Herzrhythmusstörung erzeugen. In solchen Fällen verwenden Sie Snehana und Svedana und dann einen Dashamūla-Basti, um Vāta zu beruhigen und die Tiryag Gati zu stoppen.

Was für Vāta und Pitta gilt, stimmt auch bei Kapha-Dosha. Adho Gati von Kapha kann chronische Polyurie, Schwellung um die Knöchel (ein Hinweis auf eine Herzerkrankung) und entweder Prostatahyperplasie oder Hydrozele bei Männern oder Endometriose oder polyzystisches Ovarialsyndrom bei Frauen auslösen. Dies können ernste Erkrankungen sein, die den Einsatz von Vamana erfordern, einer entgegengesetzten Therapie, um das Fließen von Kapha-Dosha nach unten aufzuhalten.

Ūrdhva Gati von Kapha mag zu chronischen Krankheiten wie Pneumonie oder Stirnhöhlenkopfschmerzen führen. Während kleinere Sinusprobleme durch Ūrdhva Gati Kapha sich durch die Beseitigung von Kapha in Aufwärtsrichtung beseitigen lassen, werden diese ernsteren Erkrankungen am besten therapiert, indem man einen nach unten gerichteten Fluss in Gang setzt, um dem sich aufwärts bewegenden Kapha entgegenzuwirken. Das lässt sich durch eine Gabe von Basti oder Virechana erzielen. Tiryag Gati von Kapha-Dosha schließlich kann ebenfalls ernste oder chronische Leiden wie fibrozystische Veränderungen in den Brüsten, Fibrome oder Lipome und eine vergrößerte Leber oder Milz zur Folge haben. Die beste Behandlung solcher Krankheiten ist Dashamūlatee-Basti oder mildes Virechana wie Triphalā.

Erhöhte, verminderte und stabile Gatis

Die nächsten drei Gruppen von Dosha Gati heißen *Vruddhi, Kshaya* und *Sthāna.*

Erhöhtes Dosha (Vruddhi)

Dosha Vruddhi steht für den verstärkten Zustand eines bestimmten Dosha. Wenn Vāta gesteigert ist, bewirkt dies Verstopfung, Gas, Völlegefühl, Knacken oder Knallen der Gelenke, Muskelschmerzen und viele andere Erkrankungen, zusammen mit psychischen Symptomen wie Furcht, Angst und Unsicherheit. *Pitta Vruddhi* erzeugt Symptome wie gelbliche Verfärbung, Übersäuerung, Sodbrennen, Pyrosis, Übelkeit, Fieber, Durchfall und Akne, zusammen mit psychologischen Beschwerden wie Vergleich, Bewertung, Ärger und Kritik. Falls Kapha stärker ist, kann es Erkältung, Kongestion, Husten, laufende Nase, schlechten Appetit und Gewichtszunahme verursachen. Vermehrtes Kapha kann sich auch als Anhaftung, Gier, Besitzgier und Depression äußern.

Für diese und andere von Dosha Vruddhi hervorgerufene Krankheiten stehen eine Reihe möglicher Behandlungen zur Verfügung. Sie umfassen Snehana, Svedana, Pañchakarma und Dosha beruhigende Kräuter. Spezielle Behandlungen für Dosha-Vruddhi-Erkrankungen werden in Kapitel 14 genauer besprochen, „Allgemeines Management der Doshas“.

Vermindertes Dosha (Kshaya)

Kshaya heißt, das Dosha ist bei diesem speziellen Menschen unter seinem normalen Niveau verringert. Bei *Dosha Kshaya* hat das verminderte Dosha keine Energie, um eine Erkrankung auszulösen, doch es wirkt sich auf die normale physiologische Funktion eines Menschen aus. Es ist eine ernste Krankheit, die Schock oder einen Verlust von Nervensystemsfunktionen zur Folge haben kann.

Bei *Pitta Kshaya* beispielsweise ist Pitta verbraucht und der Betroffene hat ein schwaches Agni, was zu geringem Appetit und schlechter Verdauung führt. Manche Leute nehmen Salztabletten, was in āyurvedischer Hinsicht genug Pitta generiert, um eine Mahlzeit zu verdauen. In diesem Sinne empfiehlt das Āyurveda, jemandem mit Pitta Kshaya ein Kräuterpräparat namens Trikatu

(Ingwer, schwarzer Pfeffer und Langpfeffer) zu verabreichen, um Agni zu erhöhen und zu helfen, das Pitta erneut auf ein normales Niveau zu bringen. Ernste Pitta-Kshaya-Leiden wie Unterkühlung erfordern drastischere Maßnahmen.

Wenn Kapha vermindert ist, produziert es Erschöpfung, Gewichtsverlust, Trockenheit und Dehydrierung sowie Knacken und Knallen der Gelenke. Eine gute Behandlung für diesen Zustand ist zunächst einmal, dafür zu sorgen, dass jemand ausreichend zu trinken hat und möglicherweise eine Glukose-Kochsalzlösung, um erschöpftes Rasa Dhātu zu fördern.

Falls Vāta rückläufig ist, hat dieser Mensch eine extrem schlechte Durchblutung und schwere Erschöpfung und nicht einmal genug Energie zum Sprechen. Die Sinneswahrnehmung ist herabgesetzt und der Betreffende geht vielleicht in einen Schock. *Vāta Kshaya* ähnelt sehr einer schweren Verschärfung von Kapha, denn die Symptome beinhalten Schwerfälligkeit, Trägheit, Lethargie und sogar Ohnmacht. Aber Kapha ist nicht erhöht, es scheint nur so verglichen mit Vāta. Bei Vāta Kshaya müssen wir das Prāna verstärken. Dafür verwenden wir hoch potenzierte, lebensrettende Präparate wie Hema Garbha oder Lakshmī Vilas oder sogar Sauerstoff. In der Zeit, ehe reiner Sauerstoff in Flaschen erhältlich war, empfahl das Āyurveda, dem Patienten Luft zuzufächeln, dies ist also eine einfache Medizin für geringes Vāta.

Stabiles Dosha (Sthāna)

Sthāna bedeutet stabil. Stabiles Vāta, Pitta und Kapha benötigen an sich keine Behandlung, doch sie müssen bewahrt werden. Das Āyurveda schlägt vor, die Doshas zu schützen, indem man ausreichend Ruhe und Entspannung bekommt sowie Rasāyana (verjüngende Stärkungsmittel) einnimmt, um ihren stabilen Zustand zu wahren. Das beste Rasāyana für Vāta ist Harītakī, für Pitta-Āmalakī und für Kapha Bibhītakī. Triphalā ist eine Kombination dieser drei Kräuter, die dabei helfen können, die Ausgewogenheit aller drei Doshas zu erhalten oder herbeizuführen. Um eine stabile Dosha Gati zu bewahren, schlägt das Āyurveda auch vor, je nach der eigenen Konstitution eine Dinācharya (tägliche Routine) und Rutucharyā (jahreszeitliche Lebensweise) zu befolgen.

Koshtha, Shākhā und Marma Gatis

Die letzten drei Kategorien von Dosha Gati sind *Koshtha, Shākā* und *Marma Gati*. Sie beziehen sich auf die drei Hauptbereiche im Körper, wo die Doshas ihren Sitz haben. Koshtha Gati tritt im Magen-Darm-Trakt (*Anna Vaha Srotas*), Shākā Gati in Haut und Kreislaufsystem (*Rasa und Rakta Vaha Srotas) und* Marma Gati im tiefen Gewebe, den Marmapunkten und lebenswichtigen Organen wie Herz, Hirn,

Lungen usw. auf. In der Dosha Gati können wir die Genese einer Krankheit anhand der Bewegungen der Doshas in diesen drei wichtigen Körperkanälen verstehen.

Koshtha Gati

Die Samprāpti der meisten Erkrankungen beginnt in der Koshtha. *Sanchaya* (Ansammlung) und *Prakopa* (Reizung) sind die zwei Stadien der Samprāpti, die im Verdauungstrakt stattfinden. Daher ist *Koshtha Gati* der Zustand der Doshas, der im *Abhyantara Mārga oder* Verdauungskanal auftritt. Solange ein Dosha sich in der Koshtha befindet, ist es leicht, dieses Dosha mit einfachen Behandlungen in den Griff zu bekommen. Beachten Sie, dass unten Virechana und Basti bei verschiedenen Beschwerden empfohlen werden, aber im Fall von Darmverschluss, Schwangerschaft und Menstruation kontraindiziert sind.

Aufgrund seiner ätiologischen Faktoren sammelt sich verstärktes Vāta im Verdauungstrakt hauptsächlich im Dickdarm. Dieses Stadium heißt Koshtha Gati von Vāta. Bei so einem Leiden kann die Gabe eines Dashamūlatee-Basti die Pathogenese beseitigen. Beachten Sie, dass Virechana auch dabei helfen kann, zu viel Vāta im Dickdarm abzumildern, in dem Fall würde man Gandharva Harītakī wählen.

Wenn Pitta in der Koshtha verschlimmert ist, erlebt es eine Akkumulierung und Reizung im Dünndarm, dem Hauptsitz von Pitta. Man kann diese Erkrankung lindern, indem man Shatāvarī und Shankha Bhasma verabreicht, um das Pitta vor Ort zu beruhigen, und außerdem Virechana mit den Kräutern Āmalakī, Nishottara oder einem anderen süßen oder bitteren Laxativum.

Wegen seiner ätiologischen Faktoren erfährt Kapha eine Anhäufung und Reizung im Magen. Für dieses Leiden der Koshtha Gati von Kapha setzen Sie Trikatu (Ingwer, schwarzer Pfeffer und Langpfeffer) ein, um Kapha zu besänftigen, gemeinsam mit milder Vamana, die durch Süßholztee angeregt wird, um das überschüssige Kapha-Dosha aus dem Verdauungstrakt auszuscheiden.

Shākhā Gati

Falls wir die ersten zwei Stadien der Samprāpti in der Koshtha nicht kontrollieren, kann das Dosha leicht ins dritte Stadium rutschen, *Prasara*. In der Prasara-Phase verlässt ein Dosha den Verdauungstrakt und geht in den Rasa- und Rakta-Kanal über. Dies ist *Shākā Gati*. Hier bewegt sich das Dosha in den *Bāhya*-Kanal, der die Äste von Blutgefäßen, Kapillaren und Lymphsystem, vor allem in den Armen und Beinen, sowie der Haut umfasst.

Im Fall von Shākā Gati gelangt das Dosha in die Asthāyi Dhātus (unverarbeitetes Gewebe) und sucht sich einen Ort, um sich in

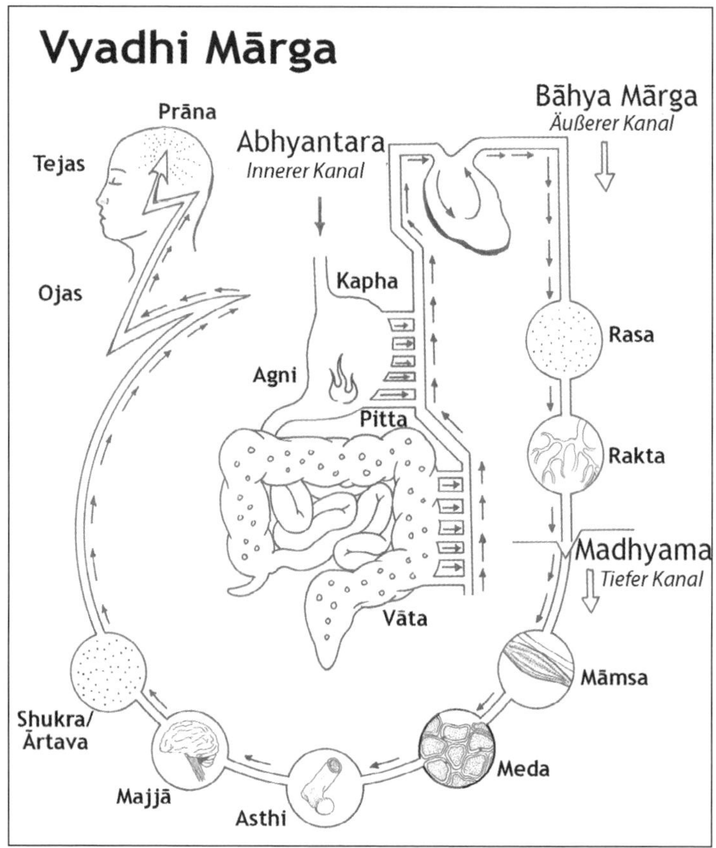

einem Sthāyi Dhātu (verarbeiteten Gewebe) abzulagern. Solange das Dhātu Agni stark bleibt, kann das Dosha nicht ins Sthāyi Dhātu eindringen. Wenn das Agni stark ist und keine Behandlung verabreicht wird, mag ein Dosha lange Zeit in der Shākā Gati bleiben und bestimmte Zeichen und Symptome in Verbindung mit diesem Dosha erzeugen.

Ein Dosha mit Shākā Gati erfordert Pūrvakarma, also Snehana und Svedana. Falls die Symptome mild sind und derjenige stark genug ist, lässt sich das zu hohe Dosha mit Pañchakarma-Therapie beseitigen. Sind die Symptome schwer, sollte das Dosha durch lindernde Maßnahmen (Shamana) an seinem angestammten Platz beruhigt werden, ehe Pañchakarma angewandt wird. Snehana und Svedana bringen das verschlechterte Dosha zurück zum Verdauungstrakt, von wo aus es mit Pañchakarma ausgeschieden werden kann. Üblicherweise wird Vamana für Kapha benutzt, Virechana für Pitta und Basti für Vāta. Ein Dosha, das im Shākā verweilt, lässt sich durch diese Behandlungen einfach entfernen.

Folgende Faktoren können ein Dosha von der Koshtha Gati (Abhyantara Mārga) zur Shākhā Gati (Bāhya Mārga) verschieben:

- Kraftvoller Sport
- Aufenthalt in der heißen Sonne oder scharfes Essen
- Unverträgliche Nahrungsmittelkombinationen
- Schlechte Haltung
- Falscher Lebenssti
- Reisen
- Unterdrückte Emotionen
- Stress

Folgende Faktoren können helfen, damit ein Dosha aus der Shākhā Gati wieder zurück in die Koshtha Gati geht:

- Reinigung der Kanäle mit Dīpana- und Pāchana-Therapien
- Verflüssigung von Āma (Toxinen) und Erweiterung der Kanäle durch Snehana und Svedana
- Reizen eines Dosha durch Dosha verstärkende Ernährungsgewohnheiten, dann Entfernung des Utklishta Dosha mit Vamana, Virechana, Basti oder Rakta Moksha
- Bewahrung von Prāna (Prānāyāma).

Falls das Vāta den Dickdarm verlässt, ins Rasa und Rakta Dhātu gelangt und so zu Shākā Gati wird, kann es gesteigerte Herzfrequenz, Herzklopfen, kalte Hände und Füße, schlechte Durchblutung, Gänsehaut, trockene Haut und Dehydrierung hervorrufen. Um diese Krankheit zu therapieren, lässt sich Snehana mit Sesamöl, gefolgt von Svedana einsetzen, um Vāta zurück in den Dickdarm zu bringen, von wo aus es mit Dashamūlatee-Basti ausgeschieden werden kann.

Wenn Pitta in Shākā Gati übergeht, kann es Nesselausschlag, Hautausschläge, Urtikaria, Hitzewallungen, Akne, Psoriasis, Ekzem und Hautläsionen erzeugen. Zur Behandlung sind innerlich Titka Ghrita (bitteres Ghee) in Verbindung mit der äußeren Anwendung von Sonnenblumenöl angezeigt, gefolgt von kurzen Perioden mildem Svedana. Ist das Pitta in die Koshtha zurückgekehrt, kann man es mit Virechana beseitigen. Im Fall von chronischer Shākā Gati für Pitta, die chronischen Nesselausschlag, Hautausschläge und andere Hautkrankheiten auslösen kann, lässt sich das überschüssige Pitta leicht durch Rakta Moksha (Aderlass) entfernen. Dabei muss das Pitta nicht vorher zum Verdauungstrakt zurückgebracht werden. Es ist aber dennoch von Vorteil, vor jeder Pañchakarma-Behandlung Snehana und Svedana durchzuführen, auch Rakta Moksha.

Wenn Kapha-Dosha in die Shākā gelangt ist, kann dies eine kalte und klamme Haut, Wassereinlagerung oder Ödem, Lymphstauung, lokale

Schwellung und allgemeine Lymphadenopathie zur Folge haben. Man kann bei Schwellung oberflächlich eine Punarnavā *Lepa* (Paste) auftragen und Kañchanāra-Guggulu-Paste im Besonderen auf eine Lymphschwellung. Snehana mit Sesamöl oder Senföl, gefolgt von Svedana hilft, Kapha zurück in den Magen zu befördern, von wo aus mildes Vamana zur Beseitigung des übermäßigen Kapha eingesetzt wird.

Marma Gati

Die Doshas in Shākā Gati versuchen, die Sthāyi Dhātus anzugreifen. Je nach speziellem *Khāvaigunya* (beschädigter Bereich oder präpathologische Läsion) des Einzelnen kann das Dosha in ein schwaches Gewebe mit geringem Dhātu Agni vordringen. Das Dosha kann sich in diesem Dhātu und auch in den zugehörigen lebenswichtigen Organen und Marmapunkten anlagern. Dies ruft Marma Gati hervor, denn das Dosha ist in die Madhyama Mārga (das tiefe Gewebe) übergegangen. Dort kann sie in Gehirn, Herz, Lungen, Leber, Milz, Nieren, Gelenke, Nerven oder ein anderes lebenswichtiges Organ vordringen.

Falls nur milde Symptome von Marma Gati bestehen und der Patient stark ist, genügt vielleicht eine Beseitigung des Dosha mit Pañchakarma, um Symptome von Marma Gati zu lösen. Aber wenn die Symptome schwer sind, werden die lebenswichtigen Organe angegriffen oder der Patient ist schwach, dann ist eine sehr spezielle Behandlungsweise erforderlich. Solch eine besondere Therapie würde Dosha Pratyanika (Behandlung speziell für das verschärfte Dosha), *Vyādhi Pratyanika* (Behandlung in Bezug auf die besondere Krankheit), *Dhātu Pratyanika* (Behandlung speziell für das betroffene Gewebe) und Organ-Pratyanika-Behandlungen (Behandlung, die besonders auf alle betroffenen Organe zugeschnitten ist) umfassen. Sie werden in den Kapiteln 14, 15 und 16, „Allgemeines Management der Doshas / Dhātus / Srotāmsi" besprochen.

Ein Dosha, das im tiefen Bindegewebe (Marma Gati) festsitzt, lässt sich nicht mit Pañchakarma-Therapien allein beseitigen. Lokale Dīpana- (Agni anfachen) und Pāchana-Maßnahmen (Āma verbrennen) müssen zusammen mit wirksamen, potenzierten Medikamenten eingesetzt werden, die katalytisch (*Yogavāhi*) wirken. Chitrak lässt sich beispielsweise zur Förderung von Agni im *Meda Dhātu anwenden,* zusammen mit einem katalytischen Stoff wie Honig. So eine Medizin geht ins tiefe Gewebe und wirkt als Dīpana, Pāchana und Anulomana (bewahrt den normalen Vektor der Doshas).

Marma Gati bewirken, dass ein Leiden chronisch wird und den Patienten schwächt. Zudem kann es den Verlust von Funktionen verursachen und die Struktur eines Organs verformen. Beispiele dafür sind Leiden wie Schlaganfall, Gelenkrheumatismus, multiple Sklerose, viele Herz- und Lebererkrankungen und andere Krankheiten, welche die lebenswichtigen Organe angreifen. Diese Krankheiten sind generell schwer zu behandeln. Man muss die entsprechende Dosha Pratyanika, Vyādhi Pratyanika und Dhātu Pratyanika verabreichen. Ein spezielles Kräuterprogramm muss auch zur Anwendung kommen, um ein Dosha in Marma Gati erfolgreich zu behandeln.

Zusammenfassung

Es ist wichtig, diese neun Gatis der Doshas und die drei Bahnen der Krankheit zu verstehen, wenn man ein Ungleichgewicht richtig diagnostizieren und eine Dosha-Krankheit wirksam therapieren will. Das Wissen und Verständnis der Dosha Gati verleiht uns einen vollständigen Überblick über die Samprāpti, den Erkrankungsverlauf, und gibt uns außerdem Hinweise zur spezifischen Behandlungsweise, die befolgt werden sollte. Ein Arzt, der die richtige Diagnose stellt und die Dosha Gati versteht, kann jedes Leiden oder Dosha-Ungleichgewicht prompt und effizient behandeln.

3

Vega Vidhāranam Chikitsā

Allgemeines Management von Störungen aufgrund der Unterdrückung natürlicher Triebe

आयुर्वेद

Im Āyurveda gilt, dass bestimmte natürliche Bedürfnisse des Körpers nicht unterdrückt werden sollten. Diese körperlichen Triebe sind: flatulieren, Stuhlgang und Wasserlassen, die natürlichen Reflexe Aufstoßen und Niesen und die Bedürfnisse Durst, Hunger, Schlaf, Husten, bei Anstrengung schwer atmen, Gähnen, Weinen, Erbrechen und Samenerguss. Unterdrückt man diese Triebe absichtlich oder unabsichtlich, entweder gewaltsam oder aus Gewohnheit, können daraus unterschiedliche Leiden resultieren. Sie werden von Vaghbhat in *Asthānga Hridayam* erklärt und lassen sich folgendermaßen zusammenfassen.[1]

1. Referenz für dieses Kapitel ist Vaghbhat. *Ashtānga Hridayam,* Sūtrasthāna, Kapitel 4: „Krankheitsprävention".

Unterdrückung des Drangs, Wind abgehen zu lassen

Die normale Abwärtsbewegung von Apāna Vāyu erzeugt den Drang, zu flatulieren. Die Unterdrückung dieses Triebs, *Apāna Rodhana*, führt dazu, dass Apāna blockiert wird und beginnt, sich in die entgegengesetzte Richtung (nach oben) zu bewegen. Dies kann Divertikulose, Abdominaltumor, Distension des Unterbauches, Abgeschlagenheit, Erschöpfung, Verstopfung und Harnverhalt zur Folge haben. Eine Aufwärtsbewegung im Darm löst häufig eine antiperistaltische Bewegung im Magen-Darm-Trakt aus, was Darmkolik oder Bauchschmerz hervorrufen kann. Druck in der linken und rechten Dickdarmflexur kann Milz-, Leber- oder Herzschmerz nach sich ziehen. Der Druckaufbau durch Gas im Querkolon kann Herzklopfen und ischämische Herzschmerzen (Herzinfarkt) erzeugen. Eine vorzeitige Ejakulation ist auch bei Leuten verbreitet, die keine Winde abgehen lassen.

Eine Unterdrückung des Bedürfnisses, zu furzen kann auch Malabsorption von Vitaminen, speziell von B_1, B_6 und B_{12} auslösen, was unter Umständen zu Sehstörung, Anämie und schlechter Nahrungsverwertung führt. Das Ergebnis kann eine Malabsorption von Kalzium, Magnesium, Zink und anderen Mineralien sein.

Eine Behandlung für die Unterdrückung dieses Drangs besteht darin, kurz vor dem Zubettgehen am Abend einen Teelöffel Triphalā mit warmem Wasser zu geben. Für Shamana Chikitsā verabreichen Sie 200 mg Triphalā Guggulu und 200 mg Hingvashtak Churna mit warmem Wasser vor jeder Mahlzeit, dreimal täglich. Dies hilft, den normalen Fluss des Vāta aufrecht zu erhalten. Drittens legen Sie gegen die Schmerzen eine warme Rhizinusölkompresse auf den Unterbauch. Wenn Āma auf der Zunge vorhanden ist, kann man einmal am Morgen einen *Nirīha Basti* (medizinischen Einlauf) mit Dashamūlatee durchführen. Falls die Zunge sauber ist, kann Anuvāsana Basti mit Sesamöl verabreicht werden. Befolgen Sie diese Leitlinien, bis die Symptome gebessert sind.

Unterdrückung des Drangs, Stuhl auszuscheiden

Die normale Abwärtsbewegung von Apāna Vāyu sorgt auch für das Bedürfnis, Stuhlgang zu haben. Wenn das Rektum voll Kot ist, stimuliert dies die Darmperistaltik-Bewegung, die für den Stuhlreflex verantwortlich ist. Eine Unterdrückung dieses Triebs, *Purīsha Rodhana*, führt zu Wadenschmerzen, denn der Indrabasta (hintere) Marma, der sich dort befindet, ist mit dem Dickdarm verknüpft. Geruchssinn und Stuhl stehen beide in Beziehung zum Erdelement, daher kann eine Unterdrückung des Stuhls schlechten Atem oder eine laufende Nase verursachen. Aufgrund der Beziehung des Dickdarms zum Shankha Marma kann sich auch ein Kopfschmerz an beiden Schläfen zeigen.

Fauliger Kot kann im Querkolon fermentieren und ein faul riechendes, toxisches Gas produzieren. Dies mag zu Aufstoßen und stechendem Schmerz im Rektum sowie einem Schweregefühl im Herzen, faulem Atem und einem üblen Geschmack im Mund führen. Es besteht möglicherweise eine Obstruktion im unteren Darm, was Erbrechen mit fauligem Stuhlgestank nach sich ziehen kann.

Die Unterdrückung von Stuhl und Flatus sind ähnlich, daher lässt sich die Behandlung für unterdrücktes Gas auch bei der Unterdrückung von Stuhl einsetzen. Zusätzlich kann man den Unterbauch sanft mit warmem Sesamöl massieren, gefolgt von feuchten Umschlägen, also der Anwendung äußerlicher Wärme. Der Betreffende kann auch ein warmes Bad nehmen. Drittens kann bei Kindern auch ein Zäpfchen (*Varti*) verwendet werden oder ein Dashamūla-Basti bei Erwachsenen. Dem Patienten wird danach Essen und Trinken verordnet, das als mildes Laxativum wirkt wie Trockenpflaumen, Rosinen, schwarze Johannisbeeren, Pflaumensaft oder Traubensaft.

Unterdrückung des Drangs, Wasser zu lassen

Wenn die Blase voll ist, stimuliert dies das Apāna Vāyu und erzeugt das Bedürfnis, zu urinieren (Miktion). Eine Unterdrückung dieses Drangs, *Mūtra Rodha*, führt dazu, dass Apāna Vāyu in den Harnwegen verschlimmert wird. Das ruft Gänsehaut am ganzen Körper hervor, Kopfweh und Steifheit in der Leiste sowie scharfen, stechenden Schmerz in den Harnwegen und Körpermuskeln, durch die zusammenwirkenden Effekte von *Apāna* und *Vyāna Vāta*. Die Unterdrückung des Bedürfnisses, Wasser zu lassen, mag auch einen mangelnden Blasentonus auslösen und so zu Kristallurie oder Harnsteinen, schwerem Schmerz in der Blase und Schmerzen in der Penis- oder Leistengegend führen. Andere Symptome, die bei der Unterdrückung von Flatus und Kot erfolgen, können auch auftreten, die Blasenentleerung unterbunden wird.

Bringen Sie für diese Erkrankung die gleichen Maßnahmen zur Anwendung wie zur Unterdrückung von Gas oder Stuhl. Mit anderen Worten, nehmen Sie einen Teelöffel Triphalā vor dem Schlafen und legen Sie eine warme Rhizinusölkompresse auf den Bereich oberhalb des Schambeins. Eine Sofortbehandlung ist lokale Snehana, Wannenbad-Svedana und Tropfen von warmem Ghee auf den Bereich oberhalb des Schambeins. Nirūha Basti lässt sich auch verabreichen, bei Bedarf gefolgt von *Uttara Basti* (Katheterisierung). Für Shamana Chikitsā kann man vor dem Essen Punarnavādi Guggulu 200 mg, Gokshurādi Guggulu 200 mg und Chandra Prabhā Vati 200-300 mg nehmen. Der Patient kann auch einen Tee aus Kreuzkümmel-, Koriander- und Fenchelsamen trinken.

Unterdrückung des Drangs, aufzustoßen

Dieses Bedürfnis wird durch *Udāna Vāyu* gesteuert, um aus dem Magen Gas auszustoßen oder möglicherweise wegen Säure-Reflux. Eine Unterdrückung dieses Triebs, *Udgāra Rodha*, steht in Beziehung zu Vāta-Erkrankungen des oberen Verdauungstrakts (Udāna Vāyu). Es kann die Geschmacksknospen beeinträchtigen, das Geschmacksempfinden vermindern oder Appetitverlust nach sich ziehen. Es besteht allgemein ein Sinn der Obstruktion im Herz- und mittleren Brustbeinbereich, Oberbauchblähungen, Atemlosigkeit, Schluckauf (durch einen Krampf des Zwerchfells) und Tremore bis zu den oberen Körpermuskeln. Es kann auch Zwerchfellbruch und scharfen Schmerz im Oberbauch hervorrufen.

Die Behandlung dafür ist *Plāvini Prānāyāma*[2] und man nimmt dreimal täglich einen Teelöffel des folgenden Pflanzenheilmittels: 500 mg Shatāvarī und 100 mg Shankha Bhasma sowie 100 mg Pfauenfederasche, wenn verfügbar.

Unterdrückung des Drangs, zu niesen

Niesen findet aufgrund von Prāna statt, welches das Nieszentrum im Hypothalamus anregt. Wann immer eine normale Erkältung oder Irritation von Nasenrachen oder Nasenschleimhaut auftritt, stimuliert das *Prāna Vāyu* das Nieszentrum infolge der synchronen Funktion von Prāna und Udāna. Niesen erleichtert den Druck im Gehirn, Spannung im Nacken und Irritation in der Nase. Wenn eine Unterdrückung dieses Drangs stattfindet, *Kshavathu Rodha* genannt, erzeugt dies Kopfschmerzen, steifen Nacken und Schulterblätter, mangelnde Klarheit der Sinnesorgane, Nebenhöhlenverstopfung und möglicherweise Gesichtslähmung.

Das Heilmittel besteht in Dampfinhalation. Geben Sie außerdem eine Augenspülung aus (abgeseihtem und abgekühltem) Triphalā-Tee in jedes Auge und träufeln Sie drei bis fünf Tropfen erwärmtes Brahmī-Ghee Nasya in jedes Nasenloch. Des Weiteren kann man in die Sonne blicken, um das Niesen auszulösen.

Unterdrückung von Durst

Durst wird durch eine Dehydrierung der Zellen, übermäßige Hitze im Körper, trockenes Wetter oder harte Arbeit hervorgerufen. Wir trinken, um überschüssiges Vāta und Pitta zu beruhigen, Körperhitze abzukühlen und den Wasser-Elektrolyt-Haushalt zu regulieren. Eine Unterdrückung des Drangs zu trinken, *Trut Rodha*, mag schwere Dehydrierung und trockene Kehle zur Folge haben, den Elektrolyt-Haushalt beeinträchtigen und Debilität, Erschöpfung, Schwindelgefühl, Herzschmerz, Depression und Tinnitus erzeugen. Über einen längeren Zeitraum kann es Taubheit, niedrigen

2. Dies sollte nur unter der Anleitung eines Experten durchgeführt werden.

Blutdruck, Nierensteine, Nierenversagen, Bewusstlosigkeit oder schwere Tachykardie hervorrufen.

Eine einfache Heilmaßnahme besteht darin, etwas Traubenzucker mit Salz in einem Glas Wasser aufzulösen. Dann nimmt man ein Bad und trinkt anschließend Mustätee oder einen Tee aus Kreuzkümmel-, Koriander- und Fenchelsamen.

Unterdrückung von Hunger

Hunger wird durch starkes Agni, hohes Pitta und körperliche Erschöpfung hervorgerufen. Man sollte diesen Trieb durch Essen befriedigen. Unterdrückt man den Esstrieb, *Kshut Rodha*, können Schwindel, extreme Leichtigkeit im Magen, stechender Schmerz am ganzen Körper, Verlust des Geschmacksempfindens, trockener Mund, scharfer epigastrischer Schmerz, Schwindelgefühl, Gewichtsverlust und Auszehrung die Folge sein.

Dies lässt sich leicht beheben, indem man eine leicht verdauliche Mahlzeit wie Reispudding oder warmen Reis mit Ghee zu sich nimmt. Es ist gewöhnlich keine gute Idee, eine große Mahlzeit oder Lebensmittel zu essen, die schwer verdaulich sind.

Unterdrückung von Schlaf

Wenn die Sinnesorgane müde sind und der Geist erschöpft ist, zieht sich der Geist von den Sinnen zurück und geht in den *Sushumnā*-Kanal über, wobei er die Ausschüttung von *Tarpaka Kapha* anregt, *Sādhaka Pitta* hemmt und Prāna Vāyu entspannt. Gemeinsam mit *Tamas Guna*[3] ruft dies die Neigung hervor, zu schlafen. Unterbindet man diesen Trieb, *Nidrā Rodha*, kann das Schläfrigkeit, Konzentrationsschwierigkeiten, Schwere in Kopf und Augen, Lakrimation (Tränenbildung), Abgeschlagenheit, Krankheitsgefühl, dauerndes Gähnen, Einbildung und allgemeine Gliederschmerzen verursachen.

Die Behandlung ist einfach: schlafen! Zuerst machen Sie eine schöne Ölmassage oder geben sich selbst eine sanfte Abhyanga mit Sesamöl. Dann trinken Sie eine Tasse warme Milch mit Muskatnuss und gehen ins Bett. Falls Schwierigkeiten beim Einschlafen besteht, kann man eine Tasse warme Knoblauchmilch oder warme Mandelmilch probieren. Eine Mischung aus gleichen Teilen Kamille, Helmkraut und Tagara fördert ebenfalls gesunden Schlaf, wenn ein Teelöffel mit Wasser etwa eine Stunde, ehe man schlafen gehen will, eingenommen wird.

---

3. Sanskrit-Grammatikregeln würden diesen Begriff zu „Tamo Guna“ ändern, doch wir verwenden hier den vertrauteren Begriff „Tamas“.

Unterdrückung von Husten

Immer wenn Trockenheit oder Irritation im Rachen oder den Atemwegen (*Prāna Vaha Srotas*) bestehen, drückt Udāna Vāyu das Prāna nach oben, wo es das Hustenzentrum im Hypothalamusbereich (Medulla oblongata [Stammhirn]) stimuliert. Dies führt zum Bedürfnis zu husten. Husten ist eine gesunde Reaktion des Körpers, um den Prāna Vaha Srotas zu reinigen. Eine Unterdrückung dieses Triebs, *Kāsa Rodha*, bewirkt tatsächlich einen vermehrten Hustenreiz sowie Atemlosigkeit, eine heisere Stimme, Tränensekretion, Geschmacksverlust, Schluckauf und sogar Herzkrankheit.

Das Medikament gegen die Unterdrückung von Husten ist eine Tasse Süßholztee, dafür kocht man einen Teelöffel Süßholzpulver einige Minuten in einer Tasse Wasser und mischt ihn mit zehn Tropfen Mahānārāyanaöl. Das wird schluckweise im Abstand von einigen Minuten getrunken. Geben Sie dem Betroffenen außerdem 500 mg Sitopalādi und 400 mg Mahāsudarshan. Das kann dreimal täglich mit je einem Teelöffel Honig und Ghee eingenommen werden. Derjenige kann auch Lavangādi Vati lutschen, eine āyurvedische Lutschtablette.

Unterdrückung von starkem Schwitzen

Bei schwerer körperlicher Aktivität, Gewichtheben oder in Zeiten starker Anstrengung benötigt der Körper extra Sauerstoff, um ausreichend Prāna zu erhalten. Dies führt dazu, dass Herz und Lungen schnell arbeiten und man schwer atmet. Wenn man dies unterdrückt, *Shrama Shvāsa Rodha*, kann dies zu einem Aneurysma der Bauchaorta, Herzinfarkt, Sehtrübung, geistiger Verwirrung, Ohnmacht, Tremoren, vorübergehender Bewusstlosigkeit und schwerem Herzklopfen führen.

Die Behandlung besteht darin, sich auszuruhen und dem Körper zu erlauben, sich zu erholen. Der Betroffene sollte eine Vāta besänftigende Ernährungs- und Lebensweise befolgen und ruhen, lesen und entspannen. Bewusstes, tiefes Atmen mit dem *So'ham-Mantra* ist ebenfalls günstig. Man kann auch eine Prise Pippalī mit einem Teelöffel Ghee geben, um Ojas, Tejas und Prāna wiederherzustellen.

Unterdrückung von Gähnen

Immer wenn man müde oder erschöpft ist oder nur ungenügend Sauerstoffzufuhr zum Gehirn besteht, regt das Prāna den Gähnreflex an, um die Durchblutung im Gehirn zu verbessern. Er kommt wegen der Wechselwirkung von Prāna und Vyāna zustande. Eine Unterdrückung des Gähnens, *Jrumbha Rodha*, verursacht ähnliche Erkrankungen wie eine Unterdrückung des Niesens: steifen Nacken, Kopfschmerzen, Kongestion, unklare Wahrnehmung und Gesichtslähmung. Es kann auch Krämpfe, Kontraktionen und Tremore auslösen.

Abhilfe schafft es, künstlich zu gähnen, was ein echtes Gähnen anregt. Man kann auch Mahānārāyanaöl auf Nacken- und Schulterblattbereich reiben. Dampfeinatmung kann ebenso helfen wie eine Augenspülung mit Triphalā-Tee und Vachaöl-Nasya (Nasentropfen). Allgemein muss das Vāta-Dosha beruhigt werden.

Unterdrückung von Tränen

Wir vergießen wegen Kummer, Sorgen und Unglückseligkeit Tränen oder wenn wir uns schlechte Erinnerungen vergegenwärtigen. Prāna stimuliert die Tränendrüse und dies erzeugt Tränen. Manche Menschen unterdrücken ihre Tränen mit Gewalt oder aus Gewohnheit und weinen nicht, dies wird *Ashru Rodha* genannt. Falls dies geschieht, mag dies aufgrund der unterdrückten Tränen, die auch Agni blockieren, eine laufende Nase, geschwollene Augenlider, Augenschmerzen, retrobulbes Kopfweh mit Schmerzen hinter den Augen, Enge im Herzen, steifen Nacken, Schwindelgefühl, Abdominaltumor und geringen Appetit bewirken.

Das Heilmittel dafür besteht darin, warmes Öl in Füße und Kopfhaut einzureiben, einen Tropfen Rizinusöl in jedes Auge zu geben und schlafen zu gehen. Idealerweise lässt man die Tränen fließen und geht danach schlafen. Man kann auch ein Glas Wein trinken und einer angenehmen Geschichte lauschen oder auch traurigen Geschichten, die einen zum Weinen bringen können.

Unterdrückung von Erbrechen

Bei zu viel Pitta oder dem Hochsteigen von Gallenflüsigkeit im Magen besteht ein natürliches Bedürfnis zu erbrechen. Unterdrückt man diesen Drang, *Vamana Rodha*, kann dies Erysipele, Hautkrankheiten wie Nesselausschlag, Hautausschläge und Urtikaria, Ekzem, brennende Empfindungen in den Augen, Anämie, Fieber, Pyrosis und Kopfweh zur Folge haben.

Eine einfache Medizin ist es, mit Wasser zu gurgeln und dann Wasserdampf mit Sandelholz- oder Rosenöl zu inhalieren. Danach isst man Reis und Joghurt oder trinkt Salzwasser, um Utklishta Dosha zu erzeugen und zu erbrechen. Sobald alle Übelkeit vorbei ist, nimmt man Abhyanga mit warmem Sesamöl vor, gefolgt von einem Bad aus Ingwer und Haushaltssoda. Für Hautkrankheiten vom Pitta-Typ kann man nach den nötigen Vorbereitungen auch Rakta Moksha durchführen. Nehmen Sie abends immer Triphalā, wenn das Erbrechen unterdrückt wurde.

Unterdrückung des Samens

Dies kann durch die Praxis einiger Formen von *Tantra* erfolgen oder wenn jemand versucht, keinen Orgasmus zu bekommen, um eine Schwangerschaft zu verhindern. Es kann auch geschehen, wenn jemand seinen Partner nicht mag. Die Unterdrückung der Ejakulation, *Shukra Rodha*, kann Schmerzen in Penis und Hodensack, Prostataschmerz, geschwollene Genitalien, Fieber, Unbehagen im Herzen, Schwierigkeiten beim Urinieren, stechenden Schmerz am ganzen Körper und einen starken vorzeitigen Erguss zur Folge haben. Es kann auch Prostatasteine und Impotenz verursachen.

Die Behandlung dafür besteht darin, ein Glas Bier zu trinken, gefolgt von einem kleinen Mahl aus Reis mit Joghurt, Ghee und Zucker. Dann kann während der Vāta-Tageszeit (früher Morgen oder später Nachmittag) ein Dashamūlatee-Basti (Einlauf) gegeben werden. Im Anschluss sollte man eine Abhyanga-Massage verabreichen, gefolgt von einem Bad mit Ingwer und Haushaltssoda. Schließlich sollte der Betreffende einen Teelöffel Ashvagandhā in einer Tasse warmer Milch gekocht trinken, den Geschlechtsverkehr genießen und glücklich ejakulieren.

Zusammenfassung

Viele Krankheiten können durch die vorzeitige oder gewaltsame Unterdrückung von natürlichen Bedürfnissen entstehen, entweder kontrolliert oder mit Gewalt. Dies ruft normalerweise Vāta-Leiden und manchmal Pitta Dushti hervor. Die einfachen oben genannten Behandlungen können eine große Hilfe sein. Zudem sollte man entscheiden, welches Dosha aus dem Gleichgewicht ist und dieses Dosha gemäß den allgemeinen Prinzipien der āyurvedischen Chikitsā therapieren.

Beachten Sie, dass wir über jene Bedürfnisse gesprochen haben, die nicht unterdrückt werden sollten. Andererseits sollte man gewisse psychische Triebe kontrollieren. Dies sind Gier, Neid, Eifersucht, Hass und der Wunsch nach Sex mit einem Fremden. Wenn Sie Ihren körperlichen Bedürfnissen freien Lauf lassen und die Sinnesorgane kontrollieren, wird Ihr Leben glücklich sein.

Tabelle 5: Unterdrückung von natürlichen Bedürfnissen

Apāna Rodhana	Unterdrückung des Drangs, Wind abgehen zu lassen
Purīsha Rodhana	Unterdrückung des Drangs, Stuhl auszuscheiden
Mūtra Rodha	Unterdrückung des Drangs, Wasser zu lassen
Udgāra Rodha	Unterdrückung des Drangs, aufzustoßen
Kshavathu Rodha	Unterdrückung des Drangs, zu niesen
Trut Rodha	Unterdrückung von Durst
Kshud Rodha	Unterdrückung von Hunger
Nidrā Rodha	Unterdrückung von Schlaf
Kāsa Rodha	Unterdrückung von Husten
Shrama Shvāsa Rodha	Unterdrückung von starkem Schwitzen
Jrumbha Rodha	Unterdrückung von Gähnen
Ashru Rodha	Unterdrückung von Tränen
Vamana Rodha	Unterdrückung von Erbrechen
Shukra Rodha	Unterdrückung des Samens

4

Āhāra Chikitsā

Nahrung als Medizin

आयुर्वेद

Heilung beginnt mit der rechten Einstellung. Wie wir denken und handeln, kann mit Sicherheit reine und heilige Werte in unser Leben bringen. Die āyurvedische Ernährungslehre setzt Nahrung ein, um die körperlichen, emotionalen, geistigen und spirituellen Aspekte des menschlichen Lebens auszugleichen, sodass Nahrung letztendlich spirituelles Wachstum entfalten kann. Die Prinzipien dieser dietätischen Richtlinien basieren auf den Geschmäckern und Qualitäten des Essens, die auch die Grundlage der āyurvedischen Pharmakologie bilden.

Allgemein kann Nahrung anhand ihrer Wirkung auf die drei Doshas unterteilt werden und auch, ob das Essen vorherrschend *Sattva-, Rajas-* oder *Tamas-*Qualitäten besitzt. Wir werden etwas später besprechen, wie man Lebensmittel anhand Ihrer Dosha-Konstitution auswählt, doch zuerst sehen wir uns an, wie sich unterschiedliche Kost auf Körper und Geist auswirkt.

Allgemeine Prinzipien āyurvedischer Ernährung

Nahrungsquellen

Wo Sie Ihr Essen kaufen, Ihre Stimmung beim Einkaufen und selbst wie Sie das Geld verdienen, mit dem Sie die Lebensmittel kaufen, sind alles wichtige Faktoren bei der Betrachtung der Ernährungsweise, denn sie fügen Ihrem Leben eine bestimmte Energie hinzu. Geld kann kreative Energie sein, wenn es durch sattvische (also ehrliche) Tätigkeiten verdient wird, die anderen dienen. Wenn Sie mit sattvischem Geld einkaufen, bringt es all diese Qualitäten zu dem, was Sie kaufen. Doch wenn wir Essen mit Geld kaufen, das wir durch Stehlen oder Betrügen angeeignet haben, können diese Lebensmittel nicht vollauf nährend sein, denn die Samen unserer rajasischen oder tamasischen Handlungen dringen in das Essen ein.

Entsprechend gilt, wenn Sie beim Einkaufen ärgerlich, frustriert oder ängstlich sind, fügen Sie diese Energie dem gekauften Essen zu. Gehen Sie daher nie einkaufen, wenn Sie emotional instabil sind, denn Sie kaufen nicht einfach nur Nahrung, sondern auch die Energie dieser Emotionen. Sie sollten auch nicht im Übermaß um den Preis Ihres Essens feilschen, wie dies in manchen Ländern üblich ist. Es ist besser, den fairen Preis zu kennen und entsprechend zu bezahlen.

Isst man eine Kost, die überwiegend *Sattva Guna* ist, ist dies wichtig, um den Verstand im Gleichgewicht zu halten. Die Qualitäten Rajas und Tamas sind in gewissen Situationen dienlich, aber Sattva ist am zuträglichsten. Lebensmittel mit überwiegend Sattva sind die meisten frischen Gemüse und Früchte, zusammen mit Basmati-Reis, Mungbohnen, frischen Milchprodukten und Ghee. Zu den rajasischen Nahrungsmitteln gehören die meisten Gewürze, viele Getreidesorten und Bohnen, Kartoffeln, Tomaten und saure Früchte. Die tamasischen Lebensmittel umfassen fermentierte, abgestandene und überreife Nahrung sowie Pilze, Eier und Fleisch. Alle Details finden Sie in Tabelle 94, „Beziehung der Nahrungsmittel zu den geistigens: Sattva, Rajas und Tamas“, auf Seite 632.

Es ist essentiell, sich ausgewogen zu ernähren, doch eine Balance entsteht nicht nur durch eine Sache. Zum Beispiel besitzt eine Ernährung mit Früchten überwiegend Sattva-Qualität und hilft definitiv, spirituelles Erwachen zu entfalten, doch jemand, der nur Obst isst, kann leicht die Erdverbundenheit verlieren. Nicht geerdet sein, ist für Vāta-Menschen besonders bedeutsam. Balance ist wichtig im Āyurveda.

Vegetarianismus

Das Āyurveda empfiehlt die Nutzung von Fleisch als Medizin unter bestimmten Umständen und hat die unterschiedlichen Eigenschaften vieler verschiedener Arten von Fleisch besprochen. Das Āyurveda ist jedoch eine grundlegend spirituelle Wissenschaft, die Respekt für Tiere nahelegt. In Fällen, wo jemand Tuberkulose hat oder schwer ausgezehrt ist und etwas Protein braucht, kann etwas wie Eier oder Huhn hilfreich sein. Fleisch lässt sich als Medizin benutzen, doch aus Respekt für Tiere ist es besser, Vegetarier zu werden. Heutzutage enthält das meiste Fleisch Hormone, Antibiotika, Steroide und/oder Konservierungsmittel. Diese Substanzen können einen gegenteiligen Effekt auf die menschliche Biochemie haben und zu früher Menarche, überentwickelten Brüsten, fibrozystischen Veränderungen und vorzeitigem Wachstum führen.

Gentechnische Veränderung und Bio-Nahrungsmittel

Das Āyurveda spricht viel über *Bīja*, auch Samen oder Gen. Ein Gen (oder Bīja) ist eine spezielle strukturelle Anordnung von Molekülen, die aus den fünf Elementen (Äther, Luft, Feuer, Wasser und Erde) bestehen, die dabei helfen, eine einzigartige Art zu schaffen. Obwohl viele Arten dieselben Gene haben, besitzt jede Tierart ihre einmaligen Gene, Pflanzen haben ihre einzigartigen Pflanzengene usw. Die strukturelle Anordnung der Gene ist die Funktion der kosmischen Intelligenz namens Mahat.

Die Gentechnik vermischt Gene von unterschiedlichen Arten und kreuzt sogar Tiergene mit Pflanzengenen. Im Āyurveda bezeichnet man das als *Bīja Samskāra,* d. h. das Mischen der Gene. Dies wirkt sich auf das Mahat-Prinzip auf Genebene aus und mag die Entstehung von unzusammenhängenden Strukturen in einem ansonsten einheitlichen Körper auslösen. Das Kreuzen der Gene einer anderen Art mit menschlichen Genen kann die molekularen Elemente der menschlichen Zellen angreifen, was wiederum zu Krebs oder Autoimmunstörungen führen kann. Die Gene jeder Art bilden eine einmalige Konstitution (Prakruti), doch wenn wir unterschiedliche Konstitutionen vermischen, manifestiert sich dies infolge des Qualitätenaustauschs als Dosha-Schieflage (Vikruti). Vikruti ist die Wurzel aller Krankheit.

In der Natur besteht eine Harmonie zwischen organischen und anorganischen Stoffen. Das Wort „organisch" kommt von „Organ" und heißt, „das, was Teil von lebenden Organismen ist oder aus ihnen entsteht". Anorganisch steht für nicht lebend, das, was „künstlich ist oder kein System, keine Struktur oder geordnete Beziehung der Teile besitzt".

Aus der Sattva-Qualität stammen die organischen sensorischen und motorischen Systeme. Von Tamas Guna rühren die subjektive Welt und alle anorganischen Substanzen her, die sich von den Grundelementen ableiten. Dies ist der Grund, wieso Bio-Pflanzen andere Lebewesen wie Ungeziefer und Käfer anziehen. Die Zellen von Bio-Pflanzen enthalten Ojas, Tejas und Prāna, daher nähren Bio-Lebensmittel und -Kräuter direkt die menschlichen Zellen. Chemisch behandeltes Essen kann heterogene Ojas, Tejas und Prāna entwickeln, die dann die konstitutionelle Ojas, Tejas und Prāna in den menschlichen Zellen beeinflussen. Dieser toxische Stoffwechselabfall kann sich ansammeln und dadurch der

Grund für *Asātmya* (Allergie und Unverträglichkeit) auf gewisse Lebensmittel sein. Bio-Essen ist gut, um Sātmya (Verträglichkeit) zu entwickeln, während anorganische Nahrung Asātmya (Unverträglichkeit) auslösen kann. Einfach gesprochen ist Bio-Nahrung das, was das Leben unterstützt und natürlich ist und nicht mit synthetischen Chemikalien gemischt wird, die ein Lebewesen schädigen können. Das Āyurveda sagt, dass solch ein Essen die Grundlage für eine gute Gesundheit ist.

Nahrungszubereitung und Kochtechniken

Ihre Stimmung beim Kochen sollte angenehm, glücklich und friedlich sein. Viele Leute essen in Cafés und Restaurants, die von außen sauber aussehen, mit einer frischen Blume auf jedem Tisch. Aber wenn Sie in die Küche blicken und der Koch frustriert oder ärgerlich ist, können er oder sie diese negative Energie ins Essen übertragen, was jeden unangenehm beeinträchtigt, der es isst. Kochen Sie Ihr Essen auf liebevolle, mitfühlende und heilige Weise, während Sie den Namen Gottes chanten oder singen. Falls Sie mit solch einer sattvischen Qualität kochen, fügt das der Nahrung Liebe hinzu und sie wird für jeden heilend, der sie zu sich nimmt.

Jedes Essen hat seine eigenen, besonderen Qualitäten. Die āyurvedische Küche versucht, die gewünschten Qualitäten eines Essens zu verstärken und die leichte Verdauung, Absorption und Verwertung zu fördern. Bohnen und Hülsenfrüchten werden z. B. bestimmte Gewürze hinzugefügt, sodass sie sich leichter verdauen lassen. Dadurch wird die Nahrung auch schmackhafter gemacht, regt die Geschmacksknospen an und erhöht die Sekretion von Verdauungsenzymen. Die angemessene Methode der Essenszubereitung variiert entsprechend der Konstitution von jemandem und ihrer oder seiner möglichen Unausgewogenheit. Doch ein allgemein empfohlener Stil basiert auf der traditionellen indischen Küche. Als erstes werden Ghee oder Öl in einem schweren Topf erhitzt, dann Senf- und Kreuzkümmelsamen ein paar Momente gebraten, bis sie platzen, was die vitale Energie dieser Samen freisetzt. Nun gibt man andere Kräuter und Gewürze mit Zwiebeln, Ingwer usw. hinzu. Gemahlene Gewürze werden wegen ihrer Tendenz zum Anbrennen zuletzt dazugefügt. Im Anschluss werden Getreide oder Gemüse eingerührt und zuletzt Wasser beigegeben und zum Kochen gebracht, wonach das Gericht leise köchelt, bis es fertig ist. Dieser Prozess versiegelt den Nährstoffgehalt im Essen und vermindert die Anwendung von Fetten.

Die āyurvedische Küche ist wohl einzigartig in ihrer Betonung auf das Kochen mit Gewürzen, was auf eine Weise erfolgt, die eine maximale Verdaulichkeit sowie einen befriedigenden Geschmack sicherstellt. Es gibt keine Unterscheidung zwischen den Kräutern und Gewürzen zum Kochen und zum Heilen, denn eine angemessene Menge des richtigen Essens ist Medizin. Laut dem Āyurveda ist die wichtigste Zutat in einem Gericht die Liebe, die das Essen in eine tiefgehende Heilform verwandelt, die Körper, Geist und Bewusstsein in Balance bringt.

Das Āyurveda hat die Effekte vieler verschiedener Kochmethoden und ihre Wirkung auf jedes der Doshas untersucht. Diese Wirkungen sind abhängig von Rasa (Geschmack), Vīrya (wärmende oder kühlende Energie) und Vipāka (postdigestiver Wirkung) der Nahrungssubstanz. Es folgt eine Zusammenfassung der Effekte verbreiteter Nahrungszubereitungsmethoden auf Agni und die Doshas.

Wie man isst

Die indische oder vedische Kultur sagt, die Küche sollte so sauber und rein wie ein Tempel sein. Meine Mutter erlaubt es niemanden, in die Küche zu kommen, wenn man nicht vorher die Schuhe ausgezogen und zumindest Gesicht, Hände und Füße gewaschen hat und saubere Kleider trägt. Sie sagt, die Küche ist wie ein Tempel. Ehe Sie sich zum Essen hinsetzen, waschen Sie wenigstens Ihre Hände und halten Sie Ihre Fingernägel kurzgeschnitten und gefeilt. Sie können in der südöstlichen Ecke der Küche eine Kerze oder Ghee-Lampe und Räucherwerk anzünden, um die Gottheit Agni zu erfreuen und Agni eine Blume darbringen, welches das Verdauungsfeuer lenkt. Beim Essen füttern Sie nicht einfach nur Ihren Magen, sondern Sie laben den Gott im Inneren. Daher nährt das richtige Essen zur rechten Zeit und in der richtigen Umgebung und mit großer Liebe und Respekt genossen nicht nur den Körper, sondern auch Geist und Seele.

Die Essensatmosphäre sollte heilend und liebevoll sein und man sollte idealerweise beim Essen nach Osten oder Norden blicken. Essen Sie mit totalem Bewusstsein und achten Sie auf das Essen, spüren Sie seine Energie und genießen Sie die Geschmacksrichtungen und Konsistenz. Sehen Sie nicht fern oder diskutieren Politik, Geschäftliches oder ernste Angelegenheiten beim Essen. Oft wird die Mittagszeit zur Geschäftszeit, wenn die Leute ins Restaurant gehen und über wichtige Dinge reden. In diesen Situationen erhält das Essen nicht so viel Aumerksamkeit wie das Geschäft, wird daher also nicht voll verdaut. Das Essen kann in manchen Familien ein echtes Problem werden. Manche Eltern bestrafen ihre Kinder sogar, wenn sie etwas Bestimmtes nicht essen oder zwingen sie vielleicht sogar dazu, manche Sachen zu essen. Eine ausgewogene Ernährung ist wichtig, ermutigen Sie also Kinder, etwas Neues ein paarmal auszuprobieren, bevor sie beschließen, ob es ihnen schmeckt oder nicht. Essen sollte jedoch ein Akt der Liebe sein, nicht etwas, das mit Gewalt erfolgt.

Tabelle 6: Nahrungszubereitungsmethoden und ihre Wirkungen

Methode	Beispiel	Wirkung auf Agni	Wirkung auf Doshas
Buttern (Manthanam)	Buttermilch	stimuliert Jāthara Agni	V↓P↓K↓
Saft herstellen (Rasa Niryāsa)	Fruchtsaft	stimuliert Rasa Dhātu Agni	V↓P↓K↓
Einweichen (Jala Nikshepanam)	Trockenfrüchte	stimuliert Rasa Dhātu Agni	V↓P↓
Trockenes Rösten (Bhrushti)	Nüsse	stimuliert Rasa Dhātu Agni	K↓
Rösten mit Fett (Sataila Bhrushti)	Gemüse	stimuliert Rasa Dhātu Agni	V↓
Backen (Bharjanam)	Gebackene Kartoffeln	stimuliert Rasa Dhātu Agni	P↓K↓
Keimen (Mūla Dhāranām)	Bohnensprossen	stimuliert Rakta Dhātu Agni	V↓P↓K↓
Fermentieren (Amli Bhāvana)	Joghurt	stimuliert Majjā Dhātu Agni	V↓
Raspeln (Mardanam)	Kokosnuss	stimuliert Meda Dhātu Agni	V↓ K↓
Zerdrücken (Avapīdana)	Kartoffeln	stimuliert Meda Dhātu Agni	V↓P↓K↓
Frittieren (Taila Bharjanam)	Pakora	stimuliert Meda Dhātu Agni	V↓
Dämpfen (Bāshpa Pachanam)	Blattgemüse	stimuliert Asthi Dhātu Agni	V↓P↓K↓
Druckkochen (Jala Bāshpa Pachanam)	Bohnen	stimuliert Asthi Dhātu Agni	V↓P↓
Braten (Alpa Taila Bharjanam)	Gemüsepfanne	stimuliert Majjā Dhātu Agni	V↓P↓
Mixen (Sajala Manthanam)	Smoothie	stimuliert Shukra/ārtava Agni	V↓P↓K↓

a.↓ bedeutet, es beruhigt das genannte Dosha

Wasser

Es ist wichtig, sauberes und gut gefiltertes Wasser zu trinken, das die optimale Menge an Mineralien enthält. Dies ist das Wasser des Lebens. Es sollte idealerweise weder zu hart noch zu weich sein. Hartes Wasser hat einen hohen Mineralgehalt, kann aber schwer verdaulich sein, kochen Sie es daher vor Gebrauch. Wenn das Wasser zu weich ist, fügen Sie Zitronensaft oder eine Prise Steinsalz hinzu.

Es besteht viel Verwirrung über die Wasseraufnahme. Die āyurvedische Literatur erklärt, dass es gut ist, ein wenig warmes oder raumtemeperiertes Wasser bei einer Mahlzeit zu trinken, aber nicht mehr als ein Glas. Eine zu große Wassermenge zum Essen oder sofort nach einem Essen getrunken, verlangsamt das Jāthara Agni und verwässert die Verdauungsenzyme, wodurch möglicherweise eine Verdauungsstörung entsteht und Giftstoffe (Āma). Trinken Sie weder vor noch etwa eine Stunde nach dem Essen viel, denn dies verlangsamt das Magenfeuer und stört die Verdauung.

Es ist besonders problematisch, kurz nach einer Hauptmahlzeit Kaffee oder Tee zu trinken. Ist man zu diesen Zeiten durstig, kann man ein Glas Wasser oder Kräutertee trinken, doch idealerweise wartet man nach dem Essen eine Stunde oder länger. Manche digestiven Kräutertees wie Kreuzkümmel-, Koriander- und Fencheltee oder Ingwer-, Zimt- und Nelkentee fördern die Verdauung tatsächlich und lassen sich daher gut während und nach einem Essen trinken.

Die Wassermenge, die wir trinken sollten, hängt von vielen Faktoren ab, dazu gehören die Konstitution dieses Menschen, seine oder ihre Ernährungs- und Lebensweise, das Maß an körperlicher Aktivität, das Wetter, die aktuelle Jahreszeit und Umwelt und Wohnort. Ein Kapha-Mensch braucht vielleicht insgesamt nur etwa einen Liter Wasser am Tag, wohingegen ein Pitta-Typ im Sommer eher an die 2 Liter benötigt. Der Bedarf von Vāta-Leuten variiert stark, je nach Jahreszeit und Feuchtigkeit, doch 1,5-2 Liter am Tag tun ihnen gut und sogar noch mehr in einem trockenen Klima. Vergessen Sie nicht, dass wir all das Wasser, das wir trinken, auch verdauen müssen, eine überschüssige Menge kann für *Ambu Vaha Srotas,* das Wasser regulierende System, Stress verursachen. Angenommen, Sie trinken 15 große Gläser am Tag, kann dies schweren Mineralverlust hervorrufen und zu Muskelkrämpfen, Adipositas, klammer Haut, Pilzinfektionen und anderen Symptome von Wassertoxizität führen. Das Āyurveda ist eine Wissenschaft der Mäßigung.[1]

Die richtige Nahrungsmenge

Im Āyurveda heißt es, dass ein *Añjali* (zwei Handvoll) Essen gewöhnlich die ideale Menge für jemanden als Hauptmahlzeit ist. Die Magenkapazität einer Person soll drei Añjali betragen, es besteht also ein Añjali für Essen, eines für Wasser und das dritte für Luft, damit Platz für das Umwälzen von Nahrung und Wasser ist. Die Leute lassen oft wenig oder keinen Platz für Luft oder selbst Wasser und als Ergebnis verlangsamt die schwere Ladung im Magen Verdauung und Stoffwechsel. Wenn wir essen, bis wir uns voll fühlen, dehnt sich der Magen mit seinem Dehnreflex, was uns ein Gefühl der Zufriedenheit verleiht. Aber bis zum nächsten Mahl bleibt der Magen etwas gößer und verlangt für volle Zufriedenheit eine größere Menge. So erhöht sich der Wunsch nach Essen zusammen mit der Größe des Magens. Um die Art von Fettsucht zu behandeln, die daraus resultieren kann, können Chirurgen den Magen klammern, doch das ist eine harsche Behandlung. Essen Sie nie, bis Sie ganz voll sind. Halten Sie Ihren Magen etwas ungesättigt, um vom Leben volle Zufriedenheit zu bekommen.

Ein āyurvedisches Sūtra sagt, die angemessene Nahrungsmenge hängt von der Stärke des Agni ab. Eine starke Verdauung erlaubt es einigen Leuten, mehr zu essen. Doch für viele Menschen

1. Siehe „Wasserkonsum" auf Seite 166.

ist das Verlangen nach Nahrung emotional, daher ist es gut, bei zwei oder drei maßvollen Mahlzeiten am Tag zu bleiben. Das Āyurveda empfiehlt zudem, nicht zwischen den Mahlzeiten zu essen, weil dies den Verdauungsprozess stört. Es ist besonders schlecht, Snacks zu essen, wenn man verstopft ist oder sofort nach einem Essen. Sie sollten mindestens drei Stunden warten, wenn Sie einen leichten Snack zwischen den Mahlzeiten zu sich nehmen wollen.

Zeitpunkt der Mahlzeiten

Der Morgen und späte Nachmittag sind Vāta-Zeiten, Mittag und Mitternacht sind Pitta-Zeiten, Vormittag und Abend sind Kapha-Zeiten. Folglich sollten Kapha-Menschen nicht frühstücken, denn das ist eine Tageszeit, wenn Kapha natürlich vorherrscht. Essen zu dieser Zeit fügt dem Kapha-Menschen zu viel schwere Qualität hinzu. Es kann allerdings für Vāta- und Pitta-Leute gut sein, ein Frühstück einzunehmen, um ihre Energie zu erden. Die höchsten Pitta-Stunden um die Mittagszeit sind die beste Zeit für alle Menschen, eine Hauptmahlzeit zu sich zu nehmen. Zwischen 18 und 20 Uhr ist gut für das Abendessen, je nach Jahreszeit (und Sommerzeit), doch wenn wir spät am Abend essen, verlangsamt eine schwere Ladung im Magen den Stoffwechsel und kann Toxine hervorrufen.

Fasten- und Entgiftungskuren

Wann sollte man Fasten in Betracht ziehen und welche Art von Fasten sollte man durchführen? Üblicherweise empfiehlt das Āyurveda kein absolutes Fasten, sondern bevorzugt das Essen einer einzigen, leicht zu verdauenden Speise. So eine einfache Diät liefert Menge und nährt, während das Verdauungssystem ausruht und der Körper sanft entgiftet wird. Obst ist eine Option und Kitchari (Basmati-Reis und Mung Dal) ist eine weitere. Eine „Fastenkur", bei der man leicht verdauliches Gemüse isst, das die drei Doshas beruhigt, wird ebenfalls empfohlen.

Fasten wird *Langhana* genannt, von der Wurzel *laghu,* das „leicht" bedeutet. Langhana kann entweder *Anashana* sein, was nichts essen bedeutet oder *Laghvāshana,* nur leichtes Essen zu sich nehmen. Anashana ist bei hohem Fieber, schwerem Durchfall, Übelkeit oder Erbrechen angeraten. Laghvāshana empfiehlt sich für jemanden, der sich von Fieber, Durchfall, Ruhr und Übelkeit oder Erbrechen erholt und wird eingesetzt, wenn das Verdauungsfeuer gering ist und etwas Zündung nötig ist, um Agni anzufachen. Falls man einen schweren Balken auflegt (schweres Essen), stirbt das Verdauungsfeuer.

Fasten mit nur einer Sorte Essen führt man durch, wenn eine Person hauptsächlich gesund ist, doch geschwächtes Agni hat. Ein Vāta-Mensch kann mit Reis und Tor Dal fasten. Ein Pitta-Mensch kann Reis und Mung Dal wählen, während ein Kapha-Mensch mit Hirsebrei oder Maisbrei fasten kann.

Kitchari wird in der Regel als Basis für die Pañchakarma-Entgiftungsdiät empfohlen. Es ist bekömmlich und leicht verdaulich, wodurch Giftstoffe aus dem tiefen Gewebe in den Magen-Darm-Trakt zurückkehren können. Kitchari ist angemessen für die meisten toxischen Bedingungen, wohingegen Obst- oder Saftfasten sich nur für eine gesunde Person ohne pathologische Störung eignet. Früchte und Säfte sind leicht, während Kitchari schwerer ist und mehr Sättigung verleiht. Wenn jemand bei einer Saftfastenkur entgiften will, kann er erschöpft und möglicherweise unterzuckert werden.

Wenn astrologisch gesehen der Mond eines Menschen schwach ist, können er oder sie am Montag fasten, indem sie Tapioka und Süßkartoffel essen. Falls ein Leiden durch Mars besteht, kann der Betreffende am Dienstag mit roter Linsensuppe und Reis fasten. Jemand mit schwachem Merkur kann am Mittwoch mit Basmati-Reis und grünem Mungbohnen-Kitchari fasten. Um Jupiter zu erfreuen, fastet man am Donnerstag nur mit Obst. Für eine schwache Venus lässt sich am Freitag Milchfasten durchführen. Für Saturn kann ein Mensch am Samstag bei Urid-Dal-Suppe fasten. Am Sonntag schließlich macht man für die Sonne ein Wasserfasten.

Spirituelles Fasten heißt *Upavasa,* also mit dem eigenen Körper, Geist und Bewusstsein bei Gott zu bleiben. Bei so einer Fastenkur werden Reis, Weizen und anderes Getreide nicht gegessen und derjenige isst stattdessen Früchte, Tapioka und Sago. Es gibt verschiedene Fastenarten zum spirituellen Heilen. Manche Menschen fasten drei, vier oder mehr Tage, doch das Āyurveda empfiehlt kein längeres Fasten, da dies meistens das Agni drosselt und nicht gut für die Gesundheit dieses Menschen ist. Der Betreffende kann unter Dehydrierung, Hunger, Nierenschädigung, Gewebeschädigung und Debilität leiden. Lange Fastenkuren können auch die lebenswichtigen Organe wie Herz, Nieren und Hirn schädigen.

Man sollte gerade genug fasten, um Agni anzufachen, Āma zu verbrennen und die Srotāmsi (Körperkanäle) zu reinigen. In den USA fasten manche Leute eine Woche oder länger mit Wasser. Aber das ist gesundheitsschädlich und nicht empfehlenswert. Vergessen Sie nicht, dass echtes spirituelles Fasten tiefe Meditation ist – und nicht Hunger.

Längeres Fasten ist nur gut für Kapha-Leute. Ein Vāta-Mensch sollte nicht mehr als zwei Tage fasten, sonst wird das Vāta-Dosha verstärkt. Gleichermaßen gilt, wenn Pitta-Leute für vier oder mehr Tage fasten, erhöht dies Pitta-Dosha. Die meisten Kapha-Typen können bis zu fünf Tage ohne negative Effekte fasten.

Eine Option für einigermaßen gesunde Leute ist eine Saftkur alle paar Monate, damit das Verdauungssystem ausruhen kann. Alternativ kann auch Saftfasten einmal pro Woche das System entgiften und das Verdauungsfeuer erhöhen. Vāta-Leute können Mango-, Trauben- oder süßen Orangensaft verwenden, Pitta-Typen Granatapfel-, süßen Trauben- oder süßen Cranberry-Saft und Kapha-Menschen Apfel-, Trauben- oder Ananassaft.

Sansarjana Krama heißt der schrittweise Prozess des Aufbaus von leichterem zu schwererem Essen. Das wird im Abschnitt über *Pashchāt Karma* genauer beschrieben und die Therapien nach der Reinigung im Āyurveda in Kapitel 8 ab Seite 244. Der Ablauf von Sansarjana Krama lässt sich immer anwenden, wenn man fastet und dann langsam wieder schwereres Essen zu sich nimmt.

Die Qualitäten der Nahrung

Das Āyurveda verwendet die Konzepte von Rasa, Vīrya und Vipāka, um die Effekte von Lebensmitteln und Kräutern auf Geist und Körper zu erklären. Rasa steht für den Geschmack eines Nahrungsmittels, Vīrya ist die vorherrschende energetische Wirkung einer Substanz, Vipāka ist der postdigestive Effekt von etwas Gegessenem. Sie werden in Kapitel 9 des „*Lehrbuchs für Āyurveda, Band 1*" vollständig dargestellt.

Alle Stoffe, auch das Essen, enthalten eine Kombination der 20 Grundqualitäten – schwer, leicht, kühlend, wärmend, ölig, trocken usw. Wir müssen Nahrung aufnehmen, die diese Qualitäten ausgleichen, die auch in jedem Einzelnen vorhanden sind. Der Geschmack (Rasa) und alle anderen Qualitäten von Lebensmitteln sollten bei Zubereitung oder Kochen einer Mahlzeit berücksichtigt werden. Fügt man gewisse Würzmittel und Gewürze hinzu, kann man das Essen schmackhafter und für die Doshas ausgleichender machen. Gebackene Kartoffeln z. B. sind trocken und astringent, können also Vāta verschlimmern. Fügt man einen Teelöffel Ghee und eine Prise schwarzen Pfeffer hinzu, hilft das diese Qualitäten in Gleichgewicht zu bringen und macht es für Leute leichter bekömmlich, die anfällig für Vāta-Krankheiten sind. Dasselbe gilt für viele andere Nahrungs- und Würzmittel, die gewöhnlich Teil unserer Kost sind.

Alle sechs Geschmäcker in die tägliche Ernährung integrieren

Die sechs Geschmäcker sind im Essen in unterschiedlichen Abwandlungen vorhanden und das Āyurveda erklärt, dass unsere tägliche Ernährung alle sechs Geschmäcker beinhalten sollte. Es gibt eine natürliche Ordnung dieser Geschmäcker, die mit den sechs Verdauungsphasen zusammenhängen. Zunächst sollte man süße

Lebensmittel wie Reis essen, der die Magenschleimhaut nährt und „*Kledaka Kapha*"-Sekretionen für die Verdauungsenzyme stimuliert. Dies ist eine sanfte und beruhigende Weise, Nahrung einzuführen, sodass es den Magen nicht schockiert. Dann helfen die Enzyme und der Kauvorgang, die Nahrungspartikel in immer kleinere Moleküle zu teilen, die die molekulare Verdauung unterstützen.

Dann sollte man saure Sachen wie Pickles einführen. Das stimuliert die kleine Magenkurvatur dazu, *Pāchaka Pitta* (Magensäure) abzusondern. Aufgrund seiner scharfen Wirkung dringt Pāchaka Pitta in die Nahrungsmoleküle ein und fördert die Verdauung. Pāchaka Pitta bringt im Verdauungsprozess auch Milch zum Gerinnen. Wegen seiner antibakteriellen Wirkungen lässt es keine Bakterien in den Verdauungstrakt gelangen. Als nächstes stellt der salzige Geschmack das Feuer- und Wasserelement her, stimuliert „*Rañjaka Pitta*"-Sekrete (Galle) und hilft bei der Verdauung von Protein und Fett. Der scharfe Geschmack stimuliert normale peristaltische Bewegungen und hilft so beim Umwälzen der Nahrungsmoleküle. Essen Sie nun etwas mit bitterem Geschmack wie bitteres grünes Gemüse. Bitter aktiviert die Absonderung von spezialisiertem Pāchaka Pitta im Leerdarm und Krummdarm und fördert eine gute Verdauung im unteren Darm.

Schließlich sollte das Mahl mit dem astringenten Geschmack wie einer Tasse *Lassi* enden. Lassi ist frisch zubereitete Buttermilch oder Joghurt mit Wasser und einer Prise geröstetem Kreuzkümmelpulver gemischt. Beachten Sie, dass Joghurt nicht abends oder an kalten, bewölkten Tagen gegessen werden sollte. Doch Lassi kann man bei solchen Gelegenheiten essen, wenn es eine Prise Kreuzkümmelpulver enthält und im Verhältnis von vier Teilen Wasser zu einem Teil Joghurt oder Buttermilch gemischt wurde. Die Elemente des astringenten Geschmacks sind Erde und Luft und sein Wirkungsbereich liegt im Dickdarm. Er fördert die Absorption von Wasser und Mineralien und hilft den Stuhl zu binden und die Darmflora zu erhalten, ist also ein guter Geschmack, um eine Mahlzeit zu beenden. Die derzeitige Mode, ein Essen mit einem süßen Dessert zu beenden, ruft eine Verdauungsstörung und Toxine hervor, denn süß ist schwer und vermindert die Verdauung.

Wenngleich wir diese Leitlinien befolgen sollten, stimuliert die Intelligenz des Agni die Ausschüttung der passenden Enzyme gemäß der Botschaft, die Geschmacksknospen und Magen erhalten haben, selbst wenn eine Mischung aller sechs Geschmäcker in einem Mundvoll vorhanden ist. Im Allgemeinen stehen in Indien, wenn jemand für die Familie kocht, auf dem Tisch Schälchen mit Pickles und Gewürzen wie Koriander (oder Korianderblätter), Chili, schwarzem Pfeffer und Steinsalz. Das Essen ist für alle gleich, doch ein Familienmitglied kann Koriander beifügen, um Pitta zu beruhigen, während ein anderer ein wenig Senf oder Cayennepfeffer verwenden mag, um Kapha zu reduzieren. Auf diese Art können wir jeden dabei unterstützen, eine Balance zu erzielen, wenn das grundlegende Essen nicht zu extrem ist.

Verdauungsstörungen

Es ist nicht weiter verwunderlich, dass heutzutage so viele Verdauungs- und sonstige Hilfsmittel für den Magen verkauft werden, zusammen mit einer großen Zahl von Mitteln für Gas und Verdauungsstörung. Die meisten Verdauungserkrankungen beginnen mit schlechten Lebensmittelkombinationen. Inmitten der wachsenden Sorge um die Ernährung ist dies ein vieldiskutiertes Thema, zu dem es viele Theorien gibt. Basierend auf den drei Doshas, welche die Konstitution eines Menschen ausmachen, bietet das Āyurveda einen logischen Ansatz, um eine ausgewogene Kost zu finden. Das unterscheidet sich deutlich von der aktuellen Sichtweise über eine ausgeglichene Ernährung, die darauf beruht, von den verschiedenen Lebensmittelgruppen wie Stärken, Früchte, Fleisch usw. zu essen. Das Āyurveda ist der Ansicht, dass das Verständnis über ein Individuum der Schlüssel dafür ist, eine wahrlich ausgeglichene Kost zu finden. Das Magenfeuer (Agni) im Magen und Verdauungstrakt ist das Hauptportal, durch das Nährstoffe ins Gewebe eintreten und zu einzelnen Zellen gelangen, welche die Körperfunktionen aufrechterhalten.

Die āyurvedische Literatur spricht über fünf wichtige Arten von Ernährungsstörungen, die von einer Störung des Agni verursacht werden:

1. ***Quantitative Mangelerscheinung*** – Unterernährung wegen ungenügenden Essens oder sogar Hunger.
2. ***Qualitative Mangelerscheinung*** – führt zu Mangelernährung, toxischen Leiden und einem Mangel an essentiellen Nährstoffen. Bestimmte Nahrungsmittelkombinationen können die normale Funktion des Magenfeuers beeinträchtigen und die Doshas stören, was eine giftige Substanz namens Āma erzeugt, welche die Grundursache der meisten Krankheiten ist.
3. ***Qualitative und quantitative Überernährung*** – dazu gehört emotionales Überessen, was Fettleibigkeit und hohes Cholesterin hervorrufen kann und im weiteren Bluthochdruck, Herzinfarkt oder Lähmung nach sich zieht.
4. ***Giftstoffe im Essen*** – ein Nahrungsmittel kann Toxine enthalten und Toxämie auslösen, was Verdauungskrankheiten zur Folge hat.
5. ***Unpassende Lebensmittel für die Konstitution eines Menschen*** – diese können die Immunität beeinflussen und Krankheit hervorrufen.

Diese fünf Faktoren sind eng verknüpft mit der Stärke des Agni. Es gibt vier Zustände von Agni, die unten zusammengefasst sind. Sie werden ausführlich im *Lehrbuch des Āyurveda, Band 2* dargestellt.

1. ***Vishama Agni*** – durch gestörtes Vāta-Dosha wird das Magenfeuer geschädigt und erzeugt Symptome wie ungeregelten Appetit, Verdauungsstörung und Blähungen. Emotional kann dies Angst, Unsicherheit, Furcht und verschiedene neurologische oder geistige Probleme auslösen.
2. ***Tīkshna Agni*** – aggraviertes Pitta-Dosha kann Hypermetabolismus, Übersäuerung, Pyrosis, Hypoglykämie, Nesselausschlag und Hautausschläge und andere Krankheiten nach sich ziehen, was in entzündliche Erkrankungen und emotionale Unausgeglichenheit wie Ärger, Reizbarkeit, Selbstverurteilung und Kritik mündet.
3. ***Manda Agni*** – es entsteht aufgrund von zu viel Kapha, was zu langsamem Stoffwechsel, Adipositas, einem hohen Triglyceridspiegel, Diabetes, Allergien und Stauungskrankheiten sowie Lethargie und Depression führt.
4. ***Sama Agni*** – das Ergebnis einer Balance der drei Doshas, je nach ihrem Verhältnis in der Konstitution von jemandem. Ein Mensch mit Sama Agni kann fast jede Art von Nahrung ohne Probleme einnehmen und seine oder ihre Verdauung, Absorption und Ausscheidung sind alle optimal.

Lebensmittelkombinationen

Während es stimmt, dass das Agni eines Menschen zum Großteil bestimmt, wie gut oder schlecht Essen verdaut wird, sind auch die Lebensmittelkombinationen von großer Bedeutung. Wenn verschiedene Nahrungsmittel mit unterschiedlichen Geschmäckern, Energien oder postdigestiven Wirkungen kombiniert werden, kann das Agni überladen werden. Dies kann die Enzymproduktion unterbinden und die Produktion von Giftstoffen nach sich ziehen. Die gleichen Lebensmittel können separat gegessen das Agni anregen und leicht verdaut werden.

Das Āyurveda gibt uns einen bemerkenswerten Einblick in die Bedeutung von Trennkost. Gewisse Nahrungsmittel sind miteinander vereinbar, während andere sich gemäß Rasa (Geschmack), Vīrya (Energie) und Vipāka (postdigestive Wirkung) widersprechen. Unvereinbare Kombinationen haben Verdauungsstörung und die Bildung von Toxinen zur Folge. Beispielsweise ist die Kombination von Milch mit Banane, Joghurt oder sauren Früchten nicht gut. Auch wenn Joghurt ein Milchprodukt ist, besitzt es einen sauren Geschmack und saure Vipāka, wohingegen Milch süß schmeckt mit einer süßen Vipāka. Ebenso mögen viele Leute Bananen-Milchshakes, doch obgleich Banane und Milch beide süß schmecken, ist der postdigestive Effekt der Banane sauer, während der von Milch süß ist. Daher erzeugen Banane und Milch in Kombination Giftstoffe und erzeugen eine Fermentation im Dickdarm sowie Nebenhöhlenverstopfung, Erkältung, Husten und Allergien.

Ein weiteres Beispiel einer schlechten Nahrungsmittelkombination sind Milch und Melonen, die auch nicht zusammen gegessen werden sollten, denn Milch erfordert mehr Zeit für die Verdauung. Außerdem ist Milch abführend und Melonen sind wassertreibend. Solche unverträglichen Nahrungsmittelkombinationen verwirren

Tabelle 7: Schlechte Nahrungsmittelkombinationen

Nicht essen:	mit
Bohnen	Früchten, Milch, Joghurt, Käse, Eiern, Fleisch, Fisch
Eier	Obst (vor allem Melonen), MILCH, Joghurt, Käse, Fleisch, Fisch, Bohnen, Kitchari
Obst	In der Regel, mit jedem anderen Essen. (Es gibt Ausnahmen wie bestimmte gekochte Kombinationen sowie Datteln und Milch, welche gleiches Rasa, Vīrya und Vipāka haben.)
Getreide	Früchten, Tapioka
Honig	Mit gleicher Menge GHEE nach Gewicht, z. B. 1 TL Honig mit 3 TL Ghee. Man sollte auch keinen erhitzten oder gekochten Honig essen.
Heiße Getränke	Mangos, Joghurt, Käse, Fisch, Fleisch, Stärken
Zitrone	Gurken, Tomaten, Milch, Joghurt
Melonen	ALLEM – speziell Milchprodukten, Eiern, gebratenen Speisen, Getreide, Stärken. Melonen, noch mehr als andere Früchte, sollten allein gegessen oder nicht angerührt werden.
Milch	BANANEN, Kirschen, Melonen, sauren Früchten, Pickles, Brot mit Hefe, Joghurt, Fleisch, Fisch, Kitchari
Nachtschattengewächsen, z. B. Kartoffeln, Tomaten	Melone, Gurke, Milchprodukten
Rettiche	Obst, Milch
Tapioka	Obst (besonders Banane, Mango oder Rosinen), Bohnen, Rohrzucker
Joghurt	Obst, MILCH, Käse, Eiern, Fleisch, Fisch, Nachtschattengewächsen, heißen Getränken

a. Die in GROSSBUCHSTABEN gezeigten Lebensmittel verursachen die schwierigsten Kombinationen.

b. Laut der alten āyurvedischen Literatur sollte Honig niemals gekocht werden. Denn durch das Kochen werden die Moleküle zu einem unhomogenen Kleber, der sich an den Schleimhäuten festsetzt und die feinstofflichen Kanäle verstopft, was Giftstoffe produziert. Ungekochter Honig ist Nektar, während gekochter Honig als langsames Gift angesehen wird.

das Verdauungssystem und beeinträchtigen die Intelligenz unserer Zellen, was in Verdauungsstörung, Fermentation, Fäulnis, Gasbildung und Allergien münden und bei längerer Einnahme zu Toxämie und vielen unterschiedlichen Erkrankungen führen kann.

Die Zusammenstellung der Nahrung kann recht umfangreich sein, also beginnen Sie zunächst damit, die Dinge einfach zu halten und den Leitlinien unten zu folgen, um besonders schlechte Kombinationen zu vermeiden. Eine wichtige Regel besteht darin, Obst nicht mit Getreide zu kombinieren. Früchte wie Melonen sind leicht innerhalb einer Stunde verdaut, während Getreide bis zu sechs Stunden für die Verdauung benötigt. Wenn wir Früchte und Getreide zusammen essen, werden einige Magenenzyme mit dem Obst weggewaschen, wodurch das Getreide nur unzureichend Enzyme erhält, um voll verdaut zu werden. Dies verursacht die Produktion von Toxinen. Sobald Sie diese Veränderung in Ihre Essgewohnheiten integriert haben, versuchen Sie andere Vorschläge von der Liste unten. Als Grundregel sollten Sie vermeiden, viel rohes Essen mit gekochten Speisen oder frische Lebensmittel mit Resten zu kombinieren.

Folgende Tabelle führt einige unvereinbare Lebensmittelkombinationen auf, die vor allem vermieden werden sollten. Diese Leitlinien sind keineswegs vollständig. Man sollte immer daran denken, dass eine āyurvedische Ernährungsweise auch Nährwert, Angemessenheit für Alter und Konstitution des Betroffenen, die aktuelle Jahreszeit und das etwaige Vorherrschen eines Krankheitszustands berücksichtigen sollten.

Faktoren, welche die Effekte schlechter Lebensmittelkombinationen vermindern

- ***Agni:*** Ein starkes Verdauungsfeuer (wenn wir damit gesegnet sind) kann das allerwirksamste Mittel sein, um mit schwierigen Nahrungsmittelkombinationen zurechtzukommen.
- ***Häufigkeit:*** Isst man ab und zu eine „schlechte" Kombination, bringt das generell die Verdauung nicht sehr durcheinander. Aber der regelmäßige Verzehr solcher Kombinationen tut dies.
- ***Menge:*** Eine gelegentliche unverträgliche Lebensmittelkombination ist in Ordnung, wenn in geringer Menge eingenommen. Eine große Mahlzeit kann jedoch eine schwere Ladung für das Verdauungsfeuer sein und Agni verlangsamen, wodurch es schwierig wird, unvereinbare Speisen bei diesem Essen zu verdauen
- ***Verhältnis der einzelnen Speisen:*** Manche Lebensmittel widersprechen sich in speziellen Anteilen. Gleiche Teile von Ghee und Honig nach Gewicht sind z. B. eine schlechte Kombination. Dies entspricht etwas einem Verhältnis von

3:1 nach Menge – drei Teile Ghee zu einem Teil Honig. Mischt man ungleiche Gewichtsanteile ist dies nicht toxisch, nur dasselbe Gewicht. Der Grund? Wir wissen, dass Ghee leicht und kühlend ist und eine Affinität zum oberen Teil des Körpers hat. Honig ist schwer und wärmend und hat eine Affinität zum unteren Teil des Körpers. Da beide Yogavāhi (katalytische Stoffe) sind, neutralisieren gleiche Teile die Fließrichtungen und heben so die gegenseitige Wirkung auf. Das Ergebnis dieses Tauziehens ist die Bildung von Toxinen und freien Radikalen.

- ***Einsatz von Gewürzen und Kräutern:*** Sie können hinzugefügt werden, um Speisen bekömmlicher zu machen. Ein Beispiel ist der Zusatz von Korianderblättern, die kühlend für scharfes, würziges Essen sind.
- ***Gegenmittel:*** Es gibt viele Gegenmittel, die genutzt werden können, um manche negative Wirkungen einer schlechten Kombination abzumildern. Das Āyurveda empfiehlt z. B., nicht sofort nach einem Essen Kaffee oder Tee zu trinken, da sie eine schlechte Kombination darstellen. Kaffee oder Tee unterdrücken das Agni und stören die Verdauung. Doch Menschen mit schwerfälligem Agni mögen nach dem Essen ein Anregungsmittel, daher nehmen sie gern nach der Mahlzeit koffeinierte Getränke ein. In dem Fall neutralisiert eine Prise Kardamom im Kaffee teilweise die unguten Effekte auf das Agni. In ähnlicher Weise kann man Ghee und schwarzen Pfeffer zu Kartoffeln geben, um deren Gas produzierende Eigenschaften aufzuheben.
- ***Kochmethode:*** Wenn Speisen mit verschiedenen und möglicherweise verstärkenden Qualitäten wie eine Mischung aus Gemüse, zusammen im gleichen Topf gekocht werden, kommen diese Nahrungsmittel gewöhnlich miteinander zurecht. Verwendet man dann noch die passenden Gewürze und Kräuter, hilft dies zusätzlich.
- ***Gewöhnung:*** Falls wir uns an eine gewisse Nahrungsmittelkombination viele Jahre hindurch gewöhnt haben, wie jeden Tag Käse mit Äpfeln, dann hat sich unser Körper an diese Kombination angepasst. Das soll nicht heißen, dass wir diese Praxis weiterführen sollten, doch es erklärt, warum ein Neuling bei etwas wie Äpfel und Käse oder Früchten mit Brot eine starke Verdauungsstörung erlebt, wohingegen jemand, der diese Lebensmittel regelmäßig miteinander einnimmt, sie scheinbar angemessen verdaut. Beachten Sie, dass der regelmäßige Verzehr solcher falscher Nahrungsmittelkombinationen viele verborgene Probleme auslösen kann.

Zwölf Tipps, die der Verdauung helfen

- Essen Sie vor jeder Mahlzeit ½ Teelöffel frische geriebene Ingwerwurzel mit einer Prise Steinsalz und einem Spritzer Zitronensaft, um Agni anzuregen.
- Salz in kleinen Mengen hilft bei der Verdauung (wie eine Prise pro Person), doch in großen Mengen kann es Wassereinlagerung auslösen und die Verdauung stören.
- Fügt man einem Essen kleine Mengen Ghee (geklärte Butter) hinzu, stimuliert dies das Agni und verbessert die Verdauung. Ein Teelöffel pro Person ist angemessen.
- Bittere Nahrungssubstanzen helfen der Verdauung und regulieren das Magenfeuer. Beispiele sind Kurkuma, Kreuzkümmel und Balsambirne.
- Kleine Schlucke warmes Wasser bei einer Mahlzeit helfen bei der Verdauung und Absorption des Essens. Trinken Sie kein (eis)gekühltes Wasser, selbst im Sommer, denn es verlangsamt Agni und stört die Verdauung. Tatsächlich sollte eisgekühltes Wasser unter den meisten Umständen vermieden werden, da es ein Schock fürs System ist. Es sollte nur als Medizin eingesetzt werden, um Übelkeit und Erbrechen zu lindern.
- Richtiges Kauen ist wesentlich für die gute Verdauung und sorgt dafür, dass das Essen gründlich mit Speichel vermischt wird.
- Es hilft der Verdauung auch, still zu essen, während man auf die Aromen der Nahrung achtet.
- Isst man eine kleine Menge Pickle zum Essen wie Limetten- oder Mangopickle, facht dies das Agni an und ist gut für die Verdauung.
- Auch das Kauen von einem Teelöffel gerösteten Fenchelsamen, gemischt mit geröstetem *Dhānyaka Dal,* unterstützt die Verdauung.
- Eine Tasse Lassi am Ende einer Mahlzeit hilft dem Verdauungsprozess. Stellen Sie Lassi her, indem sie ¼ Tasse frischen Joghurt bei Zimmertemperatur zusammen mit je zwei Prisen Ingwer- und Kreuzkümmelpulver in eine Tasse Wasser geben.
- Es verbessert die Verdauung, wenn man nach einem Essen 5-10 Minuten lang auf der linken Seite liegt.
- Idealerweise sollte man den Magen mit einem Drittel Essen und einem Drittel Flüssigkeit füllen und ein Drittel leer lassen.

Zeichen einer guten Verdauung

Hier werden einige Zeichen dafür aufgeführt, dass Sie echten Hunger und eine gute Verdauung besitzen:

- Am gleichen Tag hat es einen vollständigen Stuhlgang gegeben
- Der Körper fühlt sich leicht, energiegeladen und bereit an, nach dem Essen zu arbeiten
- Der Verstand ist klar, wach und aufmerksam, sogar nach dem Essen
- Die Zunge ist sauber (wie ein glattes Rosenblatt)
- Es bestehen Speichelsekrete mit Duft im Mund
- Das vorherige Mahl wurde vollständig verdaut
- Ein Gefühl von Hunger, der Magen ist brummig und fühlt sich leicht an
- Wenn derjenige aufstößt, gibt es keinen Geruch
- Es besteht kein Verlangen, zu viel zu essen, wenn man genügend voll ist, der Hunger ist leicht gestillt

Die Verdauung verbessern

Ein brummiger Magen mit gurgelnden Tönen und Hunger ein paar Stunden nach einer Hauptmahlzeit lässt auf emotionalen Hunger, aber keinen wirklich starken Appetit schließen. Isst man zu dieser Zeit, belastet dies das Agni übermäßig, was zu Übergewicht oder Fettsucht führen kann. In dieser modernen, stressigen Welt isst ein Großteil der Menschen Fleisch und Junkfood und knabbert außerdem aus emotionalen Gründen Snacks. Das beeinträchtigt die Verdauung und erzeugt einen toxischen Stoffwechselabfall namens Āma. Āma ist das rohe, unverarbeitete Endprodukt von unverdautem Essen, das im Rasa Dhātu (Plasma) zirkuliert und Toxämie zur Folge hat. Es ist die Hauptursache vieler Leiden.

Āma im Verdauungstrakt äußert sich als dicker, weißlicher Belag auf der Zunge, zusammen mit sichtbaren Einbuchtungen, die auf Malabsorption verweisen. Wenn ein Großteil der Zunge bedeckt ist, befinden sich viele Giftstoffe im Verdauungstrakt, der Betroffene sollte zu dieser Zeit dann nichts essen. Falls nur das hintere Drittel belegt und jemand hungrig ist, kann dieser Mensch noch etwas essen, sollte jedoch als erstes Agni-Tee trinken, der das Verdauungsfeuer in Gang bringt und Āma verbrennt. Dieser Tee ist eine großartige Verdauungshilfe und gleicht alle drei Doshas in Maßen aus.

Agni-Tee-Rezept

- 1 Liter Wasser
- 1 Prise Cayennepfeffer
- 1,25-2,5 cm Ingwerwurzel, grob oder fein gehackt
- 1-2 Teelöffel Steinsalz
- 2 Esslöffel Vollrohrzucker, natürlicher Zucker oder anderes Süßungsmittel, nach Geschmack

Bringen Sie alle genannten Zutaten für 20 Minuten zum Kochen, dann vom Feuer nehmen, einige Minuten abkühlen lassen und schließlich den Saft von 2 Limonen hinzufügen. *Den Limonensaft nicht kochen.* Gießen Sie den Tee in eine Thermoskanne, sodass er warm bleibt und trinken Sie ihn nach Bedarf über den Tag verteilt.

Alternativ kann der Betreffende auch eine Scheibe frische Ingwerwurzel mit einem Spritzer Zitronensaft und Steinsalz kauen. Selbst ein Glas trockener Wein regt Agni an. Das Āyurveda benutzt die feinstoffliche, durchdringende Qualität des selbsterzeugten Alkohols in *Drākshā* (fermentiertem Traubensaft) und anderen Kräuterabsuden, um die Verdauung zu verbessern und die Verwertung auf Zellebene zu fördern.

Dīpana und Pāchana

Stoffe, die Agni anregen, heißen Dīpana, und solche, die Toxine verbrennen, sind als Pāchana bekannt. Es gibt Agni (Verdauungssäfte) in Magen, Zwölffingerdarm, Querdarm, Krummdarm, Dickdarm und im Gewebe. Dīpana wirkt auf Jāthara Agni im Magen, wohingegen Pāchana auf das Agni im Dünndarm, Dickdarm und sogar im tiefen Gewebe Einfluss nimmt. Dīpana-Stoffe werden auf leeren Magen verabreicht, damit sie zunächst auf das Agni einwirken und danach Āma mithilfe des Agni verbrennen. Pāchana-Substanzen werden nach einem Essen gegeben, sodass sie zuerst auf die Nahrung anregend wirken, die Verdauung, Absorption und Verwertung verbessern, doch dann auch jegliches Āma verbrennen. Sie verdauen Giftstoffe dank ihrer Vīrya, was der innewohnende wärmende oder kühlende Effekt der Substanz ist. Die meisten Pāchana-Kräuter haben eine stark wärmende Wirkung, verbrennen also direkt Toxine ohne viel Hilfe durch das Agni im Körper des jeweiligen Menschens.

Chitrak und Trikatu (Ingwer, schwarzer Pfeffer und Pippalī) sind Beispiele von Gewürzen, die für Dīpana- und Āma-Pāchana-Wirkungen verwendet werden können. Sie fachen Agni an und agieren als Dīpana, wenn sie vor dem Essen in kleiner Menge eingenommen werden, wirken jedoch als Pāchana, wenn sie nach dem Essen in doppelter Menge genommen werden. Verwenden Sie für eine Dīpana-Wirkung ¼ Teelöffel der meisten dieser Gewürze vor dem Essen. Für einen Pāchana-Effekt nehmen Sie eher einen ½ Teelöffel davon nach dem Essen. Viele Kräuterabsude werden nach dem Essen als Pāchana verabreicht, um die Verdauung zu verbessern.

Wenn das Magenfeuer einer Person gering ist, wird auch der Appetit schwach sein, aber die Verdauung ist wohl in Ordnung. So jemand hat wahrscheinlich ein niedriges Jāthara Agni, was Āma im Magen hervorruft, doch das Agni im Dünndarm oder Dickdarm kann stark sein. Falls er oder sie eine normale Nahrungsmenge isst, wird sie recht gut verdaut, aber Dīpana ist die entsprechende Behandlung, um das Jāthara Agni zu steigern und jegliche Giftstoffe im Magenbereich zu verbrennen.

Andere Leute haben starkes Jāthara Agni und werden richtig hungrig, doch nach dem Essen haben sie eine schlechte Verdauung, weil das Agni im Dünndarm niedrig ist. Dies ruft die Ansammlung von Toxinen im unteren Darm hervor. Bei diesen Menschen ist es besser, Pāchana durchzuführen und ihnen Kräuter nach Mahlzeiten zu verabreichen. Beides verbessert die Verdauung und verbrennt die Giftstoffe im Darm und möglicherweise im tieferen Gewebe.

Einige Menschen besitzen solch ein niedriges Agni, dass nur ein geringer Antrieb zum Essen besteht. Sie fühlen sich oft müde und im Normalfall befindet sich ein erheblicher Belag von Āma auf der Zunge. Bei solchen Leuten ist sowohl Dīpana erforderlich, um Jāthara Agni zu stärken, als auch Pāchana, um das Āma zu verbrennen und das andere Agni im Körper zu stärken. Selbst in diesem

Zeichen von Verdauungsstörung

Überprüfen Sie nun, ob Sie Zeichen einer Verdauungsstörung haben, was zu falschem Appetit und dem Aufbau von Toxinen führen kann:

- Schwere im Magen
- Völlegefühl
- Verdauungsstörung
- Aufstoßen, mit einem Geruch des Essens einer früheren Mahlzeit
- Ein dicker Belag auf der Zunge (der auf Giftstoffe hindeutet)
- Einbuchtungen an den Zungenrändern (Resorptionsstörung)
- Schlechter Atem
- Ein unangenehmer Geschmack im Mund
- Schwerfälliger und unaufmerksamer Geist
- Unklare Bauchschmerzen
- Schmerzen am ganzen Körper, sogar in den Haarwurzeln
- Verstopfung oder loser, ungeformter Kot
- Emotionaler Stress, wodurch der Magen hungrig ist, auch wenn er voll ist
- Ein Gefühl von Schwere, Depression, Trägheit oder Schläfrigkeit nach dem Essen.

Fall können einige Wochen Behandlung das Agni des Betreffenden ausgleichen und die meisten Toxine beseitigen. Sehen Sie dazu „Kräuter und Gewürze, um Vishama, Tīkshna und Manda Agni auszugleichen" auf Seite 133 und Tabelle 17, „Āma-Pāchana-Kräuter und -Gewürze für jedes Dosha", auf Seite 140 für Kräuter und Gewürze, die zur Behandlung von Āma effektiv sind.

Manche Leute empfinden, dass ihr Agni vom Geruch oder der farbigen Schönheit des Essens angeregt wird und sie werden richtig hungrig. Diese Leute haben starkes Agni. Aber wenn das Agni sich nach dem Essen verlangsamt und eine schlechte Verdauung besteht, sollten sie ihre Aufmerksamkeit voll auf das Essen richten und darauf achten, dass sie nicht zu viel essen. So kann das Agni eine optimale Gesundheit bewahren. Eine maßvolle, gesunde Diät ist an sich reinigend und entgiftend für den Körper.

Analysieren Sie Ihre Antworten zu den Einschätzungen der Verdauung, *Zeichen einer guten Verdauung und Zeichen von Verdauungsstörung*, ehrlich und offen. Wenn Ihnen die meisten Zeichen einer guten Verdauung fehlen und vor allem, wenn Sie Zeichen von Verdauungsstörung besitzen, so essen Sie entweder nichts oder wenn Sie einen starken Wunsch verspüren, essen Sie sehr leicht. Das Āyurveda bietet viele einfache Methoden, die bei der Verbesserung Ihrer Verdauung helfen und dadurch Toxine und emotionales Essen vermeiden können, wozu auch die oben beschriebenen Dīpana- und Pāchana-Methoden gehören.

Saisonale Ernährungsleitlinien

Wie alle Lebewesen besitzen auch die Jahreszeiten eine Prakruti. In gemäßigten Klimaten ist die Konstitution des Frühlings vorwiegend Kapha, die des Sommers ist Pitta, Herbst ist Vāta und Winter ist Kapha-Vāta. Deswegen sind Kapha-Krankheiten im Frühjahr, Pitta im Sommer usw. weiter verbreitet. Auf Reisen sollten Sie beachten, dass die Jahreszeiten in jedem Teil der Welt zu verschiedenen Zeiten auftreten und die derzeitigen Bedingungen entsprechend beobachten und Ihr Verhalten daran anpassen.

Bei der Entscheidung für passende Lebensmittel zu jeder Jahreszeit müssen wir auch die individuelle Konstitution (Prakruti) und das Dosha-Missverhältnis (Vikruti) eines Menschen berücksichtigen. Der Frühling kann z. B. eine Jahreszeit von vermehrtem Kapha sein, daher empfehlen wir zu der Zeit des Jahres allgemein eine Kapha mildernde Kost. Falls derjenige jedoch ein Vāta- oder Pitta-Leiden hat, muss dies beachtet und die Ernährungsempfehlungen anhand der Vikruti angepasst werden.

Man sollte sich auch anhand der Qualitäten für Speisen entscheiden, die beim Ausgleich der aggravierten Eigenschaften des

Vikruti Dosha helfen und Lebensmittel meiden, welche die erhöhten Qualitäten verstärken, wie scharfes, würziges Essen für jemand mit verstärkt heißen und scharfen Qualitäten von Pitta. Ebenso gilt, wenn Kapha durch die schwere Qualität gesteigert ist, was in Fettleibigkeit mündet, sollte der Betroffene Weizen, Fleisch und andere schwere Nahrungsmittel meiden.

Als Richtlinie sprechen wir nun über eine geeignete allgemeine Ernährung für jede Jahreszeit, unter der Voraussetzung, dass keine besondere Vikruti zu berücksichtigen ist. Zudem sehen wir uns die *Ernährungsleitlinien für jedes Dosha* an, die auf Seite 93 beginnen, sowie die Tabelle „Nahrungsrichtlinien für konstitutionelle Grundtypen" auf Seite 621 welche die passenden Lebensmittel aufführen, um die einzelnen Dosha-Ungleichheiten zu beruhigen.

Frühling

Im Frühling sollte man gewöhnlich hauptsächlich bittere, scharfe und astringente Speisen zu sich nehmen. Das Frühstück kann aus Obst oder Brei oder Pfannkuchen aus Buchweizen-, Hirse-, Gersten- oder Maismehl bestehen. Mittag- und Abendessen in dieser Jahreszeit sollten etwas leichter sein und können eines der genannten Getreide oder Basmati-Reis sowie Hülsenfrüchten wie halben Erbsen, roten Linsen, Kichererbsen oder Pintobohnen umfassen. Diese Lebensmittel sind hilfreich, um jedes überschüssige Kapha-Dosha zu beseitigen. Es ist gut, im Frühjahr Kitchari zu essen und gebackene Kartoffeln oder andere Kartoffelgerichte können ein gesundes Mittagessen darstellen. Kapha reduzierende Gemüse wie Rettich, Brokkoli, Spinat, Okra, Zwiebel und Knoblauch können eingesetzt werden, zusammen mit wärmenden Gewürzen und rohem Honig.

Man kann nach jeder Mahlzeit Ingwer-, Zimt- und Tulsitee (Basilikum) trinken, wenn er etwas abgekühlt ist, zusammen mit rohem Honig, um das Kapha-Dosha zu besänftigen. Selbst eine Tasse heißes Wasser mit einem Teelöffel Honig hilft, Kapha auszugleichen. Vermeiden Sie kalte Getränke, Eiscreme und die meisten anderen Milchprodukte, doch beenden Sie die Mahlzeit mit einer Tasse frisch zubereitetem Lassi – Joghurt oder Buttermilch mit vier Teilen Wasser verdünnt und einer Prise trockenem Ingwer oder geröstetem Kreuzkümmelpulver. Granatäpfel und Äpfel sind gut zwischen den Mahlzeiten und bei einer gelegentlichen Apfel- oder Granatapfel-Frucht- oder Saftfastenkur zu essen. (Siehe „Kshut Nigraha: Fasten ohne Nahrungsmittel oder Befolgen einer Mono-Diät" auf Seite 160.)

Um die Verdauung zur Zeit des Abendessens zu verbessern, trinken Sie schluckweise vier Teelöffel Drākshā (Kräuterwein) vermischt mit der gleichen Wassermenge oder ein Glas Rotwein oder trockenen Weißwein. Um Agni zu stärken, trinken Sie das vor dem

Essen und hinterher, um die Verdauung zu fördern. Im Frühling sollten Sie Schläfchen nach den Mahlzeiten vermeiden. Denn dies kann Kapha erhöhen, in Form von höherem Cholesterin und Fett sowie langsamer Schilddrüsenaktivität.

Sommer

Im Sommer essen Sie mehr süße, bittere und astringente Speisen, denn diese drei Geschmäcker beruhigen Pitta. Pitta sammelt sich rasch am späten Vormittag an, essen Sie also ein kleines, kühlendes Frühstück, das aus Gerstenflockenbrei, Milchreis, Tapioka, Amaranth oder Weichweizengrießbrei besteht, mit Minze, Kardamom und Ghee dazu. *Poha* (Basmati-Reisflocken) ist recht leicht und ergibt ein gutes Frühstück, wenn der Appetit nicht stark ist. Andernfalls kann man zum Frühstück Obst essen. Die besten Früchte im Sommer sind Melonen, Zuckermelone, Äpfel, Birnen, Pflaumen und Trockenpflaumen. Sie sind kühlend und beruhigen den Magen und können zwischen den Mahlzeiten gegessen werden. Frische Kokosnuss ist auch gut für Pitta-Dosha, in Form von Kokoswasser, Kokosmilch oder Kokosfleisch. Eine Tasse Mangosaft mit einem Teelöffel Ghee und einer Prise Kardamom gleicht alle drei Doshas aus und eignet sich gut zur Einnahme im Sommer.

Essen Sie zum Mittagessen etwas Kühlendes wie Basmati-Reis und Mung-Dal-Kitchari mit Korianderblättern, Kokosraspeln und Ghee. Ghee ist ausgezeichnet für Pitta und bittere Kräuter und Gemüse sind auch bekömmlich. Salate sind großartig zum Mittagessen, doch zu viel Salat zum Abendessen verringert das Verdauungsfeuer. Trinken Sie Wasser bei Zimmertemperatur, aber keine eisgekühlten Getränke, weil dies die Blutgefäße zusammenzieht und die Verdauungsenzyme blockiert, was die Produktion von Giftstoffen zur Folge hat. Vermeiden Sie Rotwein und harten Alkohol wie Whisky und Rum, wenngleich ein Glas Bier zu dieser Jahreszeit in Ordnung ist.

Die heißen, scharfen Sonnenstrahlen im Sommer ziehen díe Energie aus Pflanzen und Tieren. Daher ist der Sommer eine Jahreszeit geringer Energie, was ein allgemeines Zeichen von zu viel Pitta ist. Es ist nicht gut, in der heißen Sonne zu arbeiten. Machen Sie nach dem Mittagessen an einem kühlen Ort ein Schläfchen, um Pitta zu beruhigen und Ihre Energie wiederherzustellen. Falls Sie am Nachmittag durstig sind, trinken Sie ein kühlendes Lassi aus zwei Esslöffeln frischem hausgemachten Joghurt oder Buttermilch (am gleichen Tag zubereitet), in einer Tasse Wasser gequirlt und mit einer Prise Koriander- und Kreuzkümmelpulver gemischt. Alternativ trinken Sie eine Tasse kaltes Wasser mit einem Spritzer Zitronensaft und ½ Teelöffel Zucker oder eine Tasse Milch mit ½ Gurke gemixt. Diese Getränke sind alle beruhigend und kühlend und besänftigen übermäßiges Pitta-Dosha.

Das Abendessen sollte gegen Sonnenuntergang verzehrt werden, wenn der Abend beginnt abzukühlen. Es sollte aus gedämpftem grünen Gemüse wie Spargel, Zucchini und Brokkoli bestehen, zusammen mit Basmati-Reis, Mung Dal, Süßkartoffeln und Gurken-Raita. Die āyurvedische Literatur erwähnt, dass es nicht gut ist, zu dieser Jahreszeit dunkles Fleisch zu essen, da es erhitzend ist. Fisch, Huhn und Pute sind weniger wärmend. Vermeiden Sie saure Früchte, Zitrusfrüchte, rote Bete, rohe Karotten, Knoblauch, Zwiebeln, Chili, Tomaten, saure Sahne, gesalzenen Käse und scharfe Würzmittel. Nach dem Abendessen gehen Sie im kühlen Abend spazieren und trinken dann eine Tasse Milch. Kochen Sie die Milch zuerst, dann lassen Sie sie abkühlen, geben Kandiszucker, Rosenwasser und ein paar blanchierte Mandeln hinzu und trinken Sie sie langsam vor dem Zubettgehen. Das steigert Ojas, kühlt Pitta und sorgt für gesunden Schlaf.

Herbst

Essen Sie zum Frühstück Vāta beruhigende Nahrung wie Hafer-, Reis-, Weizenbrei oder Quinoa. Das Mittagessen sollte früh, um die Mittagszeit eingenommen werden. *Chapatis*, Tortillas oder andere Brote ohne Hefe sind gut, ebenso wie Basmati-Reis und Mung-Dal-Kitchari, zusammen mit gedämpftem Gemüse. Es ist nicht gut, im Herbst oder Winter viel Salat zu essen, da dies das Vāta-Dosha verschärft. Kraftvoller Sport sollte vermieden werden und die Menschen müssen sich ausruhen und vielleicht ein kurzes Schläfchen am Nachmittag machen, um das Vāta-Dosha zu besänftigen. Das Abendessen sollte gegen 18 Uhr stattfinden. Essen Sie wärmende Suppen mit gedämpftem Gemüse und Reis mit Ghee. Wenn die Verdauung stark ist, können Sie auch ein kleines Dessert aus Weichweizengrießbrei oder Milchreis mit gehackten Mandeln zu sich nehmen.

Es ist nicht gut, nach den Mahlzeiten Kaffee oder schwarzen Tee (selbst Chai) zu trinken, da sie die Verdauung verlangsamen. Kräutertees sind gut, speziell Kreuzkümmel-, Koriander- und Fencheltee oder auch Ingwer-, Zimt- und Nelkentee. Diese Gewürze verbessern alle die Verdauung. Trinken Sie außerdem Karotten-, Rettich- und Zucchinisaft. Eine Drittel Tasse Aloe-vera-Saft dreimal am Tag schließlich beruhigt Pitta- und Vāta-Dosha, ist also nützlich im Frühherbst.

Dies ist eine gute Zeit, um Triphalā als Kräuterreinigung zu nehmen. Trinken Sie es vor dem Schlafengehen, es sollte aber zumindest eine Stunde zwischen Abendessen und Triphalā-Einnahme liegen und weitere ein oder zwei Stunden zwischen Triphalā und Milch trinken zur Schlafenszeit. Im Herbst ist es gut, warme Gewürzmilch vor dem Zubettgehen zu trinken, da es einen natürlichen, gesunden Schlaf anregt. Erhitzen Sie diese, bis sie kocht und im Topf steigt, dann schalten Sie die Hitze ab und geben eine Prise Ingwer, Kardamom und Muskatnuss hinzu und lassen Sie sie in der Tasse abkühlen, ehe Sie sie trinken. Solch eine Milch erzeugt weder Schleim noch Gurgeln im Magen. Ziegenmilch ist gut für Kapha- oder Pitta-Menschen, Kuhmilch ist gut für Pitta- und Vāta-Typen. Mandelmilch ist auch sehr vorteilhaft zur Schlafenszeit im Herbst und Sommer. Weichen Sie dafür Mandeln über Nacht oder tagsüber ein, schälen die Häute und geben sie mit einer Tasse gekochter Milch und einer Prise Safran in den Mixer. Falls Sie natürlich eine Milchallergie oder schwere Milchunverträglichkeit haben, trinken Sie keine Milch.

Winter

Aufgrund des kalten Wetters wird im Winter Wärme aus der Haut und dem peripheren Gewebe tief in den Körper gedrückt, also ist das Magenfeuer stark. Dies erhöht den Appetit. Deshalb ist es gut, ein herzhaftes und wärmendes Frühstück wie Haferflocken-, Buchweizen- oder Maismehlbrei oder auch Weizenbrei, Reis oder Gerste mit wärmenden Gewürzen zu essen. Alternativ ist auch Gemüsesuppe oder Kitchari zum Frühstück möglich. Trinken Sie später eine Tasse Tee aus je ½ Teelöffel trockenem Ingwer, Zimt und Kardamom und einer Prise Nelken, die zusammen in einer Tasse heißem Wasser gekocht werden. Dies verbessert die Durchblutung und beseitigt Schleim (zu viel Kapha) aus dem System. Doch wenn Sie ein Geschwür oder eine Darmentzündung haben, trinken Sie diesen Tee nicht, denn er ist sehr erhitzend.

Bis zum Mittag ist man hungrig, sollte also ein ordentliches Mittagessen einnehmen, das Kapha beruhigt, aber Vāta nicht reizt. Heiße Suppe und Vollkornweizenbrot mit Ghee, gedämpftes oder gebackenes Gemüse und Kitchari sind alles gute Optionen. Fügen Sie den Speisen etwas wärmende Gewürze wie Ingwer, Zimt, Nelken und schwarzen Pfeffer hinzu. Es ist nicht gut, im Winter tagsüber zu schlafen, weil dies Kapha vermehrt und den Stoffwechsel drosselt. Der Winter ist die beste Zeit, um tierische Nahrungsmittel wie Huhn, Eier und Fisch zu essen, da sie die Hitze im Körper fördern. Ein Vegetarier kann im Winter auch proteinreiche Speisen wie Sojaprodukte und Urid Dal mit ausreichenden Mengen Ghee zu sich nehmen.

Das Abendessen sollte früh eingenommen werden, zwischen 18 und 19 Uhr. Das kann eine Gemüsesuppe oder ein Auflauf sein oder etwas, was bereits für das Mittagessen genannt wurde. Während oder nach den Hauptmahlzeiten kann man vier Teelöffel Drākshā (Kräuterwein) mit gleicher Wassermenge oder ein Glas Rotwein oder trockenen Weißwein trinken. Dies unterstützt die Verdauung und fördert den Kreislauf. Falls jemand harten Alkohol wie Rum, Brandy oder Whisky trinkt, ist der Winter die beste Jahreszeit, um diese Getränke zu genießen, doch sie verschlimmern trotzdem die Doshas.

Ernährungsleitlinien für jedes Dosha

Vāta-Menschen sollten hauptsächlich süße, saure und salzige Stoffe essen. Ein Vāta-Mensch sollte die meisten Arten von Bohnen und Hülsenfrüchten, Kichererbsenmehl, Popcorn, Trockenfrüchte, rohes Gemüse, Kristallzucker, Tiefkühlkost, Reste und kohlensäurehaltige Getränke vermeiden. Vāta-Menschen sind hyperaktiv, daher sollten sie drei Mahlzeiten am Tag einnehmen. Das Abendessen muss umfangreich sein, denn es kommt zur Abenddämmerung, dem Ende einer Vāta-Zeit. Üblicherweise ist ein kleines, aber erdendes Frühstück am besten, mit dem Mittagessen als Hauptmahlzeit und einem warmen und sättigenden Abendessen. Diese erlaubt es einem Vāta-Typ, sich den ganzen Tag ruhig und geerdet zu fühlen, ein Abendessen mittlerer Größe hilft dem Betreffenden, gesunden Schlaf zu bekommen. Generell ist Obst leicht und daher Vāta vermehrend, doch Vāta besänftigende Früchte wie Avocado, reife Banane, Beeren, Orangen, Papaya, Pfirsiche und Pflaumen können zum Frühstück oder als Snack in Ordnung sein. Knabbern zwischen Mahlzeiten verschärft Vāta, daher sollten Vāta-Typen nicht regelmäßig Snacks essen und nur dann, wenn sie wirklich hungrig sind.

Pitta-Menschen sollten eher süße, bittere und astringente Speisen einnehmen. Ein Pitta-Mensch sollte Chili, Peperoni, scharfes Essen, Zitrusfrüchte, saure Früchte, fermentiertes Essen, Alkohol und Fleisch vermeiden, da sie alle Pitta reizen. Pitta-Typen sollten zu Mittag ein umfangreiches Mittagessen genießen, denn der Mittag ist die Spitze der Pitta-Zeit. Entsprechend brauchen Pitta-Leute nur ein moderates Frühstück, weil ein schweres Frühstück sie daran hindern würde, bis Mittag vollauf hungrig zu sein. Kühlende Früchte wie Äpfel, Birnen, Cranberry, süßer Granatapfel und süße Trauben sind gute Entscheidungen zum Frühstück und eignen sich auch gut als Snacks. Kokosnüsse, Datteln und Feigen sind auch gut für Pitta. Am frühen Abend sollten Pitta-Typen ein mittleres bis großes Abendessen zu sich nehmen. Ein Pitta-Mensch mit starkem Agni sollte etwa die gleiche Menge zum Mittag- und Abendessen haben, während andere Konstitutionen etwas weniger zum Abendessen verzehren sollten.

Kapha-Menschen mussen mehr bittere, astringente und scharfe Lebensmittel essen. Scharfes, würziges Essen ist sinnvoll, um angesammeltes Kapha auszuscheiden. Sie sollten Kapha reizende Dinge wie (eis)gekühlte Getränke, fette gebratene Speisen, Tiefkühlnahrung, Zucker, Fleisch, Weizen und die meisten Milchprodukte vermeiden. Ein Kapha-Mensch sollte das Frühstück ausfallen lassen, das Mittagessen sollte die Hauptmahlzeit sein und das

Abendessen leicht. Es sollte keine Snacks zwischen den Mahlzeiten geben. Wenn Kapha-Menschen snacken oder frühstücken, sind die besten Wahlmöglichkeiten wahrscheinlich Trockenfrüchte oder leichte und astringente Früchte wie Äpfel, Aprikosen, Beeren, Kirschen und Granatäpfel. Fruktose wird im Verdauungsprozess zu Glukose (was Kapha ist). Deshalb erhöhen die meisten Früchte das Kapha und führen bei einem Kapha-Menschen zu Schleimbildung, besonders zu einer Kapha-Tageszeit wie dem Frühstück gegessen. Aber die meisten Getreide und Zerealien regen Kapha noch mehr an, daher sind Früchte die bessere Option. Trockene und leichte Lebensmittel sind für die meisten Kapha-Menschen am besten.

Als Richtlinie verteilen sich die angemessenen Anteile für jedes Dosha gemäß den Standard-Lebensmittelgruppen in der westlichen Ernährung wie folgt:

Vāta: 50 % Getreide, 20-30 % Hülsenfrüchte oder tierische Nahrungsmittel, 20-30 % frisches Gemüse, optional 10 % Obst
Pitta: 40-50 % Getreide, 20 % Hülsenfrüchte oder Milchprodukte, 30-40 % frisches Gemüse, optional 10 % Obst
Kapha: 30-40 % Getreide, 20 % Hülsenfrüchte, 40-50 % frisches Gemüse, optional 10 % Obst

Was die Leitlinien betrifft, rät das Āyurveda dazu, mehr auf die sechs Geschmäcker zu achten: süß, sauer, salzig, scharf, bitter und astringent. Idealerweise planen Sie Ihre Mittags- und Abendmahlzeiten so, dass alle sechs Geschmäcker in jeder Mahlzeit vorhanden sind. Sie können da ganz innovativ sein. Zum Beispiel kann man frische Limone oder Zitrone über das Hauptgericht auspressen, um ihm den nötigen sauren Geschmack zu verleihen, während Kichererbsen oder Hummus den astringenten Geschmack für die Mahlzeit liefern können.

Die Tabelle mit den Lebensmittelrichtlinien führt viele verbreitete Speisen und Nahrungsergänzungen anhand ihrer Effekte auf die Doshas auf. (Siehe „Nahrungsrichtlinien für konstitutionelle Grundtypen“ auf Seite 621.) Falls Sie ein bestimmtes Dosha beruhigen wollen, essen Sie für dieses Dosha Lebensmittel aus der Spalte „Bevorzugen“ und minimieren die Nahrungsmittel in der Spalte „Vermeiden“. Zusammen mit den Regeln zur Nahrungskombinationen sorgt dies dafür, dass Sie essen, um Ihre Doshas im Gleichgewicht zu halten.

Vorschläge für Mahlzeiten

Sobald Sie mit dem Āyurveda vertraut sind, können Sie Menüideen entsprechend Ihrer Konstitution, bevorzugter Geschmäcker und Lebensführung entwickeln. Auf den nächsten paar Seiten finden Sie allerdings einige Ideen für den Anfang. Beachten Sie, dass die größte Mahlzeit gewöhnlich für Mittag vorgeschlagen ist, doch diese Menüvorschläge zeigen die Hauptmahlzeit entweder für das Mittag- oder Abendessen. Sie sind in Sommer- und Wintermahlzeiten unterteilt, die sich dazu eignen, jedes Dosha auszugleichen. Sie können sich anhand dessen, ob das Klima in Ihrer Gegend zu der Zeit eher sommerlich oder winterlich ist, auch für dieselben Mahlzeiten im Frühjahr und Herbst entscheiden. Betrachten Sie diese Ideen nur als Anfang für Ihren eigenen Weg. Wenn Sie Ihre eigenen Mahlzeiten zusammenstellen, konsultieren Sie die Tabelle mit den Lebensmittelrichtlinien, um herauszufinden, welche Speisen jedes Dosha in Einklang bringen und denken Sie auch an den Abschnitt zu den Lebensmittelkombinationen – vor allem den Tipp, Früchte allein zu essen.

Tabelle 8: Vāta-Mahlzeiten für den Winter

Frühstück	Mittagessen
Weichweizengrieß- oder Haferflockenbrei mit Milch, falls gewünscht Chai oder Frühstückstee	Hefefreies Brot (z. B. Chapati, Tortilla, Pita) mit Ghee Gemüse- und Linsensuppe oder Mung-Dal-Kitchari und gedämpftes Gemüse Spritzer Zitronensaft über das Essen Warmes Wasser oder Ingwertee.
Snacks und Getränke	**Abendessen**
5-10 eingeweichte und geschälte Mandeln Gewürz-Chai oder Getreidekaffee mit Milch Ingwer-, Zimt- und Nelkentee Kreuzkümmel-, Koriander- und Fencheltee Heiße Gewürzmilch – besonders gut vor dem Zubettgehen	Gebackene Süßkartoffel mit Ghee Basmati-Reis Tor Dal oder Gemüseauflauf Spritzer Zitronensaft über das Essen Weichweizengrieß-Rauten oder Reis-Khir zum Dessert, wenn gewünscht

a. Rezept folgt diesem Abschnitt.

Tabelle 9: Vāta-Mahlzeiten für den Sommer

Frühstück	Mittagessen
Pfannkuchen oder Hafer-Muffins, mit Ghee Chai oder Frühstückstee oder frisches Obst der Saison	Hefefreies Brot (z. B. Chapati, Tortilla, Pita) mit Ghee Avocado/Guacamole Gebratenes Gemüse Spritzer Zitronensaft über das Essen Warmes Wasser
Snacks und Getränke	**Abendessen**
Frisches Obst der Saison Kamillentee Kreuzkümmel-, Koriander- und Fencheltee Warme Gewürzmilch vor dem Zubettgehen	Mung-Dal-Kitchari mit Ghee und Korianderblättern Süßkartoffelsalat Spritzer Zitronensaft über das Essen

Tabelle 10: Pitta-Mahlzeiten für den Winter

Frühstück	Mittagessen
Haferbrei mit Milch oder Ghee, falls gewünscht Chai oder Frühstückstee, mit Süßungsmittel, falls gewünscht	Hefefreies Brot oder Basmati-Reis Bohnen- und Gemüsecurry Gebackene Kartoffeln oder Süßkartoffeln Spritzer Zitronensaft über das Essen, Kreuzkümmel-, Koriander- und Fencheltee
Snacks und Getränke	**Abendessen**
Süßer Apfel oder Birne Chai Minzetee Warme Gewürzmilch mit Ghee vor dem Zubettgehen	Mung-Dal-Kitchari mit Ghee oder Mung Dal und Gemüsesuppe mit hefefreiem Brot Gemüse der Saison Spritzer Zitronensaft über das Essen

Tabelle 11: Pitta-Mahlzeiten für den Sommer

Frühstück	Mittagessen
Haferkleiemuffins oder Pfannkuchen mit Ghee / ungesalzene Süßrahmbutter oder Vollkornmüsli und Milch (kein Obst) oder Obst der Saison; Minzetee	Hefefreies Brot (z. B. Chapati, Tortilla, Pita) mit Ghee, Hummus oder Hüttenkäse Kartoffel- oder Süßkartoffelsalat; Gurken-Raita Frischer grüner Salat mit leichtem Olivenöldressing Spritzer Zitronensaft über das Essen; Wasser oder Kreuzkümmel-, Koriander- und Fencheltee
Snacks und Getränke	**Abendessen**
Frisches Obst der Saison (süß) Minz- oder Kamillentee Kreuzkümmel-, Koriander- und Fencheltee Kalte Milch mit Rosenwasser	Tofu und Gemüse der Saison mit Basmati-Reis Kartoffeln oder Süßkartoffeln und grüne Bohnen Spritzer Zitronensaft über das Essen

Tabelle 12: Kapha-Mahlzeiten für den Winter

Frühstück	Mittagessen
Roggen- oder Haferflockenbrei mit Gewürzen Frühstückstee, mit Honig, falls gewünscht	Hefefreies Roggenbrot oder Maistortillas oder gebackene Kartoffeln Kohl- oder Blumenkohlcurry Spritzer Zitronensaft über das Essen Schluck heißes Wasser oder Ingwertee
Snacks und Getränke	**Abendessen**
Apfel oder Birne Ungesalzene, gebackene Maischips mit Salsa Gewürzter schwarzer Tee Ingwer-, Zimt- und Nelkentee	Aromatischer Reis (Basmati) und würziges Gemüse oder Kartoffel-, Karotten-, Blumenkohlauflauf mit Basmati-Reis oder Mung-Dal-Kitchari Spritzer Zitronensaft über das Essen

Tabelle 13: Kapha-Mahlzeiten für den Sommer

Frühstück	Mittagessen
Hirse oder Haferflockenmüsli (kein Obst) mit Honig und erwärmter Ziegenmilch / fettarme Sojamilch, falls gewünscht oder Obst der Saison (Kapha beruhigend).	Hefefreies Maisbrot, Maistortillas oder Roggenkräcker Maissuppe Gemischter grüner Salat mit leichtem Olivenöldressing Spritzer Zitronensaft über das Essen
Snacks und Getränke	**Abendessen**
Obst der Saison oder Fruchtsäfte Reiswaffeln oder Popcorn (ohne Salz oder Butter) Sonnenblumenkerne – trocken geröstet, ungesalzen Süßholz-, Zimt- und Minzetee Kreuzkümmel-, Koriander- und Fencheltee	Gewürzte Hirse oder Gerste Scharfer Tofu, Karotten und grünes Gemüse oder Curry aus Linsen und grünen Bohnen Spritzer Zitronensaft über das Essen

Kräutertees für jede Konstitution

Vāta-Tee

gleiche Teile Ingwer, Kreuzkümmel und Fenchel

Pitta-Tee

gleiche Teile Kreuzkümmel, Koriander und Fenchel

Kapha-Tee

gleiche Teile Ingwer und Zimt und eine Prise Nelken

Kitchari

Kitchari ist der Name einer nahrhaften, leckeren und leicht verdaulichen Speise, die gewöhnlich in der āyurvedischen Heilkunst eingesetzt wird. Es basiert auf Basmati-Reis und Mung Dal, zusammen mit Gewürzen, um die Verdauung zu unterstützen. Kitchari ist eine bekömmliche Hauptmahlzeit und lässt sich immer einsetzen, wenn jemand ein schwaches Agni hat. Ein gutes Rezept für Kitchari, das alle drei Doshas ausgleicht, lautet wie folgt:

- 1 Tasse Basmati-Reis
- ½ Tasse gelber, halber Mung Dal
- 2 Esslöffel Ghee (geklärte Butter)
- ½ Teelöffel schwarze Senfsamen
- ½ Teelöffel Kreuzkümmelsamen
- ½ Teelöffel Kurkumapulver
- ½ Teelöffel Korianderpulver
- ½ Teelöffel Salz
- 1-2 Prisen Hing (Asafoetida)
- 4-6 Tassen Wasser
- Dies ergibt genug Kitchari für zwei bis vier Personen.

Verlesen Sie Reis und Dal sorgfältig, um mögliche Steine zu entfernen. Waschen Sie beide separat und wechseln Sie mindestens zweimal das Wasser.

Braten Sie die Senf- und Kreuzkümmelsamen im Ghee in einem Topf bei mittlerer Hitze, bis die Samen platzen. Dann fügen Sie die anderen Gewürze hinzu, gefolgt von Reis, Mung Dal und Salz. Umrühren, bis alles gut vermischt ist.

Rühren Sie noch etwas länger um, dann geben Sie das Wasser hinzu und bringen es für fünf Minuten zum Kochen, dabei lassen Sie den Topf offen, während Sie gelegentlich umrühren. Hitze herunterschalten und den Deckel so auf den Topf legen, dass noch ein Spalt offen bleibt.

Kochen Sie alles, bis der Dal sich weich anfühlt, wenn Sie ihn zwischen Daumen und Zeigefinger zerdrücken, was wahrscheinlich etwa 20 bis 30 Minuten dauert. Es sollte möglichst wenig Wasser übrig bleiben, daher lässt man den Deckel auf dem Topf, damit alles überschüssige Wasser langsam absorbiert werden kann, nachdem die Hitze ausgeschaltet wurde.

Zur passenden Zeit können Sie auch Gemüse hinzufügen, das Sie (passend für Ihre Konstitution) vorher in kleine Stücke geschnitten haben, und bei Bedarf extra Wasser. Lebensmittel, die alle drei Doshas ausgleichen wie gekochte Karotten und Spargel, sind eine gute Wahl. Man kann sie sofort beigeben, nachdem Reis und Dal fertig sind, falls gewünscht.

Wenn Sie auf großer Höhe wohnen, wo das Kochen länger dauert und speziell wenn Sie ganze Mungbohnen verwenden, weichen Sie den Mung einige Stunden vor dem Kochen ein, denn das ist bekömmlicher. Andernfalls können Sie Mungbohnen oder Dal auch vorkochen. Sautieren Sie die Gewürze ein oder zwei Minuten, dann fügen Sie den Dal hinzu und kochen ihn für etwa 20 Minuten, ehe Sie den Reis für die letzten 15 bis 20 Minuten Kochzeit beigeben.

Achtung: Kitchari wird im Āyurveda allgemein als reinigende Diät verschrieben. Doch eine Kitchari-Mono-Diät kann Verstopfung zur Folge haben, wenn sie mehrere Tage ausschließlich gegessen wird, da sie wenig Faserstoff enthält. Um eine ordentliche Ausscheidung zu gewährleisten, kann es hilfreich sein, täglich entweder Haferkleie oder Flohsamenschalen oder -samen mit Wasser, eingeweichte Rosinen oder Trockenpflaumen oder Pflaumensaft einzunehmen. Essen Sie diese mindestens eine Stunde vor oder zwei Stunden nach einer Kitchari-Mahlzeit.

Ghee-Rezept

Zutaten: *450-500 g ungesalzene Süßrahmbutter*

Legen Sie die Butter in eine schwere, mittelgroße Pfanne. Stellen Sie die Hitze auf mittlere Stufe, bis die Butter schmilzt, dann schalten Sie herunter, bis die Butter langsam kocht und lassen sie bei dieser Hitze weiterkochen. Die geschmolzene Butter schäumt und spritzt, aber bedecken Sie die Pfanne nicht. Geben Sie sorgfältig Acht, denn die Butter kann leicht anbrennen. Falls es zu hoch kocht, Hitze wegnehmen. Am Boden der Pfanne bildet sich weißliches Gerinnsel, welches verbranntes Cholesterin enthält. Nach einer Weile riecht die Butter wie Popcorn und nimmt eine klare, goldene Farbe an.

Nehmen Sie einen sauberen, trockenen Löffel und entfernen Sie etwas Schaum von oben, um zu sehen, wann das Ghee bis zum Boden klar ist. Sobald dies der Fall ist, sollte das Ghee nicht mehr spritzen und kann vom Herd genommen werden. Lassen Sie es etwas abkühlen und gießen Sie es dann durch ein feines Sieb oder mehrere Lagen Käsetuch in ein sauberes, trockenes Glasgefäß mit dichtem Deckel. Werfen Sie das Gerinnsel vom Boden der Pfanne weg, das sollte nicht gegessen werden. Den Schaum, der sich oben auf dem Ghee gebildet hat, lassen sie darin auflösen, denn er enthält Ojas. Wenn das Ghee einen starken Nussgeruch hat und leicht gebräunt ist, wurde es zu lange gekocht.

Beachten Sie, dass 500 g Butter etwa 15 bis 30 Minuten Kochzeit benötigen. Es füllt in etwa ein Gefäß mit 500 ml. Falls Sie ein Kilo Butter verarbeiten, benötigen Sie entsprechend ein Litergefäß für das Ghee.

Ghee muss nicht gekühlt und sollte in einem Glasgefäß aufbewahrt werden. Die medizinischen Eigenschaften sollen sich mit dem Alter erhöhen. Holen Sie das Ghee nicht mit einem nassen Löffel heraus oder lassen Wasser ins Glas gelangen, da dies zu Bedingungen führt, bei denen sich Bakterien bilden können, die das Ghee verderben.

Ghee lässt sich statt Butter benutzen und ist ideal zum Kochen, weil es nur bei sehr hohen Temperaturen verbrennt. Wenn es verbrennt, riecht es sehr unangenehm. Ghee kann auch als Basis für Kräutersalben (für Verbrennungen, Hautausschläge etc.) verwendet und mit einem Baumwolldocht sogar für Gheelampen eingesetzt werden.

Ghee hat einen süßen Rasa, kühlende Vīrya und eine süße Vipāka. Es gleicht alle drei Doshas aus, auch wenn es im Übermaß Kapha erhöhen kann. Isst man einen Teelöffel oder weniger pro Mahlzeit, kann Ghee sogar helfen, das HDL, das „gute" Cholesterin zu erhöhen. Ghee vergrößert Agni und ist ein gutes Digestivum, es hilft Absorption und Verwertung zu verbessern und nährt Ojas, Tejas und Prāna. Es ist gut zur Verbesserung des Gedächtnisses und schmiert das Bindegewebe, was den Körper flexibel macht. Ghee ist ein Katalysator (Yogavāhi), der die medizinischen Eigenschaften der Kräuter ins Gewebe transportiert. Ghee regt auch die Leber dazu an, die fettlöslichen Vitamine – A, D, E und K zu produzieren. Menschen, die bereits hohes Cholesterin haben oder an Adipositas leiden, sollten vorsichtig mit Ghee umgehen und es sollte nicht verwendet werden, wenn bereits ein hohes Maß an Toxinen besteht.

5

Vihāra Chikitsā

Eine gesunde Lebensweise

आयुर्वेद

Das Āyurveda ist ein Instrument der Heilung und eine Lebensweise, die immer den ganzen Menschen berücksichtigt. Laut den Lehren des Āyurveda trägt jeder Aspekt Ihres Lebens zu Ihrer Gesamtgesundheit bei. Schlechte Gesundheit hat selten eine einfache oder einzige Ursache. Manche Faktoren wie die Ernährungsweise reagieren auf Änderungen, während andere wie das Wetter jenseits der Kontrolle des Einzelnen sind. Aber selbst für letztere Kategorie können Maßnahmen ergriffen werden, um die Einwirkung dieser Dinge, die jenseits unserer Kontrolle sind, zu verringern oder beseitigen. Natürlich ist es nicht möglich oder klug zu versuchen, alles auf einmal zu ändern. Im Āyurveda gilt, dass langsam, aber sicher der beste Weg zu einer erfolgreichen Veränderung ist.

Es gab einmal einen reichen Mann, der schwere Kost und eine sitzende, Kapha fördernde Lebensweise bevorzugte. Er besuchte jeden Arzt in der Stadt, um sein Körpergewicht in den Griff zu bekommen, aber es änderte sich nichts. Er verlor kein einziges Kilo! Wegen seines Wohlstands konnte er es sich leisten, das Leben leicht zu nehmen und reichhaltige Speisen zu essen. Dann gab ihm jemand den Tipp, meinen Guru aufzusuchen, also kam er zu meinem *Guru Mahārāja* und fragte, wie er Gewicht verlieren könnte.

Mein Guru wies ihn an, all seine Anweisungen ohne Ausnahme zu befolgen. Er sagte, er solle früh aufwachen, gegen 4 Uhr morgens, sich die Zähne zu putzen und die Zunge zu reinigen und dann ein Glas heißes Wasser mit Honig zu trinken. Danach sollte er duschen und mit feuchten Kleidern am Körper einen Eimer Wasser zu einem Hanuman-Tempel auf einem Berg tragen, während er wiederholt „Jai Hanuman" chantete. Dort sollte er der Hanuman-Statue ein Bad geben und den Tempel elf Mal umrunden, ehe er auf dem Weg nach unten das Mantra erneut wiederholte. Dieser ganze Ablauf sollte ein Jahr lang täglich wiederholt werden.

Mein Guru verlieh dem Leben dieses Mannes Disziplin. Er befolgte das Programm ein Jahr lang und verlor eine große Menge Gewicht. Das ist ein einfaches Beispiel dafür, wie die Doshas im Körper ausgeglichen werden können, indem man etwas Ordnung und Disziplin in sein Leben bringt. Falls wir aufrichtig einem āyurvedischen Lebensstil folgen, wird dies radikale Veränderungen in unser Leben bringen. In diesem Kapitel betrachten wir ein paar grundlegende Richtlinien für die Umsetzung solch einer gesunden Lebensweise gemäß den Lehren des Āyurveda.

Grundprinzipien für eine gesunde Lebensweise

Das Āyurveda führt viele Hinweise für ein langes und gesundes Leben auf, die zur Zeit ihrer Niederschrift sehr wichtig waren. Dazu gehören folgende vierzig wichtigen Leitlinien:

1. Man sollte Extreme vermeiden und den goldenen Mittelweg gehen.
2. Alle menschlichen Aktivitäten sollen dem Wohl aller Lebewesen dienen, basierend auf *Dharma* (rechtschaffene Verantwortung und Pflicht im täglichen Leben).
3. Man sollte Arbeit tun, welche die vier Ziele des Lebens (Dharma, *Artha, Kāma* und *Moksha*) fördert.
4. Bewahren Sie in Zeiten von Erfolg und Misserfolg einen ausgewogenen Geist.
5. Vermeiden Sie einen längeren Aufenthalt in der Sonne und tragen Sie in der heißen Sonne einen Hut.
6. Berühren Sie keinen unbekannten Hund oder ein wildes Tier.
7. Lassen Sie keinen Fremden in Ihr Zuhause.
8. Stecken Sie Ihre Hand nicht in ein Loch im Boden.
9. Treten Sie nicht auf das Grab von jemandem oder sitzen darauf.
10. Pinkeln Sie nicht an Bäume.
11. Reisen Sie nicht allein an fremde Orte und vermeiden Sie gefährliche Situationen.

12. Betrachten Sie keine Sonnenfinsternis und schlafen Sie in der Zeit auch nicht mit jemandem.
13. Zeigen Sie jeder Gottheit oder jedem Guru Respekt.
14. Freunden sollte man mit Zuneigung und guten Taten dienen, während man andere auf Abstand hält.
15. Man sollte jenen Menschen, die keine Erwerbsquelle haben, die an Erkrankungen leiden und die von Kummer geplagt sind, mit Respekt begegnen und bestmöglich helfen.
16. Alle Tiere und selbst Insekten sollten mit Mitgefühl und Güte behandelt werden.
17. Gott, Kuhe, *Brahmana*, altere Menschen, Ärzte, Konige und Gäste sollten alle hoch respektiert werden.
18. Töten Sie keine Tiere zum Essen, wenn genug andere Lebensmittel verfügbar sind.
19. Hören Sie anderen Menschen aufmerksam zu und sprechen Sie zur rechten Zeit Wahrheiten aus, die allen nützen. Sprechen Sie nicht negativ oder reden schlecht über andere in ihrer Abwesenheit.
20. Bauen Sie nicht durch zu wenig oder viel Einsatz der Sinnesorgane unnötig Stress auf.
21. Nehmen Sie Kräuter und Heilmittel entsprechend Ihrer Prakruti und Vikruti, auch täglich Rasāyana.
22. Kleiden Sie sich der Jahreszeit gemäß.
23. Respektieren Sie die Natur und den Planeten Erde, indem Sie die Umwelt vor Verschmutzung schützen.
24. Man sollte beim Husten, Gähnen oder Niesen stets den Mund und bei letzterem auch die Nase bedecken.
25. Man sollte genug Ruhe bekommen und gemäßigter Aktivität nachgehen und damit aufhören, ehe man erschöpft ist.
26. Sitzen Sie nicht lange Zeit auf einem harten Stuhl oder einer harten Oberfläche.
27. Stehen Sie nicht längere Zeit mit gestreckten Knien.
28. Man sollte nicht in die Sonne blicken.
29. Seien Sie vorsichtig, wenn Sie einen schweren Gegenstand heben und tragen Sie kein schweres Gewicht auf dem Kopf.
30. Vermeiden Sie sexuelle Aktivität kurz nach einer schweren Mahlzeit.
31. Handeln Sie nicht mit Drogen und Alkohol.
32. Man sollte einen längeren Aufenthalt in Stürmen, kalten Winden, Hitzewellen, Staub, Schnee und starker Sonne vermeiden.
33. Husten, niesen, essen oder schlafen Sie nicht in einer ungünstigen Position.
34. Vermeiden Sie unnötigen Streit.
35. Morgen- und Abenddämmerung sind gute Zeiten für Meditation, also vermeiden Sie zu diesen Zeiten essen, Geschlechtsverkehr und Schlaf.

36. Vermeiden Sie, Speisen oder Getränke von einer unbekannten Person zu konsumieren.
37. Unterdrücken Sie nicht die natürlichen Triebe Husten, Gähnen, Niesen, Blähungen abscheiden, Wasserlassen, Stuhlgang und Ejakulation.
38. Unterdrücken Sie alle überheblichen oder dreisten, frechen Antriebe sowie Ärger und Gewalt. Auf die heutige Zeit bezogen wäre ein Beispiel dafür extreme Sportarten wie Bungee Jumping oder draufgängerisches Skifahren.
39. Vermeiden Sie negatives Denken.
40. Für den wahren Suchenden ist die ganze Welt ein Guru (Lehrer).
41. Heutzutage können wir diese Liste ausweiten und andere wichtige Faktoren hinzufügen wie die rechte Ernährung, tägliche Routine und jahreszeitliche Routine, die wir genauer besprechen.

Ernährungsweise

Die meisten Menschen finden, dass die Ernährungsweise der beste Ansatzpunkt für eine āyurvedische Lebensweise ist. Deshalb werden die wichtigen Prinzipien von Āhāra (Ernährungsweise) umfassend in Kapitel 4, „Nahrung als Medizin" dargestellt. Als kurze Zusammenfassung sind hier zwölf Ernährungsleitfäden:

1. Essen Sie erst, wenn die vorherige Mahlzeit verdaut ist und Sie wirklich hungrig sind.
2. Vermeiden Sie Überessen.
3. Essen Sie nicht zu viel schwere oder zu wenig leichte Speisen.
4. Essen Sie nichts außer Obst zwischen den Mahlzeiten.
5. Vermeiden Sie längeres Fasten. Einen Tag pro Woche fasten kann helfen, die Verdauung zu regulieren.
6. Trinken Sie keine (eis)gekühlten Getränke oder zu große Mengen Wasser bei einer Mahlzeit – doch trinken Sie etwas Wasser in kleinen Schlucken.
7. Vermeiden Sie es, vor Sonnenaufgrang und nach dem frühen Abend zu essen.
8. Essen Sie nicht bei intensiven emotionalen Reaktionen.
9. Vermeiden Sie unverträgliche Nahrungsmittelkombinationen wie Obst mit Bohnen oder Milch mit Fisch.
10. Widmen Sie dem Essen volle Aufmerksamkeit und essen Sie mit einem meditativen Geist.
11. Vermeiden Sie übermäßige Sinnesreize beim Essen und sprechen oder lachen Sie nicht laut, erzählen Witze oder sehen fern.
12. Schlafen Sie nicht sofort nach einem Essen.

Wenn Sie den Ratschlägen oben und in Kapitel 4 folgen, wird es Ihnen helfen, eine optimale Ernährung zu bekommen und die Doshas im Gleichgewicht zu halten.

Zeit

Die Reise des Bewusstseins durch die fünf Elemente ist eine Bewegung der Zeit, die man auf Sanskrit *Kāla* nennt. Zeit ist Bewegung und das ganze Leben ist ein Prozess. Geburt und Tod, leben und sterben, Verdauung, Atmung und Durchblutung sind alles kontinuierlich stattfindende Abläufe, ob im Leben von Pflanzen, Tieren, Mikroben oder Menschen. Von feinstofflichen mikroskopischen Veränderungen bis zum makroskopischen, kosmischen Wechsel im Universum unterliegen alle Bewegungen der Zeit.

Die chronologische Zeit basiert auf der Bewegung der Erde. Die kosmische Zeit im Makrokosmos wird als *Yugas* gemessen, das sind Zeitabschnitte in Tausenden von Jahren. Im Mikrokosmos bezieht sich chronologische Zeit auf Prāna, die Bewegung der Zellintelligenz. Das Āyurveda spricht auch über biologische Zeit, das ist die Bewegung der drei Doshas im Verhältnis zur chronologischen Zeit. Dies bringt Zeiten in Verbindung mit den Körperorganen und Gewebearten sowie dem Verdauungsprozess hervor. Es gibt zudem ein drittes Konzept der Zeit, nämlich die psychologische Zeit. Das Denken findet in der Zeit statt und wird durch die Bewegung der Gedanken gesteuert. Diese drei Konzepte von Zeit werden durch die Bewegung des Prāna zusammengeführt, das sich beim Menschen als Atem manifestiert. Die feinstofflichen Bewegungen des Prāna in unserem täglichen Leben bewegen die Doshas und lösen die Bewegung der Gedanken aus.

Es gibt unterschiedliche Methoden, um Zeit als Prāna zu messen. Prāna ist verantwortlich für das Zwinkern eines Augenlids, was auf Sanskrit als *Pala* bezeichnet wird. Die Zeit, die nötig ist, um ein Augenlid zu schließen, heißt *Nimesh,* während man die Zeit zum Öffnen des Augenlids *Unmesha* nennt. Sieben volle Bewegungen von Nimesh und Unmesha nacheinander, d. h. sieben Wimpernschläge sind ein *Muhūrta* oder ein Moment. Prāna lässt sich auch als Anzahl der Atemzüge in einer Minute messen, die 15 Atemzüge umfassen soll. Dies entspricht 900 Atemzügen pro Stunde oder 21.600 Atemzügen am Tag.

Das Bewusstsein hat vier Stadien: Wachzustand, Traumschlaf, tiefer (traumloser) Schlaf und was darüber hinausgeht, nämlich *Turīya,* ein Zustand höheren Bewusstseins. Die ersten drei Zustände sind Bewegungen des Bewusstseins, daher finden sie im Kontext der Zeit statt. Das letzte Stadium (Turīya) hat jedoch keine Bewegung, denn es steht in Verbindung zum ewigen Sein. Es ist ein Zustand der Glückseligkeit, Freude und des Seins, der zeitlos ist.

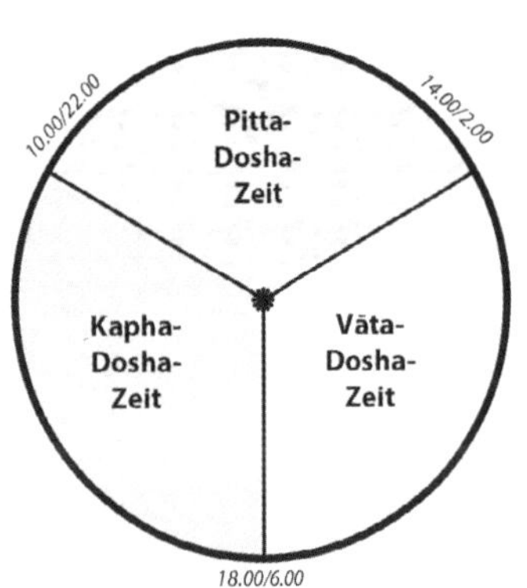

Biologische Zeit

Wir betrachten nun einige spezielle Konzepte der biologischen Zeit, die im Āyurveda wichtig sind. Sie beziehen sich auf die Doshas, Organe, Verdauung, Ernährungsweise und das Altern.

Dosha-Zeiten

Dosha Kāla sind die Tageszeiten in Bezug auf die Doshas. Die biologische Uhr wird von den drei Doshas reguliert. Die Zeiten der höchsten Aktivität von Kapha sind am frühen Morgen und frühen Abend, von etwa 6-10 Uhr und 18-22 Uhr. Die Pitta-Zeiten sind um Mittag und Mitternacht, von etwa 10-14 Uhr und 22-2 Uhr. Vāta-Stunden sind Morgen- und Abenddämmerung, von etwa 2-6 Uhr und 14-18 Uhr. Daher kann eine Pitta-Erkrankung wie Geschwüre um Mitternacht am unangenehmsten sein, da es Pitta-Zeit ist. Auch das Gegenteil trifft zu, also wenn man einen scharfen Schmerz in der Magenregion spät am Abend spürt, kann das auf eine Pitta-Verschlimmerung hindeuten.

Organzeiten

Avayava Kāḷa bedeutet die Zeiten der höchsten Aktivität von Körperorganen. Ich führe nun die Zeiten für jedes wichtige Organ auf und ein Beispiel der Erkrankungen, die sich gewöhnlich zu diesen Zeiten äußern.

- 6-8 Uhr ist Lungenzeit. Patienten mit Asthma oder Bronchiektase haben häufig am frühen Morgen Auswurf.
- 8-10 Uhr ist Bauchspeicheldrüsenzeit. Diabetespatienten können zu der Zeit unterzuckert werden.
- 10-12 Uhr ist Magenzeit. Es gibt vermehrte Sekrete des Pitta-Typs von Verdauungsenzymen und zum Ende dieser Zeit wird man hungrig.
- 12-14 Uhr ist Herzzeit. Nach Einnahme des Mittagessens können Blutzucker und Cholesterin ansteigen, daher ist es wahrscheinlicher, dass jemand in dieser Zeit einen Herzinfarkt hat.
- 14-16 Uhr ist Milzzeit. Die Blutfilterung wird in der Milz aktiviert und Menschen mit geschwächter Immunität können sich unwohl fühlen.
- 16-18 Uhr ist Dickdarm-, Blasen- und Nierenzeit. Es findet eine erhöhte Absorption von Mineralien und Wasser statt und in dieser Zeit ist der Wunsch, zu urinieren oder Stuhlgang zu haben, gesteigert.
- 18-20 Uhr ist Herzbeutelzeit. Menschen können emotional werden und gern Zeit mit Familie und Freunden verbringen.
- 20-22 Uhr ist Bauchspeicheldrüsenzeit. Pitta-Typen und Diabetespatienten können unterzuckert werden und während dieser Zeit Lust auf einen Snack haben. Beim Fernsehschauen wollen die Leute häufig etwas Süßes essen.

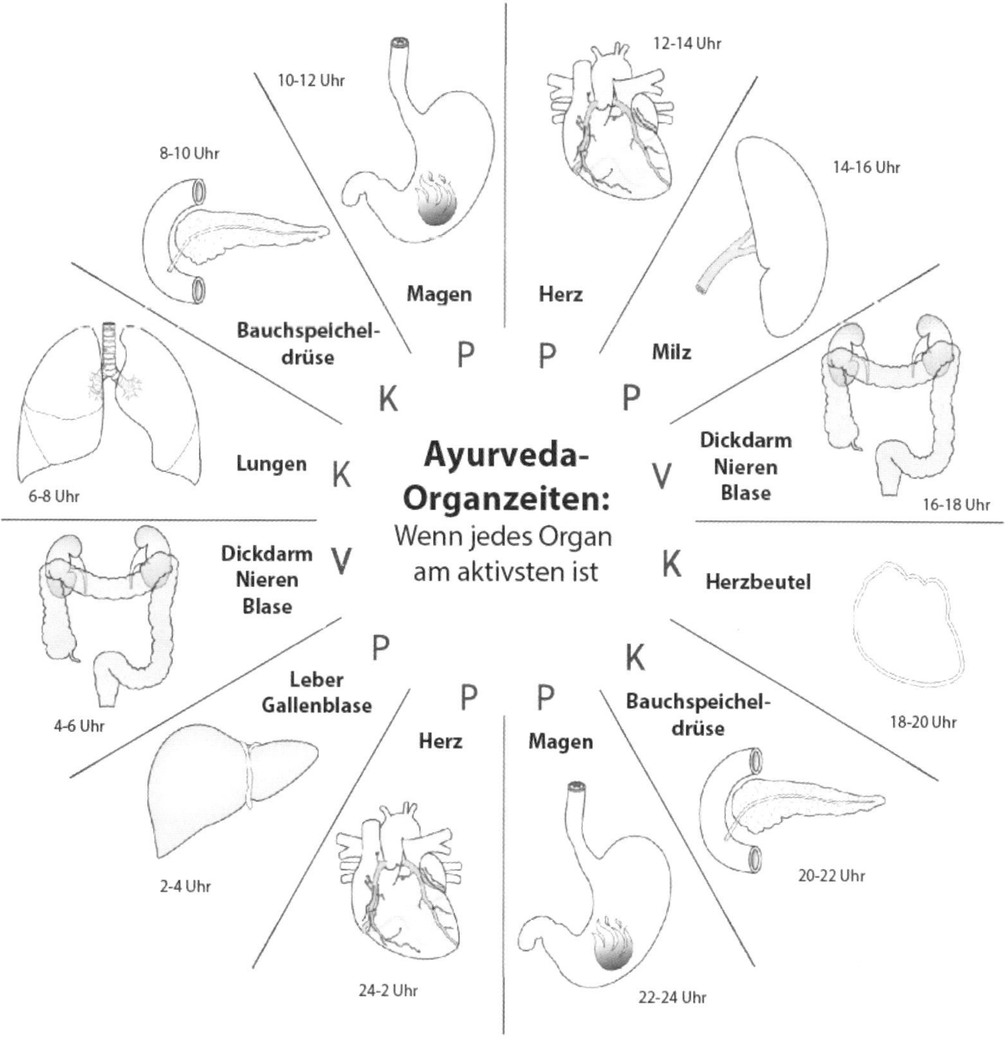

Biologische Zeit und chronologische Zeiten der Organe

- 22-24 Uhr ist Magenzeit. Erhöhte Pitta-Sekrete im Magen können dafür sorgen, dass ein stilles Geschwür schmerzhaft wird.
- 24-2 Uhr ist Herzzeit. Um Mitternacht wird der Kreislauf langsam, da die Blutplättchen zur Ruhe kommen und es ist wahrscheinlicher, dass jemand in dieser Zeit einen Herzinfarkt hat.
- 2-4 Uhr ist Leber- und Gallenblasenzeit. Wenn ein Mensch Leberprobleme hat, kann dieses Organ zu der Zeit anfangen zu schmerzen, während ein Patient mit Gallensteinen in dem Zeitraum vielleicht eine Attacke hat.
- 4-6 Uhr ist Dickdarm-, Blasen- und Nierenzeit. Deshalb wollen Menschen, die frühmorgens aufstehen, Blase und Darm entleeren.

Sechs Phasen der Verdauung

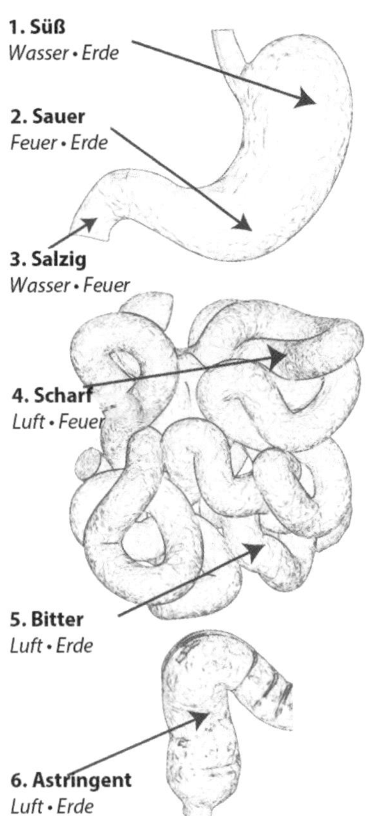

Zur Verdauung des Essens benötigte Zeit

Avasthā Pāka Kāla steht für die Zeit, die für die verschiedenen Phasen der Verdauung benötigt wird, und es ist auch ein Aspekt der biologischen Zeit. Wenn Sie Nahrung aufnehmen, durchläuft sie verschiedene Verdauungsstadien, von denen jede vorwiegend von einem Geschmack und einem speziellen Dosha gelenkt wird. Bis eine Hauptmahlzeit verdaut ist, dauert es etwa sechs Stunden oder länger. Für die ersten paar Stunden nach dem Essen ist das überwiegende Dosha Kapha, das im Magen freigesetzt wird. Für die nächsten zwei bis drei Stunden ist Pitta-Dosha dominant. Dieser Zeitabschnitt steht in Beziehung zum Dünndarm, wo Galle und Darmenzyme aktiver sind. Schließlich wird die Verdauung des Magen-Darm-Trakts im Dickdarm abgeschlossen, dem Hauptsitz von Vāta, wo Absorption und Ausscheidung stattfinden. Diese letzte, etwa zwei Stunden dauernde Phase ist eine Zeit der Vāta-Vorherrschaft. Gas, eine Manifestation von Vāta-Dosha, tritt häufig auf, wenn die Nahrung nicht richtig verdaut wurde.

Gewebeernährung

Dhātu Poshana Kāla heißt Zeit im Ablauf der Dhātu-Ernährung. Das Endprodukt des verdauten Essens ist Darmlymphe (Chylus), Āhāra Rasa. Sie entsteht innerhalb von 12 Stunden nach dem Essen und tritt ins Rasa Dhātu (Plasma) ein, wo sie innerhalb von fünf Tagen in Sthāyi (reifes) Rasa Dhātu umgewandelt wird. Es dauert fünf weitere Tage (zehn insgesamt), um Sthāyi Rakta (reife rote Blutkörperchen) zu bilden, und dann nochmals fünf Tage für jedes weitere Sthāyi Dhātu.

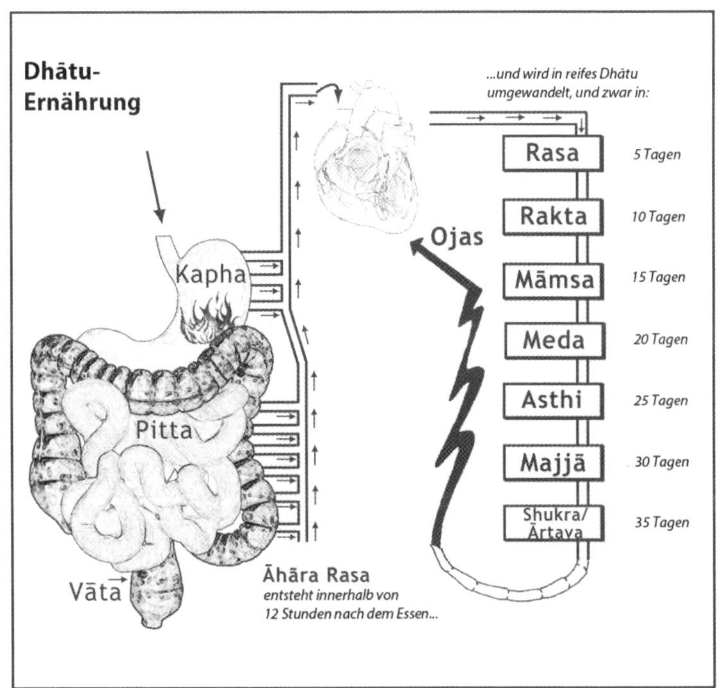

Danach braucht es 15 Tage zur Formung von reifem *Māmsa Dhātu* (Muskelgewebe), 20 Tage für Meda (Fettgewebe), 25 für Asthi (Knochen), 30 für Majjā (Knochenmark und Nervengewebe) und 35 für *Shukra* oder *Ārtava Dhātu* (männliches oder weibliches Fortpflanzungsgewebe). Die Gewebeernährung basiert auf dem Vielfachen der fünf Tage, denn es gibt fünf Elemente und fünf dazugehörige *Bhūta Agni*, die sich auf einen Tag für jedes Element beziehen.

Altern

Vaya bedeutet Altern und das bezieht sich auf das Wachstum und den Verfall von Körper und Geist. Die Spanne des menschlichen Lebens wird von den drei Doshas gelenkt. Die Kindheit bis zur Pubertät ist Kapha-Zeit, wenn die Gewebe wachsen und das Körpergewicht zunimmt. Kapha-Erkrankungen wie übermäßiger Speichelfluss, laufende Nase und Nebenhöhlenverstopfung sind in dieser Altersgruppe verbreitet. Das Erwachsenenalter, etwa von 16-50, ist eine Pitta-Zeit. Es ist eine Zeit von Wettbewerb und Leistung. In diesem Zeitraum bekommen die Leute eher Pitta-Leiden wie Sodbrennen, Reizbarkeit und Magengeschwüre. Ab etwa 50 Jahren beginnt die Vāta-Lebensphase. Der Körper beginnt, zu verfallen und man sieht alt aus. Schlaflosigkeit, Vergesslichkeit, Verstopfung, arthritische Veränderungen, Schmerzen im unteren Rücken und andere Vāta-Krankheiten sind in diesem späteren Lebensabschnitt verbreitet. Diese drei Dosha-Perioden sind die drei wichtigsten Meilensteine des Lebens.

Chikitsā Kāla

Das Āyurveda setzt dieses Verständnis von Zeit in vielen seiner Behandlungen ein. Man spricht von *Chikitsā Kāla,* d. h. Zeiten zur Behandlung. Das, was auf diesem Planeten geboren wurde, bleibt für eine Weile und muss dann wieder gehen. Ein āyurvedisches Sūtra besagt *svabhāvah uparama sadā,*[1] was bedeutet, dass alles in der Zeit endet. Dies legt nahe, dass auch Krankheit in der Zeit endet. Falls eine Krankheit im Körper entsteht, bleibt sie eine Weile und verschwindet dann, möglicherweise zusammen mit dem Körper. Das Konzept von Mahākāla (ein anderer Name von Shiva) bedeutet, dass der Gott des Todes (Shiva) auch der Gott der Zeit und ein großer Heiler ist. Das Āyurveda sagt, dass man bei der Behandlung einer Erkrankung Zeit lassen muss, bis die Pathogenese sich aufgelöst hat.

Wenn eine Person die Grippe hat, muss man einige Tage zur Heilung einkalkulieren, selbst wenn dieser Mensch starke Medikamente nimmt. Die Zeit ist ein großer Heiler.

Es gibt einige wichtige Kategorien von Chikitsā Kāla, die wir uns näher ansehen:

1. *Charaka Samhitā,* „Sūtrasthāna", Kapitel 16, Vers 29.

1. *Aushadha Sevana Kāla,* die Zeiten zur Anwendung von Heilmitteln.[2]
2. *Pañchakarma Kāla,* die passenden Zeiten für die Pañchakarma-Therapie. Hier eine kurze Zusammenfassung der angemessenen Tageszeiten für jede Pañchakarma-Behandlung.[3]
   - Virechana oder Abführmittel (für Pitta) werden hauptsächlich gegen 22 Uhr verabreicht, dem Beginn der Pitta-Zeit.
   - Basti oder Einläufe (für Vāta) werden zur Morgen- oder Abenddämmerung (Vāta-Zeiten) auf leeren Magen gegeben.
   - Vamana oder Erbrechen (für Kapha) sollte am frühen Morgen, in der Kapha-Zeit, durchgeführt werden.
   - Nasya oder Nasentropfen sind abhängig von der verabreichten Art. Nasyas vom Kapha-Typ werden am besten zuallererst am Morgen gegeben, Vāta beruhigendes Nasya sollte am Abend genommen werden und Nasyas vom Pitta-Typ werden entweder am späten Vormittag oder am Nachmittag verabreicht.
   - Rakta Moksha oder Aderlass (für Pitta) wird am besten vormittags vor der Pitta-Zeit angewandt.
3. *Rasāyana Kāla*, die geeigneten Zeiten für Verjüngungstherapie.
   Dies ist abhängig von der Prakruti und Vikruti dieses Menschen und der aktuellen Jahreszeit.[4] Hier eine kurze Zusammenfassung:
   - Im Fall von Kapha-Problemen ist eine gute Zeit zur Anwendung von Rasāyana wie Pippalī, Punarnavā oder *Chyavānaprāsh* frühmorgens bis vormittags, vor allem im Winter oder Frühling. Das sind alles Kapha-Zeiten.
   - Für Pitta-Erkrankungen werden Rasāyana wie Shatāvarī, Gudūchī oder Āmalakī am besten in der Pitta-Zeit vor Mittag verabreicht, besonders im Sommer.
   - Bei Vāta-Störungen gibt man Rasāyana wie Dashamūla, Ashvagandhā und Vidārī in der Morgen- oder Abenddämmerung, speziell im Herbst, da dies Vāta-Zeiten sind.

4. Rutucharyā, jahreszeitliche Lebensweise.
   Jede Jahreszeit hat bestimmte Attribute, ebenso wie jedes Dosha. Deshalb kann jede Jahreszeit eine Verschlimmerung

---

2. Siehe „Anwendungszeiten" auf Seite 382.
3. Sie sind in Kapitel 8: „Pañchakarma Chikitsā" als Teil der Diskussion darüber enthalten, wann jede Therapie stattfinden soll sowie in „Rutucharyā, jahreszeitliche Routinen" auf Seite 120.
4. Sie werden in Kapitel 13: „Rasāyana Chikitsā" weiter besprochen.

und eine Unausgewogenheit von einem oder mehreren Doshas verursachen. In großen Teilen Nordamerikas z. B. ist der Sommer heiß, scharf und hell, was stets Pitta reizt. Folglich treten Pitta-Leiden wie Sonnenbrand, Hitzewallungen, Erschöpfung, Akne, Durchfall und Erschöpfung häufig im Sommer auf. Psychologisch reagieren die Leute mit Kritik, Ärger und Hass. Der Herbst ist trocken, leicht, kalt, klar und windig, alles Qualitäten, die für Vāta-Dosha aggravierend sind. Schmerzen in den Gelenken und Muskeln können zu dieser Jahreszeit auftreten und der Geist wird vielleicht besorgt, ängstlich und einsam. Dies sind alles Vāta-Erkrankungen. Die schwere, kalte Feuchte des Winters kann Kapha reizen, was Husten, Erkältungen und Nebenhöhlenverstopfung zur Folge hat. Anhaftung und Gier können sich im Verstand entwickeln, wenn Kapha verschärft ist und durch den Mangel an Sonne können Leute deprimiert werden. Die wässrige Qualität des Frühlings reizt Kapha ebenfalls und manche Menschen neigen zu der Zeit dann zu Frühlingserkältungen, Allergien und Atemwegsbeschwerden.
Der Wechsel von einer Jahreszeit zur anderen erfordert möglicherweise eine Zeit lang einen Wechsel in der eigenen Ernährungs- und Lebensweise, um die Balance wiederherzustellen. Eine umfassende Untersuchung von Rutucharyā bildet den letzten Abschnitt dieses Kapitels.

5. Dinācharya, tägliche Routine. Eine angemessene tägliche Routine ist die Grundlage zur Bewahrung einer guten Gesundheit. Wir sprechen darüber nun im Detail in *Dinācharya*.

Dinācharya, die tägliche Routine

Eine tägliche Routine ist absolut notwendig, um eine radikale Veränderung in Körper, Geist und Bewusstsein zu bewirken. Routine hilft, eine Balance in der eigenen Konstitution herzustellen. Sie reguliert zudem die biologische Uhr eines Menschen, fördert Verdauung, Absorption und Verwertung und erzeugt Selbstachtung, Disziplin, Frieden, Glück und ein langes Leben.

Eine ausgewogene Lebensweise stellt ihren eigenen klaren Rhythmus im Leben einer Person her. Andererseits sind zu früh oder zu spät aufwachen, lange wach bleiben, ungleichmäßige Essgewohnheiten, Stress bei der Arbeit, Stuhlgang zur falschen Zeit und Unterdrückung von natürlichen Bedürfnissen einige Gewohnheiten, die jemanden aus dem Gleichgewicht bringen können.[5] Re-

---

5. Siehe auch Kapitel 3: „Vega Vidhāranam Chikitsā“ ab Seite 59.

gelmäßigkeit beim Schlafen, Aufwachen, Essen, bei der Ausscheidung und anderen Aspekten einer tägliche Routine bringt Disziplin und hilft, bei den Doshas das Gleichgewicht zu wahren, was gute Gesundheit erzeugt. Im folgenden finden Sie eine Anleitung zur Planung einer täglichen Routine, die Ihre Doshas in Balance bringt.

1. Frühmorgens aufwachen: Es ist gut aufzuwachen, bevor die Sonne aufgeht, wenn in der Natur sattvische Qualitäten bestehen, die den Sinnen Gemütsruhe und Frische verleihen. Der Sonnenaufgang variiert je nach Jahreszeit, doch im Durchschnitt sollten Vāta-Menschen zwischen 6 und 7 Uhr aufstehen, Pitta-Personen zwischen 5.30 und 6 Uhr und Kapha gegen 5 Uhr. Dies mag eine andere Schlafenszeit erfordern, um ausreichend Schlaf zu bekommen. Stehen Sie später auf, fühlen Sie sich vielleicht den ganzen Tag schwer und matt. Betrachten Sie gleich nach dem Aufwachen einige Momente Ihre Hände und streichen Sie dann damit sanft über Gesicht und Brust und bis zur Taille hinunter, um die Aura zu reinigen.

2. Sagen Sie ein Gebet, bevor Sie aufstehen: Hier finden Sie ein Gebet, das mir passend erscheint.

> Lieber Gott, du bist in mir, in meinem Atem, in jedem Vogel, jedem hohen Berg.
> Deine süße Berührung erreicht alles und ich bin gut behütet.
> Danke Gott, für diesen schönen Tag vor mir.
> Mögen Freude, Liebe, Frieden und Mitgefühl Teil meines Lebens sein und all jener, die mir an diesem Tag begegnen.
> Ich heile und bin geheilt.

Nach diesem Gebet berühren Sie mit Ihrer rechten Hand den Boden, dann legen Sie dieselbe Hand auf die Stirn, mit großer Liebe und Respekt für Mutter Erde.

3. Reinigen Sie Gesicht, Mund und Augen: Waschen Sie Ihr Gesicht mit kaltem Wasser und spülen Sie Ihren Mund aus. Waschen Sie Ihre Augen mit kaltem Wasser oder mit einer der unten genannten Augenspülungen und massieren Sie die Augenlider durch sanftes Reiben. Zwinkern Sie siebenmal mit den Augen und drehen Sie sie in beide Richtungen, dann trocknen Sie Ihr Gesicht mit einem sauberen Handtuch. Falls Sie eine Augenspülung von unten verwenden, träufeln Sie ein paar Tropfen in jedes Auge.

- Vāta-Augenspülung (auch gut für Pitta und Kapha): die Triphalā-Augenspülung stellt man her, indem man für 10 Minuten ¼ bis ½ Teelöffel Triphalā in 1 Tasse Wasser kocht, abkühlen lässt und gründlich abseiht. Waschen Sie die Augen mit diesem sauberen, kühlenden Triphalā-Tee.
- Pitta-Augenspülung: Kaltes Rosenwasser (aus Bio-Rosenblättern). Beachten Sie, dass die meisten kommerziellen

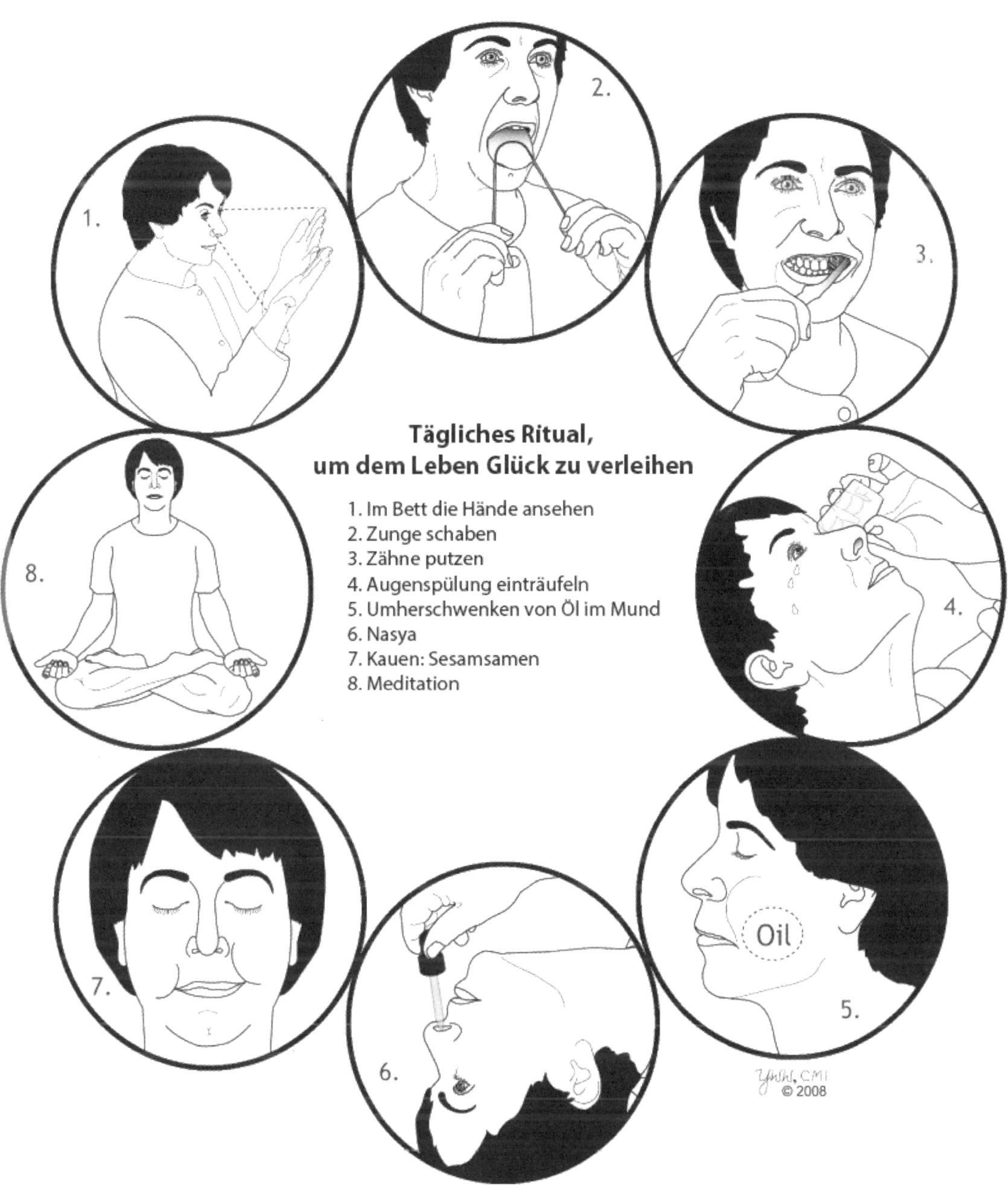
Tägliches Ritual,
um dem Leben Glück zu verleihen
1. Im Bett die Hände ansehen
2. Zunge schaben
3. Zähne putzen
4. Augenspülung einträufeln
5. Umherschwenken von Öl im Mund
6. Nasya
7. Kauen: Sesamsamen
8. Meditation
1.
2.
3.
4.
5.
6.
7.
8.
Oil
© 2008

Rosenwässer Chemikalien enthalten, die in den Augen brennen, sie sollten daher nicht verwendet werden.

⁕ Kapha-Augenspülung: Verdünnter Granatapfelsaft – 2-3 Teelöffel in ½ Tasse destilliertem Wasser.

4. Trinken Sie morgens Wasser: Trinken Sie ein Glas Wasser bei Zimmertemperatur, am besten aus einer reinen Kupfertasse, die am Abend zuvor gefüllt wurde. Dies spült den Magen-Darm-Trakt und die Nieren und stimuliert die Darmperistaltik. Es ist keine gute Idee, den Tag mit Tee oder Kaffee zu beginnen, denn diese Substanzen leiten die Nierenenergie ab, stressen die Nebennieren, verursachen langfristig Verstopfung und sind suchterzeugend. Wenn Sie Kaffee oder Tee trinken möchten, warten Sie mindestens eine Stunde, nachdem Sie das Wasser getrunken haben.

5. Darmentleerung: Sitzen oder noch besser hocken sie auf der Toilette und entleeren Sie den Darm. Eine unvollständige Verdauung der Mahlzeit vom Vorabend oder Mangel an gesundem Schlaf kann dies verhindern. Doch wenn man Wasser trinkt und jeden Tag zu einer bestimmten Zeit auf der Toilette sitzt, hilft das den Stuhlgang zu regulieren. Beobachtet man den Atem und führt eine tiefe *Ujjāyi*-Atmung durch, während man seine Aufmerksamkeit auf den After richtet und den Anus einzieht und entspannt, kann dies auch die Darmentleerung anregen. Man sollte die Zähne beim Stuhl- oder Wasserlassen zusammenbeißen, um Zahnfleisch und Zähne zu stärken. Nach der Darmentleerung sollte man idealerweise den Anus mit warmem Wasser waschen und danach die Hände mit Seife.

6. Reinigen Sie die Zunge: Schaben Sie sanft die Zunge von hinten nach vorne, bis Sie die ganze Oberfläche 7-14-mal abgeschabt haben. Dies stimuliert die inneren Organe, hilft der Verdauung und entfernt tote Bakterien. Idealerweise können Vāta-Typen einen Zungenschaber aus Gold, Pitta einen aus Silber und Kapha einen aus Kupfer verwenden. Edelstahl eignet sich für alle.

7. Putzen Sie Ihre Zähne: Verwenden Sie stets eine weiche Zahnbürste und eine astringente, scharfe und bittere Zahnpasta oder ein Pulver. Die traditionelle indische Zahnbürste ist ein frischer Niemzweig, der feine Essensreste zwischen den Zähnen löst und für ein starkes, gesundes Zahnfleisch sorgt. Frische Süßholzwurzelstiele werden auch eingesetzt. Geröstetes Mandelschalenpulver kann ebenfalls als Zahnpulver für Vāta- und Kapha-Typen benutzt werden, während Niempulver gut für Pitta ist.

8. Umherschwenken von Öl im Mund: Um Zähne, Zahnfleisch und Kiefer zu stärken, die Stimme zu verbessern und Falten von den Wangen zu entfernen, hält man zweimal täglich warmes Sesamöl im Mund. Nachdem das Öl kurz im Mund gehalten wurde, schwenken

Sie es im Mund umher, ehe Sie es ausspucken und das Zahnfleisch sanft mit einem Finger massieren. Diese Praxis bezeichnet man als Gandūsha.

9. **Kauen:** Frühmorgendliches Kauen stimuliert Leber und Magen und verbessert das Verdauungsfeuer. Kaut man eine Handvoll geröstete weiße oder braune (nicht schwarze) Sesamsamen, stärkt das die Zähne und hilft im Fall von zurückgehendem Zahnfleisch. Alternativ kann man 3-5 getrocknete Datteln und 2,5 cm getrocknetes Kokosfleisch kauen. Nach dem Kauen putzen Sie erneut die Zähne mit einer weichen Zahnbürste, ohne Zahnpasta oder -pulver zu verwenden.

10. **Nasentropfen (Nasya):** Gibt man am Morgen warmes Ghee oder Öl in jedes Nasenloch, hilft dies die Nase zu schmieren, die Stirnhöhlen zu reinigen, die Stimme zu stärken und Sehkraft und geistige Klarheit zu verbessern. Verabreicht man sich das Nasya selbst, legt man sich mit einem Kissen unter den Schultern auf den Rücken, sodass der Hals nach hinten neigt. Dann träufeln Sie 3-5 Tropfen Nasya in jedes Nasenloch. Unsere Nase ist das Tor zum Gehirn, daher nähren Nasentropfen das Prāna und entfalten Intelligenz.

Für Vāta: Sesamöl, Ghee oder Vacha Tailam (medizinisches Kalmusöl, nicht ätherisches Kalmusöl).
Für Pitta: Brahmī Ghee, Sonnenblumenöl oder Kokosnussöl.
Für Kapha: Vacha Tailam (medizinisches Kalmusöl) oder mildes Senföl (zur Hälfte mit Sesamöl verdünnt).
Man kann andere Öle als Ersatz nehmen, wenn sie ähnliche Qualitäten aufweisen.

Einige allgemeine Kontraindikationen für Nasya:[6]

- Kleine Kinder
- Während der Schwangerschaft oder Menstruation
- Eine Stunde vor oder nach dem Bad
- Sofort nach Sport oder sexueller Aktivität
- Unter Einfluss von Drogen oder Alkohol
- Auf vollen Magen
- Nach Erbrechen oder akutem Durchfall
- Fieber, Hypoglykämie, Dehydrierung

11. **Öl auf Kopf und Körper auftragen (Abhyanga):** Ölen Sie Ihren Körper jeden Morgen, verbessert das die Durchblutung, hält die Haut weich und frei von Falten und hilft Ihnen, sich den ganzen Tag frisch zu fühlen.[7] Eine Ölmassage am Abend ist auch förderlich und sorgt für gesunden Schlaf. Eine sanfte, tägliche Ölmassage der

6. Siehe auch „Nasya: Anwendung von Heilmitteln in der Nase" auf Seite 265.
7. Siehe auch Tabelle 46: „Auswahl von Massageölen anhand von Āma-Bedingungen" auf Seite 441.

Kopfhaut kann Zufriedenheit bringen sowie Kopfweh, Kahlköpfigkeit, Ergrauen und eine Stirnglatze verhindern.

Für Vāta: warmes Sesamöl oder Mandelöl.
Für Pitta: warmes Sonnenblumenöl oder Kokosnussöl.
Für Kapha: warmes Senföl oder Maisöl.

12. Baden: Baden oder Duschen ist reinigend und erfrischend. Es entfernt Schweiß, Schmutz und Erschöpfung und verleiht dem Körper Energie, dem Verstand Klarheit und Ihrem Leben Heiligkeit. Es wird im Allgemeinen am besten nach Abhyanga durchgeführt, sodass jegliches übermäßige Öl vom Körper entfernt wird.

13. Kleidung: Legen Sie nach Dusche oder Bad frische Kleidung an. Wenn man frische Kleider trägt, bringt dies Schönheit und Wert und entfaltet Selbstachtung.

14. Parfüm: Die Verwendung natürlicher Düfte oder Parfüms wie ätherischer Öle bringt Frische, Charme und Freude. Es verleiht dem Körper Vitalität und verbessert die Selbstachtung.

Für Vāta: Hina, Ambra oder Weihrauch.
Für Pitta: Vetiver, Sandelholz oder Jasmin.
Für Kapha: Hina, Ambra oder Moschus.

15. Sport: Regelmäßiger Sport und vor allem Yoga-Āsana verbessern Kreislauf, Stärke und Ausdauer. Er hilft einem, zu entspannen und gut zu schlafen und fördert Verdauung und Ausscheidung. Sport sollte in Harmonie mit der Konstitution des Betreffenden gemacht werden. Kapha-Menschen können den anstrengendsten Sport treiben, Pitta ein gemäßigtes Niveau und Vāta am leichtesten. Aerobic, Schwimmen, Gehen (nicht in der direkten Sonne) und Radfahren sind alles gute Formen von Sport für Pitta- (solange sie nicht als Wettkampf ausgeführt werden) und Kapha-Typen. Vāta-Typen lieben Sport wie Springen und Joggen, doch fließende Bewegungen wie Yoga, Dehnen und Tai Chi sind tatsächlich bessere Alternativen. Für Leute mit ernsten Vāta- und Pitta-Störungen und für alle über 80 oder unter 10 Jahren sollte körperliche Aktivität besonders sanft sein. Gehen ist wahrscheinlich der beste Sport für jede Konstitution.[8]

Vāta: Langsamer, sanfter, fließender Sport für einen maßvollen Zeitraum.
Pitta: Beruhigender Sport, der die Körperhitze nicht für längere Perioden erhöht.
Kapha: Kraftvoller, anregender und lang anhaltender Sport.

8. Unter „Vyāyāma: Sport oder Bewegung“ auf Seite 168 finden sich weitere Informationen zu körperlicher Bewegung.

16. Yoga-Āsana und Prānāyāma: Einige Anregungen für Yoga-Āsana:[9]

Vāta: Langsame, sanfte Āsanas wie Kamel, Kobra, Katze, Kuh, Pflug, Wirbelsäulendrehung und Bein heben außerdem bis zu 12 Sonnengrüße, langsam ausgeführt.
Pitta: Beruhigende Āsanas wie Boot, Bogen, Brücke, Fisch und die Kindposition sowie bis zu 16 Mondgrüße, mäßig schnell ausgeführt.
Kapha: Anregende Āsanas wie Lotus, Heuschrecke, Löwe, Pfau und Palme und zusätzlich bis zu 20 Sonnengrüße, schnell ausgeführt.

Yoga-Āsanas sind kontraindiziert bei Schwangerschaft, Menstruation, rückwärts geneigem Uterus, Bandscheibenvorfall, Anal- oder Vaginalprolaps, hohem Blutdruck, Glaukom und einem kürzlich erfolgten Herzinfarkt. Am besten führt man die Yogapraxis unter der Anleitung eines erfahrenen Yogalehrers durch.

Sitzen Sie nach dem Yoga ruhig da und führen Sie einige tiefe Atemübungen aus:

Vāta: 12 abwechselnde Atemzüge durch die Nasenlöcher
Pitta: 16 kühlende Shītalī-Atemzüge (Aufrollen der Zunge der Länge nach und hindurch atmen)
Kapha: 100 Bhastrikā oder Kapāla Bhāti (kurze, schnelle Atemzüge)

HINWEIS: Bitte holen Sie sich die Anleitung eines erfahrenen Yogalehrers, ehe Sie Yoga-Āsanas oder Prānāyāma durchführen.

17. Meditation: Es ist wichtig, mindestens 15 Minuten zu meditieren, sowohl morgens, als auch abends. Meditieren Sie so, wie Sie es gewöhnt sind oder versuchen Sie die einfache und leichte „Meditation der leeren Schale". Meditation bringt Balance und Frieden in Ihr Leben.[10]

18. Frühstück: Jetzt ist es Zeit für Ihr Frühstück! Es sollte im Sommer ein leichtes Mahl sein oder immer wenn Ihr Agni gering ist, wohingegen es in der kalten Jahreszeit umfangreicher sein kann, wenn Ihr Agni stärker ist.

19. Mittagessen: Das Mittagessen sollte Ihre Hauptmahlzeit sein und zwischen 11 Uhr und 13 Uhr eingenommen werden. Essen Sie keine Snacks zwischen den Mahlzeiten. Das Essen von Zwischenmahlzeiten findet normalerweise aufgrund von Unsicherheit statt, was emotionalen oder falschen Hunger auslöst und Agni überbeansprucht.

20. Abendessen: Ihr Abendessen sollte ein relativ leichtes Mahl sein und gegen Sonnenuntergang oder früher eingenommen werden.

9. Siehe Kapitel 11: „Yoga Chikitsā".
10. Sehen Sie dazu „Meditation der leeren Schale" auf Seite 365, an.

Vāta-Typen benötigen erdende, aber leicht verdauliche Speisen wie Reis und andere Getreide sowie gedämpftes Gemüse. Pitta-Menschen sollten kühlende Speisen wie grüne Salate, Reis und Buttermilch essen. Kapha-Typen brauchen heißes und scharfes Essen und leichte Getreidesorten wie Hirse, Mais oder Buchweizen.[11]

21. Abend: Ruhen, lesen und entspannen Sie am Abend. Ansonsten machen Sie einen flotten Spaziergang. Reinigende Kräuter wie Triphalā sollten erst eine halbe Stunde nach dem Abendessen eingenommen werden und am besten eine Stunde danach oder später. Falls Sie auch Milch zur Schlafenszeit trinken, um für einen gesunden Schlaf zu sorgen, nehmen Sie Triphalā mindestens zwei Stunden vor der Milch, die dann direkt vor dem Zubettgehen getrunken werden kann. Wenn Sie das Abendessen beispielsweise um 19 Uhr beenden, nehmen Sie Triphalā um 20 Uhr und dann eine Tasse Milch um 22 Uhr.

22. Schlafenszeit: Es ist für Vāta- und Pitta-Typen günstig, gegen Ende der Kapha-Zeit am Abend ins Bett zu gehen, so gegen 22 Uhr. Ein Glas warme Milch mit einer Prise Safran und Kardamom ist beruhigend und hilft, gesunden Schlaf zu finden. Kapha-Typen sollten lieber wach bleiben, bis die Kapha-Zeit vorbei ist, bis 23 Uhr oder sogar Mitternacht. Sie sollten auch früh aufstehen, weil das Schlafen in längeren Zeiträumen Kapha-Dosha erhöhen kann. Aber Kapha-Menschen lieben es zu schlafen, sie sollten daher Disziplin entwickeln, weniger zu schlafen.

Obgleich Karna Pūrana (Öltropfen in den Ohren) nicht jeden Tag durchgeführt werden sollte, können Sie die Gehörgänge jeden Abend mit Sesamöl befeuchten, indem Sie etwas auf den kleinen Finger oder ein Wattestäbchen geben. Man nennt das *Karna Pratisāranam*. Wenn Sie Ihren Finger benutzen, sollten die Fingernägel kurz und gut gefeilt sein.

23. Sexuelle Aktivität: Die beste Zeit für die körperliche Liebe ist zwischen 22 Uhr und 23 Uhr. Geschlechtsverkehr sollte nach schweren Mahlzeiten vermieden werden und wenn man hungrig, verärgert oder erschöpft ist. Die richtige Menge und der rechte Zeitpunkt sexueller Aktivität sind wichtig. Vāta-Typen sollten nicht öfter als ein- oder zweimal im Monat Liebe machen, Leute mit Pitta Prakruti können sich der körperlichen Liebe einmal alle zwei Wochen hingeben und Kapha-Typen können zwei- bis dreimal pro Woche Sex haben. Zu häufiges Liebesspiel erschöpft Ojas und macht den Betreffenden schwach und anfällig für Erkrankung. Ojas lässt sich nach dem Sex wiederherstellen, indem man sofort eine

---

11. „Nahrungsrichtlinien für konstitutionelle Grundtypen" auf Seite 621 und Kapitel 4, „Āhāra Chikitsā" liefern ausführliche Informationen zur Ernährung.

Massage hat und etwas Nährendes wie Mandelmilch oder Ashvagandhā-Milch trinkt.

Diese Empfehlungen gelten für Menschen, die einen ausgeglichenen Lebensstil befolgen und mit ihrer Prakruti recht ausgeglichen sind. Einigen mag es nicht möglich sein, diesen Anregungen zu folgen und sie brauchen vielleicht mehr Schlaf, unterschiedliche Sportarten oder andere Variationen. Wie immer seien Sie sanft mit sich selbst und nehmen Sie allmähliche Änderungen vor. Falls Sie diese Empfehlungen ausprobiert haben und Probleme haben, sollten Sie einen āyurvedischen Arzt aufsuchen.

Tabelle 14: Typischer Tagesablauf für jedes Dosha

Aktivität	Vāta	Pitta	Kapha
Aufwachen	6.00 Uhr	5.30 Uhr	5.00 Uhr
Zähne und Mund reinigen, Wasser trinken, Darmentleerung	6.15 Uhr	5.45 Uhr	5.15 Uhr
Sport, Yoga, Prānāyāma	7.00 Uhr[a] (nach dem Duschen)	6.00 Uhr	5.30 Uhr
Meditation	7.30 Uhr*	6.30 Uhr	6.00 Uhr
Abhyanga, dann Dusche/Bad	6.30 Uhr*	7.00 Uhr	6.30 Uhr
Frühstück	8.00 Uhr	7.30-8.00 Uhr	Keines (oder 7.00 Uhr)
Mittagessen[b]	12.00 Uhr	12.00 Uhr	12.00-13.00 Uhr
Abendessen[b]	18.00 Uhr	18.00-19.00 Uhr	19.00-20.00 Uhr
Schlafenszeit	22.00 Uhr Schlafen auf der linken Seite oder dem Rücken	22.00-23.00 Uhr Schlafen auf der rechten Seite	23.00-24.00 Uhr Schlafen auf der linken Seite

a. Bitte beachten Sie: Für einen Vāta-Menschen ist es besser, eine warme Dusche oder ein Bad vor dem Yoga und Sport zu nehmen, weil dies den Körper erwärmt und hilft, Steifheit zu überwinden. Pitta- und Kapha-Typen schwitzen beim Sport natürlich mehr, daher ist wohl eine Dusche oder ein Bad danach besser. In jedem Fall sollte man mindestens eine halbe Stunde nach dem Prānāyāma warten, ehe man badet, isst oder Nasya (Nasentropfen) anwendet. Lassen Sie zwischen Nasya und Baden oder Essen 30 Minuten verstreichen. Meditation ist zu diesen Zeiten gut.

b. Das sind ideale Zeiten für Mahlzeiten, doch wenn jemand anfällig für Hypoglykämie ist, sollte er oder sie dieser Tabelle nicht zu streng folgen.

Tägliche Routine während der Monatsblutung

Eine Frau sollte zur Zeit des Eisprungs, sofort vor den Tagen und während der Menstruation ihre Lebensweise ändern. Hier sind einige „Verhaltensregeln", die Sie während Ihrer Periode befolgen sollten:

- Machen Sie keinen anstrengenden Sport.
- Nehmen Sie keine extrem heiße oder kalte Dusche.
- Haben Sie keine sexuelle Aktivität.
- Schneiden Sie weder Haare, noch Nägel, da dies das *Asthi Dhātu* stört.
- Führen Sie keine Pūjā oder spirituelle Zeremonie durch, berühren Sie keine alten Bäume oder gehen Sie nicht zum Fluss, denn der Geruch des Menstrualbluts zieht unerwünschte Geister an (lokale Energiefelder).
- Nehmen Sie Tikta Ghrita (bitteres Ghee) und Shatāvarī.
- Essen Sie eisenhaltige Lebensmittel wie Spinat, rote Bete und Rosinen.
- Verwenden Sie bequeme Watteeinlagen.
- Gehen Sie nur geringen Aktivitäten nach – ruhen, lesen Sie und erholen Sie sich.

Es sollte etwa eine Woche nach dem Ende der Monatsblutung einer Frau ein Wunsch nach Geschlechtsverkehr bestehen, denn Apāna Vāyu wirkt weiterhin auf feinstofflicher Zellebene und erzeugt feine Bewegungen in Vaginal- und Gebärmutterschleimhaut. Diese Bewegungen stimulieren den Wunsch nach Liebesspiel und dies ist normalerweise eine gute Zeit für ein Paar, dies zu tun. Wenn die Frau nicht Liebe macht und diesen Wunsch unterdrückt, träumt sie vielleicht von Sex, woraufhin die unschuldigen Zellen in der Gebärmutter glauben, sie hätten empfangen, wodurch ein „falscher Fötus" wie ein fibröser Tumor, eine Ovarialzyste oder Verdickung der Gebärmutterschleimhaut entsteht. Beachten Sie jedoch, dass es andere Ursachen für diese Leiden gibt wie hormonelle Ungleichheit, regelmäßige Masturbation, unvereinbare Zusammenstellung der Nahrung, genetische Veranlagung und hohes systemisches Kapha-Dosha.

Rutucharyā, jahreszeitliche Routinen

Jahresphasen

Die chronologische Zeit wird durch Auf- und Untergang der Sonne beeinflusst und von den Mondphasen. Der Mond ist kühl, ruhig, weich, angenehm und sanft und hat überwiegend Kapha-Qualitäten. Er beeinflusst die Wassermenge in der Atmosphäre, was durch die Tatsache deutlich wird, dass die Feuchtigkeit in der Nacht zunimmt, wenn die lunare Energie vorherrscht. Deswegen ist der Mond eine Gottheit des Wassers. Umgekehrt ist die Sonne eine Gottheit des Feuers, weil sie die Atmosphäre tagsüber austrocknet. Sie besitzt primär Pitta- und sekundär Vāta-Eigenschaften.

Die āyurvedische Literatur unterteilt jedes Jahr in zwei Gruppen von Jahreszeiten. Eine ist die Zeit von der Wintersonnwende, durch den Spätwinter und das Frühjahr bis zur Sommersonnwende. Dies heißt *Ādāna,* das bedeutet Dehydrierung, und der bittere, astringente und scharfe Geschmack herrscht in der Atmosphäre vor. Diese Phase wird von der Sonne beherrscht, die sich in der nördlichen Hemisphäre während der Ādāna-Phase nach Norden bewegt. Die Tage werden heller und schärfer und die zunehmende Intensität des Feuerelements absorbiert die Feuchtigkeit aus der Erde und trocknet die Atmosphäre aus. Das führt dazu, dass die Energie der Menschen verbraucht ist, sie sich zunehmend erschöpft fühlen und die Heilkraft nachlässt.

Die zweite Jahresphase heißt *Visarga,* also Befeuchtung. Die Sonne ist schwächer und lunare Qualitäten sind in dieser Zeit dominant, die von der Sommersonnwende, durch die Regenzeit (eine Jahreszeit, die in Indien und anderen tropischen Ländern stattfindet) über Herbst und Frühwinter bis zur Wintersonnwende reicht. In dieser Visarga-Zeit bewegt sich die Sonne in der nördlichen Hemisphäre nach Süden, daher wird das Wetter immer kühler. In der Visarga-Phase herrscht der saure, salzige und süße Geschmack in der Atmosphäre vor, die diese Geschmäcker auch an die Lebewesen einschließlich der Menschen weitergibt. Gegen Ende dieser Zeit ist nur noch wenig Wärme vorhanden und die Menschen besitzen gute Stärke und viel Energie, was bei der Wintersonnwende den Höhepunkt erreicht.

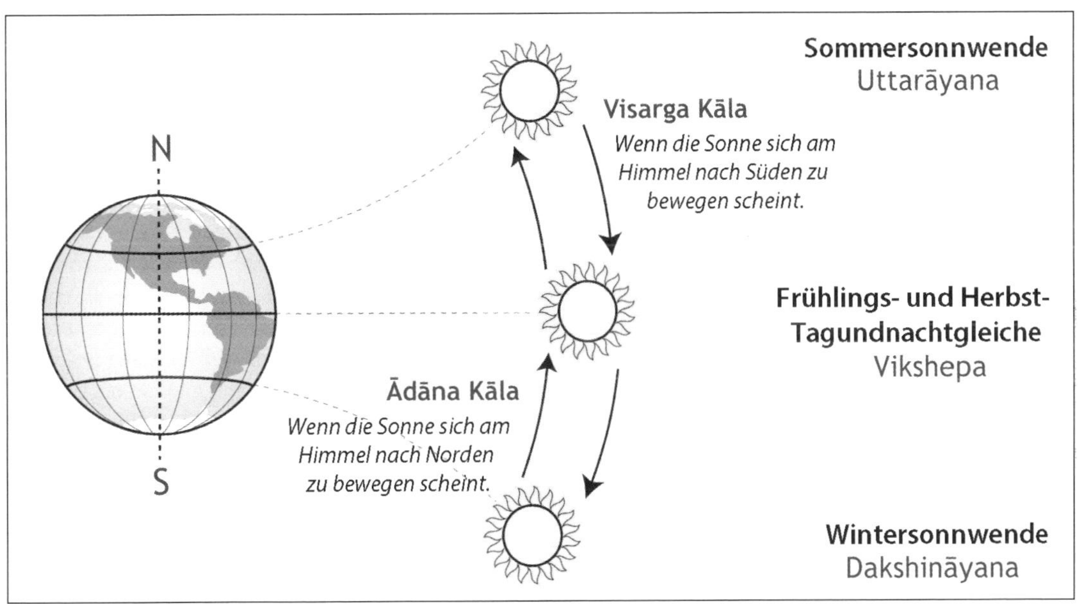

Die Ausgeglichenheit zwischen Visarga und Ādāna nennt man *Vikshepa*, also ein ausgewogener Zustand der Dosha-Qualitäten in der Atmosphäre. Dies findet um die Frühlings- und Herbst-Tagundnachtgleiche statt, welche Zeiten der Mäßigung sind. Genau zur Winter- und Sommersonnwende hat die Sonne keine spürbare Bewegung nach Norden oder Süden, somit sind auch sie Übergangszeiten zwischen kosmischem Prāna und Apāna und deshalb günstige Zeiten.

Saisonale und tägliche Zyklen der Doshas

Das Sanskrit-Wort „Rutu" steht für die jahreszeitliche Bewegung der Zeit, während „Charya" Routine oder Lebensweise bedeutet. Daher steht „Rutucharyā" für jahreszeitliche Routine oder jahreszeitlichen Lebensstil. Um die passenden jahreszeitlichen Routinen zu wählen, müssen wir als erstes die Bedeutung der Jahreszeiten und ihrer Eigenschaften, vorherrschenden Elemente und zugehörigen Doshas sowie die typischen Beschwerden verstehen, die in jeder Jahreszeit auftreten können. Jede Jahreszeit beeinflusst die Körperzellen, Organe und Systeme sowie die drei Doshas, was im Geist zu einem feinstofflichen emotionalen Wandel führt.

Laut dem Āyurveda ist ein Mensch eine Miniaturspiegelung der Natur. Wie alle Lebewesen haben die Jahreszeiten eine Prakruti (Natur oder Konstitution). In gemäßigten Klimazonen ist die Prakruti des Frühlings Kapha, während die des Sommers Pitta ist und vom Herbst Vāta. Deshalb sind Kapha-Leiden eher im Frühling, Pitta-Krankheiten im Sommer und Vāta im Herbst verbreitet. Der Winter ist generell eine Kapha-Jahreszeit, in der Erkältungen und andere Kapha-Krankheiten häufig vorkommen, doch in trockenen Gegenden kann es auch Vāta-Attribute haben.

Sobald wir die allgemeine Routine für die aktuelle Jahreszeit kennen, können wir sie täglich anwenden, gemäß der Variationen in den Wetterbedingungen abgewandelt, welche eine Form von jahreszeitlicher Vikruti sind. So wie die Menschen Vikruti haben (aktueller Zustand der Dosha-Unausgewogenheit), gilt das auch für Jahreszeiten. Der Jahreszeit ungemäßes Wetter hat krankhafte Eigenschaften für diese Jahreszeit zur Folge, eine Art von jahreszeitlicher Vikruti. Somit muss man den entsprechenden Ablauf je nach Tageszeit und Wettertyp sowie Jahreszeit wählen. Wir können uns nicht nur nach dem Kalender richten und sagen, eine Jahreszeit beginnt an einem bestimmten Datum und daher sollten wir uns während der gesamten Jahreszeit auf eine bestimmte Weise verhalten. An manchen Herbsttagen z. B. herrschen vielleicht Nebel und kaltes Wetter, also müssen wir so tun, als wäre schon Winterzeit. Doch an anderen Herbsttagen ist es heiß und sonnig, also benehmen wir uns bei diesen Gelegenheiten eher so als wäre es Sommer.

Des Weiteren hat jedes geografische Gebiet etwas andere Jahreszeiten, somit müssen wir die Natur der Jahreszeiten im Zusammenhang mit dieser Gegend beobachten. Sommertage können an manchen Orten relativ kühl sein, lassen sich also eher mit dem Winter an wärmeren Orten vergleichen. In dieser Situation befolgt man einen Ablauf, der eher eine Mischung aus Sommer und Winter ist, als nur Sommer. In anderen Gegenden wiederum mag der Sommer so heiß und sonnig sein, dass man die Ernährungs- und Lebensweise auf eine sehr strenge Sommerroutine umstellen muss, um den Körper abzukühlen.

Schließlich gilt es auch noch, die Konstitution eines Menschen zu berücksichtigen und ein etwaiges Dosha-Ungleichheit. Der Frühling ist z. B. für die meisten Leute eine gesunde Jahreszeit, doch für Kapha-Personen und andere mit gesteigertem Kapha kann er recht ungesund sein und in Frühjahrserkältungen und Heuschnupfen münden. Entsprechend halten Vāta-Typen in der Regel den Sommer für eine gute Jahreszeit, während Herbst und Winter für Vāta-Menschen und jene mit Vāta-Unausgewogenheit am härtesten sind. Der Sommer kann die ungesündeste Jahreszeit für Pitta-Typen sein, Durchfall, Hautausschläge und Sonnenbrand hervorrufen. Falls Sie eine Pitta-Reizung haben, ist der Winter allgemein eine gesunde Zeit, denn die Kälte des Winters beruhigt die heiße Qualität von Pitta. Folgen Sie dementsprechend nicht der Standard-Winterroutine, wenn Sie überschüssiges Pitta haben. Beachten Sie stattdessen eine Mischung aus Winter- und Sommerablauf. Halten Sie den Körper äußerlich warm, um ihn vor den jahreszeitlichen Einflüssen zu schützen, aber den Körper innerlich kühl, um Pitta zu beruhigen. Das gleiche Prinzip gilt für jedes Ungleichgewicht der Doshas. Wenn man mit diesem Bewusstsein vorgeht, ist dies ein schöner Weg, um eine Balance zwischen der äußeren und unserer inneren Ökologie herzustellen.

Saisonale Charakteristiken

Tabelle 16 auf Seite 124 führt die Jahreszeiten und ihre Wirkungen auf jedes Dosha gemäß der meisten Staaten in Indien auf, obwohl dies je nach entsprechender Region variiert. Das sind die traditionellen sechs Jahreszeiten, die in den alten āyurvedischen Texten besprochen werden.

Diese Jahreszeiten lassen sich im weiteren Sinne auf den nordamerikanischen Kontext anwenden. Folgende Beispiele zeigen die typischen Merkmale in jeder Jahreszeit, wenngleich die Bedingungen zu jeder Jahreszeit in Teilen Indiens nicht auf diese Liste begrenzt sind:

1. Vasanta – ähnlich wie der Frühling im Nordosten der USA
2. Grīshma – vergleichbar mit dem Sommer im Südwesten USA
3. Varsha – wie ein nasser Frühling oder Herbst im Nordwesten der USA, doch mit stärkerem Regen

4. Sharad – ähnlich wie der Sommer in Teilen der südlichen USA
5. Hemanta – gleich wie der Herbst im mittleren Westen der USA
6. Shishira – vergleichbar mit einem milden Winter im mittleren Westen der USA

Der indische Kalender lässt sich folgendermaßen in die üblichen westlichen Jahreszeiten übertragen:

Tabelle 15: Westliche Jahreszeiten

Dosha	Anhäufung (Chāyā)	Reizung (Prakopa)	Linderung (Prashama)
Vāta	Spätsommer	Herbst, Winter	Frühling
Pitta	Spätes Frühjahr	Sommer	Herbst
Kapha	Winter	Frühling	Sommer

Tabelle 16: Indische Jahreszeiten und ihre Wirkungen auf die Doshas

Jahreszeit	Shishira	Vasanta	Grīshma	Varsha	Sharad	Hemanta
Zeit	Januar-Februar	März-April	Mai-Juni	Juli-August	September-Oktober	November-Dezember
Entsprechung	Spätwinter	Frühling	Sommer	Regenzeit	Herbst	Frühwinter
Qualitäten	Kühl, feucht	Mild, gemäßigt	Heiß, scharf, trocken	Nass, kühl, windig	Heiß, feucht	Kühl, schwer
Geschmack der Jahreszeit	Bitter	Astringent	Scharf	Sauer	Salzig	Süß
Angesammeltes Dosha (Chāyā)	Kapha		Vāta, Pitta	Pitta		Kapha
Gereiztes Dosha (Prakopa)		Kapha		Vāta	Pitta	
Gelindertes Dosha (Prashama)			Kapha		Vāta	Pitta

a. Auch Pravrush genannt.
b. Variiert je nach Region.

Am wichtigsten ist, wir können erkennen, dass ein Dosha prinzipiell in jeder Jahreszeit verschlimmert ist und wir dieses besondere Dosha zu der Zeit des Jahres speziell kontrollieren müssen.

Sommer. Pitta ist gereizt, führt zu Magenübersäuerung, Durchfall, Nesselausschlag, Hautausschlägen und Urtikaria.

Herbst. Vāta ist gereizt, verursacht häufig Verstopfung, Rheuma und Arthritis.

Winter. Kapha (feste Qualität) ist gereizt, erzeugt Erkältungen, Kongestion und Husten.

Frühling. Kapha (flüssige Qualität) ist gereizt, löst Asthma, Heuschnupfen, Allergien, laufende Nase etc. aus. Pitta steigt dann im späten Frühjahr an und hat juckende Augen, Hautausschläge etc. zur Folge.

Saisonale Übergänge und Reinigung

Das Āyurveda definiert *Rutu Sandhi* als Übergang zwischen zwei Jahreszeiten, was gewöhnlich die letzten 15 Tage einer Jahreszeit und die ersten 15 Tage der nächsten umfasst. Das Konzept ist ähnlich wie wenn man von draußen in ein Gebäude kommt. Die Tür ist wie der Ausgang von einer Jahreszeit und der Eintritt in die nächste. In diesem Zeitraum sollte man die Kleider, Lebensführung und Einstellungen von der Jahreszeit wechseln und frisch in die nächste eintreten. Das Āyurveda empfiehlt während dieser jahreszeitlichen Kreuzungspunkte ein geeignetes Reinigungsprogramm für jeden Einzelnen wie die Pañchakarma-Therapie. Je nach Prakruti und Vikruti des Einzelnen kann man die anfänglichen Maßnahmen des Pañchakarma für 5, 7 oder 15 Tage durchführen. Der Betreffende ist dann bereit für den passenden Reinigungsablauf. Es gibt folgende Optionen:

- Vamana (Emesis oder therapeutisches Erbrechen) wird zwischen Winter und Frühjahr und manchmal zwischen Herbst und Winter empfohlen. Vamana beseitigt übermäßiges Kapha und Kapha-bedingte Giftstoffe aus dem Magen und anderen Kapha-Orten. Wird es vor dem Frühling durchgeführt, hilft es, eine Kapha-Reizung zu vermeiden.
- Virechana (Abführtherapie) scheidet Pitta und Pitta-bedingtes Āma aus dem Dünndarm und anderen Pitta-Stellen aus. Es sollte zwischen Frühjahr und Sommer erfolgen. Dies beseitigt Pitta aus dem System, sodass jeder Mensch (besonders Pitta-Individuen) den Sommer mit weniger Pitta-Verstärkung genießen können.
- Basti (medizinischer Kräutereinlauf) wird am Übergang zwischen Sommer und Herbst angeraten, sodass eine Person Herbst und Winter ohne Vāta-Erkrankungen genießen

Einflüsse der Jahreszeit auf Prakruti

Das Geburtsdatum eines Menschen hilft uns, den jahreszeitlichen Einfluss auf die Konstitution des Babys zu diesem wichtigen Zeitpunkt zu erkennen. Aber während wir dies nutzen können, um einige Dosha-Einflüsse zu verstehen, verrät es uns nichts über die Grundkonstitution des Kindes. Die Prakruti eines Menschen wird zum Zeitpunkt der Empfängnis bestimmt, die in einer anderen Jahreszeit stattfindet als die Geburt. Wird ein Kind z. B. im Frühling geboren, können die Kapha-Eigenschaften in der Umwelt, wie schwer, kühl und ölig, einen bedeutenden Einfluss haben, dadurch kann das Baby anfällig für Kapha-Erkrankungen wie Erkältungen, Kongestion und Husten sein. Doch das Kind wäre im Sommer empfangen worden, was eine Konstitution mit Pitta-Dominanz zur Folge haben könnte. Beachten Sie jedoch, dass die Prakrutis der Eltern ein noch wichtigerer Faktor sind als die Jahreszeiten bei der Bestimmung der hauptsächlichen Dosha-Konstitution des Kindes.

kann. Es entfernt übermäßiges Vāta und durch Vāta hervorgerufene Toxine aus Dickdarm und anderen Vāta-Orten.

- Rakta Moksha (Aderlass-Therapie) entfernt Pitta und Pitta-bedingtes Āma aus dem hämatopoetischen System. Sie wird im Fall von chronischen Hautkrankheiten, vergrößerter Leber oder Milz, Gicht und gangränösen Veränderungen bei Diabetespatienten durchgeführt. Rakta Moksha beseitigt nicht nur zu viel Pitta, sondern auch jedes Übermaß an Doshas oder Āma aus dem Rakta Dhātu. Es sollte im späten Frühjahr und in Indien während der Jahreszeit Sharad (September-Oktober) stattfinden. Führen Sie Rakta Moksha nur unter der richtigen Anleitung eines āyurvedischen Arztes aus.
- Nasya (Therapie der Nase) hilft, überschüssige Doshas aus dem Nervensystem zu entfernen. Nasya wird durch die Nase angewandt, die das Tor zu Gehirn und Bewusstsein ist. Dabei werden medizinische Öle, Ghees und Kräuterpulver eingesetzt und dies kann während oder nach dem Pañchakarma und zu jeder Jahreszeit erfolgen. Besonders Ghee Nasya ist gut für den täglichen Gebrauch, für jede Konstitution und jederzeit.

Die Richtlinien zum Einsatz jeder dieser therapeutischen Maßnahmen können im Fall spezifischer Bedingungen aufgehoben werden. Zum Beispiel angenommen, jemand hat überschüssiges Kapha und es ist Sommer. Das ist eine Pitta-dominante Jahreszeit, also sind Virechana oder Rakta Moksha die Standardbehandlungen für diese Jahreszeit. Aber in diesem Fall von aggraviertem Kapha im Magen kann Vamana angewandt werden, um das zu hohe Kapha zu entfernen, selbst im Sommer. Der Betroffene sollte dann eine Kapha besänftigende Diät, Lebensweise und Kräuternutzung befolgen, während er auch aufpassen sollte, Pitta in der heißen Jahreszeit nicht zu reizen.

Saisonale und tägliche Zyklen

Jeder Ort hat eine andere Zeitvorgabe für jede Jahreszeit, man sollte daher die Veränderungen genau beobachten, die auf den Wechsel von einer Jahreszeit in die nächste hindeuten. Wir können die grundlegende Natur jeder Jahreszeit gemäß Ort, Zeit oder täglichen Bedingungen anwenden. Wir können jederzeit beurteilen, welcher Art der Tag draußen ist und sofort unser Verhalten anpassen.

Wenn wir jahreszeitliche Muster verstehen, können wir auch leichter die täglichen Zyklen nachvollziehen. Innerhalb von einem Tag kann man Miniperioden aller vier Jahreszeiten erleben. Der frühe Morgen ist wie Winter, während der Morgen die Frühlingszeit ist, denn die Vögel singen und die Blumen blühen. Am Mittag ist es heißer wie im Sommer, dann am Spätnachmittag ist es eher wie im Herbst. Dieser Kreislauf wiederholt sich dann in der Nacht.

Am Tag lassen sich entsprechend auch die zyklischen Bewegungen der drei Doshas an diesem Tag beobachten. Der frühe Morgen und Abend sind Kapha-Zeiten wie der Frühling. Mittag und Mitternacht sind Pitta-Perioden wie der Sommer. Morgen und später Nachmittag bis zur Abenddämmerung sind Vāta-Zeiten wie der Herbst. Wir können selbst die Entsprechungen der Visarga- und Ādāna-Phasen in einem täglichen Zyklus erkennen. Von Sonnenaufgang bis Mittag und Sonnenuntergang bis Mitternacht sind Ādāna-Zeiten, während Mittag bis Sonnenuntergang und Mitternacht bis Sonnenaufgang Visarga sind.

Im letzten Teil dieses Kapitels sprechen wir über die Eigenschaften und angemessenen Abläufe für jede der vier Jahreszeiten, die man in den meisten gemäßigten Klimazonen findet.

Saisonale Routine für den Frühling

Im 11. Kapitel der *Bhagavad Gītā* erzählt Krishna von diesen vorherrschenden Attributen. Dort erklärt er: „Ich bin die Seele im Körper, der Geist in den Sinnen, Garuda (der Adler) unter den Vögeln und der Löwe bei den Tieren. Unter allen Bäumen bin ich der heilige Pippala (oder Bodhi)-Baum und bei den Jahreszeiten der Frühling".

Der König der Jahreszeiten ist der Frühling. In dieser Jahreszeit wacht Mutter Erde auf und Udāna Vāyu (nach oben gerichtete Energie von Vāta) verursacht Sprießen und Wachstum. Das

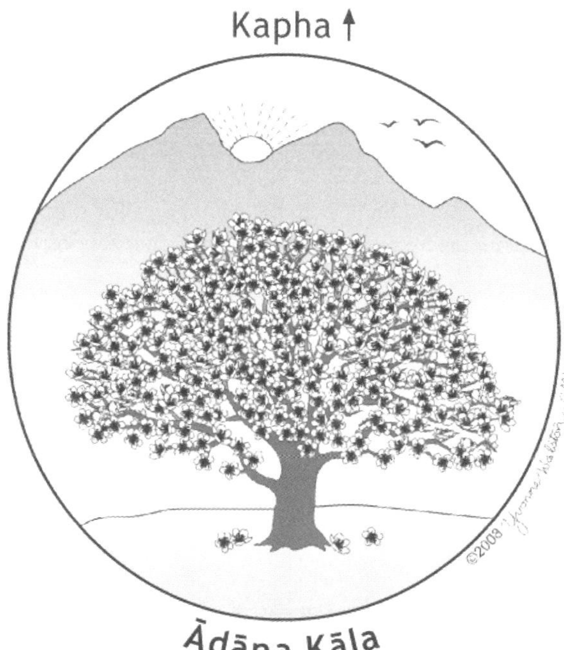

Lebensweise im Frühling

- Eine Kapha beruhigende Diät befolgen
- Primär bittere, scharfe und astringente Speisen essen
- Leichte, leicht verdauuliche Mahlzeiten einnehmen
- Einmal pro Woche fasten, aus astrologischen Gründen am besten Montag oder Donnerstag.
  Zu anderen Jahreszeiten wird Fasten nicht firekt empfohlen
- Wärmende, reinigende Kräutertees trinken wie Ingwer-, Zimt-, Cardamom-, Nelkentee
- Abends lange wach bleiben, Kapha-Leute bis Mitternacht
- Yoga, Meditation und Prānāyāma machen
- Warm und trocken halten
- Eine Kräutermischung namens Dhūma rauchen mit Kräutern wie Kamille, Rosenblättern und Zimt
- Täglich Pratimarsha Nasya (Nasentropfen) mit einem medizinischen Vachaölpräparat anwenden

Frühjahr ist mild, feucht und voller Farbe, speziell das Laub. Es ist eine Zeit des Wachstums, des Ausprobierens neuer Fertigkeiten und der Beginn eines neuen Lebensstils. Die Menschen fühlen sich üblicherweise energiegeladen nach dem Winter und es ist eine gute Zeit, um im Garten zu arbeiten und die Schönheit der blühenden Frühlingsblumen zu betrachten und den Vögeln zuzuhören, die in den Bäumen singen.

Aufgrund der Frühlingswärme beginnt aller im Winter angesammelter Schnee zu schmelzen und in der Atmosphäre herrscht Kapha vor. Genauso beginnt jedes angesammelte oder stagnierte Kapha-Dosha, sich zu verflüssigen und aus dem Körper zu laufen, was die Ursache von Frühlingserkältungen ist. In so einem Fall ist es gut, Pañchakarma im Vorfrühling durchzuführen. Die spezielle Behandlung zur Beseitigung von Kapha ist Snehana und Svedana, gefolgt von Vamana (Emesistherapie).[12]

Im Frühling verströmen die Blumen auch ihre Pollen und ihren Duft und machen die meisten Vāta- und Pitta-Leute glücklich und froh. Viele Kapha-Menschen sowie andere Leute mit angesammeltem Kapha bekommen jedoch Frühlings-Heuschnupfen und Allergien. Pañchakarma hilft in diesen Fällen sowie die Einatmung einer *Dhūmana* (Rauch)-Mischung, mit dem groben Pulver aus Rose, Nelken und Zimt. Dies sind wärmende und Kapha beruhigende Kräuter. Es ist auch gut, Gandūsha (Gurgeln) mit Honig und heißem Wasser oder auch mit einer Tasse heißem Wasser und je einem Teelöffel Kurkuma und Salz durchzuführen. Diese Maßnahmen beruhigen Kapha im Halsbereich.

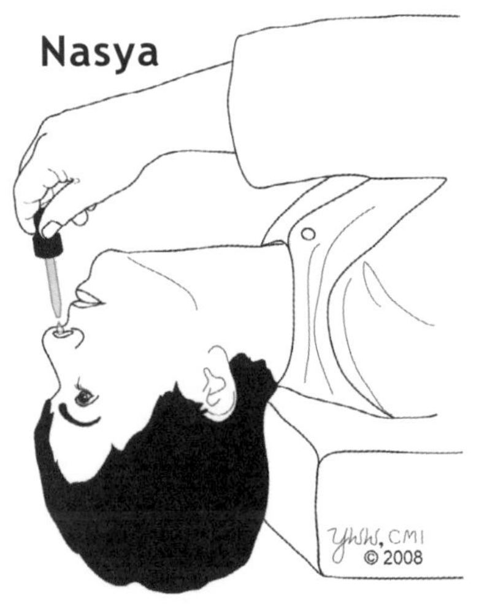

Nasya (Anwendung von Kräutern in der Nase) ist die primäre Pañchakarma-Behandlung, um Kapha aus Nase, Nebenhöhlen und Kopfbereich zu beseitigen. Benutzen Sie Vachapulver, medizinisches Vachaöl mit der gleichen Menge Sesamöl verdünnt oder eine Verdünnung aus 1 % ätherischem Vachaöl. Man kann für die Nasenreinigung auch eine hochkonzentrierte (isotonische) Salzlösung in Wasser bei Zimmertemperatur verwenden.

Trikatu, ein Kräuterpräparat aus Ingwer, schwarzem Pfeffer und Pippalī (Piper longum) ist eine gute Mischung, um Kapha zu besänftigen, die Verdauung zu verstärken und Giftstoffe auszuschwemmen. Kreuzkümmel-, Koriander- und Fencheltee ist ebenfalls dienlich und diese Kräuter sind leicht abführend, helfen also, Toxine zu entfernen. Sitopalādi, Punarnavā und Sudarshan sind andere Kräutermittel, die im Allgemeinen eingesetzt werden, um Kapha-Dosha zu dieser Jahreszeit zu regulieren. Ätherisches Hina-, Ambra- und Eukalyptusöl oder Räucherwerk können auch helfen, zu hohes Kapha-Dosha auszuscheiden.

12. Siehe auch „Vamana: Emesistherapie“ auf Seite 222

Insgesamt betrachtet ist der Frühling hauptsächlich eine gesunde Jahreszeit, außer für Kapha-Menschen oder Leute mit bestehendem Kapha-Missverhältnis. Pitta-Typen werden die erste Hälfte des Frühlings genießen, auch wenn die zweite Hälfte vielleicht zu heiß für sie ist, während Vāta-Leute sich während der ganzen Jahreszeit gesund und glücklich fühlen. Falls wir alles überschüssige Kapha im Vorfrühling beseitigen, lässt sich das Auftreten von Allergien, Heuschnupfen und Erkältungen minimieren. Die Ernährung ist ein wichtiger Teil dieses Prozesses.

Frühlingsspeisen

Ein Ernährungsplan für den Frühling sollte daraus bestehen, schweres, öliges Essen zu meiden und saure, süße und salzige Stoffe zu minimieren, da sie alle Kapha reizen. Man sollte Fleisch und Milchprodukte weglassen, obgleich kleine Mengen Ghee eine Ausnahme dieser Regel bedeuten. Vermeiden Sie strikt Fleisch und Thunfisch. Selbst Meeresfrüchte, Krabbe, Hummer und Ente verschlimmern Kapha und werden daher nicht empfohlen. Wenn man tierische Nahrungsmittel isst, sind andere Arten von Fisch, Wild, Huhn, Pute und Eier bessere Alternativen als die oben genannten. Getreide, das vermieden werden sollte, ist Weizen, brauner und weißer Reis (außer Basmati-Reis), die meisten Formen von Nudeln, gebleichtes Mehl, Weißbrot und Urid Dal. Umgehen Sie auch Avocado, Banane, Kokosnuss, Datteln, Melonen, Gurke, Süßkartoffeln und Kürbis, da sie alle Kapha verschlimmern.

Man sollte mehr Speisen mit bitterem, scharfem und astringentem Geschmack zu sich nehmen. Hülsenfrüchte wie halbe Erbsen, rote Linsen, Kichererbsen, Pintobohnen und Sojabohnenprodukte sind förderlich, um Kapha-Dosha zu beruhigen. Gute Getreidesorten für die Frühlingszeit sind Amaranth, Gerste, Buchweizen, Mais, Hirse, Hafer, Quinoa und Roggen sowie Tapioka. Die besten Früchte, falls erhältlich, sind Äpfel, Aprikosen, Beeren, Kirschen, dunkle Trauben, Mangos, Pfirsiche, Birnen und Granatäpfel und Trockenfrüchte wie Rosinen. Zum Gemüse, das besonders gut für Kapha ist, zählen Artischocke, Spargel, rote Bete, Brokkoli, Karotten, Kopfsalat, Okra, Rettich, Spinat und alle Arten von Blattgemüse. Zwiebel und Knoblauch können mit mäßigen Mengen wärmender Gewürze eingesetzt werden.

Man kann die Mahlzeiten mit einer Tasse frisch zubereitetem Lassi beenden, also frischer Joghurt mit vier Teilen Wasser verdünnt und einer Prise trockenem Ingwer. Ingwer- und Zimttee mit Honig ist gut, um zu dieser Jahreszeit Kapha zu besänftigen. Beachten Sie, dass roher Honig und kleine Mengen Melasse hilfreich sind, um Kapha-Dosha zu kontrollieren, wohingegen alle anderen Süßungsmittel Kapha verstärken. Das Āyurveda erklärt, man dürfe Honig nie kochen, da das die feinstofflichen Kanäle verstopft und

Im Frühling zu vermeiden

- Vermeiden Sie Kapha verstärkende Speisen
- Vermeiden Sie übermäßige Mengen an süßen, sauren und salzigen Lebensmitteln
- Vermeiden Sie fettes, frittiertes Essen
- Vermeiden Sie alle schweren Speisen
- Vermeiden Sie, ein großes, schweres Frühstück einzunehmen
- Vermeiden Sie, zwischen Mahlzeiten zu essen, außer Trockenfrüchte
- Vermeiden Sie kalte oder eisgekühlte Getränke
- Vermeiden Sie Schlafen am Tag
- Vermeiden Sie die Einwirkung von Schmutz, Staub und Pollen

als Gift im System wirkt. Trinkt man aber eine Tasse heißes Wasser mit einem Teelöffel rohen Honig, nachdem es etwas abgekühlt ist, unterstützt dies beim Ausgleich von Kapha und beseitigt Giftstoffe.

Man sollte in dieser Jahreszeit kleinere Mahlzeiten essen, sodass Agni nicht überladen wird. Zwei oder drei kleine, leichte Mahlzeiten am Tag sind gut. Es ist eine gute Zeit, um mit Apfelsaft oder Granatapfelsaft oder Früchten wie Beeren zu fasten. Vermeiden Sie kalte Getränke und Eiscreme und um die Verdauung zu verbessern, trinken Sie kleine Mengen āyurvedischer Weine namens *Āsavas*. Beispiele allgemein verwendeter Āsavas sind Drākshā (fermentierter Traubensaft mit Gewürzen) und Pippalī-Āsava, der Pippalī enthält. Āsavas werden in Mengen von 4 Esslöffeln pro Mahlzeit eingenommen und mit der gleichen Menge Wasser verdünnt. Falls kein Āsava verfügbar ist, beruhigt die gleiche Menge trockener Weiß- oder Rotwein, den man während des Abendessens trinkt, auch Kapha-Dosha.

Im Āyurveda heißt es, dass Schlafen am Tag Kapha steigern und die Verdauung verlangsamen kann, ist daher im Frühjahr nicht ratsam. In manchen Teilen der Welt ist die zweite Hälfte des Frühlings heiß, daher halten sich manche Menschen lieber in gekühlten Räumen und Büros auf. Doch Klimaanlagen sollten in der Frühlingszeit möglichst wenig eingesetzt werden, denn sie können jedes angesammelte Kapha reizen, das nicht ausgeschieden wurde. Es wird auch nicht empfohlen, schon schwimmen zu gehen, es sei denn, Sie befinden sich in einem heißen Klima. Man schwimmt in der Hitze des Sommers am besten in Meer, Fluss oder See.

Im Frühjahr wird dazu geraten, früh aufzustehen und nach dem Zähneputzen und Zungenreinigen einen Morgenspaziergang zu machen. Man sollte danach Abhyanga (Ölmassage) mit Sesam- oder Sonnenblumenöl durchführen und eine warme Dusche mit Niemseife nehmen. Machen Sie danach einige Kapha verringernde Yoga-Āsanas wie Sonnengruß, Boot, Bogen, Brücke, Lotus, Heuschrecke, Löwe, Kamel, Kobra, Kuh und Katze und Wirbelsäulendrehung. Diese sollten unter der Anleitung eines erfahrenen Yogalehrers erfolgen, denn die Āsanas können Verletzungen hervorrufen, wenn man sie alleine macht. Auf das Yoga kann Prānāyāma, dann Meditation folgen, was in jeder Jahreszeit sehr empfohlen wird.

Der Frühling ist eine Jahreszeit von Kapha und somit potentiell eine Zeit von übermäßigem Meda Dhātu. Deshalb ist aktiver Sport jetzt zuträglich. Joggen, Springen, Wandern, Walking und leichtes Gewichtheben sind alle gut, um jegliches übermäßiges Kapha zu verbrennen. Nützliche Kräuter, die Agni erhöhen und Kapha-Dosha beruhigen, sind Chitrak, Kutki, Punarnavā und *Shilājit* sowie Präparate wie Trikatu. Diese sind zu dieser Jahreszeit für Kapha-Personen besonders angemessen.

Lebensweise im Sommer

- Eine Pitta besänftigende Kost essen
- Kühlende Kräutertees trinken wie Kreuzkümmel-, Koriander- und Fencheltee
- Kühlende, leicht verdauliche Mahlzeiten wie Kitchari und Salate essen
- Vorwiegend süße, astringente und bittere Speisen essen
- Um 23 Uhr zu Bett gehen und früh aufstehen
- Regelmäßig Yoga, Prānāyāma und Meditation machen
- Durch Auftragen von ätherischem Sandelholz- oder Vetiveröl am Körper kühl halten
- Draußen einen Hut tragen und bei Grelle eine Sonnenbrille benutzen
- Tägliche Ölmassage mit Sonnenblumen- oder Kokosnussöl durchführen
- Zur Schlafenszeit Kokosnussöl in Füße und Kopfhaut einreiben
- Virechana mit Āmalakī durchführen, um akkummuliertes Pitta zu entfernen

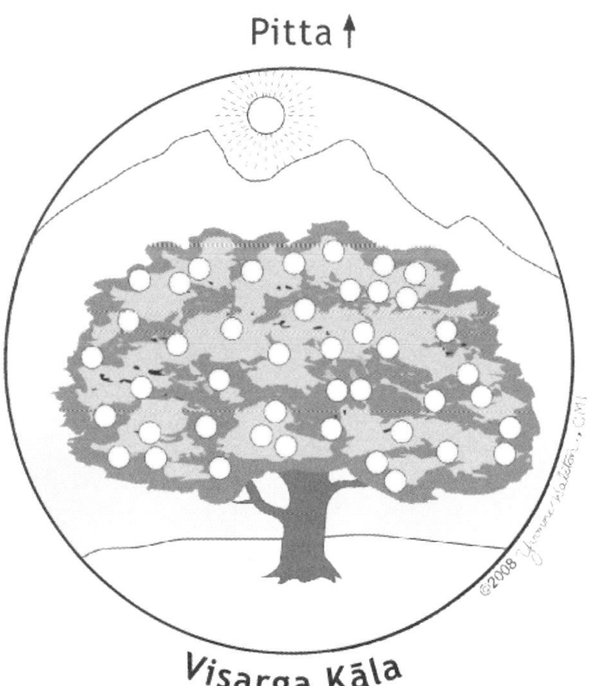

Saisonale Routine für den Sommer

Die grundlegenden Eigenschaften des Sommers entsprechen den Qualitäten von Pitta-Dosha. Daher verschlimmert der Sommer Pitta und daher sollte die Routine natürlich Pitta lindern.

Morgenroutine

Sommermorgen sind meistens angenehm, also sollte man gegen 5 Uhr aufwachen und die Zähne mit einer bitter und astringent schmeckenden Zahnpasta oder einem Zahnpulver putzen, die aus Kräutern wie Niem oder Bilva bestehen. Kampfer oder Minze können auch dabei sein, wenn Sie möchten, da beides kühlende Substanzen sind. Putzt man die Zähne mit bitteren und astringenten Kräutern, hilft das Pitta zu beruhigen und den Mund zu erfrischen. Nach dem Putzen schaben Sie die Zunge mit einem Silber- oder Edelstahl-Zungenschaber, da dies ebenfalls Pitta abmildert. Nehmen Sie nun einen Mundvoll Kokosnussöl bei Zimmertemperatur und schwenken Sie es langsam für ein paar Minuten im Mund, bevor Sie es ausspucken. Das Öl sollte bei Zimmertemperatur flüssig sein, dies wird also besser in warmen Klimazonen durchgeführt. Dann massieren Sie das Zahnfleisch sanft mit dem Zeigefinger. Nach Ausspülen des Mundes trinken Sie ein Glas Wasser bei Raumtemperatur.

Laufen, Springen und Joggen sind kraftvolle Formen von Sport, daher also nicht zu empfehlen und wenn man sie dennoch macht, sollten sie in der Früh nur leicht ausgeführt werden, damit Pitta nicht übermäßig gereizt wird. Leichte Bewegung wie Gehen, Fahrradfahren und Yoga-Āsanas ist besser.

Pitta mildernde Yoga-Āsanas sind z. B. Boot, Bogen, Brücke, Kamel, Kobra, Kuh, Fisch und Palme. Sie helfen beim Ausschwemmen von zu viel Pitta aus den Pitta-Orten wie Dünndarm und Leber, sind also für fast jeden im Sommer vorteilhaft. Ein Pitta-Mensch sollte keine umgekehrten Stellungen wie den Schulter- oder Kopfstand machen, denn das kann Pitta verschlimmern, indem es überschüssiges Blut zu Schild- und Thymusdrüse, Augen und Hirn lenkt. Schließlich kann man den Mondgruß mehrmals durchführen, denn er ist kühlender als der Sonnengruß und wirkt auf Leber, Gedärme, Augen und Blut. Tägliches Yoga einschließlich von Mondgruß mildern das Pitta an diesen wichtigen Pitta-Stellen. Shītalī Prānāyāma ist besonders kühlend, daher ist es auch für den Sommer angemessen. Dabei streckt man die Zunge heraus und rollt sie zu einer Röhre. Inhalieren Sie durch die gerollte Zunge, halten den Atem im Bauch, um Pitta im Verdauungstrakt abzukühlen. Atmen Sie dann langsam durch die Nase aus. Ausatmen durch den Mund ist nicht gut, da dadurch die Energie zerstreut wird.

Im Sommer ist es gut, Yoga und Prānāyāma vor dem Bad durchzuführen, weil der Körper nach einer Dusche abgekühlt ist. Nach Yoga oder anderem Sport schlägt das Āyurveda das Einölen mit Kokosnuss- oder Sonnenblumenöl vor, gefolgt von einer Dusche. Verwenden Sie eine halbe bis eine Tasse Öl und massieren Sie sanft den ganzen Körper. Die Menge variiert je nach Trockenheit der Haut und ob das Öl auch ins Haar gegeben wird. Kokosnussöl ist besonders beruhigend, kühlend und lindernd für die Haut. Es kühlt Pitta in der Haut und dringt durch die Haut in die Schweißdrüsen ein, beruhigt jeden Sonnenbrand, Nesselausschlag, Hautausschläge oder Urtikaria.

Nach der Ölmassage nehmen Sie eine angenehme lauwarme Dusche und entfernen das überschüssige Öl mithilfe von Niem- oder Sandelholzseife. Diese Seifen halten das Öl in den Schweiß- und Talgdrüsen und mildern Pitta-Dosha. Vermeiden Sie eine längere warme Dusche, da dies Pitta stark reizen kann. Nach dem Duschen trocknen Sie sich mit einem sauberen Handtuch ab und geben einen Tropfen Sandelholzöl auf die Krone und anderen Punkte am Körper, die jedem der sechs Chakren entsprechen. Diese Bereiche sind wärmeempfindlich, es bringt also die kühlenden Qualitäten des Sandelholzöls an diese Stellen. Das Pulsieren jedes Herzschlags durch die Arterien entlässt das Aroma des ätherischen Öls in die Aura und kühlt das Aurafeld. Vetiver- und Jasminöl sind auch gute Alternativen für den Sommer.

Als nächstes in der täglichen Routine legen Sie saubere Kleidung an – idealerweise Kleider aus Bio-Baumwolle oder Seide in Pastell- oder milden Tönen, um Pitta zu beruhigen. Baumwolle und Seide sind leicht, kühlend im Sommer und warm im Winter, und lassen die Haut atmen. Weiße Unterwäsche ist auf der Haut am besten. Laut dem Āyurveda sollte man im Sommer weder dunkle Kleidung noch grelle, leuchtende Farben wie Rot, Orange oder Dunkelgelb tragen, da sie die Sonnenenergie absorbieren und mehr Hitze erzeugen und so die heißen, scharfen und durchdringenden Qualitäten fördern, die Pitta verschärfen. Andererseits sind Weiß, Grau, Blau, Lila und Grün kühlende Farben. Die Kleider sollten nicht hauteng sein, sondern eher lose passen, sodass Luft hindurchstreichen und die Haut atmen kann. Wenn Sie in einem heißen Land leben, tragen Sie keine Shorts oder kurzen Ärmel, denn die Haut kann verbrennen. Tragen Sie stattdessen ein lose sitzendes Hemd mit langen Ärmeln und eine lange Hose oder einen Rock, um die Haut zu schützen.

Nach dem Anziehen sollte man beten oder meditieren. Eine Form leichter, ruhiger und passiver Meditation sollte ein- oder zweimal täglich durchgeführt werden wie die Meditation der leeren Schale oder So'ham-Meditation. Der Sommer ist keine gute Jahreszeit, um auf irgendeine Art zu aktiv zu sein.

Sommeressen

Ghee ist eine Pitta besänftigende Substanz, die im Sommer sinnvoll ist und bitteres Ghee (oder Tikta Ghrita) ist besonders kühlend, denn es enthält einige bittere Kräuter wie Niem. Die āyurvedische Literatur sagt, dass die Einnahme von ½ Teelöffel bitteren Ghees auf leeren Magen am Morgen im Sommer die Verdauungsfunktionen verbessert und Pitta-Dosha kontrolliert.

Pitta beginnt, sich rasch ab 10 oder 11 Uhr anzusammeln, es kann daher bekömmlich sein, ein kleines Frühstück vor Arbeitsbeginn einzunehmen. Durch das Frühstück wird Pitta am späteren Morgen nicht so leicht gereizt. Haferflocken, Gerstensuppe oder Weichweizengrießbrei mit Milch oder Ghee sind alles gute Optionen. Falls Sie gern Obst essen, mischen Sie es nicht mit Getreide. Die besten Früchte für den Sommer sind Äpfel, Birnen, Melonen, Datteln, Pflaumen und Trockenpflaumen, denn sie sind alle kühlend und beruhigend für den Magen. Beachten Sie, dass viele Früchte innerhalb von einer Stunde verdaut sind, wenn Pitta also stark ist, könnte derjenige bis zum Vormittag schon wieder hungrig sein.

Das Mittagessen sollte nicht zu spät stattfinden, um die Mittagszeit ist gut. Gemäß dem Āyurveda ist es in Ordnung, an heißen Sommertagen nach dem Mittagessen ein kleines Schläfchen zu machen. Trinken Sie kein heißes Wasser im Sommer, aber auch kein eisgekühltes Wasser. Wasser bei Raumtemperatur ist am besten, weil (eis)gekühltes Wasser die Durchlässigkeit der Magenschleimhaut vermindert und die Absonderung von Verdauungsenzymen unterbindet, wodurch die Verdauung verlangsamt wird. Das führt zur Bildung von Āma (Toxinen). Die Zunge hat oft einen Belag, wenn bedeutende Mengen gekühlter Getränke konsumiert werden, was auf Āma im Magen oder Darm hindeutet. Eis zieht auch die Blutgefäße im Zahnfleisch zusammen, was ein Schock für den Mund ist und zu Zahnfleischschwund beiträgt.

Eine gute Mahlzeit für Mittag- oder Abendessen ist Basmati-Reis und Mung-Dal-Kitchari. Es kann mit Korianderblättern, etwas Kokosraspeln und ein wenig Ghee verzehrt werden. Im Sommer sollte das Abendessen nicht zu spät eingenommen werden. Zwischen 18 und 19 Uhr ist am besten, doch auf jeden Fall vor Sonnenuntergang. Die āyurvedische Literatur erklärt, dass es nicht gut ist, im Sommer dunkles Fleisch zu essen, da es erhitzend ist. Rindfleisch, Lamm und Schwein sind kalorienreich, erzeugen also viel Wärme im Körper. Andererseits produziert helles Fleisch wie Huhn, Pute oder Garnelen weniger Hitze. Beachten Sie, wenn man wegen hohem Pitta eine Schwäche im Körper hat, sollte man Pitta-Dosha behandeln und dem Betroffenen möglichst kein Fleisch geben, da es so einen Zustand nur aggraviert.

Im Sommer oder immer, wenn eine Person hohes Pitta hat, vermeidet man saure Früchte (wie die meisten Zitrusfrüchte), rote Bete, rohe Karotten, Knoblauch, Zwiebel, Chili, Tomaten, saure Sahne und gesalzenen Käse. Scharfe Würzmittel sollten auch vermieden werden. Längeres Fasten im Sommer kann ebenfalls Pitta reizen, doch fastet man einen Tag pro Woche (nach Möglichkeit Dienstag oder Sonntag) ist das in Ordnung, wenn Pitta nicht verschlimmert ist. Viele Pitta-Menschen ertragen Fasten zu dieser Jahreszeit überhaupt nicht, da sie unterzuckert werden.

Die besten Lebensmittel für Sommer-Mahlzeiten sind Gurke, Kopfsalat, Sprossen, gedämpfter Spargel und Brokkoli, Basmati-Reis, rote Linsen- oder Mung-Dal-Suppe und Süßkartoffeln mit einem Teelöffel Ghee. Man kann im Sommer mehr Salate essen, doch sie sind besser zum Mittagessen als Abendessen, da sie Agni abkühlen und während der Vāta-Tageszeit Gas hervorrufen können. Im Allgemeinen sollte man im Sommer mehr vom süßen, bitteren und astringentem Geschmack zu sich nehmen, da dies Pitta-Dosha mildert.

Kühl bleiben

Im Sommer verdunstet die Wasserkomponente und die Erde wird trocken. Entsprechend verdampft die Wasserkomponente von Kapha im Körper in Form von Schweiß. Die Leute zeigen Zeichen von niedriger Energie und Müdigkeit, klagen über Sommer-Erschöpfung, die ein Zeichen von übermäßigem Pitta ist. Man sollte im Sommer nicht sonnenbaden oder einen längeren Aufenthalt in der Sonne haben, vor allem wenn man Pitta Prakruti oder viele Muttermale hat, denn dies kann extreme Pitta-Leiden wie Hautkrebs auslösen. Harte Arbeit in der heißen Sonne reizt Pitta-Dosha ebenfalls, ist also während der heißen Sommermonate nicht ratsam.

Arbeit im Schatten oder im Haus ist besser und in sehr heißen Klimazonen ist es am besten, für den heißen Teil des Tages irgendeine Form von Kühlsystem im Haus oder am Arbeitsplatz zu haben. Wenn Sie im Garten arbeiten wollen, dann am frühen Morgen oder Abend. Arbeitet man für lange Zeit an einem Feuer oder Ofen, wird Pitta auch verschlimmert und kann Übelkeit, Erbrechen und Magenverstimmung zur Folge haben. In schweren Fällen kann es Durchfall mit Blut hervorrufen. Deshalb sollten die Leute im Sommer früh am Morgen und am Abend kochen.

Falls Sie draußen arbeiten, ist es am besten, einen hellen Hut zu tragen, der einen Schatten über Hals und Schultern wirft. Die Blutgefäße im Gehirn sind hitzeempfindlich, ein längerer Aufenthalt in der Sonne kann einen Sonnenstich verursachen. Man kann einen Tropfen Sandelholzöl oder Vetiveröl auf die Krone tupfen und dann den Hut aufsetzen.

Bei großer Grelle ist es gut, eine Sonnenbrille zu tragen. Sie sollte rauchgrau, braun oder grün sein. Rote oder gelbe Gläser verschlimmern Pitta und sind deswegen kontraindiziert, während eine blaue oder lila Sonnenbrille nie getragen werden sollte. Obwohl Blau und Lila Pitta beruhigende Farben sind, zieht eine Sonnenbrille in diesen Farben die ultravioletten Strahlen der Sonne an, welche die Netzhaut und Linse schädigen, was grauen Star auslösen kann. Die dauernde Nutzung einer Sonnenbrille vermindert die Sehschärfe, daher sollte sie nur im Sommer zu den hellsten Tageszeiten getragen werden. Raster-Sonnenbrillen sind gut und sie erhöhen die Sehschärfe, wenn sie tagsüber getragen werden, da sie die Pupillen erweitern.

Hier ist eine einfache Technik, um die Augen auszuruhen. Schließen Sie beide Augen und reiben Sie Ihre Hände aneinander, was eine statische Elektrizität auf der Haut erzeugt. Führen Sie die Hände langsam zu den Augen und berühren Sie beide Augen sanft mit Ihren Handflächen. Die Hand sollte die Augenlider wie eine Feder berühren, mit minimalem Druck. Falls Sie das für zwei Minuten tun, fühlen sich Ihre Augen erholt an.

Statistische Studien zeigen, dass die Verbrechensrate im Sommer steigt und auch Ausschreitungen kommen zu dieser Jahreszeit öfter vor. Dies liegt daran, dass der Sommer die Jahreszeit des Feuerelements ist, was zu Reizbarkeit und Ärger führen kann.

Im Sommer zu vermeiden

- Vermeiden Sie rotes Fleisch
- Vermeiden Sie andere Pitta verschärfende Nahrungsmittel
- Vermeiden Sie übermäßig scharfe, saure und salzige Speisen
- Vermeiden Sie das Auslassen von Mahlzeiten oder Fasten
- Vermeiden Sie kalte oder eisgekühlte Getränke und heiße Getränke
- Vermeiden Sie Alkohol und andere wärmende Stoffe
- Vermeiden Sie ernste Diskussionen oder Streit
- Vermeiden Sie Aufenthalt in der Sonne am Mittag
- Vermeiden Sie zu viel sexuelle Aktivität

Die Leute schreien sich gegenseitig ohne Grund an, sogar an der roten Ampel. Deshalb ist es besser, an heißen Sommertagen keine ernsten Themen zu besprechen, speziell um die Mittagszeit, wenn Pitta am höchsten ist. Wenn Sie eine wichtige Entscheidung treffen wollen, dann tun Sie das am Morgen oder Abend, wenn es kalt ist. Idealerweise planen Sie wichtige Treffen, bei denen Entscheidungen getroffen werden, wenn möglich im Winter oder Frühling.

Raucher sollten im Sommer die Zahl der Zigaretten reduzieren, die sie rauchen, denn Rauchen erhöht Pitta. Falls jemand rauchen will, empfiehlt die āyurvedische Literatur Lotusblätter, Rosenblätter, Kamille, Jatamāmsi, Sandelholz und Manjishthā. Die Leute sollten keinen Rotwein, Whisky, Brandy oder Rum im Sommer trinken, weil sie erhitzend sind. Wenn Sie Alkohol trinken möchten, so trinken Sie kleine Mengen Bier, das die Nieren kühlt. Bittere āyurvedische Weine wie Drākshā, Kumārī Āsava (Aloevera-Wein) und Chandan Āsava (Sandelholzwein) sind auch gut in Maßen wie 4 Esslöffel mit der gleichen Wassermenge. Wasser mit Kohlensäure ist für Pitta- und Kapha-Menschen in Ordnung, aber nicht für Vāta-Typen.

Um Pitta zu besänftigen, legen Sie eine Sandelholz-*Mala* (Gebetskette) an oder tragen Sie eine Halskette mit roten Korallen mit einer gefassten Perle in der Mitte. Man kann auch Amethyst-Kristalle, Mondstein, Malachit oder Silberschmuck tragen, die alle Pitta abkühlen. Falls Sie sich besonders heiß fühlen, gehen Sie schwimmen, um Ihr System abzukühlen.

Ein beruhigendes und kühlendes Getränk wird aus einer geraspelten ½ Gurke hergestellt, die man mit ½ Tasse Milch bei Zimmertemperatur mixt und einen Teelöffel Kandiszucker und eine Prise Kardamom hinzufügt. Trinkt man dies am Vormittag, bleibt man den ganzen Tag kühl und glücklich. Wenn Sie tagsüber durstig sind, trinken Sie ein Glas Wasser mit 2 Teelöffeln Zitronensaft und ½ Teelöffel Kandiszucker. Oder aber Sie trinken Lassi, das aus einem Teil frischen Joghurt (am gleichen Tag hergestellt) und 2 Teilen Wasser bei Raumtemperatur besteht, dem man einen Teelöffel Zucker oder Kandiszucker und eine Prise geröstetes Kreuzkümmelpulver, Korianderpulver oder Steinsalz beigibt. Das ist beruhigend und kühlend.

Um Pitta an einem mondbeschienenen Sommerabend abzukühlen, geben Sie Sandelholzöl auf den Körper und gehen Sie in weißer Kleidung mit weißen Blumen im Haar oder einer weißen Blumenkette um den Hals spazieren. Ein wunderbares Getränk ist kalte (nicht gekühlte) Milch. Als erstes kocht man die Milch, dann lässt man sie abkühlen und vermischt sie mit Kandiszucker, Rosenwasser und ein paar blanchierten Mandeln, die in kleine Stücke gehackt sind. Trinkt man diese Milch zur Schlafenszeit, mildert dies das Pitta ab, vermehrt Ojas und sorgt für gesunden Schlaf. Es ist wundervoll, sie im Mondlicht am Strand oder einem Bach zu trinken, während man schöner Flötenmusik lauscht. Besprechen Sie keine ernsten Themen am Abend. Stattdessen reden Sie über etwas wie den Mond, das Meer oder Blumen und erzählen Sie romantische Gutenachtgeschichten.

Vergessen Sie nicht, jeden Abend zur Schlafenszeit ½ Teelöffel Āmalakī zu nehmen, um vielleicht angehäuftes Pitta zu entfernen. Triphalā ist leicht wärmend, während Āmalakī kühlend ist und daher angemessener für die Sommersaison. Āmalakī sollte mindestens eine halbe Stunde nach dem Abendessen genommen werden, mit einer Pause von 2 Stunden oder länger zwischen der Einnahme und der Milch zur Schlafenszeit.

Falls wir wirklich eine āyurvedische Lebensweise befolgen, sind unsere Beziehungen absolut klar. Die meisten Probleme in Beziehungen entstehen durch Missverständnis, falsche Deutung, Mangel an Kommunikation, Bewertung, der anderen Person nicht zuhören, Kritik und Ärger, die alle durch eine Störung von Pitta-Dosha hervorgerufen werden. Die Beruhigung von Pitta ist die Grundlage für gute Beziehungen und dafür, im Sommer gesund zu bleiben. Um Pitta zu beruhigen, ist es gut, sich mit Freunden zu umgeben, die immer „Ja“ sagen und alle zu meiden, die immer „Nein“ sagen und kritisieren.

Es ist akzeptabel, im Sommer bis etwa 23 Uhr aufzubleiben. Vergessen Sie nicht, Kokosnussöl in Kopfhaut und Fußsohlen zu reiben, bevor Sie ins Bett gehen, um über Nacht kühl zu bleiben. Tragen Sie leichte Socken und vielleicht eine alte Mütze, um Ihre Bettwäsche zu schützen. Andernfalls ist es hilfreich, Rizinusöl auf die Fußsohlen zu geben und zur Schlafenszeit einen Tropfen Rizinusöl in jedes Auge zu träufeln, das ist angenehm für die Augen und kühlt brennende Empfindungen, die im Sommer verbreitet sind. Schlafen Sie auf der rechten Seite, sodass Ihr lunarer Atemzyklus aktiviert und Ihr System gekühlt wird.

Die āyurvedische Literatur ist poetisch und gibt die richtige Anleitung für Liebeserlebnisse. Sie weist die Menschen an, im Sommer nicht zu viel Sex zu haben. Liebeserlebnisse sind gut, doch die sexuelle Aktivität sollte weniger häufig als im Winter sein, da sie erhitzt und Pitta-Dosha reizt. Wenn Sie Sex haben wollen, dann zwischen 21 und 22 Uhr, also vor dem Start der Pitta-Zeit. Es sollten mindestens 3 Stunden zwischen Abendessen und jeder sexuellen Aktivität bestehen. Um 23 Uhr sollten Sie auf Ihrer rechten Seite schlafen, und Ihr/e Geliebte/r auch auf seiner oder ihrer rechten Seite, sodass man nicht redet. Sie können auf dem Bett Jasminblüten oder Rosen ausstreuen und einige Tropfen Sandelholzöl aufs Kissen geben. Falls Sie möchten, lauschen Sie sanften Meeresklängen oder Flötenmusik, um einzuschlafen.

Das sind allgemeine Sommerabläufe, die geeignet sind, falls kein Vāta- oder Kapha-Ungleichgewicht besteht. Jeder Sommertag kann anders sein, daher sind diese Routinen flexibel. An einem kühlen Tag kann man ruhig etwas Cayennepfeffer oder etwas Heißes essen. Aber wirklich Pitta verschärfende Kräuter und Gewürze sollten im Sommer nicht regelmäßig eingenommen werden. Dazu zählen Ingwer, schwarzer Pfeffer, Trikatu, Chitrak und die meisten Formen von Guggulu. Die besten Kräuter, um im Sommer Pitta zu besänftigen, sind Shatāvarī, Gudūchī, Tikta, Kāma Dudhā und Āmalakī.

Saisonale Routine für den Herbst

Der Herbst ist in Indien eine heiße Jahreszeit, die Pitta-Dosha verschlimmert. In den gemäßigten Gebieten wie einem Großteil der USA hat er jedoch die Qualitäten trocken, leicht, kühl, rau und windig, die alle Vāta-Dosha reizen. Somit konzentriert sich natürlich das Herbstprogramm in diesen Klimaten auf die Beruhigung von Vāta.

Man sollte vor Sonnenaufgang aufwachen, wenn es ruhig ist und die Vögel noch schlafen. Es besteht zu dieser Zeit eine außergewöhnliche Stille und Frieden. Putzen Sie die Zähne mit einem Pulver aus geröstetem Mandelschalenpulver, Süßholz, Harītakī und ein wenig Minze. Diese Mischung beruhigt Vāta in Mund, Zähnen und Zahnfleisch. Nach dem Putzen reinigen Sie die Zunge, um baktierelles Wachstum zu beseitigen, das sich vielleicht während der Nacht angesammelt hat und um die inneren Organe über ihre Reflexpunkte auf der Zunge anzuregen. Das Schaben erzeugt auch einen kleinen Würgereflex, der unverarbeiteten Kummer und Trauer aus dem Halsbereich lösen kann.

Halten Sie nun einen Mundvoll warmes Sesamöl im Mund und schwenken es für 2-3 Minuten im Mund umher, bevor Sie es ausspucken. Verwenden Sie Ihren öligen Zeigefinger, um das Zahnfleisch außen und innen zu massieren. Dies hilft Zahnfleischschwund aufzuhalten, der im Herbst häufig auftritt. Gurgeln Sie danach mit Harītakī-Tee. Lassen Sie dazu einen Teelöffel Harītakī 10 Minuten in einer Tasse heißem Wasser ziehen, dann abseihen und abkühlen. Alternativ weichen Sie das Harītakī über Nacht in einer Tasse warmem Wasser ein. Harītakī beruhigt Vāta-Dosha, fördert normale Speichelbildung, tötet Keime, entfernt Giftstoffe und reinigt Zähne, Zahnfleisch und Zunge. Nach dieser Mundspülung kann man den Rest des Harītakī-Tees trinken, um die Gedärme zu spülen und Apāna Vāyu dazu anzuregen, den Dickdarm zu reinigen.

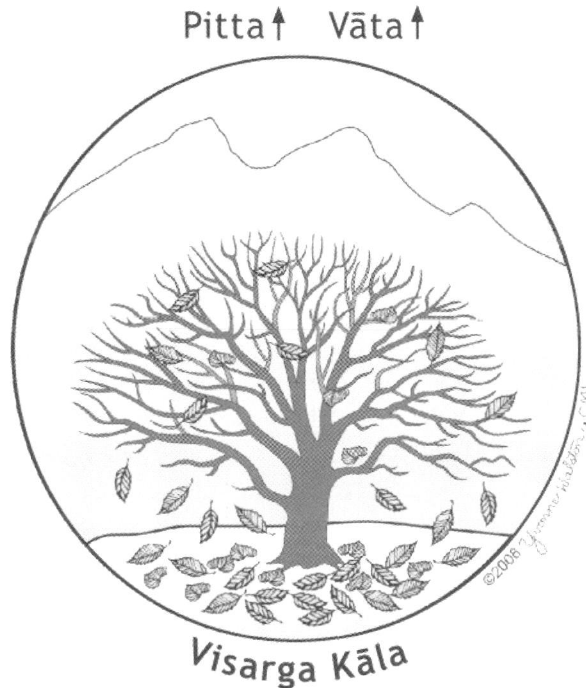

Lebensweise im Herbst

- Eine Vāta mildernde Diät befolgen
- Primar süße, saure und salzige Speisen essen
- Wärmende, beruhigende und leicht verdauliche Mahlzeiten wie Suppen einnehmen
- Wärmende Kräutertees wie Ingwer-, Zimt- und Cardamomtee trinken
- Früh zu Bett gehen und früh aufstehen
- Regelmäßig Yoga, Meditation und Prānāyāma machen
- Warm halten und sich von starkem Wind fernhalten
- Eine tägliche Ölmassage mit Sesamöl oder Balā-Öl durchführen
- Täglich Nasya (Nasentropfen) mit Vachaöl anwenden
- Einmal pro Woche Basti (Einlauf) durchführen, um angesammeltes Vāta-Dosha zu entfernen

Nach dem Zähneputzen trinken Sie eine Tasse lauwarmes Wasser und führen Sie Prānāyāma durch wechselnde Nasenlöcher durch. In diesem Fall wird das Prānāyāma sogar vor dem Stuhlgang empfohlen, da es Apāna stimulieren kann und so den Stuhlgang fördert. Zum abwechselnden Atmen durch beide Nasenlöcher sitzt man nach Osten oder Norden gewandt und atmet normal, hält jedoch inne, um tiefe Entspannung zu erzeugen und den Sauerstoff im ganzen Körper zu bewegen, was die Gehirnzellen lebendig und vital macht. Stress im zentralen Nervensystem wird auch über abwechselndes Atmen durch beide Nasenlöcher beseitigt.[13]

Nach der Darmentleerung kann man Yoga-Āsanas durchführen, die Vāta-Dosha beruhigen. Sie umfassen die Lotusstellung mit Vorwärts- und Rückwärtsbeugung, *Vajrāsana* (auf den Fußsohlen sitzen), Wirbelsäulendrehung, Kamel, Kobra, Kuh und die Katzenstellung. Man kann auch einen leichten Schulter- und Kopfstand machen, um die Aufwärtsbewegung von Vāta zu regulieren. Sūrya Namaskār, der Sonnengruß, sollte danach mindestens zwölfmal und maximal bis zur Hälfte der eigenen Kapazität durchgeführt werden. Machen Sie zum Abschluss *Shavāsana,* die Toten- oder Entspannungsstellung, gefolgt von einer weiteren Reihe Prānāyāma

13. In „Nādī Shodhana oder Anuloma Viloma Prānāyāma (Atmen durch abwechselnde Nasenlöcher)“ auf Seite 350 finden Sie eine Anleitung.

durch wechselnde Nasenlöcher. Nach 12 Wiederholungen sitzen Sie einfach ruhig da und gehen für mindestens 10-15 Minuten in Meditation.

Beachten Sie, falls Sie nach dem ersten abwechselnden Prānāyāma durch die Nase an Verstopfung leiden, machen Sie kein Yoga, denn dies drückt Vāta und Toxine ins tiefe Bindegewebe. Darüber hinaus sollten Sie kein Prānāyāma durchführen, wenn Ihr Herz schnell schlägt, Sie außer Atem sind oder wenn Sie eine Kongestion der oberen Atemwege haben. Gleichermaßen ist es kontraindiziert, wenn Sie traurig, deprimiert und niedergeschlagen sind. Im Allgemeinen beruhigt Prānāyāma den Verstand und verbessert die Klarheit der Wahrnehmung, sodass der Geist konzentriert und meditativ wird. Sri Aurobindo, der große Yogi, führte 150 Prānāyāmas am Tag durch. Er war stark, gesund und konzentriert und ein inspirierender Poet und Yogi.

Die Herbstzeit ist trocken, windig und kalt, was trockene Haut, knackende Gelenke und Steifheit im Nacken und Rückenbereich bewirkt. Man massiert jeden Morgen warmes Sesamöl am ganzen Körper ein, ehe man eine warme Dusche nimmt. Mahānārāyanaöl, Vachaöl und Balāöl sind im Herbst als medizinische Massageöle auch förderlich. Reiben Sie danach vor dem Bad etwas Kichererbsen- oder Gerstenmehl auf Ihre Haut, um das übermäßige Öl zu entfernen. Benutzen Sie keine chemischen Seifen und Shampoos, sondern lieber Bio-Kräutershampoos und -Seifen. Niem- oder Jasminseife ist besonders gut. Nach dem Duschen trocknen Sie die Haut mit einem sauberen Handtuch ab und massieren Sie Rücken- und Nackenbereich, dann legen Sie saubere Kleider an. Nehmen Sie keine abwechselnd heiße und kalte Dusche, denn dies reizt Vāta-Dosha.

Herbstliche Lebensmittel

Jetzt fühlen Sie sich wahrscheinlich hungrig, essen Sie also ein erdendes Frühstück aus warmen Haferflocken, Milchreis, Weichweizengrießbrei oder jedem Getreide, das Vāta-Dosha mildert. Quinoa ist eine Alternative, die leicht und einfach zu kochen ist. Das Frühstück kann um 8 Uhr und Mittagessen sollte gegen Mittag sein. Zum Mittagessen isst man Vāta lindernde Nahrungsmittel wie Basmati-Reis und Mung-Dal-Suppe oder Kitchari mit gedämpftem Gemüse. Chapatis aus Vollkornweizen oder Tortillas enthalten keine Hefe, sind also weniger verstärkend für Vāta als Brot mit Hefe. Es ist nicht gut, im Herbst viel Salat zu essen, da rohes Gemüse Agni abkühlen und Vāta-Dosha verschlimmern kann.

Vāta-Menschen können eine Stunde nach dem Mittagessen kurz schlafen, was eventuell verstärktes Vāta beruhigt. Der Nachmittagsablauf sollte nicht zu hektisch sein, denn dies ist die Vāta-Zeit des Tages. Das Abendessen wird am besten gegen 18 Uhr und nicht später als 19 Uhr eingenommen. Gedämpftes Gemüse, Reis mit Ghee und sämige Suppen sind alle extrem gut, um die raue Qualität von Vāta zu mildern. Nach dem Abendessen kann man ein kleines Dessert wie Halva oder Weichweizengrießbrei mit geschälten Mandeln essen.

Am Abend sollten die Menschen ausruhen, lesen und sich entspannen. Im Herbst sollte man kraftvolle Formen von Sport vermeiden. Man sollte um 21.30 oder 22 Uhr zu Bett gehen. Vergessen Sie nicht, Harītakī-Pulver in einer Tasse warmen Wassers zum Gebrauch am nächsten Morgen einzuweichen. Man kann abends auch Triphalā nehmen. Es sollte etwa eine Stunde zwischen dem letzten Essen oder Getränk und der Einnahme von Triphalā liegen.

Heiße Milch ist ein gutes Getränk im Herbst, denn sie fördert natürlichen, gesunden Schlaf. Trinkt man am Abend Milch, nährt dies das reproduktive Gewebe bei Frauen und Männern, also trinken Sie eine Tasse warme Milch zur Schlafenszeit, mindestens zwei Stunden nach dem Triphalā. Wenn Sie nur lauwarm erwärmt wurde, ist sie vielleicht nicht besser zu verdauen als kalte Milch und Ihr Magen kommt damit nicht zurecht. Stattdessen erhitzen Sie die Milch, bis sie kocht und im Topf steigt, dann schalten Sie die Hitze aus, gießen Sie sie in die Tasse und lassen sie abkühlen, bis sie trinkbar ist. Diese Milch erzeugt keinen Schleim oder Gurgeltöne im Magen.

Falls Sie Milch nicht gut verdauen, beginnen Sie mit ¼ Tasse Milch und dem Rest Wasser, mit je einer Prise Ingwer, Kardamom und Muskatnuss gekocht. Verringern Sie das Wasser allmählich und erhöhen Sie den Milchanteil. So trainieren Sie Ihre Leber, die Milch zu akzeptieren. Beachten Sie, dass dieser Ansatz nicht für Leute mit Milchallergie gilt, die Milch ganz meiden sollten. Diese Leute können Mandelmilch oder Reismilch probieren, wenngleich sie andere Eigenschaft als Milch haben. Ziegenmilch ist gut für Menschen mit überwiegend Pitta und Kapha, während Kuhmilch gut für Vāta- und Pitta-Typen ist.

Am Übergang zwischen Sommer und Herbst sollte man eine Pañchakarma-Reinigung bekommen. Vor dem Pañchakarma finden einige Tage Snehana (āyurvedische Ölmassage), Svedana (Schwitzen) und Shirodhāra (Fluss warmen Öls auf das dritte Auge) statt. Diese Behandlungen beruhigen alle Vāta-Dosha und entspannen einen, Stress und Anspannung werden minimiert. Basti (medizinischer Kräutereinlauf) ist der wichtigste Teil von Pañchakarma, um Vāta-Leiden zu kontrollieren. Um einen Basti durchzuführen, nehmen Sie einen halben Liter Wasser und kochen es für fünf Minuten zusammen mit 2 Esslöffel Dashamūla, um einen Tee zu machen. Seihen Sie den Tee ab und lassen ihn abkühlen, dann

Im Herbst zu vermeiden

- Vermeiden Sie Nahrung, die Vāta vergrößert
- Vermeiden Sie trockenes, raues Essen
- Vermeiden Sie das Auslassen von Mahlzeiten oder Fasten
- Vermeiden Sie unverhältnismaßiges Essen zwischen den Mahlzeiten
- Vermeiden Sie kalte oder eisgekühlte Getränke
- Vermeiden Sie spätes Zubettgehen
- Vermeiden Sie den Aufenthalt in kaltem Luftzug und Wind
- Vermeiden Sie zu große sexuelle Aktivität

benutzen Sie die Mischung als Einlauf. Wenn sich nicht zu viel Āma im Dickdarm befindet, fügen Sie ½ Tasse Sesamöl zum Tee. Nachdem Sie dies eine halbe Stunde gehalten oder den Basti mit einem Stuhlgang abgelassen haben, geben Sie noch eine ½ Tasse Sesamöl ins Rektum. Halten Sie dies weitere 10 Minuten, um den Dickdarm zu befeuchten, Vāta zu beruhigen und Stress aus dem unteren Rücken- und Nackenbereich zu entfernen. Sie können im Herbst Basti einmal pro Woche ohne Snehana und Svedana durchführen. Machen Sie es am frühen Morgen oder frühen Abend auf leeren Magen.

Im Herbst schlägt das Āyurveda auch den Gebrauch von Nasya (Anwendung von Medizin in der Nase) vor, was eine weitere Pañchakarma-Therapie ist. Das beste Kräuter-Nasya für diese Jahreszeit ist eine medizinischer Absud aus Vachaöl, Balāöl oder Dashamūlaöl.[14] Gibt man 3-5 Tropfen in jedes Nasenloch, mildert dies Vāta und klärt den Verstand. Gute Kräuter zur Beruhigung von Vāta im Herbst sind Dashamūla, Ashvagandhā, Balā und Vidārī. Diese lassen sich separat oder als Teil einer Kräuter-Rezeptur gebrauchen. In Form einer Tinktur (Alkoholauszug) wirken diese Kräuter rasch, um Vāta in der Aura zu besänftigen. Dashamūla ist eigentlich eine Mischung aus 10 Kräutern, die alles Wurzeln sind. Es ist süß, astringent und scharf vom Geschmack, wärmend, mit einem süßen postdigestiven Effekt.

Die Farben, die Vāta beruhigen, sind Rot, Orange und Gelb, während Weiß auch gut ist. Sie alle helfen, das Aurafeld eines Menschen zu stärken. Edelsteine und Kristalle, die Vāta-Dosha mildern, sind gelber Saphir und blauer Saphir. Beachten Sie, dass die Farbe Blau kühlend ist, doch blauer Saphir ist erhitzend, kann also günstig für Vāta sein. Es ist in dieser Jahreszeit wichtig, Lärm zu vermeiden und laute Rockmusik verschlimmert Vāta besonders. Zusätzlich sollte man kalten Luftzug oder Wind, schnelles Fahren und übermäßige sexuelle Aktivität vermeiden, da sie alle Vāta sehr verstärken. Falls es ein windiger Tag ist, bedecken Sie Ihre Ohren, bevor Sie aus dem Haus gehen. Fasten ist auch nicht gut im Herbst, denn es erschöpft. Längeres Fasten sollte vor allem vermieden werden.

Saisonale Routine für den Winter

Im Winter verlangsamt sich das Leben auf dem Planeten. An den meisten Orten ist es kalt, feucht, bewölkt und schwer und alle diese Qualitäten des Winters reizen Kapha-Dosha. Kalt ist eine Eigenschaft, die zu Kapha- und Vāta-Dosha gehört, daher erleben manche Leute im frühen Teil des Winters Zeichen und Symptome von Vāta-Erhöhung. Aus diesem Grund sollten Menschen mit

14. Ein Absud aus Öl, kein ätherisches Öl.

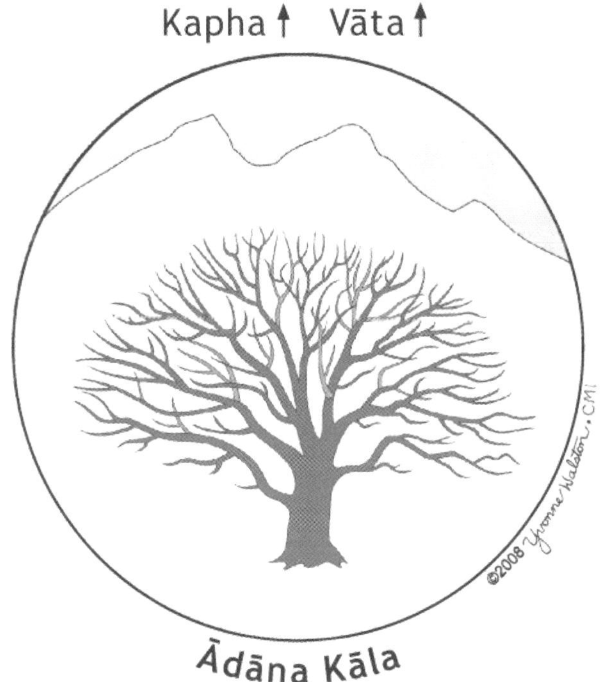

Lebensweise im Winter

- Eine Kost essen, die Kapha und Vāta beruhigt
- Eine Mischung aus allen sechs Geschmäckern essen
- Wärmende, beruhigende, leicht verdauliche Mahlzeiten wie Suppen und Eintöpfe einnehmen
- Wärmende Kräutertees wie Ingwer- und Zimttee trinken
- Regelmäßig Yoga, Prānāyāma und Meditation machen
- Regelmäßig Sport treiben, um den Kreislauf in Gang zu halten
- Sich möglichst oft in der Sonne aufhalten
- Eine tägliche Ölmassage mit warmem Sesamöl durchführen
- Täglich Nasya (Nasentropfen) mit Vachaöl anwenden
- Sich warm und trocken halten

Vāta-Konstitution ihre Herbstroutine nicht völlig aufgeben. Im Allgemeinen sollte man den Ablauf von der vorherigen Jahreszeit nur allmählich ändern. Kapha-Menschen müssen andererseits streng einer jahreszeitlichen Lebensweise für den Winter folgen.

Im Winter ist es in Ordnung, etwa gegen 7 Uhr aufzustehen. Schaben Sie gleich nach dem Aufstehen Ihre Zunge, um tote Bakterien zu entfernen und die Durchblutung der inneren Organe zu verbessern. Dann putzen Sie Ihre Zähne mit Zahnpasta aus wärmenden Kräutern wie Zimt, Nelken, Bilva und Harītakī. Die Art von Zahnpulver hilft, die Zähne gegen Kälteempfindlichkeit zu schützen. Danach können Sie *Kavala* durchführen, d. h. einen Mundvoll warmes Sesamöl im Mund halten, zwei bis drei Minuten umherschwenken und dann ausspucken. Massieren Sie nun noch das Zahnfleisch mit warmem Sesamöl. Trinken Sie im Anschluss eine Tasse warmes Wasser, was hilft, eine gesunde Darmentleerung in Gang zu setzen.

Sorgen Sie nun dafür, dass Ihr Bad warm ist und tragen Sie warmes Sesamöl am ganzen Körper auf, also Abhyanga. Sesamöl ist erhitzend und im Winter für alle Konstitutionen gut zur äußeren Anwendung. Träufeln Sie Öl in die Ohren und schmieren Sie alle anderen Körperöffnungen: die Nase, Lippen, Brustwarzen und Genitalien. Dann eine warme Dusche nehmen. Während die Haut nass ist, reiben Sie Kichererbsenmehl oder Gerstenmehl ein,

Im Winter zu vermeiden

- Vermeiden Sie Speisen, die Kapha oder Vāta erhöhen
- Vermeiden Sie zu große Mengen süßer, saurer und salziger (Kapha) oder bitterer und astringenter Lebensmittel (Vāta)
- Vermeiden Sie das Auslassen von Mahlzeiten oder Fasten
- Vermeiden Sie (Eis) gekühlte Getränke
- Vermeiden Sie spätes Zubettgehen
- Vermeiden Sie den Aufenthalt in kaltem Luftzug und Wind
- Vermeiden Sie völlige Untätigkeit

um überschüssiges Öl zu beseitigen. Doch passen Sie auf, dass es nicht Ihre Abwasserrohre verstopft, Sie können stattdessen auch natürliche Seifen und Shampoo benutzen.

Nach Dusche und Stuhlgang können Sie im Haus körperliche Aktivitäten wie Yoga durchführen. Sūrya Namaskār (Sonnengruß) und Stellungen, die Brust, Hals und Stirnhöhlen öffnen, sind heilsam für Kapha und entfernen jede Kongestion in den Atmungsorganen. Das Āyurveda empfiehlt Fisch, Boot, Bogen, Brücke, Heuschrecke, Löwe und Kamel, außerdem den Schulter- und Kopfstand. Sie stärken die Kapha-Orte im Körper. Es wird dazu geraten, während man diese Stellungen einnimmt, eine tiefe Ujjāyi-Atmung zu beachten.

Danach kann man durch das rechte Nasenloch atmen, Sūrya Bhedana Prānāyāma genannt, was Sonnenatem bedeutet. Atmen Sie langsam durch das rechte Nasenloch ein und tief in den Bauch, indem Sie das linke Nasenloch sanft verschließen. Dann schließen Sie beide Nasenlöcher, halten den Atem hinter dem Nabel, bis Sie einen leichten Würgereflex spüren, was das Zeichen ist, auszuatmen. Atmen Sie langsam durch das linke Nasenloch aus und erneut durch das rechte ein, indem Sie das linke verschließen. Dies stimuliert den Pingala Nādī, verbessert die Leberfunktionen, fördert die Durchblutung und erhöht die Wärme im Körper. Wenn das rechte Nasenloch blockiert ist, geben Sie Vachaöl[15] auf den kleinen Finger und führen Sie ihn ins Nasenloch, als eine Form von Nasya. Idealerweise sollte Nasya nach dem Prānāyāma erfolgen. Falls Sie es vorher tun, atmen Sie vielleicht ein wenig Öl in den Rachen und würgen. Nach dem Yoga und Prānāyāma meditieren Sie eine Weile. Der Winter ist eine Jahreszeit der Passivität, also seien Sie nicht in Eile. Folgen Sie der Natur und praktizieren Sie eine passive Form von Meditation.

Winterspeisen

Kaltes Wetter zieht die Hautporen und das obere Bindegewebe zusammen, was Wärmeverlust verhindert. Hitze aus dem peripheren Gewebe wird in den Körper zum Magen gedrückt, sodass Jāthara Agni (Magenfeuer) und damit der Appetit von jemandem im Winter stärker wird. Nach Duschen, Yoga und Meditation essen Sie ein Frühstück aus Haferflocken, Maismehl, Gerstensuppe, Kitchari oder Poha (Basmati-Reisflocken). Poha ist leicht, bildet also ein gutes Frühstück für Kapha-Typen, ist jedoch vielleicht nicht umfangreich genug für Pittas, für die Haferflocken besser sind.

Etwa eine Stunde nach dem Frühstück trinken Sie eine Tasse Ingwer-, Zimt- und Nelkentee, um Agni zu bewahren, den Kreislauf zu verbessern und jeden Schleim aus dem System zu entfer-

15. Ein Absud aus Öl, kein ätherisches Öl.

nen. Nehmen Sie je ½ Teelöffel trockenen Ingwer und Zimt, mit einer Prise Nelken. Wenn Sie eine schwere Pitta-Reizung wie ein Geschwür haben, trinken Sie diesen Tee nicht, sondern befolgen Sie lieber eine Pitta besänftigende Diät. In einem solchen Fall ist das Ziel im Winter, den Körper äußerlich warm zu halten, aber Pitta-Dosha innerlich abzukühlen.

Die Farben des Winters sind Weiß, Schwarz und Grau. Zum Ausgleich sollten die Menschen leuchtende, wärmende Farben wie Rot und Orange tragen, wodurch mehr Feuerelement im Aurafeld gehalten wird. Tragen Sie bei kalten Winterbedingungen einen Hut oder eine Mütze, denn über die Hälfte der Körperwärme geht über den Kopf verloren. Bedecken Sie außerdem die Ohren und den Nacken, um sich warm zu halten.

Bis zum Mittag sind Sie wahrscheinlich recht hungrig, also essen Sie zu dieser Zeit zu Mittag. Wählen Sie Kapha mildernde, aber auch Nahrungsmittel, die Vāta nicht reizen. Vollkornweizenbrot ohne Hefe, gedämpftes Gemüse und warme Suppe mit Ghee klingt gut. Der Weizen hilft bei der Wärmebewahrung, denn Weizen ist wie vegetarisches Fleisch. Falls ein Mensch empfindlich auf Gluten reagiert, sollte er das Brot durch ein Getreide wie Quinoa ersetzen. Das Āyurveda erklärt, dass für jene, die Fleisch essen, der Winter die beste Zeit ist, um das zu tun, denn Agni ist stark. Sie können Ihrem Essen Gewürze wie Zimt, Nelken und schwarzen Pfeffer hinzufügen, um die Verdauung zu fördern. Es ist im Winter nicht gut, nach dem Essen zu schlafen, weil der Mittagsschlaf Kapha steigert und den Stoffwechsel drosselt. Kapha-Menschen sollten selbst im Sommer nur kurz schlafen.

Das Abendessen sollte nicht zu spät stattfinden, zwischen 17 und 19 Uhr ist am besten. Zur Schlafenszeit sollte man eine kleine Menge warmes Sesamöl in Fußsohlen und Kopfhaut einreiben, um Vāta zu mildern. Gehen Sie im Winter zwischen 22 und 23 Uhr schlafen. Dies ist die Jahreszeit, in der das Āyurveda häufiger Sex empfiehlt als in allen anderen. Nach dem Geschlechtsverkehr sollte man eine Tasse warme Milch mit einer Prise Ingwer und Kardamom trinken, um Ojas anzuregen.

Gesunde Leute können den jahreszeitlichen Standard-Routinen folgen, um ihre Gesundheit zu bewahren. Aber wenn jemand eine Unausgewogenheit oder Krankheit im Hals hat, muss der Betroffene eine Ernährungs- und Lebensweise anhand seiner oder ihrer speziellen Dosha-Unausgeglichenheit befolgen. Im Allgemeinen ist der Winter eine gesunde Jahreszeit und ein einigermaßen ausgeglichener Mensch fühlt sich stark, gesund und energiegeladen. Ein Kapha-Mensch mit Kapha-Aggravation sollte dem winterlichen Standardverlauf folgen, wohingegen jemand mit verschlimmertem Vāta hauptsächlich einer Vāta besänftigenden Routine nachgehen

Hier sind drei wichtige āyurvedische Pflanzenpräparate, um in der Winterzeit Erkältungen und Kongestion zu mildern:

1. **Sitopalādi, Mahāsudarshan und Süßholz:** Mischen Sie ½ Teelöffel Sitopalādi mit je ¼ Teelöffel Mahāsudarshan und Süßholz. Nehmen Sie dreimal täglich nach Bedarf 1 Teelöffel mit 1 Teelöffel Honig. Das ist ein gutes Rezept für Unausgewogenheiten, die das Lösen von Schleim erfordern.

2. **Tālīsādi, Trikatu und Niem:** Mischen Sie ½ Teelöffel Tālīsādi mit je ¼ Teelöffel Trikatu und Niem. Nehmen Sie dreimal täglich nach Bedarf 1 Teelöffel mit 1 Teelöffel Honig. Das ist besonders gut für Dekongestion.

3. **Punarnavādi Guggulu** ist eine Rezeptur, die für viele Störungen von Kapha und Vāta eingesetzt wird, ist somit im Winter besonders hilfreich. Die Dosierung variiert auf individueller Basis.

sollte, die zudem nicht Kapha reizt. Wenn Kapha bereits verschlimmert ist, kann dieser Mensch im Winter krank werden und an Kapha-Störungen wie Erkältungen, Nebenhöhlenverstopfung, Husten und Bronchitis leiden.

Im Winter sind die Tage zumeist bedeckt und bewölkt mit wenig Sonne. Dies kann Tarpaka Kapha verschlechtern, was Sādhaka Pitta und Prāna Vāyu unterdrückt und zu Depression führt. Die Leute sind inaktiv, ihr Denken wird verwirrt und sie verlieren die Motivation. Agni muss angefacht werden. So eine Person kann ein Kräuterpräparat namens Saraswatī und Vachaöl-Nasya (Nasentropfen) nehmen, während sie die Winterroutine genau befolgt. Dies hilft besonders Kapha-Menschen, die an Depressionen leiden. Vāta- und Kapha-Menschen fühlen sich im Winter einsam und sollten daher während dieser Zeit nicht von ihren Partnern getrennt sein. Wenn es draußen kalt ist und man drinnen niemanden hat, mit dem man schlafen kann, fühlt man sich natürlich einsam. Es fühlt sich großartig an, wenn man im Winter einen Gefährten hat.

Bestimmte einfache Kräuter lassen sich benutzen, um im Winter Kapha-Dosha zu kontrollieren. Die besten sind Punarnavā, Süßholz, Ingwer, Pippalī, schwarzer Pfeffer, Chitrak und Kutki, denn sie alle beruhigen Kapha.

Gewisse Āsavas (fermentierte Säfte) und *Arishtas* (fermentierte Absude) werden gewöhnlich im Winter angewandt. Im Fall von geringem Jāthara Agni ist es besser, Āsavas zu nehmen, während Arishtas bei niedrigem Dhātu Agni angezeigt sind. Āsavas verbrennen Giftstoffe im Verdauungstrakt und können auf leeren Magen genommen werden, um Jāthara Agni zu stärken. Arishtas werden am besten während des Essens oder nach dem Essen verabreicht, um Dhātu Agni und Bhūta Agni anzuregen, Tejas und Ojas zu fördern und Toxine aus den Dhātus auszuschwemmen. Bestimmte Arishtas sind so potent, dass sie sogar den Zellstoffwechsel anfachen können: *Pīlu Agni* und *Pithara Agni*. Die besten Heilmittel für den Winter sind Drākshā (Kräuterwein), Pippalī Āsava, Kumārī Āsava, Punarnavāsava, Vāsakāsava und Dashamūlārishta. Nehmen Sie 4 Teelöffel Drākshā oder jedes andere Āsava oder Arishta, vermischt mit der gleichen Wassermenge. Dies fördert die Durchblutung, verbessert die Verdauung, kontrolliert Kapha und beruhigt Vāta. Falls ein Āsava oder Arishta nicht erhältlich ist, rät das Āyurveda auch im Winter zu den Mahlzeiten kleine Mengen trockenen Wein zu trinken.

Gute Winter-Rasāyanas (verjüngende Stärkungsmittel) sind Chyavānaprāsh und Pippalī Rasāyana. Pippalī Rasāyana ist besonders wirksam. Es wird hergestellt, indem man je ½ Tasse Milch und Wasser mischt und fünf ganze getrocknete Pippalīfrüchte (Langpfeffer) dazugibt. Der Pippalī sollte nicht pulverisiert sein. Kochen

Sie diese Mischung, bis das hinzugegebene Wasser verdampft ist, was bis zu eine halbe Stunde dauern kann, dann trinken Sie es vor dem Zubettgehen. Milch kann im Winter Schleim bilden, doch wenn Sie diese Mischung trinken, wird das keinen Schleim erzeugen.

Am Übergang zwischen Herbst und Winter sollten die Menschen Pañchakarma erhalten, speziell jene, die für Kapha-Probleme anfällig sind. Überschüssiges Kapha-Dosha lässt sich durch Vamana (Emesistherapie) beseitigen, die Kapha aus Magen, Lungen, Nebenhöhlen, Lymphgewebe und anderen Kapha-Orten eliminiert. Jedes übrige Kapha lässt sich in den folgenden Wochen durch Vachaöl-Nasya[16] oder Vachapulver-Nasya entfernen. Pañchakarma-Therapien sollten stets von einem erfahrenen āyurvedischen Arzt überwacht werden, der regelmäßig den Magenpuls fühlt. Wenn ein Kapha-Spike im Puls entdeckt wird, ist das ein positives Zeichen dafür, dass Kapha erfolgreich angeregt und in den Magen zurückgekehrt ist. Dies bezeichnet man als utklishta (gereizt). Daher wird nun Süßholztee verabreicht, sodass der Betreffende sich erbricht und das zu hohe Kapha ausgeschieden werden kann.

Bleiben Sie im Winter insgesamt ruhig, warm und glücklich, halten Sie sich in angenehmer Gesellschaft auf und gehen Sie körperlicher Aktivität drinnen nach. Das macht Ihr Leben glücklich, gesund und heilig.

16. Ein Absud aus Öl, kein ätherisches Öl.

6

Shamana Chikitsā

Palliative Therapien

आयुर्वेद

Es gibt zwei Hauptkategorien des Dosha-Managements. Die erste ist Shodhana, die wir im vorherigen Kapitel besprochen haben. Shodhana ist die Reinigungstherapie im Āyurveda und dazu gehören die fünf Entgiftungstechniken des Pañchakarma. Die zweite Kategorie der Behandlungen bezeichnet man als Shamana. Diese Behandlungen führen zur Linderung, Beruhigung oder Neutralisierung der Doshas.

Die āyurvedische Kunst der Shamana ist ein uraltes Heilsystem, bei dem die drei Körper-Doshas durch mehrere Therapien ausgeglichen und beruhigt werden. Wenn Menschen entkräftet, schwach oder erschöpft sind bzw. extrem hohes Vāta oder Pitta haben, ist Shodhana vielleicht nicht angemessen für sie. Diese Leute sollten stattdessen Shamana Chikitsā erhalten. Pañchakarma ist ideal für recht starke Menschen, während die palliativen Maßnahmen von Shamana von fast allen angewandt werden können, um ihre Lebensqualität zu verbessern.

Bei der Entscheidung für die passendste Therapie für einen recht starken Patienten muss man eine weitere Überlegung anstellen. Wenn die Doshas utklishta (gereizt und bereit, ihre Aufenthaltsorte zu verlassen) sind und nur geringes Āma besteht, ist Shodhana

Wann Shodana angebracht ist

- Wenn der Betroffene relativ gesund und stark genug ist, die Anstrengung von Shodhana zu ertragen
- Wenn Sāma Dosha im Verdauungstrakt verschlimmert ist (mit einer beliebigen Menge von Āma)
- Wenn Sāma Dosha natürlich aus dem Verdauungstrakt ausgeschieden wird (z. B. Durchfall mit Āma)
- Falls Utklishta (gereiztes) Dosha mit wenig Āma im tiefen Gewebe besteht

Wann Shamana angebracht ist

- Wenn jemand schwach, älter oder ein kleines Kind ist
- Wenn Nirāma Dosha im Verdauungstrakt verschärft ist
- Wenn *Nirāma Dosha* aus dem Verdauungstrakt ausgeschieden wird (z. B. Durchfall ohne Āma)
- Wenn Nirāma oder Sāma Dosha im tiefen Gewebe gereizt ist
- Wenn Utklishta (erregtes oder gereiztes) Dosha mit reichlich Āma im tiefen Gewebe besteht
- Wenn ungereiztes Dosha besteht

die zuträglichste Therapie. Sind die Doshas jedoch fest im tiefen Gewebe verankert und es bestehen hohe Āma-Pegel, lassen diese sich nur schwer entfernen, da Āma klebrig ist und die Kanäle verstopft. In dem Fall sollte derjenige keine Shodhana bekommen, selbst wenn er stark genug ist, um diese Therapien auszuhalten. Falls wir gewaltsam versuchen, die Doshas herauszupressen, ist dies genauso, als würde man versuchen den Saft aus einer unreifen Mango zu pressen: man erhält nur sehr wenig Saft und zerstört dabei die Mango. In ähnlicher Weise führt Shodhana mit „unreifen" Doshas dazu, dass die Doshas nicht ausgeschieden und das Gewebe geschädigt wird.

Shamana ist nicht so invasiv, denn es erlaubt jedem gereiften Dosha, an seinen Ursprungsort im Magen-Darm-Trakt zurückzukehren und beruhigt unreifes Dosha im tiefen Gewebe. Auf jeden Fall kann Shamana die Symptome einer Krankheit beseitigen. Der Nachteil von Shamana besteht darin, dass die gemilderten Doshas vielleicht in Zukunft wieder ähnlich gereizt werden, wohingegen durch die Ausscheidung von übermäßigen Doshas durch Shodhana nicht das Risiko besteht, dass dasselbe Leiden erneut auftritt. Daher ist Shamana nur eine halbe Therapie, während Shodhana eine vollständige Therapie darstellt. Aber nicht jeder ist fit für Shodhana und Shamana ist ein wesentlicher Bestandteil der Āyurveda Chikitsā.

Shamana verwendet leichte und milde Methoden, um die Doshas an ihren eigenen Plätzen zu beruhigen. Menschen mit Krankheiten, die das Immunsystem und Agni angreifen, sind gute Kandidaten für diese Gruppe von Therapien, ebenso wie ältere Menschen und kleine Kinder. Doch eine gesunde Person kann ebenfalls Shamana bekommen, weil die entsprechenden Therapien präventive Wirkungen haben. Vergessen Sie nicht, dass Prävention besser als Heilung ist. Leute, die Shamana-Therapien einsetzen, sollten sanft mit sich selbst sein und ein oder zwei empfohlene Behandlungen auf einmal anwenden. Sogar einfache Änderungen können die Verdauung bedeutend verbessern und dabei helfen, Körper, Geist und Bewusstsein zu reinigen.

Shamana-Therapien

Shamana besteht aus sieben Haupttherapien: Dīpana, also Agni anfachen, Pāchana, Āma (Giftstoffe) verbrennen, Kshut Nigraha, Fasten, Trut Nigraha, Durst ertragen, Vyāyāma, zu dem Yoga und andere Formen von körperlicher Ertüchtigung zählen, *Ātapa Seva,* in der Sonne (oder im Mondlicht) baden, und Maruta Seva, in frischer Luft sitzen und Prānāyāma durchführen.

Dīpana: Agni anfachen

Die erste Methode in Shamana ist Dīpana, d.h. das Verdauungsfeuer im Körper vor dem Essen anregen. Facht man Agni vor einer Mahlzeit an, entsteht starker Hunger, was die Bildung von neuen Toxinen nach dem Essen verhindert. Das Ziel besteht darin, Agni je nach der jeweiligen Konstitution auszugleichen, indem man Kräuter wie Pippalī, Ingwer, Zimt, schwarzen Pfeffer, Gudūchī und Chitrak in den Proportionen verwendet, die dem aktuellen Dosha-Zustand desjenigen angemessen sind.

Geringes Verdauungsfeuer ist die Grundursache aller Krankheit. Wenn das Verdauungsfeuer niedrig ist, produziert es wahrscheinlich Āma (Giftstoffe), was die Kanäle verstopft, die Nahrungsverwertung blockiert, die Immunreaktion des Betreffenden herabsetzt und geistige Verwirrung und Erschöpfung hervorruft. Steigert man Agni durch Einsatz von Dīpana, verbrennt dies das alte Āma und entgiftet das System.

Es stehen unterschiedliche Möglichkeiten zur Verfügung, Agni anzufachen und um die beste Methode herauszufinden, müssen wir zunächst die vier Kategorien von Agni verstehen: Vishama, Tīkshna, Manda und Sama.

1. Vishama Agni wird mit einem Vāta-Missverhältnis assoziiert und ist die Hauptursache aller Vāta-Leiden. Es kann unregelmäßigen Appetit, unregelmäßige Verdauung und Verwertung, gestörte Stoffwechselaktivität, abdominale Distension und Bauchbeschwerden, Verstopfung, vagen Bauchschmerz, Furcht, Angst und viele andere Vāta-Krankheiten erzeugen. Vishama Agni ruft vor allem eine Schwierigkeit hervor, Speisen mit hohem Proteingehalt zu verdauen. Folglich können diese Leute eine Unverträglichkeit auf proteinreiche Lebensmittel wie Soja, Bohnen, Kichererbsen, Fleisch und Gluten entwickeln.
2. Tīkshna Agni geht mit verschlimmertem Pitta einher und ist die Grundursache aller Pitta-Erkrankungen. Es besteht starker Appetit, doch eine schlechte Verdauung und Verwertung, da Agni nicht stark genug ist, um alle Nahrung zu verdauen. Wenn die flüssige Qualität von Pitta vermehrt ist, kann dies zu heißem und scharfem Agni führen, das nicht während des gesamten Verdauungsprozesses aufrecht erhalten werden kann. Tīkshna Agni erzeugt Hypoglykämie sowie Schilddrüsenüberfunktion, brennende Empfindungen, verschiedene Hauterkrankungen und viele andere Pitta-Beschwerden. Es löst Schwierigkeiten bei der Verdauung von Fetten und gebratenen Speisen aus. Menschen mit Tīkshna Agni können üblicherweise eine Unverträglichkeit

Kräuter und Gewürze, um Vishama, Tīkshna und Manda Agni auszugleichen

Vishama Agni
Verwenden Sie eine Mischung aus Chitrak, Hingvashtak Churna und Trikatu

Tīkshna Agni
Verwenden Sie Shatāvarī, Gudūchī, Shankha Bhasma, Amchār (pulverisierter Mangokern) und Granatapfelsamen, die mit einer Prise Mineralsteinsalz geröstet wurden

Manda Agni
Verwenden Sie Kräuter wie Chitrak, Trikatu, Tulsi, Zimt und Vacha

auf fettige Lebensmittel wie Erdnüsse und Sesamsamen entwickeln.

3. Manda Agni steht in Verbindung mit erhöhtem Kapha und ist die Hauptursache aller Kapha-Erkrankungen. Es bremst Verdauung und Stoffwechsel, was Schilddrüsenunterfunktion, Fettsucht, Diabetes und viele andere Kapha-Leiden nach sich zieht. Manda Agni verursacht Schwierigkeiten bei der Verdauung von kohlenhydratreichen Nahrungsmitteln. Leute mit Manda Agni können eine Unverträglichkeit auf Kohlenhydrate wie Weizenallergie oder Laktoseintoleranz entwickeln.
4. Sama Agni ist ausgewogenes Agni, wobei sich Vāta, Pitta und Kapha in Balance befinden. Es benötigt kein Dīpana. Sama Agni kann als Grundursache für perfekte Gesundheit und Langlebigkeit angesehen werden.

Qualitäten, die Agni vermindern

So lange Agni robust ist, ist eine optimale Gesundheit möglich. Agni hat die Qualitäten heiß, scharf, leicht, trocken und feinstofflich. Drava, das eine Qualität von Pitta und Kapha ist, bedeutet optimale flüssige Qualität und ist nötig, damit Agni seine Funktionen erfüllen kann. Beispielsweise wirken trockene Formen von Magensäure und Verdauungsenzymen wie in Nahrungsergänzungsmitteln erst dann, wenn sie mit der flüssigen Qualität des Speichels oder Schleims in Berührung kommen. Zu viel Flüssigkeit verdünnt jedoch die Verdauungsenzyme und verringert die Funktion von Agni. Die ölige Qualität dient zu einem gewissen Grad auch als Brennstoff für Agni.

Qualitäten, die Agni entgegengesetzt sind, hemmen dessen Funktionsweise und erzeugen Āma (Toxizität). Zum Beispiel blockieren kalte Getränke die heiße Qualität von Agni, während zu große Wasseraufnahme das Agni aufgrund der gesteigerten flüssigen Eigenschaft herabsetzen kann und dadurch die Enzyme vermindert. Der übermäßige Verzehr von Käse, Fleisch, Pilzen und ähnlich schweren Speisen kann die scharfe Qualität von Agni trüben, während schweres Essen und bewölktes Wetter dessen leichte und klare Qualitäten blockieren. Überessen, emotionales Essen, am Tag schlafen, zu viel Schlaf und Reste essen besitzen alle ein grobstoffliches Attribut und senken die feinstoffliche Qualität von Agni. Viele Drogen wie Beruhigungsmittel und Alkohol haben eine trübende Qualität. Zu Beginn ist Alkohol feinstofflich und stimuliert (falschen) Hunger, sodass dieser Mensch mehr isst. Aber langfristig betäubt Alkohol den Geist und verringert Agni.

Geistiges Āma und emotionales Ungleichgewicht

Die Erkrankungsursachen liegen in Ernährungsweise, Lebensführung, Umwelt und emotionalem Muster. Doch die Doshas bewahren ihre Normalität durch gesundes Agni. Falls Vāta-Dosha im Einklang ist, besteht kreatives Denken, Planung und Flexibilität. Wenn Vāta unausgewogen ist, entstehen negatives Denken mit Furcht, Unsicherheit, Nervosität, Angst und Einsamkeit. Ausgeglichenes Pitta führt zu logischem und fortlaufendem Denken, mit rechtem Verständnis, Begriffsvermögen und Wertschätzung. Unausgeglichenes Pitta ruft aggressives, konkurrierendes, kontrollierendes, dominierendes und manipulatives Denken hervor und der Betreffende wird über alles philosophieren. Wenn Kapha im Gleichgewicht ist, besteht Mitgefühl, Liebe und Versöhnlichkeit. Aus dem Gleichgewicht geratenes Kapha bringt Gier, Anhaftung und Besitzgier.

Eine unpassende Kost ist das Ergebnis falscher Entscheidungen und verursacht geistiges Āma, was zu Verwirrung und Ignoranz führt. Im Āyurveda gilt, dass die Ursache aller Krankheit, ob physisch oder geistig, Āma ist. Āma wiederum wird von niedrigem Agni verursacht, somit lässt sich sagen, dass alle Erkrankungen durch zu wenig Agni entstehen. Āma verstopft die Körperkanäle und sorgt für langsamen Stoffwechsel, Erschöpfung und Malabsorption auf Zellebene. Ehe es eine Störung im Geist gibt, tritt ein Ungleichgewicht des körperlichen oder geistigen Agni auf und ruft falsche Wahrnehmung, Voreingenommenheit, falsche Rückschlüsse und geistige Verwirrung hervor.

Unverdautes Essen produziert Āma und wirkt sich auf die grob- und feinstoffliche Verdauung aus. Biochemische Veränderungen im Magen beeinträchtigen auch den feinstofflichen Zellstoffwechsel. Das Denken ist ein biochemischer Prozess. Falls ein Gedanke nicht verdaut und in Intelligenz umgewandelt wird, ist dieser Gedanke unverarbeitet und erzeugt geistiges Āma. Dies wiederum kann zu Emotion werden. Eine Emotion ist eine Reaktion auf eine aktuelle Wahrnehmung basierend auf vergangener Erinnerung.

Einfache Regeln, um Agni anzufachen

- Essen Sie vor dem Essen eine Scheibe Ingwerwurzel, mit einem Spritzer Zitronensaft und Steinsalz.
- Vermeiden Sie, zu viel Wasser zu trinken, speziell nach den Mahlzeiten.
- Vermeiden Sie eiskalte oder gekühlte Getränke.
- Vermeiden Sie unverhältnismäßigen Konsum von Koffein. Tee ist besser als Kaffee, doch fügen Sie je eine Prise Ingwer und Kardamom (und andere Gewürze, wenn Sie möchten) hinzu, um einen leichter verdaulichen Masala-Chai herzustellen.
- Essen Sie erst, wenn Sie wirklich hungrig sind. Wenn Agni z. B. Manda ist, besteht keine Notwendigkeit zum Frühstück. Bei einigen Kapha-Leiden wird Agni jedoch in den Magen gedrückt und derjenige wird unglaublich hungrig. Bei Fettleibigkeit z. B. ist Jāthara Agni hoch und verleiht starken Appetit und Durst, aber das Dhātu Agni ist gering, also gibt es eine Tendenz, dass der Betroffene sehr viel isst, aber nicht imstande ist, es richtig ins Gewebe zu assimilieren.
- Nehmen Sie eine einfache, leichte Kost zu sich. Beispielsweise sind Poha (Basmati-Reisflocken) und gesprossenes oder geröstetes Getreide leichter und einfacher zu verdauen als nicht gesprossenes oder ungeröstetes Getreide.
- Schläft man vor dem Essen bis zu 10 Minuten, während man auf der linken Seite liegt, hilft dies Agni anzufachen. Wenn Sie das tun, nachdem Sie ½ Tasse warmes Wasser getrunken haben, werden Sie richtig hungrig, wenn echter Hunger besteht. Bei emotionalem Hunger verschwindet Ihr Appetit nach dem Schläfchen. Beachten Sie, dass Schlafen tagsüber für mehr als 15-20 Minuten, besonders nach dem Essen, generell Agni vermindert.
- Gehen verbessert den Kreislauf und verstärkt Agni, es kann somit vorteilhaft sein, vor dem Essen kurz spazieren zu gehen. Gehen beseitigt falschen Hunger und steigert wahren Appetit. Wenn sich jemand also müde und hungrig fühlt, wird durch ein kurzes Schläfchen jeder falsche Hunger verschwinden, wenn jemand hingegen energiegeladen und hungrig ist, ist ein Spaziergang besser und danach weiß man, ob man wirklich hungrig ist.
- Chanten Sie 108 mal das *Bīja-Mantra* für Agni, nämlich „*Rām*". Emotionaler Hunger verschwindet, während echter Hunger zunimmt.
- Essen und trinken Sie mit Bewusstsein und Achtsamkeit, sodass kein Überessen stattfindet.
- Nehmen Sie zwischen den einzelnen Bissen einen Schluck warmes Wasser oder trinken Sie Agni-Tee (siehe Rezept auf Seite 86).

Um jeden Gedanken in reine Intelligenz umzuwandeln, benötigen wir eine Klarheit der Wahrnehmung und des Denkens. Der Verstand verdaut unsere täglichen Gedanken, Emotionen und Erfahrungen durch gewisse Subtypen der Doshas. Dies sind Sādhaka Pitta, Tarpaka Kapha und Prāna Vāyu. Jeder dieser Subtypen hat sein eigenes Agni. *Sādhaka Agni, Tarpaka Agni* und *Prāna Agni* lenken die funktionellen Aktivitäten von Nervensystem und geistiger Fähigkeit. Bevor unser Denken gestört wird, werden Sādhaka, Tarpaka und Prāna Agni beeinträchtigt und das eingeschränkte Agni erzeugt einen geschädigten Bereich im Verstand, was zur Produktion von Āma führt. Dieses Āma behindert die geistigen Kanäle.

Unausgewogenes Jāthara Agni (das Magenfeuer) kann ein Ungleichgewicht in der Feuerkomponente jedes Dosha-Subtyps hervorrufen, einschließlich Prāna Agni, Sādhaka Agni und Tarpaka Agni. Jāthara Agni wirkt sich enorm auf Geist und Emotionen aus. Tīkshna Agni kann Sādhaka Agni durcheinander bringen, die Feuerkomponente von Sādhaka Pitta, was Pitta-Störungen des Geistes wie Ärger, Reizbarkeit, Hass und Perfektionismus zur Folge hat. Vishama Agni kann als erstes Prāna Agni und danach Sādhaka Agni angreifen und in Nervosität, Angst, Furcht, Verunsicherung und andere Vāta-Störungen des Geistes münden. Manda Agni verlangsamt Tarpaka Agni und unterdrückt im Anschluss Sādhaka Agni, wodurch dieser Mensch Kapha-Krankheiten des Geistes bekommt, zu denen Trägheit, Schwere, Depression und Gefühle der Wertlosigkeit gehören. Klinisch können wir jedes Agni über Jāthara Agni behandeln, da es der Hauptzugang zur Nährung aller körperlichen Agnis ist. Das Āyurveda betont dieses zentrale Feuer, weil die Qualität der Verdauung von Speisen, die diesem Agni angeboten werden, direkt die Doshas und den Verstand beeinflusst.

Pāchana: Toxine verbrennen

Pāchana bedeutet, Āma verdauen, verbrennen oder neutralisieren. Pāchana wird durch Einsatz bestimmter Kräuter und Gewürze wie Trikatu, Chitrak, Zimt, Ingwer, schwarzem Pfeffer, Kreuzkümmel, Koriander und Fenchel durchgeführt. Pāchana-Stoffe verbrennen Āma direkt, ohne die Hilfe von Agni. Es kommen oft die gleichen Kräuter wie für Dīpana zum Einsatz, doch sie werden in doppelter oder dreifacher Dosis nach den Mahlzeiten verabreicht, um die Verdauungsfähigkeit zu erhöhen und Toxine zu beseitigen. Eine Medikation vor dem Essen wirkt auf Jāthara Agni und führt Dīpana durch, während eine nach dem Essen Verdauung, Absorption und Verwertung stimuliert. Zum Beispiel sorgt eine kleine Dosis von etwas wie Trikatu (z. B. eine Prise) vor dem Essen zu Dīpana, wohingegen eine größere Dosis (etwa ¼ Teelöffel) nach dem Essen Pāchana auslöst und Verdauung und Absorption verbessert.

Als Ergebnis von Pāchana kann sich die Verdauungskapazität einer Person verbessern, was zur richtigen Ernährung der Körpergewebe führt. Pāchana ist besonders nützlich, wenn Agni gerade stark genug ist, um Appetit zu erzeugen, doch nicht stark genug, um eine Mahlzeit vollständig zu verdauen, was Āma auslösen kann. Pāchana verbessert Verdauung, Absorption und Verwertung sowie

Hauptsymptome von Āma im Körper

- Verstopfen der Kanäle
- Schlechte Ernährung oder Mangelernährung
- Subjektives Gefühl der Schwere
- Übergewicht
- Erschöpfung
- Steifheit
- Verstopfung, Gas oder Völlegefühl
- Resorptionsstörung mit Vitamin- oder Mineralienmangel
- Allgemeine Gliederschmerzen
- Schmerz an den Haarwurzeln
- Vage grippeähnliche Symptome
- Mangel an Selbstvertrauen und geringe Selbstachtung
- Angst, Sorge, Depression und Furcht vor dem Unbekannten

die Ausscheidung von Āma über Urin, Kot und Schweiß. Es wird bei chronischen Verdauungsstörungen, Flatulenz, Gas und jedem Zustand mit Āma im Verdauungstrakt eingesetzt. Pāchana kann auch bei Fieber, Durchfall, rheumatischer Arthritis und vielen anderen akuten oder chronischen Erkrankungen genutzt werden. Pāchana ist im Grunde eine natürliche physiologische Form der Entgiftung. Auf geistiger Ebene schließlich kann Pāchana mithilfe feinstofflicher Mittel angewandt werden, durch Konzentration, Kontemplation und Meditation.

Āma im Magen-Darm-Trakt ausfindig machen

Āma ist jeder unverdaute Stoff und das Ergebnis von niedrigem Agni, das durch eine Störung von einem der drei Doshas entstehen kann. Man kann das Maß an Toxizität im Verdauungstrakt beurteilen, indem man die Zunge dieses Menschen untersucht und einige der anderen Techniken zur Einschätzung von Āma einsetzt, die in Band 2 dieser Lehrbuchserie beschrieben wurden. Beachten Sie, dass man auf der Zunge vielleicht gar nichts erkennen kann, wenn der Betreffende Raucher oder schwerer Trinker ist, aber es könnte ein Zuwachs an Āma im tiefen Gewebe bestehen. Wenn

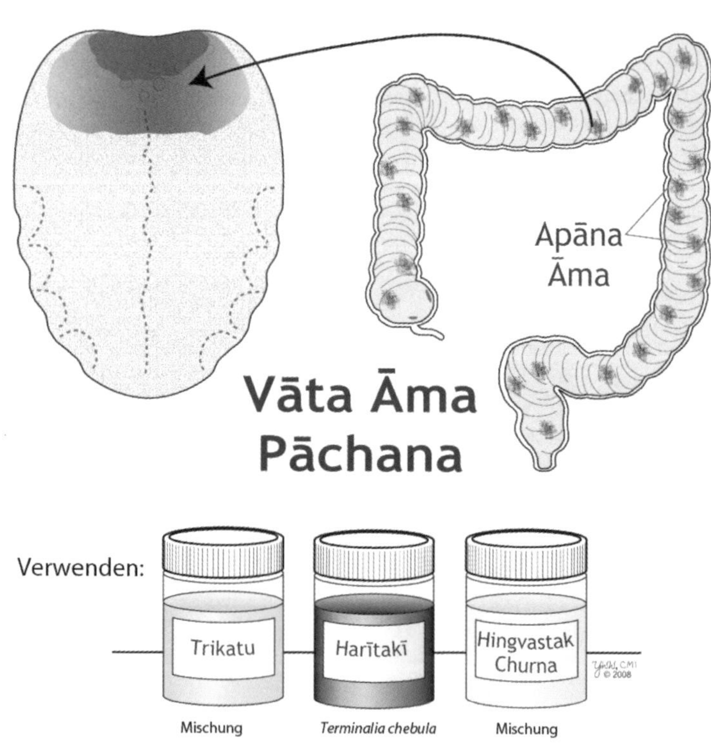

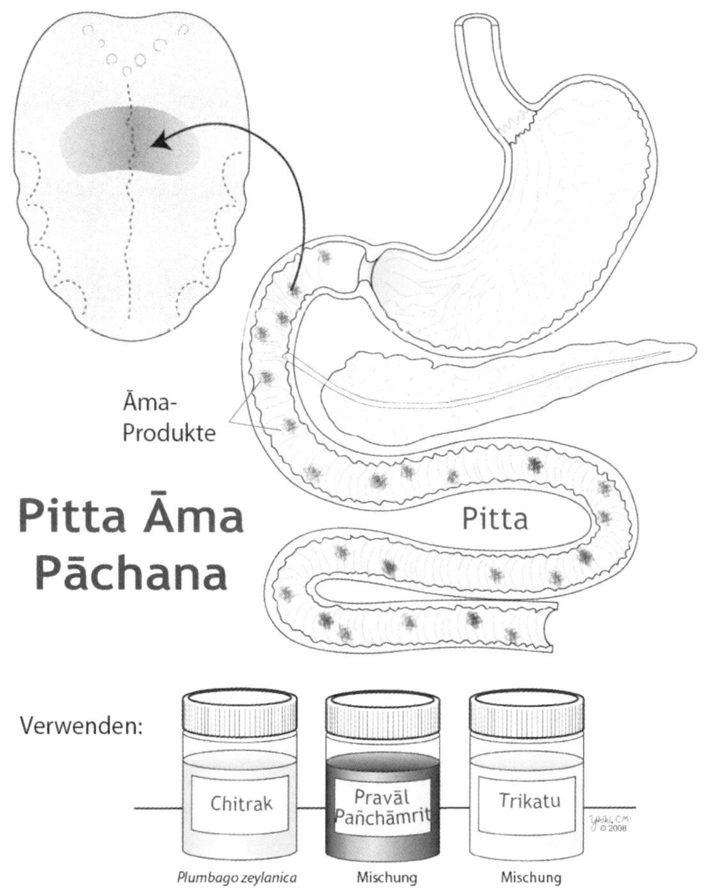

die gesamte Zunge einen schweren Belag hat, deutet dies auf einen hohen Pegel an Toxizität im gesamten Verdauungstrakt hin. Āma im Bereich des Verdauungstrakts zeigt sich durch weniger Belag auf dem Teil der Zunge, der dem Magen-Darm-Trakt entspricht.

Falls sich Āma in den Dhātus (Gewebe) befindet, nennt man das *Dhātu Āma,* was nicht auf der Zunge zu erkennen ist. Im Fall von Osteoarthritis oder Gelenkrheumatismus z. B. ist Āma in den Gelenken vorhanden, jedoch nicht auf der Zunge zu sehen. Aber ein Belag an den äußeren Rändern der Zunge zeigt Āma im Kreislaufsystem an, also Rasa Dhātu oder Rakta Dhātu.

Āma vermischt sich im Normalfall mit einem oder mehreren Doshas und nimmt die Qualitäten der Doshas an. Besteht beispielsweise niedriges Agni durch hohes Vāta, ist das entstehende Āma klebrig, aber trocken. Vāta-Āma sammelt sich in Dickdarm und Gelenken und kann Verstopfung, Reizdarmsyndrom oder Arthritis verursachen. Es erzeugt einen bräunlich-schwarzen Belag auf der

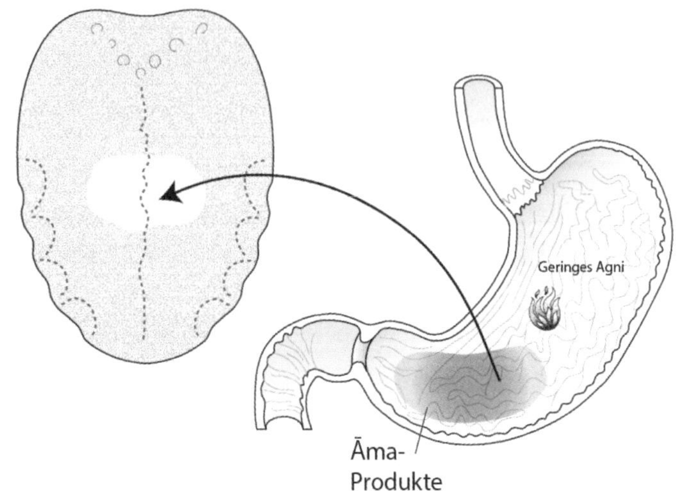

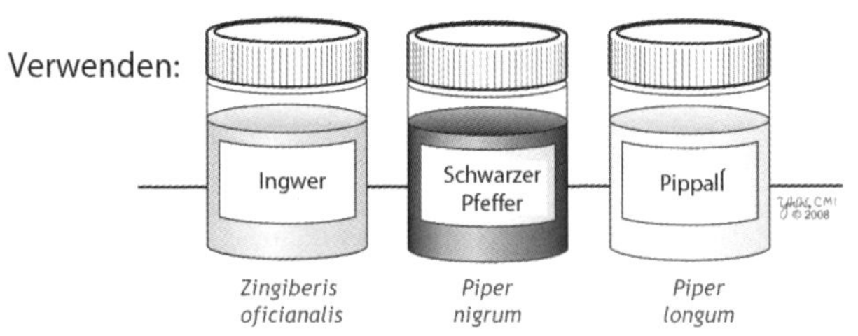

Zunge und ist hauptsächlich im hinteren Drittel zu erkennen. Vāta-Āma sorgt für ein trockenes und astringentes Gefühl im Mund.

Pitta-Āma ist auch klebrig, aber heiß und flüssig und hat eine Tendenz, in Leber, Gallenblase, Dünndarm und Blut zu stagnieren. Es führt zu Entzündung. Pitta-Āma hat ein gelb-grünes Aussehen auf der Zunge und zeigt sich hauptsächlich auf dem mittleren Drittel. Es kann einen bitteren oder sauren Geschmack im Mund erzeugen.

Kapha-Āma ist vor allem klebrig, schwer und dicht und mündet in einem dicken, schaumig-weißen Belag auf der Zunge, vor allem auf dem vorderen Drittel. Es besitzt eine Affinität für Magen, Lungen, Stirnhöhlen, Lymphgefäße und Brustgewebe und verursacht Erkältungen, Kongestion, Husten, Stagnation, fibrozystische Veränderungen und Tumore. Kapha-Āma kann einen salzigen oder süßen Geschmack im Mund hervorrufen.

Das Āyurveda erklärt, dass Erkrankung auftritt, wenn ein Dosha (ohne Āma) oder Sāma Dosha (Āma mit einem oder mehreren Doshas) in die Dhātus gelangt. Doch ehe es zur Bildung von Āma oder einem Wandel in den Dhātus kommt, wird Agni durch ein verstärktes Dosha beeinträchtigt. Deswegen ist die Hauptursache aller Krankheit zu wenig Agni. Der geschädigte Bereich im Gewebe, in dem sich ein Dosha befinden mag, heißt Khāvaigunya. Schwächen entstehen im Gewebe aufgrund von genetischer Veranlagung, früherem Trauma, Malabsorption oder geistigem Āma in Form von unverarbeiteten oder unterdrückten Emotionen. Wenn Zellen durch die Qualitäten der Doshas beeinflusst sind, die ins Gewebe eindringen, ist das Ergebnis ein Mangel an Zellintelligenz. Dies kann die Zellkommunikation beeinträchtigen, was eine Autoimmunerkrankung zur Folge haben kann.

Wann Pāchana anzuwenden ist

Bevor man ein Pāchana durchführt, sollte man die Art des Āma durch Untersuchung der Zunge klassifizieren und es dann entsprechend behandeln. Āma-Pāchana-Kräuter werden üblicherweise in drei Gruppen unterteilt, je nach dem, ob sie Āma vom Vāta-, Pitta- oder Kapha-Typ therapieren, wie in Tabelle 17 gezeigt.

Einfache Regeln zur Verdauung von Āma

- Vermeiden Sie (eis)gekühlte Getränke.
- Rösten Sie gleiche Mengen Sesamsamen, Fenchelsamen, Kreuzkümmelsamen, Dhānyaka Dal (ein Dal-artiger Koriandersamen) und Granatapfelsamen nacheinander in der genannten Reihenfolge in einer eisernen Pfanne. Vermischen Sie diese und streuen Sie eine kleine Menge Steinsalz darauf. Kauen Sie einen Teelöffel der Mischung nach jeder Mahlzeit, um möglicherweise z. T. unverdautes Essen zu verdauen.
- Beenden Sie Ihre Hauptmahlzeiten mit einer kleinen Tasse Lassi. Lassi besteht aus einem Teil frischem, hausgemachtem Joghurt vermischt mit vier Teilen Wasser, einer Prise geröstetem Kreuzkümmelpulver und einer kleinen Prise Steinsalz. Es ist Tridosha, doch trinken Sie es nicht, wenn Sie an Kongestion leiden. Vermischen Sie es auch nicht mit Obst oder Fruchtsaft wie Mango-Lassi.
- Gehen Sie nach jeder Mahlzeit einige hundert Schritte spazieren.
- Legen Sie sich 10-15 Minuten nach dem Mittagessen auf die linke Seite.
- Kräuter-Dhūmana (Rauchen) kann die Verdauung ebenfalls verbessern. Rauchen Sie eine kleine Pfeife gefüllt mit Rose, Kamille, Muskatnuss, Nelken, Ajwan und trockenem Zitronengras, um Āma aus dem Geist zu beseitigen.

Tabelle 17: Āma-Pāchana-Kräuter und -Gewürze für jedes Dosha

Für Vāta Āma	Für Pitta Āma	Für Kapha Āma
Ingwer (frisch) Schwarzer Pfeffer Pippalī (Langpfeffer) Fenchel Tagara Guggulu Chitrak Zimt Agni Mantha Deodara Nirgundī Hing (Asafoetida) Ajwan Senf Rizinusöl Steinsalz	Koriander Niem Mustā Sudarshan (für āma in Rasa oder Rakta-Gewebe) Mahāsudarshan (für āma in tieferen Dhātus) Tikta (bittere Kräuter) Ingwer (frisch) Zimt Amchūr (gebackener Brei aus grünem Mangokern) Limette Tamarinde Amlavetasa (Himalaya-Rhabarber) Kokam (ein indisches Gewürz)	Ingwer (trocken) Schwarzer Pfeffer Pippalī (Langpfeffer) Kreuzkümmel Punarnavā Chitrak Kutki Vidanga Tulsi Vacha Senf Hing (Asafoetida) Ajwan Steinsalz

Kshut Nigraha: Fasten ohne Nahrungsmittel oder Befolgen einer Mono-Diät

Nigraha heißt, halten oder kontrollieren und *Kshut* bedeutet Hunger. Also steht Kshut Nigraha dafür, den eigenen Hunger zu halten oder zu kontrollieren. Das bedeutet, durch Fasten zu hungern oder eine Mono-Diät eines leicht verdaulichen Essens einzunehmen.

Was ist Hunger? Idealerweise wird bei hohem Agni und leerem Magen über das Prāna eine Nachricht an das Appetitzentrum im Hypothalamusbereich des Gehirns geschickt, wo es physische Hungerzeichen anregt. Falscher Hunger kann jedoch auch durch Stress, Angst, Furcht oder Nervosität ausgelöst werden. Die Ausschüttung von Nebennierensekreten, die häufig bei diesen Zuständen auftritt, stimuliert die peristaltische Bewegung der Magenwand, was fälschlicherweise als Hunger interpretiert werden kann.

Die Magenwand ist elastisch und wird durch zu viel Essen gedehnt. Dieser Dehnreflex erzeugt ein Gefühl von Zufriedenheit nach einem Essen und kann den Magen vergrößern. Daher gilt, je mehr man isst, desto mehr möchte man das nächste Mal essen. Wenn Sie nur etwas Nahrung aufnehmen, sind Sie schon durch kleine Mahlzeiten satt und das Agni bleibt stark. Essen Sie niemals

Indikationen für Dīpana und Pāchana

- Akute Grippe oder Fieber
- Durchfall oder Ruhr
- Verdauungsstörung
- Dyspepsie
- Akuter Bauchschmerz

Kontraindikationen für Dīpana und Pāchana

- Krankheiten mit hohem Pitta
- Blutungsstörungen
- Akute Gastritis
- Magengeschwür
- Colitis ulcerosa

Dīpana und Pāchana

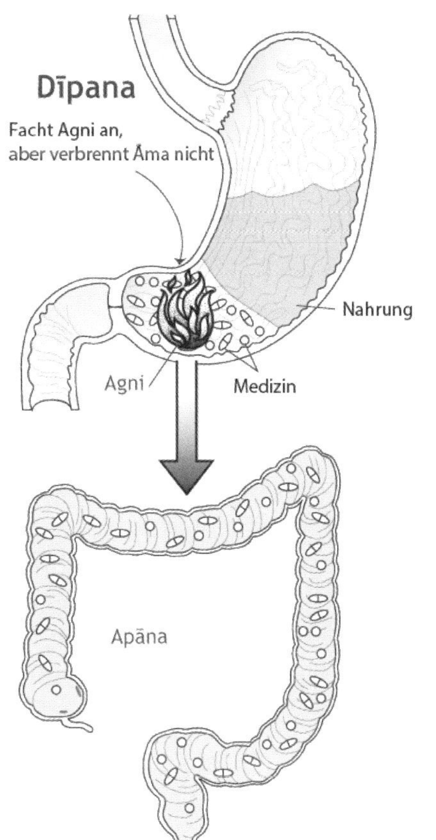

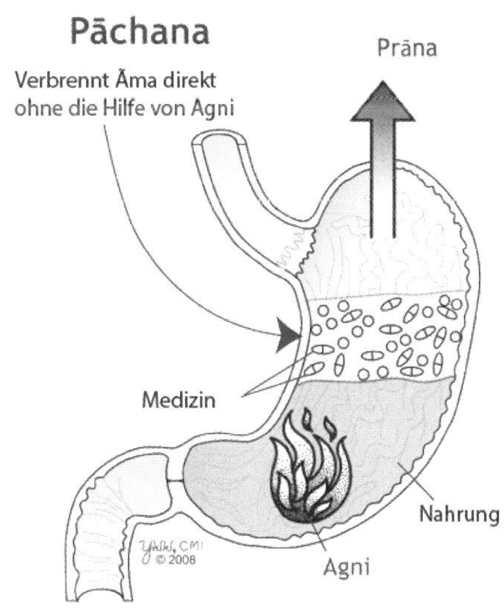

bis zum Punkt völliger Sättigung. Leute, die nur halb gesättigt sind, leben länger als jene, die essen, bis sie vollkommen voll sind.

Das Āyurveda spricht auch sehr viel über die Bedeutung, einen täglichen Rhythmus zu befolgen, um eine gute Verdauung zu bewahren. Eine tägliche Routine erlaubt es der biologischen Uhr, einen regelmäßigen, starken Appetit zu den richtigen Zeiten zu erzeugen. Deshalb ist es gut, das Mittag- und Abendessen jeden Tag etwa zur gleichen Zeit einzunehmen.

Fastentechniken

Fasten regt jedes körperliche Agni an, einschließlich Jāthara Agni, Bhūta Agni und Dhātu Agni. Diese Agnis sind dadurch imstande, jegliches Āma zu verbrennen und geben die Körperkanäle frei. Kshut Nigraha bringt Klarheit und erweckt die Zellintelligenz. Seine Wirkung auf Agni hebt die Immunität, somit regt das Fasten

Zeichen von echtem Appetit

Setzt ein, wenn das vorherige Mahl vollauf verdaut ist
Tritt jeden Tag zu einer regelmäßigen Zeit auf
Leichtigkeit im Magen
Angenehme Gefühle im Magen
Nahrung wird zur Sättigung gegessen
Die Zunge ist sauber
Tritt nach einem vollständigen, regelmäßigen Stuhlgang an diesem Morgen ein
Ist so stark, dass jedes Essen gut schmeckt.
Steigt nach einem Spaziergang an.
Verstärkt sich durch einige Schlucke Wasser.
Der Verstand wird klar und aufmerksam

Zeichen von falschem Hunger

Tritt zu irregulären Zeiten auf
Der Magen fühlt sich eventuell nicht leicht an
Dumpfer Schmerz in der Magengrube
Essen aus Versuchung
Die Zunge kann belegt sein
Es können Durchfall, Verstopfung oder Blähungen bestehen
Verschwindet nach einem Spaziergang oder kurzem Schlaf
Ausgelöst durch emotionalen Stress, Einsamkeit oder Depression
Kann von Langeweile oder wiederholtem Gähnen begleitet sein
Kann durch Hypoglykämie ausgelöst werden, in dem Fall kann Hunger durch einen Schluck Fruchtsaft verschwinden
Selbst ein Schluck Wasser trägt süßes Kledaka Kapha ins Rasa und lindert diesen falschen Hunger
Der Verstand ist schwerfällig und trüb

das Immunsystem an. Fasten entfernt auch freie Radikale und stimuliert die Ausschüttung antioxidativer Enzyme.

Eine Bedeutung von Kshut Nigraha ist totales Fasten, das bedeutet für kurze Zeit gar nichts zu essen. Es ist gut, diese Art völligen Fastens ohne feste Nahrung bei Verdauungsstörung, Durchfall, Ruhr, Fieber, einer schweren Erkältung oder Kongestion zu befolgen. Fasten facht Agni an, verbrennt Āma, tötet Bakterien und stimuliert T-Lymphozyten und das Immunsystem und hilft, diese Erkrankungen zu überwinden. Ein hungriger, gesunder Mann kann bedeutende Arbeit leisten, denn sein Verstand ist klar. Wenn Ihre Zellen voller Essen sind, ist Ihr Agni gering, wenn Sie hungrig sind, ist Ihr Agni hoch.

Im Āyurveda gilt, dass es für viele Leute gut ist, einen Tag pro Woche zu fasten. Legen Sie Ihren Tag entsprechend ihrem astrologischen Horoskop fest, doch fasten Sie nicht bis zum Hunger. Fasten, bei dem man nichts isst, wird bei hohem Fieber befolgt. Eine Fastenkur mit warmem Wasser ist gut für einen Kapha-Menschen. Flüssigkeitseinnahme wie Fasten mit Obst- oder Gemüsesäften ist besser für Vāta- und Pitta-Typen.

Ich habe festgestellt, dass im Westen manche Menschen über eine Woche nur mit Wasser fasten. Das könnte ernstlich das Vāta-Stoffwechselsystem des Betroffenen erschöpfen. Das Āyurveda empfiehlt manchmal eine gelegentliche Fastenkur über einen längeren Zeitraum, doch solch eine Kur sollte Obst- oder Gemüsesäfte beinhalten. Kapha-Menschen können bis zu fünf Tage am Stück mehrere Male im Jahr fasten, doch sie verzichten nur ungern aufs Essen. Für einen Vāta-Typ könnte eine fünftägige Fastenkur allerdings eine Form von Hunger sein und zu Mangelernährung führen. Längeres Fasten jenseits der eigenen Kapazität erschöpft die Energie, vermindert die Immunität und kann Dehydrierung, niedrigen Blutdruck, kalte Hände, kalte Füße und Nierenversagen nach sich ziehen.

Orangen-, Mango- und Traubensaft sind alle gut für Vāta, Granatapfelsaft, süßer Traubensaft oder Aloe-vera-Saft ist gut für Pitta-Typen, während Kapha-Menschen Apfel- oder Cranberry-Saft verwenden können. Vāta-Typen sollten immer aufpassen, dass sie das Fasten nicht übertreiben. Ihnen gefällt oft die Zunahme an feinstofflicher Qualität, die sie vom Fasten bekommen und können daher etwas abhängig davon werden. Aber längeres Fasten kann diesen Vāta-Leuten Schaden zufügen.

Während einer Fastenkur sollte man keinen schweren Sport machen, harte Arbeit in der heißen Sonne verrichten oder sexueller Aktivität nachgehen. Der Betreffende sollte Ruhe und Stille suchen und abends nicht lange wach bleiben. Es ist beim Fasten ebenfalls nicht gut, Prüfungen zu machen oder intensive geistige Anstrengung zu haben. Es ist besser, auszuruhen, zu lesen und sich zu entspannen. Bei jeder längeren Fastenkur muss man achtgeben und die Anleitung eines erfahrenen Spezialisten befolgen.

Beim Pañchakarma setzen wir gewöhnlich eine Mono-Diät eines leicht verdaulichen Essens wie Kitchari aus Basmati-Reis und Mung Dal ein. Dies reinigt das System und regt Agni an. Manche Leute fasten mit Kitchari, andere mit Gemüsesuppe und wieder andere essen Reis mit Joghurt. Welche Speisen Sie auch wählen,

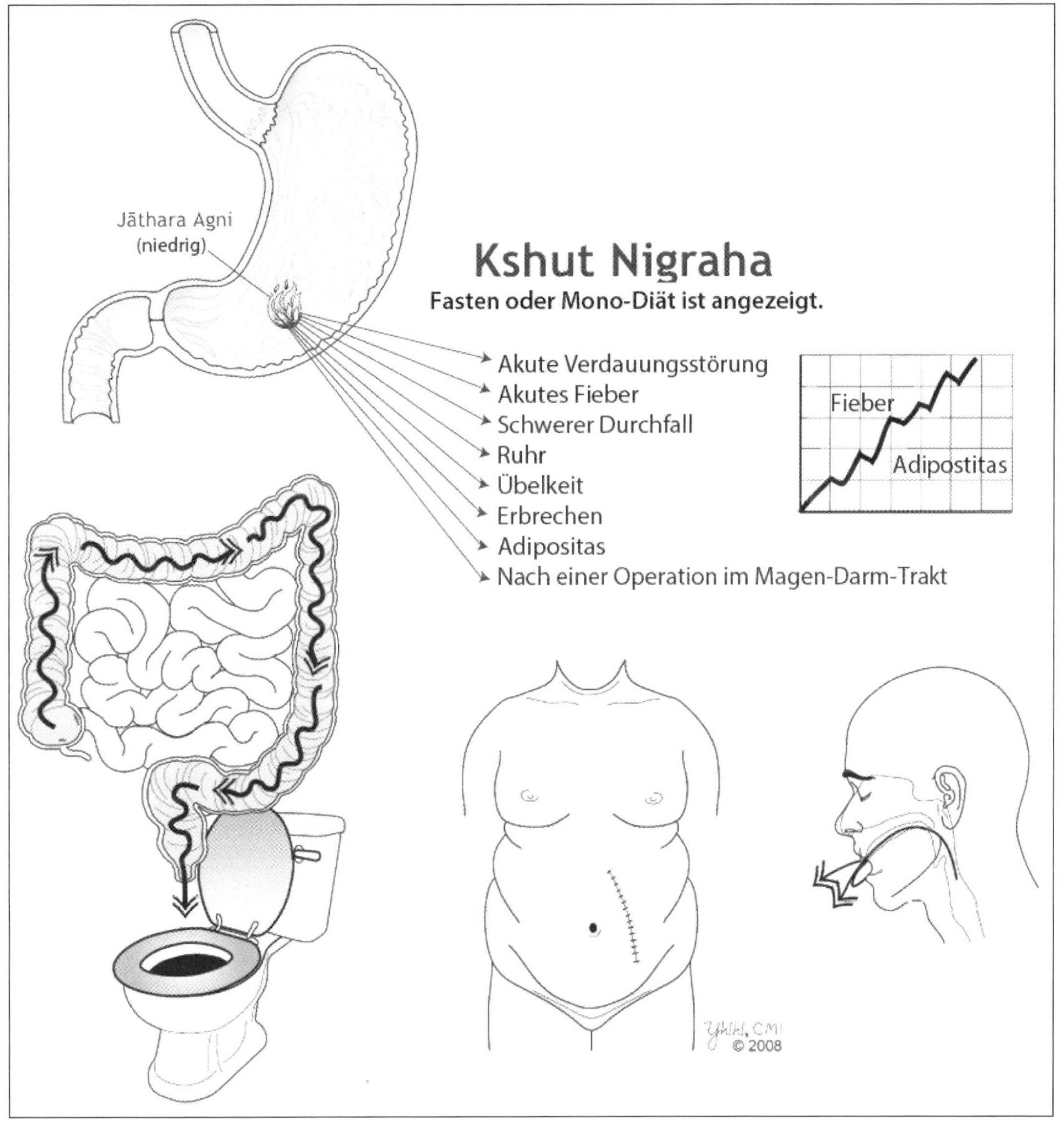

Kshut Nigraha: Fasten ohne Nahrungsmittel oder Befolgen einer Mono-Diät

essen Sie nur eine maßvolle Menge. Durch eine Kitchari-Fastenkur für eine Woche können übergewichtige Leute leicht einige Kilos verlieren.

Gelüste entstehen aufgrund von psychischen und physiologischen Faktoren. Falls jemand nach einem Essen Appetit auf Süßes hat, sehnt er sich eigentlich nach Liebe. Doch es kann auch andeuten, dass Pitta verstärkt oder derjenige unterzuckert ist. In so einem Fall ist es dienlich, Süßholztee zu trinken oder Süßholzbonbons nach dem Essen zu kauen, es sei denn es ist wegen hohen Blutdrucks kontraindiziert. Fasten kann sinnvoll für Leute mit Hypoglykämie sein, doch wenn jemand eine Pitta-Konstitution hat, sollte er oder sie keine vollständige Fastenkur ohne Nahrung durchführen. Stattdessen kann der Betroffene versuchen, mit Granatapfelsaft verdünnt mit Wasser zu fasten und etwas Zuckermelone mit Kardamompulver zu essen. Eine Fastenkur mit gedämpftem Gemüse ist eine weitere Alternative, die gut für jemanden mit Hypoglykämie oder andere Erkrankungen mit hohem Pitta ist.

Manchmal fasten Menschen für einen Monat oder führen eine längere Obst-Fastenkur durch, während der eine tiefe Reinigung stattfindet. Wenn dies richtig und mit der entsprechenden Anleitung erfolgt, kann es die Klarheit der Wahrnehmung und spirituelles Erwachen erhöhen. Unser Nervensystem kann mit Āma überladen werden, was zu Vergesslichkeit führt, somit kann solch eine Fastenkur ein optimales Gedächtnis hervorbringen.

Selbst dreitägiges Obstfasten reinigt das System. Wählen Sie die Früchte anhand Ihrer Prakruti und Vikruti aus und verwenden Sie die oben genannten Fruchtsäfte als Anhaltspunkt. Zum Beispiel sind Orangen und Mango gut für Vāta, Granatapfel und süße Trauben für Pitta und Äpfel für Kapha-Typen. Falls jemand blutarm ist, können Granatapfel- oder schwarzer Traubensaft besonders hilfreich sein. Eine Obstfastenkur ist eine spirituelle Sache, daher sollte man währenddessen keine schwere Arbeit durchführen. Es ist ebenso nicht ratsam für Diabetespatienten und Menschen, die empfindlich auf Zucker reagieren wie Menschen mit Candidiasis. Sie sollten stattdessen mit gedämpftem Gemüse fasten.

Eine Fruchtdiät ist kühlend und daher im Sommer bekömmlich. Warme Milch kann zwischen Obst-Mahlzeiten getrunken werden, doch warten Sie eine Stunde nach dem Obstessen, ehe Sie Milch zu sich nehmen. In der Ausklangphase sollten Sie nicht plötzlich aufhören, Obst zu essen. Verringern Sie die Früchte allmählich, nehmen Sie Gemüse und Getreide hinzu, essen Sie z. B. Obst zum Frühstück, Kitchari zum Mittagessen und gedämpftes Gemüse am Abend. Man kann sich während der Fastenkur in Stille üben und das Reden minimieren sowie nur eine gemäßigte Menge an körperlicher Aktivität durchführen. Dies regeneriert Ojas, bringt innere

Einkehr, speichert Energie und führt zu klarerer Kommunikation in Beziehungen. Wenn beide Partner nicht sprechen (ein „Fasten" vom Reden), besteht besseres Verständnis, denn Sprechen bringt Konflikte hervor. Um Ihre innersten Wünsche zu erfüllen, fasten Sie mit Früchten. Eine Obstfastenkur bringt eine Erfüllung Ihrer positiven Wünsche, da Ihre Gedanken fruchtbar werden und Ihr Leben glücklich machen.

Klinisch wird Kshut Nigraha für viele verbreitete Leiden eingesetzt, zu denen akute Verdauungsstörung, akutes Fieber, schwerer Durchfall, Ruhr, Übelkeit, Erbrechen und Adipositas gehören, und sofort nach einer Operation des Verdauungstrakts. Bei Aszites rät das Āyurveda, der Patient soll mit Milch fasten und kein Wasser trinken. Im Fall von Hypoglykämie, extrem niedrigem Blutdruck, Debilität, Anämie, Proteinurie und chronischen konsumtiven Erkrankungen wie Tuberkulose, AIDS und chronischem Erschöpfungssyndrom sollte Kshut Nigraha nicht durchgeführt werden.

Das Ziel von Dīpana, Pāchana und Kshut Nigraha besteht darin, Jāthara Agni anzufachen und die Verdauung zu verbessern. Falls ein Mensch einen Drang zum Essen hat, ist es wichtig Sansarjana Krama zu befolgen, also eine allmähliche Anregung des Verdauungsfeuers. Das beginnt damit, dass jemand erst einen dünnen Schleim, dann einen dicken Schleim, danach Brei, Reis und schließlich reichhaltigere Speisen einnimmt.[1]

Trut Nigraha: Durst ertragen und die Flüssigkeitsaufnahme minimieren

Trut Nigraha heißt Durst ertragen und die Aufnahme von Flüssigkeiten minimieren. Das sollte nicht mit einer Wasserfastenkur verwechselt werden, d. h. Fasten mit Wasser. Ambu Vaha Srotas ist das Wasser regulierende System des Körpers und Trut Nigraha wird immer dann eingesetzt, wenn geringes Ambu Agni vorhanden ist. Verbreitete Krankheiten des Ambu Vaha Srotas, bei denen Trut Nigraha förderlich ist, beinhalten Ödem, Lungenödem, Myxödem, Typ-2-Diabetes, Fettsucht, Lymphverschluss, Wassertoxizität, Aszites und gewisse Harnerkrankungen, bei denen zu große Mengen Wasser im System zurückgehalten werden. Bei diesen und anderen Kapha-Beschwerden ist Trut Nigraha hilfreich.

Bei diesem Reinigungsprozess des Ambu Vaha Srotas bekommt ein Patient möglicherweise „Pseudo-Durst" und ein Verlangen nach Wasser. In einem solchen Fall sollte dieser Mensch Shītalī Prānāyāma durchführen.[2] Trut Nigraha sollte nicht bei

1. Weitere Details finden Sie in Tabelle 25, „Sansarjana Krama: Agni allmählich anfachen", auf Seite 277.
2. Siehe „Shītalī Prāṇāyāma" auf Seite 360.

schwerer Dehydrierung, akutem Durchfall oder Ruhr, Erbrechen, starker Transpiration, Nierensteinen, Oligurie, Dehydrierung nach Grippe, extremer Erschöpfung, extrem niedrigem Blutdruck oder Schock angewandt werden.

Wenn ein Kapha-Mensch mit geringer Nierenenergie zu viel Wasser trinkt, das nicht ausgeschieden wird, akkumuliert es im System und ruft ein Ödem hervor. Das Āyurveda rät so jemandem, gemäßigte Mengen Wasser zu trinken und in manchen Fällen vorübergehend überhaupt keine Flüssigkeiten aufzunehmen. Übermäßiges Wassertrinken kann Wassertoxizität hervorrufen und es gibt genau genommen bestimmte Leiden, bei denen Wasser kontraindiziert ist.

Trut Nigraha bedeutet auch die Kontrolle von sinnlichem Durst und psychischen Gelüsten, was sich darauf bezieht, die eigenen Süchte und Wünsche im Zaum zu halten. Bei gewissen Leiden empfiehlt das Āyurveda, sich sinnlicher Anregung zu enthalten. Beispielsweise rät das Āyurveda im Fall von einer Innenohrinfektion, sich keinem Lärm auszusetzen. Bei Konjunktivitis werden die Augen lichtempfindlich, es sollte also eine Sonnenbrille getragen werden. Ebenso sollte eine Person mit einer Phobie sich keinen Situationen aussetzen, die Furcht auslösen. Das sind alles Formen einer praktischen Behandlung, die als psychologisches Trut Nigraha eingestuft werden können.

Wasseraufnahme

Die empfohlene tägliche Aufnahme von Wasser, abgesehen von allem Tee, Kaffee, Kräutertee, Limonaden und anderen Getränken, variiert je nach Umwelt, Jahreszeit, Temperatur, Feuchtigkeit, körperlichen Aktivitäten und individueller Konstitution.[3] Normalerweise benötigt ein Mensch mit überwiegend Vāta bis zu 2 Liter am Tag, ein Pitta-Mensch 1,5 Liter und ein Kapha-Mensch nur 1 Liter. Wenn jemand jedoch chronisch dehydriert ist, Durchfall oder Fieber hat, benötigt der Betroffene mindestens 2 Liter am Tag, selbst wenn er oder sie eine Kapha-Konstitution hat. Entsprechend braucht ein Athlet mehr Wasser als jemand, der eine sitzende Arbeit verrichtet. Andererseits sollte man bei bestehendem Ödem eine große Wasseraufnahme vermeiden, unabhängig von der Konstitution.

Wasser aus verschiedenen Gefäßen trinken

Kupfer ~ beruhigt Kapha, regt Agni an

Silber ~ besänftigt Pitta

Gold ~ beruhigt Vāta und Kapha (Weißgold besänftigt Pitta)

Tongefäß – Tridosha im Sommer, verstärkt Kapha bei kaltem und feuchtem Wetter

Das Āyurveda rät traditionell, Wasser aus einem Kupfergefäß zu trinken, um Agni anzufachen, doch der Behälter sollte tatsächlich aus echtem, reinem Kupfer sein. Lassen Sie das Wasser über Nacht in diesem Gefäß stehen und trinken Sie in der Früh daraus. Dies gibt bestimmte elektromagnetische Eigenschaften des Kupfers ins Wasser ab und hilft, Chlor zu neutralisieren und sorgt für Dīpana (Entfachen von Agni) und Pāchana (Verbrennen von Āma).

3. Siehe auch „Wasser" auf Seite 74.

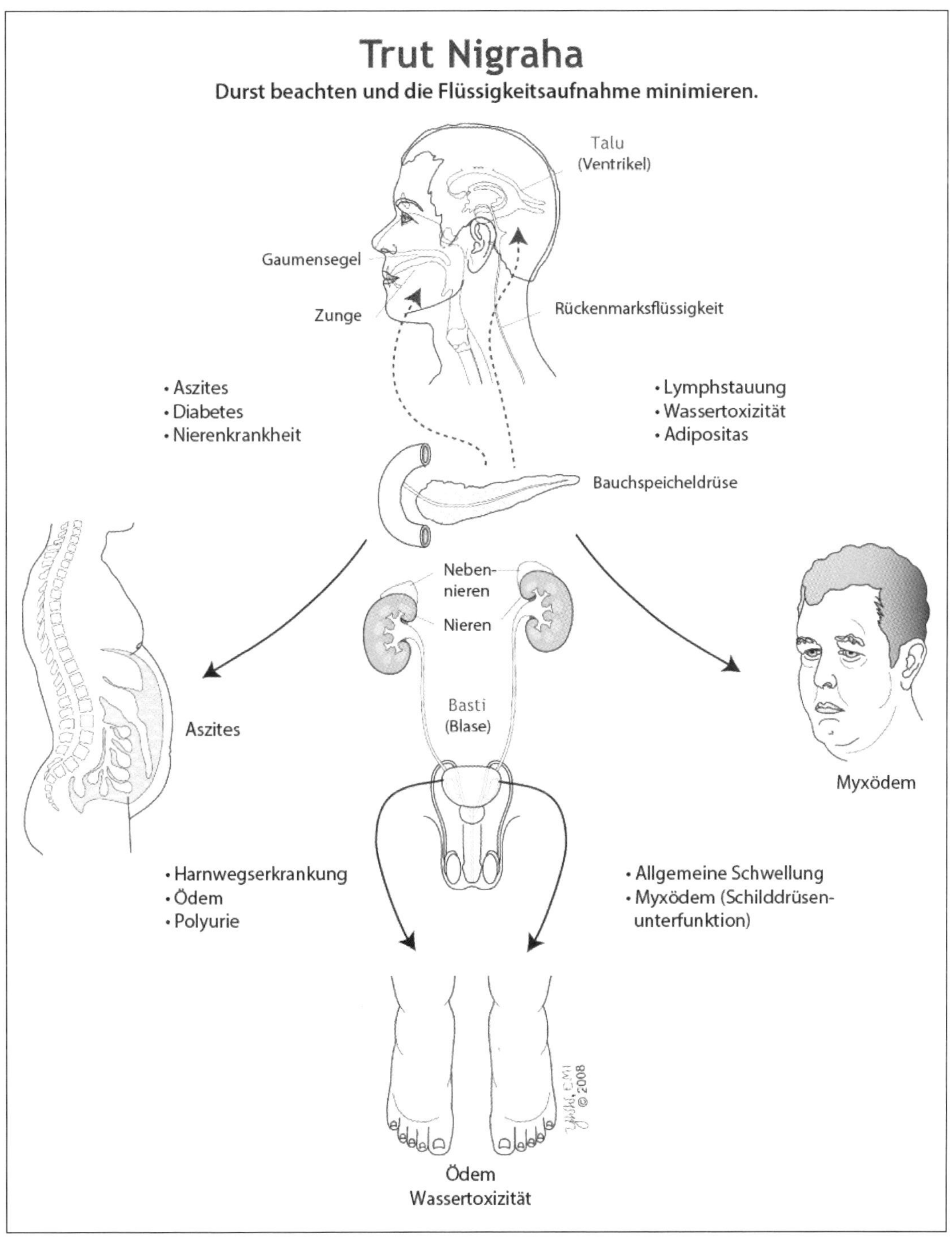
Trut Nigraha
Durst beachten und die Flüssigkeitsaufnahme minimieren.
Talu
(Ventrikel)
Gaumensegel
Zunge
Rückenmarksflüssigkeit
• Aszites
• Diabetes
• Nierenkrankheit
• Lymphstauung
• Wassertoxizität
• Adipositas
Bauchspeicheldrüse
Neben-
nieren
Nieren
Basti
(Blase)
Aszites
Myxödem
• Harnwegserkrankung
• Ödem
• Polyurie
• Allgemeine Schwellung
• Myxödem (Schilddrüsen-
unterfunktion)
Ödem
Wassertoxizität

Kupferwasser ist vom Geschmack her bitter und scharf. In Indien sagt man, „ein Haus ohne Kupfer ist ein Haus ohne Agni".

In einem Tongefäß aufbewahrtes Wasser ist kühlend und im Sommer gut für alle drei Doshas, doch es kann bei kühlem und feuchtem Wetter Kapha erhöhen. Wasser aus einer Silbertasse ist kühlend, beruhigend und besänftigend für Pitta. Wasser aus einem Goldgefäß ist gut für Vāta. (Eis)gekühltes Wasser verschlimmert Vāta und Kapha und schwächt Agni. Wasser, das zwölfmal oder öfter von einem Gefäß in ein anderes gegossen wird, vermehrt Prāna. Seien Sie beim Wassertrinken vollkommen aufmerksam, so als würde Ihr gesamtes Bewusstsein sich mit dem Wasser bewegen. Halten Sie einen Schluck im Mund und trinken Sie ihn langsam. Lassen Sie es warm werden und schlucken Sie dann. Dies hält einen normalen Wasserstoffwechsel aufrecht.

Vyāyāma: Sport oder Bewegung

Die nächste Shamana-Therapie ist Vyāyāma, was Sport oder Bewegung bedeutet. Diese Kategorie beinhaltet auch Yoga-Āsana. Sport wird definiert als Dehnung und Kontraktion der Muskeln in eine bestimmte Richtung mit Einsatz. Bei dieser Anstrengung erzeugt man körperlichen Stress, der notwendig ist, um Tonus und Koordination der Muskeln zu verbessern. Er dient außerdem dazu, das Körperfeuer anzuregen, die Durchblutung zu fördern, die Herzrate zu erhöhen, den Stoffwechsel auszugleichen, die Körpertemperatur zu regulieren und das Körpergewicht zu halten. Bewegung stimuliert tiefe Atmung und stärkt das Prāna, verbessert die Ausscheidung, fördert das Schwitzen und entfernt so Giftstoffe. Es sorgt nachts für gesunden Schlaf und macht die Sinne wach und aufmerksam, sodass der Geist scharf wird und der Betreffende eine scharfe Auffassungsgabe entwickelt.

Sport ist eine unerlässliche Behandlung für etliche Krankheiten einschließlich Fettleibigkeit, Typ-2-Diabetes, hohes Cholesterin, hohe Triglyceride, andere Risikofaktoren für Herzkrankheit, Krampfadern, schlechte Durchblutung, Schlaflosigkeit und schlechten Muskeltonus.

Vyāyāma sollte nicht bei chronisch schwächenden Krankheiten wie Tuberkulose, Blutungsstörungen, akutem Fieber, akutem Bauchschmerz, rheumatischer Arthritis und Gicht durchgeführt werden. Extreme Adipositas ist ebenfalls eine Kontraindikation für Sport.

Laut dem Āyurveda sind Übungen wie Gehen, Schwimmen, Wandern usw. im Allgemeinen alle günstig. Allerdings variiert die angemessenste Art der Bewegung von Mensch zu Mensch. Der gesamte Körper sollte bewegt werden. Dies geschieht beim Gehen und Schwimmen und speziell beim Yoga. Yoga ist gut für alle Konstitutionen und alle Altersgruppen und das Āyurveda empfiehlt spezielle Āsanas für jeden Einzelnen. Der Sonnengruß enthält zwölf Āsanas und ist eine zuträgliche Form der Herz-Kreislauf-Bewegung für Kapha- und Vāta-Typen. Der Mondgruß ist etwas anders und besser für Leute mit Pitta-Konstitution.

Die folgenden sieben Stellungen bilden eine einfache Yogaroutine, die sich für die meisten Menschen eignet und alle drei Doshas ausgleicht.[4] Es gibt eine Āsana für jedes der sieben Dhātus und sieben Chakren, auf die dann Sonnen- oder Mondgruß und danach Shavāsana, die Toten-Stellung, folgen kann.

Kobra. Dehnt Beckengürtel, Unterleib und Brustwand, wirkt auch auf Wirbelsäule und Herz.

Kuh. Wirkt auf Brust, Nacken und Schultermuskeln. Es ist vor allem gut für Kapha.

Kamel. Wirkt auf Beckengürtel, Bauch und lumbosakrale Wirbelsäule und alle drei Doshas.

Boot. Ist gut für entzündliche Beckenerkrankungen, Schmerzen im unteren Rücken, chronische Verstopfung, chronische Verdauungsstörung und andere Leiden des mittleren und unteren Verdauungstrakts. Es gleicht Pitta aus.

Bogen. Vergrößert die Aufmerksamkeit eines Menschen und ist gut für Schmerzen im unteren Rücken, Verdauungsstörung und Verstopfung. Es ist besonders vorteilhaft für Pitta- und Vāta-Dosha.

Brücke. Öffnet den Brust- und Magenbereich, gleicht eine Fehlstellung der Wirbelsäule aus.

Wirbelsäulendrehung. Wirkt auf Dickdarm, Leber, Milz, Herz, Lungen, Thymus- und Schilddrüse. Es bringt auch die *Nādīs Īdā,* Pingala und Sushumnā ins Gleichgewicht.

Ehe man diese Āsanas durchführt, kann man *Kapāla Bhāti Prānāyāma* machen.[5] Es ist nützlich, etwa 100-200 Atemzüge aufzubauen, denn dies wärmt den Körper und macht ihn flexibel. Das ist für alle drei Doshas förderlich. Machen Sie den Sonnen- oder Mondgruß nach den Āsanas oben und laufen Sie danach langsam im Zimmer umher, damit das Blut wieder aus dem Kopf zurückfließen kann. Nachdem die Atmung wieder normal ist, legen Sie sich hin und entspannen Sie einige Minuten in Shavāsana, der Toten-Stellung.

---

4. Eine Liste der Stellungen mit ihren deutschen und Sanskritnamen ist auf Seite 306 zu finden.
5. Vollständige Instruktionen für diese Art des Prānāyāma finden Sie auf Seite 317.

Beachten Sie, dass manche Yoga-Āsanas wie der Kopf- und Schulterstand nur mit richtiger Anleitung erfolgen sollten, da sie die empfindlichen Halswirbel und das Rückenmark verletzen können, wenn sie falsch ausgeführt werden. Selbst fünf Minuten in einem Kopfstand führen dazu, dass das Blut ins Gehirn schießt, daher müssen Pitta-Typen und jene, die an hohem Blutdruck, Glaukom oder Schwindel leiden, besonders vorsichtig sein. Frauen sollten während der Menstruation kein Yoga machen, da dies Pitta- und Vāta-Dosha reizt. Sie können leichte Bewegungen durchführen, aber kraftvollen Sport und sexuelle Aktivität vermeiden. Es ist besser, auszuruhen, zu lesen und sich zu entspannen oder einfach ruhig dazusitzen und zu meditieren.

Vāta: Langsamer, sanfter, fließender Sport etwa 15-20 Minuten am Tag.
Pitta: Beruhigender Sport, der die Körperhitze nicht sehr erhöht, etwa 20-30 Minuten am Tag.
Kapha: Kraftvoller und anregender Sport, etwa 30-40 Minuten am Tag.

Körperliche Ertüchtigung

- Reduziert Fettsucht
- Fördert die Durchblutung
- Vergrößert die Ausdauer
- Verbessert die Verdauung
- Stimuliert die Ausscheidung
- Beruhigt den Verstand
- Verringert Stress
- Verleiht gesunden Schlaf

Regelmäßiger Sport, speziell Yoga, verbessert Kreislauf, Stärke und Ausdauer. Es ist wichtig, dass die Bewegung in Harmonie mit der Konstitution desjenigen ist. Kapha-Leute können den anstrengendsten Sport machen, Pitta ein moderates Niveau und Vāta den sanftesten. Baseball, Basketball, Volleyball, Golf und Hockey sind gute Sportarten für alle Doshas, so lange Pitta-Typen nicht zu aggressiv werden.

Vāta-Menschen mögen oft Springen und Joggen, doch fließende Körperübungen wie Yoga, Stretching und Tai Chi sind tatsächlich bessere Alternativen. Der Sport sollte leicht sein und von Leuten mit Vāta- und Pitta-Krankheiten vorsichtig durchgeführt werden. Dasselbe gilt für Menschen über 80 oder unter 10 Jahren. Aerobic, Schwimmen, schnelles Gehen und Fahrradfahren sind alles gute Formen von Sport für Kapha-Typen, aber nicht so günstig für Vāta. Kapha-Menschen mögen üblicherweise keinen anstrengenden Sport, während er Vāta-Leuten sehr gut gefällt. Joggen und Bergsteigen sind auch gut für Kapha, doch nicht für Vāta, denn sie belasten die Gelenke zu stark. Skifahren und Fallschirmspringen sind andere Aktivitäten, die Vāta provozieren und die Gefahr von Unfällen und Knochenbrüchen erhöhen.

Tennis und Squash sind Wettkampfsportarten, also gut für Vāta- und Kapha-Menschen, doch Pitta-Typen sollten sie nur in Maßen spielen. Gymnastik kann Vāta und Pitta aggravieren, ist allerdings besser für Kapha-Typen. Aber Kapha-Menschen hassen im Allgemeinen Gymnastik, weil ihr Körper das schwierig findet. Ringen ist gut für Kapha-Typen, reizt jedoch Vāta und Pitta. Karate,

Aikido und Taek Wan Do sind konkurrierende Kampfkünste, die sich am besten für Kapha-Konstitutionen eignen. Tai Chi und Qi Gong sind fließend, beruhigend und entspannend, aber bauen auch Stärke auf, somit sind sie gut für alle drei Doshas.

Schwimmen ist ein weiterer sinnvoller Sport für alle drei Doshas, während Unterwassersport besonders gut für Kapha-Typen ist, da sich ihre schweren Körper unter Wasser leichter anfühlen. Kanu fahren, Rudern und Wandern sind vor allem wohltuend für Pitta- und Kapha-Typen. Tanzen ist auch gut für Pitta und Kapha, während langsames und fließendes Tanzen passend für Vāta-Menschen ist, wenn es in Maßen erfolgt. Breakdance ist nicht gut für Vāta. Aktivitäten, die nichts mit Wettbewerb zu tun haben wie Gärtnern sind besonders gut für Pitta-Personen, denn Pitta kann durch intensiven Wettbewerb leicht gereizt werden.

Bewegung sollte so durchgeführt werden, dass Ihr Körper danach nicht müde ist. Jeder von uns hat die Fähigkeit, eine gewisse Menge an Sport auszuüben und wir sollten nur die Hälfte dieser Kapazität ausnützen. Wenn Sie beispielsweise imstande sind, 30 Sonnengrüße durchzuführen, dann machen Sie nur 15. Selbst einem gesunden Menschen rät das Āyurveda, nur zur Hälfte der eigenen Kapazität zu trainieren. Um dies auszuprobieren, kann man so lange Sport machen, bis man außer Atem ist und durch den Mund atmen muss. Es ist dann Zeit, aufzuhören. Eine andere Möglichkeit besteht darin, so lange zu üben, bis der Schweiß auf Stirn, unter den Achseln und entlang der Wirbelsäule fließt, doch noch Energie übrig ist. Man sollte an diesem Punkt innehalten. Doch beachten Sie, dass einige Menschen an heißen oder feuchten Tagen bereits nach wenig Anstrengung schwitzen. In so einem Fall ist das Atmen durch den Mund eine bessere Indikation als der Schweißpegel.

Treiben Sie täglich mindestens 15-30 Minuten Sport außer Yoga. Diese Menge Bewegung stimuliert das Magenfeuer, verbessert die Verdauung und lindert Verstopfung und fördert Entspannung und gesunden Schlaf. Schwitzen hilft Toxine auszuscheiden und vermindert Fett, doch zu viel Körperertüchtigung kann Dehydrierung, Atemlosigkeit, Muskelschmerzen und Brustschmerz auslösen und schließlich zu Arthritis, Ischias oder Herzerkrankungen führen. Gehen ist für fast jeden eine gute Bewegung. Es ist eine Form von Meditation, also nehmen Sie sich Zeit, mit meditativer Einstellung allein zu gehen.

Tabelle 18: Yoga-Āsanas für jedes Dosha

Der Hauptsitz von Vāta im Körper ist die Beckenhöhle, daher ist für Vāta-Typen jeder Sport gut, der die Beckenmuskeln zu dehnen hilft. Deshalb eignen sich langsame, sanfte Āsanas wie Kobra, Kuh, Kamel, Katze, Pflug, Wirbelsäulendrehung, Vorwärtsbeuge, Rückwärtsbeuge und Beinheben alle dazu, Vāta in die richtige Richtung zu bewegen. Der Sonnengruß ist ebenfalls zuträglich für Vāta, vor allem wenn er langsam und mit tiefer Atmung ausgeführt wird.
Der wichtigste Sitz von Pitta sind Sonnengeflecht und Dünndarm, deswegen kann jeder Sport, der die Bauchmuskeln dehnt, zur Beruhigung von Pitta-Dosha wirksam sein. Die Stellungen Boot, Bogen, Brücke, Kamel, Kobra, Fisch und Heuschrecke helfen alle, Pitta-Dosha zu beruhigen. Das Kind und Mondgruß sind gleichermaßen vorteilhaft. Umkehrstellungen wie Kopf- oder Schulterstand und alle Āsanas mit Vorwärtsbeugen sind allerdings nicht gut für Pitta und können Pitta-Dosha verschlimmern.
Der Hauptsitz von Kapha sind die Brust und der obere Teil des Magens. Deswegen ist jeder Sport, der die Brustmuskeln dehnt, zum Ausgleich von Kapha-Dosha am wirkungsvollsten. Das Āyurveda empfiehlt Lotus, Heuschrecke, Löwe, Pflug, Pfau, Palme, Katze, Kuh und Bogen für Kapha-Typen. Zusammen mit Schulterstand, Sonnengruß und anderen anregenden Āsanas helfen sie alle bei der Dehnung der Muskeln und gleichen Kapha-Dosha an seinem Standort aus.

Ātapa Seva: Aufenthalt in der Sonne

Leiden, für die Ātapa Seva gut ist

- Anämie
- Hauterkrankungen
- Schlechte Hautfarbe
- Ödem
- Depression
- Verwirrung
- Psychische Störungen

Die sechste Shamana ist Ātapa Seva. Ātapa bedeutet Sonne und Seva heißt empfangen, es steht für das Empfangen des optimalen Sonnenlichts. Die Sonne ist die Quelle für Licht, Wärme und Leben auf diesem Planeten. Im Āyurveda ist der optimale Aufenthalt in der Sonne ausgleichend und nährend. Bestimmte Sonnenstrahlen schädigen den Körper, aber der Rest ist aufbauend und heilend. Wenn Sonnenstrahlen die menschliche Haut berühren, gehen die Photonen durch die Haut und treten ins Nervensystem ein. Die Sonne stimuliert die optimalen Sekrete von Sādhaka Agni (geistigem Feuer) und regt zudem *ālochaka* und *Bhrājaka Agni an,* das Verdauungsfeuer in Augen und Haut, das Botschaften an das Nervensystem sendet. Tejas aus der Sonne fördert Tejas in den menschlichen Zellen. Deswegen werden die Gehirnzellen aktiver, wenn die Sonne scheint.

Dank der Sonne sehen wir die Welt mit ihren vielen Formen und Farben. In der vedischen Literatur ist die Sonne die Quelle des Wissens, speziell des Wissens, das aus der visuellen Wahrnehmung gewonnen wird. Die Sonne erhöht Verständnis, Begriffsvermögen und die Fähigkeit, sich zu konzentrieren. Es ist erwiesen, dass ein

Mangel an Sonne bei manchen Menschen Depression hervorrufen kann. Deswegen spielt die Sonne eine entscheidende Rolle dabei, die Hirnchemie im Einklang zu halten.

Ātapa Seva kann alle drei Doshas ausgleichen, doch Pitta-Typen sollten es zu Zeiten, wenn die Sonne nicht zu warm und intensiv ist, maßvoll einsetzen. Ein Aufenthalt im Mondlicht, *Chandra Seva* genannt (siehe unten), ist eine bessere Shamana für Pitta-Dosha. Falls man gut aufpasst, kann der Aufenthalt in der Sonne eine gute Shamana für Kapha und Vāta sein. Er verbessert den Kreislauf, steigert die Absorption von Vitamin D und stärkt die Knochen. Tägliches Sonnenbaden im Sommer ist jedoch für jeden schlecht. Der Ozonabbau in der Atmosphäre lässt unerwünschte ultraviolette Strahlung auf die Erde und löst unter der Haut *Bhrājaka Pitta* aus. Dies führt dazu, dass Muttermale gereizt werden und kann Hautkrebs zur Folge haben. Jemand mit vielen Muttermalen hat hypersensibles Pitta und sollte nicht längere Zeit in der Sonne liegen.

Man sollte nur in der Sommersonne liegen, nachdem man natürlichen Sonnenschutz aufgetragen hat, sodass Bhrājaka Pitta nicht vermehrt wird, denn erhöhtes Bhrājaka kann Hautkrebs hervorrufen. Je nach geografischer Lage sollte sich ein Pitta-Mensch nicht mehr als 10-30 Minuten in der Sonne aufhalten, während ein Vāta-Mensch 20-40 Minuten sonnenbaden und ein Kapha-Mensch sogar noch länger in der Sonne bleiben kann.

Ātapa Seva ist bei einer Reihe von spezifischen Beschwerden angezeigt. Es kann für gewisse Arten von Anämie gut sein, wobei man einen medizinischen Absud aus Niemöl auf dem ganzen Körper aufträgt und in der Sonne liegt. Niem blockiert einige der schädlichen ultravioletten Strahlen. Für Psoriasis, Dermatitis oder Ekzem gibt man medizinische Öle aus Brahmī und Niem auf die Haut und liegt für 15 Minuten in der Sonne. Bei nephrotischem Syndrom mit allgemeinem Ödem kann man denjenigen vollständig mit Punarnavāpaste bedecken, dann mit Bananenblättern einwickeln und in der Sonne liegen lassen, bis die Paste trocken wird. Osteoporose ist eine andere Erkrankung, die durch das Liegen in der Sonne gemildert wird.

Ātapa Seva wird häufig wirkungsvoll bei Kapha-Störungen eingesetzt. Tragen Sie bei Aszites Rizinusöl auf den Bauch auf und liegen Sie dann eine halbe Stunde in der Sonne. Man kann die Leberfunktionen auch anregen, wenn man Rizinusöl über dem Leberbereich auf die Haut streicht, gefolgt von einem Sonnenbad. Diese Behandlung ist sogar noch effektiver, wenn man die Blätter der Rhizinuspflanze auf den Leberbereich legt. Wenden Sie diese Therapie für ein paar Wochen jeden Tag eine bis drei Stunden an. Im Fall von jahreszeitlich bedingter Depression (SAD), die eine Depression durch Mangel an Sonne ist, gibt man eine Brahmī- oder

Vachapaste auf die Stirn und liegt in der Sonne. Dies kann Intelligenz und Fröhlichkeit entfalten und so die Depression heilen.

Ātapa Seva ist kontraindiziert für Menschen mit einer Sonnenallergie, hohem Pitta in Rakta Dhātu, vielfältigen Muttermalen, einer familiären Veranlagung auf Melanom oder Hautkrebs, Leukoderm, Vitiligo, petechialer Blutung, leichter Ergussbildung, wiederholter Epistaxis (Nasenbluten), Vitamin-C-Mangel, Alkoholrausch, Netzhautablösung, Glaukom, Bindehautentzündung, Lidrandentzündung, extrem hohem Blutdruck oder Augenmigräne.

Chandra Seva: Aufenthalt im Mondlicht

Aufenthalt im Mondlicht, Mondbaden, ist kühlend und angenehm, also für Pitta-Typen und jene mit verschärftem Pitta-Dosha besser als Sonnenbaden. Die Zeit vom Neumond zum Vollmond nennt man zunehmende Phase und vom Vollmond zum Neumond abnehmende Phase. Das Mondlicht in der zunehmenden Phase ist günstig und der Vollmond ist die günstigste Zeit von allen. Umgekehrt wird die Energie während der abnehmenden Phase des Mondes von der Erde entfernt und es wird nicht empfohlen, zu der Zeit mondzubaden. Der Aufenthalt im Mondlicht erfolgt am besten in der zunehmenden Phase oder an Vollmond.

Der Mond ist weiblich, die Sonne männlich. Der Mond ist die Gottheit des Wassers, daher sind bei Vollmond die Gezeiten hoch. Das Mondlicht setzt im Gehirn Soma frei und der Mond nährt den Saft der Erde, was planetarisches Rasa Dhātu ist. Manche Blumen blühen in der Sonne wie der rote Lotus. Andere wie der blaue und weiße Lotus blühen im Mondlicht. Ähnlich haben manche Frauen einen solaren Menstruationszyklus, während andere einen lunaren haben. Pitta-Frauen haben eher einen Solarzyklus und sind in der Phase des Neumonds emotionaler. Kapha-Frauen haben gewöhnlich einen Lunarzyklus und sind bei Vollmond eher emotional.

Ein während des zunehmenden Monds empfangener Fötus ist wahrscheinlich eher weiblich, wohingegen einer, der bei abnehmendem Mond gezeugt wurde, tendenziell männlich ist. Aber es ist wichtig zu beachten, dass die geraden Tage des lunaren Zyklus weiblich sind, d. h. ein Fötus, der an diesen Tagen empfangen wurde, ist wohl eher weiblich. Während die ungeraden Tage eines lunaren Zyklus männlich sind, besteht eine größere Wahrscheinlichkeit, dass ein gezeugter Fötus männlich ist. Dies ist die genetische Wissenschaft *Svarodaya,* basierend auf den Gesetzen der Natur.

Aufenthalt im Mondlicht wird bei bestimmten Pitta-Leiden wie Bluthochdruck, Nesselausschlag, Hautausschlägen, Urtikaria und anderen entzündlichen Krankheiten angewandt. Ein ideales Szenario für hohes Pitta besteht darin, Sandelholzpaste auf den

Körper aufzutragen und dann mit einer Perlenkette um den Hals im Mondlicht zu liegen und weiße Kleidung zu tragen, während man kalte Milch gemischt mit Kandiszucker aus einer Silbertasse trinkt. Schöne Freunde, die allzeit „Ja" sagen, sollen diesen Menschen umgeben. „Ja" ist Pitta besänftigend, wohingegen „Nein" Pitta reizt. Dies kühlt angestacheltes Pitta rasch ab und kann auch einigen Vāta-Leuten helfen, indem es ihre Emotionen beruhigt.

Maruta Seva: Aufenthalt in frischer Luft

Maruta ist Luft und *Seva* heißt „empfangen", somit lässt sich Maruta Seva als das Empfangen von frischer Luft definieren und hat mit Atmen und Prānāyāma zu tun. Das bedeutet bewusstes Atmen sowie das Sitzen an der frischen Luft. Es ist am besten, Maruta Seva morgens oder abends durchzuführen und starke, böige Winde aus dem Süden oder Westen zu vermeiden, denn diese Winde können Vāta-Dosha stören. Maruta Seva ist gut für alle Menschen, aber besonders für jene mit *Prāna Vaha Sroto Dushti* wie Patienten mit Asthma oder Emphysem.

Das Atmen erfolgt gewöhnlich teilweise bewusst und teilweise unbewusst. Man sollte ruhig an der frischen Luft sitzen und normal durch die Nasenlöcher atmen, wobei man einige tiefe Atemzüge nimmt, um Stress zu beseitigen und das Bewusstsein zu aktivieren. Dann führen Sie Prānāyāma durch wechselnde Nasenlöcher durch, um eine ausgewogene Atmung durch beide Nasenlöcher zu fördern.[6]

Beim Prānāyāma durch wechselnde Nasenlöcher sitzt man ruhig da und atmet tief durch ein Nasenloch ein, während man das andere Nasenloch mit dem Daumen zuhält. Halten Sie den Atem im Unterbauch und atmen Sie dann langsam durch das andere Nasenloch aus. Prānāyāma durch wechselnde Nasenlöcher gleicht alle drei Doshas aus und kann einen Zustand der Gelassenheit schaffen. Prānāyāma ist die Kunst, mit dem eigenen Prāna zu leben. Es gibt so viele unterschiedliche Arten von Prānāyāma und diese Wissenschaft des Atems wird am besten bei einem erfahrenen Lehrer erlernt.

Maruta Seva heißt auch, auf den natürlichen Vorgang des Atmens ohne Unterbrechung zu achten. Bei diesem Prozess sollte man beim natürlichen „Anhalten" bleiben, das nach dem Ein- und vor dem Ausatmen geschieht (das „innere Anhalten"). Es tritt erneut nach der Ausatmung und vor der Einatmung (dem „äußeren Anhalten") auf. Diese Lücke zwischen zwei Atemzügen öffnet die Tür zu einem höherem Bewusstsein, ist also ein Treffpunkt von *Jīva* (individuellem Bewusstsein) und Shiva (kosmischem Bewusstsein).

6. Die vollständige Anleitung für das Prānāyāma durch wechselnde Nasenlöcher finden Sie ab Seite 350.

Bei Maruta Seva aktivieren wir das Prāna, den Lebensatem, auf tiefer Zellebene. Dies kann die Dauer des Lebens verlängern. Die meisten Formen von Maruta Seva gleichen alle drei Doshas aus und sind vor allem hilfreich für Krankheiten des *Mano Vaha Srotals* bzw. Prāna Vaha Srotas wie Asthma, Emphysem und Stauungsinsuffizienz.

Maruta Seva hilft dabei, die Doshas, die sich in den Dhātus festgesetzt haben, wieder zurück an ihre angestammten Orte im Verdauungstrakt zu bringen. In der Prasara-Stufe der Samprāpti bewegen sich die Doshas aus dem Verdauungstrakt und sind bereit, ins tiefe Gewebe einzudringen. Maruta Seva hilft, die Fließrichtung der Doshas zu ändern, sodass sie an ihren Hauptsitz im Verdauungstrakt zurückkehren. Es beruhigt danach die Doshas an diesen Plätzen.

Maruta Seva ist kontraindiziert für Atmungsallergien auf Pollen oder Staub, Insekten- oder Zeckenbisse, *Shīta Pitta* (eine spezielle Art von Pitta-Erkrankung), Gelenkrheumatismus, Nebenhöhlenverstopfung, Kopfschmerzen und Tinnitus. Prānāyāma ist nicht gut für jemand mit Tuberkulose, Lungenkavitation, Brustfellentzündung mit Erguss, lobärer Lungenentzündung, schwerer Mitralinsuffizienz, akutem Herzinfarkt, Schlaganfall, Gehirnblutung, gesteigertem intrakraniellem Druck (Hydrozephalus) oder an einem Aneurysma des Aortenbogens.

Schlussbetrachtung

Wenn Shamana zur richtigen Zeit und am rechten Ort durchgeführt wird, trifft es den Nagel genau auf den Kopf! In einem Sommer während meiner Studienzeit war ich in einer Situation, in der ich nur Bananen zum Essen bekommen konnte. Banane hat eine saure Vipāka, daher hat es mein Pitta-Dosha ausgelöst. In Indien werden alle Prüfungen in Schule und Uni im Sommer abgehalten, also stand ich unter extremem Stress und bekam einen juckenden Ausschlag. Dies geschah aufgrund von Shīta Pitta und Bananen waren die Ursache.

Ich nahm einen Teelöffel Ghee, gemischt mit einer Prise schwarzem Pfeffer und aß es. Ich rieb die gleiche Mischung auch auf die Haut, saß in der Sonne und aß erneut eine Banane. Das, was ein Leiden auslöst, kann die Krankheit auch heilen. Das Prinzip bezeichnet man als *Tadarthakāri Chikitsā* und es wirkt bei der richtigen Anwendung schneller als jedes andere Medikament. Mein Ausschlag und das Jucken verschwanden und ich absolvierte die Prüfungen erfolgreich. Interessanterweise fragte mich der Prüfer, wie man Shīta Pitta mit Tadarthakāri Chikitsā behandeln sollte, daher lachte ich und gab mein eigenes Beispiel.

Shamana besänftigt die Doshas an ihren Plätzen und reinigt die Kanäle, regt Agni an und beseitigt Āma. Es hilft indirekt, Prāna, Tejas und Ojas auszugleichen und stellt die Prakruti des Betreffenden wieder her. Shamana kann ein langes Leben und eine Qualität des Bewusstseins verleihen, die Ihnen Einsichten eröffnet, welche Ihnen dabei helfen, Ihr Seelenleben und Ihre Emotionen zu bewältigen. Es ist vor allem förderlich für kleine Kinder, ältere Menschen, geschwächte Patienten, Menschen, die an einer chronischen Erkrankung leiden und allen anderen, die nicht stark genug sind, um die Anstrengung einer Shodhana-Therapie auszuhalten.

7

Shodhana Chikitsā

Reinigungstherapien

आयुर्वेद

Einführung in die Shodhana-Behandlung

Das Wort Shodhana, wie es in der *Charaka Samhitā* verwendet wird, bedeutet die Anwendung von Reinigungstherapien wie Langhana (Fasten), Lekhana (Fett ausschaben) und Karshana (Geschwülste oder Fremdkörper entfernen). Zusammen mit Shamana (Linderung) ist es die Haupttherapie, die im Āyurveda zum Einsatz kommt.

Shamana beruhigt die Doshas in den Geweben, wo sie sich festgesetzt haben. Allerdings können die Doshas sich weiter sammeln oder in den Krankheitsphasen Sanchaya und Prakopa noch mehr gereizt werden und dann ins Prasara-Stadium eintreten. In diesem Sinne ist Shamana eine unvollständige Therapie. Andererseits beseitigen Shodhana-Therapien die überschüssigen Doshas vollkommen von ihren Standorten im Verdauungstrakt: Dickdarm, Dünndarm und Magen. Dies verhindert das erneute Auftreten einer bestimmten Erkrankung und beseitigt die Ursache für alle späteren Beschwerden.

Shodhana Chikitsā umfasst Pañchakarma, die fünf Reinigungsmaßnahmen und ihre dazugehörigen Maßnahmen vor und nach dem Pañchakarma. Pañchakarma ist ein vollständiger Entgiftungsprozess. Eine recht starke Person, die die Anstrengung der Pañchakarma-Therapien aushalten kann, ist der beste Kandidat für Pañchakarma. Es erfordert die Kompetenz eines talentierten Klinikers, um zu beurteilen, ob jemand für so ein Reinigungsprogramm geeignet ist.

Was also ist der Unterschied zwischen Shodhana und Pañchakarma? Shodhana steht für Reinigung im allgemeinen Sinne, während Pañchakarma sich auf die fünf spezifischen Entgiftungsmethoden bezieht, die bei einem bestimmten Shodhana-Programm vielleicht eingesetzt werden (oder auch nicht). Dies sind Vamana (Erbrechen oder Emesistherapie), Virechana (Abführung), Basti (medizinischer Kräutereinlauf), Rakta Moksha (Aderlass) und Nasya (eine Anwendung von Kräutern oder medizinischen Ölen in der Nase).

Shodhana bezieht sich häufig auf die Reinigung der Hauptbereiche der Doshas im Körper, doch ohne ein spezielles Erfordernis für vorbereitende Therapien. Der Magen ist der Sitz von Kapha-Dosha, somit ist Vamana *Kapha Shodhana*. Der Hauptsitz von Pitta ist der Dünndarm, Virechana ist also die Shodhana von Pitta-Dosha. Vāta hat seinen angestammten Platz im Dickdarm, deshalb ist Basti *Vāta Shodhana*. Diese Therapien lassen sich jedoch nutzen, um zu viel vorhandenes Dosha auszuscheiden, das an diese Stellen gelangt.

Rakta Moksha kann auch für die Shodhana jedes Dosha angewandt werden, das sich lange im hämatopoetischen System festsetzt. Alles Dosha, das nach Vamana, Virechana, Basti und Rakta Moksha noch übrig bleibt, kann danach über Nasya ausgeschieden werden. Charaka bezeichnet Nasya als *Shiro Shodhana,* also Kopfreinigung. Auch wenn Nasya überwiegend auf *Shira,* den Kopf wirkt, beseitigt es auch die Doshas aus dem *Majjā Dhātu*. All diese Behandlungen erzeugen einen negativen Druck im Verdauungstrakt, wodurch die Doshas zurück an ihre Ursprungsorte im Magen, Dünndarm und Dickdarm gebracht werden.

Im Fall von Pañchakarma muss man zuerst Pūrvakarma durchführen, um Dosha oder Doshas utklishta, also gereizt zu machen und das Dosha zu reifen. Pūrvakarma wird unter Verwendung von ausgewählten Snehana- und Svedana-Therapien durchgeführt, die zu dem bestimmten Individuum passen. Snehana ist die äußere und innere Ölanwendung, welche die Srotāmsi, die Körperkanäle, befeuchtet und die Sekretion und Ausscheidung der Doshas anregt. Dies „reizt" die Doshas und hilft, sie in den Koshtha, den Verdauungstrakt, zu bringen. Svedana erweitert die Srotāmsi und unterstützt beim Reifen und Lösen der Doshas, sodass sie leicht ausgeschieden werden können. Der vorherige Einsatz von Snehana verhindert, dass sie im Gewebe festkleben.

Dieser Vorgang ähnelt der Entfernung von Honig aus einem Glas. Falls Sie das Gefäß zunächst mit Ghee (Snehana) ausgestrichen haben, lässt sich der Honig einfacher entfernen. Wird der Honig unter einer gewissen Temperatur aufbewahrt, verhärtet er und lässt sich sehr schwer herausholen. Die Anwendung von Wärme (Svedana) macht den Honig weich und flüssig, sodass er leicht aus dem Glas fließt.

Beim Pūrvakarma benutzt man auch Dīpana, Agni anfachen und Pāchana, Verbrennen oder Verdauen, also Therapien, um die Verdauung zu verbessern und jegliches Āma zu neutralisieren. Nach den Pūrvakarma-Behandlungen verlieren die Doshas ihren Halt im betroffenen Gewebe und kehren an ihre angestammten Plätze im Verdauungstrakt zurück. Zu diesem Zeitpunkt im Behandlungsprogramm wird das Utklishta Dosha über den nächsten Kanal ausgeschieden: mit Vamana, wenn es im Magen ist, durch Virechana im Dünndarm, über Basti, falls es im Dickdarm ist oder mithilfe von Rakta Moksha, wenn es sich im blutbildenden System befindet. Pūrvakarma wird sogar noch vor Verabreichung von Nasya als Teil der Pañchakarma-Therapie zur erfolgreichen Beseitigung eventuell noch vorhandener Doshas eingesetzt.

Es sollte damit klar sein, dass Pañchakarma eine Form von Shodhana ist, aber nicht jede Shodhana Pañchakarma. Pañchakarma ist eine spezialisierte Form der Shodhana Chikitsā, bei der man als erstes Pūrvakarma, also vorbereitende Maßnahmen anwenden muss, um die Doshas zu reizen und nur dann die fünf Reinigungsmaßnahmen, Pañchakarma, durchführt. Am Ende unterzieht sich der Betreffende Pashchāt Karma, Nachbehandlungen, sodass die Reinigung erfolgreich ist und lange anhält.

Shodhana kann ohne Pūrvakarma als prompte, lokale Behandlung angewandt werden, die allgemein erfolgt, wenn ein Dosha bereits an seinem Ursprungsort gereizt ist. Falls sich schon ein Dosha im *Koshtha,* dem Verdauungstrakt, befindet und herauskommen will, somit utklishta ist, besteht keine Notwendigkeit für Pūrvakarma, denn der ganze Zweck von Pūrvakarma besteht darin, das Dosha zum Koshtha zu bringen. Verschwenden Sie also keine Zeit mit Pūrvakarma, geben Sie direkt Pañchakarma – Basti, Virechana, Vamana, Rakta Moksha oder Nasya. Im Gegenteil, wenn wir zu dieser Zeit Pūrvakarma anwenden, drückt dies das Dosha zurück ins tiefe Gewebe.

Wenn ein Dosha im Magen utklishta ist, kann man direkt Vamana verabreichen. Ist ein Dosha im Dünndarm gereizt, lässt sich Virechana ebenso ohne die Notwendigkeit von Pūrvakarma einsetzen. Gleichermaßen gibt man bei Dosha Utklishta im Dickdarm direkt Basti, um dieses überschüssige Dosha zu entfernen.

Andere Techniken, die gewöhnlich als Teil der Shodhana Chikitsā angewandt werden, sind:

Shad Vidhā Upakrama

- Langhana, katabolische Therapie
- Bruhana, anabolische Therapie
- Rūkshana, trocknende Therapie
- Snehana, den Körper ölen
- Svedana, Schwitztherapie
- Stambhana, stabilisierende Therapie

BEACHTEN SIE: Dies hier sind drei Paare entgegengesetzter Therapien. Langhana und Rūkshana werden oft als Teil von Shodhana Chikitsā eingesetzt und Snehana und Svedana bilden die am häufigsten angewandten Formen von Pūrvakarma. Siehe auch Tabelle 3, „Shad Vidhā Upakrama, sechs Arten von Therapien“, auf Seite 30.

- ❋ Langhana – Fasten oder Körpergewicht senken
- ❋ Rūkshana – trocknende Therapien
- ❋ Lekhana – Fett ausschaben
- ❋ Karshana – Geschwülste oder Fremdkörper beseitigen

Shodhana Chikitsā

Shodhana kann aus folgenden Maßnahmen bestehen:

Pūrvakarma: Vorbereitungsmaßnahmen oder -handlungen zur Reinigung

A. Snehana

1) Inneres Snehana – innere Einnahme von Ghee oder Öl, normalerweise Trinken von Ghee

- A) Achha Sneha – direktes Trinken von Öl oder Ghee auf leeren Magen
- B) Vichārana Sneha – Mischen von Öl oder Ghee mit Speisen wie Suppe oder Reis
- C) Anuvāsana Basti – Einleiten von Öl ins Rektum mit einem Einlaufapparat
- D) Uttara Basti – Einleiten von Öl in die Vagina mit einer Intimdusche
- E) Karna Pūrana – Füllen der Ohren mit Öl
- F) Nāvana Nasya – Öl-Nasentropfen in die Nasenlöcher träufeln
- G) Snehika[1] Kavala – Spülen und Umherschwenken von Sesamöl im Mund, um Zahnfleisch und Zähne zu befeuchten und dann ausspucken
- H) Snehika Gandūsha – den Mund mit normalem oder medizinischem Öl füllen und halten, bis der Speichel den Mund füllt und dann ausspucken

2) Äußeres Snehana – äußere Ölanwendung. Dazu gehören spezifische Formen von Snehana.

- A) Abhyanga – Ölmassage des gesamten Körpers
  - 1) Shiro'bhyanga – Öl in die Kopfhaut einmassieren
  - 2) Pādābhyanga – die Fußsohlen mit Öl einreiben
- B) Sarvāngadhara – konstantes Fließen von medizinischem Öl über den ganzen Körper
- C) Pizhichil – warmes medizinisch behandeltes Öl, das mit einem Tuch oder Schwamm über den ganzen Körper ausgedrückt wird
- D) Shirodhāra – konstantes Fließen von medizinischem Öl auf die Stirn
- E) Shiro Basti – Ölbad für Kopfhaut oder Kopf
- F) Netra Basti – Augenbad mit Ghee

---

1. Snehana ist ein anderer, gebräuchlicherer Begriff für Snehika.

- G) Kati Basti – lokales Tränken des Lumbosakralbereichs mit Öl
- H) Karna Pūrana – Füllen der Ohren mit Öl
- I) Nābhi Prakshepa – konstantes Fließen von medizinischem Öl über den Nabel
- J) Snehika Uddhūlanam – Einreiben einer Kräuterpaste mit Öl in die Haut, z. B. Kokosnussöl und Sandelholzpaste

B. Svedana

- **A)** Agni Svedana – Einsatz einer direkten, externen Wärmequelle
  - i) Tapah Svedana (Strahlungshitze wie in der Sonne oder an einem Feuer sitzen)
    - (a) Rūksha Sveda (trockene Wärme, einschließlich heißer Steine oder Sandsäcke oder einer Elektroheizung)
  - ii) Drava Sveda (flüssige Hitze, d. h. heißes Wasser)
    - (a) Avagāha (Wannenbad)
    - (b) Parisheka (warme Dusche oder beim Baden angewandter Kräutertee)
  - iii) Bāshpa Sveda (Dampftherapie)
    - (a) Nādī Sveda (lokale Dampftherapie mit einem Schlauch)
  - iv) Upanāha Sveda (erwärmter oder gekochter Umschlag)
  - v) Pinda Sveda (warmes Säckchen)
- B) Anagni Svedana – keine direkte, externe Wärmequelle anwenden. Klassische Beispiele:
  - i) Vyāyāma – Sport oder Bewegung
  - ii) Ushna Sadana – in einem warmen Zimmer sitzen
  - iii) Gurupravāraka – mit schweren Decken oder Kleidung bedecken
  - iv) Kshudhā – Hungern oder Fasten
  - v) Madhya Pānam – trockenen Wein oder alkoholische Getränke trinken
  - vi) Bhaya – Furcht verursachen
  - vii) Krodha – Ärger hervorrufen
  - viii) Upanāha oder Lepana – einen Umschlag oder eine Paste wärmender Substanzen anwenden (z. B. Ingwer, Senf)
  - ix) Mushti Yuddha – Boxen, Laufen oder andere kraftvolle Sportarten
  - x) Ātapa – in der Sonne sitzen
  - xi) Maithuna – Geschlechtsverkehr
  - xii) Nagna ālingana – direkter Hautkontakt wie nacktes Umarmen, um Unterkühlung zu verhindern

C. Andere verbreitete Pūrvakarma-Maßnahmen

- A) Dīpana – Entfachen von Agni
- B) Pāchana – Verbrennen von Āma
- C) Udvartana – Pudern des Körpers mit trockenem Pulver

D) Uddhūlanam – Auftragen von Kräuterpaste oder -salbe, gegen die Körperhaarwuchsrichtung eingerieben
E) Kavala – Umherschwenken von Kräutertee oder Öl im Mund und Gurgeln
F) Gandūsha – Kräutertee oder Öl im Mund halten
G) Lepana – örtlich begrenzter Auftrag von Kräuterpasten auf einen bestimmten Bereich
H) Ālepana – örtlich begrenzter Auftrag von Kräuterpasten, die den ganzen Körper bedecken, wie ein Schlammbad
I) Veshtana – örtlich begrenzter Auftrag von Kräuterpasten, die mit einer Bandage eingewickelt sind
J) Añjanam – besonderer Kräuter-Eyeliner, der auf Augenlid oder Wimpern aufgetragen wird
K) Mardana – tiefe Druckmassage
L) Pīdana – Druckpunktmassage mit einem stumpfen Gegenstand wie Knöchel oder Ellbogen
M) Trāsana – Gegenreizung oder Gegenschock wie jemanden an den Haaren ziehen oder kitzeln
N) Tanmātrā Chikitsā – Therapien für die fünf Sinne
    i) Mantra Chikitsā (Klangtherapie)
    ii) Marma Chikitsā (heilende Berührung über Energiepunkte)
    iii) Varna Chikitsā (Farbtherapie)
    iv) Rasa Chikitsā (Geschmackstherapie mit Speisen und Kräutern)
    v) Gandha Chikitsā (Aromatherapie, einschließlich dem Auftragen ätherischer Öle und dem Einsatz von Räucherwerk)

Pañchakarma: Wichtige Entschlackungs- oder Reinigungsmaßnahmen

A) Vamana – Erbrechen oder Emesistherapie, primär für Kapha-Erkrankungen
B) Virechana – Abführtherapie, primär für Pitta-Erkrankungen
C) Basti – medizinischer Kräutereinlauf, mit oder ohne Öl, primär für Vāta-Erkrankungen
D) Rakta Moksha – Aderlass, für bestimmte Pitta- und Blutkrankheiten
E) Nasya – eine Anwendung von Kräutern oder medizinischen Ölen in der Nase, gleicht Prāna aus und beseitigt verbleibende Doshas

Pashchāt Karma: Maßnahmen oder Handlungen nach der Entschlackung

A) Āhāra – Ernährungstherapie, basierend auf Sansarjana Krama (Agni allmählich anfachen), das den Einsatz von Getreidebreien und leicht verdaulichen Speisen umfasst.

i) Manda (flüssiger Haferschleim)
ii) Peya (dünner Brei)
iii) Vilepī (dünner Brei)
iv) Akruta Yūsha (leichte Suppe)
v) Kruta Yūsha (Suppe mit kurz angebratenen Gewürzen und Ghee)
vi) Odana (Reis)

B) Vihāra – Lebensführungstherapie
i) Kāyikā (physische Therapien, Sport und Yoga-Āsana)
ii) Vāchika (Sprachtherapie, Mantren, heilige Lieder und heilende Töne chanten)
iii) Mānasika (geistige Therapien wie Kontemplation und positive Affirmationen, um die richtige Aufmerksamkeit und Intention herzustellen)
iv) Dhyāna (Meditation)

C) Rasāyana – Verjüngungstherapie
i) Besondere Rasāyana für Doshas, Dhātus, Malas und Organe
ii) Vajīkaranam (Therapie für sexuelle Vitalität)

D) Prāyogika Nasya – besondere Anwendung in der Nase
i) Marsha (Befeuchten des Nasengangs mit der Fingerspitze)
ii) Pratimarsha (tägliches Marsha Nasya)

E) Dhūmana – Rauchen von Kräutermischungen

Es gibt auch mehrere Arten von äußerem Shodhana, bei der sich die Reinigungstherapie auf die Außenseite des Körpers auswirkt.

Äußere Shodhana

A) Kshāra Karma – Verätzung
i) Chemisch, vorwiegend durch die Verwendung von Kräutern
ii) Elektrisch, mit einem elektrischen Ätzgerät

B) Shāstra Karma – chirurgisches Öffnen und Drainieren eines Abszesses, Herausschneiden von Tumoren, Verwachsungen oder Fremdkörpern

C) Agni Karma – Wärmeanwendung von „einbrennenden" oder moxibustionsartigen Nutzungen; auch die äußere Anwendung wärmender Kräuter

D) Pralepa Karma – regelmäßige Anwendung von Kräuterpaste oder -umschlag

Ein tieferes Verständnis von Shodhana

Shodhana wird durch ein umfassendes Verständnis der Doshas bestimmt. Wenn beispielsweise ein Vāta-Mensch, speziell im Herbst, einer Vāta verstärkenden Ernährungs- und Lebensweise ausgesetzt ist, führt dies möglicherweise zu Vāta-Leiden wie Verstopfung, Ischias, Arthritis, Rheuma, Schlaflosigkeit, Angst usw. Ebenso wird Pitta-Dosha im Sommer durch eine Pitta verschlimmernde Ernährungs- und Lebensweise eher gereizt. Das kann Nesselausschlag, Hautausschläge, Akne, Durchfall, Konjunktivitis, Reizbarkeit und andere Pitta-basierte Leiden zur Folge haben. In ähnlicher Weise hat ein Kapha-Mensch, der im Frühjahr eine Kapha verstärkende Ernährungs- und Lebensweise befolgt, eine Tendenz, Erkältungen, Husten, Kongestion, Niesen, Heuschnupfen, Trägheit, Depression und andere Kapha-Erkrankungen zu bekommen.

Die Doshas haben eine natürliche Affinität zu ihren angestammten Stellen im Verdauungstrakt. Wenn die passenden vorbereitenden Maßnahmen, Pūrvakarma, verabreicht sind, kehren die im tiefen Gewebe sitzenden Doshas an ihre Ursprungsorte zurück: Vāta geht in den Dickdarm, Pitta zum Dünndarm und Kapha in den Magen. Dann lassen sich die fünf Reinigungsmaßnahmen, Pañchakarma, anwenden, um alle überschüssigen Doshas zu entfernen. Das Āyurveda sagt, dass der Körper seine eigene Intelligenz besitzt und diese Pañchakarma-Therapien fördern diese Zellintelligenz und helfen dabei, einen Zustand der Balance zu schaffen.

Die erste dieser fünf Therapien heißt Vamana, also Emesistherapie. Sie wird eingesetzt, um übermäßiges Kapha aus dem Magen, Rasa Dhātu und Oberkörper zu beseitigen. Virechana ist die Abführtherapie und scheidet zu viel Pitta aus Dünndarm, Leber, Milz und Rakta Dhātu aus. Basti bedeutet medizinische Einlauftherapie, sie dient dazu, überschüssiges Vāta aus Dickdarm und Asthi Dhātu zu entfernen. Nasya steht für die Gabe bestimmter Kräuterpulver, medizinischer Öle oder Ghee in die Nase, um Prāna zu reinigen. Nasya holt bestehende Doshas aus dem Majjā Dhātu, dem tiefen Bindegewebe, Nervensystem und Geist. Rakta Moksha schließlich ist der Aderlass, der durch das Ansetzen von Blutegeln, Blutspende oder den Einsatz blutreinigender Kräuter durchgeführt wird. Entfernt man etwa 100 cm^3 Blut, schickt die Milz frisches, mit Sauerstoff angereichertes Blut in die Blutbahn und dies verbessert die Immunfunktionen dieses Menschen. Rakta Moksha reinigt das blutbildende System und beseitigt überschüssige Doshas aus Rasa, Rakta und Māmsa Dhātu.

Die innere Umgebung wird von den drei Körper-Doshas gelenkt, die ständig auf die äußeren Umweltfaktoren wie Ernährungs- und Lebensgewohnheiten reagieren. Die falsche Kost und ein unpassender Lebensstil sowie jahreszeitlicher Wechsel, unterdrückte Emotionen und Stress können gemeinsam oder separat dazu beitragen, dass sich die Ausgewogenheit der Doshas ändert. Je nachdem, welche Ursache dieses Missverhältnis hat, unterliegen Vāta, Pitta oder Kapha einer Steigerung oder Störung, was Agni, das Verdauungsfeuer beeinträchtigt und Āma, Giftstoffe, hervorruft.

Im Āyurveda heißt es, dass die zugrunde liegende Ursache von Toxizität ein oder mehrere verschlimmerte Doshas sind, die Agni unterdrücken, was sich auf Verdauung, Stoffwechsel und Verwertung auswirkt und eine toxische krankhafte Substanz namens Āma produziert. Diese Toxine gelangen in die Blutbahn und werden durch den Körper gespült, verstopfen die Kanäle und ziehen Krankheiten nach sich.

Āma ist die Grundursache aller Krankheit und stammt von aggravierten Doshas und beeinträchtigtem Agni. Es ist in Zellen und Gewebe und im Verdauungstrakt zu finden. Āma kann sich auch auf die geistigen Fähigkeiten auswirken und psychosomatische Probleme erzeugen. Deswegen ist der Schlüssel zur Krankheitsprävention, dem Körper bei der Beseitigung von Giftstoffen zu helfen. Um die weitere Produktion von Āma zu unterbinden, empfiehlt die āyurvedische Literatur eine angemessene Ernährung, passende Lebensführung und Gewohnheiten, Sport sowie ein Reinigungsprogramm wie Pañchakarma.

Pañchakarma entfernt übermäßige Doshas aus dem Körper und fördert die Ausscheidung von Āma. Durch die Vorbereitung auf das Pañchakarma wird jedes, lange Zeit im tiefen Bindegewebe vorhandenes Āma über Snehana- und Svedana-Therapie in den Verdauungstrakt gebracht und dann mithilfe der angemessenen Pañchakarma-Techniken aus dem Körper gespült.

Nach dem Pañchakarma sollte man eine Rasāyana-Therapie befolgen, die aus einem Programm mit verjüngenden Kräutern und einer Kost besteht, welche die Doshas ausgleicht. „Rasa“ bedeutet Geschmack und Saft – der Gebrauch des Wortes „Saft“ steht hier für das Plasmagewebe, Rasa Dhātu, „āyana“ heißt eintreten. Folglich ist Rasāyana eine Therapie, die es dem Geschmack und den medizinischen Qualitäten des Stoffs erlauben, ins Plasma einzutreten, von wo aus sie durch den Körper zirkulieren und die Gewebe nähren. Dies verleiht allen Geweben Tonus, Textur, Glanz und Stärke und gibt demjenigen Elan, Vitalität, Enthusiasmus, gutes Gedächtnis, Intelligenz und ein langes Leben. Die Verjüngung kann einen gesunden, schönen Körper hervorbringen.

Übliche verjüngende Kräuter sind Ashvagandhā für Vāta, Shatāvarī für Pitta und Punarnavā für Kapha. Pañchakarma ist eine Pūrvakarma, vorbereitende Maßnahme, für die Rasāyana-Therapie. Das Pañchakarma kann mit dem Waschen eines Hemdes verglichen werden, während Rasāyana das Hemd dann einfärbt. Falls Sie ein Hemd färben wollen, sollte es zuerst gewaschen und danach gefärbt werden. Das Gleiche gilt für Rasāyana, das dem Körper eine Farbe der Stärke und Vitalität verleiht.

Schließlich lassen sich Therapien einsetzen, um die sexuelle Vitalität zu fördern und die Leistungsfähigkeit zu steigern, eine spezialisierte Form der Rasāyana, welche die Stärke des reproduktiven Systems unterstützt. Man nennt dies Vajīkaranam. Vor 5000 Jahren hat das Āyurveda über diese Therapie gesprochen. Selbst wenn eine Person körperlich stark und gesund ist, mag er oder sie vielleicht nicht sexuell stark sein. Die sexuelle Energie spielt eine wichtige Rolle im Leben jedes menschlichen Wesens. Sie ist zart und kann wegen emotioneller Aufregung oder Mangel an Selbstvertrauen und Mut erschöpft werden. Dank Vajīkaranam kann jemand Sex voll und ganz genießen. Unbefriedigte sexuelle Energie sorgt für Furcht, Ärger, Frustration und Depression, wohingegen sexuelle Zufriedenheit Freude, Glücksgefühl, Wonne und Frieden bringt. Vajīkaranam ist die Feineinstellung des Fortpflanzungsgewebes, was Intimität und das Parfüm der sexuellen Energie entfaltet.

Das Āyurveda betont vorbeugende und Heiltherapien zusammen mit diesen unterschiedlichen Methoden der Reinigung und Verjüngung. Diese Wissenschaft des Lebens ist mehr als ein reines Heilsystem, es ist eine Kunst des richtigen Lebens, die jeden Menschen zur angemessensten Entscheidung bei Ernährung, Gewohnheiten und Sport führen kann und in Körper, Geist und Bewusstsein eine Ausgewogenheit herstellt, wodurch Krankheiten daran gehindert werden, Fuß zu fassen.

Die Ausgeglichenheit der drei Doshas ist eine natürliche Ordnung, wenn dieses Gleichgewicht also beeinträchtigt ist, sorgt es für eine Störung. Gesundheit ist Ordnung, Erkrankung ist Unordnung und das Āyurveda glaubt, dass in der Störung eine Ordnung besteht. Wenn alle Körpersysteme ausgewogen sind, ist jemand wahrlich gesund und die Shodhana hilft dabei, diesen Zustand perfekter Balance hervorzubringen.

Pūrvakarma: Vorbereitungsmaßnahmen zur Reinigung

Pūrvakarma beinhaltet alle Teile von Shodhana, die hauptsächlich vor den Pañchakarma-Therapien erfolgen. Ehe die Entschlackung selbst beginnt, muss der Körper dazu ermuntert werden, akkumulierte Doshas und Toxine loszulassen. In Vorbereitung auf das Pañchakarma wird ein Patient auf eine „Mono-Diät" mit leicht verdaulichem Essen gesetzt. Kitchari, eine Mischung aus Basmati-Reis und Mung Dal mit milden Gewürzen, ist eine gute Vorbereitung für Pañchakarma. Der Betreffende erhält auch jeden Abend ½ bis einen Teelöffel Triphalā mit warmem Wasser. Triphalā löst Giftstoffe aus dem Verdauungstrakt und bringt alle drei Doshas in Balance. Es besteht aus drei Kräutern: Harītakī, das Vāta-Dosha ausgleicht, Āmalakī, das Pitta besänftigt und Bibhītakī, das Kapha senkt. Triphalā ist ein natürliches Antioxidans, das freie Radikale aus dem

Plasma entfernt, die normale Stoffwechselaktivität aufrechterhält und Zellintelligenz und ein langes Leben entfaltet.

Die zwei Hauptkategorien von Pūrvakarma sind Snehana und Svedana. Das Āyurveda erklärt, dass Snehana und Svedana die in der Haut und dem tiefen Bindegewebe befindlichen Doshas befeuchten und verflüssigen, sodass sie zusammen mit möglichem Āma leicht an ihre angestammten Plätze im Verdauungstrakt zurückkehren.

Snehana

Snehana steht für die Ölanwendung, ich verwende auch den Begriff „Ölung“[2] und meine damit die innere oder äußere Anwendung öliger Substanzen. Inneres Snehana ist der Verzehr von Ghee oder medizinischem Öl. Dazu gehören auch Suppen oder andere Lebensmittel mit Ghee- oder Ölzusatz. Äußeres Snehana ist die Anwendung öliger Substanzen am Körper. Die häufigste Form davon ist Abhyanga, d. h. Ölmassage des ganzen Körpers.

Sneha bedeutet Liebe und Mitgefühl und einen liebevollen Freund nennt man *Snehi* auf Sanskrit. Liebe ist saftig, ölig, weich und sanft. Diese Qualitäten entfalten sich im Bewusstsein und deshalb macht Snehana einen Menschen liebevoll. Selbst heute erhalten in Indien Neugeborene drei Monate lang eine tägliche Ölmassage, um Liebe und Pflege zu übermitteln. Charaka sagt, wenn man Patienten wirklich Glück und Freude verleihen will, soll man ihre Probleme nicht intellektuell besprechen, sondern ihnen stattdessen eine Ölmassage geben und alle Probleme werden sich einfach auflösen.

Ein trockener Stock bricht leicht, aber wenn man den Stock in Öl taucht, wird er flexibel. Das gleiche geschieht mit dem Körper. Vāta macht den Körper trocken und steif, da trockene Muskeln und Faszien schmerzen. Doch wenn man regelmäßig Snehana durchführt, wird Ihr Körper wie ein saftiger Stock, der nicht so leicht bricht. Snehana beruhigt Vāta und bringt alle übermäßigen Doshas und Āma aus dem tiefen Gewebe zurück in den Verdauungstrakt. Dieses Übermaß an Doshas und Toxinen kann dann durch Pañchakarma-Therapien ausgeschieden werden.

Snehana macht auch die oberflächlichen und tiefen Gewebe weich und geschmeidig und hilft so, Stress abzubauen und das Nervensystem zu nähren. Snehana reinigt nicht nur den Körper, sondern auch Geist und Bewusstsein.[3] Ganz im Sinne der Definition von Snehana verliebt sich jemand in sich selbst.

2. Ölung ist ein Wort, das ich seit vielen Jahren verwende, um die innerliche und äußerliche Anwendung von Öl zu beschreiben.
3. Berücksichtigen Sie stets die Vorsichtsmaßnahmen zu Massage und Āma-Zuständen. Siehe auch Tabelle 46, „Auswahl von Massageölen anhand von Āma-Bedingungen“, auf Seite 441.

Tabelle 19: Arten von Snehana: äußerlich und innerlich

Äußerlich	Anwendungsweise
Abhyanga	Am ganzen Körper Öl einreiben
Shiro'bhyanga	Öl in die Kopfhaut einreiben
Pādābhyanga	Öl in die Fußsohlen einreiben
Sarvāngadhara	Konstantes Fließen von medizinischem Öl über den ganzen Körper
Pizhichil	Warmes medizinisch behandeltes Öl, das mit einem Tuch oder Schwamm über dem ganzen Körper ausgedrückt wird
Shirodhāra	Kontinuierlicher Ölguss auf die Stirn
Shiro Basti	Die Kopfhaut unter einer mit Öl gefüllten Kappe tränken
Netra Basti	Die Augen mit Ghee tränken
Kati Basti	Den Lumbosakralbereich mit Öl tränken
Nābhi Prakshepa	Konstantes Fließen von medizinischem Öl über den Nabel
Uddhūlanam	Kräuterpaste, oft vermischt mit Öl, auf die Haut aufgetragen, z. B. Kokosnussöl mit Sandelholzpaste
Innerlich	**Anwendungsweise**
Achha Sneha	Direktes Trinken von Öl oder Ghee auf leeren Magen
Vichārana Sneha	Mischen von Öl oder Ghee mit Speisen wie Suppe oder Reis
Anuvāsana Basti	Einleiten von Öl ins Rektum mit einem Einlaufapparat
Uttara Basti	Einleiten von Öl in die Vagina mit einer Intimdusche
Karna Pūrana	Füllen der Ohren mit Öl
Nāvana Nasya	Öl-Nasentropfen in die Nasenlöcher träufeln
Snehana Gandūsha	Den Mund mit normalem oder medizinischem Öl füllen und halten, bis der Speichel den Mund füllt, dann ausspucken
Snehana Kavala	Spülen und Umherschwenken von Sesamöl im Mund, um Zahnfleisch und Zähne zu befeuchten und dann ausspucken

Zum Zweck von Pañchakarma wird Snehana gemeinsam mit Svedana als Maßnahme vor der Reinigung eingesetzt. Vor dem Pañchakarma sollte derjenige bis zu einer Woche äußeres Snehana erhalten und auch für mindestens drei Tage eine innere Ölung durchführen. Inneres Snehana erfolgt durch Einnahme von normalem oder bitterem Ghee morgens vor dem Essen. Die Dosis erhöht sich jeden Tag, normalerweise beginnt man mit 2 Esslöffeln und hört mit 5 oder 6 Esslöffeln am letzten Morgen auf. Aber die richtige Dosis ist die, welche der Betreffende individuell verdauen kann, dies muss daher von einem qualifizierten āyurvedischen Arzt bestimmt werden. Bitte beachten Sie, äußerlich kein einfaches Ghee aufzutragen, da es Ameisen anlocken kann. Es ist nur gut für die innere Ölbehandlung. Ansonsten können von Leuten, die Ghee nicht verdauen können, innerlich frische, kalt gepresste Öle eingesetzt werden.

Ölmassage ohne innere Ölung oder ohne innere Dīpana-, Pāchana- und Anulomana-Therapien kann das Āma ins tiefe Gewebe drücken. Deswegen ist die innere Einnahme von Ghee wichtig, um Agni anzuregen und Āma auszuscheiden. Der Patient ist dann imstande, sich den angegebenen spezifischen Pañchakarma-Maßnahmen zu unterziehen, über die wir später sprechen.

Hauptkategorien der Snehana-Substanzen

Pflanzlich

- Tailam (Öl)

Tierisch

- Ghee (geklärte Butter)
- Majjā (Knochenmark)
- Vāsa (Unterhautfett)

Qualitäten der Snehana-Stoffe und ihre Wirkungen

- Ölig – Ölung und Befeuchtung der Gewebe
- Flüssig – Verflüssigung von Giftstoffen und Anregung der Sekrete
- Schwer – nährt die Gewebe und bringt Erdung
- Feinstofflich – geht in die feinstofflichen Körperkanäle und Kapillaren
- Ausbreitend – breitet sich ins tiefe Gewebe aus und bringt Toxine zurück in den Verdauungstrakt
- Weich – macht die Gewebe weich und sorgt für Entspannung
- Langsam – anhaltend sedative und beruhigende Wirkung
- Schleimig – bringt die Gewebemoleküle zusammen und macht sie stark und fest
- Wärmend – verbessert die Durchblutung, facht Dhātu Agni (Verdauungsfeuer im Gewebe) an und verbrennt Āma
- *oder* kühlend – beruhigt Entzündung und mildert Irritation

Tabelle 20: Kontraindikationen für Snehana

Kontraindikation	Mögliches Ergebnis, wenn Snehana kontraindiziert ist
Hohes Maß an Giftstoffen (Āma), wie es durch einen dicken Belag auf der Zunge deutlich wird	Mehr Āma
Āma in Rasa Dhātu, was Grippe oder Fieber auslösen mag	Gliederschmerzen am Tag nach der Ölbehandlung
Krankhaft geringes Agni oder extrem hohes Agni	Beeinträchtigt Agni weiter
Schwere Erschöpfung	Mehr Erschöpfung
Schwere, bewölkte Tage	Depression
Fettleibigkeit	Steigert Gewichtsprobleme
Übelkeit oder Erbrechen	Weitere Übelkeit
Akuter Durchfall, Amöben- oder bazilläre Ruhr	Loser Stuhl kann die Folge sein
Schwere Dehydrierung	Schock
Allgemeines Ödem	Nierenversagen
Aszites	Atemlosigkeit oder Herzinsuffizienz
Akuter Herzinfarkt	Noch ein Herzinfarkt
Akute Blutungsstörungen (Purpura, Hämophilie etc.)	Verstärkte Blutung
Akute Gelbsucht oder Hepatitis A	Prähepatisches Koma
Tuberkulose (Auszehrung)	Tuberkulose-Infektion kann sich ausbreiten
Darmverschluss	Verstopft den Darm und kann Peritonitis verursachen
Lebensmittelvergiftung	Drückt Gift ins tiefe Gewebe
Ohnmacht (vorübergehende Bewusstlosigkeit)	Tiefes Koma
Petit-mal- oder Grand-mal-Epilepsie	Anfall
Thrombophlebitis – fragen Sie einen dickleibigen Patienten stets, ob es in seiner Krankengeschichte auch Thrombose gab	Blutgerinnsel kann zerfallen und eine Embolie oder sogar einen Schlaganfall auslösen
Chemotherapie oder Antibiotika	Drückt Medikamententoxine ins tiefe Gewebe
Alkoholtoxizität	Alkoholische Neuropathie oder Myopathie
Akuter emotionaler Ausbruch wie Kummer durch den Verlust eines geliebten Menschen	Schwere, suizidale Depression
Akute Manie	Schwere Attacke
Aktiver Abszess	Zellulitis
Akute Tonsillitis	Rheumatische Erkrankung
Akute Hypoglykämie (kann vorsichtig erfolgen, wenn es in der Vergangenheit eine Hypoglykämie gab)	Schwindel
Insulinabhängiger Diabetes (nicht insulinabhängiger Diabetes ist in Ordnung)	Hypoglykämie
Menstruation – während der Menstruation fließt die Energie der Frau nach unten und außen, während das Öl bei der Massage nach innen und oben geht.	Schleimhaut und Blutgefäße in der Gebärmutter können stagnieren und es kann sich ein Fibrom oder fibröser Tumor entwickeln.
Schwangerschaft (man kann eine leichte Ölbehandlung an Händen, Füßen und Kopfhaut durchführen, doch keine tiefe Ganzkörpermassage)	Durch Schwangerschaft ausgelöster Bluthochdruck oder Eklampsie (Schwangerschaftstoxikose)

Beachten Sie, dass wenn eine Schwangere an Schlaflosigkeit leidet, es nicht ratsam ist, eine Ganzkörpermassage zu verabreichen. Stattdessen kann sie eine Tasse Milch mit einem Teelöffel Ghee und einer Prise Muskatnuss trinken und Öl auf Kopfhaut und Fußsohlen auftragen. Massiert man Kopfhaut und Füße, hilft dies gewöhnlich Vāta- und Kapha-Menschen, sich zu entspannen und fördert gesunden Schlaf. Allerdings ist mir in meiner klinischen Praxis aufgefallen, dass manche Pitta-Menschen davon berichten, dass Kopfhaut- und Fußmassage so viel Energie (Sādhaka Pitta) erzeugen, dass es schwer ist, zu schlafen und sie um Mitternacht lesen wollen. Deswegen ist es nicht gut, Kopfhaut und Füße zu massieren, wenn ein Pitta-Mensch an Schlaflosigkeit leidet. Im Fall von Schlaflosigkeit kann jedoch das Gegenteil auftreten und Fuß- und Kopfhautmassage können dann bei einem Pitta-Menschen in der Tat Schlaf herbeiführen.

Indikationen für Snehana

- Vor dem Pañchakarma – Zuvor sollte Snehana durchgeführt werden, um ein gereiztes Dosha ausscheiden zu können
- Die meisten Vāta-Krankheiten
- Trockene Haut
- Verstopfung
- Knacken der Gelenke
- Sorge, Angst oder Stress
- Menschen, die Sport treiben, körperlich, hart oder in der heißen Sonne arbeiten
- Alter
- Muskelschwäche, Tremore oder Zucken
- Bell-Lähmung oder Schlaganfall
- Ischias
- Arthritis
- Abmagerung
- Chronisch schwächende Erkrankung
- Geringe Libido oder übermäßige sexuelle Aktivität
- Vor dem Liebemachen (denn Sex ist eine Form von Svedana)
- Alkoholismus
- Als Teil der eigenen täglichen Routine

Zeichen und Symptome von ungenügendem Snehana

- Verstopfung
- Trockene Haut
- Schlaflosigkeit
- Klingen in den Ohren
- Schwindel durch Vāta
- Gliederschmerzen und Schmerz
- Kopfweh
- Lang anhaltender Stress
- Unvollständige Freisetzung von Emotionen

- Gas und abdominale Distension
- Extremer Durst
- Allgemeine brennende Empfindungen

Zeichen und Symptome von übermäßigem Snehana

- Schwere
- Gliederschmerzen
- Migräne oder Kopfweh vom Pitta-Typ
- Schwindel durch Pitta-Verschlimmerung
- Übermäßige Speichelbildung
- Schläfrigkeit
- Öl tropft aus dem After (dieser Mensch meint, dass Winde abgehen, doch es kommt Öl heraus)
- Übelkeit oder Erbrechen
- Fieber
- Brennende Empfindungen in Pitta-Organen, z. B. Augen, Leber, Nabel
- Geschwollene oder verquollene Augen
- Traurigkeit oder Depression – wenn dies geschieht, sollte die Ölbehandlung sofort gestoppt werden
- Zeichen von zu hohem Kapha wie Blässe

Zeichen und Symptome von richtigem Snehana (Sneha Lābha)

- Ausgeglichenes Vāta, das in seine richtige Richtung (Anulomana) fließt
- Regelmäßiger, leichter Stuhlgang mit weichem und öligem Kot
- Normale Blasenentleerung
- Angemessenes Schwitzen
- Weiche und ölige Haut, mit gleichmäßiger Farbe und Teint
- Gut befeuchtete Augen, Lippen und Genitalien
- Normaler Appetit und Durst
- Optimale Verdauung
- Stärke und Energie
- Weder Steifheit noch Schmerzen
- Stressabbau und völlige Entspannung
- Gefühl der Leichtigkeit im Körper
- Klare Wahrnehmung
- Glückseligkeit und Zufriedenheit
- Gesunder Schlaf
- Saubere Zunge ohne Zeichen von Āma
- Gesunde Ojas
- Verstärkte Langlebigkeit
- Gut genährtes Gewebe
- Liebe und Mitgefühl
- Normale Drüsensekretionen

Abhyanga, allgemeine Ölmassage

Abhyanga bedeutet, am ganzen Körper Öl einmassieren und bezieht sich im Allgemeinen auf die alte āyurvedische Therapie einer Ganzkörpermassage, wobei reichlich Öl von Kopf bis Fuß aufgetragen wird. Das ist eine umfassende Therapie, die eine Beherrschung einiger Massagetechniken erfordert. In diesem Kapitel sehen wir uns zunächst einige wichtige einführende Aspekte der Abhyanga-Therapie an.

Die Anwendung von ausreichenden Mengen Öl, um den gesamten Körper zu befeuchten, ist wahrscheinlich die wichtigste Eigenart des Abhyanga. Dies kann typischerweise die Verwendung von etwa 250 ml Öl über den ganzen Körper verteilt bedeuten und variiert von Mensch zu Mensch. Gewisse medizinische Öle sind für spezielle Erkrankungen angezeigt, doch generell wird das Öl für Abhyanga entsprechend der Prakruti und Vikruti eines Menschen sowie der aktuellen Jahreszeit gewählt. Erhitzende Öle sind gut für Vāta und Kapha, während kühlendes Öl am besten für Pitta ist.

Wenn man das Öl gründlich einreibt, kann es von der Haut über die oberflächlichen Faszien und dann tiefer in die Nervenenden eindringen. Abhyanga beruhigt vor allem Vāta-Dosha, doch es hilft auch den anderen Doshas, das tiefe Bindegewebe zu verlassen und langsam zum Verdauungstrakt zu gehen. Es besänftigt die Doshas, fördert Stärke, regt gesunden Schlaf und tiefe Entspannung an und verbessert das Gewebewachstum. Daher beruhigt Abhyanga Stress, verlangsamt das Altern und ist günstig für alle Gelenke und Bänder.

Es ist besonders gut für Haut und Haare und im Fall von Schmerz, Frakturen, Schwäche, Ermüdung und Erschöpfung dienlich. Bei Schnitten, Verbrennungen und Wunden kommen spezielle medizinische Öle zum Einsatz.

Vyāna Vāyu trägt das Blut über das Rakta Dhātu vom Herzen zur Peripherie, wohingegen Rasa Dhātu von der Peripherie zum Herzen geht, was der Wuchsrichtung der Körperbehaarung entgegengesetzt ist. Bei der Abhyanga sollte man hauptsächlich in die entgegengesetzte Richtung zum Haarwachstum (*Pratiloma*) massieren, sodass das Öl in die Haarwurzeln, Faszien und das Unterhautgewebe eindringt und schließlich in die Nervenenden übergeht. Dies aktiviert den Kreislauf des Rasa Dhātu. Diese Beschreibung trifft auf die Massage zwischen zwei Gelenken zu, doch wenn man an den Gelenken selbst arbeitet, sollte man mit einer kreisförmigen Bewegung agieren, die das Vyāna Vāyu in diesen Bereichen aktiviert.

Es gibt drei Hauptkategorien von Abhyanga. Eine Art bezeichnet man als *Soumya Abhyanga*, das bedeutet weiche und leichte

Einige üblicherweise verwendete Öle sind:

- **Vāta** – Sesamöl, Mahānārāyana, Dashamūla oder Balā Tailam
- **Pitta** – Sonnenblumen-, Kokos- (besser im Sommer), Niemöl, Bhringarāja oder Brahmī Tailam
- **Kapha** – Sesam-, Mais-, Senf-, Leinsamenöl oder Visha Garbha Tailam

Mandelöl ist auch gut für Vāta- und Pitta-Typen, während Olivenöl sich für Pitta und Kapha eignet. Man kann eine Ölmischung je nach Prakruti und Vikruti des Einzelnen verwenden.

Massage. Eine weitere Kategorie ist *Kathina Abhyanga,* also harte und tiefe Massage. Die dritte Kategorie ist *Madhyama Abhyanga,* d. h. mäßige Massage, die weder eine tiefe noch eine leichte Berührung ist. Kapha-Menschen haben dichtere Körper, brauchen somit eine tiefe Massage, damit jegliches übermäßige Kapha gelöst werden kann. Pitta-Typen mögen nicht unbedingt eine tiefe oder oberflächliche Massage, daher ist wohl eine mittlere Madhyamamassage am besten für sie. Vāta-Menschen sind empfindlich, sie sollten somit sanft massiert werden, als würde man eine zarte Blume berühren.

Am ersten Tag der Ölmassage dringt das Öl in die oberflächlichen Faszien und ins Rasa Dhātu ein, innerhalb von zwei Tagen erreicht es das Rakta Dhātu, in drei Tagen geht es ins Māmsa usw. Bis es im Shukra Dhātu ankommt, sollte jemand sieben Tage Snehana anwenden. Beachten Sie allerdings, dass ein Pitta- oder Kapha-Mensch allgemein weniger Ölung bedarf, während ein Vāta-Mensch oder jemand mit hohem Vāta mehr Öl braucht – vorzugsweise ganze sieben Tage Snehana.

Beim Abhyanga arbeiten häufig zwei Masseure an einem Patienten. Die Therapie beginnt damit, dass der Patient mit dem Gesicht nach oben auf dem Tisch liegt, mit einem Tuch abgedeckt ist, dabei massiert einer den Kopf und der andere die Füße. Zu der Zeit wird Öl auf Gesicht, Haare und Ohren aufgetragen. Dann arbeiten beide Therapeuten auf je einer Körperseite des Patienten und führen gleichzeitig die gleichen Streichbewegungen aus. Sie sollten die gleiche Geschwindigkeit, den gleichen Druck und Stil haben, sodass es die rechte und linke Seite des Körpers ausgleicht.

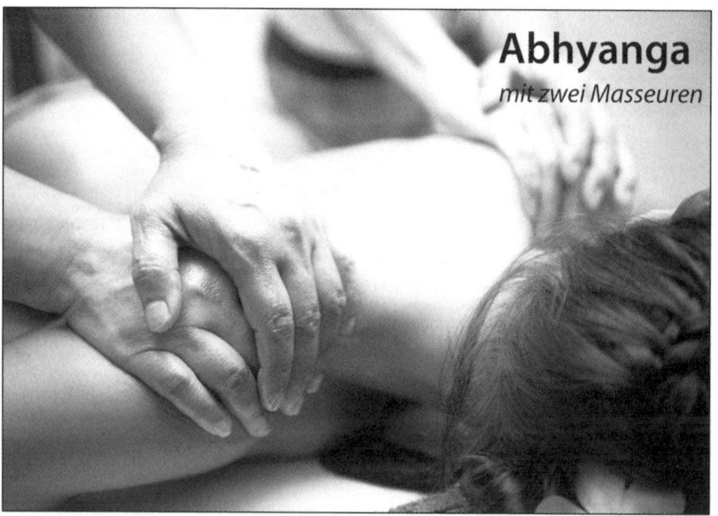
Abhyanga
mit zwei Masseuren

Ich müsste eine praktische Demonstration geben, um vollständig zu zeigen, wie Abhyanga durchgeführt wird, denn eine schriftliche Beschreibung ist nicht dasselbe als wenn man es zeigt. Aber als kurzer Überblick sei gesagt: Die Masseure arbeiten von den Fußsohlen über die Knöchel zu Waden und Knien. Sie massieren die Beine hinauf zu Schenkeln und Gesäß, ehe sie mit Händen, Armen, Schultern, Brust und Bauchbereich weitermachen. Dann dreht sich der Patient um und die Massage wird an den Rückseiten der Beine fortgeführt, ehe man sich Rücken, Wirbelsäule, Schultern und Nacken zuwendet. Schließlich werden erneut kurz Kopf und Füße massiert.

Routine für tägliche Selbst-Abhyanga

Wie oben erläutert kann Snehana ein wichtiger Teil der Shodhana-Reinigung sein. Doch Abhyanga ist auch wohltuend als Teil der eigenen täglichen Routine. Massieren Sie sich jeden Morgen am ganzen Körper mit einem Öl, das passend für Ihre Doshas ist und lassen Sie es für 5-10 Minuten einwirken, während Sie Ihre Zähne putzen und zur Toilette gehen. Dann nehmen Sie eine warme Dusche. Sorgen Sie dafür, dass das Bad warm ist, denn kalte Bedingungen verhindern, dass das Öl in die Hautporen eindringen kann. Außerdem können Sie, falls Sie an Schlaflosigkeit leiden, Öl auf Fußsohlen und Kopfhaut einmassieren, ein paar alte Socken anziehen und So'ham-Meditation machen, bis Sie einschlafen. Gönnen Sie sich am nächsten Morgen eine Ölmassage und ein warmes Bad oder eine Dusche, dann sind Sie frisch für den Tag.

Shiro'bhyanga, Kopfmassage

Eine lokale Form von Abhyanga heißt *Shiro'bhyanga*. Für eine volle Abhyanga benötigt man mindestens eine halbe Stunde, wenn jemand also sehr beschäftigt ist, ist vielleicht nicht jeden Tag genug Zeit für diese Ganzkörpermassage. Stattdessen macht man Shiro'bhyanga, Kopfmassage und Pādābhyanga, Fußmassage. Eine Kopfmassage ist besonders gut zur Schlafenszeit. Für Shiro'bhyanga verwendet man warmes Sesamöl, Sonnenblumenöl oder ein medizinisch behandeltes Öl wie Bhringarāja- oder Brahmīöl, die beide besonders gut für Pitta Prakruti und Vikruti sind. Nehmen Sie ein oder zwei Esslöffel des warmen Öls und verteilen Sie es auf Händen und Fingerspitzen, dann streichen Sie mit den Fingern durchs Haar und massieren die Kopfhaut. Shiro'bhyanga hilft, die Haarwurzeln zu stärken, es beruhigt den Geist, regt gesunden Schlaf an und verjüngt die Sinnesorgane. Es wird bei Migräne, anderen Kopfschmerzen, Schlaflosigkeit, Tinnitus, Schwindel und Benommenheit eingesetzt. Beachten Sie, dass manche Pitta-Leute nach Shiro'bhyanga überaus munter werden können und dies kann solchen Menschen Schlaflosigkeit bereiten.

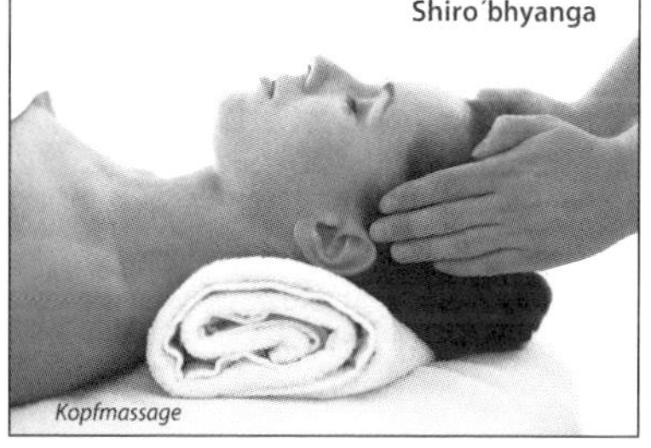
Shiro'bhyanga

Kopfmassage

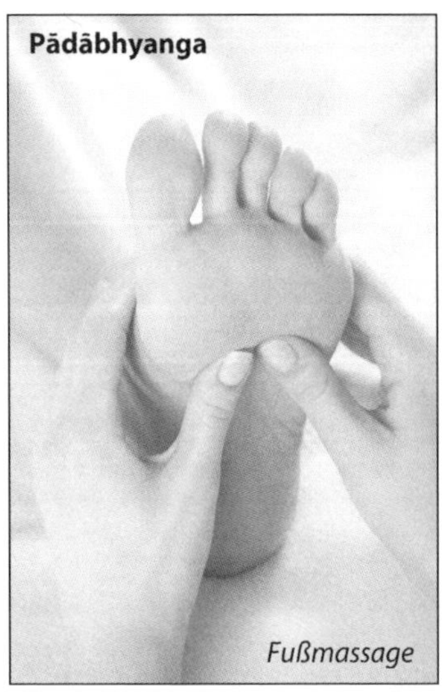

Fußmassage

Pādābhyanga, Fußmassage

Zur Schlafenszeit ist auch eine Fußmassage zuträglich. Reiben Sie einen oder zwei Esslöffel Öl auf die Fußsohlen, massieren Sie es in die Haut, bis das Öl absorbiert ist. Viele wichtige Energie-Nādīs oder Marma-Kanäle verlaufen von der Kopfhaut zu den Nervenenden in den Fußsohlen und durch den ganzen Körper. Pādābhyanga ist vor allem gut für brennende Empfindungen in den Augen und bringt gesunden Schlaf, sodass der Betreffende am nächsten Morgen mit Klarheit erwacht. Beachten Sie, dass manche Pitta-Personen nach Pādābhyanga allzu wach werden und daher dann an Schlaflosigkeit leiden könnten.

Sarvāngadhara

Bei Sarvāngadhara wird warmes Öl aus Krügen über den ganzen Körper des Patienten gegossen. Es ist eine Form von Snehana, die aufgrund der großen Mengen an benötigtem Öl traditionell von Angehörigen königlicher Familien genutzt wurde. Es ist sehr mildernd für Vāta-Dosha und lässt sich für verschiedene Vāta-Störungen einsetzen.

Pizhichil

Pizhichil, ein Tamil-Wort, ist eine spezialisierte Form der Parisheka Sveda oder Sarvāngadhara-Behandlung. Pizhichil, d. h. „ausdrücken“, benötigt kleinere Mengen Öl, aber verleiht alle Vorteile von Sarvāngadhara. Warme medizinische Öle werden aus einem Stück Stoff oder einem Schwamm am ganzen Körper ausgedrückt, das/der immer wieder in ein Gefäß mit dem Öl getaucht wird.

Das medizinische Kräuteröl befindet sich in zwei Gefäßen auf beiden Seiten des Patienten. Der Patient kann auf einem hölzernen Brett (Massagetisch) namens *Droni* sitzen oder liegen. Der Droni ist ein spezieller Tisch, der aus dem Holz von Bäumen mit medizinischen Eigenschaften wie Traubenfeige oder Jackfrucht, Sandelholz, Pappelfeige, Himalayazeder, Ashoka, echte Myrobalane oder Niem hergestellt ist. Der Droni ist üblicherweise ca. 76 cm hoch, 1,8-2,1 m lang und 0,9-1,2 m breit. Das Fußenende des Tisches ist etwas höher als das Kopfende. Die Oberfläche des Droni ist glatt, weich und gut poliert, sodass das Öl am Rand gut zum Fußende abfließen kann. An den Seiten befinden sich Furchen und am Fußende eine Auslassöffnung. um das Öl in einem anderen Behälter aufzufangen.

Vor einer Pizhichil-Behandlung wird der Kopf des Patienten mit Āmalakībrei oder Brahmī- oder Jatamāmsi-Öl bedeckt. Der Āmalakībrei wird um den Kopf gewickelt und die Augen werden mit einem kühlen, feuchten Tuch bedeckt. Es schützt Kopf und Augen vor der Exponierung gegenüber Öldämpfen und Hitze.

Zwei Therapeuten drücken in warmes Öl getauchte Stofflappen von der Schulter zur Brust und dann den Unterleib hinunter symmetrisch an den Körperseiten aus. Dann drücken sie das Öl von den Schultern entlang der Arme aus und dann zur Brust bis hinunter zu den Hüften und die Beine entlang.

Pizhichil ist eine Pañchakarma-Spezialität aus dem Bundesstaat Kerala in Südindien. Es ist gut für die Beruhigung von Vāta-Dosha und besonders vorteilhaft für Schlaganfall, Ischias, Rückenschmerzen, Muskelschmerzen und Krampf und Parkinson-Krankheit. Es ist eine wirksame Methode von Snehana und Svedana, die für alle chronisch degenerativen Leiden von Vāta-Dosha benutzt werden kann.

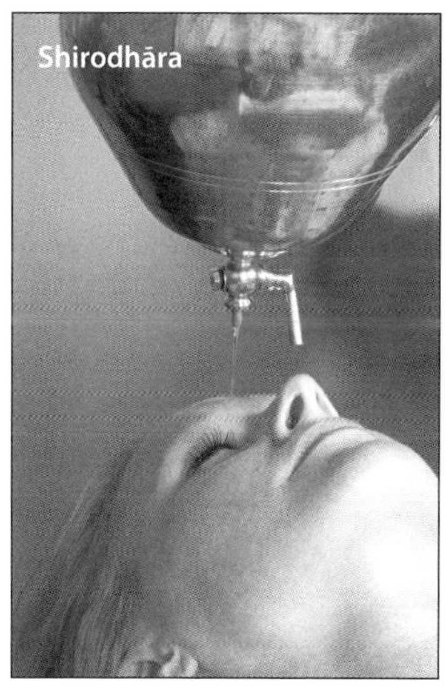

Shirodāra

Beim Shirodhāra liegt man auf dem Rücken und es wird kontinuierlich warmes Sesamöl über die Stirn gegossen, sodass es über den Bereich fließt, der zum Chakra des dritten Auges gehört. Manchmal fließt das Öl langsam von der rechten Schläfe über die Stirn zur linken Schläfe und wieder zurück. Später bleibt es stabil auf den Bereich des dritten Auges gerichtet. Das Öl wird in einem Gefäß gesammelt und während des Shirodhāra immer wieder verwendet. Es wird angenehm warm gehalten, heutzutage normalerweise mit einer Kochplatte. Der kontinuierliche Ölguss ist förderlich für Stressmanagement. Shirodhāra hilft bei Stirnhöhlenkopfschmerzen, Migränen, Kiefergelenkserkrankungen, Tinnitus, Nackenschmerzen und vielen anderen Arten von Schmerz. Beim Shirodhāra erleben viele Patienten einen gesunden Schlaf, was günstig ist und Stress abbaut. Shirodhāra kann auch allein als kurzfristige Therapie für allgemeines Stressmanagement angewandt werden.

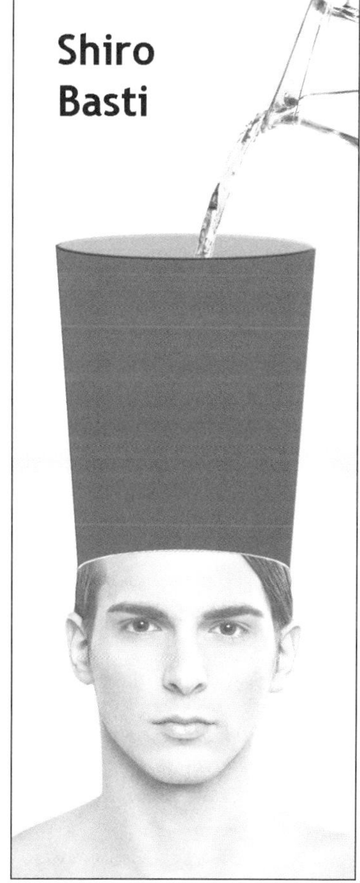

Shiro Basti

Shiro Basti ist eine modifizierte Form von Shiro'bhyanga. Dafür sollte idealerweise der Kopf des Betroffenen rasiert werden und dann ein nach oben offener Lederzylinder auf den Kopf gesetzt werden, wie im Bild gezeigt. Mit Watte und einem Stoffstreifen wird das Ganze versiegelt, damit kein Öl zwischen Kopfhaut und Lederzylinder austreten kann. Oder aber man kann die Ränder des Shiro-Basti-Zylinders auch mithilfe eines Weizenmehlteigs und einem Band versiegeln. Gießen Sie nun lauwarmes Sesamöl, Kräutertee und medizinische Milch oder medizinisch behandeltes Öl in den Shiro-Basti-Zylinder, bis die gesamte Kopfhaut 5 cm unter der Oberfläche des Öls oder anderer Substanzen liegt. Lassen Sie denjenigen in einem bequemen Stuhl sitzen, während die Kopfoberseite dieses Bad erhält. Shiro Basti lässt sich für etwa 45 Minuten bis zu einer Stunde durchführen, wodurch das Öl durch die Kopfhaut gelangt und in Faszien und Nervenenden eindringen kann oder bis dem Betreffenden die Tränen in die Augen kommen. Shiro Basti beruhigt alle drei Doshas, vor allem wenn sich eines oder mehrere von ihnen im Majjā Dhātu, dem Nervensystem, festgesetzt haben. Üblicherweise hat Shiro Basti eine Affinität zum Asthi und Majjā Dhātu sowie Mano Vaha Srotas und wirkt auf Tarpaka Kapha, Sādhaka Pitta und *Prāna Vāta*. Es ist hilfreich im Fall von Schlaflosigkeit, Tinnitus, Migräne und anderen Kopfschmerzen, stressbedingter Hyperglykämie, Schlaganfall, epileptischen Anfällen und Parkinson und ein nützliches Werkzeug für Stressmanagement.

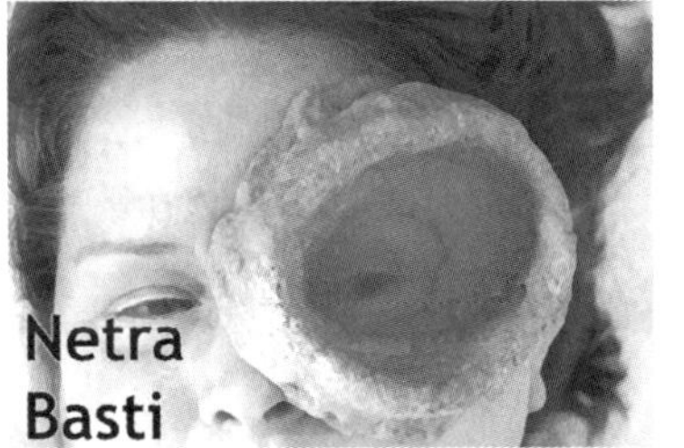

Netra Basti

Zur Durchführung von Netra Basti macht man einen Teig aus Vollkornweizen- oder Urid-Dal-Mehl, formt daraus einen Ring und setzt ihn um das Auge. Dann versiegelt man den Ring durch leichten Druck auf die Haut mit nassen Fingern, wie im Bild gezeigt, sodass nichts ausläuft. Der Patient liegt bequem auf dem Rücken, der Kopf ist dabei leicht zur anderen Seite gedreht. Dann wird lauwarmes, aber noch flüssiges Ghee in den durch den Teig geschaffenen Ring gegossen, sodass Augen und Wimpern des Betreffenden völlig vom Ghee bedeckt sind. Der Patient öffnet und schließt dann langsam beide Augen und liegt so bis zu 40 Minuten da. Die Augen sind mit Majjā Dhātu verbunden, somit lindert Netra Basti das Nervensystem sowie viele Augenprobleme wie trockene Augen, Ptose (hängendes Augenlid), Bell-Lähmung, Netzhautablösung, Glaukom, Augenbelastung, optische Refraktionsfehler und Gesichtslähmung, bei der der Patient nicht die Augen schließen kann. Netra Basti beruhigt Krankheiten von Ālochaka Pitta, Sādhaka Pitta, Prāna Vāta und Tarpaka Kapha.

Kati Basti

Wie im Bild gezeigt, liegt man für die Kati-Basti-Behandlung auf dem Bauch. Ein Teigring mit etwa 15-20 cm Durchmesser wird auf den Lumbosakralbereich gelegt. Dann versiegelt man den Teigring durch leichten Druck auf die Haut mit nassen Fingern, wie im Bild gezeigt, sodass nichts ausläuft. Warten Sie etwas, bis sich der Teigring gut mit der Haut verbunden hat. Sobald dies der Fall ist, gießen Sie warmes Sesamöl in den Ring, wodurch das Sesamöl ein kleines Becken über dem Lumbosakralgelenk bildet. Kati Basti wird bei Hexenschuss, Ischias, Diskushernie, Bandscheibenvorfall, Schmerz im Nervenknoten, lumbosakraler Arthritis, lumbaler Spondylose, lumbalen skoliotischen Veränderungen und allen Vāta-Leiden benutzt, die den unteren Rücken betreffen. Man kann auch Mahānārāyanaöl einsetzen, wenn man Kati Basti für Hexenschuss und andere chronischen Krankheiten des unteren Rückens anwendet.

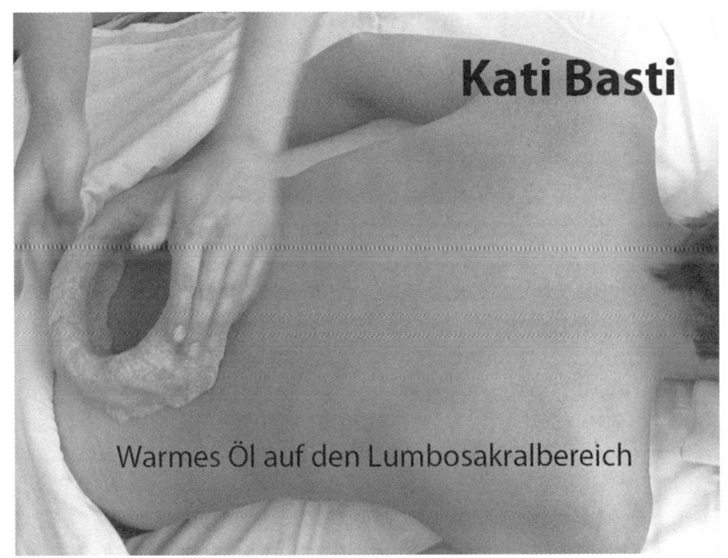

Karna Pūrana, Öltropfen in den Ohren

Karna Pūrana bedeutet, die Ohren mit (warmem) Öl zu füllen. Die Ohren sind passiv und offen zur äußeren Welt, daher gelangen Staub und Wind ständig in die Ohren und die Gehörgänge können leicht trocken und verkrustet oder von Ohrenschmalz verschlossen werden. Bei diesen Vāta- und Kapha-Krankheiten sowie einigen entzündlichen Pitta-Krankheiten des äußeren Gehörgangs ist Karna Pūrana wohltuend. Es ist eine spezialisierte Form der Snehana, die sich einmal im Monat oder öfter durchführen lässt, wenn zu viel Ohrenschmalz oder hohes Vāta besteht, was Probleme wie Tinnitus, Hörverlust, Kiefersperre oder andere Kiefergelenkserkrankungen und Nacken- oder Schulterschmerz hervorruft.

Karna Pūrana wird auch als Shamana-Therapie eingesetzt. Allerdings erfolgt es häufig als Teil von Pūrvakarma, zusammen mit den anderen, oben angeführten Formen von Snehana. Die übliche Vorgehensweise für Kinder besteht darin, fünf bis zehn Tropfen warmes Sesamöl in jedes Ohr zu träufeln. Bei Erwachsenen ist es besser, die Ohren vollständig mit dem warmen Öl zu füllen. Der Betreffende liegt dazu auf der rechten Seite und man füllt das linke Ohr mit Öl und massiert sanft die Mastoidknochen. Er oder sie liegt dann etwa 15-30 Minuten, bevor das Ohr geleert wird. Dies hilft, das Öl ins Asthi und Majjā Dhātu zu absorbieren. Dann wird der Ablauf für das rechte Ohr wiederholt, während dieser Mensch auf der linken Seite liegt. Beachten Sie, dass der Betreffende bei chronischen Vāta-Erkrankungen gebeten wird, auf einer Seite zu schlafen, wobei das Sesamöl die ganze Nacht im anderen Ohr bleibt.

Die besten Öle und Kräutertees für Karna Pūrana sind:

- **Vāta:** Sesam- oder Mahānārāyanaöl, gefolgt von der Auflage eines in Dashamūla- oder Ajwantee getauchten und ausgedrückten Taschentuchs
- **Pitta:** Sonnenblumen- oder Brahmīöl, gefolgt von der Auflage eines in Sandelholz- oder Brahmītee getauchten und ausgedrückten Taschentuchs
- **Kapha:** Sesam- oder Niemöl, gefolgt von der Auflage eines in Punarnavā- oder Gokshuratee getauchten und ausgedrückten Taschentuchs

Weitere Anleitungen finden Sie rechts.

Im Anschluss daran kann man äußerlich an jedem Ohr örtlich mit feuchten Umschlägen Wärme anwenden. Ein kleines Handtuch oder Taschentuch wird in Kräutertee wie Ingwer, Kamille, Brahmī, Jatamāmsi oder Vachatee getaucht und vor der Anwendung ausgedrückt. Um das Risiko einer Infektion zu verringern, stellen Sie sicher, dass kein Kräutertee in den Gehörgang gelangt.

Träufeln Sie kein Öl in die Ohren, wenn eine akute oder wiederholte Bakterieninfektion besteht. Bei Ohrenschmerzen, Tinnitus oder hartem Ohrenschmalz (wie ein Stein) ist Karna Pūrana mit Knoblauch und Ajwanöl wirksam. Um dies herzustellen, kochen Sie etwa ½ Kelle Sesamöl mit einer Zehe gehacktem Knoblauch und ¼ Teelöffel Ajwansamen. Kochen Sie es, bis Knoblauch und Ajwan braun werden, schalten Sie die Hitze aus und lassen Sie das Öl abkühlen, ehe Sie es durch ein gefaltetes Käsetuch filtern. Wenn dieses Heilmittel ins Ohr geträufelt und über Nacht belassen wird, hilft dies, jegliches harte, trockene Ohrenschmalz zu beseitigen, das in der Regel zum äußeren Ende der Ohren kommt, damit es am nächsten Tag beseitigt werden kann. Das Ohrenschmalz muss mit einem speziellen, stumpfen Ohrlöffel herausgeholt werden. Gebrauchen Sie kein Wattestäbchen, weil dies das Ohrenschmalz näher zum Trommelfell drückt und das Gehör beeinträchtigt.

Nābhi Prakshepa

Die Standardbehandlung für Nābhi Prakshepa besteht in der Anwendung von medizinisch behandeltem Öl auf den Nabel, meistens als Teil einer Abhyanga. Es kann auch als gezieltes Heilmittel gegen ein Dosha genutzt werden. Dies hilft, das Prāna dieses Menschen zu schützen, denn der Nabel ist ein Hauptsitz von Prāna im Körper, wenn sich der Fötus im Uterus befindet. Es gibt drei wichtige Prānas: *Hridayastha Prāna* im Herzen, *Mūrdhastha Prāna* im Hypothalamus (Teil des Kronenchakras) und *Nābhistha Prāna* am Nabel. Der *Nābhi* (Nabel) ist die Wurzel der 72.000 Nādīs, deshalb ist er so ein wichtiger Bereich. Er ist auch eng mit den funktionellen Aspekten von *Samāna Vāyu,* Pāchaka Pitta und Kledaka Kapha verknüpft. Die anatomische Position des Nabels steht in Beziehung zum Grahani (Dünndarm), dem Sitz von Jāthara Agni. Deshalb kann Nābhi Prakshepa helfen, Agni ins Gleichgewicht zu bringen und eignet sich für Erkrankungen wie Sprue und Morbus Crohn.

Im Pañchakarma besteht die Standard-Nābhi-Behandlung darin, den Nabel als Teil der Abhyanga-Therapie sanft mit einem Dosha besänftigenden Öl zu massieren. Für eine Vāta-Störung kann man Sesam- oder Mandelöl einsetzen. Bei Pitta-Störungen verwenden Sie Sonnenblumen- oder Kokosnussöl. Bei Kapha benutzt man Senf- oder Maisöl. Diese Öle können am und um den Nabel mit einer sanften Kreisbewegung des Zeigefingers angewandt werden und dabei allmählich tiefer und tiefer in den Nabel gehen. Bringen Sie alle fünf Finger am Nabel zusammen und gehen Sie mit jeder Ausatmung tiefer und tiefer. Dadurch stabilisiert man Samāna, Prāna und Udāna Vāyu und facht Agni an.

Āyurveda setzt Nābhi Prakshepa auch für ernste Leiden wie akuten Status asthmaticus oder Status epilepticus, Dämmerzustand, schwere Dehydrierung, einen drastischen Abfall des Blutdrucks, Blässe, Transpiration oder keinen Puls ein. Dies sind alles Zeichen von Schock. Für diese lebensbedrohlichen Krankheiten des Prāna wird Sauerstoff durch die Nase gegeben, gefolgt von Nābhi Prakshepa. Das Prāna am Nabel ist empfindlich und muss bei diesen ernsten Erkrankungen stabilisiert werden. Dazu wenden wir *Gandhaka Druti* (flüssiges, mit Schwefel mediziniertes Ghee) an, was hergestellt wird, indem man gereinigten Schwefel und Gheepaste auf ein Baumwoll- oder Taschentuch streicht. Das Tuch wird dann wie eine Zigarre aufgerollt und ein Ende wird angezündet. Das medizinische Ghee, das dann in eine Schale tropft, nennt man Gandhaka Druti und sobald es kühl genug ist, damit es nicht die Haut verbrennt, kann es Tropfen für Tropfen auf den Nabel geträufelt werden. *Gandhaka Dhruta Nābhi Prakshepa* ist eine lebensrettende Behandlung, die das Prāna stabilisiert und einen Patienten wieder zu Bewusstsein bringen kann. Es wird im Allgemeinen unter medizinischer Anleitung für ernste Leiden verabreicht.

Svedana

Das Sanskrit-Wort Sveda bedeutet Schweiß, Svedana heißt also, Transpiration für therapeutische Zwecke hervorrufen, was man Schwitzen nennt. Die Schwitztherapie ist die Anwendung von Wärme, um therapeutisches Schwitzen auszulösen. Man sollte fast immer Snehana vor Svedana durchführen. Falls Sie ohne Ölbehandlung schwitzen, kann dies schwere Trockenheit, Zelldehydrierung und Vāta- Verstärkung hervorrufen. Gibt man Snehana vor dem Schwitzen, machen die Talgsekrete die Haut weich und regulieren den Feuchtigkeitsverlust. Selbst wenn Sie relativ lange Zeit in einer heißen Sauna sind, werden Sie nur die Menge schwitzen, die nötig ist, um das System abzukühlen. Ohne Snehana können Sie übermäßig schwitzen und aufgrund von Mineralverlust müde werden. Svedana wird in zwei Kategorien unterteilt: *Agni Svedana* und *Anagni Svedana*.

Agni Svedana

Agni Svedana bedeutet, eine direkte, externe Wärmequelle wird eingesetzt. Es ist am besten für Kapha- und Vāta-Beschwerden. Ihre Methoden umfassen:

- Heißes Bad
- Warme Dusche
- Schwitzkasten
- Heißer Umschlag
- Sonnenbaden
- An einem Feuer sitzen

Die fünf Hauptkategorien von Agni Svedana sind:

1. *Tapah Svedana,* Strahlungshitze, bei Kapha- und Āma-Erkrankungen angewandt
2. *Drava Sveda,* flüssige Hitze, bei Vāta- und Pitta-Krankheiten angewandt
3. *Bāshpa Sveda,* Dampfhitze, bei Vāta-, Pitta- oder Kapha-Störungen angewandt
4. *Upanāha Sveda,* heißer Umschlag, bei Māmsa-Störungen angewandt, v. a. Vāta oder Pitta
5. *Pinda Sveda,* warmes Säckchen, bei Vāta-, Kapha- oder Āma-Leiden angewandt

Tapah Svedana

Das Wort *Tapah* steht für Hitze. Ein Patient kann in der Sonne oder an einem Feuer sitzen oder ein erhitzter Ziegel kann in ein Handtuch gewickelt und beim Patienten angewandt werden. Jedes heiße Material wie eine Metallpfanne oder selbst ein Sandsack kann erhitzt und auf die Haut gelegt werden, doch wenn es zu heiß ist, sollte es in Stoff oder ein Handtuch gewickelt werden. Diese Formen von Strahlungshitze dringen durch die oberflächlichen Faszien in die tiefen Faszien und von dort in die Nervenenden, wo sie die Thermorezeptoren stimulieren, das Schwitzen fördern und Schmerz beruhigen.

Rūksha Sveda. Trockener Schweiß ist eine bestimmte Form von Tapah Svedana. Rūksha Sveda wendet heiße Steine oder Sandsäcke an, um die trockene Wärme herzustellen. Trockene Hitze erzeugt Āma Pāchana, was das Verbrennen metabolischer Abfallprodukte bedeutet. Es wird bei rheumatischer Arthritis, Āma *Vāta,* verwendet, wobei für lange Zeit Āma in den Gelenken besteht, sowie für geschwollene Hände oder Füße.

Drava Sveda

Drava heißt Flüssigkeit, also bedeutet Drava Sveda ein heißes Wannenbad, eine warme Dusche oder auch nur warme Flüssigkeiten wie heißer Tee, die direkt auf einen schmerzhaften Bereich des Körpers aufgebracht werden.

Avagāha Sveda. Ein Wannenbad ist eine entspannende Art von Drava Sveda. *Avagāha Sveda* oder *Sarvānga Avagāha* stehen für ein Wannenbad. Heiße Mineralquellen sind eine natürliche

Form von *Avagāha* und einige von ihnen enthalten Schwefel, der bei der Heilung helfen kann. Ein Bad mit Ingwerpulver und Haushaltssoda ist besonders sinnvoll für allgemeine Gliederschmerzen. Sie können eine Drittel Tasse Ingwerpulver und eine Drittel Tasse Haushaltssoda in eine volle Wanne mit warmem Wasser geben. Bei hohem Pitta ist nur Haushaltssoda besser. Benutzen Sie für Juckreiz, Psoriasis oder Ekzem stattdessen Niempulver.

Avagāha Sveda besitzt auch einige Unterkategorien:

- *Hasta Avagāha* ist ein Handbad in einer Schüssel mit heißem Wasser oder einem Kräuterabsud.
- *Pāda Avagāha* ist ein Fußbad in einem Eimer mit heißem Wasser oder einem Kräuterabsud. Ein spezieller, mit der heißen Flüssigkeit gefüllter Metallstiefel lässt sich auch für diesen Zweck gebrauchen.
- *Kati Avagāha* heißt, bis zur Taille in heißem Wasser oder einem Kräuterabsud baden. Man spricht von einem Sitzbad

Parisheka Sveda. Eine warme Dusche, die eine anregende Art von Drava Sveda ist. Parisheka ist für Pūrvakarma und Pañchakarma daheim geeignet. Die meisten Leute haben keinen Schwitzkasten zu Hause und eine warme Dusche ist die praktischste Art, um Schwitzen anzuregen. Eine spezielle Tonne mit vielen kleinen Löchern kann benutzt werden, um eine besondere Kräuterparisheka zu verabreichen. Parisheka Sveda z. B. mit Brahmī-, Jatamāmsi-, Shankha-Pushpī- und Tagaratee lässt sich für psychische Leiden wie Schlaflosigkeit, Phobie, Schizophrenie und ADHS einsetzen. Ein Diabetespatient mit stressbedingter oder medikamentös bedingter Hyperglykämie kann durch Jatamāmsi- und Takra-(Buttermilch) Parisheka Sveda Linderung erfahren.

Bāshpa Sveda

Dampfwärme bei Vāta-, Pitta- oder Kapha-Erkrankungen. *Bāshpa* oder *Ushma Sveda* steht für Dampftherapie. Bāshpa ist der Dampf, der von kochendem Wasser aufsteigt. Die latente Hitze des Dampfs ist höher als die des kochenden Wassers, daher hat es eine durchdringendere Qualität als Drava Sveda. Bāshpa Sveda hat eine scharfe, durchdringende und feinstoffliche Wirkung und der Dampf fördert die Transpiration, verbessert die Durchblutung, entspannt die Muskeln und hilft, Schmerz zu lindern. Es können Kräuterabsude beigegeben werden, dann tragen die Dämpfe die medizinischen Qualitäten dieser Kräuter durch die Haut. In gewisser Weise verwenden wir den Dampf als *Anupāna*, um die medizinischen Qualitäten über die Hautporen ins tiefe Gewebe zu befördern.

Wichtige Regeln für Svedana:

- Bleiben Sie stets beim Patienten im Zimmer
- Behalten Sie die Temperatur genau im Auge und sprechen Sie mit den Patienten um sicherzustellen, dass es ihnen gut geht
- Der Kopf muss sich immer außerhalb der Dampfbox befinden
- Kopf, Herz oder Genitalien dürfen NIEMALS überhitzt werden, denn sie alle sind lebenswichtige Orte von Prāna, Tejas und Ojas. Geben Sie den Patienten ein kühles Handtuch für diese Bereiche.

Nādī Sveda

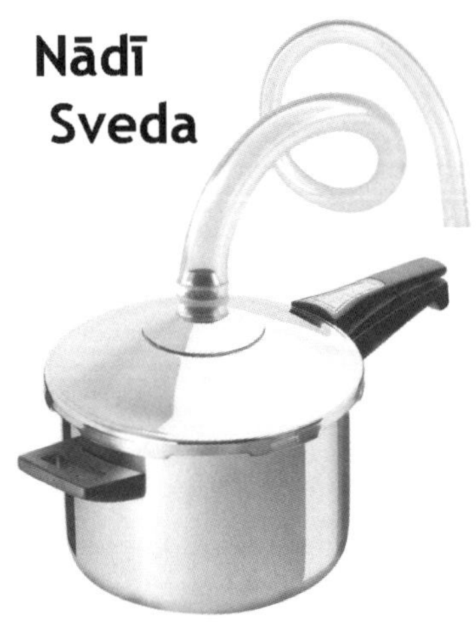

Diese Kategorie umfasst den Einsatz von Schwitzkasten, Dampfbad, Sauna und sogar erhitzten Steinen. Beim Letzteren werden die Steine erhitzt und danach Wasser darüber gegossen, sodass Dampf freigesetzt wird. Bāshpa Sveda lässt sich vor allem mit einer modernen elektrischen Schwitzbox durchführen, in der ein ätherisches Öl angewandt wird. Beim Einsatz im Schwitzkasten setzen diese ätherischen Öle ein Aroma frei, das das entsprechende Dosha besänftigt. Verwenden Sie Nirgundī-, Tulsi- oder Eukalyptusöl für Vāta. Bei Pitta sind Sandelholz, Jatamāmsi oder Rose eine gute Wahl. Senf-, Vacha- (Kalmus) oder Eukalyptusöl besänftigen Kapha-Dosha.

Eine andere Art von Bāshpa Sveda ist *Nādī Sveda*. Nādī bedeutet Schlauch und Nādī Sveda ist die Dampfanwendung mit einem Schlauch auf einen lokalen Teil des Körpers. Dazu lässt sich ein Dampfkochtopf einsetzen, in dem sich etwa 1-1,5 l Wasser und Kräuter wie Nirgundī-, Tulsi- oder Eukalyptusblätter oder Dashamūlawurzeltee befindet. Das Āyurveda rät, für Nādī Sveda Vāta besänftigende Kräuter, Wurzeln und Früchte zu verwenden. Am Dampfkochtopf oder einem speziellen Zylinder mit Kräutertee wird ein Schlauch befestigt und der Dampf wird auf die betroffene Stelle gerichtet. Halten Sie den Dampfschlauch nicht zu nah an die Haut, die sonst verbrennen könnte. Nādī Sveda ist bei Hexenschuss (Schmerzen im unteren Rücken), Ischias, Arthritis und Knöchelschwellung hilfreich. Es ist auch gut für Lähmung, Quadriplegie und andere Krankheiten, die einen Menschen ans Bett fesseln und bei denen kein Schwitzkasten benutzt werden kann. Bedecken Sie stattdessen denjenigen mit einer Decke und wenden Sie Nādī Sveda an, sodass es den ganzen Körper außer Kopf, Herz und Genitalien erwärmt. Beachten Sie, dass ein längerer Schlauch mit einem engeren Durchmesser milderen Dampf erzeugt, während ein kürzerer Schlauch oder größerer Durchmesser die Wärme stärker macht, passen Sie also die Schlauchlänge und den Durchmesser anhand des gewünschten Effekts entsprechend an.

Upanāha Sveda

Heißer Umschlag, bei Māmsa-Störungen, vor allem Vāta oder Pitta. Ein Umschlag ist eine heiße, feuchte Masse, die in ein Tuch gewickelt und auf die Haut gelegt wird. Er wird verwendet, um Schmerz zu lindern, verletztes Gewebe zu beruhigen, den Kreislauf anzuregen und wirkt als Gegenreizmittel. Die Masse ist eine Kräuterpaste, hat also eine potente, anhaltende Wirkung. Er wirkt über die Poren der Haut und regt Bhrājaka Pitta, Vyāna Vāyu und Kledaka Kapha an. Upanāha Sveda lässt sich bei pleuritischem Schmerz, Muskelverstauchung, Gelenküberanstrengung und unterschiedlichen anderen geschlossenen traumatischen Verletzungen (nicht offenen Wunden) anwenden.

Nehmen Sie für einen Umschlag etwa ½ Tasse Kichererbsenmehl oder Weizenmehl und fügen Sie ½ Teelöffel Dosha besänftigendes Kräuterpulver hinzu. Dann kochen Sie es zusammen mit genügend Wasser in einem Topf, um eine dicke Salbe herzustellen. Verteilen Sie das Ganze gleichmäßig auf einem Tuch und legen Sie die andere Seite des Tuchs direkt auf die schmerzende Stelle. Es sollte erträglich warm sein. Dies ist gut für Muskelschmerz, Krämpfe, Kolik, pleuritischen Schmerz und für Vereiterung. Es werden allgemein heiße, durchdringende Stoffe angewandt, weil sie ins tiefe Gewebe eindringen können. Für Vāta bevorzugen Sie Knoblauch, Zwiebelbrei, Zimt, Nelken und Cayennepfeffer. Nehmen Sie für Kapha Senfsamen, Vacha, Zimt, Nelken und Cayennepfeffer. Bei Pitta setzt man Kurkuma-, Mustā-, Kampfer-, Vetiver- oder Sandelholzpulver ein. Kichererbsenmehl ist eine gute Basis, die sich für alle drei Doshas eignet.

Pinda Sveda

Warmes Säckchen, bei Vāta-, Kapha- oder Āma-Leiden. *Pinda* oder *Sankara Sveda* kann trocken oder feucht sein. Trockenes Pinda Sveda ist eine Form von Rūksha Sveda, die keine vorherige Snehana erfordert, da sie lokal angewandt wird. Es kommt bei hohem Kapha, Lymphverschluss und Āma-Erkrankungen zum Einsatz. *Snigdha (öliges) Pinda Sveda* wird für Leiden mit hohem Vāta benutzt. Rūksha (trockenes) Sveda kann bei Gelenkrheumatismus benutzt werden, wohingegen bei degenerativer Arthritis, Osteoarthritis oder Bursitis Snigdha Pinda Sveda auf die schmerzenden Gelenke aufgelegt wird. Seien Sie bei der äußerlichen Anwendung vorsichtig und legen Sie es immer wieder auf eine andere Stelle, sodass die Haut nicht verbrennt, denn die Hitze bleibt lange Zeit bestehen. Öliges Pinda wird bei Vāta, trockenes Pinda Sveda für Kapha und Āma-Krankheiten eingesetzt.

Im Allgemeinen werden folgende Kräuter für Pinda Sveda verwendet: Kakoli, Elādi (Kardamom, Zimt, Nelken, Ingwer), Surasādi (Nirgundī, Tulsi, Gudūchī, Eukalyptus) oder geriebene gekochte Zwiebel. Bei Verwendung ohne Öl sind sie Rūksha Pinda Sveda, wird Öl hinzugefügt, sind sie Snigdha Pinda Sveda.

Ein Säckchen mit heißem Sand auf die Haut gelegt, ist die verbreitetste Form von *Rūksha Snigdha Sveda*. Bei Snigdha Pinda Sveda kann eine Mischung aus gemahlenen Sesamsamen und Leinsamen, Papaya, Milch und Reis zusammen gekocht werden, um einen dicken Brei herzustellen und in ein Käsetuch gewickelt werden. Geriebene gekochte Zwiebel in ein Käsetuch gewickelt und in heißem Öl eingeweicht, wird als Snigdha Pinda Sveda für *Māmsa Gata Vāta* und sexuelle Schwäche eingesetzt. Snigdha Pinda Sveda mit Kakoli und anderen Kräutern wendet man bei der Behandlung von Hexenschuss oder Diskushernie an.

Anagni Svedana

Bei Anagni Svedana wird keine direkte, externe Wärmequelle benutzt. Es ist am besten für Pitta-Erkrankungen und Vāta- und Kapha-Leiden. Beispiele von Anagni-Svedana-Therapien sind:

- Körperliche Aktivität oder Sport – besonders für hohes Kapha oder schlechte Durchblutung
- Sportarten und kraftvoller Sport wie Joggen, Boxen und Gewichtheben – für die meisten Kapha-Leiden
- In der Sonne sitzen – für Depression und verschiedene Vāta- und Kapha-Krankheiten
- In einem geschlossenen heißen Raum sitzen – für Grippe und allgemeine Gliederschmerzen
- Den Körper mit mehreren Decken oder Kleidern bedecken – für Grippe oder Malaria und in extrem kaltem Wetter
- Direkter Hautkontakt, bei dem jemand nackt umarmt wird, am häufigsten in den Bergen oder der Wildnis eingesetzt, wenn jemand extrem kalt ist oder eine milde Unterkühlung hat
- Kräftiges Reiben oder Massage – für schlechte Durchblutung oder einen kalten Körper
- Ärger verursachen – eine Therapie für Mangel an Mut oder Selbstvertrauen, durch Furcht bedingte Vāta-Krankheiten und Lethargie, die durch hohes Kapha hervorgerufen wurde, aber für Pitta kontraindiziert
- Furcht verursachen – gut für Kapha, aber nicht Vāta. Angstschweiß ist kalt, während Ärger heißen Schweiß erzeugt.
- Sonnengruß – eine gute Aufwärmübung vor dem Yoga
- Bhastrikā Prānāyāma – für niedriges Agni und schlechte Durchblutung und gut für hohes Kapha
- Ein Glas Drākshā oder Wein trinken – bei zu wenig Agni, vermindertem Appetit und schlechter Durchblutung
- Geschlechtsverkehr – regt das Schwitzen an und hilft, Lymphödem und Störungen durch hohes Kapha zu verringern, doch im Übermaß erschöpft es Ojas. Nach dem Orgasmus ist diesem Menschen kalt, also wickelt man ihn in Decken oder gibt ihm einen Schluck Cognac oder Brandy
- Heißes oder scharfes Essen einnehmen – für geringes Agni, schlechte Durchblutung und zu viel Kapha, z. B. Nebenhöhlenverstopfung oder Erkältung
- Ingwertee – im Fall von niedrigem Agni, schlechter Durchblutung oder Āma-Krankheiten
- Fasten – für Erkrankungen durch hohes Kapha, um Agni allmählich zu steigern und Āma zu verbrennen
- Kräuter wie Nelken, Zimt und andere wärmende Kräuter rauchen – stimuliert Agni, erhöht die Hitze im Magen, fördert Auswurf und verbessert den Kreislauf

- Anwendung von Pasten wärmender Substanzen wie Ingwer oder Senf – für schlechte Durchblutung
- Akupunktur (Sūchi Veda) – wirkt auf Vyāna Vāyu und Bhrājaka Pitta. Die scharfen Nadeln in der Akupunktur sind eine Form von lokaler Svedana, denn die scharfe Qualität stimuliert Agni
- Auf Marmapunkte (oder Energiepunkte) drücken – der Druck verdrängt Blut vom Druckpunkt zur Peripherie (zentrifugal), das dann wieder zurückfließt, wenn der Finger weggenommen wird (zentreiftal), verursacht also kurzzeitige Hitze, steigert Agni und verbessert den Kreislauf

Jede Zelle und jedes Organ im Körper benötigt die optimale Wärme, damit ihr/sein normaler Stoffwechsel funktioniert. Reibt man die Hände und legt die Handflächen auf den Körper, fördert dies den Kreislauf, ist also eine Art von Anagni Svedana. Prāna, die vitale Lebenskraft, geht in die Hände und manche Heiler können einfach nur ihre Hände über ein schmerzendes Organ legen und dies mildert bereits den Schmerz. Wenn sie das tun, setzen sie Anagni Svedana ein.

Tabelle 21: Qualitäten der Svedana-Substanzen und ihre Wirkungen auf den Körper

Guna	Wirkungen auf den Körper
Heiß	Entfacht Agni, fördert die Durchblutung, verbrennt oder verflüssigt āma (wie durch Wärme schmelzendes Wachs), lindert Schmerz und erweitert die Kanäle
Scharf	Dringt ins tiefe Gewebe vor, fördert die Zellintelligenz und Zellkommunikation
Beweglich	Bringt Giftstoffe aus dem tiefen Gewebe in den Verdauungstrakt zur Ausscheidung
Flüssig	Sorgt für gleichmäßige Wärmeverteilung, fördert Schwitzen und Drüsensekretionen und sorgt für die Ausscheidung von verflüssigtem Āma
Trocken	Stimuliert Agni, verbrennt Āma, vermindert Kapha und überschüssiges Meda, mildert Sroto Rodha (blockierte Kanäle), vermehrt Absorption, hilft Schwellung zu reduzieren und beseitigt Stagnation
Feinstofflich	Ermöglicht den Eintritt von Wärme in die Kapillaren und Zellmembranen
Leicht	Fühlt sich erfrischend an und bringt Leichtigkeit in Körper, Geist und Bewusstsein

Indikationen für Svedana

- Die meisten Vāta-Störungen, vor allem neuromuskuläre Probleme
- Viele Kapha-Leiden wie Erkältung, Kongestion oder Husten
- Stress – physisch, emotional und geistig
- Allgemeine Gliederschmerzen, Āma im Rasa Dhātu
- Erkältung, Kongestion, Husten
- Fieber vom Vāta- oder Kapha-Typ, Grippe oder Pneumonie
- Atemlosigkeit oder Asthma
- Brustfellentzündung, mit oder ohne Erguss
- Schluckauf wegen einer Ischämie des Zwerchfells
- Heisere Stimme
- Lymphstauung, Obstruktion oder Schwellung
- Abdominale Distension oder Krämpfe
- Verstopfung
- Rücken-, Nacken oder Kopfschmerzen
- Verspannungen, Verstauchungen oder Muskelschmerzen
- Muskelzuckungen, Tremore oder Krämpfe
- Kribbeln oder Taubheit der Extremitäten
- Bell-Lähmung oder Gesichtslähmung
- Morbus Parkinson
- Multiple Sklerose, in Maßen
- Querschnittslähmung oder Quadriplegie
- Ohrenschmerzen, Tinnitus (Ohrensausen)
- Kiefersperre
- Divertikulose
- Ischias
- Arthritis oder Rheuma
- Trockenes Ekzem und Psoriasis
- Schwellung oder Ödem
- Āma-Erkrankungen, allgemeine Toxizität

Beachten Sie, dass bei einem akuten Fieber keine Notwendigkeit besteht, jemanden in einen Schwitzkasten oder eine heiße Badewanne zu setzen. Wenden Sie einfach Anagni Sveda an, indem Sie eine oder zwei Decken um den Betreffenden schlagen, um das Schwitzen zu fördern, was den Körper abkühlt. Wenn jedoch ein Fieber mit hohem Pitta besteht, bekommt man vielleicht Krämpfe. In dem Fall senkt man die Temperatur mit kalten Waschungen und vermeidet Svedana.

Kontraindikationen für Svedana

- Kinder unter neun Jahren und ältere Menschen über 80, obwohl ältere Menschen Svedana für kurze Zeiträume machen können
- Die meisten Leiden mit hohem Pitta
- Heiße Bedingungen im Sommer

- Hohes Fieber
- Während der Schwangerschaft
- Während der Menstruation
- Extrem hoher oder niedriger Blutdruck
- Schwere Dehydrierung oder extremer Durst
- Extreme Entkräftung
- Schwerer Durchfall
- Diabetes mit Insulinabhängigkeit bei akuter Hypoglykämie
- Hypoglykämie
- Akutes Magengeschwür
- Colitis ulcerosa
- Rektumprolaps
- Lebensmittelvergiftung
- Blutungsstörungen
- Alkoholrausch
- Ohnmacht (vorübergehende Bewusstlosigkeit)
- Benommenheit, Schwindelgefühl oder Schwindel
- Übelkeit oder Erbrechen
- Klaustrophobie
- Bei intensivem Kummer oder Ärger
- Erschöpfung
- Tuberkulose und konsumtive Krankheiten
- Gelbsucht
- Grand-mal-Epilepsie (tonisch-klonische Krämpfe)
- Akuter Herzinfarkt
- Exzessive Adipositas
- AIDS
- Krebspatient während der Chemotherapie

Zeichen und Symptome von ungenügendem Svedana

- Geringer Schweiß
- Schlechte Durchblutung, was zu kalten Händen und Füßen führt, einschließlich Raynaud-Syndrom
- Agni-Störungen wie geringer Appetit, schlechte Verdauung
- Angespannte Muskeln
- Schmerz und Steifheit besteht weiter und alle Symptome sind verstärkt
- Subjektives Gefühl der Schwere im Körper
- Trockene, raue und schuppige Haut
- Schlafstörungen

Wenn eine Person diese Zeichen von unzureichendem Svedana hat, muss er oder sie die Toxine entfernen, welche die Kanäle verstopfen, und zwar durch Einnahme von Trikatu: gleiche Teile Ingwer, schwarzer Pfeffer und Langpfeffer. Dann gibt man eine weitere Ölmassage und setzt denjenigen erneut in einen Schwitzkasten. Manchmal wird ein Öl-Basti empfohlen, denn eine

Dehydrierung kann durch einen trockenen Dickdarm verursacht werden.

Zeichen und Symptome von übermäßigem Svedana

- Allgemeine Verschlechterung von Pitta
- Brennende Empfindungen
- Starke Transpiration
- Dehydrierung und Verlust der Elektrolyt- und Mineralbalance
- Exzessiver Durst
- Schwindel
- Hypotonie
- Ohnmacht oder vorübergehende Bewusstlosigkeit durch niedrigen Blutdruck
- Übelkeit oder Erbrechen
- Fieberhaftigkeit
- Gelenkschmerzen
- Schwache Stimme
- Blutung durch natürliche Körperöffnungen
- Herzklopfen
- Blässe (blasse Erscheinung)

Falls es Zeichen von zu starkem Svedana gibt, holen Sie den Betroffenen sofort aus dem Schwitzkasten und geben Glukose- oder Traubenzucker-Kochsalzlösung oder Elektrolytpulver mit Wasser. Ergreifen Sie Maßnahmen, um jemanden rasch abzukühlen, bringen Sie denjenigen in ein Zimmer mit einer kühlen Brise. Bei Übelkeit hilft tatsächlich etwas Eis oder Eiscreme. Eine Mischung aus 500 mg Shatāvarī, 200 mg Kāma Dudhā, 200 mg Pravāl Pañchāmrit und 100 mg Sutshekhar kann verabreicht werden, um Pitta-Dosha zu beruhigen.

Zeichen und Symptome von richtigem Svedana

- Optimale Transpiration
- Verbesserte Durchblutung
- Im Einklang befindliches Agni
- Normaler Appetit
- Kein Schmerz und keine Steifheit
- Entspannte Muskeln
- Subjektives Gefühl der Leichtigkeit und Wärme im Körper
- Weiche, glatte Haut
- Ununterbrochener gesunder Schlaf
- Ausgewogenes Dhātu Agni, ausgewogener Gewebestoffwechsel und normaler Gewebetonus
- Verflüssigtes Kapha und gelöste Giftstoffe, die bereit für die Ausscheidung sind
- Gereinigte Körperkanäle
- Klarheit

- Entspannung und Stressabbau
- Verminderte Schwellung und Wassereinlagerung
- Vāta fließt in die richtigen Richtungen (Anulomana)
- Normale Blasen- und Stuhlentleerung und Transpiration
- Gute Immunreaktion mit gesunder Ojas, Tejas und gesundem Prāna

Die geeignete Schwitzdauer variiert von Mensch zu Mensch. Für einen Pitta-Menschen sind fünf bis sieben Minuten oft genug, ein Vāta-Individuum kann Svedana für ca. eine halbe Stunde genießen und ein Kapha-Mensch sollte Svedana für mindestens 15-20 Minuten machen.

Vāta-Leute schwitzen nur gelegentlich, wenn ein Vāta-Mensch also eine Ölmassage bekommt und danach in den Schwitzkasten geht, fühlt er oder sie sich absolut herrlich. Svedana verbessert den Kreislauf und Hände und Füße werden warm. Ein Kapha-Mensch mit Übergewicht und einer kalten, klammen Haut merkt oft, dass das Schwitzen durch seine schweißtreibende Wirkung das Urinieren und die Ausscheidung von überschüssigem Wasser fördert. Wenn Sie zunächst eine Ölmassage geben und dann in eine Schwitzbox steigen, hilft dies bei der Beseitigung von Talgsekreten und Schweiß. Falls Sie das Gegenteil tun, also Schwitzen gefolgt von einer Ölmassage, wird die Haut trocken. Nur Kapha-Menschen profitieren von einer trockenen Sauna, wohingegen Vāta-Menschen noch mehr austrocknen und Pitta-Typen eine ernstliche Verschlechterung erfahren.

Andere Pūrvakarma-Behandlungen

Dīpana bedeutet Anfachen des Verdauungsfeuers im Körper und wird im Normalfall vor dem Essen gemacht.

Pāchana heißt verdauen, verbrennen oder Āma (Toxine) neutralisieren. Pāchana-Substanzen helfen, Āma direkt, ohne die Hilfe von Agni zu beseitigen.[4]

Udvartana steht für das Massieren oder Reiben des Körpers mit einem feinen, trockenen Pulver, gewöhnlich nach der Abhyanga. Benutzen Sie Vacha, Haferflocken, Sandelholz, Jatamāmsi, Brahmī oder andere trockene Kräuterpulver, um die Doshas ins Gleichgewicht zu bringen. Udvartana beruhigt Kapha, verflüssigt Fett, stärkt das Haar und entfernt Giftstoffe aus Talg- und Schweißdrüsen.

Uddhūlanam ist eine Paste, die überwiegend bei Vāta- und Pitta-Leiden eingesetzt wird. Vāta ist leicht und trocken, während

4. Genaue Beschreibungen von Dīpana und Pāchana beginnen auf Seite 151 und Seite 155.

Pitta leicht und heiß ist, diese zwei Doshas ertragen also keine Behandlung mit trockenem Pulver, da es den Betreffenden gereizt macht und Juckreiz erzeugt. Stattdessen benutzen Sie eine Paste aus dem Pulver von Kräutern wie Sandelholz, Jatamāmsi oder Brahmī, gemischt mit etwas Milch oder Wasser. Die Paste wird auf die Haut gerieben, wo sie Toxine absorbiert und Vāta- und Pitta-Dosha besänftigt.

Kavala bedeutet den Mund ausspülen oder Gurgeln und es gibt vier Arten:

- Snehana Kavala – Befeuchten
- Shamana Kavala – Linderung
- Shodhana Kavala – Reinigung
- Ropana Kavala – Heilen

Beachten Sie, dass das Wort Kavala eigentlich einem Stück Essen entspricht, bezieht sich also auf eine Kau- oder Umherschwenkbewegung.

Snehana Kavala wird bei Vāta-Erkrankungen wie zurückgehendem Zahnfleisch, trockenem Zahnfleisch und trockener Mundhöhle und Empfindlichkeit auf kaltes Essen und kalte Luft eingesetzt. Befeuchtendes Gurgeln wird mit lauwarmem Sesamöl, erwärmter Milch oder warmen Suppen mit Öl durchgeführt. Man kann auch überschüssiges Vāta durch eine Zahnfleischmassage mit Öl beruhigen.

Shamana Kavala ist eine entzündungshemmende Mundspülung. Es werden Tees aus bitteren, astringenten und süßen Kräutern wie Triphalā, Kurkuma und Süßholz gekocht. Palliatives Umherschwenken oder Gurgeln wird besonders für Pitta-Erkrankungen wie Zahnfleischentzündung, blutendes Zahnfleisch, Mundfäule, Geschwüre und Aphthen angewandt.

Shodhana Kavala wird bei Krankheiten vom Kapha-Typ wie übermäßigem Zahnstein, dickem Speichel und unmäßig dickem Schleim verwendet. Astringente und reinigende Kräuter wie Triphalā, Kurkuma und Honig werden hier eingesetzt. Ein Kavala mit warmem Wasser und Honig ist auch hilfreich für die Reinigung des Mundes und verbessert schlechten Atem.

Ropana Kavala schließlich wird zur Heilung von Infektionen oder Entzündungen im Mund benutzt. Dafür nehmen wir Niem, Kurkuma, Āmalakī oder einen ähnlichen Kräutertee. Man kann zwei oder drei Tropfen Grapefruitsamenextrakt in einem Glas Wasser nehmen und mit dieser antiviralen und antibakteriellen Lösung gurgeln, um Gingivitis oder jede Mundentzündung zu behandeln. Wenn jemand Pharyngitis, Laryngitis oder einen rauen Hals hat, kann er mit einem Glas warmen Wasser und je einem Teelöffel Kurkuma und Salz gurgeln, was Infektionen abmildern kann.

Gandūsha bedeutet, ein paar Minuten lang einen Mundvoll einer heilenden Substanz im Mund halten und dann ausspucken. Das Wort Gandūsha kommt von *Ganda,* d. h. aufgeblähte Wangen. Die verwendete Substanz wird je nach dem Dosha ausgewählt, das beruhigt werden muss. Üblicherweise wendet man Sesamöl, Milch oder Süßholztee an. Der Unterschied zwischen diesem und Kavala besteht darin, dass bei Gandūsha die Substanz für ein paar Minuten im Mund gehalten wird, während sie bei Kavala umherbewegt oder gegurgelt und ausgespuckt wird. Gandūsha hat eine langsame, anhaltende Wirkung, während Kavala rasch wirkt.

Gandūsha wird bei Nacken-, Kopf-, Augen-, Ohren- und Munderkrankungen eingesetzt. Es ist bei Beschwerden wie heiserer Stimme, laufender Nase, Erkältung, Kongestion oder Husten wirksam. Patienten mit Parkinson-Krankheit, Bell-Lähmung und Halbseitenlähmung können Gandūsha durchführen, wohingegen sie zu Kavala oft nicht imstande sind, da es zu schwierig ist, umherzuschwenken.

Gandūsha hat auch dieselben Kategorien wie Kavala, wir wählen also den entsprechenden Stoff je nach dem, ob wir Snehana, Shamana, Shodhana oder Ropana Gandūsha durchführen wollen.

- Snehana Gandūsha – Befeuchten
- Shamana Gandūsha – Linderung
- Shodhana Gandūsha – Reinigung
- Ropana Gandūsha – Heilen

Snehana Gandūsha wird für trockenen Mund, trockene Kehle und heisere Stimme verwendet. Sesamöl, Kokosnussöl, Ghee oder Milch werden alle häufig eingesetzt. *Shamana Gandūsha* wird oft mit Süßholztee oder Honig und Kurkuma verwendet. Es kommt bei Zahnfleischentzündung, Glossitis und Mundhöhlenentzündung zum Einsatz. *Shodhana Gandūsha* erfolgt mit Niem, Katukā, Gudūchī oder Honig und heißem Wasser. Es findet bei Āma-Leiden, schlechtem Atem und übermäßigem Zahnstein Anwendung. Ropana wird mit astringenten Kräutern wie Alaun oder Bilva oder Honig und kaltem Wasser oder Jātyādi Tailam durchgeführt und zur Heilung von Aphthen eingesetzt.

Lepana steht für die Anwendung einer Kräuterpaste aus feinem Kräuterpulver wie Ingwer, Senf, Punarnavā oder Sandelholz. Das Pulver wird anhand der Dosha-Störung ausgewählt. Angenommen, eine Person hat Hautausschläge, Urtikaria, Juckreiz oder ein Brennen der Haut, dann tragen wir eine Paste aus fein gemahlenem Kampfer, Sandelholz und Ushīra (Vetiver), vermischt mit Wasser oder Milch auf, um die Haut abzukühlen. Dies beruhigt entzündliche Veränderungen unter der Haut. Diese Lepana bezeichnet man als Dāha *Shamana Lepana,* d.h. es beruhigt die von Pitta-Dosha verursachten brennenden Empfindungen.

Falls jemand eine unreife Eiterbeule hat, die einen pulsierenden, pochenden Schmerz und Schwellung hervorruft, doch es besteht keine Eiterbildung, muss man die Vereiterung oder den Eiter bildenden Prozess vorantreiben. Das Āyurveda rät zum Einsatz von *Ushna Lepana,* d.h. einer Paste aus heißen, scharfen, durchdringenden Substanzen wie Senf, Ingwer oder schwarzem Pfefferpulver oder gekochtem Zwiebelbrei. Wird diese Paste auf das Furunkel aufgetragen, hilft das bei der Vereiterung und in ein paar Tagen kann man die Beule öffnen und den Eiter abfließen lassen.

Wenn ein Mensch eine Störung vom Kapha-Typ hat und es besteht eine Schwellung in den unteren Extremitäten wie geschwollene Füße oder Knöchel, schlägt das Āyurveda *Punarnavā Lepana* vor. Man kann die Punarnavāpaste äußerlich auf die Schwellung auftragen. So lässt sie sich als wirksame Shamana- oder Shodhana-Therapie verwenden, je nach Dosha-Störung. Bei einer Schwellung bestehen unterschiedliche Ursachen, wenn die Schwellung also nicht nach ein paar Tagen verschwindet, sollte man einen Arzt um Rat fragen.

Bei schwerer rheumatischer Arthritis werden Bacha Nāga, Dhattūra und Tentu zu einer grünen Kräuter-Lepana kombiniert und auf die Gelenke aufgetragen. Bei schmerzhaften Muskeln oder geschwollenem Abszess kann man die Paste Lepa Guti aufstreichen, denn sie enthält Punarnavā, Lodhra, Chitrak, Guggulu, Ingwer und Kurkuma.

Ālepana heißt im Allgemeinen Körperpaste. Sie kann in Form eines Schlammbads gegeben werden oder der Therapeut kann eine Kräuterpaste auf den ganzen Körper auftragen. Im Fall von schwerem Ekzem oder Psoriasis wird z.B. ein feines Pulver aus Sandelholz, Manjishthā und Niem mit Wasser oder Milch vermischt und auf die betroffenen Bereiche gestrichen und derjenige liegt danach in der Sonne, während es trocknet. Dies absorbiert Giftstoffe aus der Haut. Ein Schlammbad ist auch eine Art von Ālepana, das Toxine absorbiert. Im Allgemeinen wird Dashānga Ālepana für Vāta-Leiden, Ālepana mit Sandelholz und Kampfer für unausgewogenes Pitta und Punarnavā oder Mustā Ālepana bei Kapha-Krankheiten verabreicht.

Veshtana entspricht der Anwendung einer Bandage oder eines Druckverbands. Eine Bandage aus Baumwolle oder Wolle wird um einen Bereich gewickelt, wo schlechter Muskeltonus oder loses und schlaffes Gewebe besteht. Beispielsweise wird Veshtana bei Krampfadern eingesetzt, um die Venenwände und peripheren

Gewebe zu stützen. Diese Behandlung besänftigt Vāta, stützt die Gewebe und bewahrt den Tonus der Blutgefäße. Es ist auch eine gute Therapie für Kapha-Störungen wie Fettsucht. Ein modernes Beispiel der Veshtana-Therapie ist die Nutzung einer Knie- oder Ellbogenstulpe oder von Stützstrümpfen.

Añjanam bedeutet spezieller Kräuter-Eyeliner, der auf das Augenlid (oder die Wimpern) aufgetragen wird. Das ist eine lokale Behandlung, die bei Pūrvakarma verwendet werden kann.

Mardana steht für tiefe Druckmassage ohne Öl, bei der Bewegungen in die entgegengesetzte Richtung zum Wachstum der Haarbälge durchgeführt werden. Es ähnelt der tiefen Bindegewebsmassage und kann die Behandlung der Marmapunkte mit einschließen. Mardana hilft dabei, etwaige Kristalle unverarbeiteter Emotionen zu zertrümmern, die dazu neigen, sich im Bindegewebe anzuhäufen. Dies kann neue Bahnen eröffnen, durch die diese Emotionen über die Marmāni ausgeschwemmt werden können, was die Marmapunkte empfindlich machen kann. Mardana heilt die Gewebe, beseitigt Stress und Emotionen und bringt Schmerzlinderung.

Manchmal wird Mardana bei Ringern oder anderen Athleten durchgeführt. Der Patient legt sich auf den Boden und der Therapeut steht, während er sich an zwei parallelen Stangen festhält. Der Therapeut steht und läuft nun auf dem Patienten. Diese Art von Mardana ist speziell gut für tiefe Muskelschmerzen und im Fall von Schlaflosigkeit.

Pīdana heißt, tiefen Druck mit einem stumpfen Gegenstand ausüben, wie Knöcheln, Ellbogen, Faust oder dem stumpfen Ende eines Stifts. Pīdana ähnelt Mardana, verwendet jedoch lokalen tiefen Druck ohne jede Bewegung. Das erzeugt Schmerz, der tatsächlich jeden anderen zugrunde liegenden Schmerz in diesem Teil des Körpers aufheben kann. Der Körper besitzt seine eigene Intelligenz, wenn er also natürlichen oder induzierten Schmerz spürt, versucht der Körper, natürliche Schmerzmittel wie Endorphin und Neurotransmitter auszuschütten. Folglich kann Pīdana die Ausschüttung von Tarpaka Kapha, Sādhaka Pitta und Soma anregen, was den Schmerz deutlich lindert.

Trāsana entspricht Gegenreizung oder Gegenschock. Dabei können beispielsweise Nadelstiche in einem Körperbereich eingesetzt werden, der taub ist, bei einem bewusstlosen Patient kann man am Haar um einen Marmapunkt ziehen, lokal einen elektrischen Schock im Herzbereich geben, um die Herzaktivität ins Gleichgewicht zu bringen oder heiße und scharfe Kräuter wie Trikatu-, Cayennepfeffer- oder Senfpaste anwenden, um eine Blase zu erzeugen und so Giftstoffe aus dem tiefen Gewebe zu entfernen. Sie reizen die oberflächliche Haut, was die Ausschüttung von Endorphinen und Neuropeptiden stimuliert und so Schmerz mildert. Bläst man trockenes Vachapulver (*Vacha Pradhamana Nasya*) in die Nase, so ist dies eine andere Form von Trāsana, die bei jemandem mit Krämpfen oder Anfällen hilfreich ist, denn dieser Mensch kann dadurch das Bewusstsein zurückgewinnen. Diese Gegenreizmittel sind bei der Heilung von Meda Dhātu Dushti, Kapha-Erkrankungen, Verwachsungen und bestimmten psychischen Leiden wie Schizophrenie besonders effektiv.[5] Agni Karma, eine Form von Shodhana Chikitsā, wirkt entsprechend demselben Prinzip. Ähnlich weist man einen dickleibigen Menschen mit Rückenschmerzen an, auf einer harten Unterlage zu schlafen. Selbst drohendes Benehmen gegenüber bestimmten Leuten ist eine Form von Trāsana Chikitsā.

Die Tanmātrā-Therapien lassen sich auch als Teil der Shodhana-Behandlung einsetzen. Umfassende Details dieser feinstofflichen Therapien finden Sie in Kapitel 9, „Tanmātrā Chikitsā".

5. Siehe auch „Shodhana, Pradhamana oder Virechana (reinigendes) Nasya" auf Seite 238.

8

Pañchakarma Chikitsā

Therapien zur Beseitigung von übermäßigem Dosha

आयुर्वेद

Die Vorteile von Pañchakarma

Um bei einzelnen Menschen Pañchakarma durchzuführen, muss man die Grundprinzipien des Āyurveda verinnerlicht haben und die Indikationen und Kontraindikationen von Snehana, Svedana und Pañchakarma studieren. Durch Snehana und Svedana erhalten die Doshas eine zentrifugale Bewegung, was sie zu ihren Hauptsitzen im Magen-Darm-Trakt zurück befördert. Natürlich sind die Doshas überall im Körper zu finden, aber ihre hauptsächlichen therapeutischen Plätze sind der Magen für Kapha, Dünndarm für Pitta und Dickdarm für Vāta.

Die zentrifugale Bewegung der Doshas von ihren Standorten weg kann viele Erkrankungen auslösen. Wenn ein Dosha seinen angestammten Ort verlässt und in den allgemeinen Kreislauf gelangt, sucht es einen Platz, an dem es sich verstecken kann und wo geringe Immunität oder Schwäche besteht. Vāta z. B. hat eine Affinität für die Knochen und das Nervensystem, wo es Arthritis oder neuromuskuläre Probleme hervorrufen kann. Pitta hat eine Affinität für Rakta Dhātu, wo es ins Blut gelangen und Hautausschläge oder Urtikaria und durch Blut übertragene Krankheiten hervorrufen kann. Kapha hat eine Affinität für die Lungen, wo es Erkältung, Kongestion, Husten oder Asthma zur Folge haben kann.

Obgleich Snehana und Svedana direkt auf die Haut wirken, dringen ihre Effekte ins tiefe Bindegewebe und bis zu den Nervenenden vor. Dort entfachen sie das Dhātu Agni, befeuchten die Gewebe und lösen Dosha-Āma, das auf Zellebene festgeklebt ist. Diese Toxine können nirgendwohin, außer zurück zum Verdauungstrakt. Die gestärkten Dhātu Agnis bilden ein immunologisches Schutzschild, das dem Āma oder den Doshas nicht gestattet, sich im Gewebe festzusetzen. Dieses verflüssigte Dosha-Āma sickert durch die Magen-Darmschleimhaut zurück in den Verdauungstrakt.

Sobald die Doshas an ihren Ursprungsort zurückkehren, ist es einfach, sie mithilfe von Pañchakarma auszuscheiden. Benutzen Sie Basti für Vāta, Virechana für Pitta und Vamana für Kapha. Die meisten pathologischen Faktoren lassen sich durch diese Kombination aus Snehana, Svedana und Pañchakarma beseitigen. Snehana und Svedana können in Verbindung mit einer individuell angepassten Ernährungsweise, Lebensweise, Kräutern und Reinigungsprogramm Klarheit, Zellbewusstsein und Bewegungsfreiheit entfalten. Beruhigt man ein Dosha durch sie und andere (palliative) Shamana-Techniken, kann dies recht hilfreich sein, doch ohne wirksame Pañchakarma-Maßnahmen kann das Dosha später wieder aus dem Gleichgewicht geraten. Entfernt man die überschüssigen Doshas durch Pañchakarma, wird die Krankheit in Zukunft nicht zurückkommen. Dies ist der Grund, wieso Āyurveda sich auf Pañchakarma als Gesamttherapie konzentriert.

Das Āyurveda trennt den Körper nicht vom Geist. Unser Verstand ist von Folgerungen, Bewertung, Kritik, Vorlieben und Abneigungen verstopft. Solch ein Geist ist ein toxischer Geist, aber regelmäßiges Snehana und Svedana reinigen Körper, Geist und Bewusstsein. Wenn Vāta sich im Geist einnistet, empfindet jemand Furcht, Angst, Kummer, Traurigkeit und Einsamkeit. Falls Pitta im Verstand festsitzt, bestehen Ärger, Hass, Bewertung, Kritik und Perfektionismus. Wenn Kapha sich im Geist befindet, herrschen dort Anhaftung, Gier und Besitzgier, was in Depression münden kann. Diese Emotionen sind alle „geistiges Āma".

All diese Emotionen sind Formen von Egoismus und ein egotistischer Mensch ist verrückt und ungesund. Snehana und Svedana fördern die Freisetzung dieser Emotionen. Nach dem Pañchakarma werden die Wahrnehmung und Erkenntnis einer Person klar und das Ego wird sanft, da sich Liebe, Mitgefühl und Klarheit im Verstand entfalten. Der Geist kehrt nach Hause zurück, ins bewusste Gewahrsein. Dann sind wir vollkommen in diesem ewigen Moment präsent, der nie wiederkehrt.

Leitlinien für Ernährung und Lebensweise während des Pañchakarma

In jedem Schritt der Pañchakarma-Therapie empfiehlt das Āyurveda einen bestimmten Lebensstil und diätätische Vorgaben. Man sollte während der Pañchakarma-Erfahrung genug Ruhe haben und anstrengenden Sport, sexuelle Aktivität, spätes Zubettgehen, laute Musik, Fernsehen und andere reizende Erfahrungen vermeiden. Halten Sie sich vor allem warm und von Wind fern und beobachten Sie Gedanken und Erfahrungen in dieser Zeit. Versuchen Sie nicht, ernste Familien- oder Beziehungsprobleme oder andere emotionale Angelegenheiten zu lösen, während Sie eine Pañchakarma-Behandlung erhalten, da dies die Dosha-Balance stören kann.

Es wird eine Mono-Diät aus Kitchari und Ghee empfohlen sowie grundlegende Einschränkungen bei kalten Getränken, kaltem Essen, Tiefkühlkost, Fastfood, Milchprodukten, weißem Zucker, Koffein, Freizeitdrogen und Alkohol – alles Stoffe, die man erst einige Zeit nach Abschluss des Pañchakarma wieder konsumieren sollte (wenn überhaupt). Der Grund für diese Diät besteht darin, dass sich das Verdauungsfeuer (Agni) während des Reinigungsprozesses ausruht. Da zudem Giftstoffe zurück in den Verdauungstrakt gelangen, wird die Verdauungsenergie weiter verlangsamt.

Kitchari bietet eine angemessene Nährung für alle Körpertypen, ist leicht verdaulich und hilft bei Entgiftung und Reinigungsprozess. Kitchari ist eine gewürzte Mischung aus Basmati-Reis und Mung Dal und grundlegend für die āyurvedische Lebensweise. Basmati-Reis und Mung Dal haben beide die Qualitäten süß und kühlend mit einer süßen Vipāka, die bei der Ausscheidung unterstützt. Zusammen bilden sie ein ausgeglichenes Essen, das eine ausgezeichnete Proteinkombination darstellt und alle drei Doshas ausgleicht. Wenn der Patient Kitchari nicht essen kann, lässt es sich durch Quinoa, blauen Mais oder Tapioka (mit Gewürzen) ersetzen.

Die Pañchakarma-Therapien

Das Pañchakarma ist eine spezielle āyurvedische Methode, welche die richtige Anleitung durch einen gut ausgebildeten und kompetenten āyurvedischen Arzt erfordert. Sie sollte nicht nur anhand der Informationen in diesem Buch durchgeführt werden. Man sollte mit einem vollauf qualifizierten āyurvedischen Arzt sprechen. Pañchakarma wird individuell für jeden Einzelnen verschrieben, unter Berücksichtigung der einmaligen Konstitution und besonderen Störungen dieses Menschen. Es erfordert daher eine eingehende klinische Beobachtung und Überwachung. Es wird idealerweise am Übergang zwischen zwei Jahreszeiten (Rutu Sandhi) durchgeführt und hilft so demjenigen, seine innere Umgebung auf die einsetzende Jahreszeit vorzubereiten.

Kontraindikationen für Pañchakarma-Methoden (Basti, Virechana, Vamana, Nasya, Rakta Moksha):

- Kleine Kinder unter 7 Jahren
- Geschwächte ältere Menschen
- Schwangerschaft
- Während der Menstruation
- Schwere Dehydrierung
- Chronische Auszehrung
- Chemotherapie oder Strahlentherapie
- Herzerkrankung mit Komplikationen
- Schwere Blutungsstörungen

Das Wort *Pradhānakarma* wird manchmal anstelle von Pañchakarma verwendet. Pradhānakarma bedeutet die Haupt- oder prinzipielle Wirkung und wird generell eingesetzt, wenn nur eine einzige Maßnahme organisiert wird, statt der meisten oder allen fünf Pañchakarma-Therapien.

Vamana: Emesistherapie

Vamana ist die Ausscheidung von zu viel Kapha-Dosha durch therapeutisches Erbrechen über den oberen Kanal des Magens. Es hat vor allem Einfluss auf Prāna und Udāna Vāyu, Pāchaka Pitta und Tarpaka, *Avalambaka,* Kledaka und *Bodhaka Kapha.* Zu einem gewissen Grad wirkt es sich auch auf Rañjaka Pitta aus. Besteht eine Kongestion in den Lungen, die zu wiederholten Anfällen von Bronchitis, Erkältungen, Husten oder Asthma führt, ist die typische āyurvedische Behandlung therapeutisches Erbrechen. Tatsächlich kann Vamana übermäßiges Kapha aus jedem Teil des Körpers beseitigen.

Ehe Vamana angewandt wird, müssen mindestens zwei bis drei Tage lang und Svedana vor dem Erbrechen erfolgen. Es gibt zwei Arten von innerer Ölung. Eine ist drastisch, wobei der Patient jeden Morgen eine große Menge Ghee trinkt. Die zweite Methode besteht darin, jemandem dreimal täglich 30 ml Ghee zu verabreichen. Der Betreffende sollte dieses Ghee nehmen, bis der Stuhl ölig wird und Wimpern und Haut leicht ölig aussehen. Dies heißt *Indriya Tarpana,* was gut geschmierte Sinnesorgane bedeutet. Falls dem Betreffenden übel wird und er eine echte Abneigung gegen das Ghee hat, sollte man weiteres inneres Snehana stoppen. Derjenige sollte auch einige Tage vor dem Vamana eine Kapha fördernde Kost essen, um das Kapha im Magen zu reizen.

Vamana sollte in der Früh von 6-10 Uhr (Kapha-Zeit) stattfinden. Frühmorgens sollte man Basmati-Reis und Joghurt mit ausreichend Salz essen, was das Kapha im Magen noch mehr reizt. An Brust und Rücken wird leichte Wärme angewandt, um das Kapha zu verflüssigen. Dieser Mensch sollte dann ruhig auf einem kniehohen Stuhl sitzen und einen starken Absud aus Süßholztee, Salzwasser oder einer anderen emetischen Substanz trinken. Dieses Emesispräparat wird abgemessen und notiert, bevor es getrunken wird, sodass sich später die Menge an Erbrochenem bestimmen lässt. Nachdem die Mischung getrunken wurde, sollte demjenigen übel werden. Er oder sie reibt dann die Zunge, um einen Würgereflex auszulösen und Erbrechen einzuleiten und erbricht sich weiter, bis Galle kommt.

Sobald Schleim freigesetzt wird, fühlt sich der Patient sofort erleichtert. Die Emesistherapie löst auch unterdrückte Emotionen, die gemeinsam mit angesammeltem Kapha-Dosha in den Kapha-Bereichen von Lungen und Magen saßen. Es ist wahrscheinlich, dass Kongestion, Giemen und Atemlosigkeit verschwinden und die Nebenhöhlen frei werden. Therapeutisches Erbrechen ist auch im Fall von chronischem Asthma, Diabetes, Erkältungen oder Husten, Lymphstauung, chronischer Verdauungsstörung und Ödem nützlich. Es wird auch für chronisches Āma Vāta vom Kapha-Typ empfohlen, nämlich Gelenkrheumatismus.

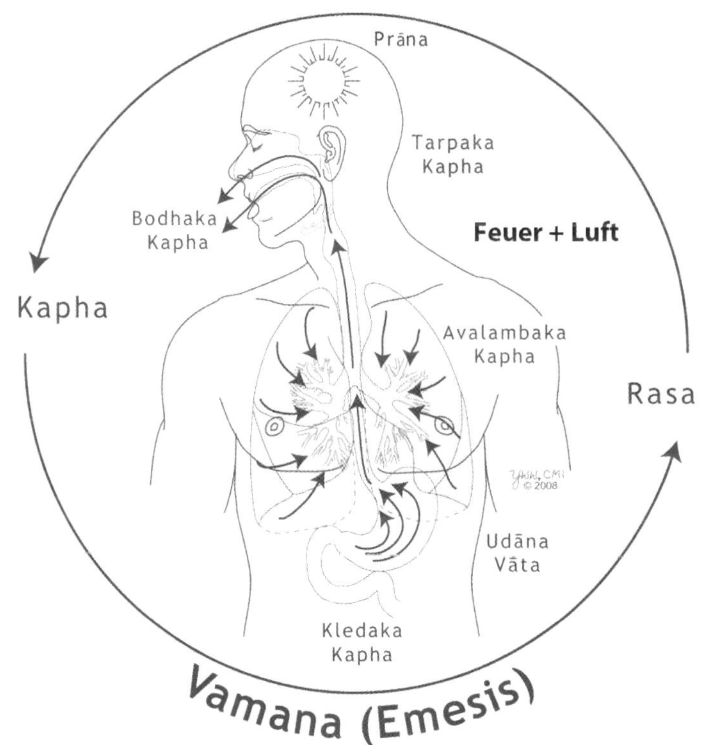

Vamana Samprāpti: Wie eine Vamana-Substanz im Körper wirkt

Vamana-Substanzen sind heiß, scharf und feinstofflich und bestehen zumeist aus den Elementen Feuer und Luft. Sie haben eine aufwärts gerichtete Wirkung und verbreiten sich rasch. Durch ihre Schärfe, Feinstofflichkeit und schnelle Wirkung regen sie schnell Kledaka Kapha an und durchdringen die Magenwand, um ins Rasa Dhātu zu gelangen. Aufgrund ihrer heißen und scharfen Qualitäten erweitern sie die Kanäle und gehen rasch ins Herz, aktivieren Vyāna Vāyu und bewegen sich durch Rasa und Rakta Dhātu.

Vamana-Stoffe regen alle Udāna und Prāna Vāyu an, stimulieren das Brechzentrum im Hypothalamus und erzeugen so Übelkeit und Erbrechen. Sie regen das Brechzentrum im Hypothalamus an und senden über das Prāna Vāyu eine Botschaft zum Pförtnerbereich, von wo aus antiperistaltische Bewegungen zur Pförtnerklappe am Magen gehen. Das sendet eine Botschaft ans Udāna Vāyu, welches das Zwerchfell zusammenzieht und eine antiperistaltische Bewegung von der Pyloruswand zur Herzwand stimuliert. Dies erzeugt einen Brechreflex.

Diese Substanzen erzeugen gewaltsam Übelkeit und Erbrechen, was unverzüglich zu viel Kledaka Kapha, Pāchaka Pitta und Magenschleim beseitigt. Das Erbrechen kann überschüssiges Kapha aus den Rasa-, Rakta-, Māmsa- und Meda-Geweben sowie den Lungen, Stirnhöhlen und der Schädelhöhle entfernen. In meiner Praxis habe ich gesehen, dass Vamana ein breites Wirkungsspektrum besitzt, es hilft z. B. Kapha aus dem Shukra Dhātu zu lösen, zu denen Hoden und Prostata gehören, und aus dem Ārtava Dhātu, einschließlich Zysten in den Eierstöcken und fibröse Tumore im Uterus.

Für Vamana verwendete Substanzen

- Salzwasser
- Madana Phala (*Randia dumetorum*)
- Yashthi Madhu (Süßholz)
- Niem
- Kutki
- Vacha (Kalmus)
- Mūrvā (*Sansevieria roxburghiana*)
- Deodara
- Elā (Kardamom)
- Vidanga
- Senfsamen
- Bimbi (*Coccinia indica*, eine Art von Balsambirne)
- Balsambirne

Die erste Wahl ist für die meisten Menschen Madana Phala, wenn es erhältlich ist. Salzwasser und Süßholztee werden ebenfalls häufig eingesetzt.

Indikationen für Vamana, mit Begründung

- Kapha-Leiden, denn Vamana scheidet übermäßiges Kapha aus.
- Husten, da es Kledaka Kapha beseitigt, das sich in den Lungen festgesetzt hat.
- Erkältungen, weil es das angehäufte Tarpaka Kapha aus Nase und Nebenhöhlen beseitigt.
- Dyspnoe, die Akkumulierung von Kledaka Kapha im Prāna Vaha Srotas, denn Vamana reinigt den Prāna-Kanal von übermäßigem Kapha.
- Asthma (Kapha-Typ), denn die Samprāpti von Asthma beginnt im Magen und entfernt Vamana Kledaka Kapha aus dem Magen und Avalambaka Kapha aus den Lungen.
- Fieber vom Kapha-Typ, wegen des Eindringens von Kledaka aus dem Magen in den Rasa *Vaha Srotas,* weil Vamana das zu hohe Kapha eliminiert.
- Übelkeit wegen einer zu hohen Sekretion von Bodhaka im Magen oder Rückfluss von Rañjaka Pitta (Galle) in den Magen. Beide werden durch Vamana eliminiert.
- Appetitverlust, verursacht durch vermehrtes Kledaka Kapha im Magen, welches das Agni unterdrückt. Zu viel Kledaka wird von Vamana beseitigt.
- Elephantiasis oder Filariasis – entweder häuft sich Kledaka Kapha im Rasa Dhātu oder *Poshaka Kapha* im Rasa Vaha Srotas an und verursacht Lymphverschluss. Vamana kann dieses überschüssige Kapha ausscheiden, selbst wenn es ins tiefe Gewebe gewandert ist.
- Lymphadenopathie, allgemein vergrößerte Lymphknoten oder Lymphstauung, hervorgerufen durch die Ansammlung und unmäßige Bildung von Poshaka Kapha (das Mala von Rasa) im Rasa Dhātu, durch geringes Rasa Agni. Vamana kann helfen, die Anhäufung von Kapha zu eliminieren.
- Anämie vom Kapha-Typ durch Kledaka Kapha, das ins Rasa-Rakta eindringt, Rakta Agni unterdrückt und die Blutbildung behindert, was zu Hypoproteinämie führt. Kapha-Anämie bewirkt einen Zuwachs an weißen Blutkörperchen, erhöhte Thrombozyten und eine verminderte Zahl an Erythrozyten und bewirkt Blässe und Erschöpfung. Vamana hilft, übermäßiges Kapha aus Rasa und Rakta zu entfernen.
- Epilepsie, die durch verstärktes Tarpaka Kapha verursacht wird, welches das Prāna Vāyu und Sādhaka Pitta im Majjā Dhātu verdrängt. Dies führt zu Petit-mal-Epilepsie (Absence) und vorübergehender Bewusstlosigkeit. Vamana kann dabei helfen, zu viel Tarpaka Kapha aus dem Majjā zu beseitigen.

- Blutung durch die unteren Kanäle – sich nach unten bewegendes Pitta im Rakta Vaha Srotas ruft im unteren Darm eine Blutung hervor. Vamana ändert die Fließrichtung und bremst somit die Blutung.
- Vergiftung, denn Vamana kann die Toxine rasch aus dem Magen spülen. Natürlich besteht in diesem Fall keine Zeit für Pūrvakarma!
- Brustkongestion, denn Brustgewebe und Laktation sind Nebenprodukte von Rasa Dhātu. Geringes Rasa Agni und überschüssiges Kapha erzeugen Kongestion im Brustgewebe und das Vamana hilft bei der Beseitigung dieses übermäßigen Kapha aus dem Rasa.
- Diabetes vom Kapha-Typ aufgrund von *Kledaka Dushti,* das sich auf *Kloma Agni* auswirkt und Kledaka im Übermaß hervorbringt, kann dann von Vamana eliminiert werden.
- Kropf, verursacht durch zu viel Bodhaka Kapha in der Schilddrüse erzeugt eine Schwellung der Schilddrüse oder *Tarpaka Kapha Dushti* beeinträchtigt das die Schilddrüse anregende Hormon (TSH). Vamana entfernt überschüssiges Bodhaka und Tarpaka Kapha und stellt dadurch wieder eine Hormonbalance her.
- Āma Vāta (rheumatische Arthritis) vom Kapha-Typ entsteht durch einen lange bestehenden Rhesusfaktor (Āma) im Blutserum, was auch andere Autoimmunerkrankungen herbeiführen kann. Dieser Rhesusfaktor kann über Vamana verringert werden.
- Chronischer Durchfall oder Ruhr wird durch die Abwärtsbewegung von Essen und Flüssigkeit im Rasa Vaha Srotas ausgelöst. Vamana ändert die Fließrichtung und bremst somit den Durchfall. Aber dies bedarf der fachkundigen Anwendung von Vamana, bei der nur eine kleine Menge Süßholztee benutzt wird.
- Kopfweh oder Schwindel vom Pitta-Typ wird durch sich nach oben bewegendes Pāchaka Pitta hervorgerufen, das ins Majjā Dhātu eindringt. Vamana entfernt dieses überschüssige Pitta.
- Nebenhöhlenverstopfung wird von übermäßigem Tarpaka Kapha oder Kledaka Kapha in den Stirnhöhlen ausgelöst, das durch Vamana beseitigt wird.

Kontraindikationen für Vamana, mit Begründung

- Kindheit, denn dies ist eine Zeit der unreifen und empfindlichen Gewebe, die nicht ausreichend Stärke besitzen, um die Anstrengung von therapeutischem Erbrechen zu ertragen. Es besteht auch Furcht vor Ersticken. Natürliches Erbrechen ist gut, doch induziertes Vamana kann problematisch sein.

- Alter, eine Zeit von Vāta, in der die Dhātus schwach und geschwächt sind. Ältere Menschen über 80 Jahren haben nicht die Kraft, Vamana durchzuführen.
- Schwangerschaft, denn alle Dhātu Agnis und der Fluss von Prāna, Tejas und Ojas sind damit beschäftigt, den Fötus zu nähren. Die Gebärmutter ist vergrößert und es ist nicht genug Platz, damit sich das Zwerchfell zusammenziehen kann und hält somit nicht den vermehrten Druck aus, der durch das Vamana entsteht, was sogar eine Fehlgeburt oder einen spontanen Abort auslösen kann.
- Debilität mit unterernährtem Gewebe, Mangelernährung und geringe Ojas, denn wenn wir Vamana, durchführen, verliert dieser Mensch Poshaka Kapha, das benötigt wird, um die Gewebe zu nähren. Vamana kann in diesem Fall extreme Erschöpfung und Ermüdung zur Folge haben.
- Kräfteverfall (*Dhātu Kshaya*) findet wegen des hohen Vātas in den Dhātus statt und Vamana vergrößert Vāta-Dosha, was diesen Zustand noch verschlimmert.
- Ein Hohlraum in der Brust (z. B. Lungentuberkulose) entsteht durch Dhātu Kshaya im Prāna Vaha Srotas und Vamana erhöht die Größe dieses Hohlraums, weil es zu viel Kapha entfernt.
- Chronische konsumtive Leiden, wegen des gesteigerten Dhātu Agnis mit hoher Tejas und geringer Ojas, denn Vamana steigert die Auszehrung.
- Hypoglykämie aufgrund von hohem Kloma Agni, das den Blutzucker verbrennt und Kapha vermindert, da Vamana das Kapha weiter erschöpft.
- Bulimie ist eine psychosomatische Störung, bei der jemand isst und dann aufgrund einer Furcht vor Fettleibigkeit alles wieder erbricht. Vamana kann dieses Leiden verschlimmern.
- Ischämische Herzkrankheit beeinträchtigt das wichtigste Organ und bei einer Verstopfung der Herzkrankgefäße kann Vamana einen massiven Herzinfarkt nach sich ziehen.
- Chronische Grahani Roga – Resorptionsstörungssyndrom, tropische Sprue oder Zöliakie, bei der Jāthara Agni zwischen Manda und Vishama fluktuiert und abwechselnd Durchfall und Verstopfung hervorruft. Vamana wird das Agni noch weiter senken und zu verschlimmerten Symptomen führen.
- Blutung der oberen Kanäle – Augen, Nase, Ohren, Magen – entsteht durch eine nach oben verlaufende Dosha Gati. Vamana vermehrt dieses Fließen nach oben.
- Brusttrauma wie eine Brustwunde, ist mit schweren Schmerzen der Rippen und Zwischenrippenmuskeln assoziiert, und zwar bis zu dem Punkt, an dem es für den Patien-

ten schwer ist, zu atmen. Vamana kann jemanden verletzen und zu gebrochenen Rippen führen.

* Adipositas ist eine Stoffwechselstörung, bei der das Dhātu Agni niedrig ist und eine zu große Produktion von Meda Dhātu, starke Sroto Rodha und Atemlosigkeit besteht. Akkumuliertes Meda im Zwerchfell und Magen lässt nicht genug Platz, damit sich das Zwerchfell bei einer Vamana-Therapie bewegen kann, daher kann diese Behandlung einen Herzinfarkt auslösen.
* Untergewicht kann durch Mangelernährung, chronisches Malabsorptionssyndrom, Tuberkulose oder jede chronische konsumtive Erkrankung entstehen. Vamana ist besonders für diese Beschwerden kontraindiziert.
* Akuter Durchfall mit Erschöpfung durch losen Stuhl erzeugt Mineralverlust und Erschöpfung, daher wäre Vamana zu ermüdend.
* Ein verstopfter Darm kann wegen Darmverschluss oder Divertikulose entstehen und Vamana kann die Obstruktion noch verstärken und zu einem tödlichen Zustand führen.
* Eine zarte oder empfindliche Person mit Furcht, Kummer oder Angst durch übermäßiges Vāta im Nervensystem. Vamana aggraviert Vāta zusätzlich und der Betreffende hat wahrscheinlich eine Furcht vor Erbrechen. Führen Sie niemals Vamana aus, wenn jemand an intensivem Kummer oder Sorgen oder dem Verlust eines geliebten Menschen leidet.
* Ein Verlust der Stimme oder eine heisere Stimme sind Vāta-Erkrankungen aufgrund von Lähmung oder Entzündung der Stimmbänder und Vamana ist kontraindiziert.
* Hepatosplenomegalie kann durch eine Entzündung oder Infektion ausgelöst werden, in diesem Fall kann Vamana die vergrößerte Leber oder Milz rupturieren.
* Ein Glaukom ist der erhöhte Augeninnendruck im Glaskörper, hervorgerufen von Udāna Vāyu, das Kapha in den Augapfel drückt, und Vamana kann das Udāna weiter aggravieren, diesen Druck erhöhen und sogar Blindheit zur Folge haben.
* Sehfehler wegen einer Erkrankung von Ālochaka Pitta und Udāna Vāyu, der durch Vamana verschlimmert werden kann, weil Erbrechen das Udāna Vāyu übermäßig stimuliert.
* Bluthochdruck ist eine Störung von Prāna und Udāna Vāyu und das Vamana würde den Blutdruck weiter erhöhen und könnte eine Hämorrhagie zur Folge haben.
* Während der Menstruation bewegt das Vyāna den Inhalt des Uterus nach unten und aus dem Körper. Vamana würde diesen Fluss blockieren oder stören.

- Während des Eisprungs reifen neue Eier heran und die Eierstöcke sind aktiv. Vamana behindert diesen Ablauf und verursacht Oophoritis.
- Akutes Fieber entsteht, weil sich Āma und Doshas aus dem Magen zum Rasa Dhātu bewegen und für eine Blockade der Kanäle sorgen. Das Vamana drückt Āma ins tiefere Gewebe und verschlimmert das Fieber.
- Vāta Prakruti oder Vikruti oder Vāta-Jahreszeit, Herbst. Vamana beseitigt Kapha, aber verschärft Vāta, indem es den Körper leichter macht und zusätzlich jede Vāta-Krankheit verstärkt.

Pūrvakarma für Vamana (Vorbereitung der Emesis)

1. Essen Sie eine Woche vor dem Vamana eine Kitchari-Diät. Das Kitchari sollte weich und gut gekocht sein und mit Ghee und Korianderblättern gegessen werden.
2. Nehmen Sie zur Schlafenszeit Triphalā-Tee ein, und zwar etwa eine Woche vor Vamana.
3. Die innere Ölbehandlung sollte vier Tage vor Vamana erfolgen.

   Am frühen Morgen, vier Tage vorher: Einnahme von 2 Esslöffeln (30 ml) Ghee oder Leinsamenöl

   Am frühen Morgen, drei Tage vorher: 4 Esslöffel (60 ml) Ghee oder Leinsamenöl

   Am frühen Morgen, zwei Tage vorher: 6 Esslöffel (90 ml) Ghee oder Leinsamenöl

   Eine ideale Ölung zeigt sich durch einen leicht öligen Stuhl, ölige Bindehaut, gut befeuchtete Lippen, weiche Haut und gesunden Schlaf und der Patient sollte eine Abneigung gegen Ghee und Öl verspüren.
4. Nehmen Sie Virechana zwei Tage vor Vamana. An dem Abend sollte derjenige 1-2 Esslöffel (15-30 ml) Rhizinusöl nehmen. Triphalā-Tee sollte an diesem Abend nicht genommen werden. Diese Rhizinusöl-Virechana reinigt das System, beseitigt jede Furcht vor steigendem Cholesterin durch das für die kurze Zeit der inneren Ölanwendung genommene Ghee oder Öl. Wenn der Betroffene Durchfall bekommt, sollte er oder sie eine Tasse schwarzen Kaffee mit einer Prise Muskatnusspulver trinken, um dem Durchfall gegenzusteuern.
5. Führen Sie zwei oder mehr Tage vor Vamana eine äußere Ölung (Abhyanga) und Schwitztherapie (Svedana) durch.
6. Essen Sie ein oder zwei Tage vor Vamana eine Kapha vermehrende Kost, um das Kapha-Dosha weiter zu reizen. Reis, Ghee und Joghurt mit ein wenig Salz und Zucker genügen.
7. Am Morgen des Tages der Vamana-Therapie sollte der Patient mindestens ein paar Stunden vor Vamana eine Tasse

frisches Joghurt mit zwei Prisen Salz trinken. Dadurch wird das Kapha leichter herauskommen.

Die Dauer des Pūrvakarma für Vamana hängt davon ab, wie viel Kapha im Magen, Utklishta Kapha genannt, freigesetzt wird. Der Betroffene sollte Schwere, erhöhte Speichelbildung und etwas Übelkeit empfinden und sich gern erbrechen.

Ablauf von Vamana

1. Fühlen Sie den Puls des Patienten. Es sollte ein schwacher Magenpuls[1] mit einem Kapha-Spike bestehen, was auf zu viel Kapha im Magen hindeutet.
2. Messen Sie den Blutdruck des Patienten, falls Besorgnis über Bluthochdruck besteht.
3. Der Patient sollte ruhig und gelassen auf einem kniehohen Stuhl sitzen.
4. Lassen Sie den Patienten abwechselnd eine Tasse Süßholztee und eine mit warmem Salzwasser trinken, bis der Magen voll ist. Direkt vor dem Vamana kann auch eine Tasse Vachatee (Kalmus) verabreicht werden, falls eine weitere Anregung des Erbrechens notwendig sein sollte. Notieren Sie die Menge der gegebenen Flüssigkeiten. Wenngleich die Menge des Teeabsuds und des Salzwassers von Mensch zu Mensch variiert, beträgt die Durchschnittsmenge 8 bis 10 Tassen.
5. Wenn den Patienten übel wird, können sie angehalten werden, das Erbrechen einzuleiten, indem sie die Zunge mit ein oder zwei Fingern reiben, bis ein Würgereflex ausgelöst wird. Das Erbrechen sollte so lange dauern, bis man die Galle riecht oder im Erbrochenen sieht.

Ergebnisse von Vamana

Wie erfolgreich diese Behandlung ist, hängt von folgenden Faktoren ab:

(a) die Häufigkeit der Brechschübe (8x höchstens, 6x mittel, 4x mindestens)
(b) die Menge des Erbrochenen (1,5 Liter höchstens, 1 Liter mittel, ½ Liter mindestens)

Höchstmenge: 8 Brechschübe mit etwa 1,5 Liter Erbrochenem
Mittlere Menge: 6 Brechschübe mit etwa 1 Liter Erbrochenem
Mindestmenge: 4 Brechschübe mit etwa ½ Liter Erbrochenem

---

1. Der oberflächliche Puls unter dem Mittelfinger an der linken Speichenarterie.

Zeichen und Symptome von ungenügendem Vamana (Ayoga)

Der Betreffende fühlt sich immer noch blockiert, mit Symptomen wie Enge und Einschnürung, Erkältung, Kongestion, Husten, Schwierigkeit beim Atmen oder Juckreiz in der Kehle. Manchmal kann Pitta aggraviert werden und dieser Mensch bekommt Fieber oder Hautausschläge oder Urtikaria. Es kann auch Kopfweh, Dehydrierung, Müdigkeit oder totale Erschöpfung und Schmerzen am ganzen Körper bestehen.

Diese Zeichen und Symptome müssen dann entsprechend behandelt werden und das Vamana sollte in der nächsten Woche nach richtiger Utklishta (Reizung von Kapha) wiederholt werden. Kräutermittel für *Vamana Ayoga* sind:

Für Kapha-Symptome: 500 mg Sitopalādi, je 200 mg Mahāsudarshan und Abhrak Bhasma mit einem Teelöffel Honig dreimal täglich.

Für Pitta-Symptome: 500 mg Shatāvarī und je 200 mg Sudarshan, Kāma Dudhā und Pravāl Pañchāmrit in 2 Esslöffeln Aloe-Gel als Anupāna.

Zeichen und Symptome von übermäßigem Vamana (Atiyoga)

Dieser Mensch scheidet gelbe und grüne Galle oder sogar Blut (ein ernstes Problem) aus. Es mögen auch schwere Dehydrierung, Herzschmerz, Sodbrennen, Brennen in der Kehle, Schwindel, brennende Empfindungen, Bauchkolik und Schmerzen am ganzen Körper bestehen. Überschüssiges Vamana löst diese Mischung von Symptomen aufgrund von verschlimmertem Pitta und Vāta aus.

Für Dehydrierung und Erschöpfung kann oral eine Glukose-Kochsalzlösung gegeben werden. Übelkeit lässt sich vermindert, wenn man frische gehackte Ingwerstücke mit ein paar Tropfen frischem Zitronensaft und einer Prise Steinsalz kaut. Bei Übelkeit, Erbrechen und Sodbrennen verwendet man bis zu dreimal täglich 500 mg Shatāvarī zusammen mit 200 mg Shankha Bhasma. Muskatnusspaste kann bei Kopfschmerzen helfen, wenn sie auf die Stirn aufgetragen wird. Verwenden Sie für Kopfschmerzen und Schmerzen 300 mg Mustā. Bei Schwindel nimmt man je 200 mg Brahmī, Jatamāmsi und Shankha Pushpī oder versucht, den Saft einer frisch ausgepressten Zwiebel zu inhalieren. Andere Symptome werden anhand ihrer Dosha-Manifestation behandelt.

Zeichen und Symptome von richtigem Vamana (Samyaj Yoga)

Falls Vamana richtig angewandt wird, sollte jemand Entspannung in den Lungen und Leichtigkeit im Herz-, Brust- und Kopfbereich empfinden. Er oder sie ist imstande, frei zu atmen und alle Symptome der Kongestion verschwinden. Ein erfolgreiches Vamana öffnet die Kanäle und sorgt für klares Denken, geistige Wachheit und Klarheit der Wahrnehmung sowie eine melodische Stimme und guten Appetit. Alle Kapha-Symptome verschwinden und der Betreffende fühlt sich geerdet und stabil. Man hat das Gefühl, dass etwas aus dem Körper gelöst wurde und im Gesicht des Patienten sieht man ein besonderes Lächeln des Erfolges.

Pashchāt Karma für Vamana (Nachbehandlung der Emesis)

1. Ruhe – der Patient sollte sich nicht anstrengen.
2. Geben Sie dem Patienten eine Tasse warmes Wasser mit ein wenig Zitronensaft.
3. Der Blutdruck sollte bei Besorgnis gemessen werden.
4. Um übriges Kapha-Dosha zu beseitigen, kann dieser Mensch Dhūmana durchführen. Dabei wird der Rauch einer medizinischen Kräuterzigarette, doch kein Tabak inhaliert. Die Kräuter können auch in einer Pfeife verbrannt und der Rauch eingeatmet werden. Man kann Nelken, Rosenblätter und Zimt oder Kankol, Rosenblätter und Manahshilā (ein besonderes Mineral) verwenden, wenn sie erhältlich sind.
5. Der Patient sollte die Gedanken, Gefühle, Emotionen und Träume beobachten, die am Tag des Vamana und in den folgenden Tagen hochkommen. Der Betreffende sollte eine größere Eigenwahrnehmung feststellen.
6. Der Patient sollte keine natürlichen Triebe wie Husten, Gähnen, Niesen, Aufstoßen, Wasser lassen, Stuhlgang und Flatulenz unterdrücken.
7. Der Patient sollte frühestens ein paar Tage nach Vamana wieder Triphalā einnehmen.

Nach dem Vamana muss sich derjenige ausruhen und sollte erst essen, wenn echter Hunger auftritt. Dann sollte man zunächst den Schaum von gekochtem Reiswasser (Manda), dann etwas flüssigen Reisschleim (Peya) essen. Später kann der Patient dickeren Reisbrei (Vilepī) und schließlich beim nächsten Mahl etwas weichen, gut gekochten Reis (Odana) mit Ghee zu sich nehmen.[2] Der Betreffende kann auch einen Tee aus (gleichen Teilen) Kreuzkümmel, Koriander, Fenchel und Ingwer trinken, falls gewünscht mit einem

2. Diese Rezepte sind auf Seite 277 beschrieben.

Teelöffel Honig. Langsam, aber sicher erhöht man die Essensmenge und die Abwechslung der Gerichte je nach Verdauungskapazität des Einzelnen.

Virechana: Abführung

Virechana ist die orale Gabe abführender Stoffe zur Reinigung von Pitta durch die unteren Kanäle. Es ist auch bekannt als *Rechana, Praskandana, Anulomana, Sramsana* oder *Bhedana*. Wenn übermäßig systemisches Pitta ausgeschüttet wird, kann es sich in den Pitta-Organen wie Leber, Gallenblase, Zwölffingerdarm oder Querdarm akkumulieren oder in den generellen Kreislauf von Rasa und Rakta Dhātu übergehen und die Haut in Mitleidenschaft ziehen. Dies führt zu Hautausschlägen, Juckreiz, Hautentzündung, Akne, Gallenerbrechen, Übelkeit, chronischem Fieber oder Gelbsucht. Die āyurvedische Literatur gibt an, dass bei diesen Pitta-Störungen die Verabreichung therapeutischer Purgative oder Laxativa am zuträglichsten ist.

Virechana reinigt Pitta aus dem Rakta Vaha Srotas, der Leber und Milz – den Wurzeln des hämatopoetischen Systems, den Schweißdrüsen, den Harnwegen, Magen, Dünndarm und Dickdarm. Virechana entfernt nicht nur zu viel Pitta, sondern bewahrt auch eine Ausgewogenheit der drei Doshas im Verdauungstrakt, indem es überschüssiges Kapha aus dem Magen und Vāta aus dem Dickdarm ausscheidet.

Virechana beseitigt Pitta-Āma auf Zellebene und entfaltet die Körperintelligenz. Es verstärkt die Kommunikation, erhält Tonus und Stärke der Gewebe und verbessert die Klarheit der Wahrnehmung. Es regt zudem Jāthara Agni an, verbessert die Verdauung, vergrößert Bhūta Agni, fördert den Stoffwechsel und gleicht die Dhātu Agnis aus. Somit beseitigt Virechana alle Pitta-Krankheiten. Laut Sushruta ist Rakta das vierte Dosha und Virechana entfernt nicht nur übermäßiges Pitta, sondern reinigt auch das gesamte blutbildende System und heilt die meisten Hauterkrankungen.

Vermehrtes Pitta ruft eine Tendenz zu losem Stuhl hervor, wodurch der Körper versucht, das Pitta durch natürliches Virechana auszuscheiden. Doch zwei oder drei Stuhlgänge mit losem Stuhl sind nicht genug, um das angesammelte Pitta zu eliminieren, daher können wir das beschleunigen, indem wir ein mildes Abführmittel wie Nishottara verabreichen. Selbst wenn jemand mit hohem Pitta bereits zwei oder drei Stuhlgänge am Tag hatte, ist es noch immer vorteilhaft, ein mildes Abführmittel zu geben und so ein paar mehr Stuhlgänge zu fördern, denn dies entfernt in der Tat das überschüssige Pitta.

Virechana ist die einfachste Methode beim Pañchakarma, denn das Dosha muss dabei mit Pūrvakarma nicht vollauf gereizt werden wie bei Vamana. Dennoch ist es wichtig, den Patienten vor der Gabe von Virechana gründlich zu untersuchen. Man muss das Alter des Patienten berücksichtigen, seine oder ihre Prakruti und Vikruti, die geistige Gesundheit des Betroffenen, die Dauer einer Krankheit und den Zustand der Koshtha (Stuhlgewohnheiten). Die Art der verwendeten Virechana-Substanz hängt von all diesen Faktoren ab. Wenn Sie nicht wissen, was sie einsetzen sollen, nehmen Sie einfach Triphalā.

Mildes Virechana wie Nishottara, Aloe-vera-Gel, Āmalakī, Milch oder Pflaumensaft wird für Pitta und bei *Mrudu Koshtha* angewandt. Starke Virechana wie Kutki, Abhayārishta, Arka (ein Kaktus namens Madar oder *Callatropis procera*) oder āragvadha (Röhrenkassie, *Cassia fistula*) ist normalerweise nötig, um zu viel Kapha auszuscheiden und auch bei *Madhyama Koshtha*. Das stärkste Virechana wie Rhizinusöl, Gandharva Harītakī oder Sennesblätter mit Ingwertee sind erforderlich, um zu hohes Vāta-Dosha und *Krūra Koshtha* zu behandeln.

Auch wenn Pūrvakarma nicht essentiell ist, unternimmt man idealerweise mindestens drei Tage innere Ölbehandlung vor Virechana und möglichst vollständiges Pūrvakarma mit inneren und äußeren Snehana- und Svedana-Therapien. Virechana wird drei Tage nach Vamana (Emesistherapie) oder direkt nach Snehana und Svedana gegeben, wenn Vamana für diesen speziellen Menschen nicht angebracht ist.

Die ideale Zeit für Virechana ist frühmorgens oder zur Schlafenszeit. Die Morgendämmerung ist die beste Zeit, um ein starkes Virechana wie Rhizinusöl zu verabreichen, denn die Abführung ist wahrscheinlich am Vormittag abgeschlossen. Der Abend ist für milde Virechana-Substanzen wie Āmalakī oder Triphalā angemessen.

Immer wenn Abführmittel eingesetzt werden, ist es wichtig, die Ernährungsweise desjenigen zu prüfen und Nahrungsmittel auszuschließen, die Pitta-Dosha reizen. Ist das Virechana vorbei, lassen Sie den Patienten nicht plötzlich schweres Essen zu sich nehmen. Geben Sie ihm stattdessen leichte Suppe, Trockenreis oder Kitchari aus Mung Dal, denn diese helfen beim Anfachen des Agni.

Virechana Samprāpti: Wie eine Virechana-Substanz im Körper wirkt

Die meisten Virechana-Stoffe enthalten überwiegend das Erd- und Wasserelement, sie regen also Apāna Vāyu an und steigern die peristaltische Bewegung. Dies hilft ihnen, überschüssige Doshas aus dem Körper zu entfernen. Dank des Wasserelements gelangen die Virechana-Substanzen ins Rasa und Rakta Dhātu und beseitigen

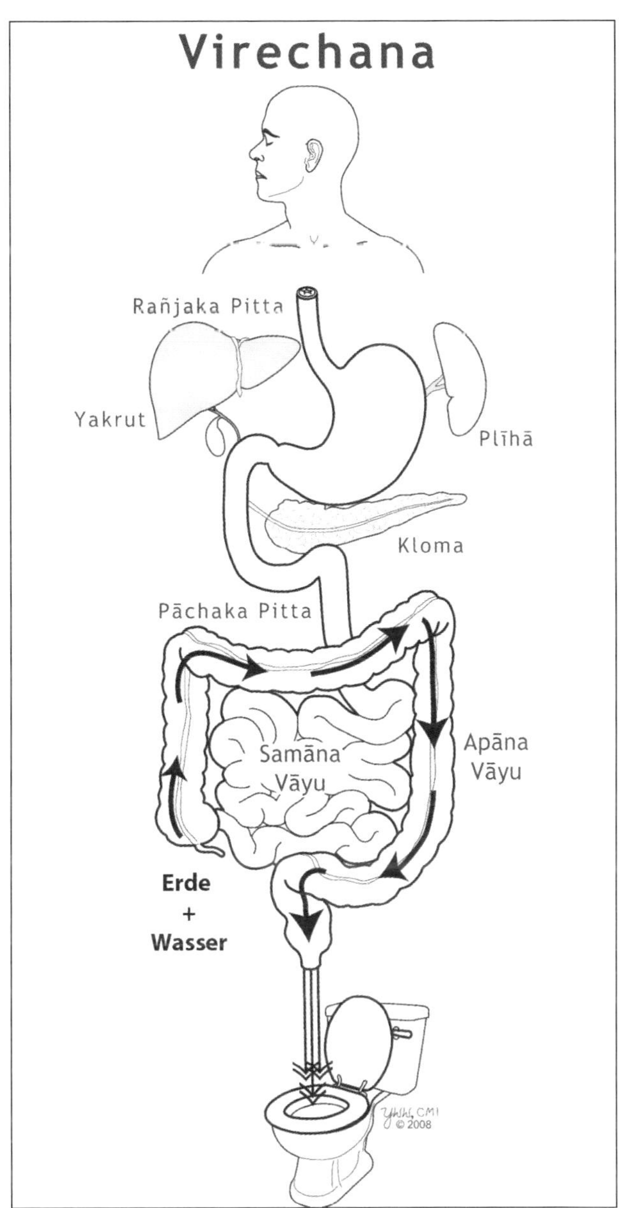

überschüssiges Pitta und anderen toxischen Stoffwechselabfall oder freie Radikale. Manche Virechana-Stoffe sind erhitzend wie Kutki, während andere kühlen wie Nishottara und Kumārī (Aloe vera).

Triphalā ist eine ausgewogene Form von Virechana und enthält drei Kräuter: Harītakī wirkt auf Vāta, Āmalakī auf Pitta und Bibhītakī auf Kapha-Dosha. Es hat Einfluss auf Jāthara Agni, Kledaka Kapha, Pāchaka Pitta und Samāna Vāyu. Triphalā wird rasch ins

Rasa (die Darmlymphe) aufgenommen und zieht alle Moleküle der Doshas in den Verdauungstrakt, die sich im Rasa Dhātu befinden.

Virechana-Substanzen haben einen breiten Wirkungsbereich, eliminieren übermäßiges Kapha aus dem Rasa, zu viel Pitta aus Rakta und überschüssiges Vāta vom Asthi und Majjā Dhātu. Sie erzeugen einen negativen Druck im Verdauungstrakt und den funktionellen Einheiten des Darms, den Darmzotten.

Wenn ein Virechana-Stoff in den Magen kommt, drückt er die Kapha-Moleküle in den Zwölffingerdarm, beim Eintritt in den Zwölffingerdarm zieht er Pitta in den Dünndarm und wenn er in Zäkum und aufsteigenden Dickdarm gelangt, befördert er die Vāta-Moleküle zurück in den Dickdarm.

Virechana wirkt auf alle sieben Dhātus. Es hat Einfluss auf Samāna Vāyu und hilft, toxische Doshas aus dem Rasa und den anderen Asthāyi Dhātus zurück in den Verdauungstrakt zu drücken. Bei diesem Prozess reinigt Virechana auch die Zellmembran, verbessert die Zellintelligenz und Kommunikation und steigert die Stoffwechselaktivität. Letztlich fördert Virechana gesunde Ojas, Tejas und gesundes Prāna.

Für Virechana verwendete Substanzen

Virechana-Stoffe sollten gemäß der Prakruti und Vikruti, des Alters, geistigen Zustands, der Verträglichkeit (Allergien) und Ernährungs- und Lebensweise eines Menschen gewählt werden. Man sollte auch die aktuelle Jahreszeit berücksichtigen. Zum Beispiel sollte kein starkes Abführmittel im Sommer oder der Regenzeit verabreicht werden, da Pitta keine starke Virechana erfordert und solche Substanzen eine Dehydrierung hervorrufen können. Eine milde Virechana-Substanz wie Triphalā ist sicher und kann weitgehend von jeder Konstitution und zu jeder Jahreszeit genommen werden.

Virechana muss mit einem Abführmittel unterstützt werden, das zu demjenigen passt. Vāta-Menschen neigen z. B. zu Krūra Koshtha (hartem Stuhl) und benötigen daher eine starke Abführung. Doch obgleich Sennesblättertee ein starkes Abführmittel ist, kann er bei manchen Menschen mit Vāta-Konstitution krampfartigen Schmerz erzeugen, da er die Peristaltik im Dickdarm erhöht. Fügt man dem Sennestee Ingwer und Fenchel hinzu, kann diese Nebenwirkung der Sennesblätter gelindert werden.

Ein effektives Laxativum für jemanden mit Pitta-Konstitution ist ein Glas heiße Milch mit zwei Teelöffeln Ghee. Zur Schlafenszeit eingenommen hilft dies, überschüssiges Pitta oder anderes Dosha zu eliminieren. Allerdings benötigen wir für Vāta- und Kapha-Menschen manchmal drastischere Abführmittel. Im Fall von Aszites

Tabelle 22: Weitverbreitete Virechana-Stoffe

Substanz	Vāta	Pitta	Kapha
Triphalā	*	*	*
Rizinusöl	*	*	*
Senna (Sona Mukhi)			*
Sat Isabgol (Indischer Flohsamen)		*	
Leinsamen, gemahlen			*
Trockenpflaumen, eingeweicht	*	*	
Rosinen, eingeweicht		*	*
Mangosaft oder -brei	*	*	
Haferkleie mit Wasser	*	*	
Kuhmilch (1 Tasse) und 2 Esslöffel Ghee (und während der Schwangerschaft)			
Aloe-vera-Gel oder -saft		*	
āmalakī			
Bhumi āmalakī, gut für Lebertoxizität		*	
Bibhītakī			*
Harītakī	*		
Schwarze Sesamsamen, gemahlen	*		*
Steinsalz	*		
Löwenzahnwurzel		*	*
Nishottara		*	
Gelbe Distel (Suvarna Kshirī) oder gelbe Datura		*	
Kutki			*
Jayapāl (Krotonsamen)	*		*
Dantī			*
Arka (Calotropis procera) oder Snuhī (Euphorbia neriifolia)			*
āragvadha (Cassia fistula)	*		*
Yashthi Madhu (Süßholz)	*		*
Vidanga Vāta	*		*
Drākshā	*		*
Kuhurin		*	*

a. Beachten Sie: Machen Sie keine Abführung mit Rhizinusöl 2 Tage hintereinander. Es ist stark, kann suchterzeugend sein und führt zu einer Schädigung der Darmschleimhaut. Die Nachwirkung von Rhizinusöl ist Verstopfung. Falls man am Morgen nach der Rhizinusöleinnahme keine Darmentleerung hat, trinkt man eine oder zwei Tassen warmes Wasser. Hat man bis 9 Uhr noch immer keinen Stuhlgang, führt man einen Basti mit warmem Wasser oder Dashamūlatee durch.

braucht eine Person beispielsweise vielleicht eine starke Virechana wie Sennes oder Īchchā Bhedi.

Die Dosis der Virechana-Substanz hängt von den Koshtha, den Stuhlgewohnheiten, des Betreffenden ab. Jemand mit Krūra Koshtha würde vielleicht eine hohe Menge von etwas wie Rhizinusöl benötigen (30 ml), während eine Person mit Madhyama Koshtha weniger Rhizinusöl (15 ml) braucht. Für Mrudu Koshtha wird ein milderes Abführmittel eingesetzt, denn selbst ein Teelöffel (5 ml) Rhizinusöl ist genug, um losen Stuhl zu erzeugen.

Besondere Arten von Virechana

Es gibt vier verschiedene Arten von Virechana:

Anulomana. Eine Substanz, die den Kot lockert und Giftstoffe (Āma Pāchana) beseitigt. Beispiele sind Triphalā und Bhumi Āmalakī. Triphalā enthält Harītakī, um übermäßiges Vāta und damit verbundenes Āma zu beseitigen, Āmalakī für Pitta-Āma und Bibhītakī, um Kapha-Āma auszuscheiden.

Sramsana. Ein Stoff, der alte Fäkalien ausscheidet, die an der Dickdarmwand kleben, ohne Toxine zu verbrennen. Beispiele sind āragvadha (*Cassia fistula*, ein in Indien allgemein verbreitetes Heilkraut) und Sennesblätter.

Bhedana. Eine Substanz, die harten Stuhl auflockert und ausscheidet. Beispiele sind Kutki (auch bekannt als Katukā) und Rhizinusöl.

Rechana. Ein Stoff, der verdaute und unverdaute Fäkalien verflüssigt und sie aus dem Dickdarm entfernt. Beispiele sind Nishottara (ein in Indien und anderswo häufig verwendetes Heilkraut) und Drākshā.

Indikationen für Virechana, mit Begründung

- Die meisten Pitta-Leiden, denn Virechana entfernt übermäßiges Pitta aus dem System.
- Hautkrankheiten wie Akne, Dermatitis und Ekzem, die durch zu viel Pitta im Rasa und Rakta Dhātu entstehen.
- Chronisches Fieber ist ein Zeichen, dass sich Pitta und Āma im *Sthāyi Rasa* und *Rakta Dhātu* aufhalten und von Virechana ausgeschieden werden.
- Hämorrhoiden aufgrund von überschüssigem Pitta im Rakta. Virechana macht den Stuhl weich, beseitigt übermäßiges Pitta und heilt die Hämorrhoiden.
- Abdominaltumore (*Gulma*), die von Vāta und Pitta in den Darmwänden hervorgerufen werden. Virechana eliminiert diese Doshas und heilt die Tumore.

- Vergrößerte Leber oder Milz, wegen einer herabgesetzten Funktion von Bhūta Agni. Virechana verbessert die Funktionen des Bhūta Agni und hilft, Leber und Milz wieder ins Gleichgewicht zu bringen.
- Gelbsucht, wegen der Stagnation von Pitta in der Leber, was zu Hepatitis führen kann. Virechana kann das übermäßige Pitta aus der Leber wegschaffen und agiert als Entzündungshemmer für die Leber.
- Erysipel wird verursacht, wenn Vāta das Pitta ins Rasa und Rakta Dhātu drückt und einen Ausschlag unter der Haut auslöst. Virechana eliminiert das Pitta und minimiert den Ausschlag.
- Gicht (*Vāta Rakta*) ist ein Leiden, bei dem Vāta das Rakta in die kleineren Gelenke von Fingern und Zehen drückt und so einen Zuwachs im Harnsäurepegel erzeugt. Virechana entfernt die zu hohe Harnsäure, beruhigt das Vāta und hilft damit, die Entzündung in den kleineren Gelenken zu mildern.
- Ein Glaukom ist verstärkter Augeninnendruck wegen der Stagnation von ālochaka Pitta oder Tarpaka Kapha im Augapfel, der zum Rasa und Rakta Dhātu gehört. Virechana beseitigt diese Doshas aus Rasa und Rakta.
- Aufmerksamkeitsdefizitsyndrom (ADHS) kann durch die vermehrte bewegliche Qualität von Vāta und das ausbreitende Charakteristikum von Pitta-Dosha im Majjā Dhātu auftreten. Virechana wandelt die Dosha Gati und beruhigt das ADHS.
- Epilepsie entsteht durch die gesteigerte Aufwärtsbewegung der Doshas ins Nervensystem und erzeugt krankhafte Gehirnströme. Virechana bewegt die Doshas abwärts und hilft zusätzlich, Anfällen vorzubeugen. Eine Psychose wird durch eine Störung der Doshas in der Hirnrinde ausgelöst und beeinträchtigt die geistige Fähigkeit. Virechana verhindert diese Störungen.
- Übelkeit entsteht durch eine antiperistaltische Bewegung im Magen, verursacht von zu viel Udāna, das sich aufwärts bewegt. Virechana transportiert die Doshas nach unten, vermindert die Übelkeit und stellt wieder eine normale peristaltische Bewegung her.
- Allergischer Ausschlag lässt sich auf lang bestehendes Pitta im Rasa und Rakta Dhātu unter der Haut zurückführen. Virechana eliminiert dieses überschüssige Pitta und lindert den Ausschlag.
- Aszites wird durch eine chronische Stagnation von Āma im Anna und Ambu Vaha Srotas ausgelöst und sorgt für eine Anhäufung von Wasser in der Peritonealhöhle. Virechana

entfernt dieses Āma aus dem Anna und Ambu Vaha Srotas, sodass das Wasser aus dem System ausgeschieden wird.

- Gallenerbrechen entsteht durch das Hochsteigen von Gallenflüssigkeit vom Zwölffingerdarm in den Magen. Virechana eliminiert diese Galle aus dem Magen und das Erbrechen klingt ab.
- Entzündliche Harnerkrankungen haben ihren Ursprung in der Stagnation von Pitta in den Harnwegen, was normalerweise durch die Blasenentleerung geschieht. Virechana stimuliert Apāna Vāyu und hilft, das überschüssige Pitta aus den Harnwegen auszuscheiden und so die Entzündung zu mildern.
- Würmer und Parasiten (*Krumi*) kleben an der Schleimhaut des Dickdarms. Virechana entfernt sie gewaltsam aus dem Körper.
- Entzündung oder brennende Empfindungen in den Augen werden durch hohes Pitta im Verdauungstrakt und speziell der Leber verursacht, die mit den Augen verbunden ist. Virechana beseitigt dieses übermäßiges Pitta und mildert die Entzündung.
- Bindehautentzündung kommt durch zu hohes Pitta in der Augenbindehaut zustande und steht auch in Beziehung mit zu viel Pitta in der Leber. Virechana scheidet das übermäßige Pitta von beiden Stellen aus.

Kontraindikationen für Virechana, mit Begründung

- Kleine Kinder unter 7 Jahren und ältere Menschen über 80 Jahren. Diese Einschränkungen gelten, weil das Bündel von Bändern, die Rektum und Beckenhöhle halten, bei diesen Menschen empfindlich ist, daher kann wiederholte Virechana Dehydrierung und Rektumprolaps auslösen.
- Akutes Fieber entsteht durch ein Übermaß an Pitta und Āma, die sich aus dem Verdauungstrakt in das Asthāyi Rasa und Rakta Dhātu verlagern. Da die Asthāyi Dhātus mit Āma aufgeladen sind, kann das Virechana dieses Sāma Pitta tiefer ins Gewebe drücken und das Fieber erhöhen, extreme Erschöpfung und einen entzündeten Verdauungstrakt zur Folge haben. Es ist besser, zu warten, bis die Doshas sich in den Asthāyi Dhātus beruhigt haben und dann Virechana zu verabreichen.
- Durchfall ist die natürliche Reaktion des Körpers, um Āma aus dem Verdauungstrakt auszuscheiden, doch es löst Dehydrierung aus und Virechana kann diese Krankheit verschlimmern.
- Dehydrierung ist auf zu hohen Flüssigkeitsverlust zurückzuführen und Virechana kann weiteren Wasserverlust her-

vorrufen, so den Zustand verschärfen und möglicherweise zu Schock führen.

- Debilität und Schwäche können allgemein durch Wasser- und Mineralienverlust herbeigeführt werden. Virechana mag den Verlust von Mineralien und Körperflüssigkeiten verstärken und so die Schwäche verschlimmern.
- Auszehrung, denn Virechana erzeugt möglicherweise einen schweren Verlust von Nährstoffen.
- Chronisches Resorptionsstörungssyndrom, denn Virechana entfernt vielleicht die letzten Nährstoffe aus dem Verdauungstrakt und erzeugt so extreme Erschöpfung.
- Blutung aus dem Enddarm, denn dies kann durch Virechana verschlimmert werden und den Verlust von wichtigen Körperflüssigkeiten nach sich ziehen.
- Hämoptysis, Bluthusten, der von chronischer Tuberkulose stammen kann. Virechana kann die Blutung in den Lungen aggravieren, da der Dickdarm eng mit dem Prāna Vaha Srotas verbunden ist.
- Übermäßiges inneres Snehana (Verbrauch von Öl) verlangsamt Agni ebenso wie Virechana, daher kann Virechana nach zu viel innerem Snehana schweren Appetitverlust (Anorexie) hervorrufen.
- Übertriebenes Svedana verursacht starkes Schwitzen und lässt milde Dehydrierung entstehen. Virechana kann noch mehr Flüssigkeitsverlust auslösen und schwere Dehydrierung erzeugen, somit sollte Virechana am Tag nach einer exzessiven Svedana-Behandlung vermieden werden.
- Sofort nach dem Vamana (Erbrechen), denn die Doshas bewegen sich zu dieser Zeit noch nach oben. Virechana kann den Verdauungstrakt aufgrund des entgegengesetzten Reizes eines abwärts gerichteten Flusses erschöpfen und einen gelähmten Krummdarm zur Folge haben.
- Bald nach einem Basti (Einlauf), weil eine große an Menge Kot, Flüssigkeit und Mineralien ausgeschieden wurde und der Unterbauch hart arbeitet. In so einer Situation ruft Virechana möglicherweise extreme Erschöpfung hervor.
- Ein Fremdkörper im Magen, z. B. wenn ein Kind einen Knopf verschluckt. Virechana sorgt dafür, dass der Körper den Fremdkörper rasch beseitigt und dies könnte den Darm durchbohren. Es ist besser, dreimal täglich eine reife Banane zu verabreichen, denn dies umhüllt den Gegenstand und beseitigt ihn schonend.
- Zu wenig Agni oder eine Verdauungsstörung, denn Virechana entfernt Verdauungsenzyme aus dem System und verschlimmert diese Leiden für ein paar Tage.
- Rektumprolaps. Virechana erhöht die Schwäche des Rektums und hat einen schweren Prolaps zur Folge.

- Schwere, chronische Verstopfung, auch als absolute Verstopfung bezeichnet. Falls man Virechana gibt, wird der Unterbauch träge und voll mit hartem Stuhl, während der Oberbauch hyperaktiv werden kann und dies kann einen Darmverschluss, schwere Kolikschmerzen oder Intussuszeption auslösen. Bei solchen Zuständen sind Einlauf oder Zäpfchen die bessere Lösung.
- Colitis ulcerosa, da die Dickdarmwand entzündet und vereitert ist und Virechana die Ulzeration reizt, was eine schwere Blutung und zusätzliche Geschwürbildung nach sich zieht.

Ergebnisse von Virechana

Man kann den Erfolg der Virechana daran messen, wie viele Stuhlgänge vorkommen. Eine gesunde Virechana sollte zwei bis vier Durchfälle oder mindestens einen großen Stuhlgang zum Ergebnis haben. Wenn ein Mensch siebenmal oder öfter zur Toilette gehen muss, weist dies auf zu viel Virechana hin. Andererseits ist die Virechana fehlgeschlagen, wenn nach Einnahme des Abführmittel nichts geschieht oder nur Gas herauskommt.

Zeichen und Symptome von ungenügender Virechana (Ayoga)

Dies kann abdominale Distension und Schmerzen, Verstopfung, Übelkeit, Erbrechen und vielleicht Herzschmerz oder Herzklopfen zur Folge haben. Es können Bauchkrämpfe und der Wunsch nach Stuhlgang ohne Erfüllung auftreten. Der Geist ist ruhelos, die Muskeln sind angespannt und der Betroffene mag an Schlaflosigkeit leiden.

Falls diese Zeichen und Symptome auftreten, müssen sie entsprechend behandelt werden und die Virechana im Anschluss auf richtige Weise wiederholt werden.

Zeichen und Symptome von übermäßiger Virechana (Atiyoga)

Dies führt zu Durchfall, Schmerzen, schwerer Dehydrierung und Erschöpfung und dieser Mensch fällt vielleicht sogar in Ohmacht oder in einen Schock. Es kann zum Analprolaps kommen und jemand hat möglicherweise Schleim oder Blut im Stuhl. Die Stimme klingt erschöpft, die Augen sind eingesunken und Lippen und Haut wirken trocken. Die Venen können zusammenfallen und unsichtbar werden.

Erhöhen Sie bei schwerer Dehydrierung die Wasseraufnahme und geben Sie oral eine Glukose-Kochsalzlösung. Ein Dattelshake ist ein gutes Heilmittel für Erschöpfung, also 2 oder 3 gehackte Datteln in einem Glas Wasser gemixt. Ein nützliches Heilmittel für

Herzklopfen ist 400 mg Arjuna, während für Ohnmacht je 200 mg Brahmī, Jatamāmsi und Shankha Pushpī verabreicht werden können. Im Fall von niedrigem Blutdruck verwenden Sie 400 mg Yashthi Madhu (Süßholz). Behandeln Sie andere Symptome entsprechend ihrer Dosha-Einflüsse.

Zeichen und Symptome von richtigem Virechana (Samyaj Yoga)

Nach drei bis vier leichten, vollständigen Stuhlgängen verschwinden alle Pitta-Symptome allmählich oder werden drastisch verringert. Nach einer erfolgreichen Virechana sieht die Zunge sauber aus, es besteht geistige Klarheit, kein Gas oder Beschwerden und das Agni wird ein paar Stunden nach der Abführung wieder angefacht. Schmerz ist gelindert, die Muskeln entspannen und der Betreffende hat einen gesunden Schlaf. Morgens ist der Verstand klar und der Körper fühlt sich leicht an.

Basti: Medizinaleinlauf oder Dickdarmtherapie

Basti steht für die Einführung von Kräutertee, Öl, medizinischem Ghee, Milch oder einem anderen Absud in den Dickdarm – als eine Form von Einlauf. Es lässt sich einsetzen, um jemanden zu nähren, der kein Essen zu sich nehmen kann und als wichtige Anwendungsmethode für therapeutische Zwecke.

Heilmittel, die als Einlauf verabreicht werden, behandeln hauptsächlich Vāta-Dosha, können jedoch auch andere Doshas (und Āma) aus dem Dickdarm entfernen. Obwohl ein Leiden aufgrund einer Krankheit von einem Dosha entstehen kann, ist Vāta die dynamische aktive Kraft hinter allen pathologischen Veränderungen, ist also am wichtigsten. Vāta kann die anderen Doshas, die passiv sind, an verschiedene Körperteile transportieren, wo sie mehrere Erkrankungen hervorrufen können. Alle 81 Vāta-Leiden[3] lassen sich durch Basti heilen und die Hälfte der pathologischen Veränderungen der meisten Erkrankungen über Basti kontrollieren. Daher nennt Sushruta Basti ārdha Chikitsā, also „die halbe Behandlung".

Der Hauptsitz von Vāta ist der Dickdarm (*Pakvāshaya*). *Purīsha Dhara Kalā*, die Dickdarmschleimhaut, steht in Beziehung zur Asthi *Dhara Kalā*, der Knochenmembran (Knochenhaut). Die Dickdarmschleimhaut absorbiert Mineralien und diese Mineralien werden von der Knochenhaut verwendet, um die Knochen zu nähren, die eine weitere wichtige Stelle von Vāta-Dosha sind. In den Dickdarm eingeleitete Medikamente haben Einfluss auf alle

3. *Charaka Sutrasthāna,* Kapitel 18. Siehe auch *Lehrbuch des Āyurveda: Die klinische Untersuchung, Band 2,* Kapitel 10.

Gewebe bis zu Asthi Dhātu – beginnend beim Rasa Dhātu über Rakta, Māmsa, Meda und schließlich Asthi Dhātu.

Wenngleich Basti eine wirksame Behandlung für die meisten Vāta-Krankheiten ist, sind in der Regel etliche Einläufe über einen gewissen Zeitraum nötig. Basti kann Verstopfung, Dehnung, chronisches Fieber, Erkältung, sexuelle Störung, Nierensteine, Herzschmerzen, Rückenschmerzen, Ischias, Arthritis, Rheuma, Gicht, Muskelkrämpfe, Kopfschmerzen und viele andere Erkrankungen mildern. Wenn Vāta mit Basti kontrolliert wird, lässt sich die Hauptursache einer großen Anzahl dieser Krankheiten beseitigen.

Basti Samprāpti: Wie eine Basti-Substanz im Körper wirkt

Die für Basti eingesetzten Substanzen enthalten überwiegend die Elemente Erde, Wasser und Feuer. Wenn man eine Basti-Mischung ins Rektum einleitet, kann sie vom Sigmadarm zum aufsteigenden Dickdarm gehen. Sie durchdringt tatsächlich die Dickdarmschleimhaut und tritt ins Āhāra Rasa (die Darmlymphe) ein. Deshalb gelangen die feinstofflichen medizinischen Qualitäten der Basti-Stoffe ins Herz und zirkulieren über das Vyāna Vāyu durch die sieben Dhātus.

Da Vāta-Dosha die aktivste Kraft hinter den Samprāptistadien Prasara, Sthāna Samshraya und Vyakti ist, bedeutet dies, dass ein Basti den Fluss des Samprāpti vom Vyakti zu Sthāna Samshraya zu Prasara und dann zurück in den Verdauungstrakt aufheben kann. Es stimuliert Apāna Vāyu, beseitigt Āma aus dem Dickdarm und erzeugt einen negativen Druck. Dies kehrt den Vektor eines beliebigen Dosha um, das sich aus dem Verdauungstrakt ins Rasa Dhātu bewegt, sodass es sich zurück in den Verdauungstrakt bewegt.

Tabelle 23: Arten von Bastis

Name	Beschreibung
Anuvāsana	Öleinlauf für innere Befeuchtung, z. B. Sesamöl.
Nirūha	Kräuterabsudeinlauf zur Reinigung, auch āsthāpanam genannt, d. h. „die Prakruti-Doshas wiederherstellen."
Bruhana	Nährender Einlauf für chronische Vāta-Störungen, z. B. Shatāvarī-Ghee oder Ashvagandhā-Milch.
Piccha	Um eine Blutung zu stoppen, z. B. astringente Kräuter mit medizinischem Ghee, Öl oder Milch.
Shodhana Basti	Entgiftender Basti, z. B. Absud mit Nishottara, Katukā (Kutki) und Dashamūla und Steinsalz.
Shamana Basti	Besänftigt Doshas im Dickdarm und ist entzündungshemmend, z. B. Gudūchī, Yashthi Madhu und Mustā.
Lekhana Basti	Schabt zu viel Kapha, Meda und āma ab, z. B. Triphalā und Shilājit mit Honig und Kuhurin.
Vajīkaranam Basti	Für sexuelle Schwäche, z. B. Absud aus ātmaguptā, Vidārī und Ashvagandhā mit Ghee oder Milch.
Grāhi Basti	Zur Verbesserung der Absorption im Darm und um den Kot zu binden, z. B. Lodhra und Kutaja mit Buttermilch.
Utklishta Basti	Um die Doshas zu reizen, z. B. gleiche Mengen Süßholz, Salz und Rhizinussamen in Wasser.
Mrudu Basti	Um Gewebe (bei alten Menschen, Kindern und Schwachen) weich zu machen, z. B. medizinisches Ghee, Milch oder Eiweiß.
Tīkshna Basti	Durchdringendes Basti, um chronische Verstopfung zu behandeln, z. B. Salz und Kuhurin oder Absud aus Sātalā (Shikakai).
Medhya Basti	Um die Intelligenz zu steigern und das Gedächtnis zu verbessern, z. B. Brahmī, Jatamāmsi, Vacha und Shankha Pushpī.
Yukta Ratha Basti	Für Jetlag und Stress durch Reisen, z. B. ein Absud aus Rhizinuswurzel, Vacha, Pippalī, Steinsalz und Madana Phala.
Mātrā Basti	Setzt die maximale Menge Öl ein, die Agni verdauen kann.
Rāja Basti	Der König der Bastis, verwendet für schwere Abmagerung, z. B. Mark- oder Fleischsuppe mit Ghee.
Madhu Tailam-Basti	Gleiche Teile Honig und Sesamöl, verwendet als Rasāyana, um Ojas zu schützen und die Langlebigkeit zu fördern. Wird auch Yāpana Basti genannt, d. h. „Leben fördernder" Basti.
Siddha Basti	Dieser modifizierte Madhu Tailam-Basti stärkt das Immunsystem, das Energie und Elan fördert, z. B. Madhu Tailam-Basti, in dem auch ein Absud aus Leinsamen, Kodo-Hirse (Paspalum scrobiculatum) und Kulith oder Kulath (Pferdebohne, eine Art Hülsenfrucht, Macrotyloma uniflorum) enthalten ist, in Verbindung mit Yashthi Madhu (Süßholz), Pippalī (Langpfeffer) und Methi (Bockshornklee).
Uttara Basti[a]	Bei Männern über die Harnröhre, bei Frauen über die Vagina verabreicht.

a. Eine besondere Art von Basti, der nicht in den Dickdarm eingeleitet wird.

Tatsächlich bewahren Bastis den normalen Fluss und die Richtung aller Vāta-Systeme. Sie wirken in erster Linie auf *Poshaka Vāta* und alle Subtypen von Vāta im unteren Darm: Apāna, Prāna, Vyāna, Udāna und Samāna Vāyu. Ein Basti hat auch Einfluss auf die Subtypen eines Dosha, das in den Dickdarm gelangt, vor allem Kledaka Kapha, Pāchaka Pitta und Rañjaka Pitta. Daher lassen sich alle Pitta- und Kapha-Doshas, die sich im Dickdarm festgesetzt haben, auch über Basti beseitigen.

Basti-Substanzen

Im Allgemeinen lassen sich medizinische Öle, frische Kräutersäfte, Kräutertees und Absude, Fleischbrühe und Marksuppe alle zur Basti-Behandlung einsetzen. Die Auswahl der verwendeten Substanzen ist abhängig von der Prakruti, Vikruti und der Art von Erkrankung dieses Menschen, die behandelt wird.

Um Vāta-Dosha zu beruhigen, kann man einen Basti-Absud mit Dashamūla herstellen. Wenn Pitta mit Vāta in Verbindung steht, fügt man dem Dashamūlatee Gudūchī hinzu. Bei einer Störung mit Kapha mischen Sie Punarnavā in den Dashamūla-Absud. Basti-Stoffe regen Agni an und wirken durch die Vipāka auf Zellebene, wodurch *Pīlu Pāka* und *Pithara Pāka,* also die Zellstoffwechselaktivität angeregt wird. Falls jemand eine Magenverstimmung hat, kann ein Basti eine gute Alternativroute für die medizinische Anwendung sein. Entsprechend gibt die moderne Medizin manchmal Medikamente über das Rektum als Zäpfchen. Kräuterzäpfchen wurden erstmals in der āyurvedischen Medizin vor Tausenden von Jahren benutzt und kommen auch heute noch zum Einsatz.

Wir können auch umfangreichere Kräutermischungen für Basti-Absude verwenden, um ein spezielles Dosha oder Srotas zu behandeln. Für Vāta kann man einen Absud aus Dashamūla, Deodara, Lodhra, Yava, Salz und Pañchamūla mit Kuhurin benutzen. Shatāvarī, Gudūchī, Tikta, Yashthi Madhu, Milch und Ghee lassen sich für Pitta einsetzen. Und für Kapha-Dosha können wir Punarnavā, Gokshura, Madana Phala, Yashthi Madhu, Honig und Kuhurin nehmen.

Nur durch Änderung der Substanz können wir die Wirkung eines Basti verändern. Bastis haben so ein großes Wirkungsspektrum, dass sie sich zur Behandlung der lebenswichtigen Organe wie Hirn, Herz, Lungen, Nieren und Leber anwenden lassen. Bei Gehirnkrankheiten können im Basti-Absud z. B. Brahmī, Jatamāmsi und Shankha Pushpī gebraucht werden. Für Herzerkrankungen wird Dashamūla mit Arjuna und Punarnavā benutzt, während für Leberstörungen Gudūchī, Kutki und Shankha Pushpī gegeben werden können. Manjishthā, Niem und Kurkuma kommen oft bei Hautkrankheiten zur Anwendung, Punarnavā, Gokshura und Kuhurin bei Nierenleiden.

Allgemeine Indikationen für Basti, mit Begründung

- Verstopfung erfährt durch Basti Erleichterung.
- Hexenschuss, Ischias oder Diskushernie, denn Basti eliminiert träges Vāta und toxische Gase aus dem Rektum.
- Schmerzen im unteren Rücken, denn Basti beseitigt Āma und Vāta und schwächt Rückenschmerzen ab.
- Divertikulose, da es unter Druck stehendes Vāta aus dem betroffenen Abschnitt des Dickdarms entfernt.
- Gicht, weil Basti unverdautes Protein und stickstoffhaltige Abfallstoffe beseitigt, was hilft, die Harnsäure im Blut zu reduzieren.
- Rheumakrankheiten, denn Basti entfernt lange im Dickdarm bestehendes Āma, das die rheumatischen Veränderungen hervorruft.
- Arthritis wird durch spezielles Āma ausgelöst, das durch Stoffwechselstörungen produziert wird und Basti scheidet dieses Āma aus.
- Abdominale Distension und Gas, da es angehäuftes Gas und Kot eliminiert.
- Neurologische Leiden können durch Nährstoffmangel wegen Giftstoffen im Dickdarm hervorgerufen werden, die von Basti beseitigt werden.
- Pochende Schmerzen am Hinterkopf werden üblicherweise von Āma im Dickdarm verursacht, das mit Basti ausgeschieden werden kann.
- Schlaflosigkeit wegen des hohen Vātas im Majjā Dhātu und der Dickdarm kann durch Basti entspannt werden.
- Eine Hernie kommt oft durch schweres Heben zustande, das Vāta verschlimmert und Basti lindert den Druck von Vāta, der sich an der Bruchpforte aufbaut.
- Tinnitus entsteht durch Druck und Irritation im Trommelfell, verursacht durch hohes Vāta. Basti hilft, diesen Druck zu vermindern.
- Kräfteverfall und Muskelschwund, weil Basti den Dickdarm frei macht und die Nährstoffaufnahme verbessert.
- Unterschiedliche andere Vāta-Störungen haben ihre Ursache im Dickdarm, dem Hauptsitz von Vāta, somit können sie auch von Basti erfolgreich besänftigt werden.

Allgemeine Kontraindikationen für Basti, mit Begründung

- Während der Schwangerschaft, da Basti Kontraktionen des Uterus übermäßig anregen und einen Abort auslösen kann. Beachten Sie, dass Basti zu Beginn der Wehen angemessen ist, um die uterinen Kontraktionen zu beschleunigen.
- Während der Menstruation, denn es kann Apāna Vāyu stimulieren und die nach unten gerichtete Monatsblutung über Gebühr verstärken.

- Akuter Durchfall, da er die peristaltische Bewegung steigert und den Durchfall verschlimmern kann.
- Entzündetes Rektum oder Anus, weil Basti das bereits hohe Pitta im Rektum und Analbereich noch weiter reizt – außer man wendet stark entzündungshemmende Substanzen wie Shatāvarī-Ghee oder Gulvel Sattva an.
- Blutende Hämorrhoiden oder Rektumpolypen wegen des hohen Pittas (außer Piccha Basti), weil er die Aktivität von Apāna Vāyu vermehrt und Pitta aggraviert, was in noch mehr Blutung oder sogar Hämorrhagie mündet.
- Extreme Debilität und Schwäche, denn Basti beseitigt Mineralien zusammen mit Fäkalien und dies führt so zu einen schweren Mineralverlust und Erschöpfung.
- Drei Tage oder weniger innere Ölung, da nach einer innerlichen Ölanwendung Āma freigesetzt werden kann, doch der Mangel an Pūrvakarma eventuell dazu führt, dass der Basti dieses Āma ins tiefe Gewebe drückt.
- Am gleichen Tag wie Vamana oder Virechana, denn der Verdauungstrakt ist bereits gestresst und Basti entfernt essentielle Enzyme, die das Agni zusätzlich erschöpfen können.
- Zwei bis drei Stunden nach dem Essen, weil Basti die Pförtnerklappe öffnen kann und unverdautes Essen zu rasch aus dem Magen in den Unterbauch rutscht, was zu Irritation oder Intussuszeption führt.
- Chronische Verdauungsstörung, da Basti Āma aus dem Verdauungstrakt ins tiefe Gewebe drückt.
- Akute Atemlosigkeit, denn er bewirkt mehr Druck unter dem Zwerchfell und verschlimmert daher die Atemlosigkeit, die meistens durch eine Akkumulierung von Flüssigkeit in der Peritonealhöhle, Gas in den Seiten oder eine Herzerkrankung hervorgerufen wird.
- Hohes Fieber aufgrund von Āma, das sich ins Rasa Dhātu bewegt, da ein Basti mehr Āma vom Dickdarm ins Rasa drückt und auch eine schwere Erschöpfung oder Schock im Dickdarm durch Mineralverlust auslösen kann.
- Auszehrung, Lungentuberkulose oder chronische konsumtive Störungen (TB mit Kaverne, AIDS etc.), weil Basti die Malabsorption erhöht. Ein ausgezehrter Patient hat eine Tendenz zur Verstopfung und lebt oft von Mineralien aus seinem oder ihrem Stuhl (der *Poshaka Prāna enthält*). Ein Basti entfernt diese Fäkalien und erzeugt schweren Mineralverlust und Erschöpfung.
- Schwere Anämie, denn derjenige kann nach einem Basti durch den resultierenden Mineralverlust noch erschöpfter werden.

- Anal- oder Vaginalprolaps, weil Apāna sich bereits im Übermaß abwärts bewegt und der Basti den Prolaps weiter aggraviert.
- Multiple Fisteln, denn Basti kann eine Infektion aus den falschen Gängen um den Anus verursachen.
- Infektion des Damms, da Basti mehr Bakterien in den infizierten Bereich verschieben kann.
- Ödem der Füße oder Aszites, da er eine weitere Ansammlung von Flüssigkeit in der Peritonealhöhle und anderen Körperbereichen hervorruft.
- Fremdkörper im Darm, denn er kann den Dickdarm reizen und möglicherweise durchbohren.

Anwendung von Basti

Wenn Sie beabsichtigen, selbst einen Basti durchzuführen, raten wir zu folgenden Leitlinien:

- Die besten Zeiten für Basti sind früh am Morgen oder Abend, den Vāta-Zeiten.
- Der Magen sollte leer sein, warten Sie mindestens drei Stunden nach dem Essen.
- Sorgen Sie dafür, dass die Umgebung warm, bequem und sauber ist. Ein Bereich, wo sie sich in der Nähe einer Toilette hinlegen können, ist am besten.
- Sie benötigen folgende Materialien: Einlaufbeutel oder -spritze, Messtasse, Kochplatte oder Herd, Öl bzw. Kräutersubstanz und Handtücher.

Ein Basti wird häufig in zwei Phasen angewandt: eine Phase mit Öl und eine mit Absud. In der ersten Phase wird ca. 150 ml warmes Sesamöl in den Dickdarm eingeleitet und dort fünf bis zehn Minuten belassen. Danach wird zusätzlich, ohne das Öl auszuscheiden, eine Emulsion aus Öl und Kräutertee eingeleitet und dort solange wie möglich gehalten, bis zu 20 Minuten. Diese Mischung besteht aus weiteren 120 ml Sesamöl mit 500 ml Tee aus Kräutern, die in heißem Wasser gezogen haben, abgeseiht und auf Körpertemperatur abgekühlt wurden. Sorgen Sie dafür, dass die Mischung keinesfalls wärmer ist, sonst verbrennt man sich.

Der Einlaufbeutel kann etwa einen Meter über dem Boden aufgehängt werden. Nachdem man den Beutel mit der passenden Flüssigkeit gefüllt hat, sollte man die Luft aus dem Schlauch entweichen lassen. Liegen Sie auf der linken Seite, wobei das linke Bein gestreckt und das rechte Knie gebeugt ist. Befeuchten Sie die Spritzenspitze mit Öl oder Ghee, reinigen Sie den After und befeuchten Sie dann den Anus mit Öl. Stellen Sie sicher, dass keine Hämorrhoiden, Fissuren oder Fisteln bestehen. Dann führen Sie die Spitze vorsichtig und langsam ins Rektum ein und lösen Sie den Clip am Einlaufbeutel, wodurch die Flüssigkeit eintreten kann. Heben Sie die Hüften und lagern Sie das Gesäß höher, während Sie den Dickdarm entspannen. Atmen Sie durch den Mund, um das Rektum zu entspannen und lassen Sie die ganze Flüssigkeit eintreten. Legen Sie sich dann auf den Rücken und massieren Sie sanft den Dickdarmbereich vom Intimbereich zur linken Dickdarmflexur, dann über den Querkolon zur rechten Darmflexur und hinunter zum Zäkum. Massieren Sie den Dickdarm immer wieder gegen den Uhrzeigersinn, während Sie den Basti im Darm halten.

Wenn die Flüssigkeit für den richtigen Zeitraum gehalten wurde oder Sie ihn nicht länger halten können, setzen Sie sich auf die Toilette und erlauben Sie die Ausscheidung von Flüssigkeit und Fäkalien. Vielleicht möchten Sie einige Stunden nach dem Basti eine Einlage tragen, falls noch restliches Öl austritt. Es kann gut sein, etwa eine Stunde nach einem Basti zu essen, doch nur, wenn man hungrig ist.

Vorteile eines normalen Basti:

- Ein oder zwei Stuhlgänge, mit guter Reinigung von Fäkalien
- Schmerzlinderung
- Ausscheidung von Gas und Entspannung von abdominaler Distension
- Ein Gefühl von Leichtigkeit im Unterleib
- Geistige Klarheit
- Erleichterung vieler anderer Symptome

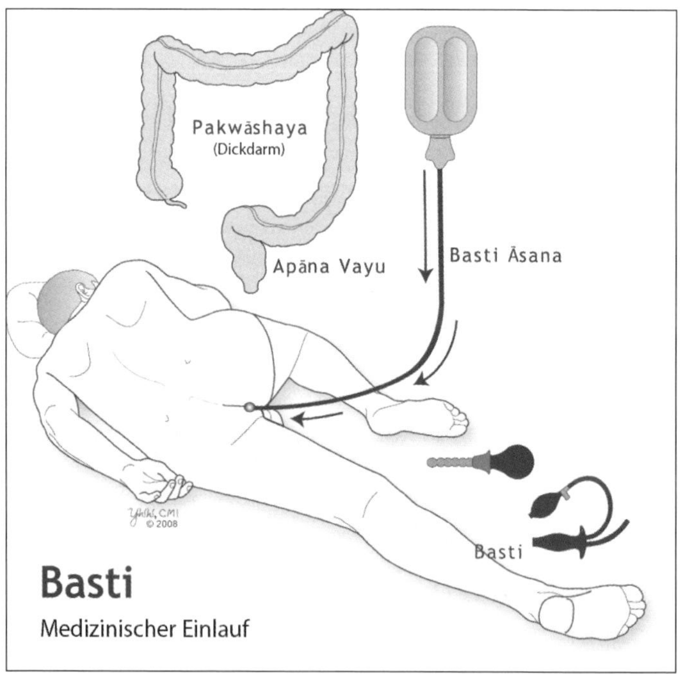

Basti
Medizinischer Einlauf

Spezielle Arten von Basti

Wichtig: Bitte beachten Sie, dass alle unten aufgeführten Indikationen und Kontraindikationen für die verschiedenen Arten von Basti zusätzlich zu den allgemeinen Indikationen und allgemeinen Kontraindikationen auf Seite 218 bestehen. D. h. alle allgemeinen Kontraindikationen beziehen sich auf ALLE Arten von Basti.

Anuvāsana: Öleinlauf

Er besteht aus 125-250 ml Öl für Erwachsene (oder 75-125 ml für Kinder).

Spezielle Indikationen

- Nirāma-Vāta-Erkrankungen, weil Öl eine spezifische Therapie für Nirāma Vāta ist, auch wenn es Sāma Vāta aggravieren kann.[4]
- Exzessiver Hunger, denn Öl drosselt den gesteigerten Stoffwechsel der Verdauung.
- Hypoglykämie, da Anuvāsana Basti den Kohlehydratstoffwechsel reguliert, indem es auf Kloma Agni wirkt.
- Trockenheit, da das Öl eine Trockenheit von Dickdarm, Haut, Gelenken usw. mildert.
- Schlaflosigkeit, denn es regt Tarpaka Kapha an, bringt Entspannung und überwindet die zu hohe leichte Qualität von Vāta und Pitta.
- Krampfartige Schmerzen, weil das Öl-Basti die durch die trockene und kalte Qualität von Vāta ausgelösten Krämpfe abschwächt.
- Degenerative Arthritis, denn es beruhigt hohes Vāta in den Knochen.
- Neuralgie oder Neuritis, da es das trockene und gereizte Nervensystem befeuchtet und besänftigt.
- Myasthenia gravis, weil es hohes Vāta in der neuromuskulären Endplatte beruhigt.
- Muskelschwund, indem es hohes Vāta im Muskelgewebe besänftigt.
- Lähmung des unteren Motoneurons, denn es heilt Läsionen, die schweren Muskelschwund und Schlaffheit verursachen.

Spezielle Kontraindikationen

- Schwere Āma-Leiden, da die Toxine von Öl verschlimmert werden.
- Diabetes mit Insulinabhängigkeit, denn es kann durch eine gestörte Funktion von Kloma Agni die Wirkung des Insulins beeinträchtigen.

4. Sāma heißt ein Dosha mit Toxinen, Nirāma bedeutet, ein Dosha ohne Toxine.

Zeichen und Symptome von Nirāma Vāta

- Saubere Zunge
- Trockenheit
- Gas riecht nicht
- Regelmäßiger Stuhlgang
- Nur geringe Schmerzen durch graduelles Dhātu Kshaya
- Normaler Geschmackssinn
- Keine Änderung der Symptome an bewölkten Tagen
- Keine Verschlimmerung der Symptome bei Sonnenaufgang oder -untergang
- Beruhigt durch Ölanwendung

Zeichen und Symptome von Sāma Vāta

- Belegte Zunge
- Klebrigkeit
- Gas riecht faulig
- Regelmäßige Verstopfung
- Enorme Schmerzen durch verstopfte Kanäle
- Pervertierter Geschmackssinn
- Symptome an bewölkten Tagen schlimmer
- Verschlimmerte Symptome bei Sonnenaufgang oder -untergang
- Verschlimmert durch Ölanwendung

- Fettsucht, weil Öl das Meda Agni bremst und Kapha und Meda zusätzlich steigern kann.
- Verdauungsstörung, da es Jāthara Agni unterdrückt.
- Langsamer Stoffwechsel, denn Uvāsana Basti hemmt das Agni im Körper noch weiter.
- Splenomegalie, weil es Rakta Agni noch mehr dämpft.
- Hepatomegalie, denn es kann das geringe Bhūta Agni hemmen und zu Fettanhäufung in der Leber führen.
- Hepatitis und Gelbsucht, weil jede Virus- oder Bakterieninfektion durch das Öl verstärkt werden kann.
- Fettveränderungen in der Leber, da das Öl nicht richtig verdaut wird.
- Bewusstlosigkeit (Koma oder Ohnmacht), die dadurch verlängert werden kann, dass der Basti erhöhte Toxizität und zerebrale Hypoxie hervorruft.
- Wiederholte Erkältung, Kongestion oder Husten, denn die ölige Qualität erhöht Schleimsekretionen in den Atemwegen.
- Akutes Fieber, weil es mehr Āma ins Rasa und Rakta Dhātu schiebt und das Fieber verstärkt.
- Ärger und Reizbarkeit, da das hohe Pitta im Majjā Dhātu durch das Öl verschlimmert wird.
- Parasiten oder Würmer, denn das Öl gibt den Eiern der Parasiten einen Schutzfilm, wodurch sie sich rascher vermehren.
- Psoriasis, denn das Öl reizt Bhrājaka Pitta unter der Haut und drückt Āma ins Rasa und Rakta Dhātu.

Nirūha: Kräutersudeinlauf

Besteht aus 750 ml bis 1 Liter des verschriebenen Absuds.

Spezielle Indikationen

- Sāma-Vāta-Leiden, denn er erzeugt Āma Pāchana.
- Gicht, weil er entzündungshemmend ist und bei der Herabsetzung von Harnsäure hilft, die Āma im Rasa und Rakta Dhātu ist.
- Chronisches Wechselfieber, da Nirūha Basti Āma verbrennt, das sich im Sthāyi Dhātu versteckt.
- Dysurie, denn er kann hohes Pitta im Mūtra Vaha Srotas lindern.
- Harnsteine, da der Basti die Mineralien im Harntrakt entkristallisiert.
- Appetitverlust, weil er Agni anregt und den Appetit verbessert.
- Kolikschmerzen, denn er beruhigt Vāta im Dickdarm und beseitigt Āma, was den Schmerz lindert.

- Herzerkrankungen, da Nirūha Basti Druck unter dem Zwerchfell mildert und den Herzkreislauf verbessert.
- Hepatosplenomegalie, weil diese Art von Basti Rakta Agni stimuliert und so Größe und Form von Leber und Milz kontrolliert.
- Neuralgie, Bell-Lähmung und unterschiedliche neurologische Leiden, denn dieser Basti hat schmerzstillende und entzündungshemmende Wirkungen, die Vāta und Pitta im Majjā Dhātu beruhigen.
- Schlaganfall, da er Gefäßverletzungen mildert und den Gehirnschlag minimiert, indem er Vāta im Majjā Dhātu beruhigt.
- Arthritis, weil Nirūha Basti zu viel Vāta aus dem Asthi Dhātu ausscheidet.
- Rheumakrankheiten, denn er hilft, den rheumatischen Faktor und Āma durch den Einsatz von bestimmten Kräuter im Basti zu neutralisieren und so Schmerz zu lindern.

Spezielle Kontraindikationen

- Übertriebene Ölanwendung, da das Jāthara Agni bereits mit überschüssigem Öl und Āma zu kämpfen hat, somit würde Nirūha Basti das unverarbeitete Öl und Āma ins tiefe Bindegewebe drücken, wo es Entzündung und Irritation verursachen kann.
- Kleine Kinder und ältere Menschen, denn die Dhātus sind bei kleinen Kindern zart und bei älteren Menschen erschöpft, keiner von ihnen kann die Anstrengung von Basti mit Absud aushalten.
- Erschöpfung wie Tuberkulose, chronische Auszehrung oder Resorptionsstörung, bei denen die Gewebe verbraucht sind und der Patient sich vom Kot nährt. Ein Nirūha Basti entfernt wesentliche Mineralien und verursacht Abgeschlagenheit und Erschöpfung.
- Schluckauf und Atemnot entstehen durch Trockenheit und rufen unverhältnismäßige Udāna-Aktivierung hervor, benötigen daher Anuvāsana Basti, um Udāna Vāta zu beruhigen, während Nirūha diese Krankheiten verschlimmern kann.
- Hämorrhoiden, denn Nirūha Basti kann wegen seiner trockenen, rauen und schabenden Qualitäten Entzündung und Irritation auslösen.
- Diabetes mellitus oder juveniler Diabetes können in Entkräftung und Vāta-Aggravation münden, was durch einen reinigenden Basti noch verschärft werden kann, da er Mineralverlust verursacht und extreme Abgeschlagenheit und Erschöpfung zur Folge hat.

- Ohnmacht ist auf *Prāna Vāta Dushti* im Majjā Dhātu zurückzuführen und kann zusätzlich durch Nirūha Basti verschlimmert werden, da er den Patienten in einen tieferen Zustand der Bewusstlosigkeit versetzt.
- Abmagerung wegen einer generellen Vāta-Steigerung führt zu Dhātu Kshaya, in dem Fall beseitigt Nirūha Basti wichtige Nährstoffe aus dem Dickdarm.
- Colitis ulcerosa oder Magengeschwür, denn Nirūha Basti kann weitere Irritation und blutende Geschwüre nach sich ziehen.
- Blutung im Verdauungstrakt, weil ein Basti mit Absud noch mehr Blutung hervorrufen kann.

Bruhana: Nährender Einlauf

Dazu gehören medizinisch behandeltes Öl, Ghee, Milch oder Knochenmark.

Spezielle Indikationen

- Unterernährung
- Kräfteverfall
- Muskelschwund
- Poliomyelitis
- Degenerative Vāta-Leiden
- Diese Beschwerden sind alle hohem Vāta zuzurechnen, das zu katabolischen Störungen wie diesen führt. Nährender Basti ist anabolisch, nährt also die Dhātus und verbessert die Nährstoffaufnahme.
- Eine besondere Unterkategorie von *Bruhana Basti* ist unter dem Begriff *Rāja Basti* bekannt, d. h. ein Basti für den König. Bei Rāja Basti vermischt man Marksuppe oder gekochtes Blut mit einem Ghee- oder Milch-Basti. Er kann bei schwerer Anämie, Muskelschwäche und Kinderlähmung eingesetzt werden.

Spezielle Kontraindikationen

- Āma (Toxizität) hat einige Attribute, die Bruhana-Substanzen ähnlich sind (wie schwer und ölig), daher können nährende Bastis Āma-Leiden verschärfen.
- Diabetes vom Kapha-Typ durch *Kledaka Kapha Dushti* und geringes Kloma Agni, da Bruhana Basti die anabolischen Veränderungen erhöht, Kapha verstärkt, Agni verlangsamt und den Diabetes verschlimmert.
- Fettleibigkeit wegen des übermäßigen Kaphas und des niedrigen Meda Agnis, denn Bruhana Basti steigert Kapha und Meda Dhātu und verlangsamt den Gewebestoffwechsel.
- Verstopfung, weil nährende Bastis möglicherweise Āma im Dickdarm und eine Āma-Erkrankung hervorrufen.

- Lymphstauung, wobei sich Kapha im Rasa Dhātu durch Bruhana Basti vermehrt und dadurch die Stauung verschärft.
- Ödem, das *Ambu* und *Mūtra Vaha Sroto Dushti* ist, wegen des sich verändernden Osmosedrucks mit Akkumulierung von Flüssigkeit im Interstitialraum. Ein nährender Einlauf kann die Schwellung verstärken.
- Aszites, die Ansammlung von Wasser im Ambu Vaha Sroto Dushti, kann durch Bruhana Basti, das den Aufbau von Wasser und Āma verstärkt, verschlimmert werden und eine zusätzliche Obstruktion im Kreislauf von Lebervene und Pfortader zur Folge haben.
- Kapha- und Āma-Leiden im Allgemeinen, weil Bruhana Basti die schwere, flüssige und ölige Qualität fördert.

Madhu Tailam: Honig-Sesamöl-Einlauf

Dies wird auch *Yāpana* (Leben fördernder) *Basti* genannt und enthält ½ Tasse Honig gemischt mit ½ Tasse Sesamöl. Diese Art von Basti bringt alle drei Doshas ins Gleichgewicht, fördert Ojas, Tejas und Prāna und hebt Lebensdauer, Vitalität, Stärke und Ausdauer.

Spezielle Indikationen

- Kleine Kinder und ältere Menschen, da ihre zarten oder erschöpften Gewebe mehr Ojas, Tejas und Prāna benötigen.
- Von Prāna Dushti im Majjā Dhātu ausgelöste Angst, denn *Madhu Tailam-Basti* fördert das Prāna.
- Depression als Folge von zu viel Kapha und erschöpfter Ojas im Majjā Dhātu, denn diese Art von Basti unterstützt Ojas und bringt Zufriedenheit und Freude.
- Fehlende Erdung, verursacht durch hohes Vāta im Majjā Dhātu und geringe Ojas. Madhu Tailam-Basti fördert Ojas und bringt Prāna ins Gleichgewicht.
- Debilität und Schwäche durch extrem verminderte Ojas, da dieser Leben fördernde Basti Ojas hervorbringt und diese Beschwerden heilt.

Spezielle Kontraindikationen

- Verstopfung, die durch eine Aggravation von Vāta und Anhäufung von Āma im Dickdarm ausgelöst wird. Madhu Tailam-Basti erhöht das Āma und verschiebt Vāta und Āma ins tiefe Gewebe.
- *Beachten Sie:* Wischen Sie sich Honig, der aus dem Dickdarm oder Rektum getropft ist, mit einem feuchten Tuch oder Toilettenpapier ab, damit sie keine Ameisen in diesen Körperbereich locken.

Mātrā: Anuvāsana Basti

Basierend auf der Ölmenge, die jemand bei oraler Einnahme verdauen kann, im Normalfall ist das ¼ bis ½ Tasse Öl. Ehe man jedoch ein Mātrā Basti verabreicht, muss man als erstes die Menge Öl herausfinden, die das Jāthara Agni des Betroffenen bei innerlicher Einnahme verdauen kann. Versuchen Sie es mit zwei Esslöffeln Öl am Morgen. Allgemeine Symptome, die auftreten können, wenn das Agni nicht imstande ist, dieses Öl zu verdauen, sind Übelkeit, Kopfweh und Durchfall. Falls es keine Probleme gibt, erhöhen Sie dies am nächsten Morgen auf vier Esslöffel Öl, dann 6 Esslöffel am nächsten Morgen und schließlich, wenn nach wie vor keine Probleme auftreten, 8 Esslöffel am vierten Tag. Dies entspricht in etwa ½ Tasse Öl, was bei den meisten Leuten eine gute Höchstmenge für ein Mātrā Basti ist.

Spezielle Indikationen

- Kinder, denn obgleich dies das Alter der Kapha-Dominanz ist, sind sie sehr aktiv und können durch hohes Vāta hyperaktiv werden. Mātrā Basti kann Kapha fördern und Vāta beruhigen.
- Ältere Menschen, da in dieser Vāta-Phase des Lebens die Leute oft an Trockenheit, Dehydrierung und Steifheit leiden und Mātrā Basti den Schmerz und andere Symptome lindert.
- Entkräftung und Erschöpfung wegen Gewebeschwund. Mātrā Basti beugt dem vor.
- Chronische Vāta-Krankheiten, weil Öl die trockenen und rauen Qualitäten jedes lange vorhandenen hohen Vāta im Körper beruhigt.
- Abgeschlagenheit wegen zu viel Arbeit oder übertrieben viel Sport, da dieses Basti das Māmsa Dhātu nährt.
- Wiederholte sexuelle Aktivität kann Vāta durch die Erschöpfung vitaler Flüssigkeiten verstärken und Müdigkeit nach sich ziehen und der Mātrā Basti beruhigt Vāta und unterstützt das Fortpflanzungssystem.
- Wer für Anuvāsana Basti geeignet ist, kann auch Mātrā Basti durchführen, denn dies ist eine leichte Form von Anuvāsana Basti, der Vāta-Dosha ausgleicht.
- Mātrā Basti lässt sich immer und zu jeder Jahreszeit verabreichen, und zwar einmal täglich. Er ist ein allgemeines Tonikum für die Gewebe und bringt alle drei Doshas in Balance, es ist also sicher, diesen bekömmlichen, befeuchtenden und lindernden Basti jeden Tag durchzuführen.

Spezielle Kontraindikationen

Die gleichen wie bei Anuvāsana Basti.

Piccha Basti

Erzeugt eine blutstillende Wirkung für peranale Blutungen. Zu den Substanzen für Piccha Basti gehören medizinisches Ghee, Öl oder Milch mit astringenten Kräutern wie Balā, Nāgabalā, Badara, Bilva, Manjishthā, Nāgakeshara (Eisenholz), Sat Isabgol, Mocharasa und Shālmalī.

Spezielle Indikationen

- Reizdarmsyndrom (RDS), aufgrund einer Irritation von Vāta, das Pitta in den Dickdarm drückt. Piccha Basti entfernt das zu hohe Pitta und heilt den Dickdarm.
- Amöbenruhr, die durch Kledaka Kapha entsteht, das an den Dickdarmwänden klebt. Piccha Basti beseitigt das Kapha und hilft, den Dickdarm zu heilen.
- Colitis ulcerosa, bei der übermäßiges Pitta eine Entzündung und Eiterung des Dickdarms hervorruft. Piccha Basti mit Milch, normalem Ghee oder Süßholz-Ghee besänftigt Pitta und hilft bei Colitis ulcerosa.
- Vāta, das Pitta und Rakta in den Verdauungstrakt schiebt, was Blutungsstörungen, Ösophagusvarizen, Darmpolypen oder okkultes Blut im Stuhl (schwarzer, teerartiger Stuhl) verursachen kann. Pitta und Rakta können durch den Dickdarm passieren und diese Erkrankungen auslösen und Mocharasa Piccha Basti mit Ghee ist wirkungsvoll für diese Leiden.

Spezielle Kontraindikationen

- Verstopfung, denn die astringenten und blutstillenden Wirkungen machen ihn für diese Erkrankung ungeeignet.
- Ödem, weil durch Erhöhung des Osmosedrucks Piccha Basti die Kanäle verstopft und das Ödem wegen seiner astringenten Natur verschlimmert.
- Thrombose oder Thrombophlebitis, da Kapha und Pitta beteiligt sind und die astringente Qualität und blutstillende Wirkung eines Piccha Basti die Gerinnung verstärkt.
- Lymphverschluss, denn Piccha Basti staut die Lymphknoten wegen der Plasma stillenden Wirkung der Kräuter.

Uttara: Vaginal- oder Harnröhren-Basti

Ein modifizierter medizinischer Einlauf, der häufig durch die Vagina als Dusche oder sehr selten durch die Harnröhre (mit aseptischen Vorkehrungen) gegeben wird.

Spezielle Indikationen

Vaginaler Basti (Medizinische Vaginaldusche)

- Candidiasis oder andere Hefeinfektion, da Uttara Basti mit antimykotischen Kräutern wie Niem, Vidanga und Shigru Bīja eine hilfreiche Vaginaldusche sein kann.
- Vaginale Trockenheit, die während der Menopause und bei Vāta-Frauen verbreitet ist. Mit medizinischem Öl ist Uttara Basti effektiv.
- Ovulationsstörungen, bei denen der vaginale Basti mit Dashamūla, Gudūchī, Süßholz oder Hibiskus eingesetzt wird.
- Zervikale Dysplasie, dabei verabreicht man Uttara Basti mit Shatāvarī-Ghee.

Uttara Basti durch die Harnröhre

- Es müssen alle aseptischen Vorkehrungen getroffen werden und die Kräutermischung sauber und gut abgeseiht sein. Dies sollte nur durch ausgebildete Experten erfolgen.
- Zystitis, für die Harnröhren-Basti mit Shatāvarī und Gudūchī hilfreich ist.
- Dysurie, die wegen einer Zystitis, Urethritis oder Trigonitis bestehen mag. Man kann ein Harnröhren-Basti mit Niem und Gokshura verwenden.
- Blaseninfektion, in diesem Fall wird Uttara Basti mit reinem Aloe-vera-Saft von der frischen Pflanze (ohne Konservierungsmittel) verabreicht. Verdünnen Sie das frische Aloe-Gel mit destilliertem Wasser in einem Verhältnis von 3 % Gel zu 97 % Wasser.

Spezielle Kontraindikationen

- Kinder und ältere Menschen, da die Scheide bei jungen Mädchen empfindlich und bei älteren Frauen trocken ist. Uttara Basti kann bei Kindern sexuelles Trauma auslösen, während ältere Frauen an losen Vaginalbändern leiden.
- Diabetes, da Diabetiker wegen des erhöhten Blutzuckers anfällig für Infektion sind, daher riskieren beide Arten von Uttara Basti eine Infektion bei diesen Menschen.
- Gebärmutterhalskrebs, eine hochgradig metastasierende Form von Krebs und Uttara Basti kann den metastasierenden Vorgang noch beschleunigen.

Bastis mit Öl und Absud sollten nicht allein gegeben werden. In den oben genannten Therapieplänen gibt es mehr Anuvāsana (Öl) als Nirūha (Absud) Bastis. Dies liegt daran, dass ein Basti mit Absud eine stärkere Reinigungswirkung hat, welche die Flora stören und eine Trockenheit des Dickdarms und der Schleimhäute zur Folge haben kann. Die resultierende Zelldehydrierung kann

Vāta-Dosha aggravieren. Um dies zu vermeiden, werden extra Anuvāsana Bastis verabreicht. Beginnen Sie stets mit einem Öl-Basti, dann wechseln Sie täglich zwischen Absud- und Öl-Bastis und enden mit noch übrigen Öl-Bastis an den letzten Tagen.

In der Regel ist es vor Bruhana oder Madhu Tailam-Basti am besten, den Dickdarm mit einem Dashamūlatee-Basti oder einem Wassereinlauf zu reinigen. Dann warten Sie eine Stunde und geben Sie den nährenden Basti. Verabreichen Sie keine Form von nährendem Basti in Fällen von verstopftem Dickdarm, denn die Effekte der Nährstoffe werden dadurch deutlich verringert.

Tabelle 24: Therapiepläne für Bastis

Karma Basti: Ablauf von 30 Einläufen (18x Öl + 12x Absud)
Führen Sie am ersten Tag Anuvāsana Basti durch. Dann wechseln Sie 24 Tage (zwölf von jedem) zwischen Nirūha und Anuvāsana. Schließlich geben Sie an den letzten fünf Tagen Anuvāsana Basti.
Kāla Basti: Ablauf von 15 Einläufen (10x Öl + 5x Absud)
Verabreichen Sie am ersten Tag Anuvāsana Basti. Dann wechseln Sie 10 Tage (fünf von jedem) zwischen Nirūha und Anuvāsana ab. Dann machen Sie noch einen Nirūha Basti. Schließlich geben Sie an den letzten drei Tagen Anuvāsana Basti.
Yoga Basti: Ablauf von 8 Einläufen (5x Öl + 3x Absud)
Verabreichen Sie am ersten Tag Anuvāsana Basti. Dann wechseln Sie 6 Tage (drei von jedem) zwischen Nirūha und Anuvāsana ab. Schließlich geben Sie am letzten Tag Anuvāsana Basti.

Zeichen und Symptome von ungenügendem Basti (Ayoga)

- Ungenügende Ausscheidung von Stuhl und Basti-Material
- Vāta wird Pratriloma (rückläufig und erzeugt möglicherweise antiperistaltische Bewegung), verursacht Verstopfung, Blähungen, Kopfweh, Schmerz im Herzraum, Schmerz um den Nabel oder Schmerz im Rektum oder Penis
- Bei Vāta Prakruti kann ungenügendes Basti Vāta-Symptome wie Arthritis oder Analfissuren verschärfen.
- Bei Pitta Prakruti kann ungenügendes Basti Pitta-Symptome wie Nesselausschlag, Hautausschläge oder Urtikaria aggravieren.

- Bei Kapha Prakruti kann ungenügendes Basti Kapha-Symptome wie Erkältung, Kongestion, Husten oder übermäßige Speichelbildung verschlimmern.
- Harnverhalt
- Gas
- Verstopfung
- Ein subjektives Gefühl der Schwere im Unterbauch
- Wenn diese Zeichen und Symptome auftreten, muss der Patient für diese Probleme entsprechend behandelt werden und der Basti muss später auf richtige Weise wiederholt werden.

Zeichen und Symptome von übermäßigem Basti (Atiyoga)

- Starker Durchfall mit Krämpfen
- Dehydrierung
- Erschöpfung
- Analprolaps
- Übermäßig Schleim und Blut im Stuhl
- Erschöpfung der Sinne
- Geistige Verwirrung
- Geringes und geschwächtes Agni
- Bei exzessivem Einsatz von Bastis muss man Stambhana Chikitsā (bindende Behandlungen wie Kutaja) verwenden, um den Stuhl zu binden, und zwar in Verbindung mit Dīpana (mit Ingwer oder ähnlichem), um Agni anzuregen, und Pāchana (wie Chitrak), um etwaiges Āma zu verbrennen.

Zeichen und Symptome von richtigem Basti (Samyaj Yoga)

- Vāta wird Anuloma und bewahrt eine normale Peristaltik
- Normale Darmentleerung von Stuhl, Flatus und Flüssigkeit – beachten Sie, dass Bastis zuerst Kot, dann toxische Gase, danach Pitta im Dickdarm und schließlich übriges Kapha aus dem Dickdarm entfernen
- Ein Gefühl der Leichtigkeit im Körper
- Geistige Klarheit
- Wachheit der Sinneswahrnehmung
- Angefachtes Agni und verbesserter Geschmack im Mund
- Ein oder zwei Stuhlgänge, mit guter Reinigung von Stuhl
- Gas, Völlegefühl, Bauchschmerz und andere Vāta-Symptome sind eliminiert
- Schmerzlinderung
- Verbesserter Mut und Selbstvertrauen
- Vermehrter Elan und Vitalität
- Erleichterung vieler anderer Symptome

Obgleich das Basti vorwiegend auf den Dickdarm wirkt, reicht dessen Wirkungsbereich bis zu Shukra und ārtava Dhātu und Mano Vaha Srotas. Führt man eine richtige Basti-Therapie durch, sorgt dies für einen negativen Druck (oder ein Vakuum) im Verdauungstrakt, was zunächst das Vāta aus dem tiefen Gewebe in den Dickdarm holt. Vāta ist die aktive Kraft hinter jeder Samprāpti, kann also auch zu viel Pitta und Kapha aus dem tiefen Gewebe in Darm und Magen ziehen.

Somit kann Basti helfen, alle drei Doshas auszugleichen, indem sie diese zurück an ihre Ursprungsorte im Verdauungstrakt bringt. Deshalb beschreiben einige Autoritäten den Basti als ārdha Chikitsā oder „halbe Behandlung" der Krankheit, weil er Vāta-Störungen eliminiert. Andere Koryphäen nennen ihn *Kritsna Chikitsā,* was „volle Behandlung" bedeutet, da er alle drei Doshas beruhigen kann.

Rakta Moksha: Aderlass oder Blutreinigung

Rakta Moksha ist die Ansaugung einer kleinen Menge Blut aus einer Vene. Es mildert die Spannung, die von Giftstoffen vom Pitta-Typ im Blut verursacht wird und regt die Milz dazu an, antitoxische Stoffe zu produzieren, die das Immunsystem verjüngen. Das Blut ist eng mit Pitta-Dosha verbunden, denn Poshaka Pitta ist das Mala von Rakta Dhātu, daher wirkt sich erhöhtes Pitta oft auf das Blut aus.

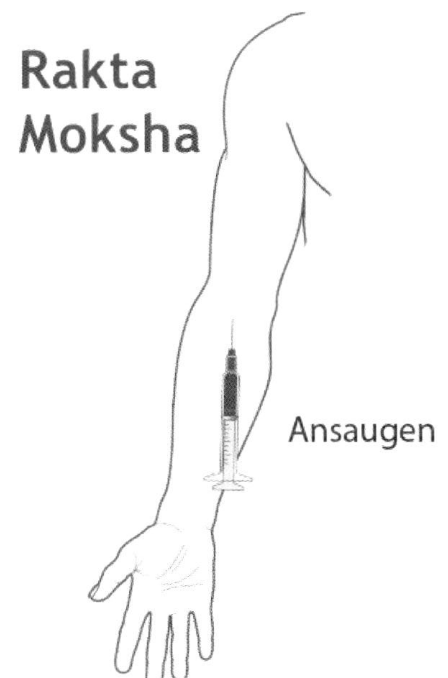

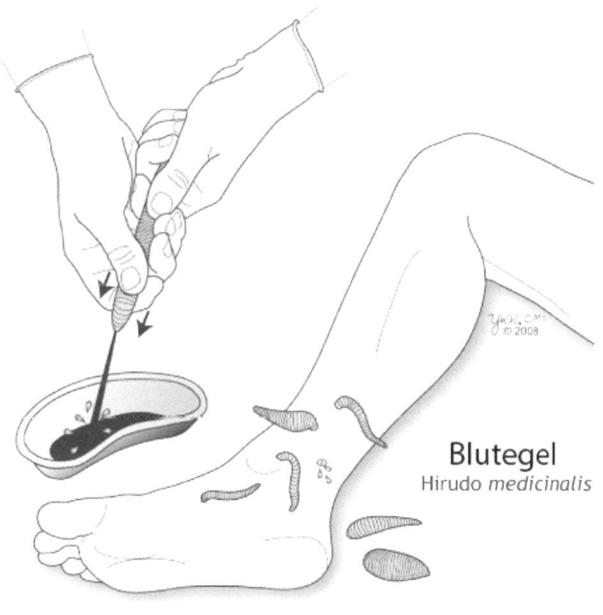

Verschiedene Methoden von Rakta Moksha

Lokal begrenztes Rakta Moksha

- Das Anlegen von Blutegeln ist die bewährteste Methode des Āyurveda. Es wurden etwa 600 Arten von Blutegeln identifiziert, doch nur ca. 15 werden medizinisch eingesetzt.

Ālabu Shringa. Bei manchen Hauterkrankungen kann man z. B. viele kleine Schnitte machen und das Blut danach in einem Gefäß auffangen. Man nennt dies traditionell Āluba Shringa, denn man verwendet das hohle Horn eines Bullen oder Rehs, um die weite Öffnung an der Stelle der Schnitte gegen die Haut zu drücken, dann legt man den Mund um die kleine Öffnung und saugt daran, um das Blut an die Hautoberfläche zu ziehen, indem man einen negativen Druck erzeugt.

Allgemeines Rakta Moksha

- Einsatz einer Nadel und Spritze, um etwa 100 ml Blut anzusaugen (zu extrahieren).
- Blutentnahme.

Pitta und Āma in der Magen-Darmschleimhaut werden durch den Brustlymphgang in die Schlüsselbeinvene absorbiert, von wo aus sie durch den Körper zirkulieren. Dies kann zu Toxämie vom Pitta-Typ führen, was wiederum Erkrankungen wie wiederholte Infektionen, Bluthochdruck, Gicht, vergrößerte Leber oder Milz und Hauterkrankungen wie Herpes, Urtikaria, Hautausschläge, Ekzem, Akne, Krätze, Leukoderm, chronischen Juckreiz und Nesselausschlag auslöst. Bei solchen Zuständen ist die Beseitigung der Toxine und die Entschlackung des Blutes, begleitet von innerlich angewandten, Pitta beruhigenden Heilkräutern essentiell. Rakta Moksha kann auch im Fall von Hämochromatose, Polycythaemia vera und erhöhten Hämatokriten bei Säuglingen durchgeführt werden.

Rakta Moksha stimuliert zudem die Milz, die eine Wurzel des Rakta Vaha Srotas und Hauptorgan der Blutfilterung ist, um Pathogene zu beseitigen und das Immunsystem zu fördern. Aber Aderlass ist bei allen Arten von Anämie, Ödem, extremer Schwäche, Diabetes und bei älteren Menschen kontraindiziert. Er muss unter der Überwachung eines Experten durchgeführt werden.

Eines der Prinzipien von Rakta Moksha ist, dass die Gegenreizung des Nadeleinstichs oder des Blutegelbisses eine Botschaft ans Nervensystem sendet und dies dazu führt, dass die Milz sich zusammenzieht. Dies bewirkt, dass der Speicher der Milz mehr frisches Blut in den Kreislauf bringt und das Blut ersetzt, das über Rakta Moksha verloren gegangen ist. Dieses frische, gesunde Blut ist reich an Phagozyten, Lymphozyten, Thrombozyten und gut mit Sauerstoff versorgten Blutkörperchen. Diese beseitigen alle Bakterien, Parasiten und anderes Āma vom Pitta-Typ aus dem Blut und helfen dadurch, Hauterkrankungen und andere Pitta-Erkrankungen zu heilen. Am Ort der Gegenreizung werden auch Stammzellen für die Reparatur und Regeneration der Gewebe angezogen.

Im Pūrvakarma für Rakta Moksha wollen wir Pitta-Dosha nicht reizen, denn wenn wir das tun, können etwaige Symptome im gesamten blutbildenden System aufflammen. Deswegen wird Rakta Moksha zur Pitta-Jahreszeit (Sommer) und den Pitta-Tageszeiten (Mittag und Mitternacht) am besten vermieden.

Indikationen für Rakta Moksha, mit Begründung

- Hohes Pitta im Rasa oder Rakta Dhātu, da Pitta das Mala von Rakta Dhātu ist
- Toxämie, um Pathogene zu entfernen
- Chronische Hauterkrankungen, denn die zweite Hautschicht ist mit dem Blut verbunden
- Vergrößerte Leber oder Milz, weil sie die Wurzeln des Rakta Vaha Srotas sind

- Gicht (Vāta Rakta) wird hervorgerufen, weil Rakta das Vāta in den Gelenken blockiert, also eliminiert Rakta Moksha die Blockade.
- Akne, denn es entfernt das überschüssige Pitta in der Haut.
- Nesselausschlag, Hautausschläge, Urtikaria, Erysipele, Erythem oder Ekzem, weil Rakta Moksha in allen Fällen überschüssiges Pitta aus dem Rakta (und Rasa) Dhātu entfernt.
- Vitiligo oder Leukoderm, da Rakta Moksha das übermäßige Pitta im Rasa Dhātu beseitigt.
- Krätze, denn Rakta Moksha beruhigt Pitta-Dosha.
- Polyzythämie, weil es das zu hohe Pitta beseitigt.
- Hämochromatose, da Rakta Moksha übermäßiges Rañjaka Pitta aus dem Blut eliminiert.
- Erhöhter Hämatokritpegel, eine seltene Kleinkinderkrankheit.

Kontraindikationen für Rakta Moksha, mit Begründung

- Frühe Kindheit und Alter (außer Hämatokrite bei Säuglingen), denn Rasa und Rakta Dhātu sind bei Kindern unreif und bei älteren Menschen besteht ein Verfall von Rakta.
- Während der Schwangerschaft, denn eine Frau muss zu der Zeit Blut aufbauen.
- Während der Menstruation, da die Frau auf natürliche Weise Blut verliert und Rakta Moksha diesen Blutfluss beeinträchtigen könnte.
- Anämie, denn es kann diesen Blutmangel erhöhen.
- Nicht entzündliches Ödem oder Wassersucht, weil es an der Punkturstelle zum Austritt von Wasser kommen kann und dadurch zu einem Ungleichgewicht der Elektrolyte.
- Diabetes, denn der Patient besitzt eine geringe Resistenz gegen Infektionen, die als Resultat von Rakta Moksha auftreten können.
- Abgeschlagenheit, da Rakta Moksha die Gewebeernährung beeinträchtigen kann.
- Gelbsucht oder Hepatitis, weil es eine sekundäre Infektion verursachen kann.
- Hämorrhoiden vom Pitta-Typ, da bereits eine Blutung besteht und Rakta Moksha dies verschlimmern kann.
- Lungentuberkulose, denn der Patient ist geschwächt und es verschärft diesen Zustand.
- Auf leeren Magen, weil es Hypoglykämie oder vasovagalen Schock auslösen kann.

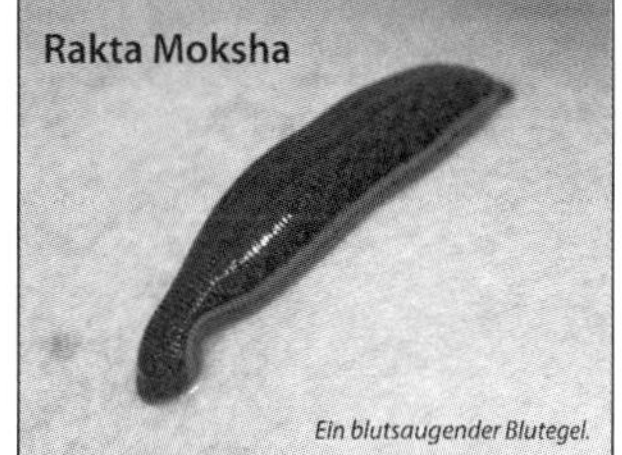

Ein blutsaugender Blutegel.

- Rausch, da das Blut gewöhnlich mit dem Rauschmittel gesättigt ist und Rakta Moksha eine starke Blutung hervorrufen kann.
- Extreme Verstopfung, wegen der Möglichkeit, dass Rakta Moksha das Vāta-Dosha erhöht und Vāta-Erkrankungen verschärft.
- Überempfindlichkeit auf Blut, da der Betroffene beim Anblick von Blut in Ohnmacht fallen kann.
- Extreme Hitze oder Kälte, weil extreme Hitze eine Blutung nach sich ziehen kann und kalte Bedingungen einen Schock.
- Blutungsstörungen, denn die verminderte Thrombozytenzahl und verlängerte Blutungszeit kann durch Rakta Moksha verschlimmert werden.
- Leukämie, da der Patient erhöhte Blässe und Anämie hat.

Einschränkungen bei der Ernährung während Rakta Moksha

Mindestens drei Tage vorher kein Salz, Zucker, Joghurt, fermentierte und saure Lebensmittel, Alkohol oder Marihuana, denn diese Substanzen können Pitta im Rakta Dhātu beschädigen. Der Patient sollte innerlich Tikta-Ghee einnehmen, zwei Esslöffel dreimal täglich gefolgt von einem Schluck warmem Wasser und während dieser drei Tage Ghee in der Ernährung einsetzen. Das Ghee macht das Blut geschmeidiger, weich, flüssig und voller Ojas. Dank der inneren Ölbehandlung lockern die Doshas im Blut ihren Griff um die benachbarten Gewebe und lassen sich dann im Rakta-Moksha-Prozess ausscheiden.

Allgemein verwendete Substanzen zur Blutreinigung

- **Heilkräuter:** Kutki, Niem, Kurkuma, Manjishthā, Gudūchī, Klette, Krauser Ampfer, Osha, Echinacea, Kanadische Gelbwurzel, Aloe vera, Rose, Sandelholz, Safran, Lotuswurzel und viele andere bittere Kräuter.
- **Lebensmittel:** Granatapfelsaft, Cantaloupe-Melone, Rosinen, schwarze Johannisbeeren, rote Bete, Karotten, Rotkohl, Korianderblätter und Blattgemüse.
- **Edelsteine und Kristalle:** Perle, rote Koralle, Amethyst, Rosenquarz, Jade, Nephrit und Smaragd. Befragen Sie einen vedischen Astrologen (Jyotishi) nach seiner individuellen Einschätzung.
- **Farbtherapie:** Rot für Vāta, Blau für Pitta, Violett für Kapha.

Andere Arten von Blutreinigung

Als Alternative zum Aderlass lassen sich andere blutreinigende Praktiken wie blutreinigende Kräuter, Edelsteintherapien oder Hydrotherapie einsetzen. Für Blutkrankheiten wie Allergien, Hautausschläge oder Akne sollte der Betreffende an ein oder zwei Abenden eine Tasse warme Milch mit zwei Teelöffeln Ghee als Laxativum nehmen und am nächsten Abend beginnen, Āmalakī- oder Manjishthātee zu trinken. Nimmt man diese Kräuter jeden Abend ein, reinigen sie langsam das Blut.

Die meisten milden Virechana-Stoffe wie Milch und Ghee erzeugen einen negativen Druck im Lumen der Darmzotten, die von einem Netzwerk aus Kapillaren (Pitta-Dosha) umgeben sind. Überschüssiges Pitta wird dadurch zurück in den Verdauungstrakt befördert und hilft, Pitta-Störungen im ganzen Körper zu heilen. Sandelholz, Safran, Nishottara, Gudūchī, Kurkuma, Niem, Kanadische Gelbwurzel, Klettenwurzel, Rose und Lotus sind andere dienliche blutreinigende Kräuter, während Granatapfelsaft, süße

Orangen, rote Bete und Rosinen auch verwendet werden können. Blutreinigende Säfte sind beispielsweise Granatapfel-, Cranberry- und Korianderblättersaft. Isst man eine Zuckermelone und reibt danach deren innere weiße Haut auf die Haut, hilft dies, das Blut zu reinigen und Hauterkrankungen zu heilen. Günstige Edelsteine sind unter anderem Perle, rote Koralle, Amethyst, Rosenquarz und Jade.

Ergebnisse von Rakta Moksha: Zeichen und Symptome von ungenügendem Rakta Moksha (Ayoga)

Falls ein unzureichender Aderlass stattgefunden hat, kann dieser Mensch Zeichen von Entzündung, Röte, Irritation, Hautausschlägen, Urtikaria, brennenden Empfindungen und andere Pitta-Symptome zeigen. Wenn diese Symptome sich an der Stelle des Rakta Moksha äußern, kann man äußerlich eine Paste aus Kampfer, Tagara, Devadāru (*Berberis aristata, Begrannte Berberitze*), Niem, Kurkuma oder Kampfer auftragen, um die Pitta-Reaktion zu mildern. Falls es sich um allgemeine Symptome handeln, muss man Pitta-Dosha beruhigen und Bhumi Āmalakī nehmen.

Zeichen und Symptome von übermäßigem Rakta Moksha (Atiyoga)

Übertriebener Aderlass kann schwere Anämie, niedrigen Blutdruck, Ohnmacht, Atemlosigkeit, Husten und Schock auslösen. Bei schwerer Anämie lassen sich blutbildende Kräutermittel wie Loha Bhasma verabreichen. Eine Bluttransfusion ist bei schwerem Blutverlust vonnöten. Niedriger Blutdruck lässt sich verbessern, wenn man Goldwasser[5] sowie Süßholztee trinkt und genug Flüssigkeit zu sich nimmt. Bei schwerer Atemlosigkeit kann man über die Nase Sauerstoff geben oder langsam Süßholztee mit zehn Tropfen Mahānārāyanaöl trinken. Andere Symptome werden gemäß der beteiligten Doshas behandelt.

Zeichen und Symptome von richtigem Rakta Moksha (Samyaj Yoga)

Dies sind e entzündungshemmende Änderungen, Schmerzlinderung, verbesserte Durchblutung und eine generelle Beruhigung von Pitta-Dosha. Jede Verfärbung verschwindet und jemand gewinnt seine normale Hautfarbe zurück.

Nasya: Anwendung von Heilmitteln in der Nase

Die Nase ist die Tür zum Bewusstsein und der Weg zu unserer inneren Apotheke. Die Gabe von Medizin über die Nase heißt Nasya. Medikamente, die über die Nasengänge verabreicht werden, wirken direkt auf

5. Erwärmen Sie eine kleine Menge Gold in Wasser, dann entfernen Sie es und trinken Sie das Wasser.

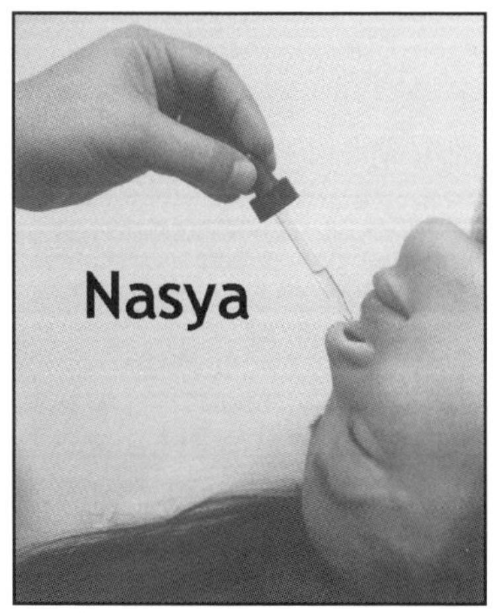

den Geist, Prāna und Udāna Vāta, Tarpaka Kapha, Sādhaka Pitta und Majjā Dhātu. Ein Übermaß an alten Körper-Doshas, die sich in den Nebenhöhlen, in Hals, Nase oder im Kopfbereich akkumuliert haben, lassen sich über die nächstmögliche Öffnung entfernen: die Nase.

Prāna ist die Lebenskraft und sie tritt durch den Atem über die Nase in den Körper ein. Prāna ist im Gehirn und unterstützt die sensorischen und motorischen Funktionen. Prāna lenkt auch die Gehirnaktivität. Gestörtes Prāna kann die Funktionen der psycho-neurologischen Aktivitäten beeinträchtigen und produziert Krämpfe, Kopfschmerzen, Gedächtnisverlust und veränderte Sinneswahrnehmung. Nasya kann eine Koordination zwischen den sensorischen und motorischen Funktionen herstellen und reinigt eine Vielzahl von Nādīs, die mit dem Gehirn und Rückenmark in Beziehung stehen. Daher wird es bei Prāna-Leiden, Nebenhöhlenverstopfung, Migränekopfschmerzen, Anfällen und bestimmten Augen- und Ohrenerkrankungen empfohlen.

Ohne Nasya ist das Pañchakarma eine unvollständige Entschlackung. Nasya hilft, die Entgiftungsmethode zu vervollständigen und noch von den vorherigen Pañchakarma-Therapien übrige Doshas zu beseitigen. Obgleich es über die Nase wirkt, hat Nasya einen breiten Wirkungsbereich und ist imstande, den Rest aller Doshas im ganzen Körper zu entfernen. Der unmittelbare Wirkungsbereich ist Udāna und Prāna Vāyu im Bereich oberhalb des Schlüsselbeins sowie Hals, Thymus, Schilddrüse, Stirnhöhlen, Augen, Ohren und das Gehirn selbst.

Die neuesten Theorien deuten an, dass Nasya auch die Bildung von Stammzellen anregen kann, die sich durch den Körper bewegen. Sie besitzen die Fähigkeit, die Körperorgane zu reparieren und regenerieren. Folglich ist Nasya eine wirksame Shodhana-Therapie, die auch in der āyurvedischen Dinācharya (täglichen Routine) zur Anwendung kommt.

Geben Sie Nasya auf leeren Magen mindestens eine Stunde vor oder nach dem Bad oder Sport. Üblicherweise liegt man dazu mit dem Kopf nach hinten gelegt und träufelt fünf Tropfen Nasya in jedes Nasenloch. Atmen Sie kurz ein und bleiben Sie dann etwa eine Minute liegen, damit das Nasya gut eindringen kann.

Allgemeine Indikationen für Nasya, mit Begründung

- Steifheit oder Schmerzen in Kopf, Nacken, Schultern oder Kiefer, weil Nasya auf Udāna und Prāna Vāyu wirkt.
- Kopfweh und Migräne, denn es wirkt auf die erweiterten Blutgefäße im Gehirn.
- Nebenhöhlenschmerzen und -verstopfung, da Nasya zu viel Tarpaka Kapha aus den Nebenhöhlen entfernt.

- Trockene Nasengänge, weil Öl-Nasya die Nasenschleimhaut befeuchtet.
- Zahnschmerzen, lockere Zähne und zurückgehendes Zahnfleisch, denn Nasya koordiniert die Wirkungen von Prāna und Udāna.
- Durch eine Vyāna-Vāyu-Störung verursachte zuckende oder hängende Augenlider werden mit Nasya behandelt.
- Kribbelnde Empfindungen im Gesicht – Nasya normalisiert das Prāna.
- Obstruktion in der Kehle wegen Polypen, gutartiger Schwellung oder Entzündung, denn trockenes Nasya hat Kapha reduzierende Eigenschaften und wirkt auf die Obstruktion.
- Uvulitis, Tonsillitis, Laryngitis und Pharyngitis können alle durch die entzündungshemmende Wirkung von Shamana Nasya verbessert werden.
- Die befeuchtende Wirkung von Nasya auf den Hals und die verbesserte Funktion von Udāna Vāyu hilft bei Sprachstörungen.
- Eine heisere Stimme wird durch Befeuchtung mit Nasya und die lindernde Wirkung auf die Kehle behandelt.
- Schlaganfall, weil Nasya auf das Gehirn wirkt.
- Parkinson, da Nasya zwischen Prāna Vāyu, Tarpaka Kapha und Sādhaka Pitta für Ordnung sorgt.
- Bell-Lähmung, denn Nasya verbessert den Tonus und die Koordination der mimischen Gesichtsmuskeln.
- Kropf, weil Nasya indirekt auf die Schilddrüse wirkt. Die Schilddrüse ist stark von Blutgefäßen durchzogen und Nasya verbessert die Durchblutung der Kapillaren.
- Glaukom, das durch Virechana Nasya verbessert wird, weil es den Augeninnendruck senkt.
- Hypophysen- oder Raum fordernder Tumor, da Nasya über Tarpaka Kapha auf die Hypophyse wirkt.
- Bewusstlosigkeit, Ohnmacht, Krämpfe und epileptische Anfälle lassen sich alle durch Nasya lindern, denn es verbessert die Hirndurchblutung und Koordination zwischen den sensorischen und motorischen Systemen.
- Verbrauchte sexuelle Energie. Die Epithelgewebe in der Nase stehen in funktioneller Verbindung zu den Hoden und Eierstöcken, folglich kann Nasya den Blutfluss zu den Sexualorganen verbessern.
- Alle Krankheiten im Bereich oberhalb des Schlüsselbeins, denn Nasya aktiviert Udāna Vāyu.
- Emotionaler Stress, weil Emotion stagniertes Prāna im limbischen Areal des Gehirns (dem Sitz der Emotionen) ist und Nasya dieses Prāna löst und über Sādhaka Pitta Zellintelligenz entfaltet.

Allgemeine Kontraindikationen für Nasya, mit Begründung

- Kleine Kinder (unter 7 Jahren) und ältere Menschen (über 80), da Furcht vor Ersticken besteht.
- Während der Schwangerschaft, denn es könnte uterine Kontraktionen auslösen.
- Zur Zeit der Menstruation, da Nasya die Aufwärtsenergie aktiviert, welche die abwärts verlaufende Monatsblutung stören kann.
- Eine Stunde vor oder nach Dusche oder Bad, weil Nasya das Fließen von Udāna Vāyu nach oben steigert, wohingegen Baden die Kreisbewegung von Vyāna stimuliert – wenn beide kurz hintereinander erfolgen, kann eines die Wirkung des anderen stören und Schwindel, Ungleichgewicht, Schluckauf oder verringerte Luftzufuhr erzeugen.
- Auf vollen Magen ruft Nasya möglicherweise antiperistaltische Bewegungen hervor und verursacht so Übelkeit, Erbrechen und Beschwerden im Magen.
- Sofort nachdem man ein Glas Wasser oder andere Flüssigkeiten getrunken hat.
- Akuter Durchfall, bei dem sich Apāna nach unten bewegt, da das Nasya die Energie aufwärts lenkt und eine Darmkolik nach sich ziehen kann.
- Intensiver Hunger oder Hypoglykämie, die durch hohes Jāthara Agni entstehen. Nasya verstärkt das Agni noch zusätzlich und erzeugt Schwindel durch Unterzucker.
- Durst und Dehydrierung treten wegen *Rasa Kshaya* auf, sorgen für ein Ungleichgewicht im Wasser-Elektrolythaushalt und Nasya kann zu einem plötzlich niedrigen Blutdruck und Ohnmacht führen.
- Sofort nach dem Sport, denn die Gewebe benötigen zu diesem Zeitpunkt mehr Prāna und Vyāna Vāyu wird aktiv, während Nasya das Udāna anregt, diesen Prozess stört und sogar Würgen zur Folge haben kann.
- Im Alkohol- oder Drogenrausch, der eine zerebrovaskuläre Dilatation verursacht, weil Nasya die Kapillaren im Gehirn zusätzlich erweitern und eine Ruptur oder Hämorrhagie verursachen kann.
- Akutes hohes Fieber wird durch hohes Pitta und Āma ausgelöst, die durch den Körper kreisen und Nasya drückt zu dieser Zeit das Āma möglicherweise ins Majjā Dhātu, was Hirnhautreizung oder schwere Kopfschmerzen zur Folge haben kann.
- Intensiver Kummer, wenn die Atmung ungleichmäßig und chaotisch ist, da Nasya eine Panikattacke, Würgen oder sogar Ersticken nach sich ziehen kann.

- Bald nach sexueller Aktivität. Sex ist eine kraftvolle körperliche Bewegung, welche die prānische Aktivität erhöht und Ojas erschöpft, somit ruft das Nasya vielleicht Erschöpfung hervor und schwächt das Prāna.
- Einige Stunden nach Vamana-, Virechana- oder Basti-Therapie. In diesem Zeitraum nach dem Pañchakarma bewegen sich die Doshas von den Dhātus zum Koshtha (Verdauungstrakt) und das Nasya könnte diesen Fluss stören.
- Gemeinsam mit einer Nasenspülung wie Neti, denn salziges Wasser und Öl zusammen können eine sekundäre Bakterieninfektion nach sich ziehen.

Spezielle Arten von Nasya

Shodhana, Pradhamana oder Virechana (reinigendes) Nasya. Trockene Kräuterpulver werden über einen kleinen Schlauch in jedes Nasenloch geblasen. Im Allgemeinen werden Substanzen wie Vacha (Kalmus), Brahmī (Gotu Kola), Jatamāmsi und Trikatu verwendet.

Spezielle Indikationen

- Kapha-Krankheiten wie Stirnhöhlenkopfschmerz, Schwere im Kopf, Erkältung, verstopfte Nase, Sinusitis, laufende Nase, chronische Rhinitis, verklebte Augen, heisere Stimme und zervikale Lymphadenitis. Diese Form von Nasya scheidet vor allem überschüssiges Kapha aus.
- Bakterielle Infektionen. Stockender Schleim mit bakteriellem Wachstum wird von Shodhana Nasya beseitigt.
- Epilepsie, krankhafte prānische Schwingungen aufgrund einer Kapha-Blockade. Nasya eliminiert das Kapha.
- Hautkrankheiten vom Kapha-Typ wie Ekzem und Psoriasis können durch dieses Nasya reduziert werden.
- Schläfrigkeit wird von erhöhtem Kapha im Majjā Dhātu verursacht, was dieses Nasya vermindern kann.
- Morbus Parkinson, wegen den vermehrten beweglichen und Vishama-Eigenschaften von Prāna, die durch eine Stockung von Tarpaka Kapha verursacht werden, das dieses Nasya eliminieren kann.
- Gehirntumore, wegen einer Stagnation von Tarpaka Kapha im Majjā Dhātu, das von Shodhana Nasya vermindert werden kann.
- Würmer. Wenn die Eier durch die Nasenschleimhäute wandern, eliminiert reinigendes Nasya sie.

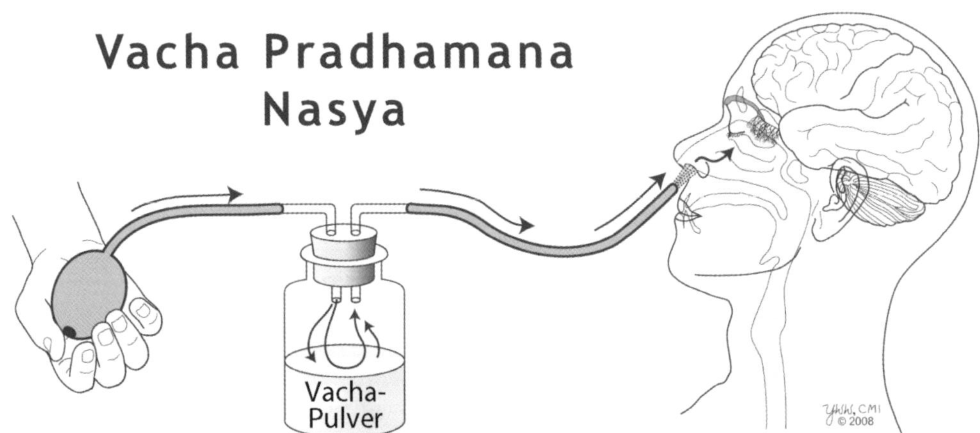

Spezielle Kontraindikationen

- Akuter Hunger. Dieses Nasya kann Agni übermäßig anregen und den Betreffenden schwindlig machen.
- Am gleichen Tag wie Rakta Moksha, weil Virechana Nasya und Rakta Moksha das Vāta-Dosha beide aggravieren können.
- Bis zu einem Monat nach einer Geburt. Die leere Gebärmutter sammelt Vāta und das kann durch dieses Nasya gereizt werden, Schmerzen im unteren Bauch, Schwindel oder Ohnmacht auslösen.
- Akuter anfallsartiger Husten, ein wiederholter, krampfartiger Husten wegen einer Irritation von Udāna Vāyu. Diese Art von Nasya kann die Irritation verstärken, indem es Udāna Vāta weiter verschärft.
- Allergisches Asthma oder Atemlosigkeit kann von zu viel Trockenheit im Prāna Vaha Srotas hervorgerufen werden, da die Symptome vom trockenen Kräuterpulver schlimmer werden.
- Bell-Lähmung (Gesichtslähmung), was auf vermehrtes Vāta im Majjā Dhātu zurückzuführen ist, kann durch das trockene Nasya verschärft werden.
- Auszehrung, was hohes Vāta im Māmsa Dhātu ist, kann durch dieses reinigende Nasya aggraviert werden.

Bruhana oder Tarpana (nährendes) Nasya. Besonders gut für Vāta-Dosha und Fälle von Dhātu Kshaya (erschöpftem Gewebe). Stärkende und tonisierende Stoffe werden durch die Nase gegeben. Gemeinhin eingesetzte Substanzen sind normales Ghee oder Shatāvarī-, Balā- oder Ashvagandhā-Ghee und medizierte Milch, Gurkensaft und verschiedene medizinische Öle. Insgesamt hat dieses Nasya eine anabolische Wirkung.

Spezielle Indikationen

- Vāta-Leiden. *Bruhana Nasya* besänftigt Vāta.
- Migräne oder Kopfschmerz vom Vāta-Typ, denn es nährt Majjā Dhātu und schwächt den Kopfschmerz ab.
- Trockenheit der Stimme, trockene Nase oder trockene Stirnhöhlen, da dieses Nasya die Stimmbänder, Nase und Nebenhöhlen befeuchtet.
- Verlust des Geruchssinns, verursacht durch *Prāna Dushti* im Majjā Dhātu und trockene Nervenenden in der Nase. Bruhana Nasya beruhigt die Nervenenden und bringt das Prāna ins Gleichgewicht.
- Nervosität, Angst, Furcht und Negativität entstehen durch hohes Vāta im Majjā und Nasya beruhigt Vāta im Majjā Dhātu.
- Schwindel oder Leere, durch die leichte Qualität von Vāta im Majjā Dhātu hervorgerufen, wird von Bruhana Nasya besänftigt.
- Ptose entsteht durch schlechten Augenlidtonus (ein Vāta-Leiden) und Bruhana Nasya nährt die Augenmuskeln und lindert diesen Zustand.
- Bursitis, d. h. vermindertes *Shleshaka Kapha* verursacht eine Reizung und Entzündung von *Shleshma Dhara Kalā* (den Schleimbeutel oder die Membranstruktur um ein Gelenk). Es wird von Bruhana Nasya beruhigt.
- Steifer Nacken, wegen des erhöhten Vātas in den Nackenmuskeln, was zu Härte und Anspannung führt.
- Zervikalspondylose, d. h. degenerative Osteoarthritis ausgelöst von hohem Vāta im Asthi. Bruhana Nasya besänftigt Vāta und fördert Asthi Dhātu.
- Schlaflosigkeit durch die vermehrte leichte und bewegliche Qualität von Vāta oder scharfe und heiße Eigenschaft von Pitta. Bruhana Nasya beruhigt diese Qualitäten und fördert so den Schlaf.
- Tinnitus ist auf hohes Vāta oder Pitta im Majjā Dhātu zurückzuführen, die von diesem Nasya beruhigt werden.
- Schwindel ist gesteigertes Vāta, das Pitta ins Majjā Dhātu drückt, was von Bruhana Nasya besänftigt wird.

Spezielle Kontraindikationen

- Alle Erkrankungen von zu hohem Kapha

Shamana (sedatives oder ausgleichendes) Nasya. Es werden medizierte Absude, Tees, frischer Kräutersaft oder medizinische Öle speziell für das jeweilige Dosha verwendet. Bestimmte Zubereitungen sind z. B. Brahmī-Ghee für Pitta, medizinischer Vacha-Absud für Kapha oder Vāta und Tikta Ghrita für Pitta oder Vāta, sowie Säfte aus Brahmī, Gudūchī, Aloe vera und Dūrvāgras.

Spezielle Indikationen

- Die meisten Pitta-Krankheiten, denn sie lassen sich mithilfe von Brahmī-Ghee und anderen *Shamana Nasya* besänftigen.
- Entzündliche Krankheiten, die durch Pitta beruhigende Shamana Nasya wie Tikta Ghrita behandelt werden.
- Konjunktivitis ist hohes Pitta in den Augen und erfährt mit Dūrvāgrassaft-Nasya Erleichterung.
- Blaue Stellen auf der Haut (intradermale Hämorrhagie)[6] werden mit astringentem Shamana Nasya behandelt.
- Alopezie ist eine Pitta-Erkrankungen, die durch Pitta beruhigendes Shamana Nasya gelindert wird.
- Lidrandentzündung ist übermäßiges Pitta, das eine Entzündung der Haarbälge und der Augen hervorruft und durch sedatives Nasya wie Aloe-vera-Saft besänftigt wird.
- Psoriasis von Kopfhaut und Nacken wird häufig durch ein Übermaß an Pitta unter der Haut verursacht und Shamana Nasya hilft dabei.
- Krämpfe entstehen wegen des überschüssigen Vātas und Pittas im Majjā Dhātu und können mit Brahmī Nasya und anderen Formen von Shamana Nasya behandelt werden.
- Ptose lässt sich mit Vacha Tailam-Nasya lindern.
- Ekzem oder Psoriasis der Kopfhaut wird von Tikta Ghrita oder Niemöl-Nasya erleichtert.
- Fieber ist zu viel Pitta und Āma im Rasa Dhātu, das durch ein Gudūchī Nasya dieser Art beruhigt wird.
- Nasenbluten, wegen einer trockenen Nase oder des hohen Pittas im Rasa und Rakta Dhātu. Shamana Nasya mit Dūrvāgras- oder Shatāvarī-Ghritam hilft mit beiden Ursachen.

Spezielle Kontraindikationen

- Keine – verwenden Sie einfach die richtige Substanz für das entsprechende Dosha-Ungleichgewicht.

Nāvana (befeuchtendes) Nasya. Das ist eine Form von *Snehana Nasya* (mit Öl) für Pitta-Vāta- oder Pitta-Kapha-Störungen. Es gibt dem Nacken und Kopf sofort Stärke und verbessert die Sehkraft, bringt geistige Klarheit und befeuchtet die Nasengänge. Zu den angewandten Stoffen gehören die medizinischen Ölpräparate Brahmī für Pitta und Vacha für Kapha oder Vāta. *Nāvana Nasya* lässt sich auch als Teil des Pañchakarma oder auf täglicher Basis durchführen. Die kann in Form von Bruhana Nasya (z. B. Balāöl)

---

6. Ekchymose – eine kleine Blutungsstelle, größer als ine Petechie, in Haut oder Schleimhaut, die einen flachen, gerundeten oder irregulären blauen oder leicht violetten Fleck bildet.

oder Shamana Nasya (z. B. Anu Tailam) sein, aber Nāvana Nasya hat nur eine kurzfristige Wirkung.

Spezielle Indikationen

- Trockene Augen oder Nase, verursacht von übermäßigem Vāta in den Nasenschleimhäuten oder der Bindehaut, werden durch dieses Nasya gemildert.
- Nasenbluten, von zu viel Vāta oder hohem Pitta ausgelöst und beide Arten lassen sich durch Nāvana Nasya lindern.
- Blockierte Nasengänge, Nasenpolypen oder Aufbau von Nasenschleim entstehen durch überschüssiges Vāta und Kapha und können mit einem befeuchtenden Nasya wie medizinischem Vachaöl behandelt werden.
- Nackenschmerzen, die durch Steifheit oder schlechte Haltung entstehen oder wegen des übersteigerten Vātas, lassen sich durch dieses Nasya lindern. Nicht alle Nackenschmerzen sind Steifheit oder schlechte Haltung.
- Schmerzen im Oberschulterblattnerv lassen sich durch Ashvagandhā- oder Dashamūla Tailam-Nasya lindern.
- Schlaflosigkeit wird durch ein mildes Muskatnuss- oder Jatamāmsi Tailam-Nasya gemildert.
- Haarausfall lässt sich mit Bhringarājaöl-Nasya behandeln.
- Bei Ohrenschmerzen kann durch Anu-Tailam-Nasya Abhilfe geschaffen werden.
- Zurückgehendes Zahnfleisch und empfindliche Zähne lassen sich mit Sesamöl- oder Senföl-Nāvana-Nasya mildern.

Spezielle Kontraindikationen

- Keine – verwenden Sie einfach die richtige Substanz für das entsprechende Dosha-Ungleichgewicht.

Marsha. Der kleine Finger wird in eine kleine Menge medizinisches Ghee oder Öl getaucht und in die Nasenlöcher eingeführt. Zusammen mit einer sanften Massage hilft dies, Stress abzubauen. Es fördert Tarpaka Kapha und gleicht Prāna Vāta und Sādhaka Pitta aus. *Marsha* kann man hin und wieder oder täglich ausführen, in dem Fall spricht man von *Pratimarsha.*

Pratimarsha: Marsha auf täglicher Basis. Man kann diese Behandlung jeden Morgen und Abend auf leeren Magen anwenden. Diese Form von Nasya kann bei vielen Beschwerden hilfreich sein.

Für Marsha und Pratimarsha Nasya werden die inneren Nasenwände langsam massiert, zuerst im Uhrzeigersinn, dann entgegengesetzt. Dank des Ghees lässt sich die Nase sanft massieren ohne die Schleimhäute zu verletzen oder die Nasenlöcher übermäßig zu dehnen. Der Fingernagel muss kurz sein, damit die zarten Schleimhäute nicht verletzt werden. Auf diese Weise lassen sich Emotionen, die in den Atemwegen blockiert sind, lösen und die Atemmuster verändern sich. Pratimarsha Nasya beruhigt Prāna, entspannt die Muskeln und entfaltet Gelassenheit.

Marsha oder Pratimarsha Nasya wird (an diesem Tag) nach Ausscheidung von Urin und Stuhl verabreicht. Folgende Zeiten eignen sich:

- in der Früh und am Abend
- nach verabreichtem Vamana
- nach einem Schläfchen oder einer Siesta
- nach einem langen Spaziergang
- nach schwerem Sport oder Anstrengung
- nach einer Massage an Füßen oder Kopfhaut
- nach *Netra Bindu* (Augentropfen)
- nach dem Zähneputzen und Schaben der Zunge
- nach längerem lautem Lachen

Spezielle Indikationen

- Stress, da dies die lange im Majjā Dhātu oder Mano Vaha Srotas bestehenden, unausgewogenen Doshas ins Gleichgewicht bringt.
- Die gleichen Indikationen wie für Nāvana Nasya, aber eingesetzt, wenn jemand sehr beschäftigt ist, denn er oder sie hat dann nur Zeit für Marsha Nasya.

Spezielle Kontraindikationen

- Keine – verwenden Sie einfach die richtige Substanz für das entsprechende Dosha-Ungleichgewicht.

Avapīdana (ausgedrückter Brei). Dies ist eine Form von Nasya, das frisch ausgedrückte Kräuterbreie verwendet. Beispiele sind frische Brahmīblätter, Ingwerwurzel, Knoblauch, Zwiebel und Korianderblätter. Es wirkt sofort und hilft speziell im Fall von Bewusstlosigkeit, Ohnmacht, geistiger Verwirrung, Schock und Epilepsie.

Spezielle Indikationen

- Bewusstlosigkeit
- Ohnmacht
- Geistige Verwirrung oder Schock
- Illusion oder Einbildung
- Schwere Kopfschmerzen
- Epileptische Schüttelkrämpfe
- Borderline-Persönlichkeitsstörung

Andere Arten von Nasya

Charaka hat auch viele andere Arten von Nasya wie *Phala* (gemahlene Früchte), *Pātra* (Blätter), *Mūla* (Wurzeln), *Kānda* (Wurzelknollen), *Pushpa* (Blumen), *Niryāsa* (Harz oder Saft) und *Tvak* (Rinde oder Schale) *Nasya* erwähnt.

Zeitpunkt für die Anwendung von Nasya

Die Zeit zur Anwendung von Nasya variiert anhand des vorherrschenden Vikruti Dosha. Bei Kapha-Erkrankungen wird Nasya gewöhnlich morgens und abends durchgeführt. Bei Pitta-Leiden kann es mitten am Tag gegeben werden. Bei Vāta-Krankheiten wird Nasya am besten zur Morgen- und Abenddämmerung verabreicht.

Falls es keine besondere Vikruti gibt, kann man die Regeln für das Verabreichen des Nasya gemäß der aktuellen Jahreszeit geben. Im Herbst, Winter oder Frühling sollte Nasya am frühen Vormittag durchgeführt werden. Im Sommer macht man Nasya am besten mitten am Tag.

Verwenden Sie Nasya nicht länger als eine Woche am Stück. Eine Ausnahme besteht bei Menschen, die an Sinusitis oder Rhinitis leiden. In dem Fall kann es für längere Zeiträume eingesetzt werden, am besten gefolgt vom Einatmen von Dampf, wobei man fünf Tropfen Eukalyptusöl ins heiße Wasser gibt.

Dosierung für flüssiges Nasya

Kinder: 3 Tropfen in jedes Nasenloch

Erwachsene: 5 Tropfen in jedes Nasenloch – geben Sie einen Tropfen auf jeden Teil des Nasenlochs, das einem der fünf Elemente zugeordnet wird.

Elemente im Atem

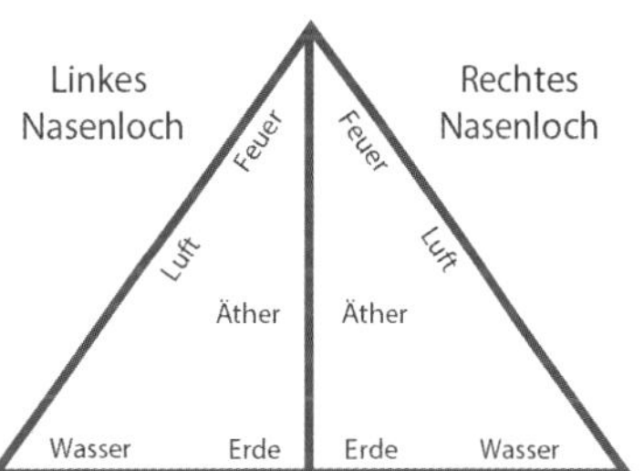

Dosierung für Pulver-Nasya

Kinder oder Erwachsene: Nehmen Sie das Pulver mit drei Fingern (Daumen, Zeige- und Mittelfinger) und benutzen Sie diese Menge für beide Nasenlöcher, eine Hälfte in jedes Nasenloch.

Nasya Vyāpad (Komplikationen)

Führt man Nasya zur falschen Zeit durch (wie an einem bewölkten Tag), ohne richtige Vorbereitung, mit unangemessener Dosierung, im falschen Alter oder für die falschen Indikationen, kann dies Probleme hervorrufen. Ursachen für Komplikationen wären z. B., wenn man Nasya bei bestehender Verdauungsstörung durchführt oder nachdem man Wasser oder andere Flüssigkeiten getrunken hat.

Zeichen und Symptome von ungenügendem Nasya (Ayoga)

Nasya kann unter Umständen die Symptome eines Dosha unnötig anregen, je nach Vikruti des Einzelnen. Dies könnten Vāta-Symptome wie trockene Augen oder Nase, Nasenreizung, Niesen, Husten, Schlaflosigkeit und Kopfschmerzen sein, Pitta-Symptome wie Entzündung und Brennen in der Nase oder Kapha-Beschwerden wie eine verstopfte Nase und verstopfte Stirnhöhlen.

Zeichen und Symptome von übermäßigem Nasya (Atiyoga)

Unverhältnismäßig öliges Nasya kann Symptome von vermehrtem Kapha wie Schwere im Kopf, geistige Trägheit oder Verwirrung, müde Augen, Nebenhöhlenverstopfung, Kopfweh und möglicherweise eine Erkältung oder Husten zur Folge haben. Andererseits mag exzessives trockenes Nasya Symptome von hohem Vāta wie trockene Augen oder Nase, Nasenreizung und Kopfschmerzen auslösen.

Zeichen und Symptome von richtigem Nasya (Samyaj Yoga)

Nasya kann Spannung im Nacken lösen, Nase und Hals befeuchten und eine melodische Stimme, leichte Atmung, gesunden Schlaf, geistige Klarheit und Leichtigkeit im Kopf entfalten. Schmerzhafte Symptome erfahren Erleichterung oder verschwinden völlig.

Pashchāt Karma: Maßnahmen nach dem Pañchakarma

A. Āhāra (Ernährungsweise)

Das Āyurveda spricht ausführlich über *Samāhāra*, also eine ausgewogene Ernährung je nach Prakruti und Vikruti des Einzelnen. Das basiert auf Lebensmitteln, welche die überwiegende Vikruti Dosha oder Doshas ausgleichen. Das Āyurveda führt zudem verschiedene Kategorien unbekömmlicher Essgewohnheiten auf. Die erste ist *Vishama Ashana,* nämlich unverträgliche Lebensmittelkombinationen wie Früchte mit Getreide essen. Die zweite ist *Amātrā Ashana,* d. h. jenseits der eigenen Kapazität zu essen oder in falschen Mengen – entweder zu viel oder zu wenig. Die geeignete Menge hängt von der Stärke des Agni beim Einzelnen ab. *Adhyāshana* ist die dritte Praxis und heißt, mehr zu essen, ehe das vorherige Mahl verdaut ist. Jemand hat beispielsweise vor kurzem zu Mittag gegessen und isst eine Stunde später bereits ein Stück Pizza. Die vierte unbekömmliche Essgewohnheit nennt man *Paryushita Ashana,* nämlich Reste essen. Dies bedeutet im Allgemeinen, dass man Essen vom Vortag oder früher zu sich nimmt.

Nach dem Pañchakarma ist das Verdauungsfeuer geringer, weil jede größere Reinigung das Agni verlangsamt. Nasya hemmt Agni nicht, doch Vamana, Virechana, Basti und Rakta Moksha können das Verdauungsfeuer alle reduzieren. Deswegen ist es nicht gut, nach Pañchakarma schweres Essen einzunehmen und es ist wichtig, die oben angeführten unbekömmlichen Praktiken zu vermeiden. Im Āyurveda gilt, dass man zu der Zeit gemäß Sansarjana Krama essen sollte, das bedeutet das Verdauungsfeuer (Agni) allmählich wieder anzufachen.

Zunächst isst man Manda, den Schaum des Reiswassers, aus weichem, gut gekochtem Reis. Er ist leicht und leicht verdaulich. Dann macht derjenige mit Peya weiter, einem trinkbaren Reisschleim oder Kanji, das etwas dicker als Manda ist. Vilepī wird als nächstes gegessen. Es ist ein Reisbrei, der dicker als Peya ist. Dann macht der Betreffende mit Suppen weiter: als erstes Akruta Yūsha, eine fade und ungewürzte Suppe, dann Kruta Yūsha, die ähnlich, aber mit Salz und Gewürzen wie Zimt, Kardamom, Kreuzkümmel oder Senf zubereitet wird. Schließlich beginnt der Patient, Odana zu essen, gekochten Reis.

Wie lange dieser Mensch jedes dieser Nahrungsmittel isst, hängt von Prakruti, Vikruti und Stärke des Agni beim Betreffenden ab. Normalerweise isst man jedes davon jeweils einen Tag. Zum Beispiel trinkt man am ersten Tag nach Pañchakarma Reiswasserschaum, am nächsten Tag einen dünnen Schleim (Peya), am dritten Tag Vilepī usw.

Tabelle 25: Sansarjana Krama: Agni allmählich anfachen

Stadien	Definition	Genährtes Dhātu
Manda	Reiswasserschaum	Rasa
Peya	Trinkbarer Reisschleim (Kanji)	Rakta
Vilepī	Reisbrei	Māmsa
Akruta Yūsha	Fade Suppe	Meda
Kruta Yūsha	Gewürzte und gesalzene Suppe	Asthi
Odana	Gekochter Reis mit Salz	Majjā
Kruta Odana mit Ghee und Urid-Dal-Suppe oder Rasa[a]	Gewürzter Reis mit Ghee und Urid-Dal-Suppe oder Fleischbrühe	Shukra / ārtava fördert Ojas

a. Rasa ist Fleischbrühe wie z. B. Hühnerbrühe.

Diese Art von Sansarjana Krama ist auch bei Patienten mit Typhus, schwerer Infektion und akutem Durchfall oder Ruhr wirksam sowie bei all jenen, die kein schweres Essen verdauen können. Aus dem gleichen Grund befolgt ein Pañchakarma-Patient Sansarjana Krama, bis Agni stark genug für Odana (Reis) und andere feste Speisen ist. Stellen Sie sich das so vor, als würden Sie ein Feuer anfachen. Ein Funken verursacht eine Flamme und dann fügt man kleine Späne hinzu, allmählich immer größere Holzstücke, bis schließlich sogar ein großer Balken verbrennen kann. Sobald das Agni voll angefacht ist, folgt man einer Dosha besänftigenden und Dhātu unterstützenden Kost.

Leider befolgen āyurvedische Ärzte in der heutigen Zeit selten Sansarjana Krama. In der Praxis finden es viele Patienten schwierig, den Einschränkungen von Sansarjana Krama zu folgen. In dem Fall ist ihnen zu raten, eine Woche oder länger nach dem Pañchakarma Kitchari zu essen. Doch manche Patienten verdauen das Kitchari nicht vollständig, somit baut es Āma in ihrem System auf, was sich als Belag auf der Zunge zeigt. Dies geschieht, weil das Agni desjenigen noch nicht stark genug ist, um so ein festes Essen sofort nach den Pañchakarma-Behandlungen zu verdauen und es kann zu einem Wiederaufflammen der vorherigen Zeichen und Symptome kommen. Oft bezeichnet man dieses Phänomen als Heilkrise, doch es geschieht eigentlich wegen einer Akkumulierung von zusätzlichem Āma im System.

Kapitel 4, „Nahrung als Medizin" und der Anhang enthalten Ernährungsleitlinien für jedes Dosha. Diese können nach Rückkehr zu einer normalen Diät befolgt werden, die sich gegen erhöhte Doshas richtet.

B. Vihāra (tägliche Aktivität oder Lebensweise)

Es gibt vier Hauptkategorien von Vihāra, nämlich:

1. Kāyikā (physische Therapien wie Sport und Yoga-Āsana)
2. Vāchika (Sprachtherapie, Mantren chanten, heilige Lieder und Heiltöne singen)
3. Mānasika (geistige Therapien wie Kontemplation und positive Affirmationen, um die richtige Aufmerksamkeit und Intention herzustellen)
4. *Ātmika* (spirituelles Erwachen durch Meditation)

Sie lassen sich noch weiter in die spezifischen, unten genannten Therapien unterteilen.

Minimale körperliche Aktivität erhöht Kapha-Dosha und Meda Dhātu und macht den Betreffenden dicklich und ohne Tonus. Solch eine Person verliert Ausdauer und Stärke. Allerdings ist ruhig dasitzen und ausruhen eine gut Verjüngung für aggraviertes Vāta-Dosha und besonders für geschwächte Patienten mit Auszehrung, Dehydrierung oder Muskelschwund.

Vihāra umfasst auch eine angemessene Lebensführung für die besondere Umwelt, in der ein Mensch lebt. Man muss die Vihāra entsprechend dem Aufenthaltsort, der Jahreszeit und dem Zustand der Doshas anpassen. Es folgt eine Liste einiger speziellerer Methoden von Vihāra.

Āsya Sukham

Āsya Sukham bedeutet ruhig dasitzen und bequem nichts tun. Dies hilft, die Doshas zurück zum Verdauungstrakt zu bringen. Daher beruhigt diese Art von Vihāra Vāta und Pitta, denn diese zwei Doshas sind beweglich. Bei einer extremen Vāta- oder Pitta-Störung muss man einfach nur ausruhen, lesen und entspannen, denn dies nährt die Gewebe und beruhigt die Doshas. Āsya ist nicht gut für Kapha-Personen oder dickleibige Leute.

Advan

Advan entspricht dem Gehen einer langen Strecke und hat genau die entgegengesetzten Wirkungen zu denen von Āsya. Es steigert die Bewegung, verbessert Kreislauf und Ausdauer und erhöht Muskeltonus, Kraft und Koordination. Advan ist die beste Vihāra für Kapha-Dosha und für Leute mit übermäßigem Meda Dhātu. Geht man eine lange Strecke, erhöht dies zudem den Stoffwechsel, facht Meda Agni an, reduziert überschüssiges Fett und erhöht Stärke und Durchhaltevermögen. Es ist gut für Adipositas, hohe Triglyceride, erhöhtes Cholesterin und Hypotonie (Bluthochdruck). Schnelles Gehen kann Vāta- und Pitta-Dosha steigern und geht man in der heißen Sonne, löst das Pitta noch besonders aus, ist jedoch für Kapha-Typen und jene, die mehr Sport treiben sollten, am förderlichsten.

Chankraman steht für einen kurzen Spaziergang (sagen wir 800 m) in gemäßigter Geschwindigkeit, was vor allem für Vāta-Typen wohltuend ist. Es stellt das normale Fließen von Vāta-Dosha wieder her und kann im Fall von Gicht, Arthritis oder schwerer Erschöpfung helfen. Ein langer, strammer Spaziergang ist am besten für Kapha (sagen wir 3,2 bis 4,8 km), während Pitta-Typen eine vernünftige Entfernung (sagen wir 1,6 bis 3,2 km) in maßvoller Geschwindigkeit laufen. Idealerweise sollte derjenige ein wenig unter den Achseln schwitzen, aber keine heftige Transpiration haben.

Ein kurzer Spaziergang von 30 Minuten täglich ist eine gute Form von Sport für fast alle Menschen jeden Alters. Gehen verbessert die Durchblutung, hilft Verdauung, Absorption, Verwertung und Ausscheidung und erhöht die Lebensspanne.

Pādatrānam

Pādatrānam heißt, das richtige Schuhwerk zu tragen. Es ist besonders wichtig, an heißen Tagen nicht barfuß auf geteerten Wegen zu gehen, da dies die Fußsohlen verbrennen und letztendlich zu brennenden Augen, Haarausfall und allgemein verstärktem Pitta führen kann. Heutzutage gibt es spezielle Akupressurschuhe mit kleinen Gumminoppen auf der Sohle. Sie erzeugen Druck auf die Energiepunkte der Fußsohlen, während man geht und schicken Botschaften an die entsprechenden inneren Organe. Barfuß gehen ist eine natürliche Reflexzonenbehandlung und besonders gut für einen Kapha-Menschen. Beachten Sie, dass Diabetiker aufpassen müssen, dass sie nicht auf einen Nagel oder Dorn treten, denn sie sind anfällig für Infektion.

Jeder Mensch hat eine einmalige Art zu gehen. Wenn Sie sich nach ein paar Monaten die Schuhe ansehen, erkennen Sie, dass sie an bestimmten Stellen abgenutzt sind. Demzufolge ist es wichtig, dass Schuhe ersetzt werden, ehe sie voll ausgetreten sind. Ansonsten befinden sich die Fußsohlen und Schuhe vielleicht nicht auf gleicher Höhe und dies kann Schmerzen im unteren Rücken nach sich ziehen. Manche Schuhe haben eine Sprungfeder in der Ferse, die dabei helfen kann, den Schock der auf den Boden treffenden Sohlen abzufedern und dadurch die Rückenschmerzen mildern.

In der heutigen Zeit tragen Frauen häufig Schuhe mit hohem Absatz. Obwohl ihnen gefallen mag, wie sie damit aussehen, kann es den Beckengürtel nach vorn kippen und Diskushernie, Ischias oder Schmerzen im unteren Rücken zur Folge haben. Auch wenn hohe Absätze schön aussehen, dienen sie nicht dem richtigen Zweck – nämlich der Gesundheit der Frau.

Chhatradhārana

Chhatram bedeutet Schirm. Der gesunde Menschenverstand rät einem, zum Schutz gegen Regen oder helle Sonne einen Schirm zu tragen. Das allgemeine Prinzip besagt, dass man sich vor den Elementen wie starkem Wind, Gewittern oder heißer Sonne schützen sollte. Diese Dinge verstärken die Doshas (vor allem Vāta und Pitta) und erzeugen Abgeschlagenheit.

Ātapa

Ātapa entspricht der Sonne. Der Aufenthalt in starker Sonne kann Pitta auslösen, da es zu Durst, Transpiration, brennenden Empfindungen, Sonnenbrand und sogar Ohnmacht führen kann. Liegt man am frühen Morgen oder Spätnachmittag in der angenehmen Sonne, ist dies jedoch gut für den Kreislauf, verstärkt Agni und verbessert die Hautfarbe. Sonnenbaden steigert die Durchblutung und fördert das Schwitzen, setzt somit Kapha- und Vāta-Dosha herab. Andererseits ist Mondbaden kühlend und besser für Pitta-Typen.

Chhāya

Das bedeutet Aufenthalt im Schatten, der angenehm, beruhigend, kühlend und besänftigend für Pitta-Dosha ist. Das Mondlicht ist weich und sanft, was es kühlend und beruhigend macht und auch Entzündung reduziert und Pitta-Dosha beruhigt.

Kāyikā Vihāra

Kāyikā Vihāra bedeutet, Yoga-Āsana und Prānāyāma zur rechten Zeit und am rechten Ort ausgeführt und dabei nachher beim Gehen eine gute Haltung bewahren. Viele Leute gewöhnen sich an, den Rücken zu beugen und mit verdrehter Wirbelsäule zu laufen. Dies resultiert unter Umständen in skoliotischen oder kyphotischen Veränderungen. Kāyikā Vihāra bedeutet auch, der allgemeinen Erscheinung des Körpers die angemessene Aufmerksamkeit zu widmen, dazu gehören Gang, Haar und Zähne.

Eine Unterkategorie von Kāyikā Vihāra ist *Vāchika Vihāra,* also eine angenehme, süße Wahrheit mit liebevollen und mitfühlenden Worten zu sprechen. Das Āyurveda spricht sehr viel davon, wie man kommunizieren sollte. Verwenden Sie höfliche Worte und reden Sie nicht zu viel, sondern geben auch anderen Leute eine Chance zu sprechen. Unterbrechen Sie nicht, wenn zwei Leute reden. Benutzen Sie keinen beleidigenden, scharfen oder harten Worte. Sprechen Sie stattdessen süße, angenehme, liebevolle Worte und andere Leute werden sich in Ihrer Gegenwart wohl fühlen.

Dhyāna

Dhyāna steht für Meditation. Hören Sie immer sorgfältig zu, achten Sie auf Ihre Umgebung und rezitieren Sie im Stillen ein Mantra, wenn Ihr Geist geschwätzig ist. Das Āyurveda erklärt, man sollte ein Mantra haben, das einem von einem Guru gegeben wurde und dieses Mantra sollte geheim gehalten werden. Verwenden Sie dieses Mantra zur Meditation für mindestens 15 Minuten am Morgen und weitere 15 Minuten am Abend oder bevor Sie schlafen gehen. Setzen Sie das Mantra auch in Krisenzeiten oder bei emotionaler Reaktion ein, denn dies hilft, den Verstand zu beruhigen. Wiederholen Sie das Mantra nicht mechanisch. Während Sie das Mantra aufsagen, fragen Sie: „Wer spricht dieses Mantra?“ und „Was ist hinter dem Mantra?“ Wird das Mantra von Verlangen gesprochen oder von einer Erwartung? Kehren Sie zurück zur Quelle des Mantras – Ihrem reinen Selbst, das universelles Bewusstsein ist. Das Mantra öffnet die Tür und sie werden zu glückseligem, göttlichem Bewusstsein. Heilung geschieht spontan und die Mantra-Meditation hilft Ihnen dabei, Ihr Leben zu genießen, wie es ist.

C. Rasāyana

Rasāyana heißt Verjüngungstherapie und ist der wichtigste Aspekt von Pashchāt Karma. Rasāyana ähnelt dem Vorgang des Kleiderfärbens, nachdem sie gewaschen wurden. Der Reinigungsablauf entspricht dem Pañchakarma und das Färben dem Rasāyana Chikitsā. Das Āyurveda empfiehlt Rasāyana anhand der vorherrschenden Prakruti und Vikruti Dosha, jeglichem schwachen Dhātu oder Organ und für Verstand und Gedächtnis. Es gibt auch spezifische *Āchāra Rasāyanas* zur Verjüngung unseres Benehmens und der Nährung unserer Beziehungen.[7]

D. Prāyogika Nasya

Prāyogika Nasya ist auch bekannt als Pratimarsha Nasya. Marsha Nasya bedeutet, die Fingernägel kurz zu schneiden und zu feilen und dann Ghee auf den kleinen Finger zu geben und sanft in die Nase einzuführen, ein Nasenloch nach dem anderen. Atmen Sie leicht durch den Mund, während Sie das Ghee in die Nasenlöcher geben. Dies beruhigt alle drei Doshas. Pratimarsha heißt einfach tägliches Marsha Nasya. Prāyogika oder Pratimarsha Nasya ist für alle Leute zu jeder Jahreszeit empfehlenswert. Die einzige Einschränkung besteht darin, dass es nicht innerhalb von einer Stunde nach dem Baden, Essen oder Liebemachen erfolgen sollte.

E. Dhūmana

Dhūmana entspricht der Einatmung vom Rauch bestimmter Kräuter. Dhūmana wird manchmal als Pashchāt Karma eingesetzt und besonders als Maßnahme nach Vamana. Wie Prāyogika Nasya ist auch Dhūmana eine Form von *Shesha Dosha Nirharana*, ein Begriff, der für „Beseitigung der restlichen Doshas“ nach Pañchakarma steht. Dhūmana hilft, diese übrigen Doshas aus den Stirnhöhlen und dem gesamten Prāna Vaha Srotas zu eliminieren.

Man muss die passenden Substanzen auf richtige Weise einsetzen, um ein gutes Ergebnis von Dhūmana zu erhalten. Die Kräuter werden je nach Prakruti und Vikruti des Betreffenden ausgewählt sowie nach der Art des Pañchakarma, das durchgeführt wurde. Beispielsweise sind Tagara, Ashvagandhā, Dashamūla, Tulsi und Ajwan ein hilfreiches Dhūmana für einen Vāta-Menschen. Kamille, Sandelholz, Lotus und Rose sind wirkungsvoll für einen Pitta-Menschen, während ein Kapha-Mensch Süßholz, Manjishthā, Mustā, Eisenholz, Zimt, Nelken und Ajwan nehmen kann.

Für Dhūmana stopft man die Kräuter in eine kleine Pfeife, zündet die Mischung an und inhaliert den Rauch. Laut dem Āyurveda soll man durch ein Nasenloch einatmen, indem man die Pfeife an dieses Nasenloch hält und das andere Nasenloch zuhält und dann durch den Mund ausatmet. Wechseln Sie zwischen beiden

7. Siehe auch Kapitel 13, „Rasāyana Chikitsā“.

Nasenlöchern ab. Machen Sie es keinesfalls andersherum, indem Sie durch den Mund ein- und durch die Nase ausatmen, denn dies kann sich negativ auf die Sehkraft auswirken. Benutzen Sie keinen Tabak, Marihuana oder psychedelische Kräuter, da diese den Mano Vaha Srotas nachteilig beeinflussen können.

Dhūmana hilft, die Nebenhöhlen zu reinigen, das Sehvermögen zu verbessern, Agni anzuregen, den Kreislauf zu verbessern, den Geist aufmerksam zu machen und die Klarheit der Wahrnehmung zu erhöhen. Es hat eine Affinität für Lungen, Herz, Gehirn und Stirnhöhlen. Dhūmana ist bei schweren Leiden des Prāna Vaha Srotas wie Tuberkulose, Brustfellentzündung und Lungenkrebs kontraindiziert.

Äußere Shodhana

Kshāra Karma

Kshāra steht für eine ätzende, alkalisch reizende Substanz und *Kshāra Karma* ist eine Art von pflanzlicher oder chemischer Verätzung. Diese Stoffe kommen manchmal bei Lekhana zum Einsatz, das übermäßiges Fett und Giftstoffe wegschabt. Das kshāra oder ätzend alkalische Material stammt von bestimmten scharfen, durchdringenden, penetranten Substanzen, die jedes unerwünschte Wachstum wie Warzen, Hautanhängsel, Tumore, Fettwucherungen oder Polypen auflösen. Eine elektrische Verätzung fällt ebenfalls in die Kategorie Kshāra Karma.

Eine äußere Anwendung von Kshāra wird zur Entfernung äußerer Hämorrhoiden, Warzen, Hühneraugen, Kalkgeschwulste, Hautwucherungen, Tumore, Fisteln im Enddarm, nicht heilender Geschwüre auf der Haut oder jeder anderen krankhaften Hautwucherung durchgeführt. Wenn jemand beispielsweise eine Warze hat, kann man einen Faden, der in einer Kshāra-Substanz getränkt wurde, um den Ansatz binden. Nach ein paar Tagen löst sie sich auf und das tote Gewebe fällt ab. Die Anwendung von Kshāra mit einem Faden heißt *Kshāra Sūtra* und man kann dies auch bei Patienten mit Fisteln oder Analhämorrhoiden durchführen. Substanzen für äußeres Kshāra Karma sind beispielsweise Papad Khara, Tuttha, Sajja Kshāra, Deodara und Alaun. Das sind spezielle, in Indien verwendete Kräutermittel. Diese Form von Kshāra Karma ist eine besondere chirurgische Technik, die einen stationären Aufenthalt erforderlich macht.

Führen Sie Kshāra Karma nicht an lebenswichtigen Marmapunkten aus, da dies für den Patienten fatal sein kann, ebenso wenig bei Babys, geschwächten Patienten oder furchtsamen älteren Menschen. Kshāra Karma ist außerdem bei Aszites, Ödem, Dehydrierung, Diabetes, Tuberkulose, Blutungsstörungen und während der Menstruation oder Schwangerschaft kontraindiziert.

Shāstra Karma / Shalya Tantra

Shāstra Karma heißt chirurgischer Eingriff. Die āyurvedische Chirurgie wird von Sushruta in seinem Buch, *Sushruta Samhitā*, genau beschrieben. Er erklärt, wie man mithilfc lokaler Anästhesie Abszesse öffnet und drainiert, wie man eine Warze oder einen subkutanen Tumor entfernt und viele andere chirurgische Abläufe, in Verbindung mit ihren Maßnahmen vor und nach dem Eingriff. Dieses Spezialgebiet des Āyurveda wird auch *Shalya Tantra* genannt.

Innere Kshāra Karma wird auch im āyurveda durchgeführt. Sie nutzt durchdringende Heilkräuter wie Dantī, Hing (Asafoetida), Vacha, Ativishā, Kutki, Chitrak und Trikatu. Innere Kshāra Karma sollte nicht bei Menschen mit verschärftem Vāta oder Pitta erfolgen, und ebenso wenig bei Fieber, Durchfall, extremer Anämie, Blutungsstörungen, Diabetes, Colitis ulcerosa oder bei jemandem, der kürzlich einen Herzinfarkt hatte oder sich einer Abführungstherapie unterzieht. Sie eignet sich am besten für Kapha Dushti und Meda Dushti.

Agni Karma

Agni Karma ist die lokale Anwendung von Wärme auf einen Marmapunkt oder einen pathologischen Bereich der Haut. Es ist eine Art von Hautverbrennung für medizinische Zwecke. Agni Karma benutzt einen Stab aus Kupfer, Silber, Gold oder Ton mit glühender Kohle am Ende. Dies wird an der Stelle einer warzigen Wucherung oder schmerzhaften, krankhaften Knochengeschwulst vorsichtig auf die Haut getupft. Agni Karma lässt sich auch an einem Hühnerauge, Fersensporn oder jeder, von Osteoarthritis betroffenen Stelle anwenden. Es ist scharf, intensiv und durchdringend und erzeugt eine oberflächliche Verbrennung. Danach wird ein Verband mit *Shata Dhauta Ghrita* (100 mal gewaschenem Ghee) um die Stelle der Verbrennung gewickelt, um die Heilung zu unterstützen. Agni Karma besänftigt Vāta-Dosha sofort und entfernt ein Übermaß an Kapha. Deshalb wird es für unterschiedliche Vāta- und Kapha-Leiden eingesetzt, sollte jedoch nicht bei Erkrankungen mit hohem Pitta zur Anwendung kommen.

Agni Karma kann auf dicker Haut wie Fußsohlen oder Knien durchgeführt werden. Es sollte nicht an empfindlichen Stellen, besonders den Genitalien und dem Schambein, zum Einsatz kommen. Das ist eine effektive Methode, um Schmerzen zu behandeln, muss aber von einem erfahrenen Arzt durchgeführt werden und wird nur in bestimmten Situationen angewandt. Bei Patienten mit Diabetes, Krebs, Tuberkulose, Neuropathie, Bluthochdruck, kurz zurückliegendem Herzinfarkt und chronischen konsumtiven Erkrankungen ist es streng kontraindiziert.

Agni Karma lässt sich auch als Form von Schocktherapie bei psychischen Krankheiten wie Schizophrenie oder akuter Manie anwenden, bei denen ein Patient ungehobelt wird oder sich in unkontrollierter Gewalt ergeht. In solchen Fällen hängt das Vāta-Dosha im Majjā Dhātu fest. Agni Karma wird an der großen Zehe oder der Ferse eingesetzt oder sogar im Schläfenbereich, was aber nur von einem äußerst erfahrenen āyurvedischen Arzt getan werden sollte. Bei richtiger Durchführung kann die Schockwirkung des

Agni Karma dazu führen, dass Vāta rasch an seinen Platz zurückkehrt und der Betroffene sich sofort beruhigt.

Pralepa Karma

Pralepa, auch *Pratisara* genannt, entspricht der äußeren Anwendung einer warmen Kräuterpaste, von medizinischem Öl oder medizinischem Ghee. Wenn eine Person z. B. ein nicht heilendes diabetisches Geschwür hat, reinigt man den vereiterten Bereich mit abgesiebtem Triphalā-Tee oder Niemtee und wendet dann äußerlich Süßholz-Ghee, Ropana Tailam oder Shodhana Tailam an (die letzten zwei sind āyurvedische medizinische Öle). Jemand mit Aphthen im Mund kann dort ½ Teelöffel Kurkuma mit einem Teelöffel Honig auftragen. Das ist eine Form von *Pralepa Karma.*

9

Tanmātrā Chikitsā

Feinstoffliche Therapien

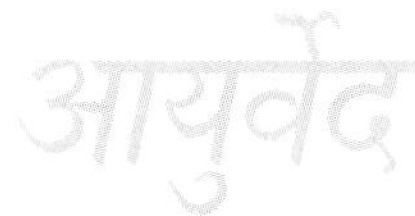

Die sensorischen Bahnen unserer inneren Apotheke

- Shabda (Klang) – Sprachtherapie, psychologische Therapie, Musik, Mantra
- Sparsha (Berührung) – Massage, Polarity, Marma-Therapie, Lepana, „Berührung ohne Berührung", Mudrā
- Rūpā (Form) – Farbe (Farbtherapie), Edelsteine und Kristalle, Trātaka, Yantra
- Rasa (Geschmack) – Geschmackstherapie
- Gandha (Geruch) – Aromatherapie: ätherische Öle, Räucherwerk
- Pūjā (spirituelle Rituale zur Selbstheilung) und Dhyāna (Meditation)

Die fünf Tanmātras bilden die Basis vieler āyurvedischer Therapien. In diesem Kapitel bespreche ich die wichtigsten feinstofflichen Therapien, die zu allen fünf Tanmātrās gehören, sowie die Rolle von *Mudrā,* Pūjā und Meditation in der āyurvedischen Heilung. Wir beginnen mit Shabda, dem feinstofflichsten der Tanmātrās.

Shabda (Klang) – Sprachtherapie, psychologische Therapie, Klang- und Mantratherapie

Die Sprachtherapie wird in der Behandlung verschiedener Sprachstörungen eingesetzt. Sie bringt die Doshas ins Gleichgewicht und heilt den Geist durch die Fähigkeit des Shabda. Sprachstörungen gründen in vielen verschiedenen Ursachen. Manche entstehen durch körperliche Faktoren, andere stammen von geistiger Unausgewogenheit und andere Sprachstörungen stehen in Verbindung mit Stress. Ein blockiertes Chakra oder unterdrückte Emotionen verändern auch die Sprache einer Person. Dennoch ist letztendlich ein Missverhältnis der Doshas für eine Sprachstörung verantwortlich.

Eine schlechte Koordination zwischen Gedanken, Atem und Sprechen entsteht normalerweise wegen des verschärften Vāta-Doshas. Das Denken desjenigen ist schnell, doch das Reden ist langsamer und derjenige spricht vielleicht undeutlich oder stottert. Dehydrierung oder Hyperaktivität kann ebenfalls Vāta-Sprachstörungen auslösen. Als Therapie müssen wir eine Harmonie zwischen Denken, Atmen und Sprechen herstellen. Dazu sollte dieser Mensch lernen, sich dem Tempo dieser Dinge gewahr zu werden und eine Harmonie zwischen den dreien zu erzeugen. Natürliches Atmen ist besonders wichtig, um Vāta-Dosha auszugleichen, denn es hilft, für eine gleichmäßige Rede zu sorgen. Kräuter wie Vacha, Vidārī und Jyotishmatī können vielen Vāta-Sprachstörungen helfen. Diese Vāta beruhigenden Kräuter können sogar denen helfen, die einen Schlaganfall oder transitorische ischämische Attacken hatten. In āyurvedischen Krankenhäusern in Indien verabreicht man z. B. Patienten mit Schlaganfall Vachaöl-Nasya und oral Brahmī, Jatamāmsi und Shankha Pushpī. Unter der Anleitung eines āyurvedischen Arztes sind viele dieser Patienten danach imstande, ihre Sprachfähigkeit zurück zu gewinnen.

Sprachstörungen vom Pitta-Typ entstehen durch Ichbezogenheit und bewertendes Denken, die sich als Kritik, Perfektionismus oder Aggression äußern. Hohes Pitta führt unter Umständen sogar zu Fanatismus und Obsession, was sich im Sprachstil eines Menschen zeigen kann. Ehe man spricht, sollte man präzise denken und dies verlangt, dass Pitta-Dosha im Gleichgewicht ist. Kräuter wie Brahmī, Shankha Pushpī und Jatamāmsi können bei Sprachstörungen vom Pitta-Typ helfen.

Verschärftes oder erhöhtes Kapha ruft eine Sprache hervor, die schwerfällig, schwer, monoton und deprimierend ist und repetitiv werden kann. Das Denken dieser Person ist auch oft träge und wiederholend. Um dem Verstand zu Konzentration zu verhelfen, ehe man spricht, ist es erforderlich, erhöhtes Kapha zu behandeln.

Wie bei den anderen Doshas kann dies durch Kräuter, Yoga oder Meditation erfolgen. Hilfreiche Kräuter bei Kapha-Sprachstörungen sind beispielsweise *Ākārakarabha* (*Anacyclus pyrethrum*), Ātmaguptā, Jyotishmatī und Pippalī (Langpfeffer).

Āyurvedische Beratung

Die āyurvedische Beratung ist eine andere wichtige Therapie. Sie basiert auf dem Zuhören mit vollkommenem Mitgefühl. Dabei sollte man jemandem mit seinem gesamten Sein zuhören, sodass man ein vollständiges Gefühl dieser Person erhält. Man kann dann verstehen, ob es eine Blockade in einem oder mehreren Chakren gibt. Wenn Sie nach etwas suchen, hören Sie nicht wirklich zu. Suchen Sie nach nichts, hören Sie einfach allem mit offenem Herzen zu. Falls Sie auf diese Art zuhören, kommen die Patienten zu Ihnen, brechen in Tränen aus und eröffnen ihre wahren Gefühle. Dies ist die Kunst der āyurvedischen Beratung.

Klang und die fünf Elemente

Laut der *Svarodaya*, der Wissenschaft des Atems, gehört die Luft, die von der Spitze der Nasenlöcher kommt, zum Feuerelement, die von der Septumbasis ist Erde, die von der Wangenseite ist Wasser, die von der Innenseite der Nasenlöcher ist Luft und jene aus der Mitte jedes Nasenlochs ist Äther. Wenn Sie also einen Spiegel nehmen und aus den Nasenlöchern darauf ausatmen, bildet der Dampf bestimmte Formen, die das Vorherrschen dieser Elemente anzeigen. Ein rundes Gebilde deutet auf das Ätherelement hin, eine Wellenform auf Luft, ein Dreieck auf Feuer, eine Sichel auf Wasser und ein Viereck auf das Erdelement. Jedes Element besitzt auch einen zugehörigen Ton. Singt man diesen Ton, kann der Betreffende dieses Element im Körper ausgleichen.

Heiltöne für die Chakren

Die Bīja-Töne jedes Elements sind zusammen mit ihren zugehörigen Chakren unten aufgeführt. „Lam" bringt Erdung und heilt das Erdelement, hilft also, das *Mūlādhāra Chakra* in Balance zu bringen. „Vam" gleicht das Wasserelement und *Svādhishthāna Chakra* aus. „Ram" steht in Beziehung zum Feuerelement und bringt Agni und *Manipūra Chakra* ins Gleichgewicht. „Yam" heilt das Herz-Chakra (*Anāhata*) und bringt Klarheit durch Ausgleich des Luftelements. „Ham" heilt Körper und Geist, indem es eine Ausgewogenheit des Ätherelements und Hals-Chakras herstellt. Die Töne „Sam" und „Ksham" bringen eine radikale Transformation für das Bewusstsein des Einzelnen und öffnen die Eingebungskraft über das *ājñā Chakra*. Der Ton „Aum" schließlich ist der höchste Klang, der das Kronenchakra öffnet und Erleuchtung bringt.

Elemente im Atem

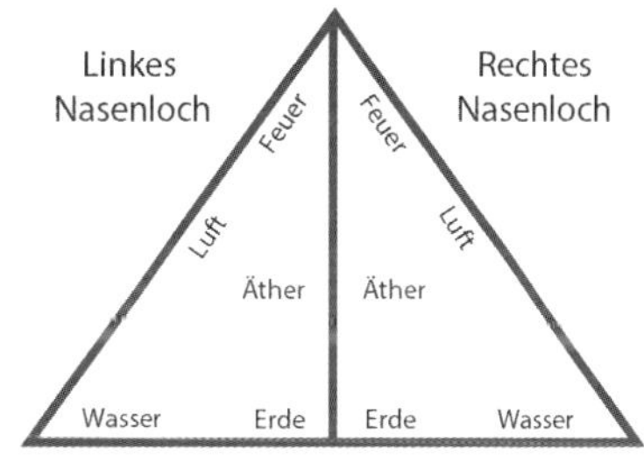

Tabelle 26: Chakren, Elemente und Bīja-Töne

Chakra	Element	Bīja-Ton für das Element
Mūlādhāra	Erde	Lam
Svādishthāna	Wasser	Vam
Manipūra	Feuer	Ram
Anāhata	Luft	Yam
Vishuddha	Äther	Ham
Ājñā	Geist	Sam, Ksham
Sahasrāra		Aum

Das Sanskrit-Alphabet hat 52 Buchstaben, die alle mit den Nādis (feinstofflichen Bahnen) und Chakren verbunden sind. Wenn man diese Silben chantet, kann man das spezielle Chakra und die dazugehörigen Organe heilen. Alle 16 Vokale gehören zum Hals-Chakra. Das Herz-Chakra steht in Beziehung zu den 12 Buchstaben von „ka“ bis „Öha“, das Nabel-Chakra mit den 10 Buchstaben von „×a“ bis „pha“, das zweite Chakra mit den 6 Buchstaben von „ba“ bis „la“ und das Wurzel-Chakra mit den 4 Buchstaben von „va“ bis „sa“. Ājñā (das dritte Auge) ist „ha“ und „ksha“ und *Sahasrāra* (das Kronenchakra) ist „jñā“ und „Øa“[1]. Die zu den Chakren gehörenden Mantren finden Sie unter „Sanskrit-Mantren und die Chakren“ auf Seite 636.

Elemente und Formen

Äther
Kreis

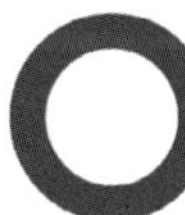

Luft
Wellen

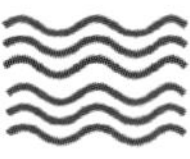

Feuer
Dreieck

Wasser
Sichel

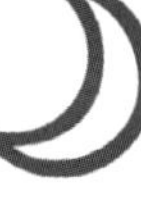

Erde
Quadrat

Nādam in Meditation

Es gibt zehn verschiedene *Nādam*-Töne, die man *Dasha Nādam* nennt. Sie stehen in Verbindung mit den zehn wichtigen Herz-Nādis. Diese inneren Klänge spiritueller Erfahrung können bei tiefer Meditation in den Ohren oder im Herzen gehört werden. Wer sie hört, wird dadurch geheilt. Im Ohr kann man den Ton „Chini, Chini, Chini“ hören. Der zweite hörbare Klang ist „Kin Kini“. Der dritte ist der Klang einer Glocke oder von Fußglöckchen. Der vierte ist der Ton eines geblasenen Muschelhorns. Nummer fünf ist der Klang einer *Vīnā,* eines Saiteninstruments aus Indien. Der sechste Ton gehört zu einer langen, hohlen Glocke. Der siebte Ton ist der einer Flöte. Der achte Ton gehört zu einer Trommel. Der neunte Klang ist eine Hummel. Der zehnte Ton ist eine Meereswelle, die an den Strand schlägt oder Donner.

Diese Töne oder Schwingungen zu hören, kann eine Form von Therapie sein und in der Tat kann das Lauschen von Tönen uns heilen. Klänge von einem äußeren Gegenstand dringen in den

1. Der Buchstabe Ø, der so ausgesprochen wird, dass die Zunge nach oben zum Gehirn zeigt. Dies ist ein unklarer Buchstabe, der heute nicht mehr allgemein gebräuchlich ist, aber in den vedischen Texten verwendet wurde.

Körper. Bewerten, bestimmen oder beurteilen Sie diese Töne nicht. Lassen Sie sie einfach durch sich hindurchgehen, sodass Sie zum Zentrum und der Ton zur Peripherie wird. Die Klänge kommen zu Ihnen und lösen sich in Ihnen auf, bringen innere Stille oder Frieden. Deswegen sind Stille und Klang keine Gegensätze. Im Gegenteil, Ton löst sich in Frieden auf und ihr Treffpunkt öffnet die Kanäle und reinigt die Nādis. Auch wenn dies eine subjektive Erfahrung ist, lassen sich deren Effekte klar beobachten.

Tabelle 27: Planeten, Sternzeichen und Bīja-Töne

Mars	Widder, Skorpion	Aum, Aim, Klīm, Sauh
Venus	Stier, Waage	Aum, Hrīm, Klīm, Shrīm
Merkur	Zwillinge, Jungfrau	Aum, Shrīm, Aim, Sauh
Mond	Krebs	Aum, Aim, Klīm, Shrīm
Sonne	Löwe	Aum, Hrīm, Shrīm, Sauh
Jupiter	Schütze, Fische	Aum, Hrīm, Klīm, Sauh
Saturn	Steinbock	Aum, Aim, Klīm, Hrīm, Shrīm, Sauh
	Wassermann	Aum, Hrīm, Aim, Klīm, Shrīm

Astrologische Töne

Es gibt Bīja-Töne (Keimtöne) für jeden Planeten und ihre verbundenen astrologischen Zeichen, wie in der Tabelle links zu sehen ist.

Generell werden sie auf die Herrscher jedes wichtigen astrologischen Hauses angewandt. Falls eine Person beispielsweise den Mond in Widder oder Skorpion hat, die von Mars regiert werden, kann derjenige das Mantra für Mars chanten. Dies gibt demjenigen den Segen von Mars und entfaltet Glück und Gesundheit im Leben dieses Menschen.

Die Organe mit Klang heilen

Zum Zeitpunkt der Empfängnis bestimmt eine einzigartige Kombination der drei Doshas die Prakruti des Betroffenen. Es gibt auch eine einmalige Schwingung von Ojas, Tejas und Prāna auf Zellebene, die einen Prakruti-Ton erzeugt – ein Klang, der mit der Konstitution dieses Menschen verknüpft ist. Auf ähnliche Weise hat jedes Organ einen Ton, der von der RNA und DNA seiner Zellen wegen der Schwingungen des darin befindlichen Prāna erkannt wird. Diese Klänge sind allen Menschen gleich und sie bewahren die Harmonie zwischen der Struktur und Funktion der Gewebe und Organe.

Man kann ein Organ heilen, indem man die dazugehörigen Töne einsetzt, die in der Abbildung zu sehen sind. Man sollte mit gerader Wirbelsäule und flach auf dem Boden stehenden Füßen auf einer Stuhlkante sitzen, die Hände auf den Knien ruhen lassen und zum Himmel schauen. Beobachten Sie den Atem und chanten Sie jeden der folgenden Klänge viermal, während Sie an den zugehörigen Teil des Körpers denken. Machen Sie das für jeden Ton, sodass die Töne durch den Atem an die entsprechenden Organe geschickt werden. Dies hilft, diese Organe zu heilen und Ausgeglichenheit in diesen Körperbereich zu bringen. Beispielsweise chanten Sie den Ton „Blum", während Sie sich auf die Oberschenkel und unteren Extremitäten konzentrieren und dies hilft dabei, diesen Bereich des Körpers zu heilen. Um das Herz zu heilen, atmet man entsprechend den Ton „Tham" ins Herz. Dies lässt sich auch auf alle folgenden Klänge anwenden.

„Blum" ist für die Oberschenkel, „Lum" für den After, „Bam" für die männlichen Sexualorgane, „Bīm" ist für die Eierstöcke, „Vam" ist für die Blase, „Kvām" für den Dickdarm, „Vrum" für die Nieren, „Ram" für Sonnengeflecht, Magen und Dünndarm, „Hrām" für die Milz, „Hrūm" für die Leber, „Pham" für die Lungen, „Tham" für die Herzkammern, „Yam" für den Herzvorhof und die Thymusdrüse, „Ham" für die Kehle und Schild- und Nebenschilddrüse, „Hrīm" für die Augen, „Rum" für die Ohren und „Aum" für das Gehirn.

Bīja-Mantren für die Organe haben eine recht enge Wirkung auf den physischen Körper und werden mit einer kurzen Schwingung des letzten m-Tons betont. Das ist besonders relevant für die gleichen Sanskrit-Buchstaben, die auch als Element-Töne für die Chakren benutzt werden. Diese Klänge sind mit dem Astralkörper verbunden und haben eine breite Wirkung. Sie sollten Lammm, Vammm, Rammm, Yammm, Hammm und Aummm betont werden.

Gandharva Veda ist die uralte vedische Heilkunst durch Musik. Unterschiedliche *Rāgas* (Musik) werden zu bestimmten Tageszeiten für ihre Wirkungen auf das Chakrensystem gespielt. Manche beruhigen, während andere einen anregenden Effekt haben. Singt man eine bestimmte Rāga, kann dies helfen, eine Erkrankung zu heilen, obgleich das viel Bewusstsein und Hingabe erfordert. Verschiedene Rhythmen und musikalische Noten sowie Musikinstrumente haben alle besondere Heilwirkungen auf Körper und Geist.

Sanskrit-Buchstaben und die fünf Elemente

Das Sanskrit-Alphabet enthält 16 Vokale und 36 Konsonanten, einschließlich 4 Zischlauten und 4 Halbvokalen. Es gibt 25 Hauptkonsonanten, die in fünf Reihen mit je fünf Buchstaben angeordnet sind. Die fünf Reihen entsprechen den Kehl-, Gaumen-,

Kopf-, Zahn- und Lippen-Gruppen, die jeweils zwei harte Konsonanten, zwei weiche und einen Nasenkonsonant enthalten.

Tabelle 28: Sanskrit-Konsonanten und die fünf Elemente

	Erde	Wasser	Feuer	Luft	Äther
Erde (Kehle)	ka	kha	ga	gha	ṅa
Wasser (Gaumen)	ca	cha	ja	jha	ña
Feuer (Kopf)	ṭa	ṭha	ḍa	ḍha	ṇa
Luft (Zähne)	ta	tha	da	dha	na
Äther (Lippen)	pa	pha	ba	bha	ma

In allen Sprachen ist der erste Buchstabe des Alphabets „a". Er kommt aus der Kehle, ohne die Zunge irgendwo zu berühren. Die Töne aller Sanskrit-Buchstaben stammen aus dem Hals, während die verschiedenen Stellen der Zunge den erzeugten Klang bestimmen. Die meisten Vokale kommen direkt von den Stimmbändern. Die Kehlgruppe an Konsonanten bezieht sich auf Töne, die im hinteren Teil des Mundes gebildet werden, die Gaumengruppe sind Töne, bei denen die Zunge den weichen Gaumen berührt. Bei den Kopftönen berührt die Zunge den harten Gaumen, bei den Zahntönen berührt sie die Rückseite der Zähne und die Lippentöne entstehen, wenn die Zunge an den Lippen ist. Die Halbvokale, Zischlaute (und der Kopfton La) und die Komposita entstehen, wenn die Zunge diese verschiedenen Stellen berührt.[2]

Sanskrit-Halbvokale

ya ra la va

Zischlaute

śa ṣa sa ha

Komposita

kṣa tra jña

Das Sanskrit-Alphabet ist eng mit der vedischen menschlichen Anatomie und den universellen Elementen verknüpft. Jede der fünf Konsonantenreihen bezieht sich auf eines dieser fünf Elemente, während die Vokale über die Elemente hinausgehen sollen. Die Kehlreihe gehört zum Erdelement, die Gaumenreihe zum Wasser, der Kopf zum Feuer, die Zähne zur Luft und die Lippen zum Äther.

Diese Beziehung zu den Elementen tritt in jeder Reihe auch in anderer Hinsicht auf. In der Kehlreihe ka, kha, ga, gha, na, die wie oben erwähnt auch alle eine Verbindung zum Erdelement haben, beziehen sich die Buchstaben z. B. auch jeweils auf Erde, Wasser, Feuer, Luft und Äther. Die gleiche Sequenz tritt für jede der fünf Zeilen auf. Wenn wir diese Töne bilden, können die Elemente bei der Heilung zur Hilfe gerufen werden.

2. Unter „Sanskrit und das Devanāgarī-Alphabet" auf Seite 637 finden Sie das gesamte Alphabet.

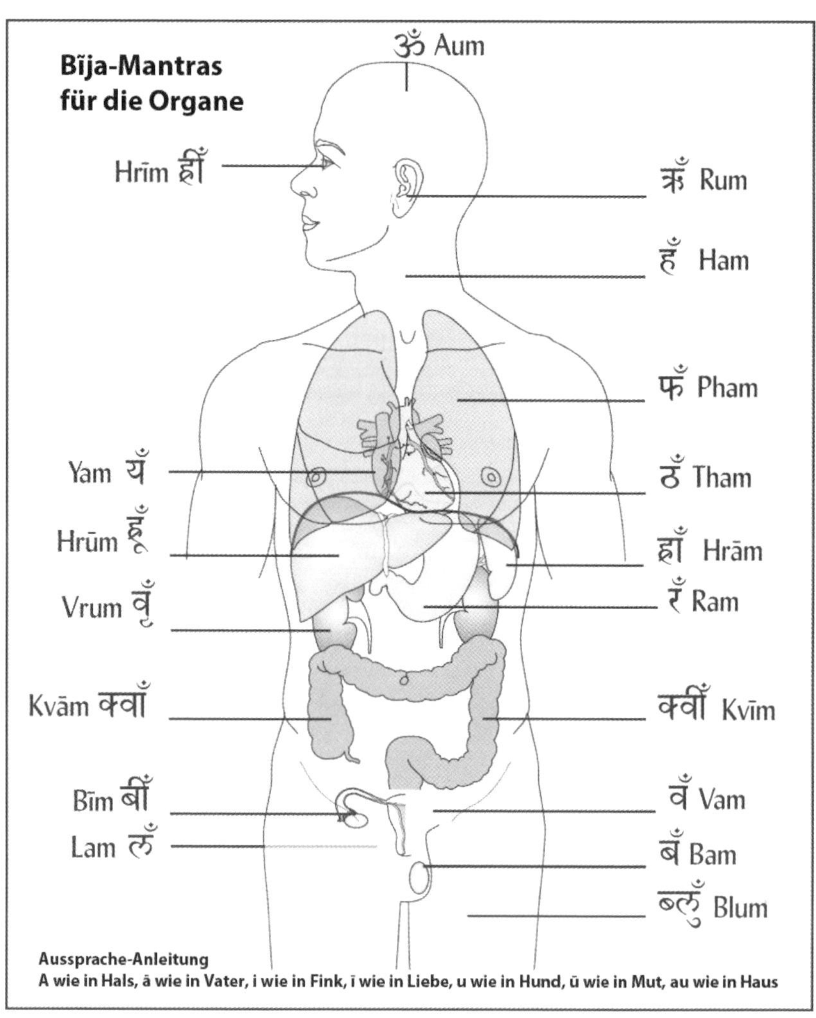

Hirnrinde	Aum	Absteigender Dickdarm, Sigmadarm, Rektum	Kvīm
Hoden, Bulbourethraldrüse (Cowper-Drüse)	Bam	After	Lam
Oberschenkeldreieck, Oberschenkelarterie und -nerv, Kremastermuskel	Blum	Lungen, Bronchie, Bronchiolen	Pham
Eierstöcke, Eileiter, Bulbourethraldrüse (Bartholinsche Drüse)	Bīm	Magen, Herzklappe, Pförtner	Ram
Hals, Schild- und Nebenschilddrüse	Ham	Ohr, Ohrdrüse	Rum
Milz, Pankreasschwanz	Hrām	Herz, Herzbeutel, Thymus	Tham
Tränendrüsen	Hrīm	Blase	Vam
Leber, Gallenblase	Hrūm	Nieren, Nebennieren	Vrum
Aufsteigender Dickdarm, Zäkum, Ileozäkalklappe	Kvām	Herzvorhof, Thymus	Yam

Ein āyurvedischer Arzt kann einen Patienten bitten, das Sanskrit-Alphabet laut zu singen, um ihm bei der Diagnose zu helfen. Wenn der Betreffende einen bestimmten Buchstaben nicht richtig aussprechen kann, deutet dies auf eine Blockade im Energiemeridian hin, der zu diesem Element gehört. Wenn beispielsweise das Wasserelement nicht im Einklang ist, ist die mit „ca“ beginnende Reihe schwer auszusprechen und speziell der Ton „cha“, der doppelt mit dem Wasser verknüpft ist.

Im Āyurveda Chikitsā lässt sich so einem Menschen dann empfehlen, die Klänge 108-mal täglich zu singen, die dem unausgewogenen Element zugeordnet sind. Es mag große Anstrengung erfordern, klare Töne zu bilden. Ansonsten kann jemand das gesamte Sanskrit-Alphabet chanten, um alle fünf Elemente auszugleichen. Singt man diese Töne deutlich, entstehen neue neuroelektrische Verbindungen im Gehirn und dies kann zur Ausschüttung von Neuropeptiden führen und heilende Botschaften an die entsprechenden Organe senden.

Beachten Sie, dass dieser Ansatz sich aktuell nur bei den Leuten anwenden lässt, die das Sanskrit-Alphabet kennen. In der heutigen Zeit wäre es sinnvoll, eine ähnliche Tabelle für das deutsche Alphabet und für andere Sprachen weltweit zu haben.

Sparsha (Berührung) – Massage und Berührungstherapie

Zur heilenden Berührung gehören Massage, leichter Druck, Reiki, Polarity, Marma Chikitsā, Arbeit am tiefen Bindegewebe, Akupressur und Akupunktur. Berührung ist ein komplexes biochemisches, elektrisches und magnetisches Phänomen. Unsere Haut erlaubt die Wahrnehmung von Berührung, Schmerz und Temperatur. Sie kann Informationen über unterschiedliche Qualitäten von Berührung aufnehmen. Berührung kann Gefühle der Liebe, des Ärgers, von Sex usw. übermitteln.

Das Geheimnis der heilenden Berührung besteht darin, Ihre positiven Gedanken, Gefühle und heilende Liebe in die entsprechenden Organe des Patienten zu schicken. In unserem Alltag und unseren Beziehungen tragen wir unverarbeiteten Ärger in der Leber, Hass in der Gallenblase, Furcht in den Nieren, Nervosität im Magen und Dickdarm, Kummer und Traurigkeit in den Lungen und Anhaftung in der Milz. Die heilende Berührung an einem speziellen Bereich des Körpers oder einem Triggerpunkt, der mit diesem Bereich in Verbindung steht, schickt eine positive Botschaft an diese Organe. Die heilende Berührung der Meditation (durch den Therapeuten) nennt man *Dhyāna Sparsha* und sie hilft, diesen Organen eine funktionelle Integrität zu verleihen.

Ihre elektromagnetische Energie vibriert und geht ins Aurafeld des Patienten und beginnt zu wirken. Unter der heilenden Berührung gibt es warme, kühle, harte, weiche, sanfte und raue Arten von Berührung. Ein Kapha-Mensch gewinnt durch harte und raue Berührung. Für Vāta-Dosha ist warme, sanfte, weiche Berührung heilend und für Pitta-Dosha ist eine kühle Berührung angenehm und beruhigend.

Nach Charaka sind die sechs Hautschichten das UpaDhātu von Māmsa Dhātu, dem Muskelgewebe. Die Haut ist der Sitz von Bhrājaka Pitta, Vyāna Vāta und Shleshaka Kapha. Sparsha Chikitsā findet durch diese Subtypen der Doshas statt. Immer wenn man medizinisch behandeltes Öl, eine Paste oder Salbe auf die Haut aufträgt, helfen Bhrājaka Pitta und dessen Agni bei der Verdauung und Absorption dieses Stoffes. Bhrājaka Agni sendet die Qualitäten dieser Öle in den *Māmsa Vaha Srotas,* baut Stress, Anspannung und Schmerz ab. Es aktiviert die heilenden Qualitäten, die in der neuromuskulären Endplatte vorhanden sind, welche Ojas, Tejas und Prāna enthält. Die Kristalle unverarbeiteter Emotionen erzeugen ein Khāvaigunya (geschädigten Bereich) in diesem synaptischen Raum und die Berührungstherapie kann dabei helfen, ihn zu heilen.

Die Haut ist eine Membranstruktur, die den gesamten Körper bedeckt. Es gibt zwei wichtige Arten von Haut: die Epidermis und die Dermis. Doch im Āyurveda gibt es sieben Kalā (Membranstrukturen) und sie sind mit den sieben Hautschichten verknüpft. Jede hat eine andere Dicke, Stärke, Nervenversorgung und es bestehen oder fehlen Haare und Pigmentation.

Die oberste Schicht, Rasa *Dhara Kalā,* ist mit dem Rasa Dhātu verbunden. Bei Dehydrierung wird diese oberste Schicht trocken. Die zweite Schicht hat eine rötliche Farbe und enthält Kapillaren und Blutgefäße. Sie steht in Beziehung zum Rakta Dhātu. Die dritte Schicht ist elastisch und blassweiß, verknüpft mit Māmsa Dhātu. Das nächste ist eine subkutane Schicht von leicht gelber Farbe, welche kleinste Schweißdrüsen und Unterhautfett enthält. Die fünfte Schicht steht in Verbindung zum Asthi Dhātu. Es ist reich an Mineralien. Die sechste Schicht ist eng mit den Nervenenden und Rezeptoren des Majjā Dhātu verknüpft. Sie trägt die taktile Empfindung von Berührung, Schmerz und Temperatur. Die siebte Schicht schließlich ist *Shukra* (oder *Ārtava) Dhara Kalā,* das reproduktive System. Dies ist eine spezielle Haut an den Rändern von Augenlidern, Lippen, Brustwarzen, Penis und Klitoris. Eine zarte Berührung in jedem dieser Bereiche kann sexuelle Energie erwecken und auch Ojas, Tejas und Prāna stimulieren.

Die Haut ist ein Organ der Berührung, Sensibilität und Stereognosie und der dreidimensionalen Wahrnehmung. Ohne die Haut gibt es keinen Schmerz, keine Erfahrung und keinen Kontakt. Überall da, wo Haut vorhanden ist, gibt es tastbare Erfahrung und die Wahrnehmung des Schmerzes. Es gibt keine Haut an den Fingernagelspitzen und im Haar, daher wird mit diesen Strukturen auch kein Schmerz assoziiert. Die Haut ist eine Membranstruktur und auf ähnliche Weise ist die Markscheide eine Membranstruktur, die zum Majjā Dhātu gehört, sie schützt die Neuronen. Die Nervenenden besitzen besondere Membranstrukturen, so genannte Rezeptoren, die Botschaften über die Haut erhalten und übermitteln. Angenehme Berührung führt zu Glücksgefühl und Freude, während unangenehme Berührung Schmerz erzeugt.

Durch die tieferen Hautschichten verlaufen spezielle Nādis (Kanäle), zu denen *Dhamanī* (Arterien und Kapillaren) und *Sirā* (Venen) gehören, welche Botschaften an die inneren Viszeralorgane übermitteln. Sie können den Meridianen der chinesischen Medizin ähneln. Daher kann Druck an einem Punkt eine Botschaft an ein inneres Organ schicken, das mit diesem Punkt verbunden ist.

Jede schwer aufzulösende Emotion ist tatsächlich ein unreifer und unverarbeiteter Gedanke. Er muss vom Majjā Dhātu Agni zu Zellintelligenz und Bewusstsein verarbeitetet werden. Falls das Dhātu Agni beeinträchtigt ist, wird Essen nicht in Nahrung und werden Emotionen nicht in Bewusstsein umgewandelt. Unverarbeitete Nahrungsmittel bezeichnet man als Āma, also eine giftige Substanz. Entsprechend werden unverarbeitete Gedanken, Gefühle und Emotionen geistiges Āma, das kristallisiert und sich im Bindegewebe akkumuliert und Stress aufbaut.

Das Bindegewebe ist im gesamten Körper in den meisten der lebenswichtigen Organe und Systeme vorhanden. Es wird allgemein als Teil des Majjā Dhātu angesehen, weil seine Funktion darin besteht, Raum zu füllen und Kommunikation zu bringen. Trotzdem besitzt jedes Dhātu sein eigenes Bindegewebe, was als Sitz des Unterbewusstseins angesehen werden kann, wohingegen das Bewusstsein über die sensorischen und motorischen Funktionen des Nervensystems wirkt.

Sparsha Chikitsā kann die Kristalle von unverarbeitetem emotionalen Stress im Bindegewebe aufbrechen und dies hilft, den Körper zu entgiften. Es regt das Agni im *Dhātu Dhara Kalā* an, das eine Membranstruktur ist, welche jedes Gewebe (Dhātu) hält und unterstützt. In diesem Kalā bewahren, reparieren und verjüngen Agni, Ojas, Tejas und Prāna des Dhātu die Gewebe und brechen die Kristalle unverarbeiteter Emotionen auf. Dies hilft dabei, *Dosha-Āma* und geistiges Āma zu beseitigen. Somit sind Berührungstherapien Behandlungen, die Dīpana (Entfachung von Agni) und Pāchana (Verbrennung von Toxinen) durchführen können.

Massage

Es gibt so viele verschiedene Arten von Massage, dazu gehören schwedische und chinesische Massage, Shiatsu und unterschiedliche Arten alter āyurvedischer Massage. Bei der Massage arbeitet man entlang der Muskel- und Sehnenfasern. Manche Formen von Massage beinhalten leichte oder oberflächliche Massage, mittlere Massage und tiefe Massage. Leichte und passive Formen von Massage, zu denen auch sanftes Wiegen gehört, sind für Vāta-Typen geeignet. Mäßig tiefe Massagetechniken sind gut für Pitta, während tiefe und aktive Massage eher für Kapha-Menschen geeignet ist.

Das Āyurveda empfiehlt, vor jeder Form von Massage zunächst Öl auf den gesamten Körper aufzutragen, wobei man ein Öl oder eine Ölmischung verwendet, die passend für den Betreffenden ist. Dies bezeichnet man als Abhyanga. Sesamöl kommt im Āyurveda allgemein zum Einsatz, während man bei Āma etwas wie Visha Garbha Tailam benutzen kann. In der āyurvedischen Massage wird das medizinische Öl gegen die Körperhaarwuchsrichtung in die Haut eingerieben, das nennt man Pratiloma. Rasa Dhātu geht von der Peripherie zum Herzen, während Rakta Dhātu sich vom Herzen zur Peripherie bewegt. Daher beschleunigt eine Massage in die gleiche Richtung wie der Fluss des Rasa den arteriovenösen Kreislauf, verbessert den Lymphfluss, stärkt Vyāna und hilft bei der Ausscheidung von Giftstoffen. Diese Art von Massage trägt dazu bei, dass das Öl tiefer in die Muskeln und tiefen Faszien eindringt, wo es Schmerz lindert und für tiefe Entspannung sorgt. Sie macht die Haut auch weich und flexibel. Eine Massage in die gleiche Richtung wie die Haare kann Vyāna entspannen, doch sie ist nicht so durchdringend und hat keinen so tiefen heilenden Effekt.

Durch eine Massage kann man eine Botschaft an die Doshas senden, in den Magen-Darm-Trakt zurückzukehren. Berühren Sie den Bereich, der massiert werden soll und wenn derjenige ausatmet, erhöhen Sie den Druck. Auf diese Weise helfen Sie dem Patienten, passiv zu atmen. Machen Sie weiter, sodass die Atmung tiefer und rhythmischer wird. Dieses passive Atmen entfaltet tief sitzenden Kummer und Traurigkeit. Leute weinen und ihre Emotionen kommen hoch und nach außen. Durch diese heilende Berührung erhält der Betroffene Zugang zu seinen oder ihren verborgenen Emotionen. Die heilende Berührung ist nicht nur eine Berührung am Körper, sondern sie berührt auch das Unterbewusstsein und legt die darin befindlichen Emotionen offen. Das ist eine sehr wirksame Behandlung. Zusätzliche Informationen zu Snehana (Ölanwendung) und Massagetechniken finden sich in „Snehana" auf Seite 189.

Polarity-Therapie

Im Āyurveda ist die Polarity-Therapie als *Prāna Sthāna* bekannt, d. h. stabilisiertes Prāna. Es ist primär ein Prozess, um zwei

Subtypen von Vāta-Dosha, Prāna und Apāna, ins Gleichgewicht zu bringen. Ein Hauptsitz von Prāna ist die Schädelbasis, während sich Apāna in Kreuz- und Steißbein befindet. Zur Stabilisierung von Prāna kann man diese zwei Stellen als Behandlungsbasis verwenden. Sanfte Berührung an diesen Stellen kann Prāna und Apāna in Balance bringen. Die Craniosacral-Therapie lässt sich in der āyurvedischen Terminologie als Ausgleich von Funktion und Koordination dieser zwei Lebenskräfte verstehen. Polarity ist vor allem nützlich für die Behandlung von emotionalem Stress und Angst.

Marma-Therapie

Das Āyurveda sagt, dass es Energiepunkte oder Triggerpunkte unter der Haut gibt, die *Marmāni* heißen. Diese Marmapunkte können an einem Knochen, Blutgefäß, einer Sehne oder einem Gelenk sitzen. Sushruta spricht von etwa 107 wichtigen Marmapunkten. An der Stelle des Marma befinden sich Ojas, Tejas, Prāna und Agni. Wenn wir diese Energiepunkte – mit einer leichten Berührung für Vāta, mittlerer Berührung für Pitta oder tiefer Berührung für Kapha – berühren, öffnen wir die Türen zur Heilung. Diese heilende Berührung ist ein Pfad zur inneren Apotheke. Sie entfaltet heilende Energie über die Medien Ojas, Tejas und Prāna.

Ätherische Öle lassen sich als Teil der Marma-Therapie gemäß ihrer Dosha-Qualitäten einsetzen. Nelken, Zimt und Nirgundī sind gut für Vāta-Dosha. Für Pitta kann man ätherische Öle wie Sandelholz, Jasmin und Rose benutzen. Für Kapha sind Vacha, Hina und Ambra eine gute Wahl. Eine genaue Erläuterung der Marmapunkte-Therapie findet sich in Kapitel 10, „Marma Chikitsā".

Ein Patient kam mit Migräne in meine Klinik. Ich bat ihn, sich auf den Tisch zu legen und berührte sanft seine Marmapunkte Shankha und Sthapanī (Ājñā) und chantete still ein Mantra. Der Mann fiel in einen tiefen, ruhigen Schlaf. Ich ließ ihn für einige Minuten schlafen und weckte ihn dann wieder, worauf er sagte: „Dr. Lad, mein Kopfweh ist völlig verschwunden". Auf diese Weise kann Tanmātrā Chikitsā unverzügliche Ergebnisse liefern.

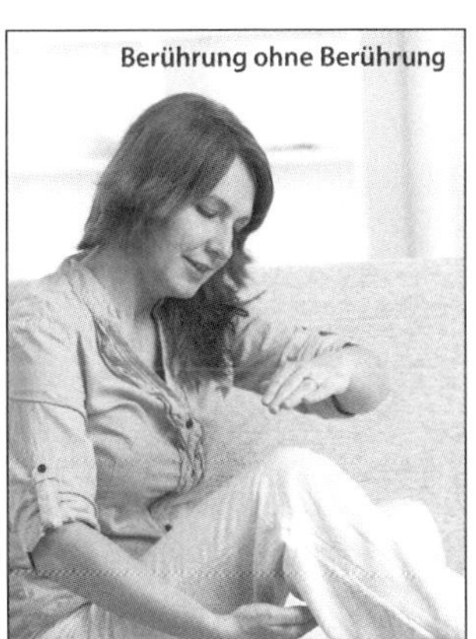
Berührung ohne Berührung

Lepana

Lepana steht für Salben und Pasten, die auf die Haut aufgetragen werden können. Sandelholz, Kurkuma, Jatamāmsi und andere Pitta beruhigende Kräuter können als Paste auf die Haut aufgetragen werden, um Entzündung zu lindern und Pitta zu beruhigen. Punarnavā-, Mustā- und Agaru-Pasten (Adlerholz) lassen sich zur Abschwächung von Kapha-Krankheiten wie Schwellung und Wassereinlagerung einsetzen. Für Vāta-Schmerz in Gelenken und Muskeln kann man Guggulupaste oder Dashānga Lepa (eine Paste aus zehn Kräutern) aufbringen. Diese Pasten helfen bei der Milderung von Dosha-Störungen, sowohl unter der Haut, als auch im Bindegewebe zugehöriger Organe. Im Fall von Arthritis und Muskelschmerz lässt sich Mahānārāyanaöl über den gesamten schmerzenden Bereich anwenden. Es wird durch die Haut absorbiert, lindert den Schmerz und besänftigt die Entzündung.

Berührung jenseits der Berührung

Ein Reiki-Meister oder pränischer Heiler kann Kontrolle über das kosmische Prāna und sein oder ihr eigenes Prāna haben. Durch Halten der Hand nahe am Körper kann derjenige eine Kommunikation zwischen kosmischem und individuellem Prāna herstellen. Ein Prāna-Meister kann das kosmische oder nicht lokale Energiefeld ins lokale Energiefeld der anderen Person kanalisieren. Dies kann entweder persönlich oder über eine Distanz erfolgen.

Ein pränischer Heiler sollte zuerst sich selbst umarmen, dabei geht die rechte Hand zur linken Schulter und die linke zur rechten Schulter, während man eine Kinnsperre ausführt. Dies ist ein Gruß an das kosmische Prāna. Rezitieren Sie mit tiefer, langsamer Einatmung ein Gebet an das kosmische Prāna. Ein gutes Gebet wäre z. B.: „Oh göttliche kosmische Energie des Prāna, ich grüße dich. Danke, dass du in meinen Körper eintrittst, bitte hilf mir, meinen Klienten zu heilen". Bei der Ausatmung führen Sie Ihre Hände in Richtung des Klienten und senden ohne Berührung kosmisches Prāna zu dem Betreffenden.

Sich selbst umarmen

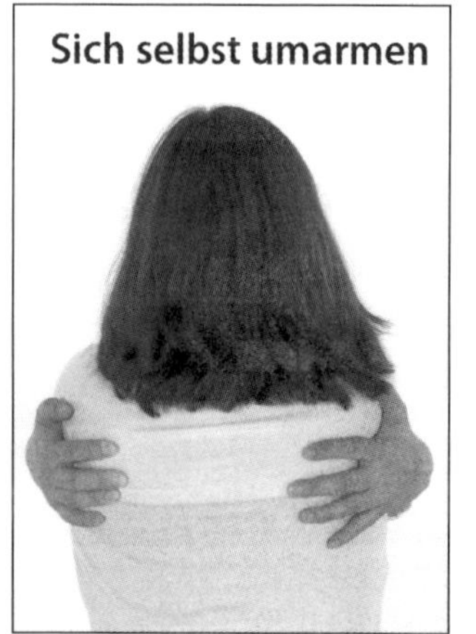

Mudrā (Selbstberührungstherapie)

Das Wort Mudrā bezieht sich gewöhnlich auf das Halten von Fingern und Händen in bestimmten Gesten. Genauer gesagt bedeutet Mudrā die feinen Bewegungen der Hände, Gesichtsmuskeln und des gesamten Körpers, um eine Kommunikation zwischen Körper, Geist und Bewusstsein herzustellen. Mudrā als Gesichtsausdruck erlaubt es, ehrliche Gefühle durch die Gesichtsmuskeln auszudrücken. Mudrās können Fröhlichkeit, Furcht, Angst oder Erstaunen zum Ausdruck bringen.

Wir verwenden den Begriff Mudrā, um eine meditative Haltung auszudrücken, eine so genannte Āsana, mit einer bestimmten Positionierung der Finger. Der Daumen repräsentiert das Ätherelement, der Zeigefinger die Luft, der Mittelfinger das Feuer, der Ringfinger das Wasser und der kleine Finger das Erdelement. Die Fingerspitzen sind wie empfindliche Elektroden des Körpers und übermitteln die Energie des jeweiligen Elements.

Wenn der Daumen die Spitze des Zeigefingers berührt, während die drei anderen Finger wie in der Abbildung gestreckt sind, nennt man das Jñāna Mudrā. Jñāna heißt Erwachen der Intelligenz. Man kann diese Mudrā ausführen, während man sich im Lotus befindet, die Hände auf den Knien liegen und man ruhig und rhythmisch atmet. Idealerweise wird zur gleichen Zeit So'ham-Meditation ausgeführt (siehe Seite 371). Allmählich erhöhen Sie den Druck auf die Finger und nach ein paar Minuten spüren Sie das kapillare Pulsieren unter diesen Fingern und der Geist stimmt sich auf dieses Pulsieren ein. Prāna aus dem Kronenchakra, das durch die Spitzen von Daumen und Zeigefinger pulsiert, vereinigt sich mit Vyāna im Herz-Chakra.

Das Jñāna Mudrā führt zur Kommunikation zwischen Prāna, Vyāna und Herz, dem Sitz des Geistes. Sie erweckt die höchste Intelligenz und Kundalinī-Energie, die nach oben steigt und beginnt, im Herz-Chakra zu pulsieren. Dieses Mudrā ist gut gegen schlechte Konzentration und bei einer Unfähigkeit, den Geist zu fokussieren. Das Jñāna Mudrā verbessert auch die Konzentration und führt zu Kontemplation, also der Herstellung eines göttlichen Raums im Inneren.

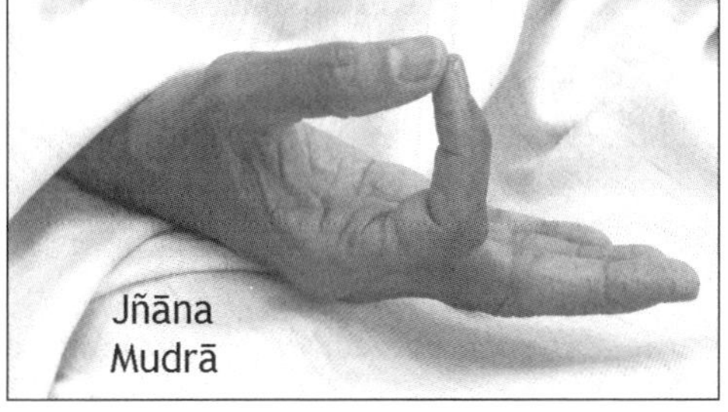

Ein zweites Mudrā ist Chin Mudrā, wobei die Spitze des Zeigefingers sich zur Wurzel des Daumens streckt und der Daumen auf dem Zeigefinger ruht, wie in der Abbildung gezeigt. So entsteht ein Ring zwischen dem Ringfinger und der Wurzel des Daumens. Chin Mudrā macht die Hand zu einem kleinen Löffel. Das Wort *Chin* entspricht der Achtsamkeit, führt man Chin Mudrā nach Jñāna Mudrā aus, geht die Achtsamkeit, die sich in der vorherigen Mudrā am Herz-Chakra geöffnet hat, aufwärts ins Hals-Chakra. Das Chin Mudrā beginnt eine göttliche Kommunikation, in welcher der Gläubige auf die Gottheit und das Innere auf das Äußere trifft. Es löst Stress in der Schilddrüse, Nebenschilddrüse und im Halsbereich. Es ist hilfreich bei Schilddrüsen-Dysfunktion und rauem Hals und lässt sich gut in der Meditation einsetzen. Das Chin Mudrā öffnet das Herz der Göttlichkeit.

Das dritte Mudrā ist Surabhi Mudrā. Die Fingerspitzen der rechten Hand berühren die entsprechenden Fingerspitzen der linken Hand, wie im Bild zu sehen. Beobachten Sie nun Ihre Atmung und führen Sie So'ham-Meditation aus. Allmählich erhöhen Sie den Druck zwischen den Fingern und dann lösen Sie den Druck. Wenn Sie ein starkes Pulsieren unter den Daumen spüren, heißt das, dass das Ätherelement in Ihrem Körper aktiv ist, in dem Fall sollten Sie Ihre Aufmerksamkeit auf das dritte Auge richten. Falls ein stärkeres Pulsieren unter den Zeigefingern besteht, deutet dies an, dass das Luftelement am aktivsten ist und man sollte meditieren,

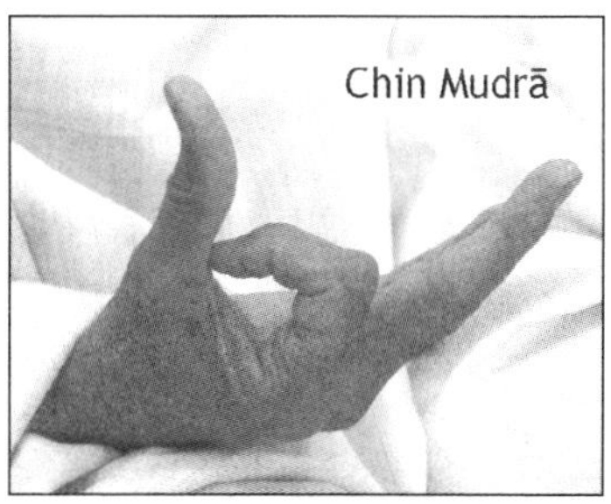

indem man die Aufmerksamkeit auf das Herz-Chakra richtet. Entsprechend bedeutet ein starkes Pulsieren an den Mittelfingern die Aktivität des Feuerelements und Sie sollten Ihre Aufmerksamkeit auf das Solarplexus- und Manipūra Chakra konzentrieren. Wenn die Ringfinger aktiv sind, bezieht sich das aufs Wasserelement, fokussieren Sie also das Svādishthāna-Chakra. Besitzen schließlich die kleinen Finger den stärksten Puls, ist das Erdelement äußerst aktiv und man sollte auf das Mūlādhāra Chakra meditieren.

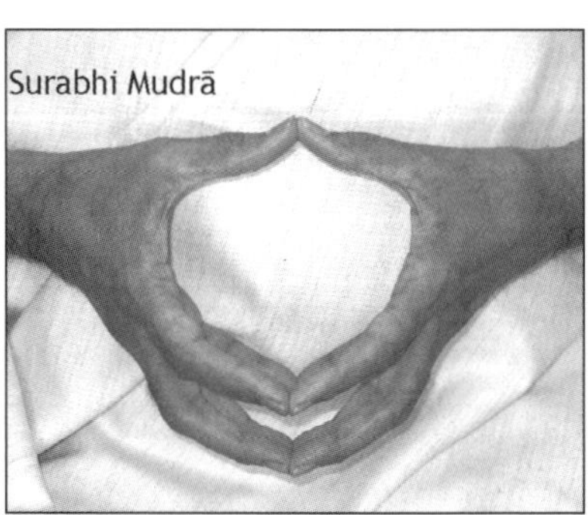
Surabhi Mudrā

Man kann mithilfe des Surabhi Mudrā auch herausfinden, welches Dosha im Augenblick am aktivsten ist. Yogis sollten wissen, worauf sie ihre Aufmerksamkeit im Chakra-System richten sollten. Das Surabhi Mudrā öffnet eine Tür zu unterschiedlichen Ebenen der Chakren.

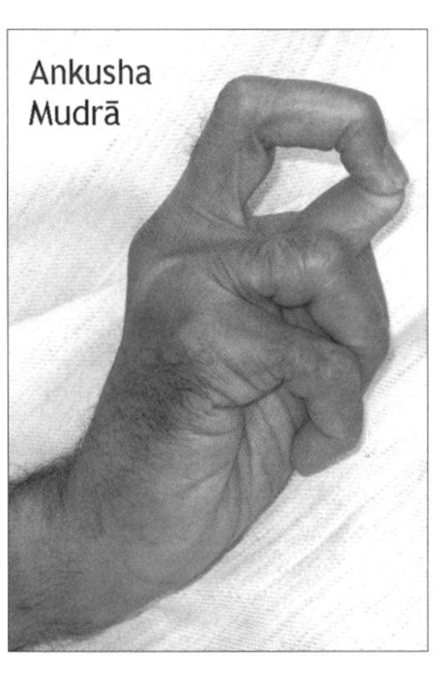
Ankusha Mudrā

Ein viertes wichtiges Mudrā ist Ankusha Mudrā. Dabei berührt der Daumen den Mittelfinger und die anderen Finger umschließen den Daumen, wie im Foto erkennbar. Ankusha steht für Haken. So wie ein Haken einen wilden Elefanten kontrolliert, kann der wilde Geist vom Ankusha Mudrā kontrolliert werden. Dieses Mudrā stabilisiert unverzüglich den Verstand und erhöht Fokus und Konzentration.

Man kann die Praxis des Mudrā nutzen, um spirituelle Disziplin zu erhöhen und eine gute Kommunikation zwischen Körper, Geist und Bewusstsein herzustellen. Mudrās können die Stimmung eines Menschen plötzlich ändern, indem sie auf Geist und Nervensystem wirken. Man sollte Mudrā unter der Anleitung eines richtigen Lehrers praktizieren.

Tabelle 29: Chakren & Farbe

Chakra	Farbe
1.	Rot
2.	Orange
3.	Gelb
4.	Grün
5.	Blau
6.	Indigo
7.	Violett oder lila

Rūpa (Form, Farbe) – Farbtherapie

Farbspektrum des Lichts

Farbe ist Licht, und die Quelle des Lichts in unserem Sonnensystem ist die Sonne. Farbe heißt auf Sanskrit *Ranga* oder *Varna*. In der vedischen Symbologie soll die Sonne die Seele oder das reine Bewusstsein in uns allen darstellen. Devas oder Gottheiten sind einfach nur die Energien der verschiedenen Lichtfrequenzen. Diese unterschiedlich gefärbten Strahlen dringen in Gebäude und in die Nervensysteme der Menschen im Inneren ein.

Sonnenstrahlen enthalten Strahlenenergie. Die Farben entstehen dank der Reflektionen der Lichtstrahlen unterschiedlicher Frequenzen, welche Partikel sind, die mit einer bestimmten Geschwindigkeit vibrieren. Die sieben Hauptfarben des Regenbogens sind vorwiegend in der Sonne sichtbar. Wenn ein Sonnenstrahl durch ein Prisma geht, teilt er sich in diese sieben Farben: Rot, Orange, Gelb, Grün, Blau, Indigo und Violett oder Lila. Jede Farbe hat eine andere Wellenlänge und Frequenz, die mit den sieben Hauptchakren verbunden sind.

Wenn jemand ein grünes Blatt und eine rote Blume sieht, bedeutet dies, dass das Prāna im Auge mit der gleichen Frequenz vibriert wie Blatt und Blüte. Nichts da draußen ist grün oder rot. Diese Frequenzen finden sich auch im menschlichen Chakra-System und das Āyurveda verwendet diese Farben zu therapeutischen Zwecken. Das ultraviolette Ende des Spektrums ist spiritueller, während das infrarote Ende mehr Energie verleiht und das Verdauungsfeuer stimuliert.

Ein Chakra ist eine Frequenz der Neuroelektrizität. Wenn ein Chakra blockiert ist, geht der Strom durch Widerstand und diese Frequenz wird intensiver. Dadurch gibt sie die entsprechende Farbe ins Aurafeld ab. Falls ein Chakra blockiert ist, kann die dazugehörige Farbe im Aurafeld desjenigen gesehen werden. Ist beispielsweise das Wurzel-Chakra (Mūlādhāra) blockiert, sieht man vielleicht eine rote Farbe in der Aura. Wenn das Herz-Chakra blockiert ist, ist in der Aura grüne Farbe erkennbar.

Die Aura ist das neuroelektromagnetische Feld um den Körper jedes Menschen. Es besteht aus der äußerst feinen Energie von Ojas. Die Aura eines normalen Menschen ist etwas größer als sein physischer Körper, doch der Radius des Aurafelds wird durch Meditation vergrößert, was Ojas aufbaut. Deshalb ist die Aura eines Menschen, der regelmäßig meditiert, tendenziell größer.

Jeder Einzelne hat ein einzigartiges Farbspektrum in seiner oder ihrer Aura, je nach dem, welche Chakren blockiert sind. Die Kirlian-Fotografie zeigt die Farben in der Aura. Um Ihre eigenen blockierten Chakren zu ermitteln, blicken Sie einige Minuten in eine Ghee-Lampe, bis Sie Tränen in die Augen bekommen. Schließen Sie nun die Augen und Sie sehen das Negativbild der Flamme. Die Farben dieser inneren Flamme ändern sich und reflektieren die Farben Ihrer eigenen blockierten Chakren. Ein blockiertes Chakra zeigt sich durch ein Übermaß einer Farbe.

Farben und die Doshas

Das Farbspektrum ist direkt mit den Doshas verknüpft. Vāta soll blau, schwarz, lila oder indigo sein, Pitta ist gelb, rot und orange und Kapha ist weiß und manchmal hellgelb oder grün. Beachten

Sie, dass Pitta im Blut rot ist, Pitta in den Muskeln und im Fett orange und Pitta in Leber und Darm gelb.

Die ersten drei Farben des Regenbogens – Rot, Orange, Gelb – beruhigen Vāta und Kapha, doch steigern Pitta. Sie verbessern Durchblutung, Hautfarbe, Verdauung, Absorption und die Umwandlung von Materie in Energie. Grün ist eine Farbe, die Pitta und Vāta beruhigt, doch Kapha fördert. Die übrigen drei Regenbogenfarben – Blau, Indigo, Violett – sind die Farben des Raumes und verschlimmern daher Vāta, beruhigen allerdings Pitta und Kapha.

Weiß ist der ausgeglichene Ausdruck aller Farben und es besänftigt alle drei Doshas. Wenn alle Farben sich im Einklang befinden, erzeugen sie ein helles weißes Licht in der Aura, was ein Zeichen für heilige Menschen ist. Beachten Sie, dass Grau und blasse Farben Kapha erhöhen, aber ausgleichend für Vāta und Pitta sind. Schwarz absorbiert alles Licht, drückt also keine Farbe aus. Ein schwarzer Gegenstand absorbiert Wärme und kann alle drei Doshas stören.

Die drei *Mahā Gunas* – Sattva, Rajas, Tamas – gehören zu bestimmten Farben. Weißes Licht ist die ausgewogene Ausstrahlung aller Farben, also Sattva. Einzelne oder viele Farben sind Rajas. Dunkelheit oder schwarze Farbe, also die Abwesenheit des Lichts, ist Tamas.

Vaisheshika sagt, dass Dunkelheit eine immense und unmessbare Substanz ist, die jederzeit präsent ist. Licht ist zeitlich begrenzt und eingeschränkt – es kommt und geht und lässt sich messen. Licht ist positiv, was Sattva ist, während die Abwesenheit des Lichts Dunkelheit darstellt, nämlich Tamas. Das Dunkle ist weit, unbegrenzt und unermesslich. Aber selbst in der Dunkelheit gibt es Licht – wir können es nur nicht sehen. In der Tat gibt es ohne Dunkelheit kein Licht. Um die Dunkelheit zu verändern, macht man nichts mit der Dunkelheit, sondern bringt einfach Licht. Wo Licht ist, können wir die Dunkelheit nicht sehen. Doch hinter jedem leuchtenden Objekt gibt es Schattierung oder Schatten, also Dunkelheit.

Jede Zelle, jedes Gewebe, Organ und System hat eine definitive Form (Rūpā), die vom Feuerelement (Agni) bewahrt wird. Ein ungebranntes Tongefäß hält nicht lange, weil es rasch seine Form verliert. Andererseits bewahrt ein gebranntes Tongefäß seine Form sehr lange. Die Rūpā-Therapie ist somit direkt mit Agni Chikitsā verbunden und auf einer Ebene ist die gesamte Tanmātrā Chikitsā *Bhūta Agni Chikitsā*.

Farben und die drei Gunas

Auf einer tieferen Ebene ist die Dämmerung gut für Meditation, da ein Bewusstsein von Formen, doch kein Erkennen besteht. Daher sind Morgen- und Abenddämmerung gute Übergänge für Meditation, wobei wir unsere Aufmerksamkeit vom äußeren Licht zurückziehen.

Die meiste Zeit sind unsere Sinne nach außen gerichtet und unser Bewusstsein folgt ihnen. Diese äußere Welt wird unser Licht. In der Meditation kommt unser Licht zurück nach innen, wenn wir unsere Sinne von der äußeren Welt zurückziehen und unsere inneren Sinne einsetzen. Wenn wir dann nach draußen in die materielle oder objektive Welt blicken, kommt es uns wie Dunkelheit und Tod vor. Dies lässt sich mit Kālī, der Göttin des Todes vergleichen, die außen dunkel, doch innen voller Licht ist.

Um sich mit einem Objekt zu verbinden, benötigt Ihre Aufmerksamkeit Zeit, was man auf Sanskrit Kāla nennt. Zeit ist die Bewegung der Aufmerksamkeit in einem bestimmten Raum und die Energie der Zeit heißt Kālī. Folglich wird die Ausdehnung der materiellen Welt als göttlicher Tanz von Kālī beschrieben. Materie ist nichts anderes als eingefangenes Licht und Kālī ist diese Energie der gegenständlichen Welt. Saraswatī ist die Gottheit, die mit Buddhi oder Intellekt verbunden ist und sie ist auch die weiße Göttin von Kreativität, Musik, Sprache und Lernen. Den Akt der Aufmerksamkeit nennt man Lakshmī, die Göttin des Wohlstands.

Tabelle 30: Bhūta Agnis

Tanmātrā	Zugehöriges Bhūta Agni	Funktion in den Körperkanälen
Shabda (Klang)	Nābhasa Agni	Lenkt die Räume jedes Srotas'
Sparsha (Berührung)	Vāyavya Agni	Lenkt die funktionellen Aspekte jedes Srotas'
Rūpā (Form)	Tejo Agni	Lenkt die Stoffwechselaktivität jedes Srotas'
Rasa (Geschmack)	Āpas Agni	Lenkt die Ernährung jedes Srotas'
Gandha (Geruch)	Pārthiva Agni	Lenkt die Struktur jedes Srotas'

Diese Gottheiten sind alle Ausdrucksformen von Licht und Klang, die in die sinnfällige Welt projiziert werden. Es besteht stets ein Zusammenspiel zwischen diesen drei Gottheiten, die für das Wechselspiel zwischen Aufmerksamkeit, Lernen und der gegenständlichen Welt stehen. Bewusstsein von Moment zu Moment ist sehr schwer zu bewahren. Sie wird Durgā genannt, also schwer zu erreichen". Deswegen ist die Gottheit Durgā die Gesamtheit von Kālī, Lakshmī und Saraswatī.

Einsatz von Farben

Unser physischer Körper ist einfach nur eingefangenes Licht. Jeder Einzelne hat ein einmaliges konstitutionelles Farbspektrum, das man *Chromo Prakruti* nennt. Es besteht aus den feinstofflichen Schwingungen der *Dosha Prakruti* des Betreffenden. Die Doshas sind Stoffe, während Farben feinstoffliche, pulsierende Energien sind. So lange die eigenen Farbschwingungen entsprechend der eigenen Prakruti in Harmonie agieren, hat dieser Mensch eine perfekte Gesundheit. Doch vor jeder Verschlechterung oder Erschöpfung der Doshas unterliegen die Farbschwingung einer Person einer Veränderung. Entweder besteht ein Mangel an einer Farbe, was zu einer Schwächung der mit dieser Farbe verbundenen Doshas und einer Verschlimmerung der anderen Doshas führt oder es gibt eine Anhäufung einer bestimmten Farbe, was gegenteilige Ergebnisse zur Folge hat.

Die verschiedenen Farben werden von unserem Chakra-System in unseren Körper projiziert. Jedes Dosha und Dhātu besitzt seine eigene Farbschwingung und diese Farben ergießen sich ins Aurafeld eines Menschen. Bei einem Mangel an einer bestimmten Farbe wirkt sich dies auf die Funktion des zugehörigen Chakra aus und stört die entsprechenden Doshas. Liefert man die fehlende Farbe, wird wieder eine Ausgewogenheit hergestellt. Das ist die Basis der Farbtherapie, *Varna Chikitsā*. Farben können einem Klienten über farbige Lichter, Kleidung, Edelsteine, Essen und Wasser sowie durch die allgemeine Umwelt gegeben werden.

Um ein bestimmtes Dosha zu besänftigen, kann man Kleider tragen und in Räumen leben, die in den Farben gehalten sind, die dieses Dosha vermindern, während man Farben meidet, die das Dosha verschlimmern. Die Farben des Essens können auch entsprechend gewählt werden, doch verlassen Sie sich zu diesem Zweck nicht nur auf die Farbe. Obwohl Farbe ein Hinweis auf mögliche

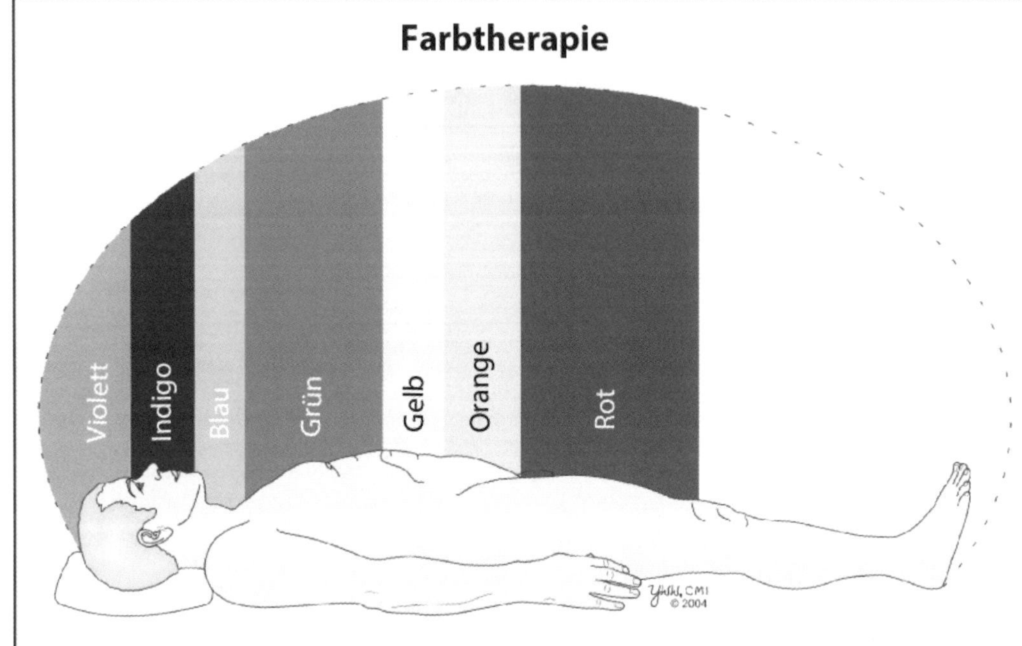

Dosha-Effekte eines Nahrungsmittels ist, sagt das Āyurveda, dass Geschmack und die Gesamtqualitäten von Lebensmitteln wichtiger sind als nur deren Farbe.

Wenn man ein Zimmer mit der passenden Farbe streicht oder dekoriert, kann dies ein gutes Heilmittel für diesen Raum sein, wenn er zu einem anderen Zweck genutzt wird als astrologisch am besten. Die Südostecke eines Hauses sollte z. B. für die Küche genutzt werden. Wenn es ein Schlafzimmer ist, kann ein Anstrich in Rosa einiges der negativen Wirkungen ausgleichen. Im Allgemeinen sollten alle Decken blasse Farben wie Weiß, Creme oder Himmelblau besitzen. Erdfarben wie Braun, Orange oder Grün sind für Decken unangemessen, aber für Böden gut.

Ein Krankenhaus in Indien entwarf drei Stationen in unterschiedlicher Färbung, eine für jedes Dosha. Die Vāta-Abteilung war in Orange, die Pitta-Station blau und die Kapha-Abteilung in Gelb. Dies schuf eine wunderbar heilende Energie. Unser Zuhause sollte auch die entsprechende Mischung an Farben haben, um optimale Heilung und emotionale Balance herzustellen.

Das Āyurveda rät, nicht in die untergehende Sonne zu blicken, da sie unerwünschte Strahlen abgibt, die das Ende pränischer Schwingungen für diesen Tag repräsentieren. Allerdings hilft indirektes Ansehen der aufgehenden Sonne, das Sehvermögen zu verbessern. Die aufgehende Sonne besitzt mehr infrarote, rote, orange und gelbe Farben. Die untergehende Sonne hat mehr blaue, indigo, lila und ultraviolette Strahlen. Dies sind alles sehr spirituelle Farben, denn dieses Ende des Farbspektrums gehört zu den höheren Chakren. Bläulich-lila soll die Farbe höheren Bewusstseins sein.

Bei Massage und Marma-Therapie ist eine wichtige zusätzliche Behandlung die Anwendung von farbigen Lichtern auf verschiedene Körperteile. Dies erfolgt entsprechend der Doshas. Wann immer z. B. ein besonderer Bereich des Körpers Schmerzen vom Vāta-Typ hat oder es einen überempfindlichen Marmapunkt gibt, der mit einer Vāta-Krankheit verbunden ist, kann er 15-30 Minuten den Farben Rot, Orange und Gelb ausgesetzt werden. Verwenden Sie auch Grün, wenn erdende Energie vonnöten ist.

Ebenso gilt, wenn jemand eine Erkrankung von überschüssigem Pitta hat und die zugehörigen Marmapunkte werden empfindlich, verwenden Sie Blau, Indigo oder Violett zur Behandlung. Auch hier setzen Sie den Bereich grünem Licht aus, falls erdende Energie gebraucht wird. Bei Kapha-Störungen schließlich setzt man Rot, Orange oder Gelb ein, wenn eine Stauung besteht. Alternativ benutzt man Blau, Indigo oder Lila, wenn Kapha still steht, doch nicht gestaut ist.[3]

Farben, Wochentage und Planeten

Die Farben sind auch bestimmten Wochentagen und astrologischen Planeten zugeordnet. Eine Person sollte Kleidung in der passenden Planetenfarbe für jeden Wochentag tragen, um die Planetenenergie im Licht auf positive Weise zu absorbieren. Um z. B. den Verstand zu beruhigen, der in der vedischen Astrologie zum Mond gehört, sollte man sich am Montag in Weiß kleiden, da dies der Tag des Mondes ist. Dienstag gehört zu Mars, somit sind Rot oder Orange die besten Farben an diesem Tag. Mittwoch ist Merkur und grüne Farbe, während sich die Leute am Donnerstag in Gelb kleiden und den Segen Jupiters erhalten können. Freitag steht in Verbindung mit Venus, also ist es gut, Lila und helle Farben zu tragen. Samstag ist der Tag Saturns und am besten für blaue, schwarze und dunkle Farben. Falls der Saturn sich im 1., 7. oder 12. Haus befindet oder der Betreffende in einer Saturn-Periode ist, sollte er diese Farben am Samstag nicht tragen. Der Sonntag schließlich ist eine dunkelrote Farbe für die Sonne.

3. Siehe auch „Farben des Regenbogens“ auf Seite 638.

Insgesamt können Sie die Farbe der Kleider, die Sie tragen, je nach dem wählen, ob Sie die Astrologie betonen oder die Doshas ausgleichen wollen. Es kann hilfreich sein, sich in der Farbe des regierenden Planeten zu kleiden, was astrologisch Ihr Aszendent ist. In der Regel sollte sich ein Pitta-Mensch jedoch nicht zu stark in Rot, Orange oder Gelb kleiden. Genauso sollte ein Vāta-Mensch nicht so oft Schwarz, Grau, Blau, Indigo oder Lila tragen, während Kapha-Menschen Grau, Grün und blasse Farben vermeiden sollten.

Farbvisualisierung

Farbvisualisierung oder Meditation wird eingesetzt, um das Chakra-System zu aktivieren. Zur Aktivierung des Wurzel-Chakras und Erweckung der Kundalinī visualisieren Sie die rote Farbe im Wurzel-Chakra. Bei sexueller Schwäche oder der Notwendigkeit, sexuelle Energie zu stärken, meditiert man auf das zweite Chakra und visualisiert Orange. Um das Nabel-Chakra zu aktivieren und Verdauung, Absorption und Verwertung zu verbessern, meditieren Sie auf Nabel und Sonnengeflecht und visualisieren Gelb. Um das Herz zu öffnen und Mitgefühl und bedingungslose Liebe hervorzubringen, meditiert man auf das Herz-Chakra und die Farbe Grün. Um Kommunikation und Sprache zu verbessern, visualisieren Sie, dass das Hals-Chakra von blauem Licht erfüllt ist. Um mehr Einsicht zu entwickeln, fokussieren Sie Ihre Aufmerksamkeit auf das dritte Auge und visualisieren Indigo. Für einen höheren transzendentalen Zustand des Bewusstseins und Gelassenheit meditiert man auf violettes Licht in der Mitte des Schädels.

Insgesamt sollte jemand mit zu viel Vāta Rot, Orange und Gelb visualisieren. Jemand mit hohem Pitta sollte Blau, Grün und Lila visualisieren, während man für überschüssiges Kapha blaues, lilafarbenes, rotes, orangefarbenes und gelbes Licht visualisiert.

Wasser und Farbe

Eine andere Möglichkeit, Farbe einzusetzen, besteht im Trinken von durch Farbe aufgeladenem Wasser. Geben Sie Wasser in ein klares Glasgefäß und wickeln Sie farbiges Zellophan oder durchsichtiges farbiges Papier darum. Dann lassen Sie es für einige Stunden in der Sonne stehen. Trinkt man dieses Wasser, erhält man die feinstofflichen Qualitäten dieser bestimmten Farbe. Dieses Wasser ist sehr heilend und kann anhand der Farben angewandt werden, welche die verschiedenen Doshas beruhigen. Durch Sonne aufgeladenes Wasser ist gewöhnlich am besten für Vāta- und Kapha-Typen, während Wasser, das dem Mondlicht ausgesetzt wurde, noch besser für Pitta-Typen ist. Nehmen Sie für eine umfassende Farbbehandlung sieben Flaschen Wasser und umwickeln sie diese mit rotem, orangefarbenem, gelbem, grünem, blauem, indigofarbenem und lila oder violettem Zellophan. Trinkt man aus jeder dieser Flaschen, hilft dies, all die Farben in der Aura auszugleichen.

Farben und die Emotionen

Jede Farbe hat eine Schönheit, doch längere Exponierung gegenüber bestimmten Farben kann ein bestimmtes Dosha und die dazugehörigen Dosha-Emotionen verschlimmern. Rot, Orange und Gelb sind mit Pitta-Dosha assoziiert, können also Ärger und Eifersucht bei einem Pitta-Menschen auslösen. Gleichermaßen sind Blau und Lila mit Vāta-Dosha verbunden. Eine längere Einwirkung von diesen Farben kann bei einem Vāta-Menschen Furcht, Angst und Nervosität auslösen. Deswegen kann eine Person, die intensive Furcht oder Terror erlebt, durch Sauerstoffmangel bläulich-lila werden. Grau, Grün und blasse Farben können Kapha-Dosha stimulieren und bei einem Kapha-Menschen zu Schwere, Depression und Langeweile führen. Bei romantischer Liebe lässt sich eine sanfte rosa Farbe in der Aura desjenigen erkennen.

Edelstein- und Kristalltherapie

Die alte āyurvedische Literatur erklärt die Effekte bestimmter Edelsteine und Kristalle bei der Heilung der feinstofflichen Körper und letztlich des physischen Körpers. *Mani Dhāranā Vidhi* entspricht der Wissenschaft der Edelsteine und funktioniert über *Rūpā Tanmātrā,* weil die Lichtschwingungen der Edelsteine eine Heilwirkung haben. Trägt man den richtigen Edelstein oder Kristall, kann dies Selbstvertrauen und Mut verleihen und den Geist auf das richtige Ziel richten. Edelsteine und Kristalle können Mitgefühl erzeugen und Liebe, Klarheit, Erfolg und Glückseligkeit in Beziehungen bringen. Auf körperlicher Ebene können Edelsteine die Doshas besänftigen.

Jeder Edelstein entspricht einem spezifischen astrologischen Planeten. Tabelle 31 auf Seite 274 führt jeden Edelstein, seine Affinität zu einem bestimmten Planeten und seine Wirkungen auf jedes Dosha auf. Sie gibt auch Auskunft darüber, wo der Schmuck für die optimale astrologische Wirkung getragen werden sollte.

Beachten Sie, dass alle Edelsteine und Kristalle in der Tabelle Vāta beruhigen können. Das liegt an ihren Prabhāva (speziellen, feinstofflichen Wirkungen). Aber blauer Saphir und Katzenauge können Vāta verschlimmern, wenn sie von jemandem benutzt werden, für den es anhand seines astrologischen Horoskops nicht geeignet ist. Diese Tabelle berücksichtigt nur die Einflüsse der Doshas, doch die Position der astrologischen Planeten ist auch sehr wichtig. In allen Fällen sollten diese Edelsteine nur nach Konsultation eines fachkundigen Astrologen verwendet werden.

Rubin kann für Herz- und Augenerkrankungen, Tuberkulose und Mangel an Selbstvertrauen eingesetzt werden. Perle repräsentiert den Mond, wird also verwendet, um Pitta zu besänftigen und Krankheiten wie Ekzem, Psoriasis, Gelbsucht, Zystitis und Fieber zu behandeln. Rote Koralle ist vorteilhaft für Blutverunreinigungen, Masern, Windpocken und Anämie. Innerlich wird sie als Bhasma für Magengeschwür, Orchitis und Depression vom Vāta- oder Kapha-Typ benutzt. Smaragd ist gut für Abmagerung, Auszehrung, Manie, Mangel an Intelligenz und Aufmerksamkeitsdefizit-Hyperaktivitätssyndrom (ADHS). Es ist auch hilfreich als Nerventonikum.

Gelber Saphir ist heilend für Arthritis, Rheuma, Wahnsinn, Lähmung und Sprachstörungen. Er bringt Erdung und Stabilität. Diamant ist gut für Fruchtbarkeitsstörungen wie sexuelle Schwäche, Sterilität, Syphilis, Gonorrhöe und andere Leiden von Sperma und Eizellen. Er verstärkt romantische Liebe und Erfolg. Blauer Saphir ist dienlich für Arthritis, neuromuskuläre Schmerzen, vergrößerte Milz, Hysterie, Geisteskrankheiten und Koma. Er sollte nur nach Konsultation eines fachkundigen Astrologen verwendet werden, denn er kann Unglück bringen, wenn Saturn sich im astrologischen Horoskop in einer schlechten Position befindet. Hessonit wird für Würmer, Depression, Selbstmordtendenz, Lebererkrankungen und fibrösem Tumor empfohlen. Katzenauge wird bei Hautkrankheiten wie Eiterbeulen, Urtikaria, Juckreiz, Windpocken, Hautkrebs und Fissuren und Fisteln angewandt.

Wir wissen nicht genau, wie diese Edelsteine wirken. Sie scheinen nicht nur imstande zu sein, einen Menschen mit ihrer entsprechenden Planetenenergie zu stärken und zu nähren, sondern auch jemanden vor einem Übermaß dieser Energie zu schützen. Die Wirkungen von Edelsteinen und Kristallen lassen sich nur durch Prabhāva erklären und weder durch die Logik von Rasa, Vīrya und Vipāka, noch durch die photochemischen Effekte auf die Doshas.

Angenommen, jemand hat ein Leiden durch Mars im astrologischen Horoskop. In diesem Fall sollte er eine Kette mit roten Korallen um den Hals in der Nähe des Herzens tragen, denn rote Koralle besitzt die Energie von Mars. Da gleiche Dinge sich anziehen, absorbiert dieser Edelstein die Lichtpartikel, die vom Mars kommen und schützt die Aura vor einer übermäßigen Exponierung gegenüber diesen Strahlen.

Tabelle 31: Edelsteine

Stein	Planet	Beruhigt	Verstärkt	Finger
Rubin	Sonne	V, K	P	Ringf. re.[a]
Granat	Sonne	V, K	P	Ringf. li.
Perle	Mond	V, P	K	Kleiner F. re.
Rote Koralle	Mars	V, K, P[b]	P[c]	Halskette, Ringf. re.

Tabelle 31: Edelsteine

Smaragd	Merkur	V, P	K	Kleiner F. re.
Jade	Merkur	V, P	K	Kleiner F.
Aquamarin	Merkur	V, P	K	Kleiner F. li.
Diamant	Venus	V, K	P	Ringf. li.
Bergkristall	Venus	V, K	P	Halskette
Rosenquarz	Venus	V, K	P	Halskette
Gelber Saphir	Jupiter	V, P	K	Zeigef. re.
Gelber Topas	Jupiter	V, P	K	Zeigef. li.
Blauer Saphir	Saturn	V, K	P	Mittelf. re.
Amethyst	Saturn	V, K	P	Mittelf.
Lapislazuli	Saturn	V, P	K	Mittelf.
Hessonit/Gomed	Rahu	V, K	P	Ringf. re.
Onyx	Rahu	V	P, K	Ringf.
Katzenauge	Ketu	V, P	K	Kleiner F. re.
Mondstein (Lasnya)	Ketu	V, P	K	Kleiner F. re.
Opal	Neptun	V, P	K	Ringf. re.

a. „Re". steht für die rechte Hand und „li". für die linke Hand.

b. Innerlich

c. Äußerlich

Im Āyurveda werden Edelsteine und Kristalle auch innerlich in Form von Bhasma-Oxiden angewandt. Die Effekte von Bhasmas mögen sich von den Wirkungen der gleichen Stoffe unterscheiden, die als Schmuck verwendet werden. Zum Beispiel ist rote Koralle äußerlich wärmend, besänftigt also Vāta und Kapha, kann aber tatsächlich Pitta-Dosha auslösen. Doch wenn es innerlich als Bhasma genommen wird, ist es kühlend und beruhigt somit auf diese Weise Pitta. Bhasmas wirken durch die Effekte des superfeinen Prāna (Ozon), das durch die Verarbeitung des Bhasma verfügbar ist und bei der Einnahme gelöst wird.

Sonne enthält Lichtpartikel von allen Planeten. Wenn man einen Stein trägt, der mit einem bestimmten Planeten in Verbindung steht, zieht er nur die Lichtpartikel an, die von diesem Planeten kommen. Somit können die Edelsteine das Aurafeld heilen, indem sie Licht liefern, das von einer bestimmten Person aufgrund astrologischer Faktoren benötigt wird. Hat jemand beispielsweise Merkur und Mars zusammen im 1., 4., 7., 8. oder 12. Haus, ist Merkur durch die Wirkungen von Mars geschwächt und der Betreffende kann für Hautkrankheiten, Epilepsie, hohen Blutdruck und Ekzem anfällig sein. Um diese Krankheiten zu beruhigen, kann man Merkur stärken, indem man einen Smaragd oder Nephrit trägt, der die Lichtpartikel von Merkur anzieht und das Nervensystem stärkt.

In ähnlicher Weise gilt, wenn jemand einen Planeten in seinem oder ihrem Horoskop stärken muss, kann der zugehörige Edelstein in Wasser eingeweicht und für ein paar Stunden in die Sonne gestellt werden. Dieses Wasser wird durch die Edelsteinenergie aufgeladen. Wenn das solarisierte Edelsteinwasser einmal am Tag getrunken wird, hat es einen ähnlichen Effekt wie wenn man Edelstein oder Kristall am Körper trägt.

Astrologisch gesehen lassen sich die gleichen Edelsteine einsetzen, um einen problematischen Planeten zu besänftigen, Schutz zu verleihen oder eine Freundschaft mit einem bestimmten Planeten zu entwickeln. Falls ein Mensch beispielsweise einen Steinbock-Aszendenten hat, der von Saturn regiert wird, und Saturn befindet sich im sechsten Haus, ist derjenige anfällig für Arthritis und Hexenschuss. Trägt man einen Stein für Saturn am Mittelfinger, schützt dies den feinstofflichen Körper vor diesen Krankheiten, denn das Tragen hat einen astralen, elektromagnetischen Effekt auf Körper, Geist und Bewusstsein. Falls Saturn sich in diesem Horoskop im siebten Haus befindet, hat derjenige eine Tendenz, spät zu heiraten und Schwierigkeiten in bestimmten Bereichen dieser Ehe zu haben. Ein Ring für Saturn kann gute Kommunikation bringen und das siebte Haus der Beziehungen unterstützen, indem man eine Freundschaft mit diesem Planeten entwickelt.

Trāṭaka

Trāṭaka bedeutet, auf einen festen Punkt blicken wie einen farbigen Punkt auf einem weißen Blatt Papier oder eine Lichtquelle. Eine Ghee-Lampe ist für diesen Zweck am besten, denn sie brennt gleichmäßig und hilft, Sādhaka Pitta, Prāna Vāta und Tarpaka Kapha auszugleichen. Eine Ghee-Lampe ist einfach eine Schale mit Ghee mit einem nach oben dünner werdenden Baumwolldocht in der Mitte. Blicken Sie mit beiden Augen auf Flamme oder Punkt, bis die Tränensekretion einsetzt. Dies dauert in der Regel ein paar Minuten. Das Bild geht durch die Sehnervkreuzung zur Hirnrinde am Hinterkopf, dies lädt also das ganze Gehirn auf. Trāṭaka steigert Ojas, beruhigt den Verstand, verbessert die Konzentration, verleiht einen scharfen Blick, verbessert das Gedächtnis und kann bei ADHS helfen, den Geist zu beruhigen. Es ist auch hilfreich, wenn der Verstand mit Emotionen verstopft ist.

Trāṭaka kann auch mit der aufgehenden Sonne durchgeführt werden und dies ist gut für Vāta und Kapha. Das Āyurveda empfiehlt nicht, die untergehende Sonne zu betrachten, doch den Mond oder die Sterne anzusehen, ist gut für Pitta-Dosha und verbessert das Sehen. Trātaka kann Kundalinī-Energie erwecken und die Chakren reinigen, vor allem das dritte Auge (Ājñā) und das Kronenchakra. Es kann spirituelle Intelligenz hervorbringen und die Zellkommunikation im ganzen Körper verbessern. Durch Trātaka wird die innere Flamme der Aufmerksamkeit erweckt und Ojas, Tejas und Prāna des Betreffenden werden ins Gleichgewicht gebracht.

Wenn Sie in jeder Hand eine brennende Kerze halten, treffen sich die Lichtpartikel beider Flammen und erhöhen das Licht im Zimmer. Wenn Sie sie nach draußen tragen und zum Himmel halten, trifft das Licht von Mond und Sternen mit den Lichtpartikeln der Flammen zusammen. Gleiches zieht Gleiches an, ist das Prinzip hinter Trātaka. Blicken wir ins Licht oder die Ghee-Lampe, bewegen sich die Lichtpartikel durch die Augen und gehen in das Feuerelement des Körpers über. Rūpā ist das Tanmātrā der Form und steht in Beziehung zum Feuer, es steigert Tejas und die Lichtpartikel im menschlichen Körper. Wahrnehmung oder Bewusstsein ist die Flamme der Aufmerksamkeit ohne Rauch. Rauch ist symbolisch mit Verwirrung verknüpft. er erzeugt eine Wolke der Verwirrung, wenn das geistige Feuer gering ist. Trātaka verbrennt den Rauch und macht die Flamme der Aufmerksamkeit strahlender und heller.

Yantra

Yantras sind geometrische Darstellungen der Gottheiten, die das innere Licht des Betreffenden entfalten. Dies kann dabei helfen, eine tief greifende Heilung durch Rūpā Tanmātrā hervorzurufen, das Form ist. Es gibt viele verschiedene Yantras. Jede Gottheit hat ein bestimmtes Mantra und Yantra. Die Sonne ist z. B. eine vedische Gottheit und ihr Mantra ist das Gāyatrī-Mantra. Sie wird auch durch das Gāyatrī-Yantra dargestellt. Die Energie und der Segen der Gottheit sind im Yantra vorhanden.

Sie können einfach die Mitte eines Yantras fixieren, was man *Bindu* nennt, oder Sie sehen das gesamte Yantra an. Blicken Sie auf das Yantra und lassen Sie die Energie durch Ihre Augen hereinkommen und auf Ihr Nervensystem wirken. Yantra-Therapie wird zur Verbesserung eines positiven Gedächtnisses und für verbessertes Lernen eingesetzt und hilft zudem, epileptische Anfälle und Schizophrenie zu vermeiden.

Yantras werden oft auf eine Kupferplatte graviert. Manchmal wird das Kupferyantra in ein Glas Wasser eingeweicht und dieses Wasser wird getrunken. Das Wasser trägt die Schwingung dieses Yantras in den Körper und erweckt die Zellintelligenz darin.

Gemeinsam mit der Betrachtung des Yantra sollte man das entsprechende Mantra chanten und eine Pūjā durchführen. Zusammengenommen bildet diese Wirkungsreihe Tantra. Yantra, Mantra und Tantra wirken zusammen.

Bereiche der sechs Geschmäcker auf der Zunge

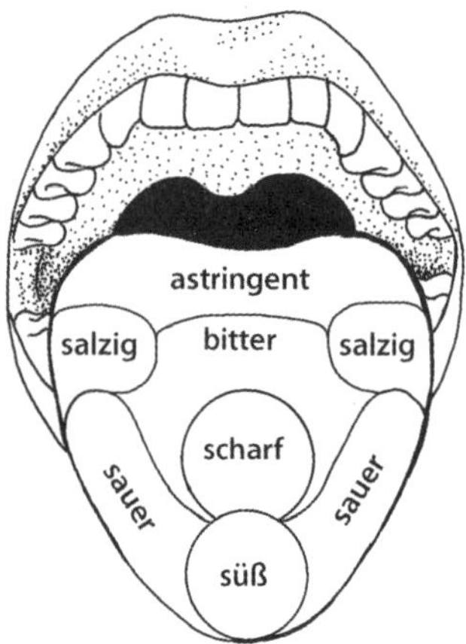

Rasa (Geschmack) – Geschmackstherapie

Rasa heißt Saft, Geschmack, Verständnis, Melodie und Harmonie. Rasa *Chikitsā* ist Geschmackstherapie. Geschmack ist die erste biochemische Erfahrung, die auftritt, sobald eine Substanz die Zunge berührt. Magen und Darm nehmen keinen Geschmack wahr, nur die Zunge hat Geschmacksempfindungen, die mit Nase und Gehirn zusammenwirken. Entsprechend arbeiten die Tanmātrās Rasa (Geschmack) und Gandha (Geruch) Hand in Hand.

Ein Stoff gelangt über Bodhaka Kapha in Kontakt mit jemandem. Der Geschmacksnerv wird stimuliert und durch Rezeptoren zum Hirnzentrum getragen, wo Prāna Vāta, Sādhaka Pitta, Tarpaka Kapha und Bodhaka Kapha funktionell mit dem Bewusstsein des Geschmacks verbunden sind. Doch Bodhaka Kapha im Mund ist überwiegend für Wahrnehmung der sechs Geschmäcker verantwortlich. Laut dem Āyurveda gibt es Hunderte von Geschmacksknospen, die in sechs Hauptbereiche auf der Zunge unterteilt sind. Die Illustration hier zeigt die verschiedenen Bereiche der Zunge und die Geschmäcker, die von jedem wahrgenommen werden.

Es besteht eine direkte Beziehung zwischen den Geschmäckern und den Doshas. Die Geschmacksrichtungen lassen sich in zwei Hauptgruppen unterteilen. Süßer, saurer und salziger Geschmack besänftigen Vāta, aber verstärken Kapha-Dosha. Scharf, bitter und astringent erhöhen Vāta-Dosha, doch beruhigen Kapha. Süß, bitter und astringent besänftigen auch Pitta, während die anderen drei Pitta-Dosha verschlimmern. So ist es beispielsweise in Ordnung, süße Lebensmittel zu verabreichen, um Pitta oder Vāta zu beruhigen, aber wenn Kapha hoch ist und der Betroffene sich nach Süßigkeiten sehnt, ist das ein falsches Verlangen, das nicht befriedigt werden sollte. Dieses Wissen über den Geschmack wird in āyurvedischen Ernährungs- und Kräutertherapien umfassend eingesetzt.

Die Geschmäcker sind die Bahnen der inneren Apotheke und jeder Geschmack ist direkt mit einem bestimmten Organ verbunden. Tabelle 32 zeigt die Beziehungen zwischen jedem Geschmack und den zugehörigen Organen. Wir können diese Einsicht nutzen, um bestimmte Krankheiten in den Organen wirkungsvoll zu behandeln.

Tabelle 32: Affinität der sechs Geschmäcker zu den Organen

Geschmack	Zugehörige Organe
Süß	Schilddrüse und Lymphsystem
Sauer	Lungen

Tabelle 32: Affinität der sechs Geschmäcker zu den Organen

Geschmack	Zugehörige Organe
Salzig	Nieren
Scharf	Magen, Speiseröhre, Zwerchfell
Bitter	Leber, Milz
Astringent	Dickdarm

Der süße Geschmack steht z. B. mit der Schilddrüse in Beziehung. Süßer Geschmack beruhigt Vāta und Pitta, fördert das Gewebewachstum, baut Ojas auf, besänftigt den Durst und hilft, den Körper zu entgiften. Er lässt sich einsetzen, um Ohnmacht zu verringern und brennende Empfindungen zu lindern. Bei übermäßigem Einsatz bringt süßer Geschmack Kapha-Erkrankungen wie Fettleibigkeit, Laschheit, Abgeschlagenheit, Verschlafen, Schwere, Appetitverlust, Würmer, Pilzinfektionen, krankhaftes Wachstum in Mund und Kehle, Schwere in den Eingeweiden, süßen Geschmack in Mund, diabetisches Koma, Lipom, Kropf, Lymphödem, Schleim und bestimmte Augenerkrankungen hervor. Übertriebener Konsum von süßem Geschmack unterbindet die Funktion der Schilddrüse und drosselt den Stoffwechsel, sodass dieser Mensch leicht Gewicht zunimmt. Entsprechend kann man zur Behandlung einer trägen Schilddrüse, einem Zustand von hohem Kapha, die Aufnahme von süßen Speisen einschränken.

In diesem Sinne steht sauer in Beziehung zum Lungenbereich. Saurer Geschmack stimuliert Agni, hebt die Speichelbildung, fördert die Verdauung, erweckt den Geist und die Sinne und beruhigt Vāta. Es ist mild abführend, macht den Kot also weich. Falls es im Exzess eingenommen wird, verschärft das Saure Pitta und verflüssigt Kapha, reizt die Zähne und bewirkt, dass die Geschmacksknospen hypersensibel werden und produziert Übersäuerung, Sodbrennen, Pyrosis, Durchfall, Übelkeit, Erbrechen, Ausschlag, Urtikaria oder Akne. Er kann auch das Blut sauer machen und Blutung, Schwellung, Irritation, Entzündung, Ulzeration und Vereiterung von Wunden verursachen. Wenn übermäßig viel Schleim, Erkältung, Kongestion, Husten oder Asthma besteht, ist saurer Geschmack kontraindiziert, denn er erhöht die Schleimsekretionen und reizt Kapha-Dosha. Beachten Sie, dass wenngleich saurer Geschmack zunächst Kapha verbrennt, er in hohen Mengen oder für lange Zeit eingenommen Kapha vermehrt.

Der salzige Geschmack ist mit den Nieren assoziiert, die den Blutdruck regulieren. Salzig macht das Blut dick und dickflüssig, ein Patient mit hohem Blutdruck sollte also zu viel salziges Essen meiden. Das Āyurveda empfiehlt mineralisches Steinsalz statt Meersalz oder

Table 33: Wirkungen der sechs Geschmäcker auf die Doshas

Geschmack	Vāta	Pitta	Kapha
Süß	V↓[a]	P↓	K↑
Sauer	V↓	P↑	K↑
Salzig	V↓	P↑	K↑
Scharf	V↑	P↑	K↓
Bitter	V↑	P↓	K↓
Astringent	V↑	P↓	K↓

a. ↑ = increases and may lead to aggravation, ↓ = decreases and calms

Kochsalz, denn das Steinsalz beinhaltet viele Mineralien zusätzlich zu Natrium und gleicht dadurch die Doshas aus, wenn es in Maßen eingesetzt wird. Der salzige Geschmack ist verdauungsfördernd und befeuchtend, er verbessert den Geschmack des Essens, verstärkt den Appetit, stärkt Agni, erhält den Wasser-Elektrolyt- und Säure-Base-Haushalt und verleiht Energie. Er ist krampflösend, entblähend, muskelentspannend, schleimlösend, abschwellend, emetisch und abführend. Seine Vāta mildernden Eigenschaften unterstützen den salzigen Geschmack dabei, Steifheit zu beseitigen und Körperteile weich zu machen. In der angemessenen Menge ist Salz essentiell für gesunde Knochen, Zähne und Zellmembranen. Bei zu hoher Dosierung verschlimmert es Pitta, vergiftet das Blut (Rakta) und ruft Durst, Ohnmacht, erhöhte Körperhitze, Falten, Haarausfall, Kahlköpfigkeit und graue Haare hervor. Der salzige Geschmack verstärkt auch Geschwüre, Hämorrhagien, Gastritis, Ekzem und Alopezie. Zu viel Salz erhöht den Blutdruck, stresst die Nierenfunktionen, lässt die Zähne ausfallen, ruft Impotenz hervor, behindert die Sinnesorgane und kann Fettsucht und Ödem zur Folge haben.

Der scharfe Geschmack hängt mit dem Herzen und Zwerchfell zusammen. Er reinigt den Mund, erweckt die Sinne, facht Agni an, verbessert Verdauung und Absorption und lindert Schwellung und andere Kapha-Leiden. Schärfe kann bei Übergewicht eingesetzt werden und verbessert den Kreislauf, hilft bei der Heilung von Wunden, fördert das Schwitzen, verleiht dem Essen extra Geschmack, tötet Würmer und Keime, verbrennt Āma und fördert eine Reinigung des Verdauungstrakts. In kleinen Mengen kann der scharfe Geschmack die Darmentleerung verbessern, doch in größeren Mengen kann er Verstopfung, Irritation, Entzündung, Geschwürbildung, Perforation, Ohnmacht, Schwindel, geistige Verwirrung, Krankheitsgefühl, Depression, Kräfteverfall, brennenden Hals, Verlust von Stärke und übermäßigen Durst bewirken. Zu viel würziges oder scharfes Essen kann Herz- oder Zwerchfell-Krämpfe hervorrufen, sodass jemand Schluckauf bekommt. Der scharfe Geschmack kann auch trockene Hitze, Urtikaria, Nesselausschlag, Hautausschläge, Akne, andere Hautkrankheiten und Blutungsstörungen auslösen. Er reizt Hämorrhoiden und Geschwüre, verringert die Muskelmasse, schädigt das Sperma (wegen seiner Vipāka) und führt zu geringer Libido, Brennen in Harnröhre, Anus und Penis und anderen Vāta- und Pitta-Erkrankungen. Patienten mit Magengeschwür, Gastritis und Zwerchfell- oder Herzkrämpfen sollten scharfe Lebensmittel möglichst vermeiden. Beachten Sie, dass wenn Sie etwas Scharfes essen, seine erste Wirkung dank der Wärme Vāta besänftigen sollte. Allerdings ruft lang anhaltender oder exzessiver Verzehr des scharfen Geschmacks Trockenheit hervor und steigert dadurch Vāta sowie Pitta.

Bitterer Geschmack ist mit der Leber und Milz verknüpft. Er verbessert Verdauung, Absorption und Verwertung, beseitigt Essensgelüste, entgiftet das hämatopoetische System und besänftigt Pitta- und Kapha-Dosha. Bitter ist wurmabtötend und gut zur Linderung von Ohnmacht, brennenden Empfindungen, Juckreiz, Hauterkrankungen vom Pitta-Typ, Durst und Fieber. Er absorbiert übermäßig viel Feuchtigkeit, schabt überschüssiges Fett aus und hilft, Enthaltsamkeit zu fördern. Wenn er jedoch im Übermaß eingesetzt wird, trocknet bitterer Geschmack die Gewebe aus, vermindert die Stärke und erzeugt Auszehrung, Krankheitsgefühl, geistige Verwirrung, Schwindel, trockenen Mund und andere Vāta-Störungen. Er kann Arthritis und Osteoporose verschlimmern und geringe Libido erzeugen, ein Mensch mit sexueller Schwäche sollte also nicht viel Bitteres essen.

Astringent hat seine Hauptwirkung auf den Dickdarm, wo es die Absorption von Wasser und Mineralien verbessert und dem Stuhl Volumen gibt. Astringenter Rasa ist beruhigend und bindend, er ist zusammenziehend, stoppt Blutungen und andere Absonderungen, verbessert die Mineralienabsorption und beruhigt Kapha und Pitta. Falls im Übermaß eingesetzt, trocknet das Astringente den Mund aus und hat Herzleiden, Herzkrampf und -schmerz, Flatulenz, Verstopfung und eine erschöpfte Stimme zur Folge. Es verlangsamt Bewegungen, verhindert Erektion und kann Impotenz, Abmagerung, Krankheitsgefühl, Durst, Steifheit und unterschiedliche Vāta-Erkrankungen verursachen, die möglicherweise zu Krämpfen, Konvulsionen und paralytischen Veränderungen führen. Leute mit Verstopfung, Hämorrhoiden, Fissuren und Fisteln sollten vermeiden, zu hohe Mengen an astringenten Speisen einzunehmen.

Wir müssen alle sechs Geschmäcker in unserer Ernährung haben, doch das Bittere ist der Geschmack, der im westlichen Essen am meisten fehlt. Der bittere Geschmack verbessert alle anderen Geschmäcker und wenn man zunächst etwas Bitteres isst, dann schmeckt jedes andere Essen hinterher gut. Das mag der Grund dafür sein, dass Kaffee, der ja bitter ist, im Westen so populär geworden ist. In Indien und im Osten gibt es viele bittere Gemüse – Bitterkürbis, Bittermelone, Balsambirne etc. – und viele bittere Kräuter, es besteht also kein Mangel an bitterem Geschmack.

Schließlich sind die Geschmäcker auch mit Emotionen verbunden. Das Sanskrit-Wort „Rasa" steht eigentlich für Geschmack und Emotion. Somit lassen sich die sechs Geschmäcker nutzen, um die Emotionen eines Menschen auszugleichen, indem man den Betreffenden mehr von gewissen Geschmäckern essen lässt und weniger von anderen. Am wichtigsten ist es, eine Balance aller sechs Geschmäcker zu essen, denn das hilft, den Doshas und dem Einzelnen als Ganzes Ausgeglichenheit zu bringen.

Tabelle 34: Geschmäcker und Emotionen

Geschmack	Zugehörige Emotionen
Süß	Zufriedenheit, Anhaftung, Gier
Sauer	Eifersucht, Hass, Kritik
Salzig	Anhaftung, Gier, Besitzgier
Scharf	Ärger, Irritation, Neid
Bitter	Einsamkeit, Isolation, Zurückweisung
Astringent	Furcht, Angst, Nervosität

Gandha (Geruch) - Aromatherapie

Ein Aroma oder Geruch ist das Tanmātrā des Erdelements. Die meisten aromatischen Substanzen sind flüchtig. Der Fluss des Prāna trägt die feinstofflichen Qualitäten eines Aromas durch das Nervensystem, besänftigt die Doshas gemäß seiner Qualitäten. In der klinischen Medizin können die Gerüche, die aus Atem, Körpergeruch, Urin, Stuhl, Vagina und Kleidung des Patienten aufsteigen, wertvolle Informationen für diagnostische Zwecke liefern. Den Verlust des Geruchssinns bezeichnet man als Anosmie und er kann durch chronische Erkältungen oder Rhinitis oder selbst einen Gehirntumor ausgelöst werden.

Durch Stimulation des Riechkolbens wirkt die Aromatherapie auf die Frontallappen des Gehirns, die der Sitz der aktuellen Emotionen sind. Wenn Ihnen ein Freund oder eine Freundin irgendwann eine duftende Rose geschenkt hat und Sie eine wunderbare Romanze miteinander erlebt haben, kann der gleiche Geruch Jahre später diese süße Erinnerung und die damit verbundenen Emotionen heraufbeschwören. Sobald man einen Duft oder ein Parfüm einatmet, werden die feinstofflichen flüchtigen Moleküle des Prāna von den Nervenenden zum Riechkolben an der Basis der Frontallappen getragen. In der āyurvedischen Terminologie trägt das Prāna die Moleküle zum Neurotransmitter (Sādhaka Pitta), der wiederum Peptide (Tarpaka Kapha) freisetzt, die bestimmte Peptide im Chakra-System stimulieren. Deshalb wirken verschiedene Düfte auf unterschiedliche Chakren und Körperorgane. Sie entfalten vergangene Erinnerungen und unverarbeitete Emotionen aus dem limbischen Areal und bringen es an die Bewusstseinsoberfläche. Darüber hinaus trägt das Prāna diese Emotionen beim Akt der Ausatmung aus dem Körper und diese Emotionen können gelöst werden.

Das Prāna trägt auch Rasa, Vīrya und Vipāka einer aromatischen Substanz direkt ins Gehirn und kann dank der Wirkung über das örtliche Prāna Vāta, Sādhaka Pitta und Tarpaka Kapha die Körper-Doshas beruhigen. Das Āyurveda empfiehlt die Anwendung von verschiedenen ätherischen Ölen oder Düften entsprechend ihrer Wirkungen auf die Doshas.

Die Aroma-Therapie wird auch Rasa Chikitsā genannt. Die sechs Geschmäcker sind eng mit den sechs Gerüchen verbunden. Geschmack ist körperlicher, denn er bedarf des physischen Kontakts der Zunge mit einer Substanz. Geruch benötigt nur einen feinstofflicheren Kontakt mit dem Stoff über die Luft. Süßer Geruch ist tief mit dem süßem Geschmack verknüpft. Gleiches gilt für sauer und die anderen Geschmäcker. Eine unreife Mango z. B. riecht sauer und schmeckt deshalb auch sauer. Falls der Geruch betroffen ist, wirkt sich dies auf einer tiefen Ebene auch auf den Geschmack aus. Der Geschmack des Essens ist eine Kombination von Geschmack und Geruch, jemand, der das Essen nicht riechen kann, mag körperlich vielleicht imstande sein, das Essen zu schmecken, dennoch kann er oder sie nicht den vollständigen Geschmack der Nahrung wahrnehmen.

Der Geruch hat eine tiefe Verbindung mit Gehirn und Bewusstsein. Angenehme Gerüche sind angenehm, während reizende Gerüche den Verstand irritieren und widerwärtige Gerüche Übelkeit erzeugen. Der Geruch von Ethylchlorid kann sogar einen Zustand der Bewusstlosigkeit hervorrufen. Stimmungen und Emotionen lassen sich durch den klugen Einsatz von Aromen beruhigen.

Jeder aromatische Stoff hat wegen seiner Eigenschaften und Wirkungen auf die Doshas einen definitiven therapeutischen Wert. Süße Gerüche besänftigen Pitta und Vāta, aber verschärfen Kapha. Saure und salzige Gerüche beruhigen Vāta, verstärken jedoch Pitta und Kapha. Der scharfe Geruch besänftigt Kapha, aggraviert aber Pitta und Vāta. Bittere oder astringente Gerüche schließlich sind beruhigend für Pitta und Kapha, können allerdings Vāta-Dosha steigern.

Table 35: Wirkungen der sechs Gerüche auf die Doshas

Geruch	Vāta	Pitta	Kapha
Süßt	V↓[a]	P↓	K↑
Sauer	V↓	P↑	K↑
Salzig	V↓	P↑	K↑
Scharf	V↑	P↑	K↓
Bitter	V↑	P↓	K↓
Astringent	V↑	P↓	K↓

a. ↑ = steigert und kann zu Verstärkung führen

b. ↓ = verringert und beruhigt

Ätherische Öle

Ätherische Öle sind die populärsten Mittel für die Aromatherapie. Man kann sie in manchen Fällen direkt auf die Haut geben oder zuerst verdünnen, wenn das ätherische Öl die Haut reizt. Ätherische Öle sind besonders wirksam, wenn man sie auf Marmapunkte an Stellen wie der Halsschlagader, der Speichenarterie, dem dritten Auge, den Brustwarzen, dem Nabel und der Nasenspitze reibt. Zum Beispiel beruhigen Sandelholz, Vetiver, Rose und ähnliche Stoffe Pitta-Stimmungen wie Ärger und Reizbarkeit. Emotionen vom Vāta-Typ, einschließlich Furcht und Angst, werden von Hina, Ambra, Lavendel, Moschus und ähnlichen Düften gelindert. Kapha-Emotionen wie Langeweile und Trägheit können durch Eukalyptus, Vacha oder Hina gemildert werden.

Wir können Aromatherapie-Substanzen auch anhand der Jahreszeiten einsetzen. Im Sommer kann man Sandelholz oder Vetiver auf die Kopfhaut, das dritte Auge, die Ohren, Halsschlagadern, Speichenarterien, Brustwarzen und den Nabel auftragen. Sie fühlen sich kühl an und die heiße Sonne kann Ihnen dann nichts anhaben. In der Kälte des Winters können Sie Hina oder eine andere wärmende Substanz benutzen. In einem regnerischen oder windigen Klima verwendet man Safran, Hina, Ambra oder Mitti mit Sandelholz. Sie sind erdend und besonders sinnvoll in den Herbstmonaten.

Tabelle 36: Die zehn wichtigen Aromatherapie-Substanzen (Räucherwerk und ätherische Öle) für jedes Dosha

Vāta[a]	Pitta[b]	Kapha[c]
Ambra	Fenchel	Kalmus (Vacha)
Weihrauch	Jasmin	Kampfer
Hina	Kewra[d]	Eukalyptus
Jasmin	Khus (Vetiver)	Weihrauch
Jatamāmsi (Indische Narde)	Lavendel	Hina
Lavendel	Zitronengras	Zitrone
Muskatnuss	Limette	Myrrhe
Orange	Mitti-Attar	Niem
Rote-Rose-Attar	Rosen-Attar	Rosmarin
Safran-Attar	Sandelholz	Tulsi (Heiliger Basilikum)

a. Besonders schwere, süße und wärmende ätherische Öle.
b. Besonders süße und kühlende ätherische Öle.
c. Besonders leichte, durchdringende und wärmende ätherische Öle.
d. Auch Kevada oder Kevra genannt.

Räucherwerk

Es gibt unterschiedliche Arten von Räucherwerk, die üblicherweise in Indien und vielen anderen Ländern verwendet werden. Verbrennt man Räucherwerk aus Sandelholz, Jasmin oder Vetiver, entfaltet dies eine kühle Atmosphäre, die gut für Pitta-Dosha ist. Hina, Mustā, Ambra und viele andere Arten von Räucherwerk sind erhitzend, eignen sich also für Vāta und Kapha und sind günstig für den Gebrauch im Winter. Lobhan (ein mineralischer Harzextrakt) und Dhoop-Sticks (die aus Sandelholz, Weihrauch, Agaru,

Lobhan und Dashānga bestehen) sind immer populärer werdende Formen von Räucherwerk. Sie sind beruhigend und erdend, was sie besonders gut für Vāta-Dosha macht.

Insektenschutzmittel

Aromatherapie-Stoffe lassen sich auch gut als Insektenschutzmittel einsetzen. Folgende ätherische Öle sind vor allem nützlich dafür: Zitronengras, Eukalyptus mit Zitronenduft, Geranie und Zitronell.

Eigenschaften einiger wichtiger ätherischer Öle und Attars[4]

Eukalyptus (Nilgiri, *Eukalyptus globulus*), das ätherische Öl ist kühlend, wenn es aus der trockenen Pflanze hergestellt wird, aber erhitzend bei Zubereitung aus frischem Eukalyptus. Im Allgemeinen besänftigt es Vāta und Kapha, doch übertriebener oder regelmäßiger Gebrauch kann Pitta verschlimmern. Eukalyptus hat eine Affinität für die Lungen und Stirnhöhlen und ist ein Bronchodilator. Daher wird es für Erkältungen, Kongestion und Husten eingesetzt. Es ist antiparasitär, fiebersenkend und wird bei Malaria und Kopfweh vom Vāta- oder Kapha-Typ verwendet. Es gibt über zehn Arten von Eukalyptus, viele davon können Bluthochdruck oder Asthmaanfälle auslösen. Daher sollte es mit Vorsicht angewandt werden. Manche Pitta-Leute reagieren überempfindlich auf Eukalyptusöl und sollten daher einen Hautempfindlichkeitstest machen, indem sie einen winzigen Tropfen auf einen kleinen Hautbereich geben. Warten Sie eine halbe Stunde und sehen Sie, ob es eine Reaktion gibt. Ohne Reaktion können Sie eine größere Menge benutzen.

Hina, das Öl hat einen angenehmen Duft und eine besondere spirituelle Qualität. Es ist eine indische Mischung aus verschiedenen Kräutern, Gewürzen, Wurzeln und Samen auf einer Basis aus Henna (*Lawsonia inermis*), Safran und Sandelholz. Manche Leute geben Hina (Henna) auf ihr Haar, um es rot zu färben und selbst das Öl hat eine rötliche Farbe. Dieses Öl ist wärmend und gut für kaltes Wetter. Hina mildert Schmerz vom Vāta- und Kapha-Typ. Es verbessert die allgemeine Durchblutung und ist ein Herzmittel und angenehm für das Herz. Seit Urzeiten wird Hina für die Pūjā verwendet, um die Götter zu erfreuen. Es kann helfen, die Hingabe im Herzen zu fördern. Hina entfaltet heilige Qualitäten und eine angenehme Atmosphäre und ist daher gut für ein warmes Willkom-

4. Ätherische Öle sind konzentrierte, komplexe Chemikalien, die aus dem ganzen Pflanzenmaterial extrahiert werden. Attars werden durch Destillation gewonnen und auf einer Basis aus ätherischem Sandelholzöl gemischt. Sofern nicht anders angegeben, sind die hier aufgeführten Öle Attars.

men von Gästen. Dieses Öl wird von manchen Gurus auch bei der Initiation eingesetzt. Hina wird verwendet, um Vāta und Kapha zu beruhigen, kann aber Pitta-Dosha auslösen. Dieses Öl hat eine Affinität für Herz, Gehirn und Nervensystem und fördert den Lymphkreislauf. Im Āyurveda wird Hina häufig in der Marma-Therapie für Vāta- und Kapha-Leiden benutzt.

Heiliges Basilikum (Tulsi, *Ocimum sanctum*) ist für Krishna heilig. Tulsi als ganze Pflanze ist wärmend, auch wenn die Samen kühlend und für alle drei Doshas ausgleichend sind. Das ätherische Öl wird aus den Blättern gewonnen, wirkt als Diaphoretikum und abschwellend und wird deswegen bei Erkältungen, Kongestion und Husten eingesetzt. Es hat eine Affinität zu Herz und Lymphsystem. Tulsi-Öl kommt größtenteils bei Kapha-Ungleichgewicht zur Anwendung und kann zu erhitzend für Pitta sein, wenn es regelmäßig verwendet wir.

Kalmus (Vacha, *Acorus calamus*), das Öl ist stechend, bitter und astringent und scharf und wärmend. Es ist sehr stark und muss vor der Anwendung auf nicht mehr als 1 % des ätherischen Öls verdünnt werden. Ätherisches Vachaöl beruhigt Kapha und Vāta, reizt jedoch Pitta-Dosha. Es ist schnell wirksam und ein starkes Stimulanzmittel, somit ist es gut für Menschen, die wenig aktiv und träge sind. Es schärft den Geist, erweckt die Sinne und verbessert das Gedächtnis. Es hat eine Affinität für Gehirn und Nebenhöhlen und besitzt antiepileptische Eigenschaften. Es ist hilfreich bei Beschwerden mit Kribbeln, Taubheit und Verlust von sensorischen Funktionen und hilft, Schmerz durch Stauung vom Kapha-Typ zu lindern, denn Vachaöl hat eine dekongestive Wirkung.

Kewra (Pandanus- oder Schraubenpalme, *Pandanus odoratissimus*) wird auch Kevada, Kevra oder Ketakī genannt. Die Blätter geben ein ätherisches Öl ab. Kobras lieben Kewra und Ganesha setzt diese Pflanze als Waffe ein, daher bietet man ihre Blüten bei einer Ganesha-Pūjā seiner oberen rechten Hand dar. Es ist süß, bitter und scharf, mit einer scharfen Vipāka, aber kühlend. Deswegen ist es Tridosha, kann allerdings Vāta und Kapha leicht anregen, wenn es für lange Zeiträume benutzt wird. Kewra hat eine Affinität für die Leber. Es schwächt brennende Empfindungen ab und ist entzündungshemmend und blutstillend. Kewra hilft bei Blutungsstörungen, Diabetes, Hämorrhoiden, Menorrhöe und Ruhr. Es wird auch verwendet, um Gäste zu empfangen und bringt eine glückliche Stimmung.

Lavendel (*Lavandula angustifolia*), das Öl ist beruhigend und ausgleichend für alle drei Doshas. Es ist sedativ und bringt Entspannung. Es erweitert die Bronchien und verbessert so den dortigen Luftkreislauf. Es hat eine Affinität für Lungen, Gehirn und Verstand.

Muskatnuss (Jātīphalā, *Myristica fragrans*), das ätherische Öl beruhigt Vāta und Kapha, verschärft jedoch Pitta-Dosha. Muskatnussöl ist astringent und scharf. Es ist ein Muskelrelaxans und hilft, Durchfall zu stoppen. Geben Sie nur ein paar Tropfen Muskatnussöl auf etwas Zucker und essen Sie es. Es ist ein Schmerzmittel und Beruhigungsmittel und fördert gesunden Schlaf. Es hat eine Affinität für Dickdarm, Magen und Zentralnervensystem. Muskatnuss ist ein Herzberuhigungsmittel und sollte nur unter Aufsicht eines qualifizierten Arztes innerlich eingenommen werden.

Nelke (Lavanga, *Syzygium aromaticum*), das ätherische Öl ist wärmend und hat eine Affinität für das Nervensystem. Es ist ein Schmerzmittel und wird für Zahnschmerzen und Kopfweh vom Vāta- oder Kapha-Typ eingesetzt. Aber es ist auch stark reizend für Haut und Schleimhäute, sollte also mit Vorsicht benutzt werden. Übermäßiger Gebrauch von Nelkenöl kann Pitta auslösen, doch es beruhigt Vāta und Kapha. Es verbessert den Kreislauf und ist ein Aphrodisiakum. Viele berühmte āyurvedische aphrodisische Rezepturen verwenden Nelkenöl zusammen mit Safranöl.

Pfefferminze (*Mentha piperita*), das Öl ist Tridosha, krampflösend, anti-emetisch und windtreibend. Obgleich es äußerlich kühlt, kann es offene Wunden oder die Schleimhäute reizen. Es hat eine Affinität für Magen, Lungen und Blut. Wenn jemand Völlegefühl und Verdauungsstörung hat, sollte er ein paar Tropfen Pfefferminzöl auf Zucker einnehmen.

Rose (*Rosa damascena*), das ätherische Öl ist generell kühlend, je nach der Art von Rosenblüte, die verwendet wird. Weißes Rosenöl besänftigt Pitta, gelbes und rotes Rosenöl ist wärmend. Vor allem Letzteres beruhigt Vāta. Die meisten Rosenöle stimulieren Kapha etwas, wenn sie über längere Zeit benutzt werden. Rose ist romantisch und ein Aphrodisiakum und hat eine Affinität zu Herz und Genitalien.

Safran (*Crocus sativus*). Frischer Safran ist erhitzend, während trockener Safran kühlend ist. Doch die Eigenschaft des ätherischen Öls verändert sich, da es hoch konzentriert ist, daher ist Safranöl wärmend. Es beruhigt Vāta und Kapha, stimuliert aber Pitta. Ein Tropfen Safranöl in Milch gibt der Milch einen reichen Geschmack und macht sie weniger schleimbildend. Es hat eine Affinität zum zerebrovaskulären System und zur Milz. Safranöl regt das Māmsa Dhātu Agni an, die Muskeln. Es wird bei Durchfall und Blutungsstörungen angewandt und macht die Stimme melodiös. Ein Teelöffel Kandiszucker mit einem Tropfen Safranöl fördert den Gesang. Es ist ein Aphrodisiakum, lässt sich also äußerlich auf das Schambein geben, um die Durchblutung zu den Geschlechtsorganen zu fördern und Safranmilch erhöht die Spermienzahl.

Sandelholz (Chandana, *Santalum alba*), das ätherische Öl ist beruhigend und kühlend. Es besänftigt Pitta und kann verwendet werden, um den Stuhl zu binden. Wenn man es über einen längeren Zeitraum benutzt, verstärkt Sandelholzöl Vāta und Kapha. Eine Tasse Joghurt mit fünf Tropfen Sandelholzöl wird innerlich verabreicht, um Durchfall zu stoppen. Damit Brennen beim Urinieren aufhört, nimmt man fünf Tropfen Sandelholzöl mit Kandiszuckerpulver oder natürlichem Zucker und trinkt dann ½ Tasse kühles Wasser. Dies lässt sich zwei- oder dreimal am Tag wiederholen. Sandelholz hat eine Affinität für Gehirn, Herz und Blase. Es geht direkt ins Kronenchakra, wird also bei der Meditation eingesetzt.

Vetiver (Khus, *Vetiveria zizanioides*), das Öl ist auf Sanskrit auch als Ushīra bekannt. Es ist kühlend und hat eine Affinität für das Zentralnervensystem, wird also benutzt, um Ärger, Reizbarkeit, Frustration und andere Pitta-Unausgewogenheiten zu mildern. Es ist besonders wirkungsvoll, wenn man es an den Schläfen, der Halsschlagader und den Speichenarterien aufbringt. Vetiver lässt sich im Sommer anwenden, um Pitta-Dosha unter Kontrolle zu halten. Khus hilft jemandem auch, helle Sonne zu vertragen.

Zimt (Tvak, *Cinnamomum zeylanicum*), das Öl verbessert die Durchblutung und die kardiopulmonale Funktion, denn es hat eine Affinität zu Herz und Lungen. Es ist ein weiteres starkes ätherisches Öl, das verbrennen kann, wenn es nicht verdünnt wird, verwenden Sie also immer eine kleine Menge verdünnt in Sonnenblumenöl. Das verdünnte Zimtöl kann auf den Perikardbereich gestrichen werden, um einen Koronarspasmus zu lindern, der durch eine Verschlimmerung von Vāta, intensive Furcht, Schock oder Aufregung ausgelöst wird. Dieses Öl ist erhitzend und verstärkt Pitta-Dosha, besänftigt aber Vāta und Kapha. Ein Tropfen Zimtöl (verdünnt) auf das Schambein gegeben, erweckt die sexuelle Energie. Wenn jemand Brustschmerzen hat, dann träufeln Sie fünf Tropfen Zimtöl auf etwas Zucker (z. B. ein Stück Würfelzucker) und geben Sie es demjenigen zu essen. Zimtöl ist auch gut für Erkältungen, Kongestion und Husten und ist ein guter Schleimlöser.

Eine vollständige Liste der ätherischen Öle, Attars und Räuchermittel einschließlich ihrer Effekte auf jedes Dosha und die Srotāmsi, Organe und Systeme, auf die sie wirken, finden Sie in Tabelle 98 auf Seite 640.

Pūjā und Meditation

Pūjā bedeutet heilig oder geweiht. Es bezieht sich auf die alten vedischen Rituale der Anbetung, die einem Menschen bei seiner inneren Reise des spirituellen Erwachens helfen. Sie öffnen die

Türen des Herzens zum göttlichen Licht und heilen den Einzelnen vollständig.

Das Wort *Pūjya* bedeutet null. Es heißt auch, von Ego, Stolz, Prestige und Position frei zu sein. Alles in diesem Universum – die Berge, Bäume, Blumen, Vögel und Tiere, und auch die Menschen – sind Gottes Schöpfung. Gott ist der Schöpfer, Gründer und der wahre Vater und die wahre Mutter des gesamten Universums. Die Pūjā ist eine einfache Art der Anbetung und Hingabe an Gott.

Gott hat keine definitive Form. Deshalb sagen die Veden, dass Gott keine Qualitäten hat. Allerdings kann unser Verstand nicht in Begriffe fassen, dass etwas keine Qualitäten hat. Daher wurden seit Alters her glückliche Statuen und Symbole von Gott geschaffen, um dem menschlichen Geist zu helfen, sich auf Gott zu konzentrieren. Dann hat man einen Bezug zu Gott, wenn man Gott in etwas sieht. Man kann mit Gott kommunizieren und Gott wird ein Freund und Gefährte. Man kann einfach dieses schöne Symbol in Form einer Statue, eines Kreuzes oder anderen Symbols wertschätzen. Man wird zu einem Niemand und bietet Gott aus Liebe Wasser, Blumen, Früchte, Duft oder das Licht einer Kerze oder Ghee-Lampe dar.

Genau genommen ist alles Gottes Schöpfung und wir bieten ihm seine Dinge dar. Man wird demütig und gibt sich Gott hin. Bei Gebet oder Pūjā wirft sich ein Mensch vor Gott nieder und ergibt sich dem Allmächtigen vollkommen. Obwohl die Pūjā ein Ritual ist, bringt sie große Heilung und Heiligkeit. Sie wandelt die Atmosphäre und der Betende erhält Liebe, Frieden, Segnungen und Segen von Gott.

Wenn man eine Pūjā durchführt, vergisst man die eigenen kleinen Probleme und Leiden und vereint sich mit dem Göttlichen. Eine Pūjā öffnet die Tür zur Heilung. Eine Pūjā individuell oder kollektiv durchzuführen, ist eine rechtschaffene Verantwortung und glückliche Hingabe an Gott. Gott kann mit Ihnen gehen und Sie können mit Gott gehen. Ihr Leiden wird zum Segen und bringt Mitgefühl, das zu Liebe wird.

Es gibt viele verschiedene Arten von Pūjā, die sich dadurch unterscheiden, was man darbringt und wie viele Dinge dargebracht werden. Es ist eigentlich unwichtig, was man darbringt, vielmehr ist entscheidend, wie man es opfert. Falls Sie etwas mit Hingabe darbringen, dann verschwindet mittels dieses Opfers Ihr Leiden.

Auf gewisse Weise ist eine Pūjā angewandte Tanmātra-Therapie, in der alle Sinne wach, aufmerksam und empfänglich werden. Nach Durchführung von Pūjā und Gebet spürt man die Gegenwart Gottes innen und außen und sie entfaltet Heiligkeit, Gesundheit und Glück im Herzen jedes menschlichen Wesens, das an dieser Pūjā teilnimmt. Es ist eine Gruppenheiltherapie.

Meditation

Pūjā und Meditation heilen Geist und Körper, sind also Körper-Geist-Medizin. Es gibt sehr viele Formen und Techniken der Meditation und wir sprechen über einige von ihnen näher in Kapitel 11, „Yoga Chikitsā". Hier erklären wir kurz eine einfache, praktische Methode der Tanmātrā-Meditation.

Die Tanmātrās sind die Objekte der Wahrnehmung und es bestehen besondere Pforten der Wahrnehmung für jedes von ihnen. Das sind die Sinne Hören, Berührung, Sehen, Geschmack und Geruch. Allgemein gesprochen können wir diese Tanmātrās und ihre sinnlichen Fähigkeiten als Objekte der Meditation einsetzen. Beispielsweise kann man aufs Hören meditieren, sodass unser Zuhören zu Meditation wird, dazu gehört auch das Anhören eines Mantras. Wir können auch auf Berührung meditieren und dann kann das Berühren von etwas eine Form von Meditation werden. Dasselbe gilt für Sehen, Schmecken und Riechen.

In der Meditation sollte nicht ein einziger Gedanke ohne Ihr Bewusstsein in Ihren Geist eintreten. Wenn Sie ein Mantra sagen, achten Sie automatisch auf das Mantra. Ein Mantra muss keine Bedeutung haben, denn bei einer Bedeutung hängt der Verstand an dieser Bedeutung. Bestimmte Mantren haben ein verborgenes Potential, die Wahrheit in Ihrem Herzen durch die unglaubliche Kraft der Heilung und Transformation zu entfalten.

Meditation ist eine Aktion des Bewusstseins, die zuerst Wahrnehmung und dann Empfindung wird. Über die Sinneswahrnehmung erkennen wir die jeweiligen Gegenstände der Wahrnehmung. Ohne in Konflikt mit unserer Wahrnehmung zu geraten – ohne Gedanken, Gefühle oder Emotion – lassen wir die Wahrnehmung einfach eintreten und eine Empfindung hervorrufen. Dann lässt man die Empfindung sich zu Wahrnehmung entfalten und die Wahrnehmung wird zu reinem Bewusstsein. Dies ist eine direkte Methode der Meditation, die Bewusstsein in Aktion ist. Geben Sie sich ohne Entscheidung einfach Ihrer Umwelt hin und bleiben Sie im aktuellen Moment. In diesem Moment besteht durch den Ausgleich der Tanmātrās Glückseligkeit, Frieden und Gesundheit.

10

Marma Chikitsā

Energiebahnen zur Heilung von Körper, Geist und Bewusstsein

आयुर्वेद

Ein Marma ist ein wichtiger Energiepunkt auf der Körperoberfläche. *Marman* (oder Marma) ist die Singularform des Sanskrit-Wortes und Marmāni der Plural. Es gibt unzählige Energiepunkte (Marmāni) am Körper, doch das Āyurveda hebt 107 wichtige Punkte hervor. Dies sind lebenswichtige Energiepunkte, denn sie sind von Prāna, der Lebenskraft, durchdrungen und von Bewusstsein erfüllt, weshalb man durch diese Energiepunkte zum Bewusstsein eines Menschen vordringen kann. Marmāni dienen als Brücke zwischen Körper, Geist und Seele, was erklärt, warum sie wesentlich für die Förderung von Gesundheit und Balance sind.

Das Wort Marman heißt genau genommen „wichtiger verletzlicher Energiepunkt", was auf Bereiche hinweist, die zart, schwach oder empfindlich sind. Marmāni befinden sich an bestimmten anatomischen Stellen wie dem Schnittpunkt von Venen, Arterien, Sehnen, Knochen und Gelenken. „Marman" stammt von der etymologischen Wurzel *mar,* d. h. „töten". Marmāni können Leben geben oder auch nehmen. Bestimmte Marmāni in Verbindung mit dem Herzen, der Luftröhre und den Hoden sind so lebenswichtig, dass ein Trauma den sofortigen Tod verursachen kann.

Der Vater der āyurvedischen Chirurgie, Sushruta, glaubte, das chirurgische Einschnitte an einem oder in der Nähe eines Marmapunkts lange Zeit zum Heilen brauchen und zu Komplikationen nach einer OP führen können. Die prānische Energie ist an diesen Punkten tief im Körper verankert und Sushruta schloss daraus, dass ein Chirurg an der Stelle eines Marma keinen Einschnitt machen sollte. Um Verletzung zu vermeiden und möglichst wenig Schädigung durch eine Operation oder ein Trauma hervorzurufen, war seiner Ansicht nach ein Verständnis der Marmāni von entscheidender Bedeutung. Sein berühmter Text, der *Sushruta Samhitā*, spricht im Detail über chirurgische Abläufe und Behandlungen vor und nach dem Eingriff. Darüber hinaus dokumentierte er Marmāni-Stellen und Energetik im Abschnitt „Sharīra Sthānam" seines Werkes, d. h. das Kapitel über die Anatomie. Durch seine Beiträge breitete sich die Wissenschaft der Marmāni im Feld des Āyurveda aus und entwickelte sich mit jeder neuen Generation von Fachleuten weiter.

Sushruta sagt, dass die Marmāni der Hauptsitz von Prāna, Tejas und Ojas sowie Stellen für die qualitativen Ausdrucksformen der drei Gunas – Sattva, Rajas und Tamas – und des individuellen Bewusstseins sind. Somit besitzen die Marmapunkte die Fähigkeit, die drei Doshas, drei Gunas und Prāna, Tejas und Ojas auf Zellebene auszugleichen. Sattva gibt die Intelligenz, die an diesen wichtigen Punkten aktiv ist. Rajas sorgt für das dynamische Fließen des Prāna von einem Marma zu einem anderen Bereich im Körper und ist für die Fähigkeit der Marmāni verantwortlich, durch Bewegung, Druck und Reizung beeinflusst zu werden. Tamas ist verantwortlich dafür, die Heilwirkung aufrecht zu erhalten, die bestehen bleiben kann, selbst nachdem der physische Druck aufgehoben wurde. Also sind alle drei Gunas an der Stelle eines Marma vorhanden und funktionieren harmonisch miteinander.

Āyurvedische Kliniker studierten die therapeutischen Vorteile der Marmāni und stellten sie in Zusammenhang mit Doshas, Dhātus (Gewebe), Malas (Abfallprodukten), Organen und Srotāmsi (Kanäle). Im Rahmen des Pañchakarma verbanden sie dieses Wissen wahrhaft mit anderen āyurvedischen Therapien. Pañchakarma ist eine Entgiftungs- und Verjüngungstherapie, die darauf ausgerichtet ist, die Doshas auszugleichen und Körper, Geist und Seele zu harmonisieren. Seine Therapien umfassen die Massage mit speziellen medizinischen Ölen, die je nach Dosha-Ungleichgewicht des Patienten ausgewählt werden. Bei dieser Massage gehen die ausgebildeten Masseure besonders auf die Marmapunkte ein, wodurch es dem Patienten möglich ist, tiefere Zustände der Entspannung und Heilung zu erfahren. Die Marmāni werden bis zum heutigen Tag in der Pañchakarma-Massage genutzt, wenngleich die jetzigen Ärzte

Sushrutas Informationen basierend auf ihrer eigenen klinischen Erfahrung angepasst haben.

Funktionen der Marmāni

Die Energiepunkte besitzen eine breit gefächerte Palette an Funktionen, die ihre Vielseitigkeit und Fähigkeit spiegeln, die Bereiche in Körper, Geist und Seele zu beeinflussen. Man kann sie in drei breite Kategorien unterteilen:

- Diagnose
- Krankheitsprävention
- Therapie

Marmapunkte als Diagnosewerkzeuge

Die Überempfindlichkeit eines Marma diagnostiziert ein Ungleichgewicht im Bereich des Körpers, der funktionell mit diesem Marma verknüpft ist. Die Marmāni können Dosha-Störungen in einem bestimmten Dhātu, Mala, *Upa Dhātu* (Nebenprodukt von Gewebe), *Srotas* (Kanal) oder Organ reflektieren. Falls zum Beispiel beim erstmaligen Druck Schmerz auftritt, der kurz darauf verschwindet, deutet dies auf eine Vāta-Unausgewogenheit hin. Wenn ein Marma auf die Anwendung von Druck empfindlich reagiert, kann Pitta betroffen sein. Wenn ein Marma nur bei der Anwendung von tiefem Druck empfindlich ist, weist dies auf ein Kapha-Missverhältnis hin.

Ähnliches gilt für die Marmāni in Bezug auf die Körperorgane. Druckschmerzhaftigkeit bei Marmāni im Herzraum könnte Herzprobleme oder emotionale Störungen anzeigen. Ebenso weist eine Empfindlichkeit der Marmāni in der Nähe von Leber, Milz oder Niere auf eine Störung im entsprechenden Organ hin. Ein routinemäßiges Abtasten der Marmāni, um Sensibilität zu erkennen, ist ein wichtiger Teil jeder āyurvedischen Untersuchung.

Marmapunkte zur Krankheitsprävention

Prävention ist eine äußerst wichtige Komponente des Āyurveda. Die Marmāni lassen sich auch als Präventionsmittel gegen Dosha-Erkrankungen und Krankheit einsetzen, indem man die unten genannten therapeutischen Funktionen darin integriert. Als wichtigsten Punkt konzentriert sich die Prävention auf eine gesunde Lebensweise, die richtige Ernährungsweise und periodische Pañchakarma- und Rasāyana-Therapie. Die Prävention findet statt, indem man Prāna, Tejas und Ojas auf Zellebene im Gleichgewicht hält. Die Marma-Therapie direkt spielt eine Rolle bei der Aufrechterhaltung dieser inneren Harmonie. Wenn Marmapunkte täglich mit sanfter Ölmassage stimuliert werden, nährt dies Prāna, Tejas und Ojas und gleicht Körper, Geist und Bewusstsein aus.

Angenommen, jemand reist in ein Land, in dem es eine Hepatitisepidemie gibt. Zur Vorbeugung gegen Hepatitis empfehlen Mediziner den Einsatz von Gammaglobulin. Wenn man jedoch den Manibandha Marma auf der rechten Seite jeden Tag zwei bis drei Minuten stimuliert, schickt dies eine Botschaft an die Leberzellen, Globulinmoleküle zu produzieren und kann so Hepatitis ohne die Notwendigkeit von Medikamenten verhindern.

Marmapunkte als Therapiewerkzeuge

Die gleichen Marmāni, die zur Diagnose und Prävention genutzt werden, werden auch bei der Krankheitsbehandlung verwendet. Sie können eingesetzt werden, um Leiden in den Abhyantara und Bāhya Mārgas sowie dem Madhyama Mārga zu behandeln. Die Marma-Therapie kann die hier genannten Vorteile hervorbringen.

Verbesserte Kommunikation

Die Marmāni sind ein Kommunikationsmedium. Es gibt viele Kanäle für die Kommunikation, einschließlich neurologischer (Nerv) und biochemischer (Rezeptor) Bahnen sowie der Energiekanäle (Nādīs). Nādīs sind der Fluss des Prāna von einem Organ zum anderen durch die Eingänge der Marmapunkte. Letztendlich lässt sich die Kommunikation zwischen Körper, Geist und Bewusstsein über die Marma-Therapie wiederherstellen.

Ausgleich der Doshas (Dosha Shamana)

Es gibt besondere anatomische Bereiche, die mit der Funktion jedes Dosha verknüpft sind. Beispielsweise sind Brust, Hals und Nebenhöhlen Kapha-Bereiche, daher können viele Marmapunkte von Kopf und Brust genutzt werden, um Kapha-Dosha zu kontrollieren. Der Nabel ist ein Pitta-Bereich, stimuliert man also die Marmāni um den Nabel, kann dies Pitta-Dosha besänftigen. Die Hauptbereiche von Vāta-Dosha sind der Beckenbereich und die unteren Extremitäten, somit lässt sich Vāta durch die Verwendung der Marmāni in diesen Bereichen wie den Fersen und Oberschenkeln regulieren. Marmapunkte können das gesunde Funktionieren eines Dosha und seiner Subtypen fördern, Prakruti und Vikruti einer Person ausgleichen und die normale Dosha Gati (Richtung der Doshas) wiederherstellen. Beachten Sie, dass Feinheiten der Energieflüsse bestehen, was bedeutet, dass bestimmte Marmāni ein Dosha kontrollieren können, das mit einem Körperbereich verbunden ist, der sich nicht dort befindet, wo der Punkt selbst liegt. Zum Beispiel besänftigt eine Stimulation des Pāda Kshipra Marma an der großen Zehe in der Tat Kapha-Dosha im Kopf und hilft so, Stirnhöhlenkopfschmerzen zu mildern.

Ausgleich der Dhātus

Jeder mit einem Dhātu (Gewebe) verbundene Marma kommuniziert mit diesem Gewebe und verbessert dessen Funktionen, kann also benutzt werden, um viele Erkrankungen dieses Gewebes wirkungsvoll zu behandeln. Regt man einen Marma an, kann dies das Dhātu Agni anfachen und die Ernährung, Stärke und Koordination der Gewebe erhalten. Beispielsweise steigern mit Rasa Dhātu verbundene Marmāni die Funktionen von Ernährung und Immunität dieses Gewebes, während die Rakta Marmāni die Sauerstoffzufuhr und Vitalität usw. verbessern.

Ausgleich der Srotāmsi

Die Marmapunkte können einen direkten Einfluss auf die Körperkanäle haben. Die mit einem bestimmten Gewebe assoziierten Marmāni kommunizieren auch mit dem dazugehörigen Srotas und regeln dadurch die Funktionen dieses Kanals. Zum Beispiel wirken die Rasa Marmāni auf Rasa Dhātu und Rasa Vaha Srotas. Die Marmāni können daher verschiedene Kanalstörungen wie Überfließen und Stagnation regulieren.[1]

Ausgleich der Körperorgane

Ein Organ ist ein funktionelles Reservoir, das an einen Srotas gebunden ist. Nicht jeder Marma steht in Beziehung zu einem Organ, doch jedes Organ hat eine funktionelle Affinität zu einem oder mehreren Marmāni. Empfindliche Marmāni können eine Störung im dazugehörigen Organ widerspiegeln. Die Stärke und Funktionen jedes Organs werden von Prāna gesteuert und können von einem erfahrenen āyurvedischen Arzt über den Puls ermittelt werden. Stimuliert man dazugehörige Marmāni, löst dies ein Fließen des Prāna zum Organ aus, steigert die Funktionen des Organs und verbessert mögliche Unausgewogenheiten. Dies verbessert den Kreislauf, hilft bei der Ausscheidung von Abfallprodukten, setzt Stauungen herab und unterstützt die normalen physiologischen Funktionen des Organs. Wenn der Herzpuls beispielsweise schwach ist, was eine Störung in diesem Organ andeutet, lenkt eine Behandlung der Herz-Marmāni prānische Energie zum Herzen und verbessert die Herztätigkeit. Dies bringt ein Gefühl des Wohlbefindens hervor und löst jede emotionale Störung. Durch die Untersuchung des Pulses vor und nach der Marma-Therapie kann der āyurvedische Kliniker genau die therapeutischen Wirkungen auf die Organe abschätzen.

---

1. Siehe auch Kapitel 17, „Allgemeines Management von Prāna, Tejas und Ojas."

Ausgleich von Prāna, Tejas und Ojas

Die Marmāni lassen sich nutzen, um die feinstofflichen Essenzen der Doshas ins Gleichgewicht zu bringen. Prāna ist die reine Essenz von Vāta und verantwortlich für das Fließen der Zellintelligenz. Tejas ist die feinstofflichste Essenz von Pitta und lenkt Zellstoffwechsel und Intelligenz. Ojas, die überaus feine Essenz von Kapha, bewahrt die Zellimmunität. Die Reizung der Marmāni erhöht die Kommunikation auf Zellebene, was sich entsprechend auf Zellimmunität und Stoffwechsel und das Fließen der Zellintelligenz über die Medien Prāna, Tejas und Ojas auswirkt.

Ausgleich von Agni

Agni (Verdauungsfeuer) ist das Feuerprinzip im Körper, das die Verdauung, Absorption und Verwertung von Lebensmitteln und die Produktion von gesundem Āhāra Rasa (Darmlymphe) lenkt. Falls Agni niedrig ist, ist die Verdauung langsam und das Āhāra Rasa bleibt unverarbeitet, was in Āma (Stoffwechselabfall) mündet. Āma ist die Ursache vieler Erkrankungen. Die Marma-Therapie stimuliert Agni und verbessert die Verdauung, wodurch die Bildung von gesundem Āhāra Rasa angeregt wird und Körper und Geist entgiftet werden.

Schmerzlinderung

Schmerz entsteht durch einen Widerstand gegen den Fluss des Prāna, was zu Stagnation und Dosha-Unausgeglichenheit führt. Schmerz ist eine Sprache der Doshas, die durch den Mund der Marmapunkte spricht. Die Marmāni können Schmerz lindern, indem sie das Fließen von Prāna anregen und die entsprechenden Doshas beruhigen. Es gibt keinen Schmerz ohne eine Störung von Vāta-Dosha, doch wenn Vāta von Pitta angegriffen wird, entsteht Schmerz vom Pitta-Typ, was scharfe, brennende, ziehende oder saugende Empfindungen hervorbringt. Wenn Vāta durch Kapha gestört wird, entsteht Kapha-Schmerz, also ein schwerer, dumpfer Schmerz. Falls es eine reine Vāta-Störung ist, tritt Vāta-Schmerz auf, was ein wechselnder, fluktuierender oder stechender Schmerz ist. Die Marma-Therapie lässt sich nutzen, um über Vāta-Dosha Botschaften an diese Stellen zu übermitteln und so Erleichterung zu verschaffen.

Ausgleich von Geist und Emotionen

Die Marma-Therapie hat eine starke Wirkung auf den Geist und kann Stress durch Ausgleich von Prāna, Tejas und Ojas managen. Sie sendet eine Botschaft an die zugehörigen Organe und hilft, jedwede unausgedrückten oder unverarbeiteten Emotionen zu lösen, die dort feststecken.

Optimale Sinneswahrnehmung bewahren

Die Marmāni erhalten idealerweise eine gute Sinneswahrnehmung. Aber bei einem Ungleichgewicht der Doshas, das bestimmte Marmapunkte beeinträchtigt, kann die Sinneswahrnehmung betroffen sein. Behandeln Sie diese Beschwerden durch Einsatz von Dosha ausgleichenden ätherischen Ölen auf denselben Marmapunkten. Die Auswahl des Marma hängt von der schmerzenden Stelle ab, während die Wahl des ätherischen Öls auf dem Hauptdosha beruht, das dieses Missverhältnis hervorruft.

Wenn ein Mensch z. B. an vertikalem Kopfschmerz leidet, kann man den Adhipati Marma[2] anregen, während man bei Stirnkopfweh den Sthapanī Marma[3] benutzt. Verwenden Sie den Shankha Marma für Kopfschmerz an den Schläfen und stimulieren Sie den Manyāmūla Marma bei Schmerzen am Hinterkopf. Entsprechend arbeitet man bei Schmerzen im unteren Rücken an den Kati- oder Trik-Marmapunkten usw. Was die Auswahl des ätherischen Öls betrifft, kann man etwas wie Vacha- oder Dashamūlaöl für eine Vāta-Unausgewogenheit, Sandelholzöl für aggraviertes Pitta oder Kampferöl nehmen, um verstärktes Kapha zu behandeln.[4]

Bewusstsein verstärken

Die wirksamste spirituelle Funktion der Marmāni besteht in ihrem Zugang zu einer tiefen Ebene des Bewusstseins. Die Marma-Therapie entfaltet Zellbewusstsein, das sich in die entsprechenden Gewebe, Organe und Kanäle ausbreitet. Die Marmāni sind Pforten zu Gedanken, Gefühlen, Emotionen und Wahrnehmung. Ihre Fähigkeit, diese Dinge zu beeinflussen, beruht auf ihrer Verbindung mit Majjā Dhātu (Nervengewebe), Mano Vaha Srotas (dem Geist) und dem Fluss des Prāna durch den Körper. Die Marma-Therapie kann Affirmationen vermitteln und entfaltet die richtige Intention und Aufmerksamkeit. Dies wird zu reinem Bewusstsein.

Unterschiedliche Heilmethoden durch Marmapunkte

Shodhana

Die āyurvedische Shodhana-Therapie umfasst Pañchakarma, Lepana (Anwendung von Pasten), chirurgische Einschnitte und Agni Karma (Wärmetherapie) sowie viele andere Techniken. Spezielle Marmapunkte lassen sich für die Beseitigung von Toxinen aus dem Körper nutzen. So kann z. B. eine Massage mit medizinischen

2. Auch Mūrdhni Marma genannt.
3. Auch Ājñā Marma genannt.
4. Siehe auch Tabelle 98, „Aromatherapie-Eigenschaften von ätherischen Ölen, Räucherwerk und Attars“, auf Seite 640.

Ölen an speziellen Marmāni helfen, jedes Dosha-Āma auszuschwemmen.

Snehana. Das ist die Anwendung von besonderen medizinischen Ölen gemäß des Dosha. Beispiele guter Öle sind Sesam für Vāta, Sonnenblume für Pitta und Senf für Kapha. Geben Sie einfach ein oder zwei Tropfen auf die Spitze von Daumen oder Zeigefinger und führen Sie mit sanftem Druck Kreisbewegungen um den Marmapunkt aus. Eine Bewegung im Uhrzeigersinn beruhigt Kapha und Vāta, während sie gegen den Uhrzeigersinn Pitta besänftigt. Snehana an einem Marmapunkt kann ein gereiztes Dosha beruhigen und zugehörige Organe ins Gleichgewicht bringen.

Svedana. Die Anwendung von Wärme ist besonders bei Vāta- und Kapha-Krankheiten sinnvoll. Generelles Svedana wie ein Dampfbad wirkt auf die meisten Marmapunkte des Körpers. Doch lokale Svedana-Therapien wie Nādī Sveda lassen sich einsetzen, um spezifische Marmapunkte zu behandeln.[5]

Mardana. Dies bedeutet eine tiefe Druckmassage gegen die Wachstumsrichtung der Haarbälge. Es ähnelt der tiefen Bindegewebsmassage, aber ohne die Verwendung von Öl. Mardana kann auf die Marmāni mithilfe der Knöchel oder Fäuste angewandt werden, um tiefen Druck auf die entsprechenden Marmapunkte auszuüben. Kristalle unverarbeiteter Emotionen sammeln sich an den Marmapunkten und führen dazu, dass die Marmāni weich werden. Mardana hilft, diese Kristalle aufzubrechen und heilt dadurch die Gewebe und beseitigt Stress und Emotionen, was Schmerzlinderung bringt.

Pīdana. Bei dieser Technik übt man mit einem stumpfen Gegenstand wie Knöcheln, Ellbogen oder dem stumpfen Ende eines Stifts tiefen Druck aus. Pīdana ähnelt Mardana, wendet jedoch lokal tiefen Druck ohne jede Bewegung an empfindlichen Marmapunkten an. Dies sorgt für Schmerz, der sich einsetzen lässt, um jeden zugrunde liegenden Schmerz in diesem Bereich zu lindern. Der Körper hat seine eigene Intelligenz, und wann immer er Schmerz empfindet, sei es natürlich oder angeregt, versucht er, natürliche Schmerzmittel auszuschütten. Pīdana kann die Ausschüttung von Tarpaka Kapha, Sādhaka Pitta und Soma anregen, um Schmerzen zu mildern.

Agni Karma. Dies ist die Anwendung von lokaler Hitze. Dabei wird ein glühend heißer Stab in die Nähe des Marmapunkts gehalten ohne die Haut zu berühren, sodass die Luft rund um den Marmapunkt erhitzt wird. Halten Sie den Stab gerade lange genug über den Punkt, um die oberflächliche Haut leicht zu verbrennen. Dies stimuliert Bhrājaka Pitta und Sādhaka Pitta und hilft, Vāta-

5. Auf Seite 206 finden Sie weitere Informationen zu Nādī Sveda.

und Kapha-Dosha zu besänftigen. Agni Karma wird am besten an dicken Hautpartien wie Fußsohlen oder Knien durchgeführt. Es sollte nicht an empfindlichen Bereichen erfolgen und vor allem nicht an den Genitalien und im Intimbereich. Ein Marma kann angeregt werden, indem man unterschiedliche Arten von Metallstäben verwendet, die auf eine sehr hohe Temperatur erhitzt werden. Die Metalle werden anhand ihrer Affinität für das spezielle Dosha ausgesucht, das beruhigt werden soll: traditionell hätten die Reichen Gold für Vāta, Silber für Pitta und Kupfer oder Bronze für Kapha verwendet. Ein Tonstab eignet sich für alle drei Doshas. Das ist eine effektive Methode, mit Schmerz umzugehen, muss jedoch von einem erfahrenen Arzt durchgeführt werden. Manchmal mag der erfahrene Anwender den Stab auch kurz an der Stelle des Marmapunkts auf die Haut legen, aber wie gesagt, diese Praxis erfordert Sachkenntnis und Erfahrung. Es ist für Patienten mit Diabetes, Krebs, Tuberkulose und chronischen konsumtiven Erkrankungen streng kontraindiziert.

Trāsana. Diese Methode verwendet Gegenreizung oder Gegenschock. Sie kann erfolgen, indem man bei einem bewusstlosen Patienten am Haar um einen Marmapunkt zieht, in einem Bereich, wo Taubheit besteht, viele kleine Nadelstiche ausführt, Marmapunkten im Herzraum einen lokalen elektrischen Schock verpasst oder auf bestimmte Punkte heiße und scharfe Kräuter wie Trikatu- oder Senfpaste aufbringt. Substanzen zur Gegenreizung sind vor allem zur Heilung von Kapha-Störungen, Verwachsungen und bestimmten psychischen Leiden wie Schizophrenie wirksam und beinhalten im Allgemeinen den Einsatz von Marmapunkten.

Shamana

Shamana steht für lindernde Maßnahmen, die allgemein antagonistisch zu einem verschlechterten Dosha sind. Dīpana (Agni anfachen), Pāchana (Āma verbrennen), Kshut Nigraha (Fasten) und die anderen Shamana-Hauptmethoden können zum Einsatz kommen, während Dosha besänftigende Kräuter innerlich als allgemeine Shamana oder äußerlich als lokale palliative Therapie angewandt werden. Die āyurvedische Massage der Marmapunkte ist eine andere verbreitete Methode zur Beruhigung von Dosha-Aggravation, somit also auch eine Form von Shamana. Andere wichtige Shamana-Therapien, welche die Marmāni nutzen, sind Yoga-Āsana, Prānāyāma und Mudrā. Wenn man Yoga macht, wird auf bestimmte Marmapunkte Druck ausgeübt und dies hilft, Agni anzufachen, Āma zu verbrennen und jedes verstärkte Dosha zu besänftigen. Deshalb ist es eine Form von Shamana Chikitsā wie die folgenden zwei Behandlungen.

Veshtana. Dieser Ansatz verwendet einen Druckverband oder eine Bandage aus Wolle, Baumwolle oder Seide, die um den zu behandelnden Marmapunkt gewickelt werden. Besteht hohes Vāta und ein Marma schmerzt, unterstützt Veshtana den Marma und das umliegende Gewebe, besänftigt so Vāta und lindert jeden Schmerz.

Lepana. Man kann direkt auf einen Marmapunkt eine Kräuterpaste wie Ingwer- oder Zimtpaste für Vāta-, Sandelholz für Pitta- oder Punarnavāpaste für Kapha-Erkrankungen auftragen. Benutzt man eine entzündungshemmende Paste wie Sandelholz, Kurkuma und Niem, ist dies eine Form von Shamana. Scharfe Gewürze wie Ingwer, Senf und Zimt, die bei Auftrag auf Marmāni Giftstoffe herausziehen, sind meistens eine Form von Shodhana, werden aber auch für Kapha-Shamana benutzt.

Rasāyana

Rasāyana ist eine Verjüngungstherapie und kann entweder innerlich oder oberflächlich angewandt werden. Um das erneute Auftreten einer Erkrankung zu verhindern, müssen wir die entsprechenden Gewebe tonisieren. Eine tägliche sanfte Massage bestimmter Marmapunkte mit medizinischem Ghee kann dies erzielen und als Zugang zur Gewebeverjüngung dienen. Vacha-Ghee kann für Kapha, Shatāvarī-Ghee für Pitta, Ashvagandhā-Ghee für Vāta genommen werden und Brahmī-Ghee wird zum Ausgleich des Geistes eingesetzt. Zusätzlich zu ihrem verjüngenden Wert für die Unterstützung und Tonisierung der Gewebe kann die Marma-Massage Kraft und Stärke erhöhen. Im Fall von Asthma kann man die Lungen verjüngen, indem man Eukalyptus-, Pfefferminz- oder Pippalī-Öl auf einer Basis aus Kokosnussöl anwendet. Diese Kokosölmischung wird dann auf Jatru und Kanthanādī Marmāni aufgebracht. Genauso kann man Pushkaramula- und Shringa-Paste auf die Hrid Marmāni geben, um das Herz zu verjüngen. In gleicher Weise verjüngt die Anwendung eines Rhizinusölpacks auf den Bhaga Marma die Blase und den Uterus.

Vajīkaranam

Vājin entspricht dem Pferd, das ein Symbol von Stärke und sexueller Ausdauer ist. Selbst ein gesunder Mensch kann sexuelle Probleme wie vorzeitige Ejakulation oder vorzeitigen Orgasmus erleben. Um das sexuelle Durchhaltevermögen zu steigern, kann die sanfte Anwendung von Druck auf den Medhra und Vitapa[6] Marma bei einem Mann oder Yoni Oshtha und Yoni Jihvā bei einer Frau die sexuelle Energie aktivieren und Ausdauer fördern. Dies kann dabei helfen, die Qualität des sexuellen Genusses und der Intimität in einer Beziehung zu verbessern.

---

6. Befindet sich im Zentrum des Perineums, zwischen Anus und Skrotum.

Erste-Hilfe-Maßnahmen

Marmapunkte können bei akuten Erkrankungen für Erste-Hilfe-Maßnahmen eingesetzt werden. Die Behandlung hängt davon ab, welches Dosha verschärft ist und welche Bereiche betroffen sind. Wenn jemand beispielsweise eine Migräne hat, kann man Shankha und Sthapanī Marmāni nutzen, um Pitta-Dosha zu besänftigen, während Hasta und Pāda Kshipra Marmāni häufig bei Kopfschmerzen behandelt werden. Ebenso setzt man Oshtha Marma für akute Krämpfe ein, während man Jatru für Atemlosigkeit nutzt. Marmapunkte wie Jānu Marma können für Schmerzen in den Kniegelenken besonders gut sein. In unseren klinischen Studien können wir den praktischen therapeutischen Wert der Marma-Therapie für die erste Hilfe erkennen.

Ich gebe Ihnen ein Beispiel der praktischen Anwendung von Marma Chikitsā zur Linderung akuter Schmerzen. Ein Patient kam mit Schmerzen am Hinterkopf und Anspannung im Nackenbereich zu mir. Die Schmerzen waren kräftezehrend. Ich konnte erkennen, dass eine einfache Marma-Therapie in diesem Fall helfen würde. Indem ich einfach nur den Pāda Kshipra Marma an beiden Füßen drückte, war der Kopfschmerz nach 10-15 Minuten vollständig verschwunden.

Tanmātrā Chikitsā

Die verschiedenen Tanmātrā-Therapien (sensorischen Therapien) in Bezug auf Marma Chikitsā sind:

- Mantra Chikitsā: Klang- oder Hörtherapie.
- Marma Chikitsā: heilende Berührung oder Massage der Marmapunkte.
- Varna Chikitsā: Farbtherapie, wobei die Marmapunkte unterschiedlichen Farben ausgesetzt sind.
- Gandha Chikitsā: Aromatherapie, dazu gehört das Auftragen ätherischer Öle auf Marmapunkte.

Mantra-Therapie lässt sich als Teil der Marma Chikitsā einsetzen. Wenn Sie z. B. den Adhipati Marma drücken und das Mantra „Shrīm“ chanten, schickt dies eine Botschaft, welche die Zellintelligenz erwecket und Glücksgefühle, Freude und Wonne entfaltet. Mantren oder heilige Bīja-Töne lassen sich anhand der betroffenen Doshas wählen. Chantet man z. B. leise „Klīm“, während man auf den Shivarandhra drückt, ist dies gut zur Beruhigung von Kapha-Dosha, während das Chanten von „Hrīm“ bei gleichzeitigem Drücken des Brahmarandhra hilft, Pitta zu beruhigen. Verwendet man das Mantra „Aim“, während man den Sthapanī Marma (das dritte Auge) drückt, so ist dies nützlich, um Vāta zu beruhigen und die Klarheit der Wahrnehmung zu erhöhen. Spricht man „Rim“,

Fünf ätherische Öle für Marma Chikitsā nach Dosha

Vāta

Weihrauch

Hina

Jatamāmsi (Narde)

Lavendel

Muskatnuss

Pitta

Jasmin

Khus (Vetiver)

Zitronengras

Rose

Sandelholz

Kapha

Kalmus

Eukalyptus

Hina

Rosmarin

Tulsi (Heiliger Basilikum)

während man auf den Brahmarandhra drückt, aktiviert dies das zelluläre Agni.

Als Teil der Berührungstherapie beinhalten die unterschiedlichen, im Āyurveda angewandten Massageformen im Normalfall die Behandlung einer Reihe von Marmapunkten. In der āyurvedischen Massage wird medizinisch behandeltes Öl in die Haut gegen die Haarwuchsrichtung eingerieben. Rasa Dhātu bewegt sich von der Peripherie zum Herzen, während Rakta Dhātu vom Herzen zur Peripherie verläuft. Massiert man in die gleiche Richtung wie das Fließen von Rasa, also die entgegengesetzte Richtung zu den Haarbälgen, beschleunigt dies den venösen Kreislauf, stärkt Vyāna Vāyu und trägt dazu bei, dass das Öl tiefer in die Muskeln und tiefen Faszien eindringen kann, wo es Schmerz lindert und tiefe Entspannung entfaltet.

Kosmisches Prāna bringt Sonnenstrahlen zur Erde und diese Strahlen spalten sich in die sieben Farben des Regenbogens. Jede Farbe ist eine andere Frequenz und Schwingung des Prāna. Diese Frequenzen treten auch im menschlichen Körper und Chakra-System auf und eine Störung ihrer Schwingung lässt sich durch Marma-Therapie heilen. Falls ein Chakra unter Stress arbeitet, verändert sich seine prānische Schwingung und dem Chakra mangelt es an der zu dieser Farbe gehörigen Frequenz. Wenn wir nun die mit diesem Chakra verbundenen Marmapunkte der zugehörigen Farbe aussetzen, vibriert das Prāna des Chakras mit der richtigen Intensität. Folglich kann die Farbtherapie die normale Funktion der Chakren aktivieren und zur Heilung des Chakra-Systems führen. Die mit dem Wurzel-Chakra verbundenen Marmāni werden durch die rote Farbe aktiviert, die mit dem zweiten Chakra verbundenen durch Orange, die mit dem dritten durch Gelb, das Herz durch Grün, die Kehle durch Blau, das dritte Auge durch Indigo und die Marmāni der Krone durch die violette Farbe.

Die Aromatherapie schließlich hat auch eine positive Wirkung auf die Marmāni. Sobald man einen Duft oder ein Parfüm einatmet, trägt das Prāna diese Empfindungen zum Riechkolben an der Basis der Frontallappen, wo es frühere Erinnerungen und unverarbeitete Emotionen aus dem limbischen Areal holt und an die Oberfläche des Bewusstseins bringt. Beim Ausatmen befördert das Prāna diese Emotionen aus dem Körper. Das Prāna transportiert auch Rasa, Vīrya und Vipāka eines Duftstoffs zum Gehirn, wo es über Prāna Vāta, Sādhaka Pitta und Tarpaka Kapha wirkt, um die Doshas zu besänftigen. Aus diesem Verständnis heraus empfiehlt das Āyurveda die Verwendung von ätherischen Ölen und anderen aromatischen Substanzen in der Marma-Therapie. Der Einsatz von Sandelholzöl zum Beispiel an den Shankha, Jatru, Mantha, Manibandha, Chibuka und Nābhi Marmāni erzeugt eine angenehme

Sandelholzaura um diesen Menschen und beruhigt Pitta-Dosha sofort. Ätherische Öle und Düfte werden gemäß ihrer Wirkungen auf die Doshas ausgewählt.[7]

Diese Behandlungen werden in Kapitel 8, „Tanmātrā Chikitsā" in allen Einzelheiten besprochen. Die Marmāni sind die Bahnen der inneren Apotheke und die Marma-Therapie übermittelt Botschaften an die Dhātus, Srotāmsi und Agni. Sie sorgt überdies für das richtige Funktionieren von Prāna, Tejas und Ojas. Die Marma-Therapie ist ein wichtiger Teil der āyurvedischen Chikitsā und hilft, Harmonie zwischen den drei Doshas in unserem Alltag herzustellen.

So wirkt die Marma-Therapie

Um den Mechanismus der Energiepunkte durch die Sprache des Āyurveda zu beschreiben, muss man die Marmāni als integralen Bestandteil des Majjā Dhātu, des Nervengewebes, begreifen. Das Prāna lenkt das ganze Nervensystem, alle neurologischen Reaktionen und die Empfindungen von Berührung und Druck, die eine Heilreaktion auslösen. Durch die harmonische Interaktion von Prāna Vāyu, Sādhaka Pitta und Tarpaka Kapha wird die Kommunikation zwischen den Marmāni ermöglicht.

Der Mechanismus der Marma-Therapie lässt sich z. T. auch über die Fähigkeit der Marmāni erklären, verschiedene Stimuli wie Berührung, Druck, Licht, Geruch, Klang und Temperatur zu interpretieren und darauf zu reagieren. In der Farbtherapie reagieren die Marmapunkte z. B. auf Licht, das auf unterschiedlichen Farbfrequenzen übertragen wird. In ähnlicher Art sind die Marmāni sensibel für andere Tanmātrās. Die Marmāni reagieren auch auf Temperatur. Hitze stimuliert Pitta, aber beruhigt Vāta und Kapha Dosha. Sie erleichtert auch die Bewegung des Prāna und hebt Stagnation auf. Andererseits besänftigt Kälte Pitta-Dosha und verschlimmert Vāta und Kapha.

Körperteil	Anzahl der Marmāni
Arme	22
Beine	22
Vorderseite des Rumpfes	12
Rückseite des Rumpfes	14
Kopf und Nacken	37
ZUSAMMEN	107
Körperstruktur	**Anzahl der Marmāni**
Māmsa (Muskeln)	11
Sirā (Venen)	41
Snāyu (Bänder)	27
Asthi (Knochen)	8
Sandhi (Gelenke)	20
ZUSAMMEN	107

Klassifizierung der Marmapunkte

Die Marmāni werden anhand der Körperregion klassifiziert, in der sie sich befinden und der Beziehung dieser Körperteile zu den Doshas, Dhātus, Srotāmsi und Organen. Sushruta unterteilte die Marmāni in die sechs Hauptkörperteile: die vier Extremitäten (Arme und Beine), den Rumpf sowie Kopf und Nacken. Zudem unterteilte er die Energiepunkte gemäß fünf Hauptstrukturen: Māmsa (Muskeln), Sirā (Venen), Snāyu (Bänder), Asthi (Knochen) und Sandhi (Gelenke).

7. Eine Tabelle der ätherischen Öle und ihrer Wirkungen auf die Doshas, Organe und Systeme, auf die sie wirken, befindet sich im Anhang, auf Seite 640.

Jedes der fünf Elemente (Äther, Luft, Feuer, Wasser und Erde) hat eine Affinität zu einer bestimmten Körperregion. Die Marmapunkte in diesen Regionen aktivieren die Energie des zugehörigen Elements und bestimmter damit verbundener Organe. Stimuliert man zum Beispiel den Nābhi Marmāni um den Nabel, regt dies das Agni an, das zum Feuerelement und zum Dünndarm gehört. Die Tabelle unten fasst die Beziehungen zwischen den Marmāni-Stellen und den fünf Elementen und wichtigen Körperorganen zusammen.

Tabelle 37: Marmāni-Stellen, Elemente und Organe

Körperregion	Element	Zugehörige Organe	Beispiele der Marmāni
Kopf, Nacken	Äther	Gehirn	Mūrdhni, ājñā
Brust	Luft	Lungen, Herz	Apastambha, Kakshadhara
Nabelbereich	Feuer	Magen, Milz, Darm, Leber, Bauchspeicheldrüse	Nābhi, Yakrut, Plīhā
Beckenbereich	Wasser	Nieren, Blase, Uterus, Eierstöcke	Basti, Bhaga, Vankshana
Untere Extremitäten	Erde	Hoden, Vulva	Vrushana, ūrū, Jānu, Gulpha, Pāda Madhya, Yoni Oshtha

Lebenswichtige Marmapunkte

Sushruta führte fünf Kategorien der Marmāni auf, basierend auf ihrer unterschiedlich hohen Vitalität. Er beobachtete, wie eine Verletzung an einem Marma den Fluss des Prāna beeinträchtigte und wie manche Marmāni empfindlicher sind als andere. Eine dieser Kategorien umfasst die 14 Marmapunkte, die Sadyah Prānahāra Marmāni genannt werden, da sie der Hauptsitz von Prāna, Tejas und Ojas sind. Eine Verletzung an diesen wichtigen Marmapunkten beeinflusst Geist, Intellekt und Bewusstsein und kann zum Verlust von Körperfunktionen, Behinderung oder bestimmten lebensbedrohlichen Zuständen führen. Die acht *Mahā Marmāni* (die ersten acht auf der Liste) sind todbringende Marmāni, die so lebenswichtig sind, dass ein Trauma an ihnen zum sofortigen Tod führen kann, daher ist es besonders wichtig, diese acht zu schützen.

Sadyah Prānahara Marmāni

Das sind die lebensbedrohlichen Marmapunkte. Beachten Sie, dass die ersten acht die Mahā Marmāni sind.

1. Mūrdhni / Adhipati (Krone)
2. Brahmarandhra (vor der Krone)
3. Shivarandhra (hinter der Krone)
4. Sthapanī / ājñā (das dritte Auge)
5. Shankha (rechte Schläfe), Shankha (linke Schläfe)
6. Hridayam (Herz) oder Hrud
7. Nābhi (Nabel)
8. Guda (Anus)
   - Kanthanādi (Luftröhre)
   - Grīvā (Nacken)
   - Basti (Blase)
   - Vrushana (Hoden)
   - Yoni Jihvā (Klitoris)

Die Liste der Sadyah Prānahāra Marmāni in diesem Buch entspricht ungefähr der Liste im *Sushruta Samhitā*. Der Grīvā Marma ist gleichbedeutend mit dem Kantha Sirā Marmāni, denn er ist der Ursprung dieser Kantha-Sirā-Marmapunkte. Gleichermaßen ist Kantha mit den Shringataka Marmāni assoziiert, die von Sushruta erwähnt werden. Beachten Sie zudem, dass die Shira (Kopf) Marmāni von Sushruta Mūrdhni, Brahmarandhra, Shivarandhra und andere Marmapunkte am Kopf beinhalten, die in meiner Liste oben genannt sind.[8]

Illustrationen aller Marmapunkte sowie die Sadyah Prānahāra Marmāni finden sich im Anhang ab Seite 644.

8. Marma Chikitsā und deren Nutzen und Anwendung als therapeutische Modalität werden in *Marmapunkte des Āyurveda: Die Energiebahnen zur Heilung von Körper, Geist und Bewusstsein – mit einem Vergleich zur traditionellen chinesischen Medizin* von Vasant Lad und Anisha Durve, Narayana Verlag Kandern, 2015, vollständig erklärt.

11

Yoga Chikitsā

Heilen durch Yoga, Prānāyāma und Meditation

आयुर्वेद

Yoga ist ein Sanskritwort, das vereinigen, treffen oder eins werden mit bedeutet. Yoga ist eine Kunst der Vereinigung zwischen dem niedrigeren Selbst und dem höheren Selbst. Laut dem Āyurveda und der Yoga-Philosophie ist jedes individuelle Bewusstsein integraler Bestandteil des kosmischen Bewusstseins. Mit anderen Worten, das kosmische Bewusstsein manifestiert sich als individuelles Bewusstsein. Im Yoga heißt dieses individuelle Bewusstsein *Jīvātman* oder niedrigeres Selbst und das kosmische Bewusstsein nennt man *Paramātman,* das höhere Selbst.

Der Weise Patañjali entwickelte eine praktische Disziplin, um diese Vereinigung zwischen dem individuellen Bewusstsein und dem kosmischen Bewusstsein zustande zu bringen. Ashtānga-Yoga ist der Name, der den acht Gliedern gegeben wurde, welche die Grundlage von Patañjalis Yoga-System bilden. Die ersten zwei Schritte sind Yama und Niyama. Die anderen Glieder sind Āsana (Stellungen), Prānāyāma (Atemübungen), *Pratyāhāra* (über die Sinneswahrnehmung hinausgehen), *Dhāranā* (der ungebrochene Fluss des Geistes oder Mantra), Dhyāna (Meditation) und *Sāmadhi* (völliges Aufgehen in die höhere Seele).

Macht man Yoga ohne die Yamas und Niyamas ist das genauso, als würde man ein Haus ohne Fundament bauen. Yama ist die Kultivierung guter Lebensprinzipien, durch *Ahimsā* (Gewaltlosigkeit), *Satya* (Wahrheit), *Asteya* (Nichtstehlen), Brahmacharya (höheres Bewusstsein in jede Gesellschaftsschicht bringen und über weltliches Verlangen hinauszugehen, Enthaltsamkeit) und *Aparigraha* (Nicht besitzen wollen). Niyama ist die Kultivierung der Regeln guten Benehmens, durch *Shaucha* (Reinheit), *Santosha* (Zufriedenheit), Tapas (Entsagung), *Svadhyāya* (Ergründung des Selbst, die Lehren der heiligen Texte in die Praxis umsetzen) und *īshvara Pranidhāna* (völlige Hingabe).

In diesem Buch besprechen wir kurz das angewandte āyurvedische Yoga (Ayuryoga), um Körper, Geist und Bewusstsein und besonders die drei Doshas ins Gleichgewicht zu bringen. Die Ziele von Āyurveda und Yoga sind die gleichen: Dharma (rechtes Handeln), Artha (Wohlstand), Kāma (Erfüllung positiver Wünsche) und Moksha (Erleuchtung).

Yoga-Āsana

Asa heißt Existenz und Āsana bedeutet körperliche Haltung. *Sthiram Sukham Āsanam* heißt, physisch und psychisch stabil und bequem zu sein, während man sich in einer bestimmten Haltung befindet. Im alten vedischen Konzept yogischer Übung ist Komfort am wichtigsten. Wenn man bequem sitzt oder sich bewegt, dringt das Prāna tiefer in die Gewebe ein. Wenn man längere Zeit leicht in einer einzigen, stabilen Position sitzt, bringt das Fließen des Prāna die Doshas aus dem tiefen Gewebe zurück an ihre angestammten Stellen im Magen-Darm-Trakt. Dies führt zu Klarheit im Verstand, Leichtigkeit im Körper und Wachheit der Sinne. Es entfaltet Frieden und Glückseligkeit im Herzen und erweitert das Bewusstsein. Dies sind die Vorteile von Āsana.

Der König aller Āsanas ist *Padmāsana,* der Lotus. Er ist für viele Leute eine schwierige Position, man muss mindestens sechs Monate üben, bis man bequem in diese Āsana gelangt. Doch der Lotus soll fast alle Leiden heilen. Der rechte Fuß repräsentiert Pingala Nādī und der linke Fuß īdā Nādī, wenn die Beine gekreuzt sind wie in dieser Position, kann das Prāna leicht durch das Sushumnā fließen und bringt hervorragende Heilung. Padmāsana bringt Erdung und Stabilität und kann *Ashta Mahā Siddhi* verleihen, die acht großen spirituellen Kräfte. Deshalb bezeichnet man den Lotus als König der Āsanas.

Die zweite wichtige Āsana ist *Siddhāsana,* wobei der Anus mit der linken Ferse und das Schambein mit der rechten Ferse gedrückt wird, sodass die Genitalien zwischen den beiden Fersen liegen. Diese Stellung ist gewöhnlich nicht förderlich für Menschen, die in einer Beziehung leben und sexuell aktiv sind, denn sie bewirkt, dass man das Interesse am Sex verliert.

Die dritte wichtige Āsana ist *Swastikāsana,* die jeder praktizieren kann. Bei der Swastikāsana wird der rechte Fuß zwischen den linken Oberschenkel und die linke Wade und der linke Fuß zwischen den rechten Oberschenkel und die rechte Wade gedrückt. *Swa* steht für Selbst, *Asti* heißt Existenz und *Kah* bedeutet wo, somit lässt sich Swastikāsana mit „Wo befindet sich die eigene Existenz?" übersetzen. Diese Selbstergründung ist in dieser Stellung einfach. Einfach im Schneidersitz dazusitzen, ist für jede Kultur und jede Person am besten, denn diese Stellung besitzt Wirkungen, die denen von Siddhāsana und Padmāsana ähneln. Beachten Sie, dass die Menschen im Westen seit Jahrhunderten auf Stühlen sitzen, daher mögen diese traditionellen yogischen Āsanas mit gekreuzten Beinen natürlich für Westler nicht so bequem sein.

Diese drei Yoga-Positionen werden manchmal König, Königin und Prinz der Āsanas genannt, denn sie können die Urverbindung zwischen der rechten und linken Gehirnhälfte erwecken. Diese Verbindung ist das Zwischenhirn, der Bereich in der Mitte des Gehirns direkt über dem Stammhirn, zu dem auch Thalamus und Hypothalamus gehören. Wenn wir durch das rechte Nasenloch atmen, aktiviert dies die linke Gehirnhälfte, atmen wir durch das linke Nasenloch, aktiviert es das rechte Gehirn. Atmen durch das rechte Nasenloch fördert männliche Energie, während Atmen durch die linke Seite Energie bringt, die eher weiblich ist. Die feinstoffliche Brücke des Zwischenhirns ist recht wichtig und diese drei Āsanas mit überkreuzten Beinen helfen, die zwei Gehirnhälften des Gehirns ins Gleichgewicht zu bringen.

Padmāsana, Siddhāsana und Swastikāsana verleihen auch weibliche Energie, denn in diesen Āsanas wird der Körper gerundet. Die Hüften sind rund, die Schultern gerundet und die Ellbogen gesenkt und gefaltet und die Finger zu einer runden Form verbunden. Ein runder Gegenstand sammelt Energie, wohingegen ein spitz zulaufendes Objekt Energie verliert. Der Körper einer Frau z. B. ist eher gerundet, daher sammeln Frauen mehr Energie als Männer, deren Körper eher kantig sind. Der Körper eines Mannes zieht den Körper einer Frau ebenso an wie ein Blitzableiter Energie. Deswegen verlieren Männer beim Liebesspiel Energie und Frauen gewinnen Energie.

Gewinnt man bei einer Āsana Behaglichkeit, ist dies ein Schritt zu Gesundheit. Bequemlichkeit ist müheloses Bewusstsein, denn in dieser Behaglichkeit hat die Mühe ein Ende. Wir müssen Mühe und Mühelosigkeit im Gleichgewicht halten. Manchmal ist Mühe erforderlich, doch wir müssen eine Balance erhalten. Selbst 24 Minuten Mühelosigkeit von 24 Stunden ermöglichen es uns, Komfort und ein Bewusstsein der Glückseligkeit zu erleben.

Tabelle 38: 30 Nützliche Stellungen und Wirkungen auf die Doshas

Āsana	Deutscher Name	Vāta	Pitta	Kapha
Balāsana	Kind	+++	+++	+++
Ardha Matsyendrāsana	Halbe Wirbelsäulendrehung	+++	+++	+++
Padmāsana	Lotus	+++	+++	+++
Siddhāsana	Vollkommene Haltung	+++	+++	+++
Supta Padmāsana	Verborgener Lotus	+++	+++	+++
Setu Bandha Sarvāngāsana	Brücke	+++	+++	+++
Shavāsana	Toter	+++	+++	+++
Tādāsana	Palme	+++	+++	+++
Vriksāsana	Baum	+++	+++	+++
Adhomukha Svānāsana	Nach unten blickender Hund	+++	++	+
Ustrāsana	Kamel	+++	++	+
Vīrāsana	Held	+++	++	+
Yoga Mudrā	Lotus mit Vorwärtsbeuge	+++	++	+
Bhujangāsana	Kobra	+++	+	++
Gomukhāsana	Kuh	+++	+	++
Jānu Shīrshāsana	Kopf zum Knie Vorwärtsbeuge	+++	+	++
Kukkutāsana	Hahn	+++	+	++
Mayūrāsana	Pfau	+++	+	++
Ardha Nāvāsana	Halbes Boot	+++	+	++
Sarvāngāsana	Schulterstand	+++	+	++
Salabhāsana	Heuschrecke	+++	+	++
Simhāsana	Löwe	+++	+	++
Uttāna Padāsana	Erhobener Fuß oder Bein	+++	+	++
Vajrāsana	Diamant	+++	+	++
Shīrshāsana	Kopfstand	+++	Verstärkt	++
Dhanurāsana	Bogen	++	+++	+
Halāsana	Pflug	++	+	+++
Matsyāsana	Fisch	++	+	+++
Utthita Trikonāsana	Ausgestrecktes Dreieck	++	+	+++
Ūrdhva Padmāsana	Aufrechter Lotus	++	+	+++

Āyurveda und Yoga-Āsana

Wir beginnen Yoga für Āyurveda mit der Übung der Yoga-Āsana. Es gibt 8.400.000 Āsanas, doch von all diesen sind 84 von grundlegender Bedeutung. Aus diesen 84 können wir 30 gebräuchliche Āsanas auflisten, die besonders wohltuend sind, auch im Hinblick auf ihre Wirkungen auf die Doshas. Sie finden genaue Beschreibungen dieser Āsanas in jedem üblichen Yogabuch. Dennoch ist es am besten, sie von einem erfahrenen Yogalehrer zu erlernen.

Halten Sie beim Praktizieren jede Āsana mindestens eine Minute lang. Doch geben Sie acht, denn das längere Halten von gewissen Stellungen kann den Körper übermäßig anstrengen. Dies trifft besonders auf umgekehrte Stellungen zu wie Schulter- und Kopfstand, die nicht so lange gehalten werden sollten – nicht mehr als ein oder zwei Minuten.

a. +++ = maximale Wirkung zum Ausgleich des Dosha
++ = gute Wirkung zum Ausgleich des Dosha
+ = minimale Wirkung zum Ausgleich des Dosha

Falls es physisch schwierig ist, eine Āsana durchzuführen, kann eine Visualisierung hilfreich sein. Visualisierung ist eine geistige Projektion oder Vorstellung, so bekommt man geistige Zufriedenheit, auch wenn es noch keine körperliche Zufriedenheit bringt.

Bei richtiger Ausführung sind fast alle Āsanas vom Wesen her Tridosha und wirken auf alle drei Doshas ausgleichend. Allerdings wirken einige Āsanas auf ein oder zwei Doshas stärker. Folgende neun Āsanas balancieren alle drei Doshas gleichermaßen aus und sind angemessen für jede Konstitution: Lotus, verborgener Lotus, Siddhāsana oder Swastikāsana, Kind, Wirbelsäulendrehung, Brücke, Palme, Baum und Toter. Shavāsana wird am Ende jeder Yogapraxis empfohlen, um ausreichend Ruhe und Verjüngung zu gewährleisten. Des Weiteren ist der Sonnengruß zuträglich für alle drei Doshas, während der Mondgruß eine gute Alternative für Pitta-Dosha ist. (Siehe „Ausgleichende Āsanas für Tridosha“ auf Seite 648.)

Vāta ausgleichende Stellungen. Wie wir wissen, sind Dickdarm, Beckengürtel, Lumbosakralgelenk, Unterbauch und Rücken die Hauptbereiche von Vata. Āsanas, die diese Bereiche dehnen sowie solche, die stabilisierend und erdend sind, eignen sich am besten zur Beruhigung von Vāta-Dosha. Diese Āsanas erhöhen Klarheit und Stabilität und besänftigen Emotionen wie Angst, Nervosität und Unsicherheit. Vāta-Menschen müssen Überanstrengung und anstrengende Übungen vermeiden, doch umgekehrte Stellungen sind im Allgemeinen vorteilhaft.

Pitta ausgleichende Stellungen. Pitta beruhigende Āsanas konzentrieren sich auf dessen Hauptorte im Sonnengeflecht, Nabel und Bauchbereich, einschließlich Leber, Milz, Magen, Dünndarm und Herz. Alle Rückwärtsbeugen dehnen diese Bereiche und helfen, verschlimmertes Pitta zu beruhigen. Vorwärtsbeugen verstärken Pitta, weil zu viel Blut ins Gehirn drängt. Aus dem gleichen Grund sollte man jede umgekehrte Āsana nur kurze Zeit einnehmen, besonders *Shīrshāsana* (Kopfstand), das für Pitta-Typen kontraindiziert ist. Diese Leute sollten generell Āsanas vermeiden, die zu viel innere Hitze erzeugen.

Kapha ausgleichende Stellungen. Kopf, Brust und Magen sind die Hauptbereiche von Kapha-Dosha und Āsanas, die Brust und Oberkörper dehnen, sind gut zur Besänftigung von Kapha. Um Kapha-Dosha zu beruhigen, sollten die Āsanas anregend, herausfordernd und kraftvoll sein und darauf abzielen, die Herzrate zu steigern und Energie zu fördern. Alle stehenden Positionen und Wirbelsäulendrehungen sind gut für Kapha. Āsanas, welche die Brust öffnen und bei denen die Arme über den Kopf gehoben werden, sind auch förderlich. Beachten Sie, dass ein übergewichtiger Mensch bei Yoga-Āsanas vorsichtig sein sollte.

Zeitpunkt für Yoga-Āsanas

Viele Leute haben noch keinen Stuhlgang, wenn sie aufwachen und möglicherweise erst, wenn sie eine Tasse Tee oder Kaffee getrunken haben. Wenn man am frühen Morgen Yoga-Āsanas macht und erst danach den Darm entleert, ist dies nicht gut für den Körper. Ein verstopfter Dickdarm enthält Āma. Wenn Sie mit einem verstopften Dickdarm Yoga machen, drückt dies das Āma ins tiefe Gewebe und kann zu ernsten Vāta-Leiden wie Arthritis, Ischias oder Rückenschmerzen führen. Stattdessen sollte so jemand einen Teelöffel Triphalā mit einem Glas warmem Wasser zur Schlafenszeit nehmen und ein Glas Wasser mit Zimmertemperatur früh am Morgen trinken, um den Verdauungstrakt zu spülen und die Darmperistaltik anzuregen. Alle Menschen sollten Yoga-Āsanas nur nach der Darmentleerung am gleichen Tag durchführen.

Putzen Sie vor dem Yoga Ihre Zähne und schaben Sie Ihre Zunge. Vāta-Typen könnten auch von einer warmen Dusche profitieren, um die Durchblutung anzuregen. Jeder sollte einige aufwärmende Dehnübungen vor den Yoga-Āsanas durchführen. Die leichte Qualität von Vāta und Pitta macht diese Menschen flexibel, daher können Sie am Morgen oder Abend leicht Āsanas ausführen. Kapha-Typen neigen dazu, morgens steif zu sein, was Kapha-Zeit ist, daher sollten sie während dieser Zeit nur sanftes Stretching und Prānāyāma machen. Sie können den Großteil ihrer Āsanas am Spätnachmittag (Vāta-Zeit) vor dem Abendessen durchführen, wenn der Körper flexibler ist.

Es ist am besten, Yoga-Āsanas auf leeren Magen zu machen und führen Sie bis zu drei Stunden nach einer vollständigen Mahlzeit keine Āsanas aus. Es ist zudem ratsam, Yoga in einem angenehm warmen Raum zu üben. Tun Sie es weder in einem kalten Raum, denn dies stört Vāta, noch in einem extrem heißen Raum (wie 38 °C), weil es Pitta vermehrt. Tragen Sie lose sitzende und dehnbare Kleider aus natürlichen Materialien. Vermeiden Sie beim Yoga ruckartige Bewegungen oder zu große Dehnung, denn Sie könnten die Muskeln über ihre Kapazität strecken und Schmerzen hervorrufen. Halten Sie während der Āsanas auch nicht Ihren Atem an. Atmen Sie leicht und natürlich.

Es ist vorteilhaft, Yoga unter der Anleitung eines erfahrenen Lehrers durchzuführen, denn eine Verletzung könnte extrem ernst werden. Falls Sie Yoga in einer Gruppe machen, können Sie Inspiration und Anleitung von anderen erhalten. Anfänger sollten Yoga nicht alleine üben, da sie schon bald gelangweilt und müde werden. Nach guter Unterweisung kann man auch allein praktizieren.

Beenden Sie Ihre Āsanas durch etwa fünf Minuten lange Entspannung in Shavāsana (Toter) mit Ujjāyi-Atmung[1] (eine Anleitung finden Sie auf Seite 363 unter „Schildkröten-Atmung"). Richten Sie Ihre Aufmerksamkeit auf das dritte Auge und führen Sie So'ham-Meditation aus, wobei Sie bei jedem Atemzug leise So'ham wiederholen. Sagen Sie leise im Geist bei jeder Einatmung „So" und beim Ausatmen „Ham". Schließen Sie Ihre Augen, bringen Sie Ihre Aufmerksamkeit auf die Zehen, dann zu den Knöcheln, Knien, Hüften, Unterleib, Rücken, Brust, Händen, Armen, Schultern, Nacken und schließlich zum Kopf. Richten Sie Ihr Bewusstsein besonders auf steife Partien und fordern Sie den Körper auf, sich zu entspannen. Diese Affirmation entspannt die Gewebe.

Yoga ist weder ein Zirkus noch Gymnastik. Es ist eine sanfte, spirituelle Disziplin, die mit Bewusstsein und großer Sorgfalt geübt werden sollte. Führen Sie Yoga möglichst nicht als Zurschaustellung aus. Das würde nur das Ego stimulieren und dadurch ginge der ganze Zweck des Yoga verloren. Die alte āyurvedische Literatur weist uns an, von einem Guru erhaltenes Yoga, Mantra und Meditation geheim zu halten, bis man erleuchtet wird. Wenn Sie diese Dinge preisgeben, verlieren Sie Ihre Kraft und Energie. Dies ist kein Aberglaube, es ist eine großartige spirituelle Disziplin. Die Früchte in einem Baum, die verborgen bleiben, gelangen zur Reife, während die Vögel sichtbare Früchte zerstören.

Yoga ist Geschicklichkeit in Aktion, was zu Bewusstsein in Aktion wird und dieses Bewusstsein ist Freiheit. Nicht Freiheit *von* etwas, vielmehr ist Yoga eher vollkommene Freiheit, die inneren Frieden und Glückseligkeit entfaltet.

1. Auch bekannt als Utjāyi-Atmung.

Prāṇāyāma

Prāna ist die Lebenskraft. Prānāyāma heißt, diese Lebenskraft mit Bewusstsein zu kontrollieren. Prāna ist der lebenswichtige Atem und der Grund dafür, dass das Bewusstsein im Körper bleibt. Sobald diese Lebenskraft den Körper verlässt, geht auch das Bewusstsein, der Körper verliert seine Funktion und der Betreffende stirbt. Eine Manifestation von Prāna ist der Atem. Bewusstsein ist die Quelle, Prāna die Triebkraft und Atmen die Ausführung.

Eine zweite Manifestation von Prāna ist klare Wahrnehmung. Die feinstoffliche Schwingung des Prāna ist für Empfindungen, Gefühle und Emotionen verantwortlich. In einem emotionalen Zustand wird das Prāna ungleichmäßig und gestört. Falls wir durch Prānāyāma Harmonie in unsere Atmung bringen, bringen wir auch Harmonie in die Gedanken, Gefühle und Emotionen. Es ist nichts falsch an den Gedanken, Gefühlen und Emotionen, doch wenn sie aufrechterhalten werden, stören sie das Prāna und erzeugen Leiden. Prānāyāma stellt eine Harmonie zwischen Prāna, Atem, Emotionen und Bewusstsein her.

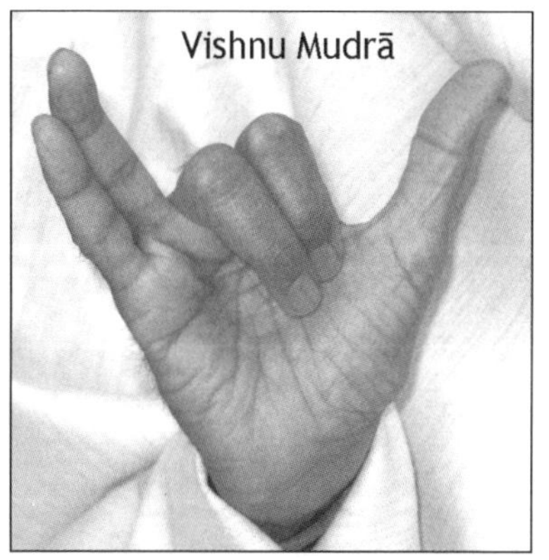

Vishnu Mudrā

Prānāyāma-Praxis

Es ist wichtig, Prānāyāma auf leeren Magen während der *Sandhi Kāla* (Übergangszeiten) zu praktizieren, also den Übergängen zwischen Dunkelheit und Tageslicht: Morgen- und Abenddämmerung. *Sannyāsins,* die in keiner Beziehung leben, sondern Yoga befolgen, können Prānāyāma auch mittags und um Mitternacht durchführen, weil dies auch *Sandhi*-Zeiten sind.

Setzen Sie sich zum Prānāyāma nach Osten oder Norden gewandt in einer bequemen Stellung mit gekreuzten Beinen hin, also z. B. in Swastikāsana (Position für ein leichtes Bewusstsein) oder Padmāsana (Lotus). Gewährleisten Sie, dass sich Kopf, Nacken und Brust in einer geraden Linie befinden und halten Sie die Wirbelsäule gestreckt. Biegen Sie nun den Zeige- und Mittelfinger der rechten Hand so, dass ihre Spitzen die Mitte der Handfläche berühren. Der Daumen sollte vom Rest der Finger abgespreizt und Ring- und kleiner Finger aneinander liegen. Man nennt dies *Dhenu Mudrā* oder *Vishnu Mudrā*. Schließen Sie Ihre Augen, während Sie einatmen und öffnen Sie Ihre Augen langsam, wenn Sie ausatmen. Wenn die Augen sich schließen, gehen Prāna und Energie nach innen und dies beruhigt den Verstand.

Nādī Shodhana oder Anuloma Viloma Prānāyāma (Atmen durch abwechselnde Nasenlöcher)

Schließen Sie das rechte Nasenloch sanft mit dem rechten Daumen und halten den Ring- und kleinen Finger vom linken Nasenloch entfernt. Atmen Sie in dieser Position langsam durch

Anuloma Viloma Prāṇāyāma

(Abwechselnde Atmung durch beide Nasenlöcher)

a. Vollständig durch
beide Nasenlöcher ausatmen.

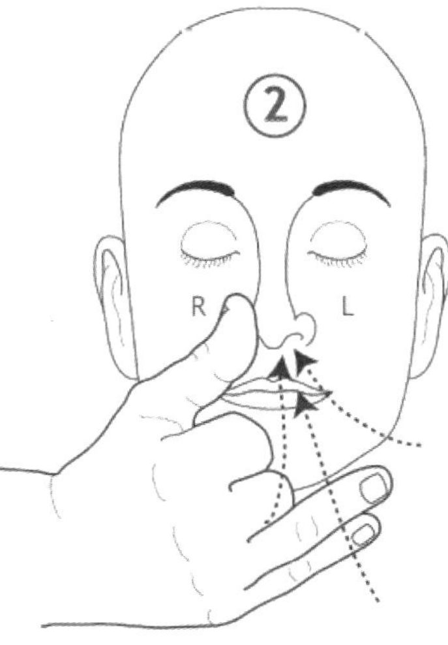

b. Rechtes Nasenloch mit Daumen verschließen.
c. Durch linkes Nasenloch schnell und
tief in die Brust einatmen.

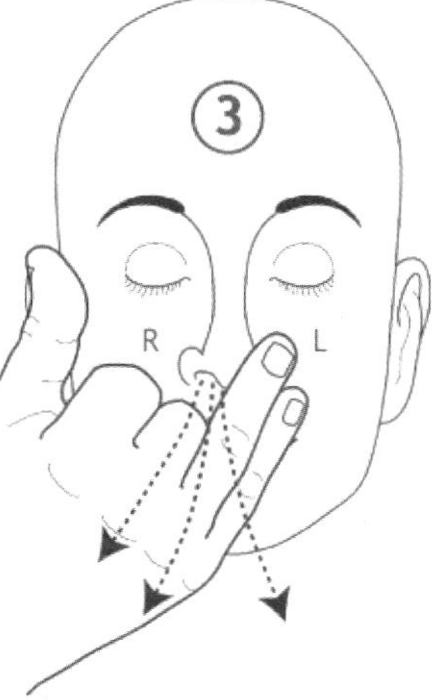

d. Linkes Nasenloch mit Ring-
und kleinem Finger verschließen.
e. Kräftig durch das rechte
Nasenloch ausatmen.

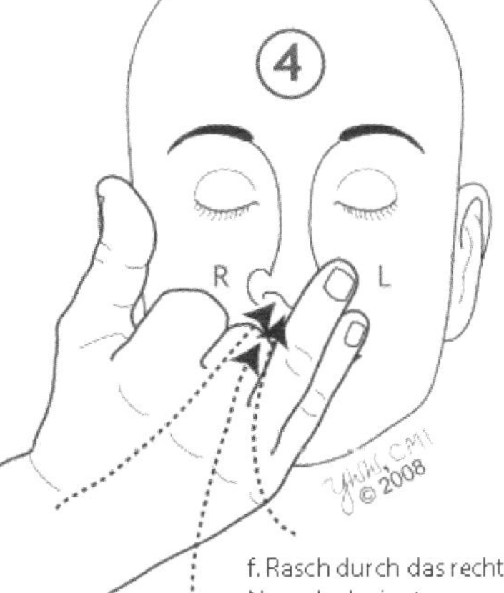

f. Rasch durch das rechte
Nasenloch einatmen.

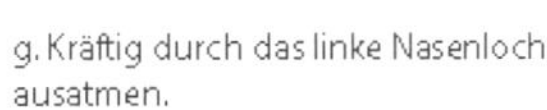

g. Kräftig durch das linke Nasenloch
ausatmen.
h. Zyklus durch Wiederholen der
Schritte a-g wiederholen.

das linke Nasenloch ein. Bringen Sie die Luft in den Bauch, lassen Sie sie einen Moment kreisen und schließen Sie nach einer vollen Einatmung allmählich und sanft das linke Nasenloch mit dem Ring- und kleinen Finger, die sich unter dem seitlichen Nasenknochen befinden. Dann öffnen Sie das rechte Nasenloch und atmen langsam aus. Die Ausatmung sollte doppelt so lange wie die Einatmung sein. Halten Sie nach einer vollen Ausatmung den Atem eine Sekunde lang außerhalb des Körpers an und atmen Sie erneut durch das rechte Nasenloch ein, wobei Sie das rechte Nasenloch schließen, wenn die Einatmung abgeschlossen ist. Warten Sie nach einer vollen Einatmung etwas, damit der Atem zirkulieren kann, ehe Sie das linke Nasenloch öffnen, um die Luft auszuatmen.

Atmen durch abwechselnde Nasenlöcher heißt *Nādī Shodhana Prānāyāma,* denn es reinigt alle 72,000 Nādīs (mystische prānische Kanäle) und bringt die Yin- und Yangaspekte, weibliche und männliche Energie, Mond- und Sonnenenergie, īdā und Pingala Nādīs und die rechte und linke Gehirnhälfte ins Gleichgewicht. Es beruhigt besonders Vāta-Dosha.

Am Anfang kann man mechanisch durch abwechselnde Nasenlöcher atmen, indem man ein Nasenloch schließt und im Wechsel das andere öffnet. In fortgeschrittenem Stadium lässt sich dieses Prānāyāma durchführen, ohne die Nase überhaupt mit den Fingern zu berühren. Dazu sitzt man ruhig in Swastikāsana und hält die Hände in Jñāna Mudrā, wobei der Daumen den Zeigefinger berührt und die anderen drei Finger vom Zeigefinger weg zeigen. Bringen Sie Ihr Bewusstsein zur Nase und wenn Ihre Lungen einatmen, spüren Sie mit Ihrem Bewusstsein, dass Sie durch das linke Nasenloch einatmen. Nach einer vollen Einatmung in den Bauch halten Sie Ihren Atem für den Bruchteil einer Sekunde dort an. Beim Ausatmen bringen Sie Ihr Bewusstsein zum rechten Nasenloch und spüren Sie, dass Sie durch dieses Nasenloch ausatmen. Nach einer vollen Ausatmung bringen Sie Ihr Bewusstsein erneut zum rechten Nasenloch und atmen Sie ein. Bei dieser Form von Nādī Shodana Prānāyāma können die Bahnen durch Bewusstsein geöffnet werden, was schließlich Intuition und Intellekt ausgleicht. Bei diesem Prānāyāma wird jede Körperzelle aktiviert und beginnt zu atmen.

Ujjāyi Prānāyāma

Ujjāyi Prānāyāma bedeutet der Atem des Sieges.[2] Sitzen Sie mit gekreuzten Beinen und dem Gesicht nach Osten oder Norden da. Lassen Sie die linke Hand auf dem linken Knie ruhen und sit-

---

2. Es gibt zwei Möglichkeiten der Ausführung: die aktive Art ist hier beschrieben und die passivere Version, auch psychischer Atem genannt, wird auf Seite 363 als Schildkrötenatem beschrieben.

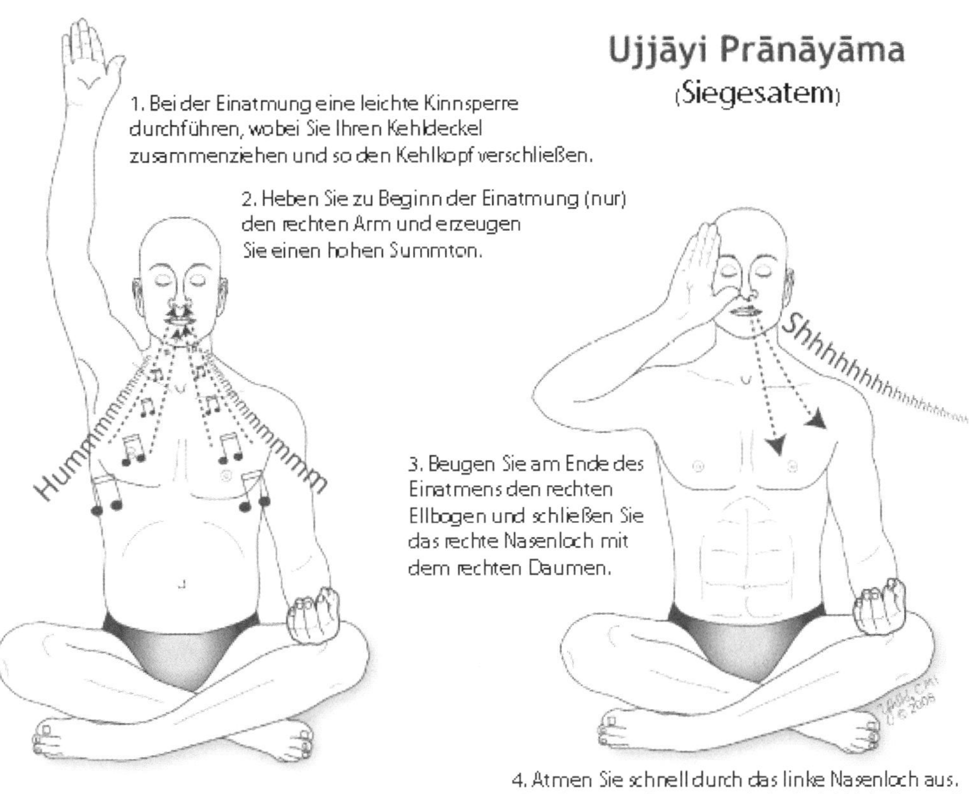

zen Sie mit aufrechter Wirbelsäule da, während die offene rechte Hand auf Brusthöhe nach außen zeigt. Atmen Sie durch beide Nasenlöcher ein, ziehen Sie den Kehldeckel leicht zusammen und schließen den Kehlkopf. Bei dieser raschen Einatmung erzeugen Sie ein hochtöniges Summen und strecken die rechte Hand und den rechten Arm gerade nach oben. Beugen Sie nun Ihren rechten Arm am Ellbogen, schließen das rechte Nasenloch mit Ihrem Daumen und atmen durch das linke Nasenloch aus. Alle Bewegungen bei diesem Prānāyāma werden schnell und mit etwas Kraft ausgeführt. Es ist, als würden die Götter im Himmel ein Muschelhorn blasen. Es bringt den Sieg spirituellen Erwachens. Die Kundalinī erwacht, geht direkt zur Krone und der Yogi/die Yogini fühlt den göttlichen Sieg und die ewige Glückseligkeit im Herzen.

Kumbhaka Prānāyāma

Zuerst besteht *Sahita Kumbhaka,* also Anhalten des Atems. Halten Sie die Wirbelsäule gerade und führen Sie Vishnu Mudrā aus, dann schließen Sie das rechte Nasenloch. Atmen Sie langsam durch das linke Nasenloch ein und zählen bis vier. Nach einer vollen Einatmung schließen Sie das linke Nasenloch, sperren das Kinn und halten den Atem im Bauch, während Sie erneut bis vier zählen. Lösen Sie die Kinnsperre langsam, öffnen Sie das rechte Nasenloch und atmen langsam aus, dabei zählen Sie erneut bis vier. Anfangs sollte das Zählen für Einatmung, Anhalten und Ausatmung gleich sein. Die Lungenkapazität ist vielleicht nicht stark genug, um den Atem mehr als vier Sekunden anzuhalten, doch das Ziel ist, die Zeit des Anhaltens auf 6 oder 8 Zähler und die Ausatmungszeit auf 8 Sekunden auszudehnen. Ist Ihre Kapazität weiter entwickelt, ist das ideale Verhältnis 4 für die Einatmung, 16 fürs Anhalten und 8 für die Ausatmung.

Nachdem Sie das fünf Minuten getan haben, folgen Sie dem Atem mit Ihrer Achtsamkeit. Wenn die Lungen inhalieren, lenken Sie Ihre Aufmerksamkeit mit der Luft nach innen. Folgen Sie dem Atem von den Nasenlöchern hinunter zu Hals, Luftröhre, Lungen, Herz und Zwerchfell. Gehen Sie hinter das Zwerchfell, tief hinter den Nabel, dort finden Sie einen natürlichen „Haltepunkt". Halten Sie für den Bruchteil einer Sekunde entspannt an diesem Haltepunkt inne und lassen Sie dann die Luft nach oben fließen, wenn Sie ausatmen. Folgen Sie weiter dem Atem, wie er sich vom Nabel zu Zwerchfell, Herz, Lungen, Luftröhre, Hals und zurück zu den Nasenlöchern bewegt. Bei der Ausatmung geht die Luft von den Nasenlöchern etwas 23 cm (oder zwölf Fingerbreit) nach außen. Dort treffen Sie auf den zweiten Haltepunkt, von wo aus die ausgeatmete Luft sich im äußeren Raum auflöst. Halten Sie auch hier den Bruchteil einer Sekunde entspannt inne.

Es gibt also zwei Haltepunkte: einen hinter dem Nabel und einen außerhalb des Körpers vor den Nasenlöchern. Inneres Anhalten bedeutet, den Atem im Haltepunkt hinter dem Nabel zu halten, was Agni anregt, Apana Vayu aktiviert und Urin, Stuhl und Toxine beseitigt. Es erweckt auch die *Kundalinī Shakti,* denn bei diesem Anhalten treffen sich Shiva und Shakti, Purusha und Prakruti, das Höhere mit dem Niedrigeren. Beim Anhalten des Atems am äußeren Haltepunkt stoppt der Atem und man erkennt, dass man auch ohne Atmen existieren kann. Es gibt keinen Geist, denn der Geist ist eine Bewegung des Atems. Die Zeit steht still, denn auch die Zeit ist eine Bewegung des Atems. Es gibt einen großen, leeren Raum. Man wird wie eine leere Schale und in diesem Moment berühren einen göttliche Lippen. Gott kommt, um die leere Schale mit Liebe zu füllen.

Ein geheimes Yogasutra besagt, wenn man das Anhalten bei Sahita Kumbhaka Prānāyāma von 30 Sekunden auf eine Minute steigert, dann auf 90 Sekunden oder sogar drei Minuten, dann lebt man länger. Je länger man den Atem anhält, desto länger lebt man. Doch es erfordert große Disziplin, um den Atem drei Minuten oder länger anzuhalten.

Zu Beginn sollte man zählen, doch der ganze Zweck von Prānāyāma besteht darin, über den Geist hinaus zu gehen und ins innere Feld der Achtsamkeit und der Glückseligkeit einzutauchen. So lange man zählt, befindet man sich im Verstand. Lernen Sie, Prānāyāma ohne Zählen zu tun. Sobald Sie gut geübt sind, atmen Sie einfach durch das linke Nasenloch langsam in den Bauch ein, machen eine Kinnsperre und halten die Luft, bis Sie einen Schluckreflex spüren, was darauf hindeutet, dass Sie keinen Sauerstoff mehr haben. Öffnen Sie nun allmählich das gegenüberliegende Nasenloch und schließen Sie das erste, während Sie langsam ausatmen. Sahita Kumbhaka Prānāyāma ist gut für den Kreislauf, gleicht Agni und die drei Doshas aus und erweckt die Kundalinī Shakti.

Eine abgewandelte Form von Sahita Prānāyāma ist *Antara Kumbhaka* (inneres Anhalten), Sitzen Sie auch hier entspannt und mit dem Gesicht nach Osten oder Norden da und atmen Sie ruhig und langsam durch beide Nasenlöcher ein. Nach einer vollen Einatmung halten Sie den Atem im Bauch, schließen Sie den Mund und machen eine Kinnsperre, wobei Sie den inneren Raum genießen. Wenn Sie keinen Sauerstoff mehr haben, bekommen Sie einen Schluckreflex. In diesem Moment lösen Sie langsam die Kinnsperre und richten den Nacken auf, dann atmen Sie durch beide Nasenlöcher aus. Nach einer vollständigen Ausatmung halten Sie entspannt den Atem ein paar Sekunden am äußeren Haltepunkt, dann atmen Sie wieder durch beide Nasenlöcher mit Ujjāyi-Atmung ein. Das ist Antara Kumbhaka Prānāyāma. Wiederholen Sie diesen Zyklus etwa zwölfmal, dann ruhen Sie sich mit So'ham-Meditation aus.

Bāhya Kumbhaka (äußeres Anhalten) ist ähnlich, doch statt den Atem innen zu halten, geschieht dies außerhalb des Körpers. Nehmen Sie durch beide Nasenlöcher einen langen, tiefen Atemzug in den Bauch, während Sie die Wirbelsäule und den Hals gerade halten. Während Sie beginnen, durch beide Nasenlöcher auszuatmen, senken Sie langsam Ihr Kinn und machen ein Kinnsperren-Mudra. Halten Sie den Atem so lange an, wie es angenehm ist. Lösen Sie bei der Einatmung erneut die Kinnsperre und richten Sie Ihren Kopf gerade wie zuvor. Wiederholen Sie diesen Zyklus weitere zwölfmal.

Diese beiden Prānāyāmas befreien den Geist vom Denken, indem sie die Lücke zwischen den Gedanken vergrößern. Prānāyāma des inneren Anhaltens ist erdend und zentrierend, verlängert die Lebensspanne und bringt Vollständigkeit, Fülle und Zufriedenheit. Es ist besonders gut für jemanden, dem es an Selbstbewusstsein, Mut und Selbstwertgefühl mangelt. Prānāyāma des äußeren Anhaltens erzeugt Leichtigkeit und Leere und hilft bei der Gewichtsreduzierung, weswegen es sich gut für dickleibige Menschen, Depression und andere Kaphastörungen eignet. Inneres

Sahita Kumbhaka Prāṇāyāma

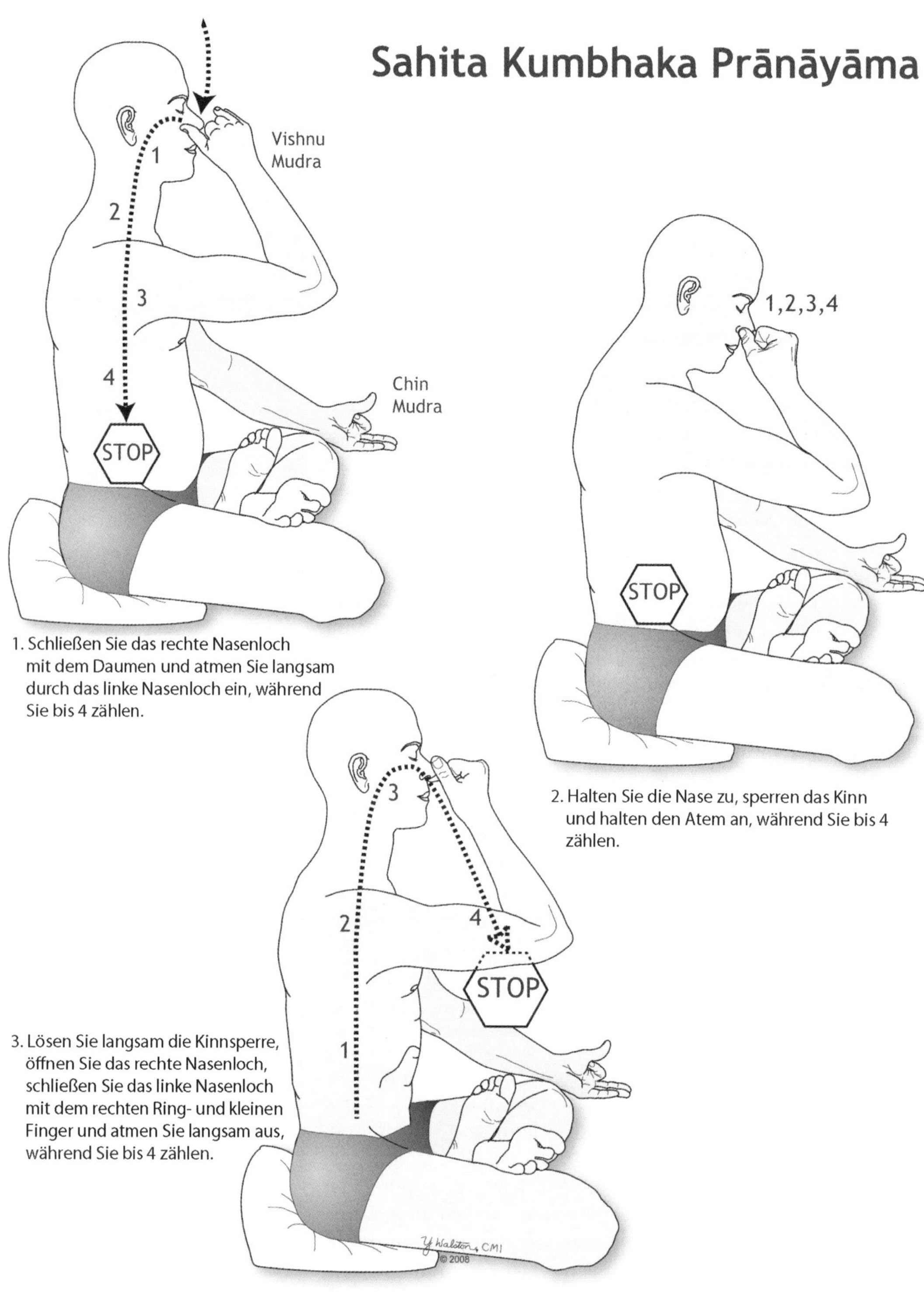

1. Schließen Sie das rechte Nasenloch mit dem Daumen und atmen Sie langsam durch das linke Nasenloch ein, während Sie bis 4 zählen.

2. Halten Sie die Nase zu, sperren das Kinn und halten den Atem an, während Sie bis 4 zählen.

3. Lösen Sie langsam die Kinnsperre, öffnen Sie das rechte Nasenloch, schließen Sie das linke Nasenloch mit dem rechten Ring- und kleinen Finger und atmen Sie langsam aus, während Sie bis 4 zählen.

Anhalten ist gut für Pitta und Vāta, während äußeres Anhalten gut für Kapha ist. Prānāyāma des äußeren Anhaltens befreit sofort vom Denken, Prānāyāma des inneren Anhaltens wiederum erweckt die Kundalinī Shakti.

Kevala Kumbhaka Prānāyāma. Das letztendliche Ziel aller drei Formen von Kumbhaka (Sahita, Antara und Bāhya) besteht in *Kevala Kumbhaka Prānāyāma*, also das absolute Anhalten des Atems. Man kann selbst bei der So'ham-Meditation, Ujjāyi-Atmung oder anderem Prānāyāma in Kevala Kumbhaka gelangen, denn es ist die süße Frucht allen Prānāyāmas. Sahita Kumbhaka Prānāyāma ist allerdings die Abkürzung zu Kevala Kumbhaka.

Beim Kevala Kumbhaka Prānāyāma gibt es weder Einatmung noch Ausatmung und kein Anhalten von Luft, weder im Körper noch außerhalb. Der Atem wird lange Zeit und mühelos angehalten, der Yogi tritt in den glückseligen Zustand des Samadhi, dem höchsten Ziel von Yoga, ein. Es gibt keine Gedanken, Erinnerungen, Empfindungen oder Emotionen. Es besteht ein einheitliches Feld der Achtsamkeit. Der Herzschlag wird subtil und rhythmisch und selbst die Gehirnzellen werden absolut still. Dieser tiefgreifende Zustand entsteht, weil das Prānā im riesigen, unermesslichen Himmel der aufgeht. Die Pracht von Kevala Kumbhaka entbehrt jeder Beschreibung.

Bhastrikā Prānāyāma

Bhastrikā steht für Blasebalg-Atmung, Feueratem oder Drachenatem. Sitzen Sie in *Vajrāsana,* halten die rechte Hand auf dem rechten Knie, die linke Hand auf dem linken Knie und die Wirbelsäule gerade. Führen Sie eine leichte Kinnsperre aus, ziehen Sie den Anus zusammen und beginnen Sie mit der Blasebalg-Atmung, also kräftigem Ein- und Ausatmen. Sie können 30 kräftige Blasebalg-Atemzüge hintereinander durchführen und dann ausruhen. Bhastrikā beseitigt Schleim aus Brust und Stirnhöhlen, regt das Magenfeuer an, verbessert den Kreislauf und bringt Elan, Vitalität und richtige Ausscheidung. Sie verbessert den Tonus der Bronchial- und Herzmuskeln sowie das Zwerchfell und hilft, Herz- und Lungenkrankheiten zu verhindern.

Bhastrikā ist ein gutes Prānāyāma für Kapha und Vāta. Doch zu viel Bhastrikā kann das Pitta-Dosha aggravieren und sollte bei Pitta-Leiden nur in Maßen durchgeführt werden. Kontraindikationen sind beispielsweise Schwangerschaft, hoher Blutdruck, Glaukom, Hydrozele, Leistenbruch, Aszites und ein kurz zurückliegender Herzinfarkt.

Eine Frau mit Mukoviszidose kam einmal bis aus Washington, D. C., um mich zu sehen. Sie betrat mein Büro mit einem Sau-

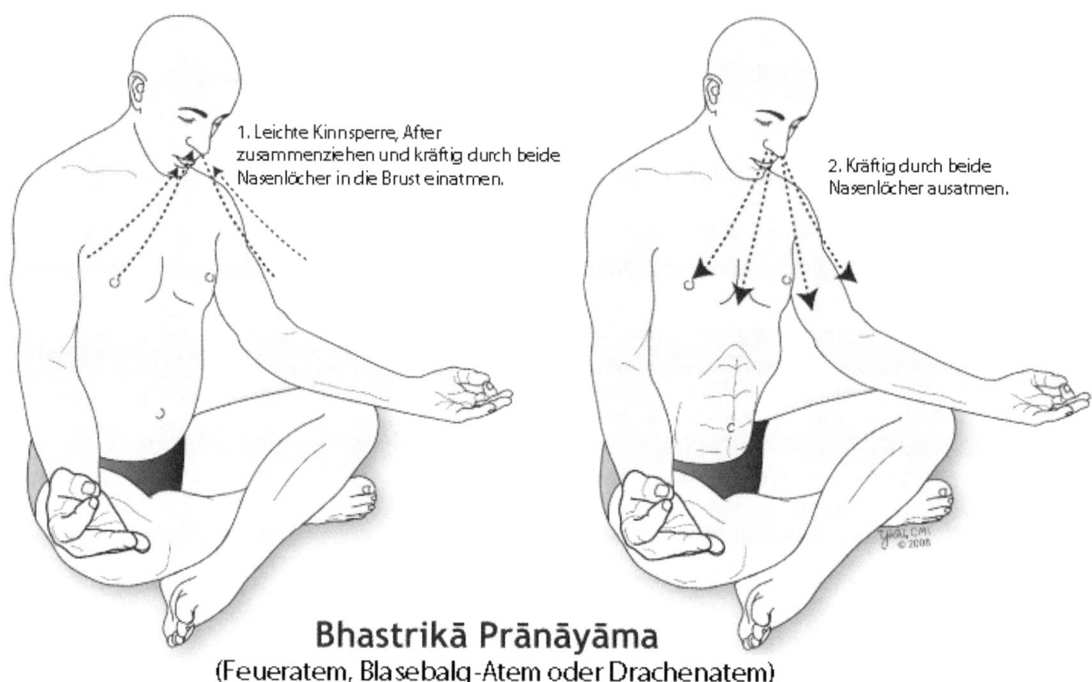

Bhastrikā Prāṇāyāma
(Feueratem, Blasebalg-Atem oder Drachenatem)

erstoffzylinder über der linken Schulter und war außer Atem. Sie konnte nicht einmal sprechen. Die Frau wurde mit Steroiden therapiert. Ich schlug vor, dass wir zusammen Prāṇāyāma machen. Ich bat sie, sich hinzusetzen und die Jñāna Mudrā einzunehmen, dann machten wir gemeinsam Bhastrikā-Atmung, dabei atmeten wir tief in die Lungen ein und rasch aus. Wir zählten die Blasebalg-Atemzüge und machten 30 insgesamt. Plötzlich gab es eine natürliche Unterbrechung des Atems, denn das Prāṇāyāma hatte ihre Bronchien geöffnet. Ihre Wangen hellten sich auf und es breitete sich ein wunderschönes Lächeln über ihr Gesicht aus.

Sie legte ihren Sauerstoffzylinder ab und saß drei Minuten lang in einer ruhigen und friedlichen Haltung da. Dann unternahmen wir einen weiteren Zyklus mit 30 Bhastrikā-Atemzügen, bis ihr warm wurde. Wir beschlossen das Ganze mit etwa 100-mal *Kapāla Bhāti Prāṇāyāma* (siehe unten), bis sie aufstand und anfing, in aufrechter Haltung zu gehen. Sie war so glücklich, denn es war das erste Mal, dass er ihr möglich war, ohne die Hilfe des Sauerstoffzylinders zu gehen. Diese kleine Geschichte ist ein Beispiel für die Kraft des Yoga und Prāṇāyāma, eine radikale Heilung herbeizuführen.

Kapāla Bhāti Prāṇāyāma

Kapāla Bhāti ist der „leuchtende Schädel"-Atem, ein dynamischer und energetisierender Entschlackungsatem, der Lungen und Nasengänge freimacht und reinigt. *Kapāla* heißt „Kopf," *bhāti* bedeutet „leuchtend". Dieses Prānāyāma ähnelt Bhastrikā. Bei Bhastrikā sind Einatmung und Ausatmung kraftvoll, während man bei Kapāla Bhāti passiv einatmet und aktiv ausatmet. Bei diesem Atem bewegt man das Zwerchfell sehr schnell, rascher als bei Bhastrikā. Sie ziehen den Kehldeckel zusammen und erzeugen einen blasenden Ton. Es ist einfach, 50 Zyklen dieses Atems durchzuführen. Kapāla Bhāti ist wirkungsvoll für Kapha- und Vāta-Krankheiten und auch für Pitta-Typen in Ordnung, denn es ist nicht so erhitzend wie Bhastrikā. Kapāla Bhāti verbessert Hirndurchblutung, Gedächtnis, Intelligenz, Sinneswahrnehmung und Konzentration und macht den Verstand wach und aufmerksam. Es tonisiert die Verdauungsorgane und verbessert dadurch Agni (Verdauungsfeuer) und Appetit. Es verstärkt den Wohlklang der Stimme. Kapāla Bhāti hebt auch den synovialen Kreislauf in den Gelenken, daher kann er auch Arthritis lindern. Es ist zudem gut für Depression, macht den Geist rege und beseitigt beim Fahren einer langen Strecke die Schläfrigkeit.

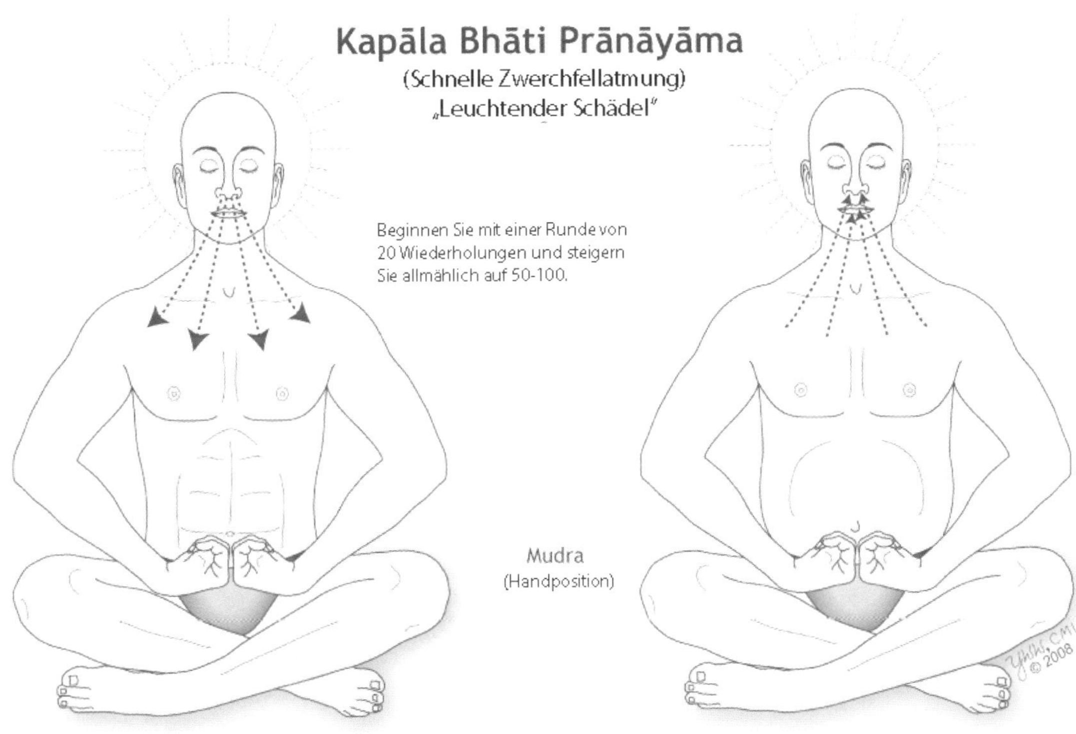

1. Atmen Sie kräftig mit schnell, kurzen Atemzügen durch beide Nasenlöcher aus und ziehen Sie dabei die Bauchmuskeln zusammen.

2. Atmen Sie tief durch beide Nasenlöcher ein und füllen Sie den Bauch dabei passiv.

Bei dieser Übung konzentriert man sich auf die Ausatmung, die Einatmung geschieht natürlich, ohne Anstrengung. Zunächst atmet man im Sitzen durch die Nase aus, während sich der Nabel dynamisch zur Wirbelsäule zurückzieht und dabei die Bauchmuskeln leicht zusammenziehen. Lassen Sie die Lungen beim Einatmen natürlich, ohne Anstrengung, füllen. Die Einatmung ist spontan und mühelos, während die Ausatmung stark und aktiv ist. Es ist wichtig, sanft zu beginnen und aufzuhören. Es gibt kein Anhalten des Atems am Ende einer Runde wie bei Bhastrikā. Beginnen Sie mit einer Runde von 20 Wiederholungen. Mit der Zeit, wenn die Übung leicht fällt, beginnen Sie die Häufigkeit der Wiederholungen allmählich auf 50 oder 100 zu steigern. Dann entspannen Sie den Atem, ruhen sich einen Moment aus und wiederholen noch zweimal. Wenn alle Runden abgeschlossen sind, sitzen Sie ruhig da und beobachten die Effekte.

Kontraindikationen für Kapāla Bhāti gelten für Glaukom, Migränekopfschmerz, Leistenbruch, Aszites und einen kurz zurückliegenden Herzinfarkt. Menschen mit Bluthochdruck sollten dieses Prānāyāma nur mit großer Sorgfalt durchführen.

Shītalī Prānāyāma

Um Shītalī durchzuführen, strecken Sie die Zunge heraus und rollen sie wie ein Rohr. Dann atmen Sie durch die gerollte Zunge ein, öffnen den Mund, als wollten Sie pfeifen und atmen allmählich in den Bauch ein. Nun schließen Sie den Mund. Es kann sich etwas Speichel sammeln, den Sie herunterschlucken, wenn Sie eine Kinnsperre durchführen und den Atem eine Weile anhalten. Lösen Sie die Kinnsperre und atmen Sie durch die Nasenlöcher aus. *Shītalī*

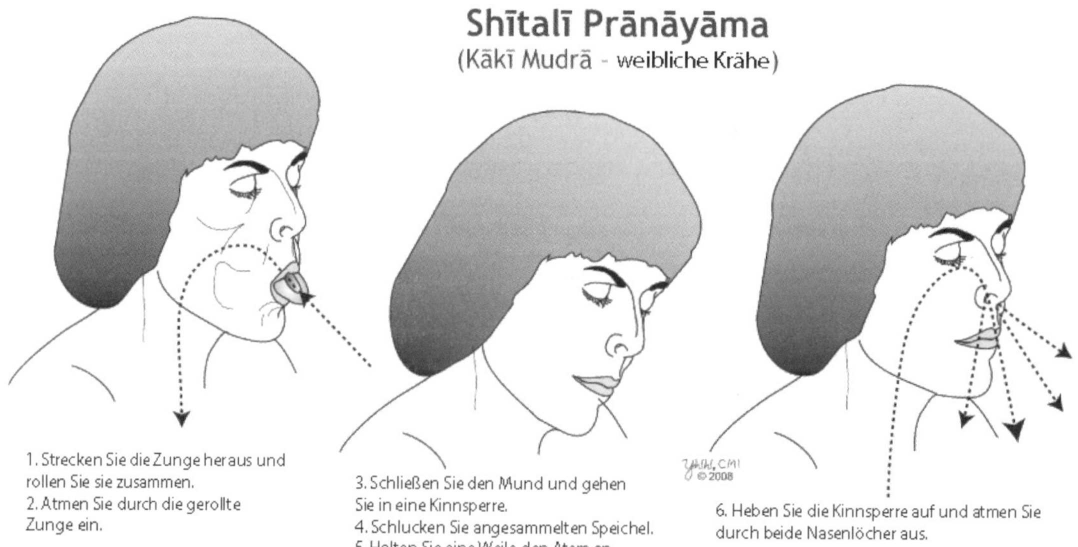

Prānāyāma lindert Durst und brennende Empfindungen, kühlt den Körper, lindert Nesselausschlag und Hautausschläge und beruhigt den Verstand. Es ist auch effektiv für Kolikschmerzen, vergrößerte Milz, Fieber, übermäßigen Hunger und verschiedene Allergien. Shītalī verbessert die Verdauung, Absorption und Verwertung, fördert Ojas und verbessert die Immunität. Es beruhigt Pitta-Dosha und ist neutral für Vāta und Kapha. Obgleich es einen kühlenden Effekt auf den Körper hat, regt es Agni und die Verdauungsenzyme an – als würde man auf aschenbedeckte Glut blasen.

Einc Frau, dic in den Wechseljahren Hitzewallungen bekommt, profitiert von Shītalī, während Patienten mit Gastritis und Magengeschwür und Leute, die Sodbrennen bekommen, auch ihre Symptome durch dieses Prānāyāma lindern können. Shītalī wird auch *Kākī Mudrā* genannt, nach einer weiblichen Krähe. Eine Krähe führt dieses Prānāyāma ganz natürlich durch, kann fressen und gesund bleiben. Diese Qualität der guten Verdauung kann sich auch in einem menschlichen Wesen manifestieren, das regelmäßig dieses Prānāyāma macht.

Idealerweise sollte Prānāyāma in frischer, sauberer Luft stattfinden. Heutzutage haben die meisten Städte Luftverschmutzung, doch zumindest hat uns Mutter Natur mit einem Filter (den Nasenhaaren) ausgestattet, was im Fall der meisten Prānāyāmas hilft. Allerdings muss man bei Shītalī und Shītkāri durch den Mund atmen, üben Sie diese zwei Prānāyāmas daher in sauberer Luft und ganz bestimmt nicht an einem Platz mit schwerer Luftverschmutzung.

Shītkāri Prānāyāma

Shītkāri ist ein anderes kühlendes Prānāyāma, das in seiner Wirkung Shītalī ähnelt. Für dieses Prānāyāma flachen Sie zuerst die Zunge ab, dann halten Sie sie zwischen den Zähnen, während Sie den Mund (wie beim Lächeln) öffnen und durch die Zähne einatmen. Dies kühlt Körper und Geist unverzüglich. Es ist Pitta beruhigend und neutral für Vāta und Kapha. Shītkāri ist besonders gut für brennenden Mund, Aphthen, blutendes Zahnfleisch oder eine entzündete Kehle. Es löscht Durst, mildert Hunger, gibt Energie und hilft, Schläfrigkeit und Trägheit zu überwinden. Shītalī und Shītkāri sind die wichtigsten Prānāyāma-Arten für Pitta-Menschen und jene mit verschärftem Pitta.

Bhrāmarī Prānāyāma

Für *Bhrāmarī Prānāyāma* sitzen Sie mit gekreuzten Beinen, entweder im Lotus oder Swastikāsana da, und blicken nach Osten oder Norden. Heben Sie beide Hände und drücken Sie mit den Daumen auf den Tragus am Ohr, um die Ohren zu schließen. Die

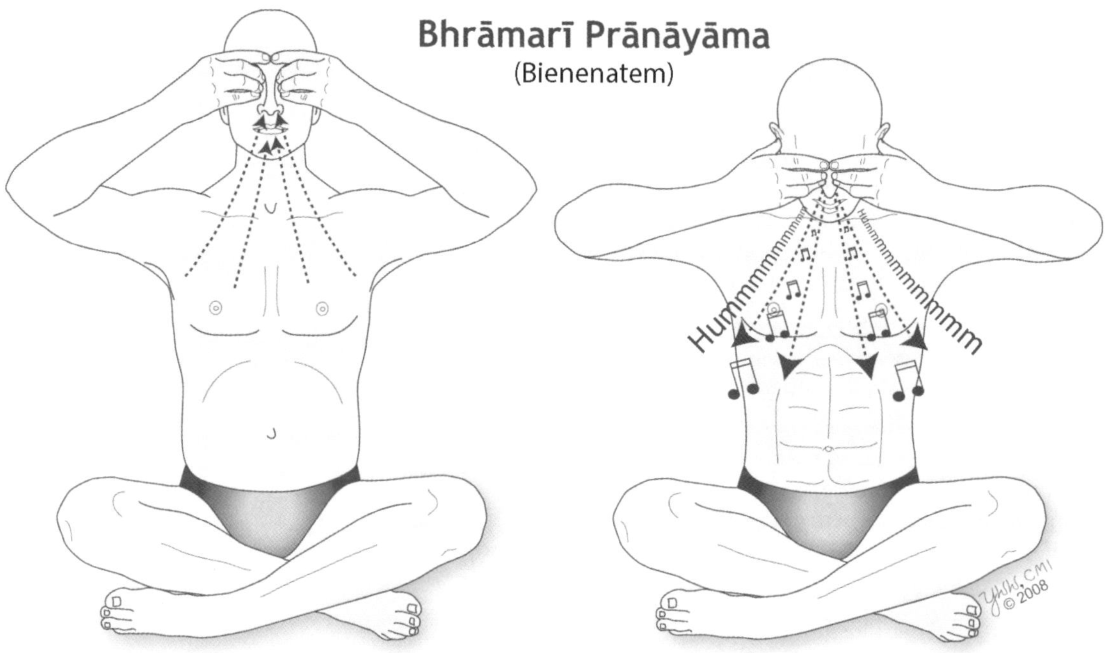

1. Schließen Sie die Augen mit drei Fingerspitzen.
2. Berühren Sie das dritte Auge mit den Spitzen der Zeigefinger und verschließen Sie den Tragus am Ohr mit den Daumen.
3. Atmen Sie vollständig durch beide Nasenlöcher ein.
4. Führen Sie bei langsamer Ausatmung eine Kinnsperre durch. Dabei sind die Zähne leicht geöffnet, die Zunge berührt den Gaumen und der Mund ist geschlossen.
5. Bei der Ausatmung erzeugen Sie aktiv ein summendes Geräusch.

zwei Zeigefinger treffen sich am dritten Auge, während man mit den übrigen drei Fingern jeder Hand sanft beide Augen verschließt.

Als erstes atmet man ein und nimmt dabei einen langen, tiefen Atemzug durch beide Nasenlöcher, ganz bis in den Bauch hinein.

Halten Sie den Atem an, solange Sie können ohne Zwang. Dann machen Sie bei einer langsamen Ausatmung eine Kinnsperre, um direkten Druck auf das Gehirn zu vermeiden. Halten Sie beim Ausatmen die Zähne leicht geöffnet und den Mund geschlossen und machen Sie hinten im Hals einen gleichmäßigen, leisen „Hmmm"-Ton, wie eine Biene. Die Spitze der Zunge sollte den Gaumen direkt hinter den Vorderzähnen berühren, sodass es die Schwingung des Atems zum Kopf trägt. Wenn der Gaumen von der Zunge in dieser Art vibriert, erweckt dies das Sahasrāra-Chakra (Krone).

Bhrāmarī beruhigt die Nerven und beruhigt den Geist. Es hilft bei Halsbeschwerden, senkt den Blutdruck und sorgt für guten Schlaf. Es stimuliert außerdem die Zirbeldrüse und Hypophyse.

Bhrāmarī steht für weibliche Hummel. Eine Biene fliegt zu einer Blume, während sie diesen Summton erzeugt, und sammelt den Honig bei dieser Blume. In diesem Fall ist der tausendblättrige Lotus der Sahasrāra die Blume und das Jīvātmam (niedrigere Bewusstsein) ist die Biene, die zur Blume (das Gehirn) fliegt. Sie trinkt den Honig, der Soma (Serotonin) ist. Wenn man Bhrāmarī Prānāyāma durchführt, öffnet dies das Kronenchakra, was bewirkt, dass der Honig der Liebe (Soma) fließt, was den Verstand ruhig und glückserfüllt macht. Bhrāmarī löst zudem Tonwellen aus, die von der Kehle ins Herz gehen, den Sinusknoten stimulieren, den Koronarkreislauf verbessern und dadurch helfen, eine Herzkrankheit zu verhindern. Es ist auch hilfreich für Depression, Angst, Tachykardie, Psychose und Psychoneurose.

Soma ist Ambrosia und hilft, die Lebensspanne zu verlängern. Dieses summende Prānāyāma macht Ihre Stimme melodiös, Ihre Persönlichkeit charmant und Ihr Verhalten süß. Diese Qualitäten der Süße können sich in Ihrem Leben entfalten, nur indem Sie dieses Prānāyāma machen. Bhrāmarī gleicht alle drei Doshas aus.

Schildkröten-Atmung

Platzieren Sie die linke Ferse unter den Damm und machen Sie Ujjāyi-Atmung.[3] Strecken Sie den Hals zurück wie eine Schildkröte und atmen Sie nach unten zum Nabel ein. Bringen Sie allmählich den Kopf nach unten, führen Sie eine Kinnsperre aus, indem das Kinn zur Drosselgrube über dem Brustbein sinkt und atmen Sie aus. Dann atmen Sie durch die Kinnsperre ein und heben den Kopf, um auszuatmen. Wiederholen Sie das für insgesamt sieben Atemzüge und erhöhen Sie dies langsam im Laufe von Wochen auf einen Zyklus von 21 Atemzügen. Dieses Prānāyāma reinigt das Nervensystem und ist für gut Thymusdrüse, Schilddrüse, Hypophyse und Zirbeldrüse. Es hilft bei Depression, reguliert die Gehirn-Rückenmarksflüssigkeit, ist gut für Migränekopfschmerzen und erhöht die Lebensdauer, sodass Sie lange leben – wie eine Schildkröte. Es verbessert auch die Koordination zwischen den Vāta-Subtypen, besonders Prāna, Udāna und Apāna. Schildkröten-Atmung ist gut für alle drei Doshas.

Reh-Atmung

Bringen Sie Ihr Bewusstsein zu Ihren Handflächen. Atmen Sie mehrere Atemzüge lang tief ein und aus und reiben Sie sich die Hände, um das Prāna aufzuladen. Dann legen Sie die rechte Hand auf den Intimbereich und die linke Hand auf die Stirn. Männer halten das Skrotum mit der rechten Hand, was Prostata und Hoden

---

3. Bei der Ujjāyi-Atmung atmet man tief in den Bauch, wobei man die Kehle hinten, am Kehldeckel leicht verschließt, sodass man einen leichten Atemton bei Ein- und Ausatmung hört. Diese Art von Atmung wird oft angewandt, wenn man Yoga-Āsanas praktiziert.

Energie verleiht und vorzeitige Ejakulation verhindert. Frauen halten die Schamlippen mit der rechten Hand und legen die Linke auf die Stirn. Diese Übung bringt Wärme und Vitalität zu den Genitalien, wenn man sie etwa eine Minute hält. Es ist für alle drei Doshas geeignet. Reh-Atmung macht Sie liebevoll und bringt Sie Ihrem Partner nahe.

Kaninchen-Atmung

Sitzen Sie in der Kindposition, wobei beide Arme gerade vor dem Körper ausgestreckt sind. Führen Sie die Ujjāyi-Atmung[4] mit einem Anhalten bei der Einatmung und einem weiteren bei der Ausatmung durch. Atmen Sie durch das Kronenchakra hinunter zum Steißbein ein, halten Sie den Atem an und atmen Sie dann bis in die Fingerspitzen aus. Dies bringt Energie zum Gehirn und verbessert Konzentration und Erkenntnis. Wiederholen Sie dies für sieben bis zehn Atemzüge. Es ist gut für alle drei Doshas und hilft einem, sich in die aktuelle Situation zu ergeben und bescheiden zu sein.

Schädel-Atmung

Liegen Sie in Shavāsana (Toter) da und machen Sie Ujjāyi-Atmung in den Bauch. Spüren Sie, wie bei der Einatmung die Luft von Ihren Zehen bis zu Ihrer Krone strömt. Dann atmen Sie von der Krone bis zu Ihren Zehen aus. Das wird auch als Knochenatmung oder Skelettatmung bezeichnet. Dies beugt Osteoporose vor und nährt das Asthi Dhātu (Knochengewebe), da das psychische Fließen von Prāna oder Chi-Energie Ihren Knochen hilft, zu atmen. Es führt zu psychischem Schlaf und steigert die Intuition. Diese Atmung ist gut bei Schlaflosigkeit, Depression und ADHS (Aufmerksamkeitsdefizitsyndrom) und ist für alle drei Doshas ausgleichend.

Unsterblicher Himmelsatem (Brahma Prāna)

Sitzen Sie so da, dass die linke Ferse den Damm berührt und machen Sie ein Chin Mudrā (siehe Seite 301) mit beiden Händen. Beim Chin Mudrā berührt der Zeigefinger die Wurzel des Daumens. Atmen Sie zwölf Atemzüge lang vom Damm bis zum dritten Auge und wieder zurück. Atmen Sie von der Ferse ein und lassen Sie die Prāna-Energie an der rechten Seite des Rumpfes (Sympathikus) zum rechten Nasenloch und zur Krone steigen und dann auf der linken Seite wieder nach unten. Dieses Atmen nennt man *Sūrya Bhedana,* Sonnenatem. Kehren Sie dies nun um und bringen Sie den Atem auf ähnlichem Weg nach oben, nur auf der linken Seite. Dann spricht man von *Chandra Bhedana* oder Mondatem. Machen Sie

4. Eine Anleitung für die Ujjāyi-Atmung findet sich auf Seite 363 unter „Schildkröten-Atmung".

zwölf Atemzüge Sūrya und zwölf Chandra. Wenn die Einatmung am Kronenchakra anhält, sorgt dies für innere Stille. Diese Übung öffnet den Sushumnā, die Bahn zum Himmel. Der Himmel ist nicht außerhalb. Sondern in Ihnen. Ihr Körper ist ein Tempel Gottes.

Im Allgemeinen sollte man Prānāyāma nicht während der Menstruation oder Schwangerschaft ausüben oder wenn man Fieber, Bronchitis, Brustfellentzündung mit Erguss, Lungenentzündung hat oder erst kürzlich einen Herzinfarkt hatte. Ein Mensch, der an schweren psychischen Zuständen leidet wie Kummer, Traurigkeit, Ärger oder Depression mit Suizidneigung, sollte ebenfalls kein Prānāyāma machen. Führen Sie Prānāyāma auch nicht bei Gewitter durch, denn es erweckt die Kundalinī und kann einen Blitz (äußere Kundalinī) aufs Haus lenken. Man sollte mindestens eine Stunde vor oder nach dem Baden, Essen oder sexueller Aktivität warten, ehe man Prānāyāma übt.

Meditation

Meditation ist keine Technik, sondern ein Vorgang. Es ist keine Methode oder ein System. Man könnte es als Können in Aktion bezeichnen, doch es ist eher eine besondere Fähigkeit, die sich schwer analysieren oder lehren lässt. Meditation heißt, die Stille zwischen zwei Atemzügen erfahren, was der Raum zwischen zwei Gedanken ist. Selbst wenn Sie auf einer belebten Straße laufen, können Sie auf die Stille hören. Meditation ist Bewusstsein, wobei Sie sich ohne Entscheidung einfach der Umgebung hingeben und vollkommen im aktuellen Moment bleiben. In diesem Moment besteht Glückseligkeit und Frieden.

Es gibt eine tiefe Verbindung zwischen Achtsamkeit, Bewusstsein, Geist und Atem. Atmen ist der körperliche Aspekt des Denkens, während das Denken der psychische Aspekt der Atmung ist. Man atmet, ob man bewusst, unbewusst oder in tiefem Schlaf ist. Es ist eine Manifestation jedes Lebewesens. Sobald diese Atmung mehr als fünf Minuten aufhört, ist der physische Mensch tot. Die vedischen Weisen sagen, dieser vitale Atem ist eine äußere Ausdrucksform von Prāna, das die Brücke zwischen Körper, Geist und Seele bildet. Zwischen zwei Atemzügen besteht ein stiller Raum und er ist eng verknüpft mit dem reinen Bewusstsein. Ist man sich dieser Lücke bewusst, befindet man sich in einem tiefen Zustand der Meditation.

Meditation der leeren Schale

Es gibt viele Meditationstechniken, doch die Meditation der leeren Schale beruhigt den Verstand, erweckt die Kundalinī Shakti und entfaltet einen seligen Zustand des Bewusstseins. Setzen Sie sich bequem und ruhig mit gekreuzten Beinen nach Osten oder

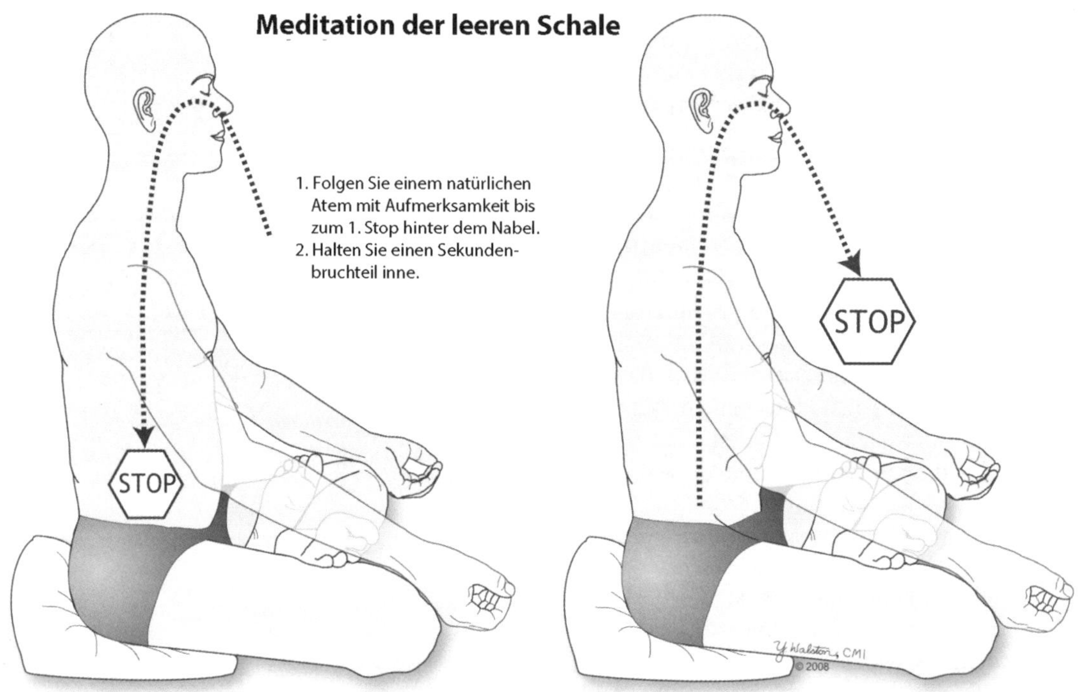

Norden gewandt hin, die Handflächen zeigen nach oben und liegen auf Ihren Knien, wie leere Schalen. Entspannen Sie Ihre Finger, als würden Sie in jeder Hand eine Schale halten. Öffnen Sie den Mund leicht, wobei die Zunge am Gaumen hinter den Vorderzähnen anliegt.

Beobachten Sie einfach die Bewegung des Atems, der das Objekt des Bewusstseins ist. Lassen Sie den Atem ungehindert fließen, die Lungen ihre Arbeit machen, ohne Anstrengung von Ihrer Seite. Während Sie auf Ihren Atem achten, seien Sie sich Ihrer Nasenspitze und der Berührung der Luft bewusst, die in die Nasenlöcher eintritt. Sitzen Sie ruhig da und spüren sie, dass Sie in der Nase sind und sich dabei der Bewegung der Luft bewusst sind, die in die Nasenlöcher eintritt. Die einströmende Luft hat eine kühle Berührung, während die ausströmende Luft warm ist.

Folgen Sie dem Atem nach etwa fünf Minuten mit Ihrer Aufmerksamkeit. Gehen Sie mit der Luft in Nase, Hals, Lungen, Zwerchfell und hinter den Nabel, wo Sie einen natürlichen „Haltepunkt“ spüren. Bleiben Sie für den Bruchteil einer Sekunde bei diesem „Haltepunkt“, dann folgen Sie der Ausatmung, wie sie vom Bauch aufwärts zu Zwerchfell, Lungen, Kehle und durch die Nase hinausgeht, auf ca. 20 cm vor den Nasenlöchern, einem zweiten „Haltepunkt“ außerhalb des Körpers.

Die Bewegung des Atems ist Zeit. An diesen Haltepunkten stoppt der Atem und die Zeit hält an und es besteht nur die reine Existenz. Gott ist anwesend und Sie sind von Frieden und Liebe umgeben. Sobald Sie den Lungen erlauben zu atmen und Sie wie eine leere Schale werden, können göttliche Lippen Sie berühren und Ihr Herz füllt sich mit göttlicher Liebe. Gott ergießt seine Liebe in Sie. Die meisten Schalen sind voller Ambition, Wettbewerb, Gedanken, Gefühle, Verlangen, Ärger, Frustration oder Furcht. Seit unvordenklicher Zeit sucht Gott eine leere Schale, in die er seine Liebe ergießen kann.

āgama bedeutet Einatmung und *Nigama* steht für Ausatmung. Bei diesen beiden Abläufen atmet Gott und flüstert seine göttliche Liebe ins Herz jedes Lebewesens. Deshalb ist ein anderer Name für die Meditation der leeren Schale *āgama Nigama Veda*.

Praktizieren Sie diese Meditation jeden Morgen und Abend 15 Minuten lang. Sie können diese Meditation auch liegend praktizieren. Bleiben Sie spontan bei den „Haltepunkten“ zwischen Ein- und Ausatmung. Bleiben Sie bei dem Haltepunkt, bei dem Sie sich wohl fühlen. Am Anfang wird dies nur für den Bruchteil einer Sekunde sein, also keine Sorge, wenn nichts geschieht. Tun Sie dies einfach aufrichtig jeden Tag für etwa ein Jahr lang, ohne etwas zu erwarten. Im Laufe der Tage und Monate werden Sie feststellen, dass sich die Zeit bei jedem Anhalten natürlich verlängert, bis schließlich die inneren und äußeren Haltepunkte am dritten Auge zusammenkommen und alles in Ihnen geschieht. Man sollte denken, „nichts soll geschehen“, denn dann wird alles von allein passieren. Dies ist das Können in der Aktion der Meditation. Wenn Sie natürlich und ohne Anstrengung innehalten, und dies dauert 90 Sekunden, werden Sie erleuchtet. Dann sehen Sie das innere Licht hinter dem dritten Auge, die blaue Perle, die eine wunderschöne Morgendämmerung am Horizont der Glückseligkeit ist. Das ist eine kraftvolle Technik, die zu Kevala Kumbhaka führt, der vorübergehenden Aufhebung des Atems und Denkens.

Blockierte Energie in den Chakren

Auch wenn jemand jahrelang regelmäßig die leere Schale oder eine andere Form von Meditation praktiziert, geschieht vielleicht nichts Positives. Der Einzelne spürt möglicherweise Kribbeln und Taubheit der Hände und Füße, Schmerzen im unteren Rücken, Nackenschmerzen, Kopfweh oder Schläfrigkeit. Das sind alles Zeichen und Symptome von einer Blockade im Energiefluss. Wenn die Energie frei durch das Chakra-System vom Mūlādhāra zum Sahasrāra fließt,

„Beim Anhalten stoppt der Geist… die Zeit steht still… das Denken hört auf… und öffnet sich zu einer weiten Leere. Sobald Sie leer werden, kommt Gott, um Sie zu füllen.

Sie sind Gott nahe".

~ Vasant Lad

spürt derjenige viel Freude und Fröhlichkeit und erlebt transzendentale Erfahrungen. Falls der Energiefluss wegen einer Blockade in einem der Chakren in eine Sackgasse führt (wie später beschrieben), kann dies Stress auf die mit diesem Chakra verbundenen Organe ausüben.

Die Chakren sind Energiereservoirs im Prāna- und geistigen Körper, welche die Übergänge zwischen der körperlichen und feinstofflichen Welt sind. In jedem der sieben Hauptchakren treffen wir auf andere Energien. Jedes Chakra hat die Fähigkeit, gewisse physiologische Funktionen auszuführen und die Kommunikation zwischen Körper, Geist und Seele aufrechtzuerhalten. Menschliche Wesen können durch ihren Wunsch nach Kontrolle, durch unterdrückte Emotionen und ihre eigenen egoistischen Aktivitäten – so genanntem freien Willen oder Entscheidung – Blockaden in Chakren erzeugen. Wenn wir die funktionellen Aspekte jedes Chakras in unserem täglichen Leben und den Beziehungen beobachten, erhalten wir ein klares Bild davon, wie sie blockiert werden. Wenn wir das verstehen, können wir Möglichkeiten finden, um wieder einen ausgeglichenen Fluss des Prāna im feinstofflichen Körper herzustellen.

Mūlādhāra ist das Wurzel-Chakra und hat die Funktion des Überlebens. Das Erdelement unseres Essens nährt das Wurzel-Chakra und wird zu sexueller Energie, die in diesem Chakra schlummert. Falls Nahrung, Kleidung und Unterkunft nicht verfügbar sind oder wenn dieser Mensch nicht die geeignete Fürsorge und Nährung erhält, fühlt sich derjenige unsicher und ohne Erdung und dies erzeugt eine Blockade im Wurzel-Chakra. Das kann zu Furcht vor dem Unbekannten und pathologischen Zuständen wie Hämorrhoiden, Fissuren, Fisteln, Rektumprolaps und anderen Krankheiten im Analbereich führen.

Das zweite Chakra heißt Svādhishthāna und es hat die Funktionen von Selbstachtung, Fortpflanzung und den Ausdruck der sexuellen Energie. Wenn die eigene Energie im Wurzel-Chakra festsitzt, erlebt man körperliche Anziehung auf andere, stagniert die Energie hingegen im zweiten Chakra, ist die Anziehung auf andere eher emotional. In ähnlicher Weise liegt die Kundalinī Shakti als aufgerollte Energie schlafend im ersten Chakra und wird im zweiten aktiv. Falls ungenügend sexuelle Befriedigung besteht, der Betreffende sexuelles Trauma erlebt hat oder die anderen Funktionen dieses Chakra unerfüllt sind, mag das eine Blockade des Svādhishthāna nach sich ziehen. Dies kann geringe Selbstachtung und Angst sowie sexuelle Schwäche, wiederholte Fehlgeburten, Abort, Erektionsstörung oder vorzeitige Ejakulation zur Folge haben.

Die Funktionen des dritten Chakra, Manipūra, sind Macht, Prestige und Position. Wie bei den Tieren werden manche menschliche Wesen Anführer und die anderen werden geführt. Wenn diese Funktionen im eigenen Leben und der Beziehung nicht ausreichend ausgeprägt sind, kann dieses Chakra blockiert sein. Dies könnte sich als Mangel an Zuversicht oder übermäßiges Selbstvertrauen äußern, als Minderwertigkeits- oder Überlegenheitskomplex, eine schwere chemische Form von Depression mit Suizidtendenzen und als physiologische Störungen wie Reizdarmsyndrom oder Störungen des Verdauungstrakts.

Das Herz-Chakra, Anāhata, bringt Ehrlichkeit, Liebe, Mitgefühl, Unschuld und Intimität. Es ist der Sitz der Hingabe, der Punkt, an dem der Liebende mit dem Geliebten zusammentrifft und der Verehrer Hingabe entwickelt. Anāhata ist ein Ort des Glaubens und Vertrauens. Falls diese Dinge in einer Beziehung nicht vorhanden sind, fühlt sich derjenige zurückgewiesen und zur Seite geschoben, was emotionale Verletzung und eine Fluktuation der Hingabe hervorruft. Es kann intensiven Kummer, Sorgen und Zurückweisung erzeugen und physiologische Zustände wie Asthma, hohen Blutdruck, unregelmäßigen Herzschlag, Vorhofflimmern, vielfache Extrasystolen und andere Herz-Kreislauf-Erkrankungen auslösen.

Als nächstes kommt das Hals-Chakra, namens *Vishuddha*. Dies ist das Zentrum der Kommunikation und somit der Ausdruck von Gedanken, Gefühlen und Emotionen. Hier treffen die inneren Gefühle auf die äußere Person. Vishuddha steuert Klarheit der Kommunikation, Verständnis und Sprachfähigkeit. Bei Missverständnis oder mangelnder Klarheit kann das Innere nicht auf das Äußere treffen und es besteht Stress im Hals-Chakra. Dies kann einen Mangel an Kommunikation und Sinnestäuschung nach sich ziehen und dafür sorgen, dass man in seinen Beziehungen Geschichten oder Lügen erzählt. Eine Blockade in diesem Chakra kann auch zu Rauchersucht und Schwierigkeiten beim Schlucken, ein Gefühl von Schuld, wiederholt rauem Hals, Sinusitis, funktioneller Belastung in der Schilddrüse oder Nebenschilddrüse, Stimmbanderkrankungen oder Erkrankung der Halslymphknoten führen.

Das dritte Auge heißt ājñā Chakra. Es ist der Treffpunkt von individuellem Bewusstsein und höherem Bewusstsein und der Sitz des Guru oder Meisters. Eine verheiratete indische Frau macht einen roten Punkt auf ihr drittes Auge, was die Flamme des Mitgefühl für ihren Ehemann symbolisiert, der ihr göttlicher Liebender und intimer Gefährte ist. Das ist ein Chakra von Mahat, der reinen Intelligenz und Einsicht. Es ist der Ort des Zeuge seins, wo der Beobachter auf das Beobachtete trifft und wo īdā, Pingala und Sushumnā Nādī zusammentreffen (siehe auch die feinstofflichen Energiekanäle unten). Wenn er sich im Gleichgewicht befindet, bringt er Ordnung ins Leben. Wenn jedoch die Funktionen der ājñā angegriffen sind, kann dies einen Mangel an Einsicht und besonders einen Mangel an Vertrauen und Hingabe an einen echten

Lehrer hervorrufen. Eine Blockade in diesem Chakra erzeugt unangemessenen Zweifel und negatives Denken und macht diesen Menschen skeptisch. Jemand wird z. B. ein Atheist oder verliert sich im materiellen Leben. Diese Dinge können zu Migränekopfschmerzen, Stirnkopfschmerzen, Hypophysentumor, Schlaflosigkeit oder Schwindel führen.

Schließlich haben wir Sahasrāra, wo das individuelle Selbst vollauf mit dem höheren Selbst verschmilzt. Dieses Kronenchakra ist das Aufeinandertreffen von Shiva und Shakti, Purusha und Prakruti, Liebendem und Geliebtem, Individualität und Ganzheit. Hier geht Dualität in reine Intensität über, ein glückseliger Zustand des Bewusstseins, welcher der Sitz der Erleuchtung ist. Bei wahrer Erleuchtung gibt es keinen Unterschied zwischen Gott und Mensch. Sahasrāra ist ein Chakra der Ganzheit, Vereinigung und Glückseligkeit. Falls diese Funktionen nicht erreicht werden, wird das Kronenchakra blockiert und dies kann eine Separierung zwischen Gott und Mensch und zwischen Individualität und Unendlichkeit auslösen. Dies führt zu einer anhaltenden Verwirrung zwischen „was ist" und „was sein sollte". Als Ergebnis kann der Betreffende an Verwirrung und Einbildung leiden, was pathologische Zustände wie Krämpfe, idiopathische Epilepsie, Schizophrenie, Parkinson-Krankheit, raumfordernden Tumor oder Zirbeldrüsentumor zur Folge haben kann.

Das Chakra-System zeigt die Reise der Materie zum Geist. Wenn jemand hauptsächlich über die drei unteren Chakren funktioniert, hat er ein niedrigeres, materielles Bewusstsein, denkt an Essen, Sex und Macht. Falls er durch das Herz-Chakra agiert, kann man denjenigen als wahrhaft menschlich bezeichnen. Die höchsten drei Chakren sind edel oder göttlich, also sind jene, die vom Hals, dem dritten Auge oder dem Sahasrāra-Chakra aus wirken, außergewöhnliche menschliche Wesen.

Feinstoffliche Energiekanäle

Im Chakra-System gibt es drei wichtige Nādīs (feinstoffliche Bahnen): Īdā, Pingala und Sushumnā. Das rechte Nasenloch ist mit der Aktivität des Pingala assoziiert, während der Atem des linken Nasenlochs den Bewegungen des Īdā zugeordnet ist. Diese Nādīs verlaufen entlang des Rückenmarks und treffen an jedem Chakra zusammen. Idealerweise sollte die Kundalinī durch den Sushumnā, den zentralen Nādī, bis zum Kronenchakra verlaufen, wo sie Glückseligkeit entfaltet.

Viele andere anatomische, physiologische und mystische Bahnen gehen vom Mūlādhāra bis zum Sahasrāra. Manchmal, statt durch den zentralen Kanal zu fließen, kann die Kundalinī in eines der Chakren eintreten und dann in eine Sackgasse wie Shākinī, Rākinī, Dākinī oder Kākinī geraten. Durch früheres Trauma, unverarbeitete Emotionen, Karma aus vergangenen Leben und andere Faktoren kann die Kundalinī auf ihrem Weg nach oben in einer dieser Sackgassen feststecken. Sie kann auch wegen dem Abwärtsfließen der sexuellen Energie blockiert werden und so in einem bestimmten Chakra hängen bleiben. Wenn die Kundalinī auf diese Weise ins Stocken gerät, versucht sie, durch diese Blockaden hindurch zu brennen. Aber dies ruft Stress im Chakra-System hervor, der mithilfe von feinstofflichen Therapien oder Meditation geheilt werden muss.[5]

Chakra-Meditation

Diese Meditation hilft dabei, die positiven Qualitäten jedes Chakras zu entfalten und säubert und reinigt die jeweils zugehörigen Elemente, wobei mögliche Blockaden anfangen zu heilen. Dies wiederum erlaubt es der Kundalinī, leicht zu fließen, ohne in einer Sackgasse stecken zu bleiben. Dank dieser einfachen Technik lässt sich eine Ausgewogenheit zwischen Körper, Geist und Bewusstsein herstellen. Falls Sie dies mit innerer Visualisierung verknüpfen, erleben Sie vielleicht ein pulsierendes, pochendes Licht in jedem Zentrum, wenn es aktiviert wird.

Schließen Sie zu dieser Meditation die Augen und achten Sie auf den Atem. Während Sie einatmen, chanten Sie im Stillen die entsprechenden Chakra-Töne, die mit jedem Element verbunden sind (siehe Tabelle 39 auf Seite 374). Als erstes richten Sie Ihre Aufmerksamkeit auf das untere Ende der Wirbelsäule, das Wurzel-Chakra. Stellen Sie sich ein rotes Licht in diesem Bereich vor und wiederholen Sie leise „Lam, Lam, Lam", den Keimton des Erdelements und synchronisieren Sie diesen Ton mit dem Atem. Dann gehen Sie zum zweiten Chakra und sagen still „Vam, Vam, Vam", während Sie sich orangefarbenes Licht vorstellen und mit dem Atem synchronisieren. Für das dritte Chakra chanten Sie „Ram, Ram, Ram" und senden gelbes Licht in diesen Bereich. Im Herz-Chakra wiederholen Sie den Ton „Yam" und schicken grünes Licht in den Herzraum. Für das fünfte Chakra senden Sie blaues Licht, um das Kehl-Chakra zu aktivieren, während Sie das Wort „Ham" wiederholen. Für das dritte Auge ist der Ton „Ksham" und die Farbe Indigo. Beim Kronenchakra schließlich schicken Sie violettes Licht zum Zentrum der Krone und wiederholen „So'ham" durch den Atem.

Bei dieser Meditation ist es besser, sich auf ein Chakra konzentrieren, bis Sie die entsprechende Lichtfarbe sehen, die zu dem Chakra innen gehört. Es kann einige Wochen oder Monate dauern, die blockierte Energie im Chakra zu aktivieren. Es hängt von der Intensität des Übenden ab sowie vom früheren Karma dieses Menschen. Man muss die Reise am Mūlādhāra beginnen, indem

5. Siehe auch Tabelle 100, „Allgemeine Kundalinī-Störungen" auf Seite 651.

man den Ton „Lam" mindestens 108-mal wiederholt. Führen Sie diese Meditation mit dem Mantra im Einklang mit dem Atem fort und bewegen Sie sich keinen Millimeter vom Wurzel-Chakra, bis Sie rotes Licht sehen. Erst dann gehen Sie zum nächsten Chakra. Schließlich gelangt man zum Kronenchakra.

Ein Zeichen für das Erwachen des Chakras, zusätzlich zum Sehen der zugehörigen Farbe, sind die Beherrschung des mit diesem Chakra verbundenen Elements und eine damit verknüpfte außersinnliche Wahrnehmung und eine Vision der Gottheit dieses Chakras. In Tabelle 39 auf Seite 374, „Nutzen der Meditation für jedes Chakra", finden Sie eine genaue Liste dieser Eigenschaften für jedes Chakra.

Meditation für Vāta-Dosha

Vāta ist das aktivste Dosha und verantwortlich für jede normale physiologische Bewegung. Entsprechend fühlen sich Vāta-Typen mit aktiver oder Bewegungsmeditation wohl. Sie sollten Meditation durch *Karma Yoga* befolgen, d. h. ihr Bewusstsein auf alle täglichen Tätigkeiten wie Baden, Kochen, Gehen, Arbeiten usw. richten. Vāta-Personen haben einen hyperaktiven Geist, der ständig schwätzt, daher sollten sie ein Mantra chanten oder eine Form von Chant-Meditation durchführen. Im Leben eines Vāta-Individuums kommt eine Phase, in der bei regelmäßigem Chanten von Mantren ein Chant ohne Chanter bestehen wird. Es ist, als würde Gott chanten und der Chanter hört einfach zu. Somit erreicht ein Vāta-Mensch durch Aktion Inaktion, was eine vollkommene Aktion ohne ein Gefühl des Tuns ist. Tätig sein ohne jemanden, der etwas tut, ist großartige Verehrung. Es ist wie der Flug des Adlers, der keine Narbe im Himmel des Bewusstseins hinterlässt.

Meditation für Pitta-Dosha

Pitta ist scharf und durchdringend und verantwortlich für Wissen und Einsicht. Pitta-Typen sollten eine Meditation des *Jñāna Yoga* befolgen, was Erkundigung, Erforschung und die Unterscheidung zwischen dem Selbst und dem Nicht-Selbst bedeutet. Sie sollten beim Selbst bleiben und sich tief die Frage stellen: „Wer bin ich?", wobei die Frage wie ein Pfeil in die tiefsten Schichten des Herzens vordringen sollte. Suchen Sie nicht nach einer Antwort, sondern bleiben Sie bei dieser tiefen Frage. Sie müssen die Antwort in Ihrem eigenen Herzen. Erkunden Sie bei dieser Frage auch: „Wer fragt?" Dann werden Sie erkennen, dass der Fragende die Frage ist. Sobald Sie dies realisieren, dass die Frage und der Fragende verschwinden, bleibt nur ein großer Raum voller Stille und Glückseligkeit übrig.

Meditation für Kapha-Dosha

Kapha ist schwer, langsam, schwerfällig und passiv. Kapha-Typen haben eine natürliche Neigung zu Liebe und Hingabe und sollten dem Pfad der Meditation daher durch *Bhakti Yoga* folgen, dem Pfad der Hingabe. Leider können Kapha-Menschen dickleibig werden und lieben sich dann vielleicht nicht selbst. Zuerst müssen Kapha-Menschen sich selbst lieben wie sie sind, ohne Kritik. Danach lieben sie ihre Familie, Nachbarn und Freunde und dann jeden. Bei dieser göttlichen Liebe geht der Liebende im Geliebten auf und es findet eine radikale Transformation statt. So ein Kapha-Mensch kann sein Leben als Dienst an Gott führen, niemanden hassen und alle lieben. Das ist der Pfad eines Kapha-Menschen zur Erleuchtung.

Tabelle 39: Nutzen der Meditation für jedes Chakra

Chakra	Gereinigtes Element	Ton für Element	Farbe	Gottheit	Extrasensorische Wahrnehmung	Übernatürliche Fähigkeit (Siddhi)
Mūlādhāra	Erde	Lam	Rot	Ganesha	ESW des Geruchs	Sandelholzduft am Körper
Svādhishthāna	Wasser	Vam	Orange	Brahma	ESW des Geschmacks	Angenehmer Geschmack im Mund
Manipūra	Feuer	Ram	Gelb	Vishnu	ESW des Sehens	Stärkt Agni. Verbessert die Sicht, um das Jenseits zu schauen.
Anāhata	Luft	Yam	Grün	Rudra	ESW der Berührung	Levitation. Kann Gedanken anderer lesen. Hört nicht angeschlagene Töne.
Vishuddha	Äther	Ham	Blau	Saraswatī	ESW des Gehörs	Melodiöse Stimme. Kraftvolle Sprache. Großartige Kunst der Kommunikation.
ājñā	Bewusstsein	Ksham	Indigo	Guru	Einsicht	Alpha trifft Omega. Ein Yogi sieht die Flamme des Bewusstseins im Inneren und wird sein eigenes Licht.
Sahasrāra	Alles gereinigt	So'ham	Violett	Paramātman	Glückseligkeit	Ein Yogi erhält acht große Siddhis, erlebt Glückseligkeit und lebt ganzheitlich.

12

Dravyaguna Rasa Shāstra

Die Untersuchung der Qualitäten und Geschmäcker einer Substanz

आयुर्वेद

Jeder Stoff wirkt als Nahrung, Medizin oder Gift für einen Organismus, je nach den Umständen, in denen er eingenommen wird. Joghurt ist beispielsweise ein verbreitetes Nahrungsmittel und wird zur Medizin, wenn es mit Wasser und Gewürzen wie Kreuzkümmel verrührt wird, um Lassi herzustellen. Lassi wird eingesetzt, um Leiden wie Durchfall und Colitis zu behandeln. Doch Joghurt kann als Gift agieren und Giftstoffe produzieren, wenn man ihn im Frühling isst, der Kapha-Tageszeit, oder er von einer Person mit Kapha Prakruti oder Vikruti verspeist wird. Ebenso ist Sport Nahrung für den Körper, wenn er regelmäßig durchgeführt wird, denn er hilft, die Muskelmasse zu erhöhen. Er ist eine Medizin, wenn er benutzt wird, um Erkrankungen wie Adipositas zu kurieren. Allerdings ist er Gift, wenn man ihn im Übermaß betreibt, besonders ein Vāta-Mensch.

Es gibt keine Substanz auf der Welt, die keine medizinischen Eigenschaften hat. Das Āyurveda hat ein umfassendes Wissen über die Verwendung von Kräutern und anderen Stoffen, das langer Erfahrung entstammt. Weise wie Charaka, dessen Name selbst „Reisender" bedeutet, durchstreiften die Wälder und beobachteten dabei das Verhalten von Tieren und Menschen, dabei merkten sie sich, wer krank war und was der Betreffende unternahm, um

Die traditionelle ayurvedische Medizin kann Pflanzenpräparate (Kräuter), Mineralien, tierische Stoffe oder eine beliebige Kombination davon enthalten. Die ayurvedische Pharmakopöe enthält Hunderte von Verzeichnissen, Anwendungen und Zubereitungen. Viele von ihnen sind seit mehreren tausend Jahren in ständigem Gebrauch.

Die Heilmittel in diesem Buch folgen der traditionellen ayurvedischen Pharmakopöe und können Stoffe enthalten, die von der modernen Wissenschaft und konventionellen Medizin als unsicher oder unwirksam angesehen werden. Suchen Sie einen qualifizierten Arzt auf, ehe Sie eine in diesem Buch aufgeführte Rezeptur verwenden.

wieder gesund zu werden. Diese *Rishis* (Weisen) experimentierten mit denselben Substanzen, wandten sie bei sich selbst an und verglichen dann ihre Beobachtungen. Die Ergebnisse dieser langen Experimente wurden gesammelt und bilden das *Dravyaguna Rasa Shāstra*, die āyurvedische Version der Pharmakologie. Um zu verstehen, wie man die medizinischen Stoffe am besten anwendet, müssen wir ihre Eigenschaften eingehend untersuchen, so wie es die alten Weisen taten.

Die āyurvedische Pharmakologie ist ein zeiterprobtes Medizinsystem, das es seit vielen tausend Jahren gibt. Obwohl es in früheren Zeiten keine Doppelblind-Methode gab, ist es ein erwiesenermaßen bewährtes System der Kräutermedizin, das bis auf den heutigen Tag wirksam ist.

Laut dem Āyurveda besitzen die Tier- und Pflanzenreiche ähnliche konstituierende Faktoren wie die fünf Elemente und sieben Dhātus (Gewebe) sowie Körper, Geist und Bewusstsein. Die sieben Gewebe einer Pflanze und die eines menschlichen Wesens sind verbunden.

Tabelle 40: Entsprechungen zwischen menschlichem und Pflanzengewebe

Menschliches Dhātu (Gewebe)	Pflanzengewebe
Rasa (Plasma)	Dünnflüssiger Saft
Rakta (Blut)	Dickflüssiger Saft
Māmsa (Muskel)	Äußeres Holz, Rinde
Meda (Fett)	Harz, Gummi
Asthi (Knochen)	Stamm, Äste
Majjā (Nerven)	Knospen
Shukra und ārtava (Reproduktion)	Blüten, Früchte, Samen

Auch die fünf Elemente sind Menschen und Pflanzen gemeinsam. Beide Strukturen und Funktionen finden sich in folgender Tabelle.

Tabelle 41: Elemente, Menschen und Pflanzen

Element	Funktionen bei Menschen	Funktionen in Pflanzen
Äther	Körperräume	Interzellularer Raum
Luft	Atmung, Bewegung	Blätter
Feuer	Körpertemperatur, Farbe	Blüten

Tabelle 41: Elemente, Menschen und Pflanzen

Wasser	Plasma, Körpersekretionen	Dünn- und dickflüssiger Saft
Erde	Dichtes Gewebe	Holz und Wurzeln

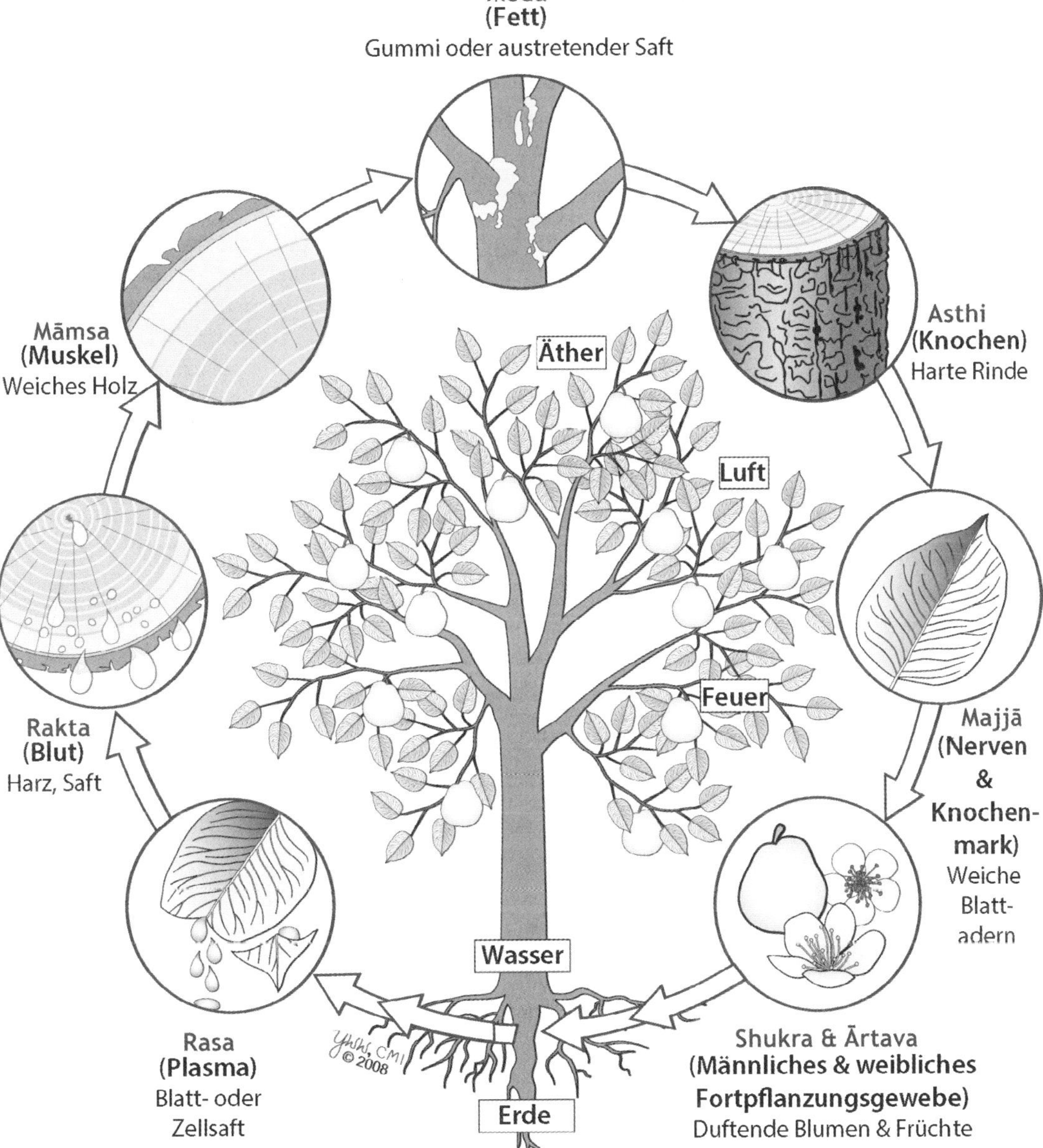

Das reproduktive System einer Pflanze ist die Blüte, somit beeinflussen Blumen das Fortpflanzungssystem eines Menschen. Die Wurzeln haben eine Affinität zum unteren Teil des Körpers und zum Verdauungstrakt, die Stängel und Gefäße zu den Wasserkanälen im Körper und die Rinde zu Haut und Muskeln. Die Blätter wirken auf die Lungen und das Atmungssystem, denn die Blätter führen die Funktion der Atmung für die Pflanze aus. Die Früchte wirken auf alle sieben Dhātus.

Methoden der Kräuterzubereitung

Jede medizinische Substanz bedarf einer anderen Zubereitungsart, je nach den speziellen Ursachen und Symptomen der Krankheit, die behandelt wird. Nehmen wir ein gewöhnliches Gewürz wie Knoblauch, um die weit reichenden Möglichkeiten einer einzelnen Heilpflanze zu illustrieren, die je nach Beschwerden auf unterschiedliche Weise eingesetzt wird. Für einen Pitta-Menschen mit Schlaflosigkeit kocht man Knoblauch in Milch, siebt den Knoblauch ab und trinkt die Milch, um Schlaf zu fördern. Bei von einem Leiden geschwächten Patienten bereitet man Knoblauch zu medizinischem Ghee oder medizinischer Butter und fügt dies dessen Essen hinzu. Für jemandem mit geringem Agni brät man Knoblauch in Ghee und kaut dann die ganze Zehe vor dem Essen. Bei Osteoarthritis schwitzt man Knoblauch in Sesamöl an und kaut eine Zehe während dem Essen. Jemand mit Gelenkrheumatismus kann Ingwer- und Knoblauchchutney zum Essen nehmen.

Äußerlich wendet man rohen Knoblauchsaft oder -paste an, um Warzen zu beseitigen, Eiterbeulen zu öffnen und Arthritis, Muskelverspannungen und Verstauchungen zu behandeln. Kinder, die wiederholt Erkältungen und Husten haben, hängt man einen Kranz aus frischen, geschälten Knoblauchzehen um den Hals, um diese Beschwerden zu beseitigen. Toxine scheidet man aus dem Körper aus, indem man Pillen aus Knoblauch und anderen entgiftenden Kräutern einnimmt. Selbst Bastis (Einläufe) werden manchmal mit einem Absud aus Knoblauch verabreicht, besonders im Fall von erheblichen Giftstoffen im Dickdarm mit einer Vāta-Störung.

Traditionell gibt es fünf Hauptzubereitungsarten mit der frischen Pflanze sowie mehrere Zusatzmethoden, die für bestimmte Kräuterbehandlungen angewandt werden. Das vorderste Ziel ist die Konservierung der Kräutereigenschaften. Die fünf Arten sind ausgepresster Saft (*Svarasa*), Brei (*Kalka*), Absud (*Kvātha*), kalter Aufguss (*Hima*) und heißer Aufguss (*Phānta*). Darüber hinaus werden gewöhnlich Pulver aus getrockneten Pflanzen verwendet, die ihre Wirksamkeit bis zu einem Jahr behalten können. Andere Präparate verwenden die getrocknete Pflanze und konservieren die Wirkungsstärke der Pflanzen für viele Jahre. Tabletten werden mittlerweile allgemein als āyurvedisches Medikament eingesetzt.

Im Āyurveda ist die pharmakologische Wirkung eines Svarasa im Vergleich zu anderen Präparaten schwerer. Wir haben einige dieser Zubereitungen von schwer zu leicht eingestuft, anhand ihrer allgemeinen Qualitäten, beginnend mit Svarasa als Schwerstes bis zu Arishta als dem Leichtesten. Schwere Substanzen brauchen lange, um zu wirken, leichte Stoffe nur kurze Zeit. Beachten Sie jedoch, dass diese Qualitäten je nach den Qualitäten der spezifischen Substanz variieren. Selbst wenn zum Beispiel ausgepresste Säfte relativ schwer sind, wenn man sie mit anderen Präparaten vergleicht, ist Zwiebelsaft etwas leichter als z. B. Karottensaft. Aber wenn wir eine Āsava aus Karottensaft herstellen, wird sie leichter sein als der reine Zwiebelsaft, denn Āsavas sind leichter als Säfte.[1] Ein weiteres Beispiel ist, dass Traubensaft (Drākshā) relativ schwer ist, während eine Āsava (Drākshāsava) oder ein Arishta (Drākshārishta) aus dem Traubensaft viel leichter ist. Tabelle 101, „Tabelle der Pflanzenpräparate, Teil A", auf Seite 652 und Tabelle 102, „Tabelle der Pflanzenpräparate, Teil B", auf Seite 653 geben weitere Details über diese Zubereitungen.

Beachten Sie, dass frischer Saft nicht lange hält und gewöhnlich innerhalb von ein bis zwei Tagen verdirbt, während eine Āsava oder ein Arishta jahrelang verwendbar ist. Andere Mittel halten für unterschiedliche Zeiträume, was teilweise von der Aufbewahrungsmethode abhängt.

Bhasmas

Der āyurvedische Einsatz von Mineralien und Metallen ist wegen des Reinigungsvorgangs einmalig, der sie in Bhasmas verwandelt. Bevor man ein Metall wie Gold oder Silber zu einem Bhasma verarbeitet, wird es zunächst bis zum Glühen erhitzt und dann in ein Gefäß mit Sesamöl getaucht. Dieser Prozess des Erhitzens und Eintauchens wird siebenmal wiederholt und zwar in sieben separaten Gefäßen. Dann wird es erneut erhitzt und in ein Gefäß mit Kuhurin getaucht. Das wird ebenfalls siebenmal in sieben separaten Gefäßen mit Kuhurin wiederholt. Im Anschluss wird der gleiche Vorgang mit sieben Gefäßen voll Kuhmilch, dann Joghurt, Buttermilch, Butter und schließlich Kuh-Ghee wiederholt. Insgesamt wird das Metall 49-mal erhitzt und in 49 separate Gefäße eingetaucht.

Diese sieben mal sieben Abläufe beseitigen die Toxine, die sich ansonsten auf die sieben Körpergewebe auswirken würden. Es gibt ein Gefäß jeder Substanz für jedes Dhātu. Das 49-malige Erhitzen und Eintauchen macht das Metall rein, leicht, feinstoff-

1. Siehe auch „Āsava und Arishta" auf Seite 381.

lich und nicht toxisch und wandelt es in eine menschenfreundliche biomineralische Form um.

Das Metall wird dann in einen Schmelztiegel gegeben und zu Asche verbrannt, doch diese Asche ist kein Oxid. Oxide sind schwer und sinken in Wasser, wohingegen Bhasmas schwimmen. Es heißt, dass tatsächlich keine Moleküle des Metalls in einem Bhasma übrig bleiben. Wenn ein Bhasma auf den Finger gerieben wird, ist es so fein, dass es in die Fingerlinien übergeht und von dort in die Kapillaren. Entsprechend sind Bhasmas so feinstofflich, dass sie ins Plasma (Rasa Dhātu) gelangen und leicht die Zellmembran durchdringen, wo sie freie Radikale beseitigen und für eine normale, gesunde Zellstoffwechselaktivität sorgen.

Mineralien haben länger Bestand als Pflanzen, wenn also Kräuter mit einem Bhasma gemischt werden, kann die Mischung Hunderte von Jahren wirksam bleiben. Die hauptsächlichen Metalle, die im Āyurveda zum Einsatz kommen, werden mit unterschiedlichen Heilmitteln kombiniert, um bestimmte Organe und Körpersysteme zu erreichen. Triphalā zum Beispiel wird mit Eisen-Bhasma vermischt, um Anämie und andere Leiden von Rakta Dhātu zu behandeln. Viele berühmte āyurvedische Rezepturen wie Chandraprabhā Vati, ārogya Vardhini, Mahāyogarāja Guggulu und

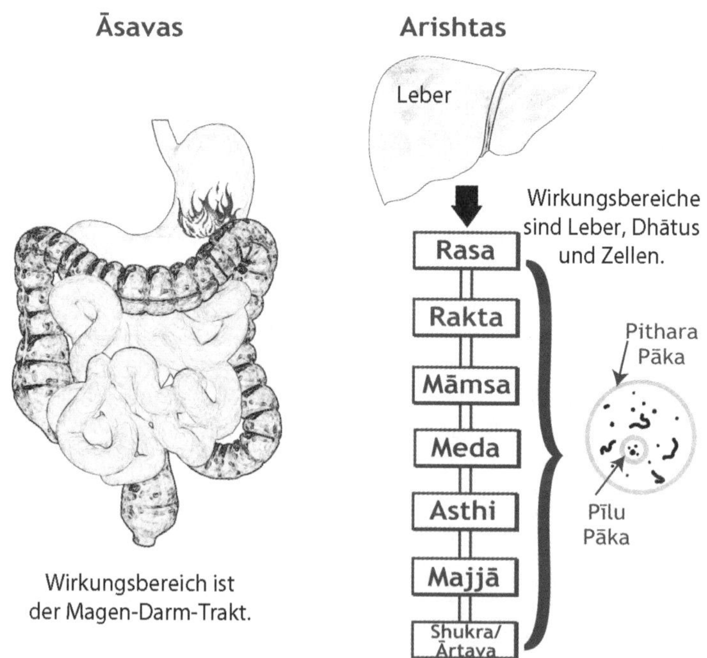

Laghu Mālinī Vasanta verwenden Gold, Silber, Quecksilber und andere Metalle. Ihre Potenz ist hoch und ihre Wirkungen können erheblich sein. Diese Metalle sollten in der chemischen Analyse nicht nachweisbar sein, wenn also bei der chemischen Analyse des Bhasma Metallmoleküle nachgewiesen werden, zeigt dies an, dass die Mischung vom Hersteller nicht richtig zubereitet wurde. Weitere Details über die Eigenschaften von Bhasmas finden sich in Tabelle 103, „Qualitäten der sieben wichtigen Metalle", auf Seite 655.

Von allen im Āyurveda benutzten Metallen ist Quecksilber am wichtigsten. Chemisch reines Quecksilber ist ein toxisches Schwermetall. Die āyurvedische Zubereitung beseitigt die Toxizität und macht das Quecksilber für den Menschen verträglich. Niemand sollte jemals ein metallisches Medikament zubereiten oder einnehmen, außer unter der direkten persönlichen Überwachung eines erfahrenen āyurvedischen Arztes. Aufgrund der Einschränkungen durch die FDA ist es in den USA nicht erlaubt, Bhasmas mit diesen Schwermetallen zu verwenden. Doch in Indien und anderen Ländern gibt es weniger Einschränkungen und diese Substanzen sind weit verbreitet, deshalb haben wir ein paar der gebräuchlichsten Präparate, die diese Metalle enthalten, in diesem Buch erwähnt.

Āsava und Arishta

Ein Āsava ist ein fermentierter Saft wie Traubensaft. Es ist eine Art von mediziertem Wein, der aus frischem Saft und Gewürzen hergestellt wird, die man fermentieren lässt. Traditionell wird beim natürlichen Vorgang der Fermentation die Dhātakī-Blüte (*Woodfordia floribunda*) zugesetzt.

Ein Arishta ist ähnlich, doch es ist ein fermentierter Absud (Extrakt aus wasserlöslichen Bestandteilen einer Pflanze durch Kochen), der normalerweise aus einem Heilkraut hergestellt wird, das nicht in seiner frischen Form verwendet wird. Ein Beispiel ist Ashvagandhādyarishta, das aus einem Absud des Ashvagandhāpulvers produziert wird, dem Gewürze hinzugefügt werden und das danach fermentieren kann.

Als Medikamente werden diese beiden Präparatarten in geringen Mengen getrunken. Āsavas können auf leeren Magen genommen werden, um Jāthara Agni anzuregen und Giftstoffe im Magen-Darm-Trakt zu verbrennen. Arishtas werden am besten während oder nach dem Essen eingenommen, um Dhātu Agni anzufachen und Toxine im Gewebe zu verbrennen.

Üblicherweise sollte jemand mit geringem Dhātu Agni Arishtas nehmen, jemand mit nur leicht niedrigem Jāthara Agni hingegen Āsavas. Allerdings können einige Menschen mit extrem geringem oder chronisch niedrigem Jāthara Agni eine Āsava nicht verdauen, in diesem Fall kann ein Arishta verabreicht werden. Wenn z. B. eine Person mit wenig Jāthara Agni Pitta-Symptome wie Sodbrennen bekommt, nachdem sie Kumārī Āsava nimmt, was auf geringes Jāthara Agni hindeutet, sollte er oder sie stattdessen Kumārī Arishta benutzen.

Tabelle 42: Merkmale von Āsavas und Arishtas

Āsava	Arishta
Fermentierter frischer Saft mit Kräutern und Gewürzen	Fermentierter Kräuterabsud
Ungekocht (nicht vorverdaut, daher schwerer)	Gekocht (vorverdaut, somit leicht)
Verlangt stärkeres Dhātu Agni	Gut selbst für geschwächtes Dhātu Agni
Fördert Jāthara Agni (besonders wenn auf leeren Magen genommen) und Bhūta Agni	Facht Bhūta Agni, Dhātu Agni und selbst Pīlu und Pithara Agni an (Zellverdauungsfeuer)
Wirkt auf Bāhya Mārga: Rasa (Plasma) und Rakta (Blut)	Wirkt auf Madhyama Mārga und das tiefe Gewebe (alle sieben Dhātus)
Verbrennt āma im Verdauungstrakt (Abhyantara Mārga) und Rasa-Rakta (Bāhya Mārga)	Verbrennt āma in allen Dhātus
Fördert gesundes āhāra Rasa (Ausgangsstoffe der Körpergewebe)	Baut gesunde/s Ojas, Tejas und Prāna auf

Anwendungszeiten

Die Dosis jeder Medikation wird anhand von Klima, Jahreszeit, Prakruti, Vikruti, Alter und Stärke des Patienten, Zustand des Agni, Phase der Pathogenese, Stärke der Erkrankung und Art und Form der Medikation bestimmt. Es gibt auch bestimmte Zeiten, die am nützlichsten für die Verabreichung einer Medizin sind.

Tabelle 43: Zeiten für die Verabreichung von Medizin

Adau Bhukta (oder Praga Bhukta): Vor dem Essen (ante cebum) Wirkt auf Apāna (nach außen gehende Energie) und den unteren Körper. Facht Agni an (Dīpana) und verbessert die Verdauung (Pāchana) im Unterbauch. Eine halbe Stunde vor dem Essen bei Durchfall, Ruhr und Colitis.
Madhya Bhukta: Während dem Essen Wirkt auf Samāna (linear verlaufende Energie). Verbessert die Verdauung (Pāchana), Absorption und Verwertung im Dünndarm. Wird bei den meisten Pitta-Erkrankungen eingesetzt, besonders *Pitta Grahani*.
Antara Bhukta: Zwischen zwei Mahlzeiten Wirkt auf Vyāna, Jāthara Agni und den Dünndarm und Bhūta Agni. Gut für Erkrankungen von Rasa und Rakta, besonders in der Leber und Milz. Bei Leber- und Milzkrankheiten wie Hepatosplenomegalie und Splenomegalie.
Samugdha: Zu Beginn und Ende einer Mahlzeit Wirkt auf Jāthara Agni, Apāna und Prāna (nach innen gehende Lebensenergie). Verstärkt Atmung und Ausscheidung. Im Fall von Asthma mit Verstopfung, Tremoren und Zittern.
Sanna (oder Sama Bhukta): Vermischt mit Speisen Wirkt auf Vyāna (zirkulierende Energie) und Prāna. Macht die Medizin genießbar, ist also eine gute Entscheidung, wenn der Betroffene den Geschmack der Kräuter nicht mag. Bei Schluckauf, Atemlosigkeit und geringem Appetit (Anorexie) sowie bei Kinderkrankheiten und für schwache Patienten.
Pashchāt Bhukta: Nach dem Essen (post cebum) Wirkt auf Udāna (nach oben verlaufende Energie) und Prāna. Verbessert die Verdauung im Magen, für die meisten Kapha-Erkrankungen. Medizin nach dem Mittagessen für kalte Extremitäten, nach dem Abendessen für Laryngitis und psychische Störungen.
Muhuh Muhuh: Moment zu Moment (wiederholt) Wirkt auf Prāna, Udāna und Vyāna. Alle paar Sekunden auf leeren Magen. Für Schluckauf, Asthma, Bronchitis, Atemlosigkeit, Status epilepticus und andere ernste Erkrankungen.
Grase Grase: Mit jedem Bissen Wirkt auf Prāna. Verstärkt Agni. Für Ösophagitis, Zwerchfellbruch, Schluckstörung und Schluckauf, wenn es Schwierigkeit beim Schlucken gibt.
Grasantare: Zwischen zwei Bissen Wirkt auf Prāna und Udāna. Für Schluckauf, Übelkeit, Herzkrankheit wie mehrere Extrasystolen und Vorhofflimmern.
Svapna Grünkohl: Zur Schlafenszeit (hs[a]) Wirkt auf Tarpaka Kapha und fördert gesunden Schlaf. Gut für Schlaflosigkeit. Die Medizin kann langsam auf den Verdauungstrakt wirken und ihre Wirkung am nächsten Morgen entfalten. Folglich werden Laxativa und Abführmittel wie Triphalā oder Sat Isabgol zur Schlafenszeit gegeben.

Tabelle 43: Zeiten für die Verabreichung von Medizin

Pratah Grünkohl: Am frühen Morgen (Dämmerung) Wirkt auf Apāna und Prāna sowie alle sieben Dhātus. Für Verjüngungstherapie (Rasāyana) und Kapha-Krankheiten wie allgemeine Erkältung, Bronchitis und Fettsucht. Es spült Leber, Nieren und Magen, deswegen werden Vamana, Rhizinusöl- und Leberspülung alle um die Morgendämmerung durchgeführt.
Sambhoga Grünkohl: Vor dem Sex Wirkt auf Prāna, Apāna und den Verstand. Aphrodisiaka werden innerlich oder äußerlich eine Stunde vor dem Liebesspiel eingenommen. Im Fall von sexueller Schwäche und vorzeitiger Ejakulation.
Madhya Ratre: Mitternacht Wirkt auf Sādhaka Pitta und Tarpaka Kapha. Hilft bei Schlaflosigkeit um Mitternacht, Schlafapnöe, Angst und Tachykardie.
Madhya Dine: Mittag Wirkt auf Pāchaka Pitta und Jāthara Agni (Magenfeuer). Für Magengeschwür und Manda (langsames) Agni.
Dhyāna Grünkohl: Zur Zeit der Meditation Wirkt auf den Geist und das Zentralnervensystem. Beruhigt den Geist.
Yathavashyaka: Bei Bedarf (S.O.S.) Wirkt auf Prāna und Vyāna. Für Schmerz, Schwindel, Herzklopfen, Asthma, Husten, Erbrechen und andere akute Symptome.

a. Hora somni ist Latein für „zur Schlafenszeit".

Tabelle 44: Methoden der Verabreichung im Āyurveda

Mund	Oral, lingual, sublingual – wirkt durch Bodhaka Kapha.
Nase	Nasya (medizinische Nasentropfen), Neti-Gefäß, Aromatherapie (einschließlich Einatmung ätherischer Öle) und Räucherwerk (siehe unten) – wirkt durch Tarpaka Kapha und Prāna Vāta.
Augen	Netra Bindu (Augentropfen), Añjanam (Eyeliner), Netra Dhavana (Augenspülung), Netra Basti (Augenbad mit Ghee) – wirkt durch ālochaka Pitta.
Ohren	Karna Pūrana (Füllen der Ohren mit Öl) – wirkt durch Tarpaka Kapha und Prāna Vāta.
Haut	Snehana (Ölmassage), Svedana (Dampfbad), Lepana (Paste), Veshtana (Bandage), Agni Karma (Anwendung von örtlicher Hitze), Sūchi Bharanam (intramuskuläre oder intrathekale Injektion), Marma Sthāne (auf Marmapunkte angewandt), Nābhi Sthāne (auf Nabel angewandt) – wirkt durch Bhrājaka Kapha und Vyāna Vāta.
Rektum	Basti (Einlauf), Varti (Zäpfchen), Kshāra Sūtra (medizinischer Faden in Fistel) wirkt durch Apāna Vāta.
Vagina	Uttara Basti (Dusche), Yoni Pichu (medizinischer Kräutertampon) – wirkt durch Apāna Vāta.
Nägel	Nakha Agre (Medikamente werden unter die Nägel appliziert) – wirkt durch Prāna Vāta und Vyāna Vāta.

Alphabetische Liste der 24 gebräuchlichsten āyurvedischen Kräuter

In der klinischen āyurvedischen Praxis müssen wir das Konzept von Pratyanika verstehen. Das Wort Pratyanika bedeutet „spezifisch für". Dosha Pratyanika bedeutet spezifisch für das Dosha, Vyādhi Pratyanika ist krankheitsspezifisch, *Ubhaya Pratyanika* heißt spezifisch für Dosha und Erkrankung und Dhātu Pratyanika ist spezifisch für die Gewebe. Ein Arzt gibt generell eine einmalige individuelle Kräuterrezeptur, die spezifisch für Doshas, Dhātus, Organe und Krankheit des Patienten ist. Eine Rezeptur verschiedener Kräuter wird gewöhnlich gemäß ihrer Wirkungen auf Dosha, Dhātu und Vyādhi Pratyanika verabreicht. Auf diese Weise ist der Arzt imstande, verschiedene Aspekte des Leidens zu behandeln, während er eine individuell abgestimmte Kräuterbehandlung durchführt.

Āyurvedische Kräuter und Mineralien verleihen ihre heilenden Eigenschaften durch Guna (Qualität), Rasa (Geschmack), Vīrya (Energie), Vipāka (postdigestive Wirkung) und Prabhāva (spezifische Wirkung). In diesem Buch erkunden wir kurz die Eigenschaften einiger gebräuchlicher āyurvedischer Heilkräuter, und zwar anhand ihrer Eigenschaften, Wirkungen auf die Doshas und Affinitäten zu den unterschiedlichen Geweben und Organen. Die Rezeptur der Kräutermittel kann zu wirksamen Behandlungen führen, doch wir müssen zunächst die Eigenschaften der einzelnen Kräuter verstehen.

Hinweise

1. Alle in diesem Abschnitt beschriebenen Heilmittel müssen dreimal täglich nach dem Essen genommen werden, falls nicht anders angegeben.
2. Die meisten Medikamente sind gemahlene Kräuter, wenn nicht anders angegeben. In der Regel kann man Tabletten nehmen, wenn das Pulver nicht erhältlich ist. Halten Sie alle gemahlenen Kräuter oder Tabletten von Sonne oder extremer Hitze oder Kälte fern und bewahren Sie sie in einem verschlossenen Gefäß auf. Nicht gekühlt lagern.
3. Es ist im Allgemeinen am einfachsten, eine Kräuterrezeptur für eine Woche oder länger auf einmal zu mischen. Nimmt man z. B. dreimal täglich ½ Teelöffel von Heilmittel A und ½ Teelöffel von Heilmittel B, ergibt dies zusammen drei Teelöffel der Mischung am Tag, also 21 Teelöffel insgesamt für eine Woche.
4. Konsultieren Sie stets Ihren āyurvedischen Arzt über mögliche Kontraindikationen gegenüber Pflanzenpräparaten.

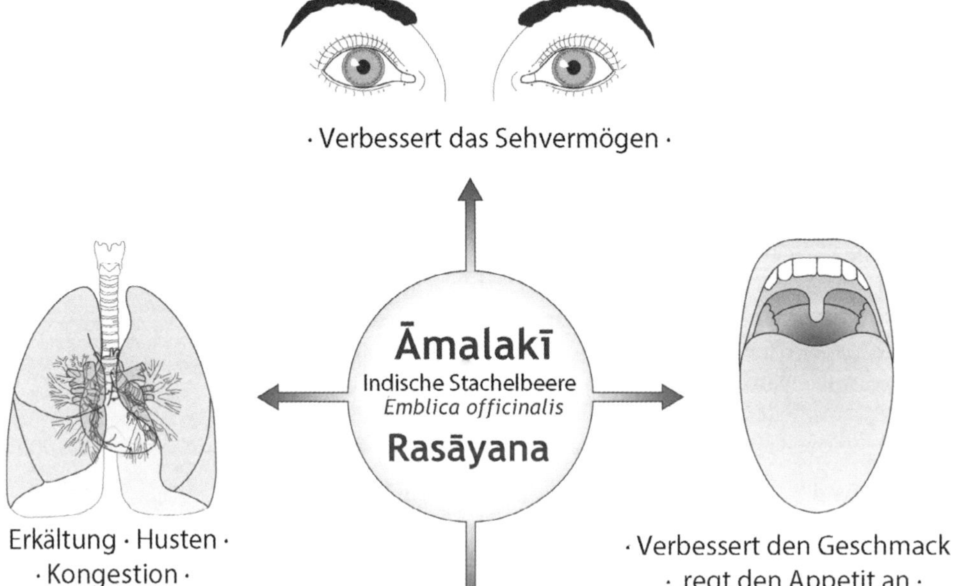

Nährend für alle sieben Gewebe

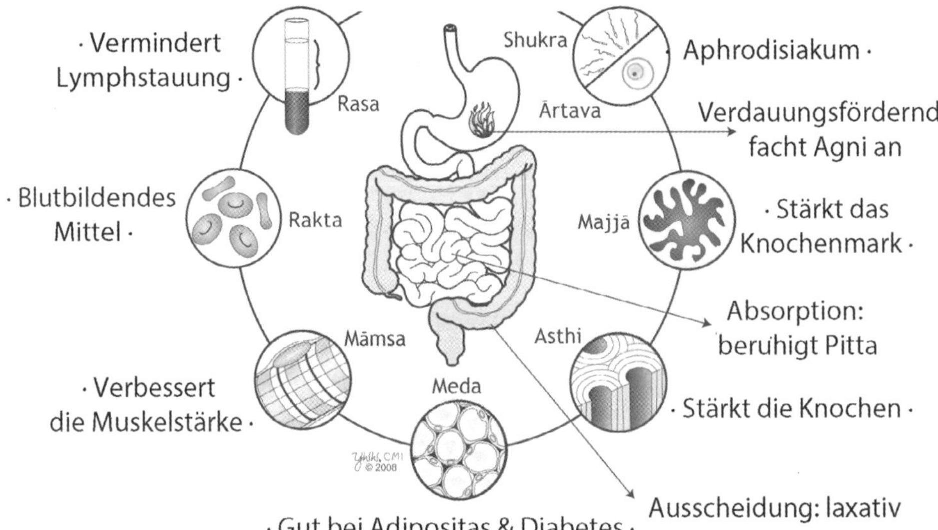

· Tridosha ·

· Sauer-süß · süß-kühlend · scharf-bitter · astringent ·

V↓ durch sauer-süß

P↓ durch süß-kühlend

K↓ durch scharf-bitter & astringent

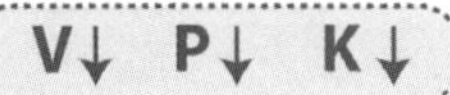

Enthalten in:

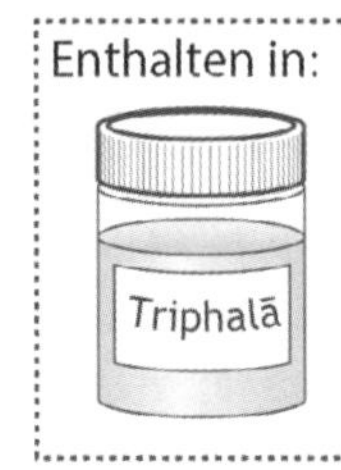

Āmalakī oder Dhātrī

Dhātrī bedeutet „das, was die Körpergewebe fördert". Āmalakī heißt so, weil es einen sauren (amla) Geschmack besitzt.

Botanische Bezeichnung: *Emblica officinalis* (Synonym: *Phyllanthus emblica)*

Deutsch: Indische Stachelbeere

Verwendeter Teil: Früchte

Rasa: alles außer salzig (sauer, bitter, astringent, scharf, süß)

Vīrya: kühlend

Vipāka: süß

Andere Qualitäten: leicht

Prabhāva: verjüngendes Tonikum und hebt die Lebensspanne

Bringt alle drei Doshas ins Gleichgewicht, aber vorwiegend Pitta besänftigend

Affinität: alle sieben Dhātus

Wirkungen: harntreibend, blutreinigend, natürliche Quelle von Vitamin C und Eisen, abführend, lebensunterstützend, fördert Energie, Muskeltonikum

Indikationen: Sodbrennen, Vergiftung, starker weißer Ausfluss aus der Vagina, Harnwegsinfektion, Anämie, Diabetes, Fettleibigkeit, Schluckauf, Übelkeit, Erkältung, Kongestion, Husten, Verstopfung, Krätze, Akne, Nesselausschlag, Hautausschläge, Urtikaria

Kontraindikationen: Schwangerschaft, schwerer Durchfall

- Im Fall von Krätze geben Sie Āmalakī mit Kokosnussöl auf die Stelle der Infektion.
- Mischen Sie bei heiserer Stimme gleiche Teile von Āmalakī, Süßholz und Zimt, dann verabreichen Sie ½ Teelöffel der Mischung mit einem Teelöffel Honig.
- Bei Diabetes gibt man ½ Teelöffel Āmalakī mit ½ Teelöffel Kurkuma.
- Bei Harnwegsinfektionen nimmt man je ½ Teelöffel Āmalakī und Gokshura.
- Bei Akne, Nesselausschlag und Hautausschlägen isst man eine Āmalakī am Morgen. Um ein Mora Avaleha herzustellen, machen Sie mit einer Nadel Löcher in frische Āmalakī-Früchte und legen sie dann für zwei Tage in Kalkwasser (Kalziumkarbonat) ein. Waschen Sie sie danach mit Wasser, trocknen sie ab und legen sie in Zuckersirup ein. Nach ein paar Wochen werden sie süß und eignen sich gut zur Behandlung von Pitta-Hauterkrankungen.
- Die berühmte āyurvedische Rezeptur Chyavānaprāsh ist ein wirksames verjüngendes und Leben verlängerndes Rasāyana, das einen großen Anteil an Āmalakī-Früchten hat. Nehmen Sie einen Teelöffel in der Früh vor dem Essen, um die Gewebe zu nähren und zu revitalisieren. Es wird für Anämie, Tuberkulose oder chronische Auszehrung, Asthma, Bronchitis und sexuelle Schwäche verabreicht. Es ist das beste Familientonikum, für ältere Menschen bis hin zu kleinen Kindern.
- Andere gebräuchliche Präparate, die Āmalakī enthalten, sind z. B. Amalakyadi Ghrita, Āmalakī Avaleha, Dhātrī Loha, Āmalakī Rasāyana, Brahma Rasāyana, Amrit Prash, Chandan Āmalakī Chatan und Triphalā.

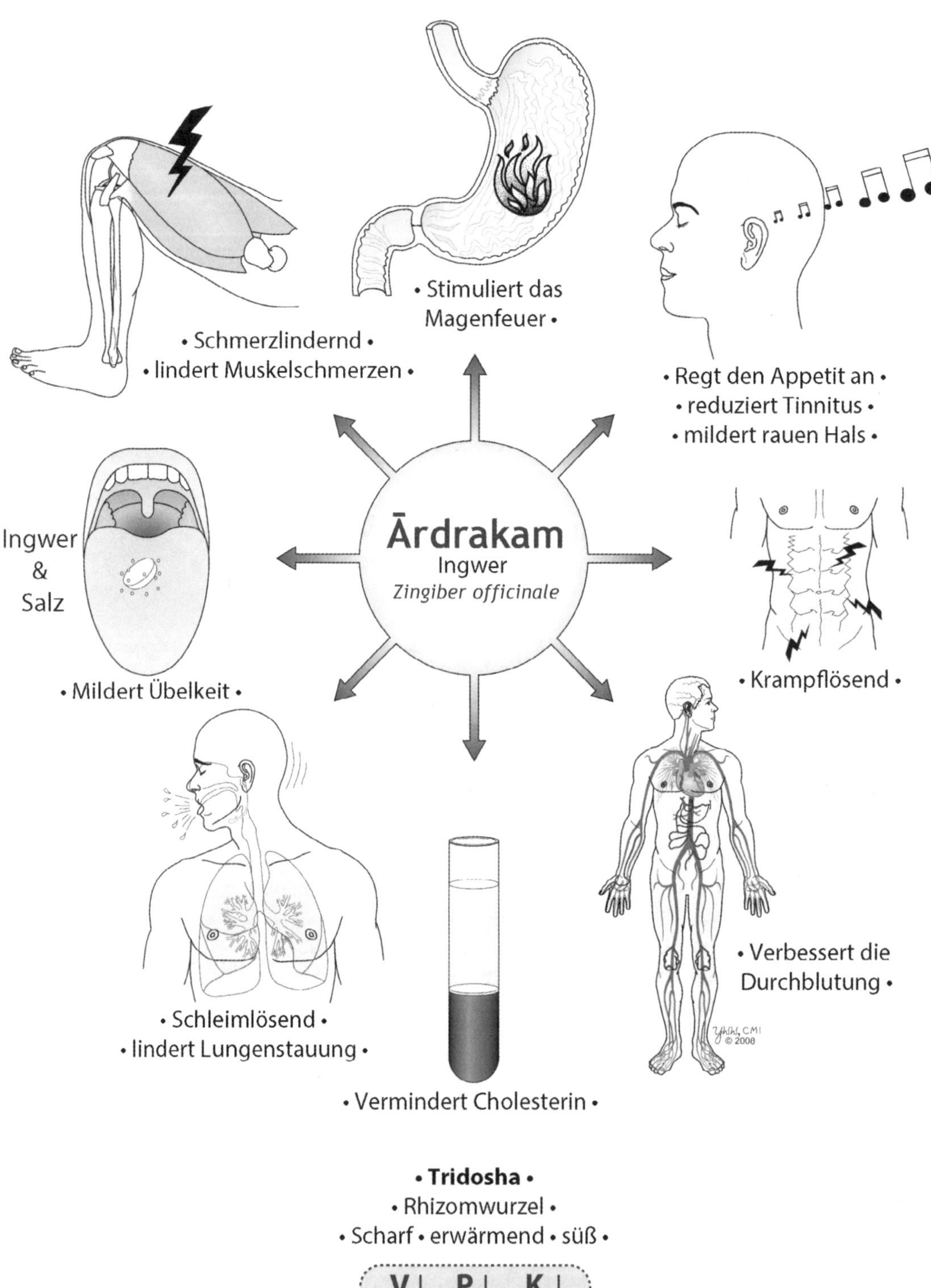

• Tridosha •
• Rhizomwurzel •
• Scharf • erwärmend • süß •

V↓ P↓ K↓

Ārdrakam und Shunthi

Ārdrakam ist frische Ingwerwurzel, *Shunthi* ist der Name für getrocknete Ingwerwurzel. ārdrakam steht für „das, was Magensekrete stimuliert“ und auch „das, was Kapha verflüssigt und auswirft“, während Shunthi „das, was die Schleimhaut austrocknet“ bedeutet.
Botanische Bezeichnung: *Zingiber officinale*
Deutsch: Ingwer
Verwendeter Teil: Wurzel
Rasa: scharf
Vīrya: wärmend
Vipāka: süß (ārdrakam, frische Wurzel) oder scharf (Shunthi, getrocknete Wurzel)
Andere Qualitäten: scharf, leicht, flüssig
Prabhāva: Herztonikum und fördert die Spermatogenese
Beruhigt alle drei Doshas, wenn frisch, doch getrockneter Ingwer kann Pitta erhöhen
Affinität: alle sieben Dhātus
Wirkungen: wird als universelle Medizin bezeichnet, fördert Agni, verbrennt Giftstoffe, schleimlösend, stimulierend, verdauungsfördernd, fiebersenkend, verbessert die glomeruläre Schwelle, menstruationsfördernd, verbessert Spermienbeweglichkeit und Blutfluss zum Penis (fördert somit die Wirkungen aphrodisischer Kräuter)
Indikationen: Übelkeit, Reisekrankheit, Schwindel, schlechter Appetit, Verdauungsstörung, Verstopfung, Parasiten, Bauchschmerz, Malabsorption, Asthma, Erkältung, Kongestion, Husten, Grippe, Stirnhöhlenkopfschmerz, Ödem
Kontraindikationen: Magengeschwür, Colitis ulcerosa, blutende Hämorrhoiden und andere Blutungsstörungen, Schwangerschaft, starke Blutung während der Menstruation (Menorrhöe), vor einer Operation, falls das Risiko einer Hämorrhagie besteht. Vorsicht bei Patienten, die gerinnungshemmende, blutverdünnende Mittel, Thrombozytenaggregationshemmer oder Kalziumkanalblocker benutzen.

- Essen Sie bei Verdauungsstörung und schlechtem Appetit 0,75 cm gehackte Ingwerwurzel mit einem Spritzer Zitronensaft und einer Prise Steinsalz. Ansonsten trinken Sie Ingwertee mit Zitronensaft und einer Prise Steinsalz.
- Bei Parasiten und niedrigem Agni nehmen Sie je ½ Teelöffel Ingwer und Vidanga mit warmem Wasser.
- Bei Magenschmerzen kaut man gleiche Teile getrockneten Ingwer und Ajwansamen.
- Bei Erkältung trinken Sie Ingwertee mit Zimt und Zitronengras.
- Bei Erkältungen, Kongestion oder Husten trinkt man einen Teelöffel Ingwersaft mit einem Glas Mangosaft oder nehmen Sie je einen Teelöffel frischen Ingwersaft, Zitronensaft und Honig in warmem Wasser.
- Bei Nebenhöhlenverstopfung und Kopfweh geben Sie für kurze Zeit eine Paste aus Ingwerpulver und Wasser auf die Stirn. Wenn sie zu lange dort belassen wird, kann sie die Haut verbrennen, denn Ingwer reizt die Haut.
- Bei Übelkeit trinken Sie einen Teelöffel Ingwersaft gemischt mit einem Teelöffel Zwiebelsaft.
- Bei nephrotischem Syndrom oder Ödem gibt man Nasentropfen aus Ingwer und Rohrzucker (getrockneter Zuckerrohrsaft) in jedes Nasenloch. Für dieses Nasya kocht man einen Teelöffel frische geriebene Ingwerwurzel fünf Minuten lang in ¼ Tasse Wasser und fügt einen Teelöffel Rohrzucker hinzu. Die Mischung abkühlen lassen und abseihen, dann in eine Flasche füllen. Dies hält mindestens ein paar Tage, wenn es kühl und dunkel aufbewahrt wird. Geben Sie fünf Tropfen dieses Nasya in jedes Nasenloch, sollten eine Weile davor oder danach aber weder essen, noch baden.
- Einige gebräuchliche Präparate, die Ingwer enthalten, sind u. a. Pachak Vati, Trikatu, Ārdraka Avaleha, Āma Pachak Vati, Sama Sharkara Churna, Shunthi Kshira Pāka, Guda Shunthi Nasya, Shringyadi Kvātha und Shringa Shunthi Leha.

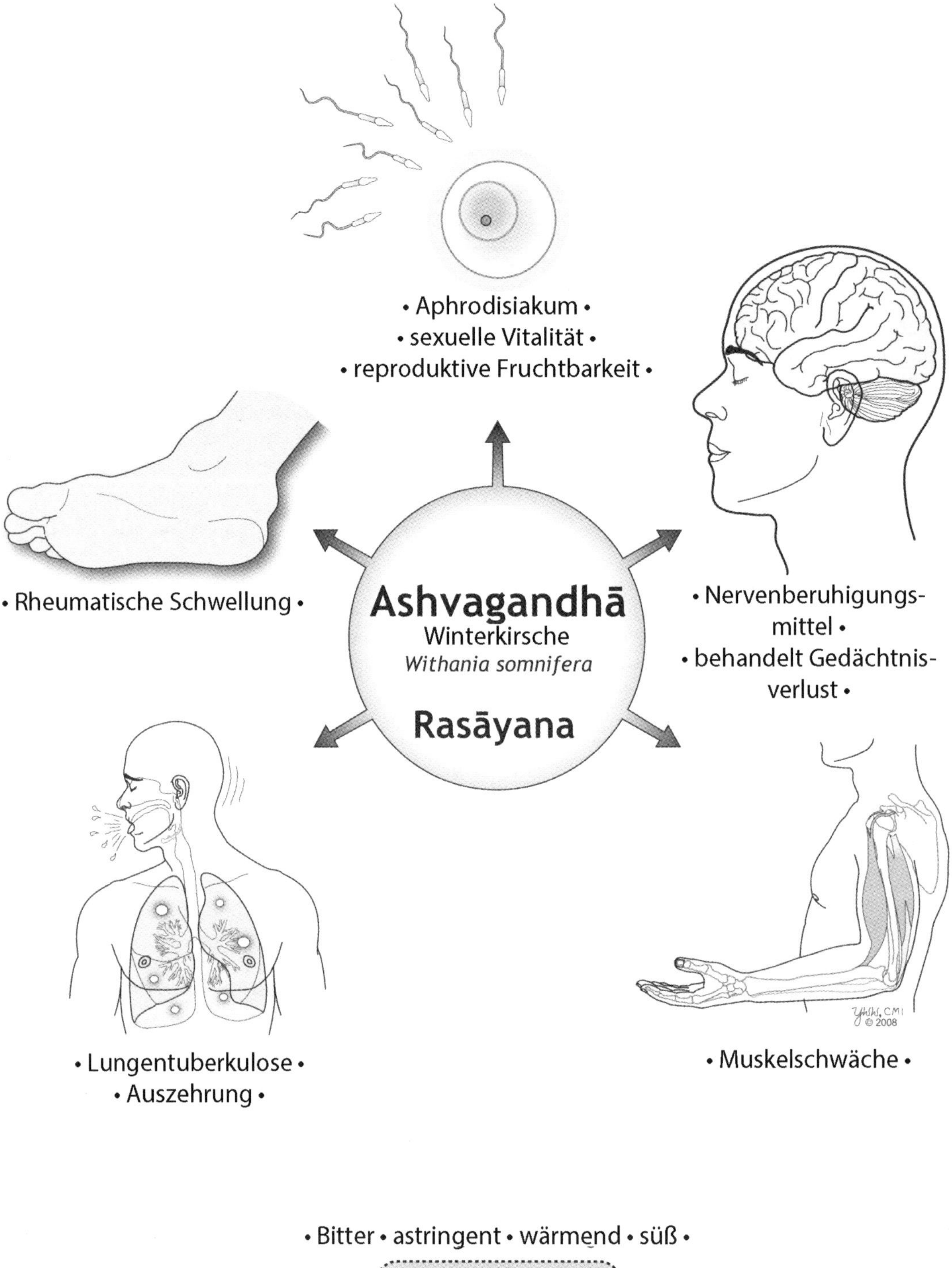

• Aphrodisiakum •
• sexuelle Vitalität •
• reproduktive Fruchtbarkeit •

• Rheumatische Schwellung •

Ashvagandhā
Winterkirsche
Withania somnifera

Rasāyana

• Nervenberuhigungsmittel •
• behandelt Gedächtnisverlust •

• Lungentuberkulose •
• Auszehrung •

• Muskelschwäche •

• Bitter • astringent • wärmend • süß •

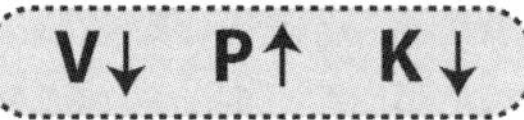

Ashvagandhā

Das Sanskrit-Wort *Ashva* bedeutet Pferd und Gandha steht für Geruch – die frische Wurzel riecht wie Pferdeurin, doch die Bedeutung bezieht sich auch auf das Pferd als starkes Tier, das ein Symbol von Vitalität und Stärke ist.

Botanische Bezeichnung: *Withania somnifera*

Deutsch: Winterkirsche, Schlafbeere

Verwendete Teile: Wurzel und Rinde eines Busches, der im Vorgebirge der Himalayas verbreitet ist

Rasa: bitter, astringent

Vīrya: erhitzend

Vipāka: süß

Andere Qualitäten: schwer, fettig, stabil, langsam

Prabhāva: Aphrodisiakum und Energiespender, aber auch Sedativum und Beruhigungsmittel

Besänftigt Vāta und Kapha, doch übermäßige Mengen (wie ein Esslöffel am Tag) können Pitta verstärken.

Affinität: nährt alle sieben Gewebe, besonders Māmsa und Shukra

Wirkungen Rasāyana, stärkendes Tonikum, Muskelaufbaumittel, Aphrodisiakum, Energiespender, gibt Elan und Vitalität, nervenstärkend, Sedativum, geistiges Beruhigungsmittel, führt natürlichen Schlaf herbei, antibakteriell, fördert die Laktation

Indikationen: Kräfteverfall, Auszehrung (oder Tuberkulose), Muskelschwäche, Muskelerschöpfung, Muskelschwund, sexuelle Schwäche, Oligospermie, Schlaflosigkeit, Unmad (Psychose), chronischer trockener Husten, epileptische Anfälle, Angst, Tachykardie, fehlende Erdung, verschiedene neuromuskuläre Leiden

Kontraindikationen: Schläfrigkeit, Koma, schwere toxische Zustände, hohes Pitta und bei Einnahme von Barbituraten wie Diazepam.

- Bei einem Mann mit Erektionsstörung fördert ein Teelöffel dreimal am Tag mit Milch die sexuelle Energie, verbessert die Durchblutung in den Genitalien und verstärkt die Spermabildung. Es erhält zudem Tonus und Potenz der männlichen Genitalien.
- Um die Spermatogenese zu fördern und als Aphrodisiakum nehmen Sie einen Teelöffel Ashvagandhā in einer Tasse warmer Milch etwa eine Stunde vor dem Zubettgehen.
- Ein Teelöffel Ashvagandhā und eine Prise Muskatnuss mit einem Glas warmer Milch eine Stunde vor dem Zubettgehen sorgt für natürlichen Schlaf. Es hilft auch, Schlaflosigkeit zu überwinden und gibt Energie, Elan und Vitalität am nächsten Tag.
- Bei Muskelschwäche, Auszehrung oder Abgeschlagenheit ist ½ Teelöffel Ashvagandhā mit je einem Teelöffel Ghee und Honig wirkungsvoll, wenn es zweimal täglich eingenommen wird.
- Ashvagandhā besitzt natürliche Ausgangsstoffe für die Milchflussförderung und das Wachstumshormon und unterstützt das Wachstum des Brustgewebes. Falls die Brüste hängen, kann Ashvagandhā mit Milch helfen, Tonus und Wachstum der Brüste zu erhalten. Zusammen mit Milch und Süßholz fördert es die Laktation. Nehmen Sie ½ Teelöffel Ashvagandhā und ½ Teelöffel Süßholz in 1 Tasse Milch zweimal am Tag vor dem Essen.
- Übliche Präparate, die Ashvagandhā enthalten, sind Ashvagandhāyarishta, Ashvagandhā Rasāyana, Maharasnadi und Ashvagandhā Ghrita.

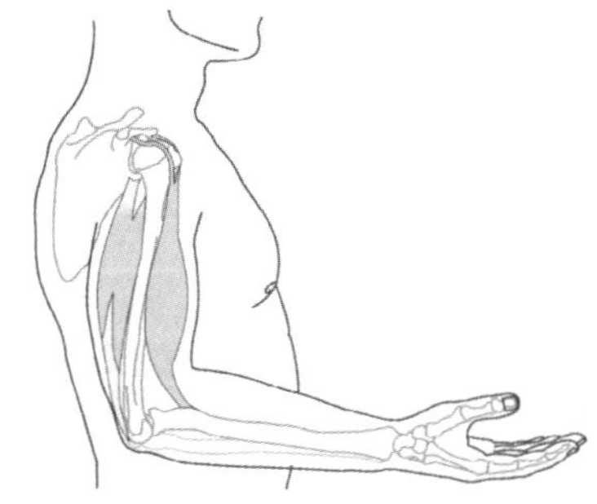

• Muskelschwund • anabolisch •
• blutstillend • Blutungserkrankungen •

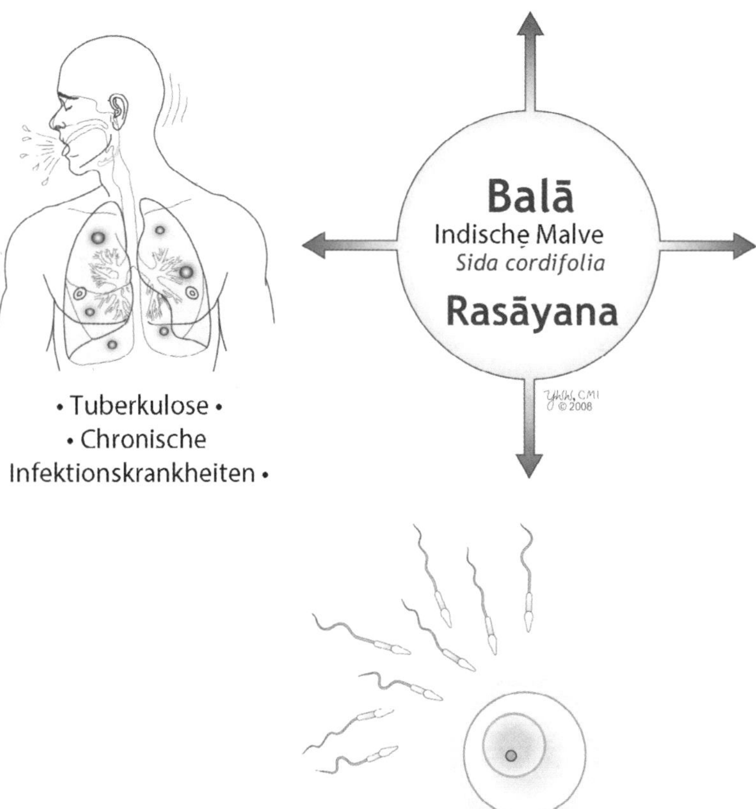

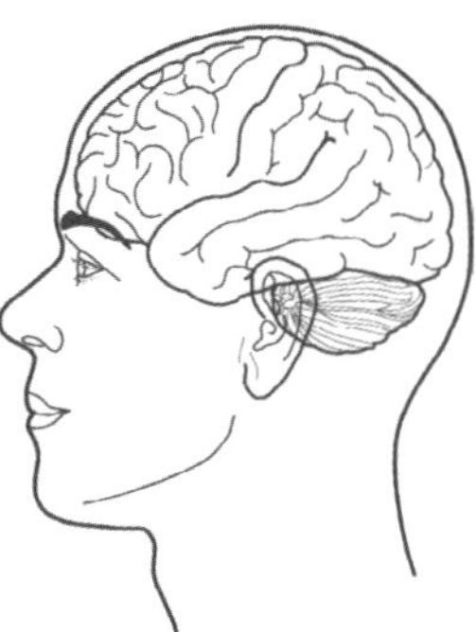

• Stimulierend •
• Energie anregend •
• bindend • kühlend •

• Fördert die Fortpflanzung •
• steigert die Samenflüssigkeit •

• Tridosha •
• Süß • kühlend • süß •

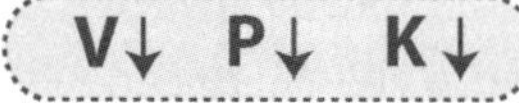

Balā

Balā heißt „Stärke, Energie, Elan und Vitalität". Es gibt unterschiedliche Arten von Balā: Balā, Ati Balā, Mahā Balā und Nāgabalā. Alle vier sind Arten von Sida und wir befassen uns mit dem, das am häufigsten verwendet wird, nämlich Balā (Sida cordifolia).

Botanische Bezeichnung: *Sida cordifolia*

Deutsch: Indische Malve, Sandmalve

Verwendete Teile: Wurzel und manchmal Öl aus den Samen

Rasa: süß

Vīrya: kühlend

Vipāka: süß

Andere Qualitäten: fettig, schwer, klebrig

Prabhāva: bringt alle drei Doshas in Balance

Mildert alle drei Doshas, kann aber im Übermaß Kapha aufbauen

Affinität: Rasa, Rakta, Māmsa, Meda, Shukra

Wirkungen: anabolisch, verbessert die Absorption, Aphrodisiakum, harntreibend, blutstillend, bindet den Kot, Herztonikum, Sedativum, beruhigt den Verstand, bringt Stabilität und Stärke und fördert Ojas

Indikationen: Muskelschwäche, Muskelerschöpfung, chronisches Erschöpfungssyndrom, Debilität, sexuelle Schwäche, vorzeitige Ejakulation, Tuberkulose oder Auszehrung, Schlaflosigkeit, neuromuskuläre Dystrophie, multiple Sklerose, Parkinson-Krankheit, Blutungsstörungen vom Pitta-Typ

Kontraindikationen: Adipositas

- Geben Sie Balā und Milch auf die Haut, um sie glatt und weich zu machen.
- Balā-Milch zur Schlafenszeit und nach dem Sex fördert die Regeneration des reproduktiven Gewebes.
- Chandan Balā Lakashadi Tailam ist ein berühmtes Öl, das Balā enthält. Wenden Sie es äußerlich für Muskelschwäche und -atrophie an und um Tonus und Kraft der Muskeln zu steigern.
- Andere Präparate mit Balā sind Balā Tailam, Balā Ghritam, Balā Kvātha und Baladyarishta.

Bitte beachten Sie: Balā beinhaltet ephedraartige Alkaloide, daher ist sie von der FDA nicht zur Nutzung in den USA zugelassen.

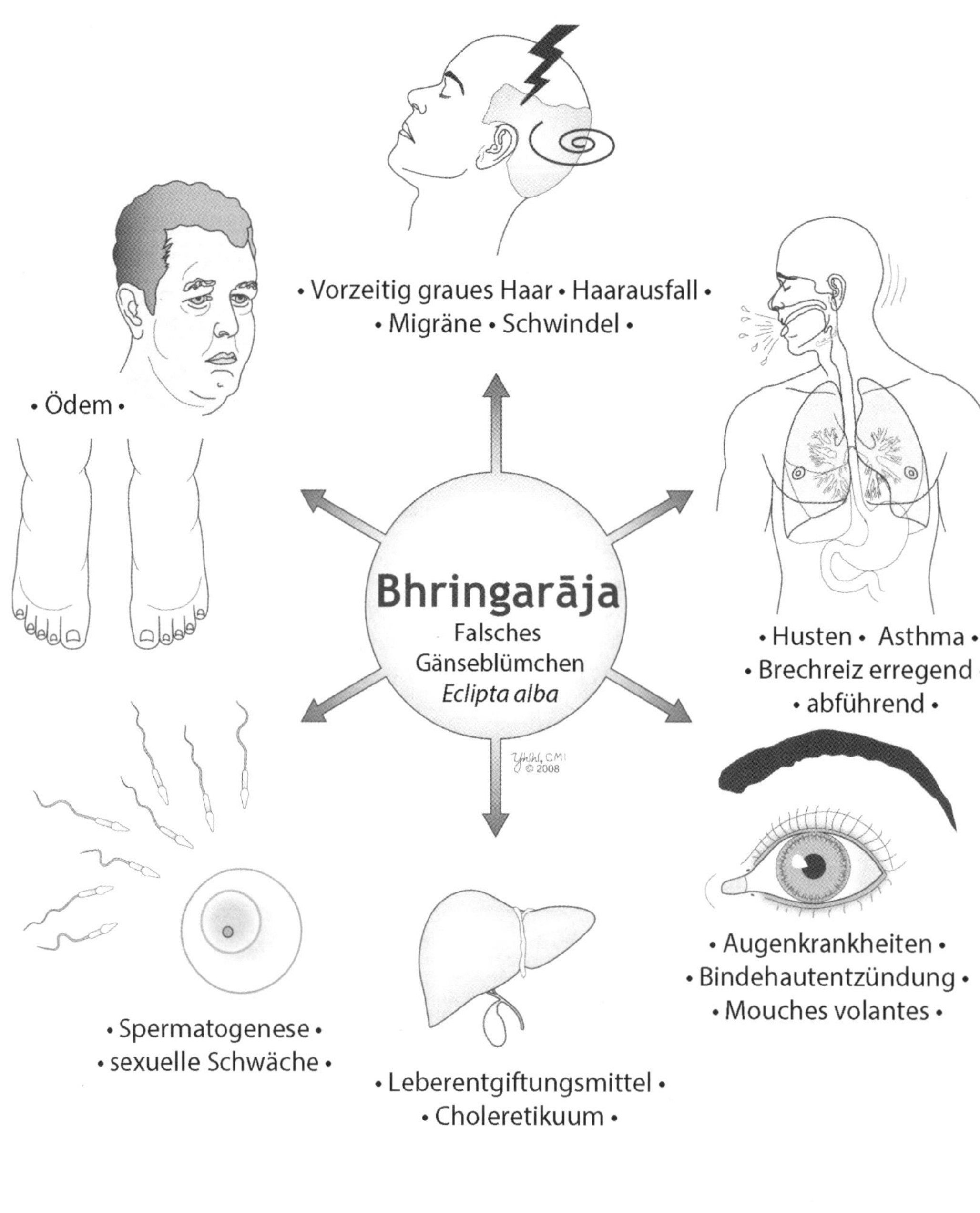
• Vorzeitig graues Haar • Haarausfall •
• Migräne • Schwindel •
• Ödem •
Bhringarāja
Falsches
Gänseblümchen
Eclipta alba
• Husten • Asthma •
• Brechreiz erregend •
• abführend •
• Augenkrankheiten •
• Bindehautentzündung •
• Mouches volantes •
• Spermatogenese •
• sexuelle Schwäche •
• Leberentgiftungsmittel •
• Choleretikuum •

V↓ P↑ K↓

Bhringarāja

Bhringarāja bedeutet wörtlich „die Augenbrauen des Königs“ und bezieht sich auf das unmittelbare Erwachen von Intelligenz und Gedächtnis.

Botanische Bezeichnung: *Eclipta alba* oder *Eclipta prostrata*

Deutsch: Falsches Gänseblümchen

Verwendete Teile: innere Stängel, Blätter, Wurzeln

Rasa: bitter und leicht scharf

Vīrya: wärmend

Vipāka: scharf

Andere Qualitäten: trocken, leicht

Prabhāva: umstimmendes Tonikum, Leber verjüngend und Haartonikum

Beruhigt Kapha und Vāta, kann aber Pitta auslösen, wenn es im Übermaß genommen wird

Affinität: Rasa, Rakta, Meda, Asthi, Majjā, Shukra, ārtava und besonders die Haut

Wirkungen: Lebertonikum, harntreibend, senkt den Blutdruck, blutreinigend, schleimlösend, schweißtreibend, erhöht das Wachstum von Haaren und Haut

Indikationen: Atemwegserkrankungen, Anämie, schlechter Appetit, Erkältung, Kongestion, Husten, Amenorrhoe, verschiedene Hauterkrankungen

Kontraindikationen: niedriger Blutdruck

- Reiben Sie Bhringarājaöl auf die Kopfhaut und Fußsohlen, um natürlichen Schlaf zu fördern. Einreiben in die Kopfhaut hilft zudem, Haarausfall zu verhindern oder sogar umzukehren.
- Im Fall von Schwellung oder Ödem gibt man ½ Teelöffel Bhringarāja mit der gleichen Menge Punarnavā und einer Prise schwarzem Pfeffer.
- Nehmen Sie jeden Tag ½ Teelöffel Bhringarāja mit einer Tasse Milch, damit sich gesunder Samen bilden kann.
- Je ½ Teelöffel Bhringarāja und Jatamāmsi wirkt als Beruhigungsmittel und führt Schlaf herbei.
- Im Fall von Anämie nimmt man einen Teelöffel frischen Bhringarāja-Saft oder Bhringarāja-Pulver, einen Teelöffel Ghee und eine Prise schwarzen Pfeffer zusammen mit ½ Tasse frisch zubereitetem Joghurt.
- Bei Anorexie bei Kindern verabreicht man einen Teelöffel frischen Bhringarāja-Saft oder ½ Teelöffel Bhringarāja-Pulver und eine Prise Steinsalz.
- Einige gebräuchliche Präparate, die Bhringarāja enthalten, sind z. B. Bhringarāja Tailam, Shad Bindu Tailam, Bhringarāja Ghrita und Bhringarāja Rasāyana.

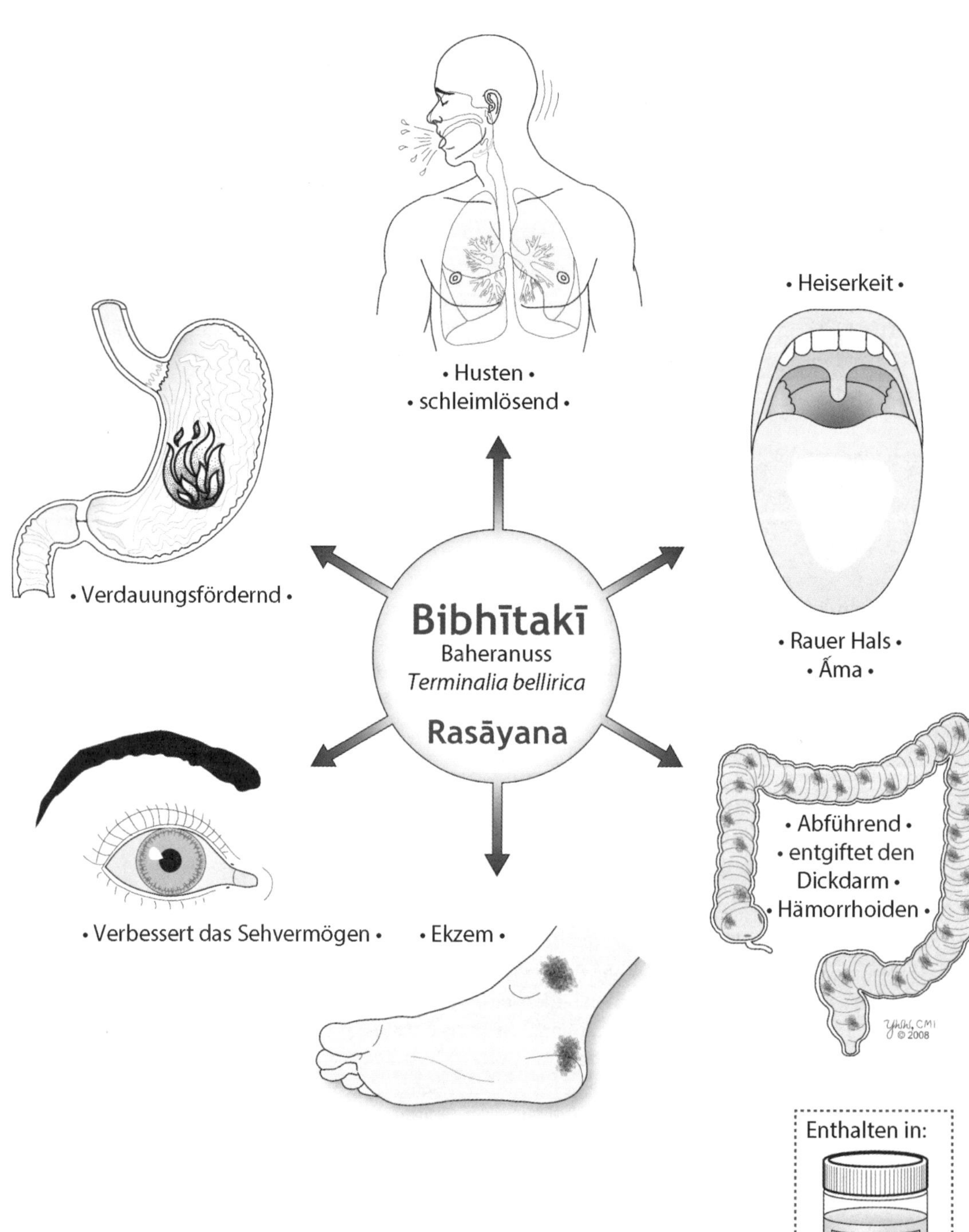
• Husten •
• schleimlösend •
• Heiserkeit •
• Verdauungsfördernd •
Bibhītakī
Baheranuss
Terminalia bellirica
Rasāyana
• Rauer Hals •
• Ā́ma •
• Abführend •
• entgiftet den
Dickdarm •
• Hämorrhoiden •
• Verbessert das Sehvermögen •
• Ekzem •
Enthalten in:
Triphalā
• Astringent • heiß • süß •
• astringent • tonisierend • abführend •
V↑ P↓ K↓

Bibhītakī

Das Wort Bibhītakī bedeutet „die Furcht beseitigen", und zwar vor Schleim im Dickdarm.

Botanische Bezeichnung: *Terminalia belerica*

Deutsch: Baheranuss

Verwendeter Teil: Früchte

Rasa: astringent

Vīrya: erhitzend

Vipāka: süß

Andere Qualitäten: trocken

Prabhāva: verjüngendes Tonikum, das die Lebensspanne steigert
Es besänftigt alle drei Doshas, aber hauptsächlich Kapha

Affinität: alle sieben Dhātus

Wirkungen: zusammenziehend, bindend, fördert die Peristaltik, hilft der Darmentleerung, scheidet Gase aus, schabt überschüssiges Fett aus, reduziert Schleim, verjüngendes Tonikum, regt Agni an, eliminiert Toxine und katalytischer Wirkstoff (Yogavāhi)

Indikationen: Erkältung, Kongestion, Husten, Bronchitis, Augenerkrankungen, Haarausfall, Fieber

Kontraindikationen: Schwangerschaft, schwerer Durchfall oder Ruhr

- Bei Kapha-Krankheiten wie Erkältung, Kongestion und Husten verwendet man ½ Teelöffel Bibhītakī als katalytischen Wirkstoff mit einer Prise Pippalī und ½ Teelöffel Kandiszucker, um die Wirkkräfte des Pippalī in die Lungen zu tragen.
- Triphalā ist eine berühmte Mischung aus Bibhītakī, Harītakī und Āmalakī.
- Andere Präparate, die Bibhītakī enthalten, sind Lavangādi Vati, Bibhitaka Tailam, Bhallakadi Kvātha und Bibhītakī Āsava.

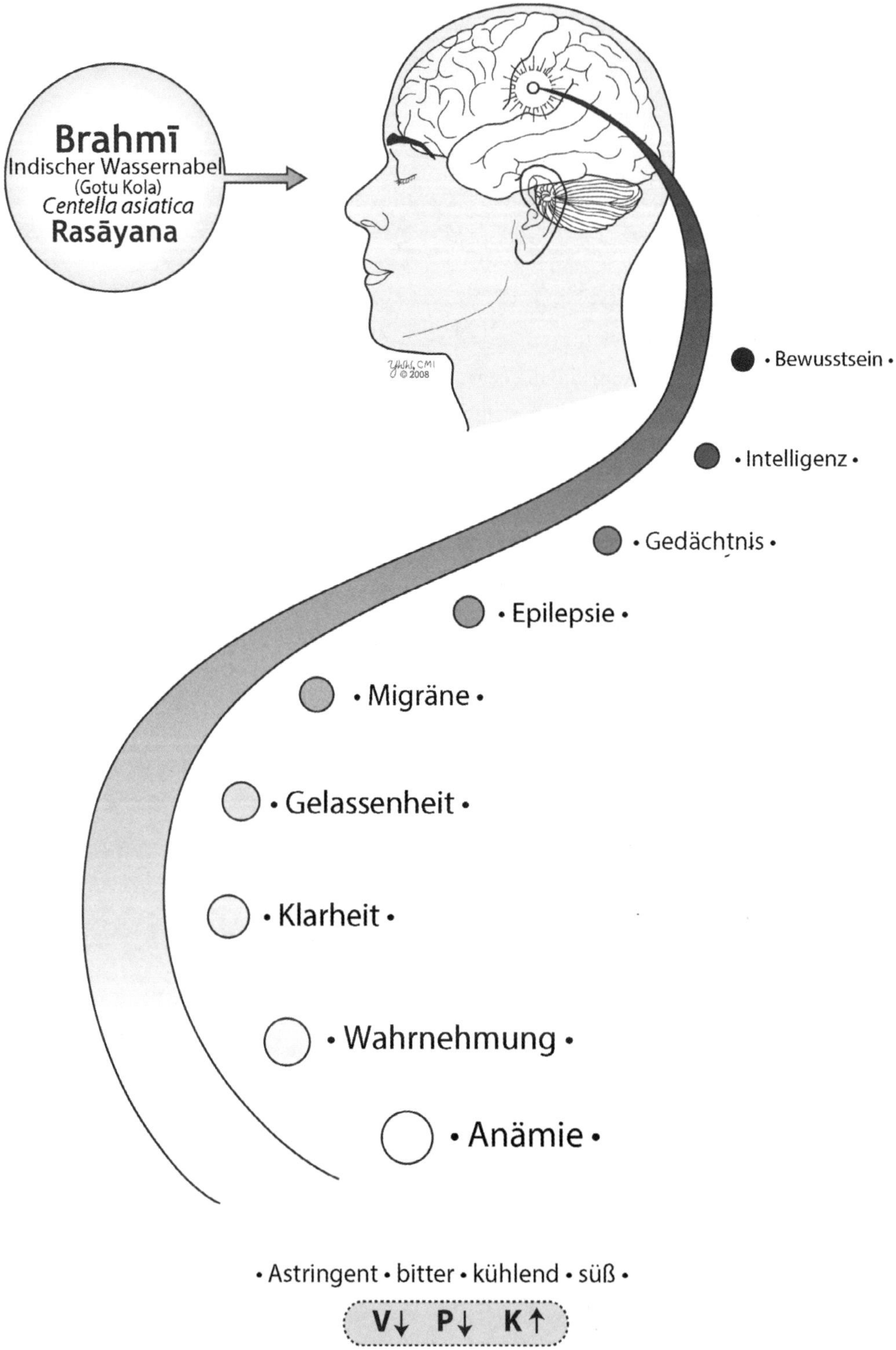

Brahmī
Indischer Wassernabel
(Gotu Kola)
Centella asiatica
Rasāyana

Yhshi, CMI © 2008

• Bewusstsein •
• Intelligenz •
• Gedächtnis •
• Epilepsie •
• Migräne •
• Gelassenheit •
• Klarheit •
• Wahrnehmung •
• Anämie •

• Astringent • bitter • kühlend • süß •

Brahmī

Es gibt zwei verschiedene Pflanzen, die botanisch nicht verwandt sind, aber beide häufig Brahmī genannt werden. In diesem Buch beziehen wir uns bei Brahmī auf *Centella asiatica*, auch bekannt als Gotu Kola. Die andere Pflanze ist *Bacopa monniera* und wird im Allgemeinen als Kleines Fettblatt bezeichnet. In manchen Gebieten Indiens wird die eine oder andere dieser Pflanzen „Mandūka Parnī" genannt.
Das Wort Brahmī steht für „sich ausdehnender Zustand des Bewusstseins", also vergrößert das Heilkraut Brahmī das Zellbewusstsein.

Botanische Bezeichnung: *Centella asiatica* (früher *Hydrocotyle asiatica*)

Deutsch: Indischer Wassernabel
Der Centella hat kleine, blasse Blumen und ist in Indien und im Süden der USA ansässig. Er bevorzugt Sumpfgebiete, Flussufer und tiefe Täler, aber keine Bergkuppen.

Verwendete Teile: Blätter, Ranken, Wurzeln

Rasa: bitter, astringent

Vīrya: kühlend

Vipāka: süß

Andere Qualitäten: fettig, scharf, feinstofflich

Prabhāva: Gehirntonikum, das Intelligenz, Gedächtnis und Bewusstsein erhöht und die Lebensspanne verlängert.
Besänftigt alle drei Doshas, kann jedoch im Übermaß eingesetzt Vāta stimulieren.

Affinität: Majjā

Wirkungen: lebensförderndes allgemeines Tonikum, verlängert die Lebensspanne, nervenstärkend, geistiger Energiespender, fördert Gedächtnis und Intelligenz, Antidepressivum, harntreibend, senkt den Harnsäurespiegel

Indikationen: Anämie, Diabetes, diabetische Neuropathie, Nervosität, Angst, Gicht, Pitta-Hauterkrankungen, Aufmerksamkeitsdefizitsyndrom (ADHS), Depression, Alzheimer, Psychose, Psychoneurose

Kontraindikationen: schwere Schlaflosigkeit und Hyperaktivität.

- Mischen Sie als generelles Gehirntonikum gleiche Teile Brahmī, Jatamāmsi, Süßholz, Shankha Pushpī und Vacha und nehmen Sie jeden Morgen einen Teelöffel vor dem Essen.
- Um das Gedächtnis zu verbessern, trinkt man zweimal täglich einen Teelöffel Brahmī in einer Tasse Milch.
- Bei Eisenmangel-Anämie gibt man einen Teelöffel Brahmī in Verbindung mit Traubensaft.
- Bei Diabetes verwendet man zu gleichen Teilen Brahmī und Tikta (eine bittere Kräutermischung). Nehmen Sie dreimal täglich einen Teelöffel der Mischung ein.
- Geben Sie Brahmīöl auf Fußsohlen und Kopfhaut, um gesunden Schlaf anzuregen. Brahmīöl auf die Kopfhaut aufgetragen hilft dem Wachstum von glänzendem Haar.
- Ein Teelöffel Brahmī Ghee zweimal täglich verstärkt die Lernfähigkeit und hilft im Fall von Aufmerksamkeitsdefizitsyndrom (ADHS).
- Ein Teelöffel frischer Brahmī-Saft mit ½ Teelöffel Triphalā schwächt nicht nur Verstopfung ab, sondern hilft auch, Haarwachstum zu unterstützen und verleiht Wachheit und Gelassenheit.
- Andere Präparate, die Brahmī enthalten, sind Brahmī Prash, Sārasvatārishta, Prasham und Brahmī Vati.

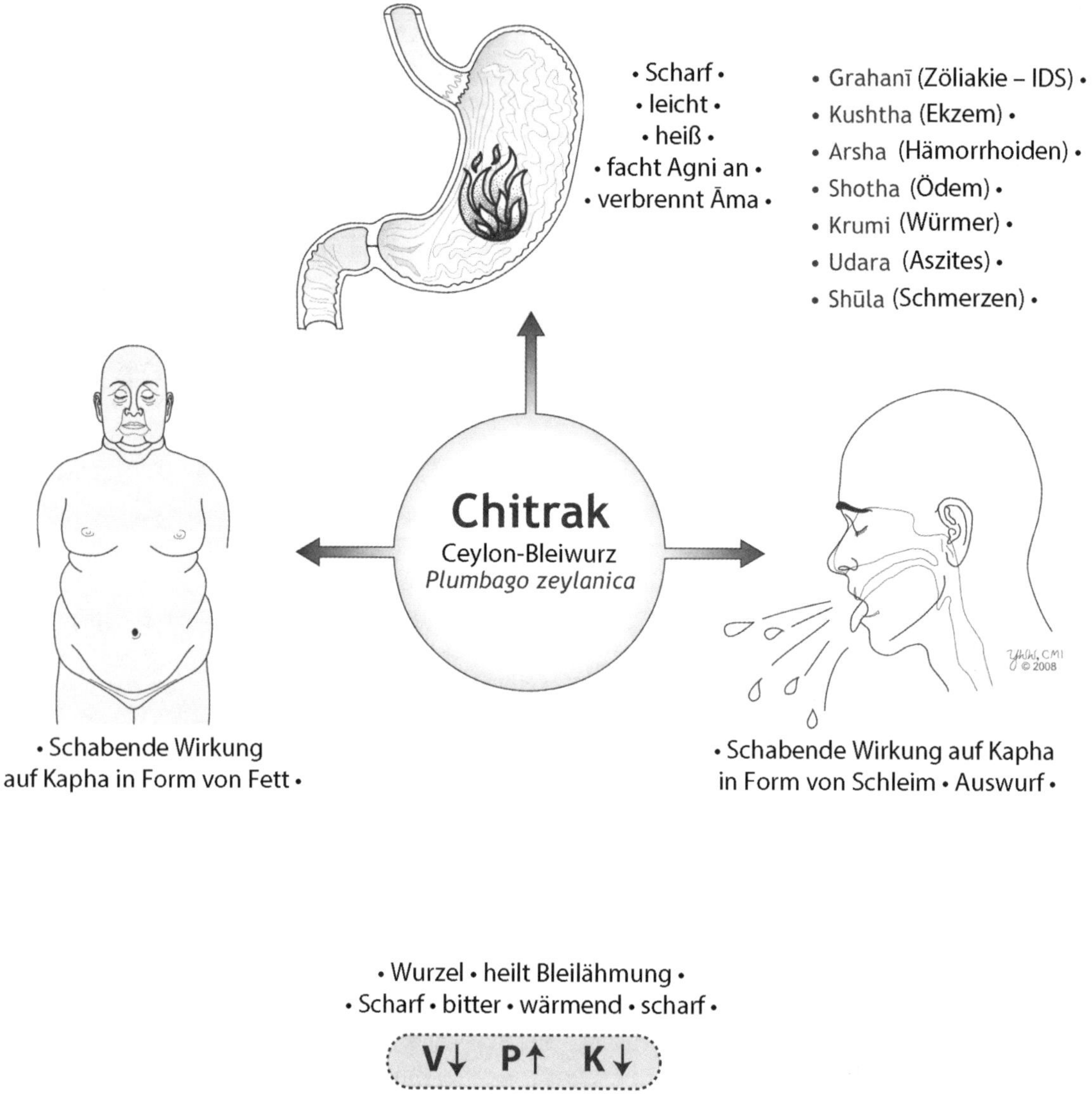

• Scharf •
• leicht •
• heiß •
• facht Agni an •
• verbrennt Āma •

• Grahanī (Zöliakie – IDS) •
• Kushtha (Ekzem) •
• Arsha (Hämorrhoiden) •
• Shotha (Ödem) •
• Krumi (Würmer) •
• Udara (Aszites) •
• Shūla (Schmerzen) •

Chitrak
Ceylon-Bleiwurz
Plumbago zeylanica

• Schabende Wirkung auf Kapha in Form von Fett •

• Schabende Wirkung auf Kapha in Form von Schleim • Auswurf •

• Wurzel • heilt Bleilähmung •
• Scharf • bitter • wärmend • scharf •

Chitrak

Agni soll tausend Namen besitzen und ein Name ist *Chitraka*. *Chitra* heißt „Bild“ und Chitraka bedeutet, Klarheit im Geist entfalten.

Botanische Bezeichnung: *Plumbago zeylanica* (Ceylon-Bleiwurz), auch *Plumbago Rosea (*Roter Bleiwurz)

Deutsch: Ceylon-Bleiwurz, auch Roter Bleiwurz

Verwendete Teile: Wurzel und Stängel

Rasa: scharf, bitter

Vīrya: wärmend

Vipāka: scharf

Andere Qualitäten: trocken, scharf, durchdringend

Prabhāva: Es regt alle Arten von Agni an
Es beruhigt Vāta und Kapha und kann Pitta verschlimmern

Affinität: Rasa, Rakta, Māmsa, Meda, Asthi, Shukra

Wirkungen: facht Agni an, verbrennt Giftstoffe, verdauungsförderndes Tonikum, verringert ein Übermaß an Fett, tötet Würmer

Indikationen: chronische Dyspepsie oder Verdauungsstörung, Anorexie, zu wenig Agni, Fettleibigkeit, Leber- und Milzkrankheiten, Fettleber, Würmer, Amenorrhoe

Kontraindikationen: Schwangerschaft, Übersäuerung, Magengeschwür, Colitis ulcerosa, Blutungsstörungen

- Setzen Sie Chitrakadi Vati ein, um die Verdauung zu verbessern, Āma zu verbrennen und Arthritis zu lindern.
- Chitrak-Ghee steigert Agni, hebt Ojas und wird bei chronisch geringem Appetit, Aszites, Leber- und Milzfunktionsstörung, Hämorrhoiden, chronischem Durchfall und Ruhr oral eingenommen.
- Um Agni anzufachen, gibt man je ¼ Teelöffel Chitrak und Trikatu mit je ½ Teelöffel Honig und Ghee.
- Vermischen Sie bei Krätze Chitrak mit gleichen Teilen Sandelholz, Kurkuma und Niem zu einer Paste und tragen Sie diese äußerlich auf. *Beachten Sie:* Verwenden Sie Chitrakpaste niemals allein auf der Haut. Chitrak ist so erhitzend, dass es Bläschen hervorrufen kann, wenn man die reine Chitrakpaste äußerlich anwendet.
- Die Chitrak-Wurzel wird gereinigt, indem man sie in Kalziumkarbonat (Kalk) einweicht, dann in diesem Wasser kocht und in der Sonne trocknet. Dies wird als kraftvolles Dīpana und Pāchana für chronische toxische Zustände genutzt.
- Bei chronischem Husten vom Kapha-Typ verwendet man je ½ Teelöffel Chitrak und Süßholz, zusammen mit einer Prise Pippalī. Diese Mischung wird am besten mit einem Teelöffel Honig eingenommen.
- Andere Präparate mit Chitrak sind u. a. Chitraka Ghrita, Trimada Churna, ārogya Vardhini und Chitrak Harītakī Vati.

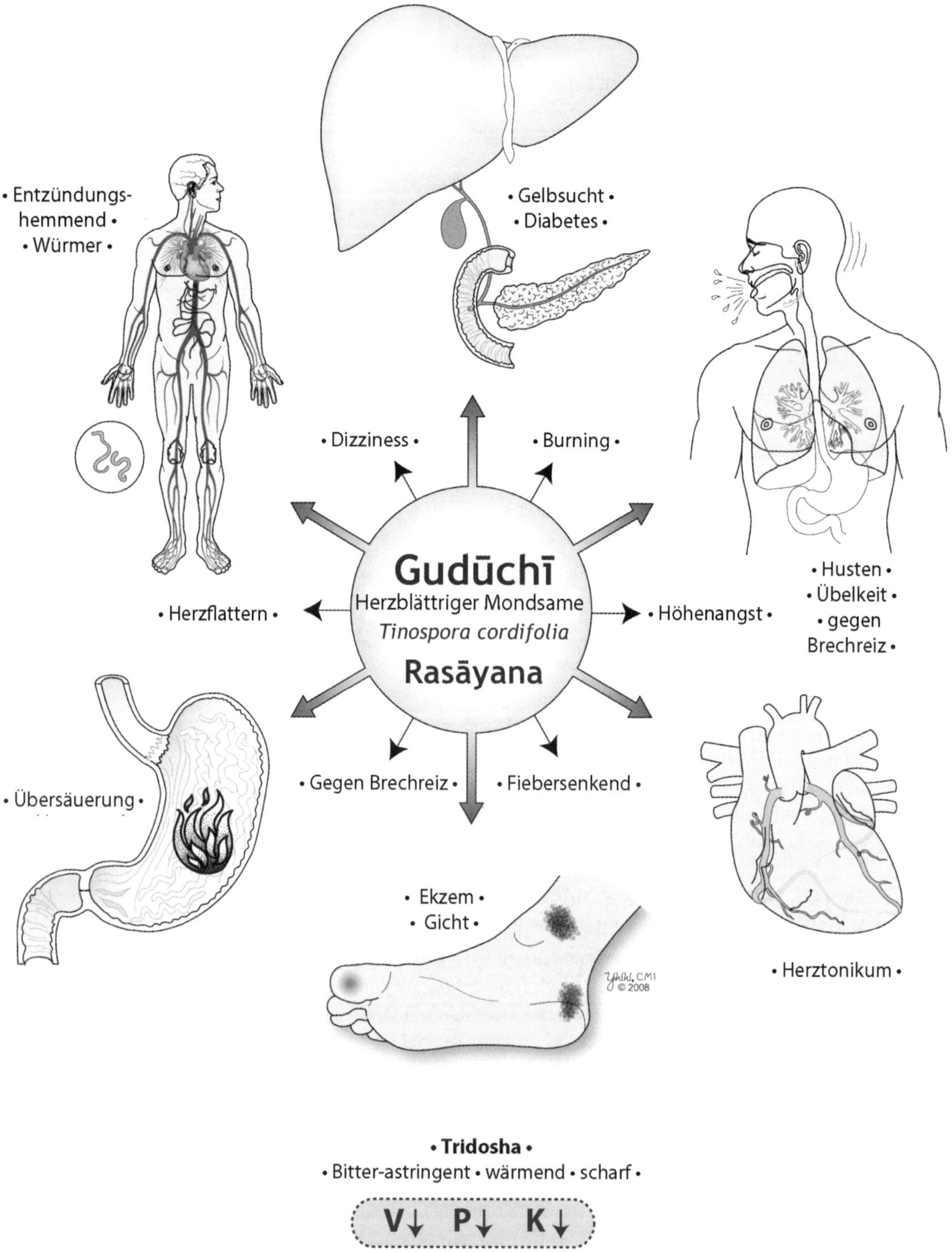

• Entzündungshemmend •
• Würmer •

• Gelbsucht •
• Diabetes •

• Dizziness •

• Burning •

Gudūchī
Herzblättriger Mondsame
Tinospora cordifolia
Rasāyana

• Herzflattern •

• Höhenangst •

• Husten •
• Übelkeit •
• gegen Brechreiz •

• Übersäuerung •

• Gegen Brechreiz •

• Fiebersenkend •

• Ekzem •
• Gicht •

Yoshi, CMI © 2008

• Herztonikum •

• Tridosha •
• Bitter-astringent • wärmend • scharf •

Gudūchī

Gu steht für „verborgen" *du* heißt „toxisch" und *chi* bedeutet „Āma im Blut". Daher steht Gudūchī für Blutreinigung (und beruhigt dadurch Pitta).

Botanische Bezeichnung: *Tinospora cordifolia*

Deutsch: Herzblättriger Mondsame

Verwendete Teile: Wurzel; die frischen Stängel werden benutzt, um Gulvel Sattva (siehe unten) herzustellen

Rasa: bitter, astringent, scharf

Vīrya: wärmend

Vipāka: süß

Andere Qualitäten: leicht

Prabhāva: wenngleich erhitzend, besänftigt es Pitta
Mildert alle drei Doshas, aber beruhigt überwiegend Pitta

Affinität: Rasa, Rakta, Māmsa, Majjā, ārtava

Wirkungen: verjüngendes Tonikum, unterbindet Übelkeit, entzündungshemmend, senkt Blutzucker, Leber reinigend, vermindert Fieber

Indikationen: Diabetes, Fieber, Gelbsucht, Anämie, Bronchitis, Hauterkrankungen wie Ekzem und Psoriasis

Kontraindikationen: schwere Hypoglykämie. Berberin ist einer der Hauptbestandteile von Gudūchī und große Dosen an Berberin können die Vitamin-B-Verwertung behindern und Übelkeit verursachen.

- ½ Teelöffel Gudūchī zusammen mit ¼ Teelöffel Shilājit kann den Blutzucker regulieren.
- Bei chronischem Fieber geben Sie dreimal täglich ½ Teelöffel Gudūchī mit ½ Teelöffel Mahāsudarshan und einer Prise Pippalī.
- Gudūchī-Ghee ist großartig zur Blutreinigung und Gichtarthritis vom Pitta-Typ. Nehmen Sie zweimal täglich einen Teelöffel.
- Bei Leberfunktionsstörung verabreichen Sie dreimal täglich ½ Teelöffel Gudūchī mit je ¼ Teelöffel Kutki und Chitrak.
- Bei Anämie nimmt man einen Teelöffel Gudūchī mit zwei Esslöffeln Aloe-vera-Gel.
- Setzen Sie Gudūchī- und Dashamūlatee-Basti oder Gudūchī-Milch-Basti ein, falls Vāta das Pitta in den Dickdarm verdrängt sowie bei Colitis ulcerosa, Arthritis und Ischias vom Pitta-Typ.
- Gebräuchliche Präparate, die Gudūchī enthalten, sind z. B. Guduchadi Churna, Guduchadi Kvātha, Gudūchī Loha, Amritārishta, Gudūchī Tailam, Tikta, Mahāsudarshan Churna und ārogya Vardhini.

Gulvel Sattva

Sattva heißt „reine Essenz", also bedeutet Gulvel Sattva die reine Essenz von Gulvel, die Ranken des Gudūchī. Gulvel Sattva wird hergestellt, indem man die frischen Gudūchī-Stängel wäscht, zerstampft und dann viele Stunden langsam in einem Gusseisentopf köcheln lässt, bis alles überschüssige Wasser verdampft ist. Was am Boden übrig bleibt, ist Gulvel Sattva. Auch wenn es den gleichen Einsatzbereich wie Gudūchī hat, wirkt Gulvel Sattva schneller und kann sofortige Linderung bedeuten. Gulvel Sattva ist speziell hilfreich bei Ösophagitis, Gastritis, Magengeschwür, Colitis ulcerosa und anderen ähnlichen Pitta-Störungen.

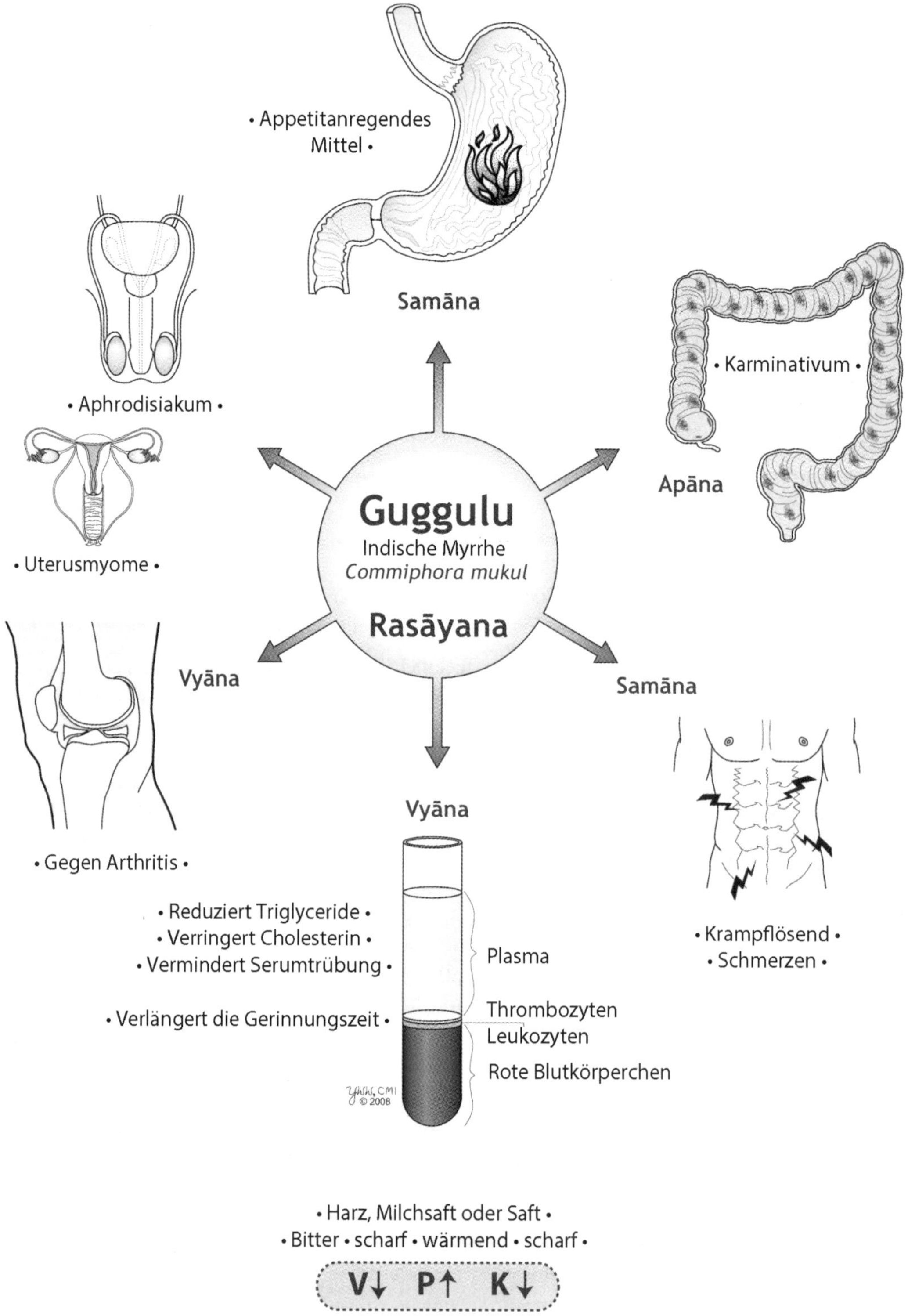

• Appetitanregendes Mittel •

Samāna

• Aphrodisiakum •

• Karminativum •

Apāna

• Uterusmyome •

Guggulu

Indische Myrrhe

Commiphora mukul

Rasāyana

Vyāna

Samāna

Vyāna

• Gegen Arthritis •

• Reduziert Triglyceride •
• Verringert Cholesterin •
• Vermindert Serumtrübung •

• Verlängert die Gerinnungszeit •

Plasma

Thrombozyten

Leukozyten

Rote Blutkörperchen

• Krampflösend •
• Schmerzen •

• Harz, Milchsaft oder Saft •
• Bitter • scharf • wärmend • scharf •

Guggulu

Guggulu steht für das feinstoffliche Harz dieser Pflanze.

Botanische Bezeichnung: *Commiphora mukul* oder *Balsamodendron mukul*
Es gibt sechs Arten von Guggulu: weißes, goldgelbes, grünliches, braunes, blaues und schwarzes. Die beste Art ist schwarz und wird am häufigsten für Menschen eingesetzt. Die anderen Arten werden zur Behandlung von Tieren benutzt.

Deutsch: Indische Myrrhe oder Bedellium

Verwendeter Teil: Saft oder Harz

Rasa: bitter, scharf

Vīrya: wärmend

Vipāka: scharf

Andere Qualitäten: scharf, ausbreitend

Prabhāva: verjüngendes Tonikum für alle sieben Gewebe.
Es beruhigt Vāta und Kapha, kann aber Pitta im Übermaß vermehren

Affinität: alle sieben Dhātus, besonders Asthi, Māmsa, Meda

Wirkungen: verjüngendes Tonikum, antibakteriell, regt Agni an, verbrennt Āma, Herztonikum, senkt Cholesterin, schleimlösend, schmerzlindernd, harntreibend, zersetzt Harnsteine, aphrodisisch, gute Mineralienquelle, bringt dem Geist Gelassenheit, Nerventonikum und bei äußerer Anwendung entzündungshemmend.

Indikationen: Arthritis, Neuralgie, Ischias, Lähmung, Rheuma, Gicht, Parasiten, Aszites, Ödem, Hämorrhoiden, Erkältungen, Kongestion, Husten, Asthma

Kontraindikationen: Schwangerschaft, Magengeschwür, Colitis ulcerosa
Es gibt viele Präparate mit Guggulu. Guggulu wird auch in vielen anderen Präparaten wie Chandraprabhā Vati, Maharasnadi Kvātha und Dashamūlārishta verwendet.

Andere wichtige Mittel sind:

1. Shuddha (einfaches oder reines) Guggulu – beruhigt primär Vāta im Verdauungstrakt und reduziert Lipide.
2. Triphalā Guggulu – scheidet Toxine aus dem Verdauungstrakt aus und reguliert Cholesterin und Blutzucker. Es wird für Hämorrhoiden, Divertikulose, Fissuren und Fisteln benutzt. Es besitzt katabolische Wirkung, daher kommt es bei Fettsucht zur Anwendung.
3. Yogarāja Guggulu – enthält viele andere Zutaten, reinigt das tiefe Bindegewebe von übermäßigem Vāta und Giftstoffen, besonders Māmsa, Meda und Asthi Dhātu.
4. Mahāyogarāja Guggulu – hoch potenziertes Guggulu mit ähnlichen Zutaten wie Yogarāja Guggulu. Es hat anabolische Wirkung und wird bei belastenden Vāta-Störungen wie Lähmung des oberen Motoneurons eingesetzt, bei der Muskelschwund, Muskelerschöpfung, Eiterung und extrem kalte Hände/Füße auftreten.

Diese Seite wurde absichtlich leer gelassen.

5. Kaishore Guggulu – hat entzündungshemmende Wirkung und wird bei Pitta-Konstitutionen und für Pitta-Vāta-Erkrankungen wie Gicht und Hautkrankheiten, einschließlich Ekzem, angewandt. Kaishore ist ein anderer Name für Krishna als Kind, man gibt also Kaishore Guggulu oft Kindern.
6. Simhanad Guggulu – enthält viele Zutaten, z. B. auch die Rhizinuspflanze und ist dank seiner anti-rheumatischen Eigenschaften vor allem hilfreich für rheumatische Arthritis.
7. Punarnavādi Guggulu – Hauptbestandteil ist Punarnavā. Es besitzt eine harntreibende Wirkung und kommt bei Harnwegsinfektionen und Ödem zum Einsatz.
8. Gokshurādi Guggulu – Hauptbestandteil ist Gokshura. Es beseitigt Kristallbildungen in den Harnwegen, wird also für Prostatahyperplasie verwendet und um Steine in Niere, Harnleiter oder Blase zu zerstören.
9. Shilājit Guggulu – Hauptbestandteil ist Shilājit. Es besitzt lekhana (schabende) Wirkung und reguliert den Blutzucker. Es wird im Fall von Diabetes, Adipositas, Hyperlipidämie, multiplen Lipomen, sexueller Schwäche und Prostatahyperplasie eingenommen.
10. Rasnadi Guggulu – Hauptbestandteil ist Rāsna, es ist hilfreich bei Osteoarthritis.
11. Kāñchanāra Guggulu – Hauptbestandteile sind Kāñchanāra, Trikatu und Triphalā. Es hilft bei der Beseitigung von übermäßigem Fett und kommt bei Lymphadenopathie zur Anwendung.

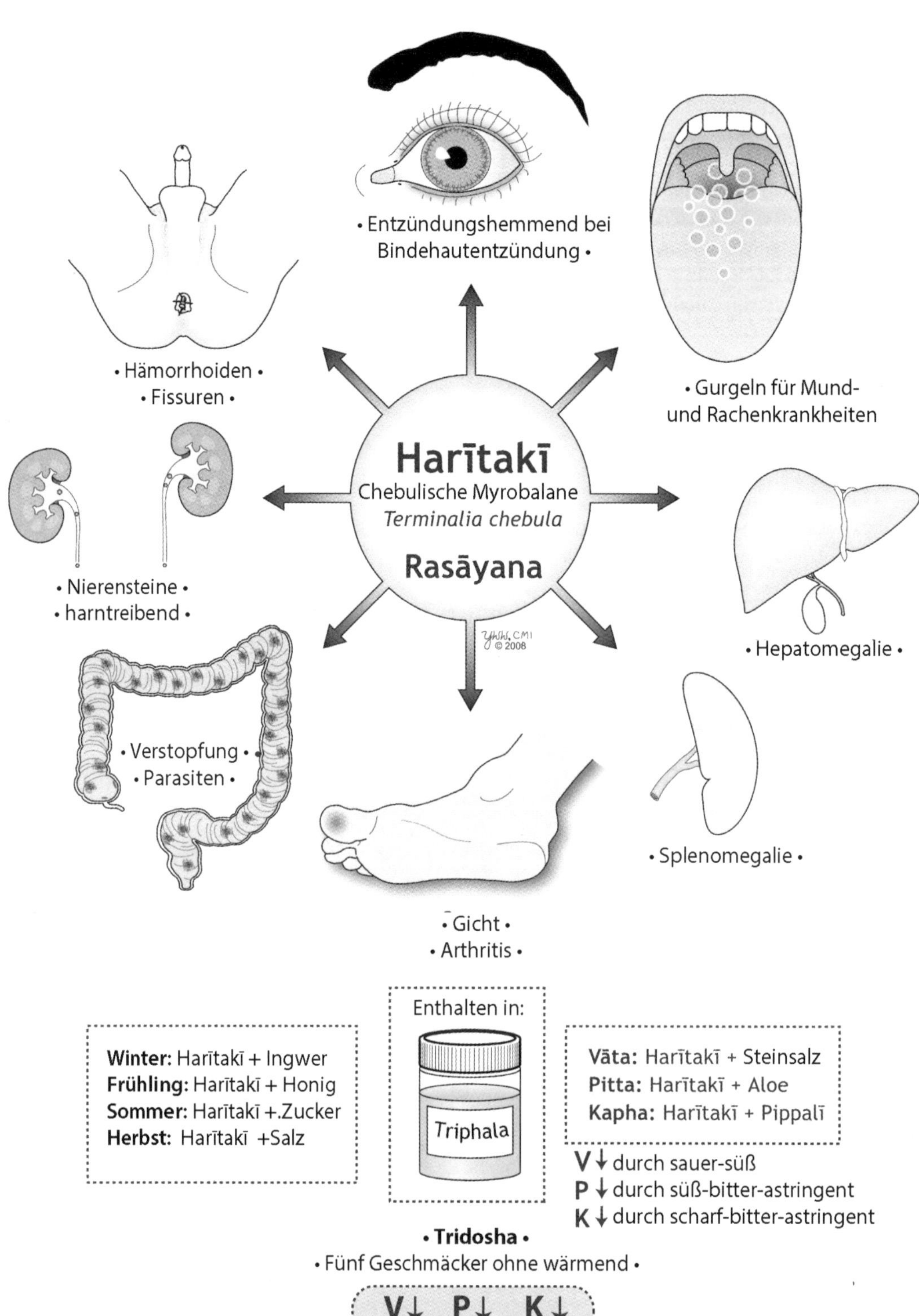
• Entzündungshemmend bei Bindehautentzündung •
• Hämorrhoiden •
• Fissuren •
• Gurgeln für Mund- und Rachenkrankheiten
Harītakī
Chebulische Myrobalane
Terminalia chebula
Rasāyana
• Nierensteine •
• harntreibend •
• Hepatomegalie •
• Verstopfung •
• Parasiten •
• Splenomegalie •
• Gicht •
• Arthritis •
Enthalten in:
Triphala
Winter: Harītakī + Ingwer
Frühling: Harītakī + Honig
Sommer: Harītakī +.Zucker
Herbst: Harītakī +Salz
Vāta: Harītakī + Steinsalz
Pitta: Harītakī + Aloe
Kapha: Harītakī + Pippalī
V ↓ durch sauer-süß
P ↓ durch süß-bitter-astringent
K ↓ durch scharf-bitter-astringent
• Tridosha •
• Fünf Geschmäcker ohne wärmend •
V↓ P↓ K↓

Harītakī

Das Wort Harītakī heißt „jede (Vāta)-Erkrankung beseitigen", besonders aus dem Verdauungstrakt.

Botanische Bezeichnung: *Terminalia chebula*

Deutsch: Chebulische Myrobalane

Verwendeter Teil: Früchte

Rasa: alles außer salzig (sauer, bitter, scharf, astringent und süß)

Vīrya: erhitzend

Vipāka: süß

Andere Qualitäten: leicht, trocken

Prabhāva: verjüngendes Tonikum, das alle drei Doshas besänftigt
Mildert alle drei Doshas, wirkt jedoch in der Hauptsache auf Vāta

Affinität: alle sieben Dhātus

Wirkungen: verjüngend, alterungshemmend, abführend, gute Quelle von Mineralien, fördert gute Farbe und Teint, bringt dem Verstand Reinheit und Klarheit, facht Agni an, entfernt Toxine, tötet Parasiten, entblähend, Antioxidans, Nerventonikum, Gehirntonikum, blutreinigend, harntreibend, hilft bei der Beseitigung von Nierensteinen, reinigt Darm, Leber und Milz, äußerlich angewandt ist es entzündungshemmend

Indikationen: Verstopfung, Hämorrhoiden, Divertikulose, Rheuma, Gicht, Erkältung, Kongestion, Husten, Seminurie oder Leukorrhoe, Bindehautentzündung, Wunden, nicht heilende Aphthen

Kontraindikationen: Schwangerschaft, akuter Durchfall oder Ruhr, Colitis ulcerosa, Debilität, Mangelernährung, schwere Dehydrierung (die Einnahme großer Mengen Harītakī produziert Trockenheit im Körper)

- Bei Verstopfung nimmt man einen Teelöffel Harītakī mit warmem Wasser.
- Im Fall von Gasen im Darm nehmen Sie ½ Teelöffel Harītakī mit einer Prise Steinsalz in warmem Wasser.
- Bei Gicht gibt man ½ Teelöffel Harītakī mit ½ Teelöffel Rohrzucker oder rohem Zucker.
- Bei Asthma und Schluckauf verwenden Sie ½ Teelöffel Harītakī und ½ Teelöffel Ingwer mit warmem Wasser.
- Bei Durchfall trinken Sie eine Tasse Buttermilch oder nehmen einen Teelöffel Ghee mit einer Prise Harītakī.
- Bei Verdauungsstörung nimmt man ½ Teelöffel Harītakī mit ¼ Teelöffel Trikatu (Ingwer, schwarzer Pfeffer, Langpfeffer).
- Bei Sodbrennen vom Pitta-Typ essen Sie ½ Teelöffel Harītakī mit einer Handvoll Rosinen.
- Bei Asthma gibt man je ¼ Teelöffel Harītakī und Pippalī mit einem Teelöffel Honig.

Diese Seite wurde absichtlich leer gelassen.

- Bei schmerzender Bauchkolik nimmt man ½ Teelöffel Harītakī mit einer Prise Hing (Asafoetida), die in Ghee gedünstet wurde.
- Harītakī-Tee lässt sich als Augenspülung für Konjunktivitis einsetzen. Dazu wird ½ Teelöffel Harītakī drei Minuten lang in einer Tasse Wasser gekocht, nach dem Abkühlen durch ein Käsetuch oder einen Kaffeefilter abgeseiht, um sicherzustellen, dass keine kleinen Teile übrig bleiben, und dann der abgeseihte Harītakī-Tee als Augenspülung verwendet.
- Bei vergrößerter Milz wird ½ Teelöffel Harītakī mit einer Prise Steinsalz und ½ Teelöffel Raktaroda verabreicht.
- Bei Erkältungen, Kongestion und Husten nehmen Sie ½ Teelöffel Harītakī mit einer Prise Trikatu und einem Teelöffel Honig.
- Bei den meisten Vāta-Leiden kann Harītakī mit Ghee verabreicht werden. Wenn Sie ½ Teelöffel Harītakī mit einem Teelöffel Ghee und einer Tasse warmer Milch nehmen, ist das ein großartiges Tonikum für ein langes Leben und die Verjüngung.
- Gebräuchliche Präparate mit Harītakī sind Abhayārishta, Gandharva Harītakī, Sanjīvanī, Agasthi Harītakī und Triphalā.

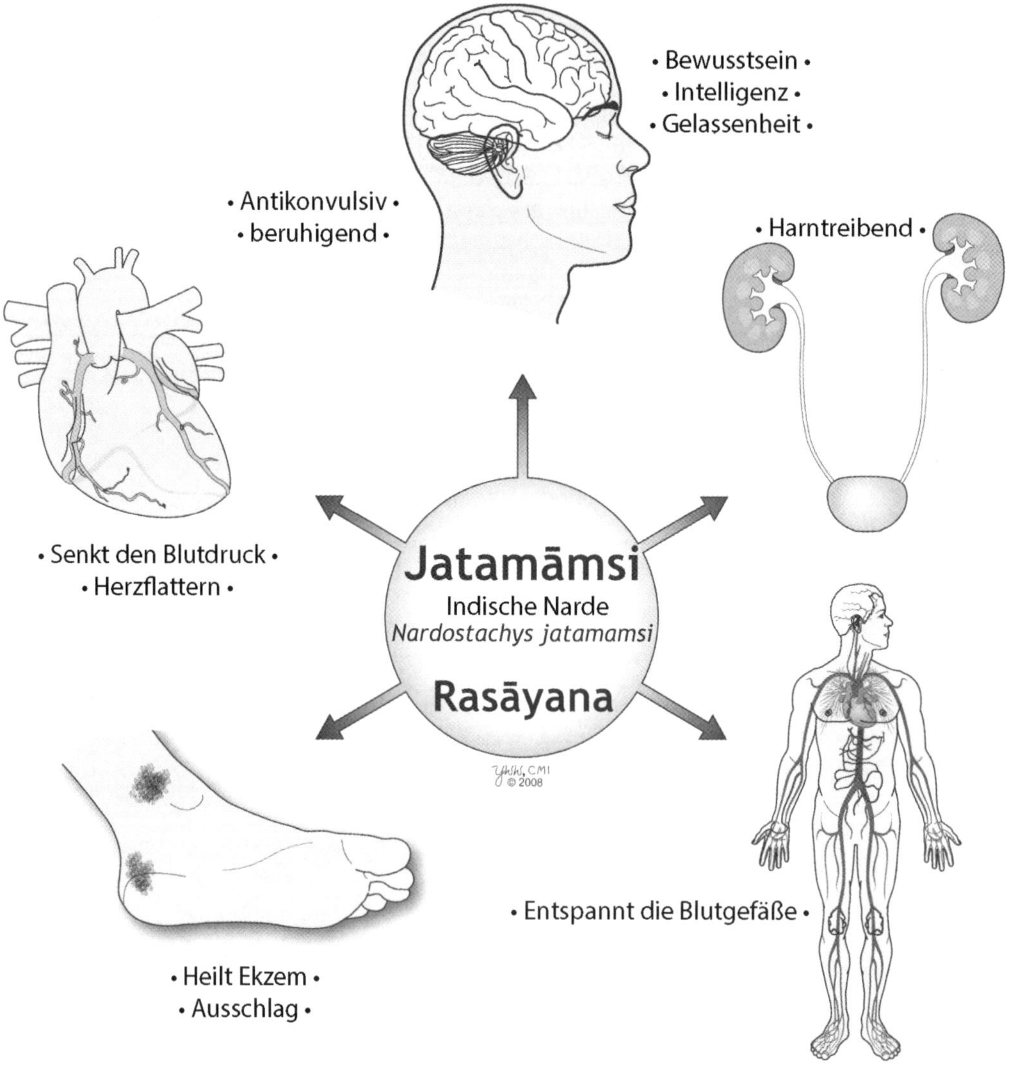

• Bewusstsein •
• Intelligenz •
• Gelassenheit •

• Antikonvulsiv •
• beruhigend •

• Harntreibend •

• Senkt den Blutdruck •
• Herzflattern •

Jatamāmsi
Indische Narde
Nardostachys jatamamsi
Rasāyana

• Entspannt die Blutgefäße •

• Heilt Ekzem •
• Ausschlag •

• Tridosha •
• Bitter • astringent • süß • kühlend • süß •

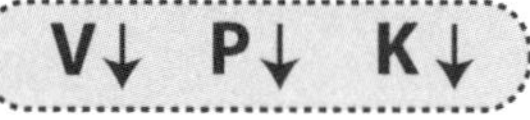

Jatamāmsi

Jatamāmsi bedeutet die „Tante mit verfilzten Haaren", denn die Jatamāmsi-Wurzeln sehen wie verfilzte Haare aus. Dies bezieht sich auf die zweite Mutter (oder Tante) des Geistes, denn verfilzte Haare symbolisieren auch eine hochgradig spirituell erfahrene Frau oder Yogini.

Botanische Bezeichnung: *Nardostachys jatamamsi*

Deutsch: Indische Narde

Verwendeter Teil: Wurzel

Rasa: bitter, astringent, süß

Vīrya: kühlend

Vipāka: süß

Andere Qualitäten: fettig, scharf, leicht

Prabhāva: verbessert die Intelligenz, beseitigt Besessenheit durch Geister und heilt psychische Störungen
Beruhigt alle drei Doshas

Affinität: Māmsa, Meda, Asthi, Majjā, Verstand

Wirkungen: erhöht die Intelligenz, verbessert das Gedächtnis, fördert die Lebensdauer, Gehirntonikum, Antidepressivum, Stimmungsaufheller, antiepileptisch, eliminiert Besessenheit, senkt Fieber, beruhigt Brennen, Hautausschläge und andere Hauterkrankungen, verbessert die Hautfarbe und die Verdauung, mildes Abführmittel, harntreibend, verhindert Herzkrankheiten, senkt hohen Blutdruck, Bronchodilator, verbessert die Spermienzahl, steigert Meditation und Bewusstsein. Äußerlich angewandt ist es entzündungshemmend und verringert übermäßiges Schwitzen.

Indikationen: Hysterie, Epilepsie, Depression, Ohnmacht, Atemlosigkeit, Tachykardie, Zystitis, Dysmenorrhoe

Kontraindikationen: schwere Schlaflosigkeit. In hohen Dosen kann es Erbrechen und Durchfall mit Bauchschmerz hervorrufen.

- Jatamāmsi und Brahmī unterstützen sich gegenseitig und haben eine synergetische Wirkung. Um Aufmerksamkeit, Intelligenz und Zuversicht zu verbessern, nimmt man morgens je ½ Teelöffel Jatamāmsi und Brahmī mit einem Teelöffel Honig.
- Bei Angst und Nervosität mischen Sie gleiche Teilen Jatamāmsi, Shankha Pushpī und Tagara. Nehmen Sie bis zu dreimal täglich ½-1 Teelöffel.
- Bei Burning-Feet-Syndrom, brennender Harnröhre, brennenden Augen und anderen brennenden Empfindungen wird ½ Teelöffel Jatamāmsi in einer Tasse Milch gekocht und zweimal täglich nach dem Essen genommen.
- Um Schönheit und Glanz der Haut zu verbessern, nimmt man ½ Teelöffel Jatamāmsi mit einem Teelöffel Honig und verteilt es äußerlich auf dem Gesicht. Lassen Sie diese Paste eine Weile auf dem Gesicht und waschen Sie sie dann ab.
- Gebräuchliche Präparate mit Jatamāmsi sind Prasham, Brahmī Prash und Rakshoghna Ghrita.

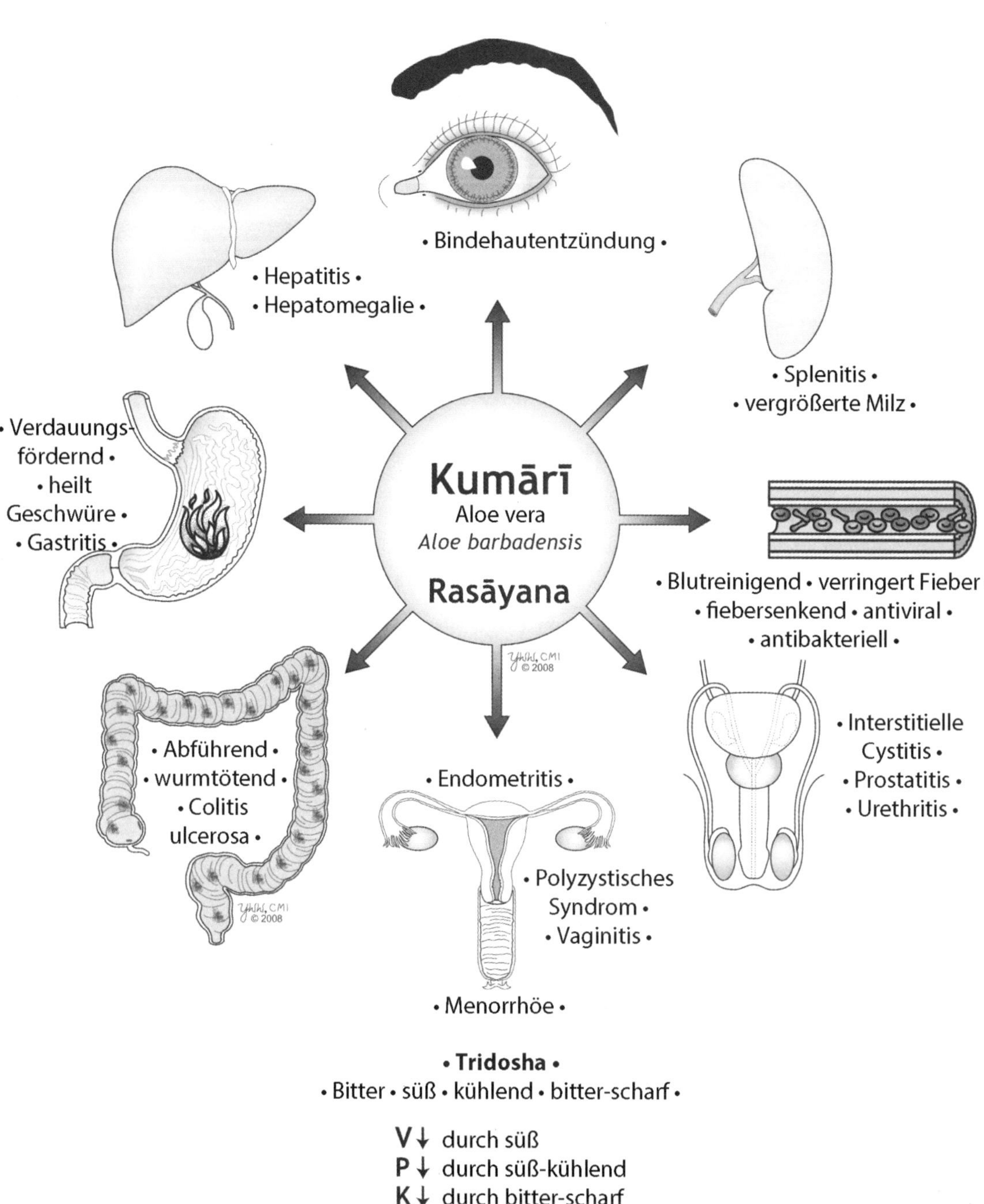

• Tridosha •

• Bitter • süß • kühlend • bitter-scharf •

V↓ durch süß
P↓ durch süß-kühlend
K↓ durch bitter-scharf

V↓ P↓ K↓

Kumārī

Kumārī steht für „Jungfrau" und selbst eine alte Frau, die täglich Aloe vera nimmt, kann gesund und stark werden wie ein junges Mädchen.

Botanische Bezeichnung: *Aloe barbadensis*

Deutsch: Aloe vera

Verwendete Teile: Stängel, Wurzel. Das innere Gel hat eine langsame, anhaltende Wirkung, der extrahierte Saft hat eine kurzfristige Wirkung, das aus der Schale hergestellte Pulver ist bitter und ein starkes Laxativum, das nur bei extremer Verstopfung eingesetzt wird.

Rasa: bitter und scharf, mit süßem Nachgeschmack *(Anurasa)*

Vīrya: kühlend

Vipāka: süß

Andere Qualitäten: fettig, flüssig, weich und schwer

Prabhāva: entzündungshemmendes, verjüngendes Tonikum
Bringt alle drei Doshas ins Gleichgewicht, aber besänftigt größtenteils Pitta.

Affinität: alle sieben Dhātus

Wirkungen: blutreinigend, antibakteriell, fiebersenkend, schleimlösend, abführend

Indikationen: Tumore, Leber- und Milzkrankheiten, Pyrexie, Verstopfung, Magengeschwür

Kontraindikationen: extrem hohes Vāta, Auszehrung, Dehydrierung, Durchfall und Ruhr, Darmverschluss, familiäre oder genetische Vorgeschichte mit Brustkrebs und während der Menstruation (da es die endometriale Aktivität steigern kann). Größere Dosierungen über einen längeren Zeitraum können Kaliumverlust, Verlust des Darmtonus und verminderte Passagezeit auslösen. Aloe erhöht auch die Wirkung von Corticosteroiden.

- Im Fall von Leber- und Milzvergrößerung hilft ½ Tasse frischer Aloe-vera-Saft mit ¼ Teelöffel Kurkuma.
- Bei Bronchitis, Tonsillitis, Husten, Erkältungen und Kongestion wird ein Stück Aloe geröstet, um die Absorption zu verstärken, dann ein Teelöffel Gel entnommen und mit einem Teelöffel Honig, zwei Prisen of Pippalī und einer Prise Nelkenpulver vermischt. Dreimal täglich oral verabreichen.
- Bei Augenleiden wie Bindehautentzündung oder einem entzündeten Augenlid gibt man einen Tropfen frisches Aloe-Gel auf die Augenlider. Nur wenn die Aloe vera rein, aus Bio-Anbau und einer Pflanze mit einfachen grünen Blättern (ohne weiße Flecken) stammt, kann sie direkt in die Augen gegeben werden.

Diese Seite wurde absichtlich leer gelassen.

- Bei Appetitverlust (Anorexie) nimmt man vor dem Essen einen Esslöffel Aloe-Gel mit zwei Prisen Chitrak und einer Prise Trikatu.
- Bei Gelbsucht ist *Kumārī Rasa Nasya* ein sinnvolles Heilmittel. Es besteht zu gleichen Teilen aus Aloesaft, Ghee und Zwiebelsaft. Mischen Sie die drei miteinander und geben Sie fünf Tropfen in jedes Nasenloch. Der Betreffende sondert danach gelben Schleim ab und dies hilft, die Leber zu heilen.
- Bei Fieber verabreicht man ein Drittel bis eine halbe Tasse Aloesaft mit einem Teelöffel Mahāsudarshanpulver oder einer Sudarshan-Tablette.
- Aloe-vera-Gel wird direkt aufgetragen, um Schnitte, Verbrennungen und Wunden zu behandeln und Hauterkrankungen wie Nesselausschlag, Hautausschläge und Urtikaria zu heilen.
- Gleiche Teile Aloe-vera-Saft und Granatapfelsaft sind eine gute Mischung für Anämie und Hautkrankheiten. Nehmen Sie dreimal täglich ½ Tasse dieser Mischung ein.
- Aloe-vera-Saft ist zuträglich für interstitielle Zystitis, was eine Pitta-Erkrankung ist.
- Fermentierte Zubereitungen von Aloe vera sind z. B. Kumārī Arishta und drei Arten von Kumārī Āsava, basierend auf alten āyurvedischen Rezepturen. Kumārī Arishta wird verwendet, um Pitta im tiefen Bindegewebe zu besänftigen und kann Agni im Fall von hohem Dhātu Agni heilen. Kumārī Āsava Nr. 1 ist eine traditionelle Rezeptur, die für Anämie bei Erwachsenen verwendet wird, denn sie enthält eine bedeutende Menge Eisen und andere Nährstoffe. Kumārī Āsava Nr. 2 enthält Kupfer und wird besonders für Milzerkrankungen eingesetzt. Kumārī Āsava Nr. 3 ist eine einfachere Rezeptur, also auch gut für Kinder.

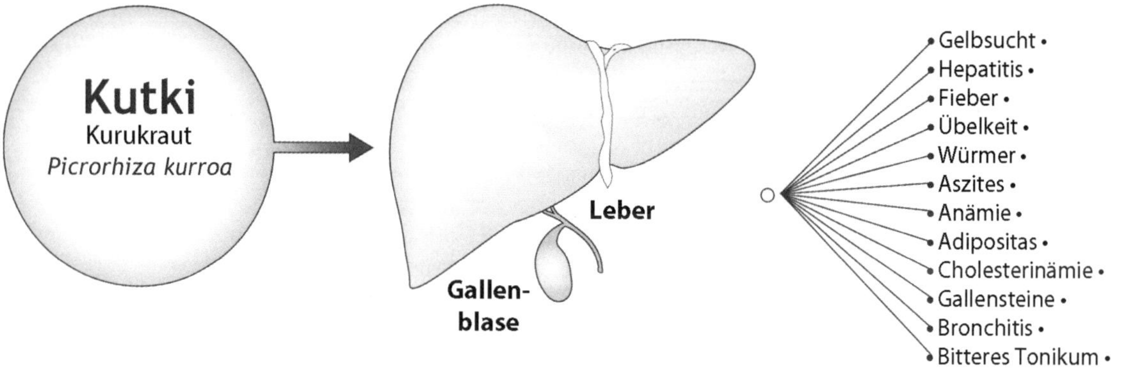

• Bitter • kühl • schabende Wirkung •
• für Husten • für Asthma •
• facht Agni an • verbrennt Āma •

• Bitter • scharf • kühlend • scharf •

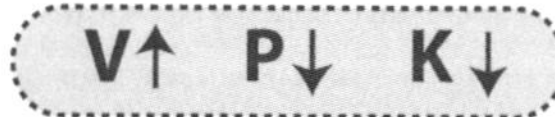

Kutki

Der Sanskritname für dieses Heilkraut ist Katukā, also „das, was bitter ist".

Botanische Bezeichnung: *Picrorhiza kurroa*

Sanskrit: Katukā

Deutsch: Kurukraut

Verwendeter Teil: Wurzel

Rasa: bitter, scharf

Vīrya: kühlend

Vipāka: scharf

Andere Qualitäten: leicht, trocken

Prabhāva: Lebertonikum, gegen Diabetes, schabt Fett aus
Besänftigt Kapha und Pitta, aber kann Vāta-Dosha verschärfen

Affinität: Rasa, Rakta, Meda, Asthi

Wirkungen: schabt Fett aus, vermindert Cholesterin, reinigt das Blut, tötet Parasiten, abführend, zerteilt den Stuhl, entfernt Alkohol-Toxizität, entzündungshemmend, antioxidativ, ein Immunstimulans, entgiftet die Leber, bitteres Tonikum, wurmabtötend, schleimlösend

Indikationen: Fettsucht, Diabetes, Aszites, Fieber, Cholera, Leberstörungen wie Hepatitis A, B und C, Gelbsucht, fette degenerative Veränderungen der Leber, Anämie, Verstopfung, Ekzem, Psoriasis und andere Hautkrankheiten

Kontraindikationen: Abmagerung, Tuberkulose, Dehydrierung, Durchfall und Ruhr

- Bei Fieber vom Kapha-Typ kocht man zwei Teelöffel Kutki in einer Tasse Wasser, bis es auf eine ¼ Tasse reduziert ist. Verabreichen Sie zwei Teelöffel dieses Absuds mit einer Prise Pippalī und einem Teelöffel Honig.
- Bei Aszites und Anämie nimmt man dreimal täglich zwei Teelöffel Kutki-Absud.
- Bei Schluckauf wird ¼ Teelöffel Kutki mit einem Teelöffel Honig gegeben.
- Bei Fieber gibt man dreimal täglich ¼ Teelöffel Kutki mit heißem Wasser.
- Im Fall von Parasiten nehmen Sie ¼ Teelöffel Kutki mit der gleichen Menge Vidanga.
- Einige gebräuchliche Präparate, die Kutki enthalten, sind ārogya Vardhini, Katukadi Avaleha, Tiktādi Kvātha und Kumārī Āsava.

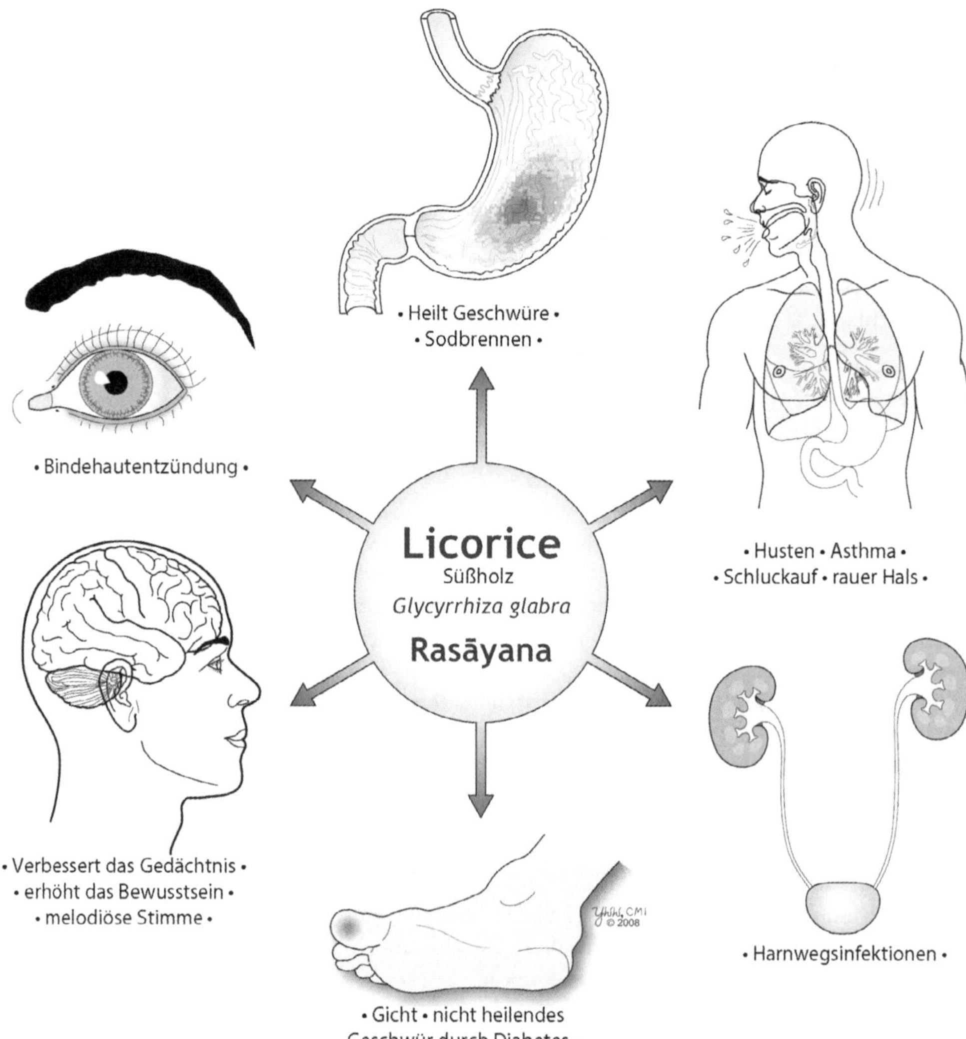

- Süßholz wird als Aromastoff, Demulzens und milder Schleimlöser eingesetzt.
- Glycyrrhiza ist ein natürliches Steroid und hilft, Magengeschwür und Colitis ulcerosa zu heilen.
- Es wirkt als schwaches Cortison-Hormon, das aus der Nebennierenrinde isoliert wird.

- Süßholz kann Salzretention, übermäßigen Kaliumverlust im Urin bewirken und den Blutdruck erhöhen.
- Es reguliert den Fett-, Kohlehydrat-, Na-K- und Proteinstoffwechsel.
- Es ist ein entzündungshemmender Wirkstoff.

• Lebensfördernd •
• Wurzel • Stängel • Rhizom oder Wurzel •
• süß • kühlend • süß •

V↓ P↓ K↑

Süßholz (Licorice)

Yashthi heißt „Rinde" *madhu* bedeutet „süß", somit steht der Sanskritname dieses Heilmittels für „süße Rinde".

Botanische Bezeichnung: *Glycyrrhiza glabra*

Sanskrit: Yashthi Madhu

Verwendeter Teil: Wurzel

Rasa: süß

Vīrya: kühlend

Vipāka: süß

Andere Qualitäten: schwer, fettig

Prabhāva: Rasāyana für Stimme, Haarwachstum und Gedächtnis, verstärkt die Zellintelligenz und Langlebigkeit, entfernt Kapha durch Auswurf, lebensförderndes Rasāyana
Mildert Pitta und Vāta, kann jedoch Kapha reizen und ausscheiden

Affinität: Rasa, Rakta, Majjā, Shukra, das Atmungssystem

Wirkungen: schleimlösend, verflüssigt Kapha, lindernd, Emetikum, das Übelkeit und Erbrechen in hohen Mengen auslöst, verjüngendes Tonikum, beruhigt Durst, mildert rauen Hals, verbessert die Stimme, hebt Konzentration, Gedächtnis und Intelligenz, fördert das Haarwachstum, verbessert Farbe und Teint, gut für die Augen, Energiespender, blutreinigend, blutstillend, heilt Geschwüre, säurebindend, harntreibend und fördert die Spermienzahl

Indikationen: Erkältungen, Kongestion, Husten, rauer Hals, Laryngitis, Übelkeit, Harnwegsinfektionen, Hautirritation, Asthma, schlechte Konzentration, schlechtes Gedächtnis, Geschwüre, Sodbrennen, niedrige Spermienzahl, Harnwegsinfektionen

Kontraindikationen: Hypertonie (hoher Blutdruck), wenn in großen Mengen verwendet, Männer mit geringer Libido, stillende Mütter, die gleichzeitige Verwendung von Furosemid[1] kann die Entstehung von akutem Nierenversagen fördern, Übelkeit, Erbrechen, Nierensteine und Patienten, die anfällig für Kaliummangel sind. Ebenfalls kontraindiziert bei Cholezystitis, Hypertonie, schwerer Niereninsuffizienz, Ödem und Stauungsinsuffizienz. Die Aufnahme großer Mengen kann zu schwerem Bluthochdruck, Herzrhythmusstörung, Kardiomyopathie, Herzstillstand, Herzinsuffizienz und Steroidtoxizität führen.

- Süßholztee ist ein verbreitetes Heilmittel. Kochen Sie dafür einen Esslöffel Süßholz drei Minuten lang in ½ Liter Wasser, seihen Sie es ab und trinken Sie eine Tasse, wenn er etwas abgekühlt ist.
- Bei Erkältungen, Kongestion und Husten nehmen Sie je ½ Teelöffel Süßholz und Mahāsudarshan.
- Bei rauem Hals oder heiserer Stimme nimmt man ½ Teelöffel Süßholzpulver mit je ½ Teelöffel Ghee und Zucker.
- Bei Übelkeit und Erbrechen wird ein Teelöffel Süßholz und ½ Teelöffel rotes Sandelholz mit ½ Tasse Milch verabreicht.
- Bei Harnwegsinfektionen trinkt man Süßholzmilch. Kochen Sie einen Teelöffel Süßholz in einer Tasse Milch.
- Bei Asthma macht man eine Tasse Süßholztee mit fünf Tropfen Mahānārāyanaöl oder Knoblauchöl. Trinken Sie alle 10 Minuten einen Teelöffel, das hat eine bronchienerweiternde Wirkung.
- Bei vielen Hauterkrankungen und auch Leukorrhoe (weißem Ausfluss) ist Süßholztee nützlich.
- Für ein gesteigertes Bewusstsein und Gedächtnis nimmt man je ½ Teelöffel Süßholz und Brahmī.
- Gebräuchliche Präparate, die Süßholz beinhalten, sind Khadiradi Vati, Lavangādi Vati, Yashthi Madhu Ghrita (Süßholz-Ghee) und Yashthi-Madhu Tailam.

1. Der Markenname dieses Medikaments ist Lasix.

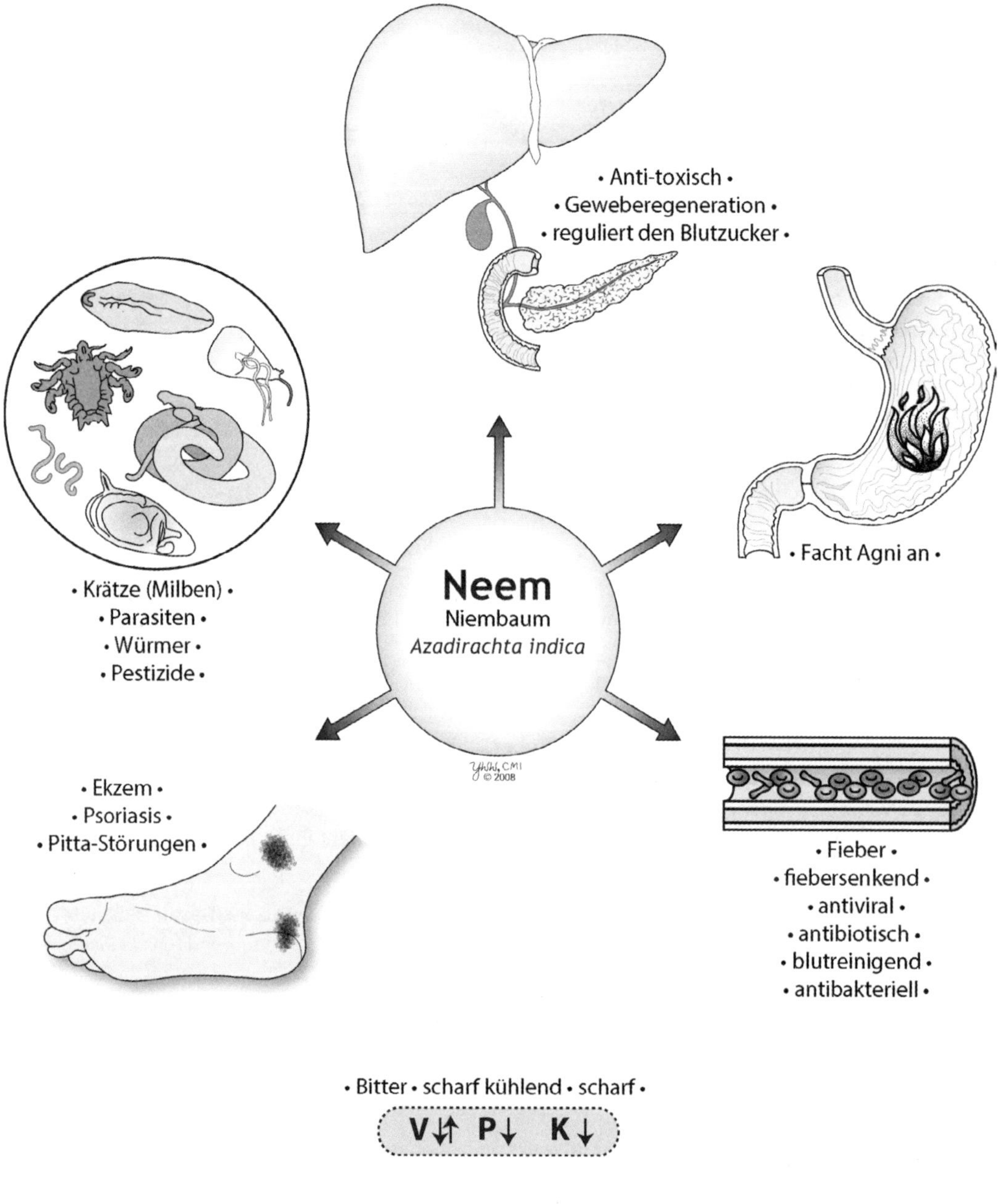

• Anti-toxisch •
• Geweberegeneration •
• reguliert den Blutzucker •

• Facht Agni an •

• Krätze (Milben) •
• Parasiten •
• Würmer •
• Pestizide •

Neem
Niembaum
Azadirachta indica

• Ekzem •
• Psoriasis •
• Pitta-Störungen •

• Fieber •
• fiebersenkend •
• antiviral •
• antibiotisch •
• blutreinigend •
• antibakteriell •

• Bitter • scharf kühlend • scharf •

Niem

Nimba heißt „das, was die Erde reinigt“ und es gehört auch zu Ambu Vaha Srotas, dem Wassersystem.

Botanische Bezeichnung: *Azadirachta indica*

Sanskrit: Nimba

Deutsch: Niembaum
Diese Bäume sind etwa 4,5-6 m hoch.

Verwendete Teile: Blumen, Früchte, Blätter und Rinde

Rasa: bitter, leicht scharf

Vīrya: kühlend

Vipāka: scharf

Andere Qualitäten: leicht, scharf

Prabhāva: antibakteriell, antiviral, gegen Krebs
Beruhigt Pitta und Kapha, vermehrt Vāta

Affinität: Rasa, Rakta, Meda, Majjā

Wirkungen: kontrolliert den Blutzucker, antibakteriell, antiviral, wurmabtötend, senkt Fieber, blutreinigend, schleimlösend, erhöht die Konzentration, Pestizid, Spermizid, fördert Enthaltsamkeit von sinnlichen Versuchungen und kontrolliert den Sextrieb

Indikationen: Diabetes, Infektionen, Sepsis, chronischer Husten, Fieber, Übelkeit oder Erbrechen, Gelbsucht, Malaria, Würmer und Parasiten, Tuberkulose, Nesselausschlag, Hautausschläge, Urtikaria, Ekzem, Psoriasis, Wunden, Schnittwunden, Verbrennungen, Krätze, Gonorrhöe, Enthaltsamkeit

Kontraindikationen: hohes Vāta, schwere Übelkeit, geringe Libido, sexuelle Schwäche, Osteoporose, Knochenmarkabbau

- Niem-Ghee kann bei äußerer Anwendung zur Wundheilung benutzt werden.
- Bei Ekzem, Krätze und anderen Hauterkrankungen wird Niemöl oder Mahā Tikta Ghrita für die äußere Anwendung eingesetzt.
- 2 Teelöffel Niem können Erbrechen auslösen, was hilft, zu viel Pitta oder Kapha aus dem Magen auszuscheiden.
- Bei Fieber nimmt man ½ Teelöffel Niem mit ¼ Teelöffel Kutki.
- Niemtee oder Niemöl können als natürliches Pestizid verwendet werden.
- Einige verbreitete Präparate mit Niem sind Mahāsudarshan Kada, Mahamanjishthadi Kada, Nimba Haridrā, Nimbarishta, Tikta, Mahā Tikta Ghrita und Niem Tailam.

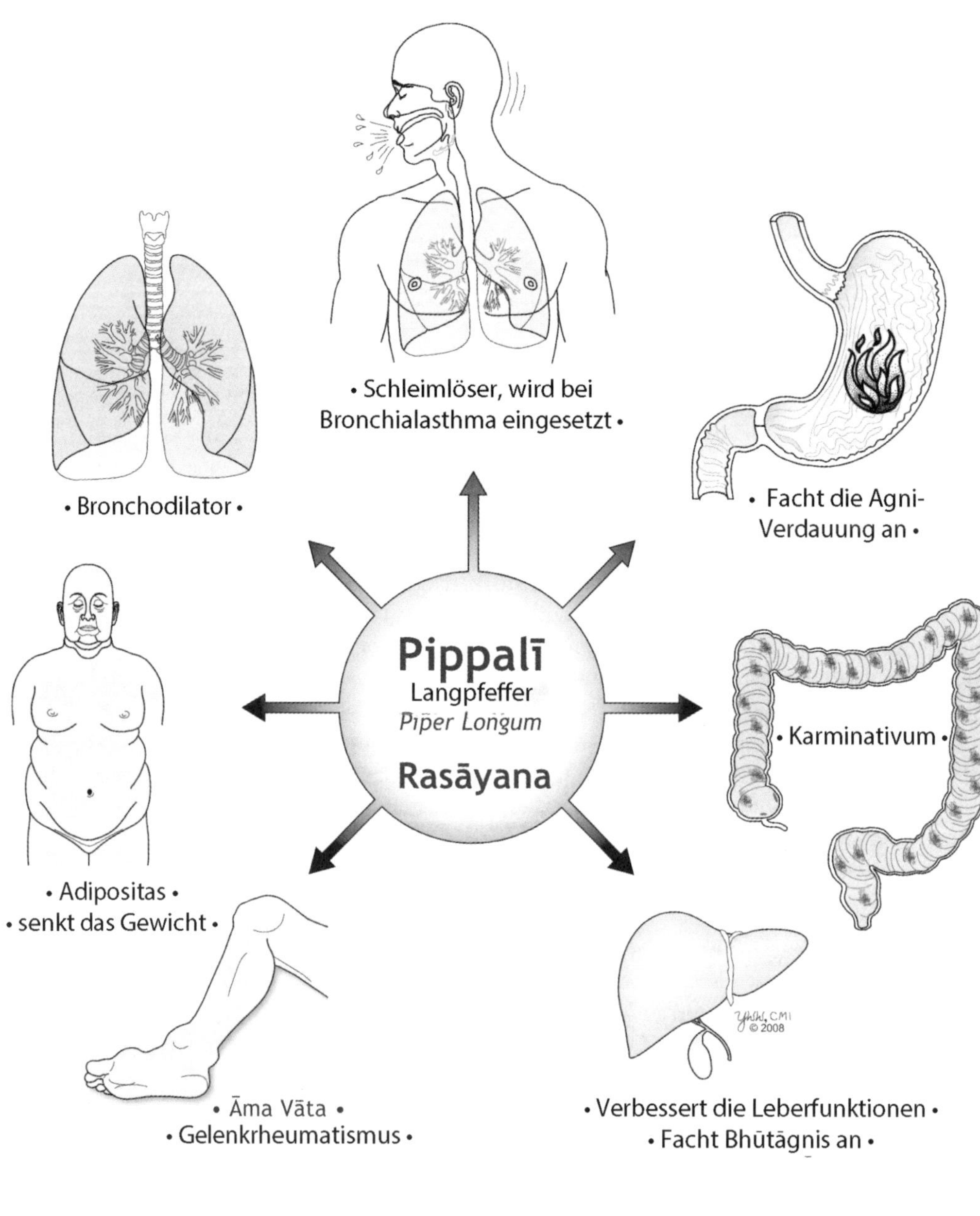

• Scharf • wärmend • süß •

V↓ P↓↑ K↓

Pippalī

Das Wort *Pippala* stammt vom Sanskrit-Wort „trinken und verdauen", was sich auf die Fähigkeit dieses Heilmittels bezieht, Āma zu verdauen und Agni anzuregen. Pippalī steht auch für „das, was auf die Lungen wirkt" und es verbessert die Verwertung von Prāna in den Lungen.

Botanische Bezeichnung: *Piper longum*

Deutsch: Langpfeffer

Verwendete Teile: Früchte, auch weiche Stängel und Wurzel

Rasa: scharf

Vīrya: wärmend

Vipāka: süß

Andere Qualitäten: leicht, scharf, trocken

Prabhāva: Bronchodilator und schleimlösend
Besänftigt alle drei Doshas in Maßen, kann jedoch Pitta im Übermaß steigern

Affinität: Rasa, Rakta, Māmsa, Meda, Majjā, Shukra, die Atemwege

Wirkungen: verstärkt Agni, verbrennt Giftstoffe, Bronchodilator, schleimlösend, abschwellend, Lungentonikum, leberentgiftend, verbessert die Spermienbeweglichkeit, verringert die Fettleibigkeit, fördert die Lymphozyten

Indikationen: Erkältungen, Kongestion, Katarrh, Husten, Bronchitis, Asthma, geringes Agni, Stauungsinsuffizienz, Diabetes, Divertikulose, Hämorrhoiden, Durchfall, Adipositas, vergrößerte Milz, Leberstörungen

Kontraindikationen: Blutungsstörungen, Magengeschwür, Colitis ulcerosa und extrem hohes Pitta

- Bei Erkältungen, Kongestion und Husten nimmt man ¼ Teelöffel Pippalī mit einem Teelöffel Honig.
- Im Fall von Sodbrennen geben Sie ¼ Teelöffel Pippalī mit einem Teelöffel Kandiszucker, um das Verdauungsfeuer anzuregen und Übersäuerung zu kontrollieren.
- Bei Fieber oder Grippe vom Vāta- und Kapha-Typ verabreicht man dreimal täglich ¼ Teelöffel Pippalī mit gleichen Teilen Tulsi und Zitronengras.
- Bei Divertikulose nimmt man ¼ Teelöffel Pippalī mit einem Teelöffel Ghee.
- Gegen Hämorrhoiden trinkt man eine Tasse frische Buttermilch mit einer Prise Pippalī.
- In einer berühmten āyurvedischen Therapie für chronisches Bronchialasthma werden jeden Tag getrocknete Pippalī-Früchte genommen und die Dosierung allmählich erhöht. Kochen Sie Pippalī in einer Tasse Milch und trinken Sie das am Morgen zuallererst. Der Betreffende beginnt mit fünf Pippalī in Milch am ersten Tag, dann sechs am zweiten Tag, sieben am dritten Tag usw., bis in der Tasse Milch 64 Pippalī-Früchte am Tag gekocht werden. Dann verringert man die Dosis um je einen Pippalī am Tag. Dies heißt Chaushastha Pippalī und ist eine effektive verjüngende Technik für die Atemwege und das Herz-Kreislaufsystem.
- Pippalī Āsava ist ein fermentierter Pippalī-Absud mit vielen Zutaten. Er besitzt eine schnelle Wirkung und ist großartig für akute Atemwegserkrankungen.
- Andere Präparate mit Pippalī sind Trikatu, Pippalī Arishta, Chavsasthi Pippalī, Guda Pippalī Yoga und Vardhaman Pippalī.

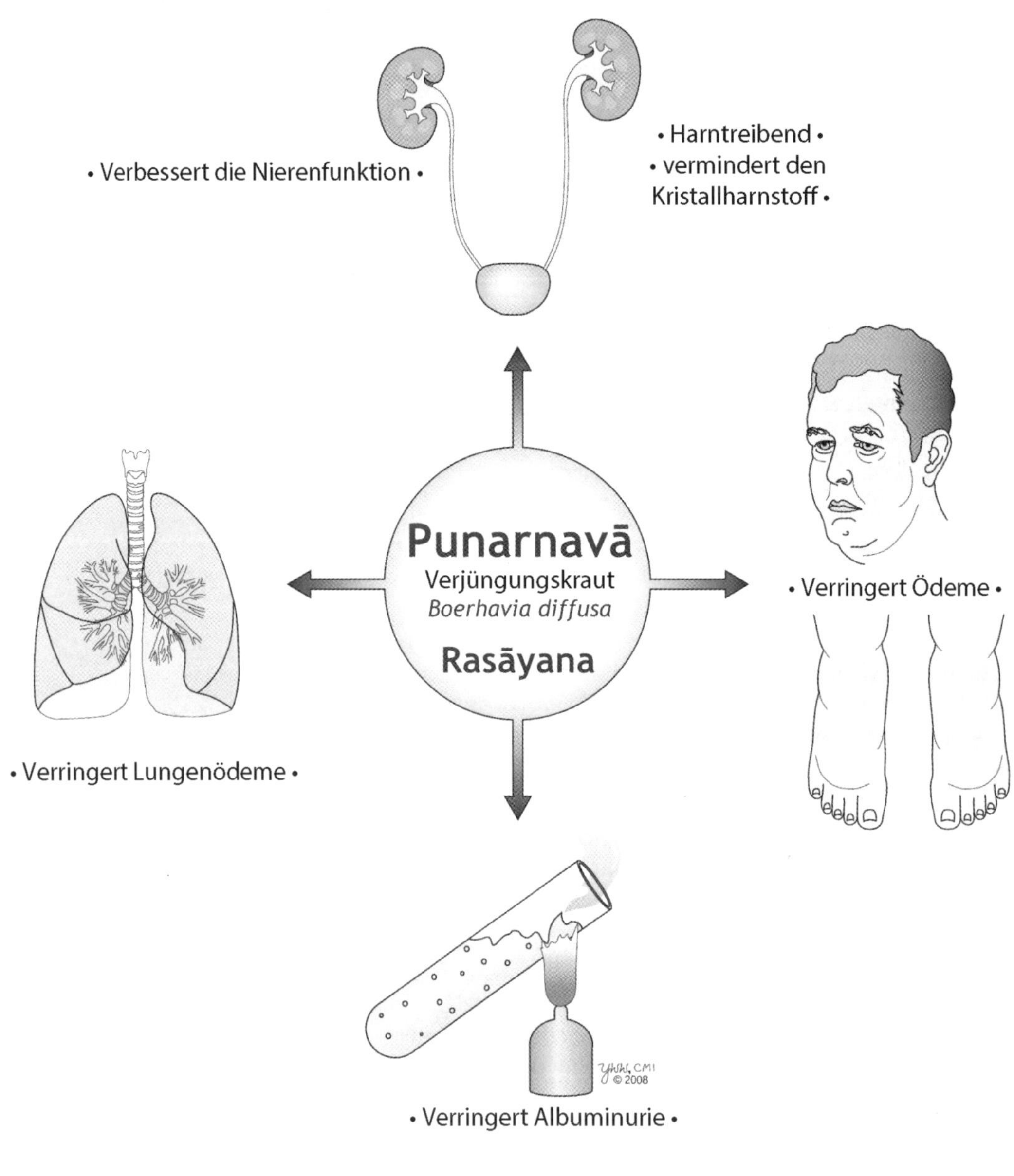

• Süß • bitter • wärmend • scharf •

V↓ P↑ K↓

Punarnavā

Punarnavā bedeutet „das, was die Gewebe regeneriert, repariert und erneuert". Es wird auch *shothaghni* genannt. Es gibt zwei Arten von Punarnavā: weißes (*shveta*) und rotes (rakta). Weißes Punarnavā ist eher harntreibend und rotes Punarnavā eher abführend.

Botanische Bezeichnung: *Boerhavia diffusa*

Deutsch: Verjüngungskraut

Verwendeter Teil: Wurzel

Rasa: süß, bitter, astringent

Vīrya: erhitzend, frisches Punarnavā ist jedoch kühlend

Vipāka: scharf

Andere Qualitäten: trocken, leicht

Prabhāva: verjüngendes Tonikum, das Ödem vermindert
Mildert alle drei Doshas, doch kann im Übermaß Pitta und Vāta verschärfen

Affinität: Rasa, Rakta, Māmsa, Meda, Shukra

Wirkungen: Tonikum für die Atemwege, schleimlösend, Herztonikum, reguliert den Blutdruck, Bronchodilator, wirkt auf das Lungenparenchym, verjüngt die Nierenzellen, harntreibend, reduziert Ödem, schabt überschüssiges Fett aus, eliminiert ein Übermaß an Kapha

Indikationen: Anämie, Ödem, Erkältung, Husten, Kongestion, Nierensteine, Wassersucht, Aszites, dekompensierte Herzinsuffizienz, Fettleibigkeit, Harnwegsinfektionen, Blutungsstörungen, Nachtblindheit, erhöhter Augeninnendruck und Glaukom

Kontraindikationen: niedriger Blutdruck, exzessiver Harnabgang, Dehydrierung und hohes Pitta

- Bei generellem Ödem verwendet man Punarnavā, Deodar und Ingwer in gleichen Teilen mit ausreichend Wasser, um eine Paste herzustellen und trägt sie äußerlich auf die geschwollenen Stellen auf. Innerlich kann man ½ Teelöffel Punarnavā dreimal täglich mit ½ Teelöffel Rohrzucker oder rohem Zucker verabreichen.
- Bei Nachtblindheit nimmt man ½ Teelöffel Punarnavā dreimal täglich mit einem Teelöffel Honig.
- Um den Augeninnendruck zu senken und ein Glaukom zu mildern, benutzt man gefilterten und gekühlten Punarnavātee als Augenspülung.[2]
- Bei Harnwegsinfektionen verabreicht man einen Tee. Dazu kocht man je ½ Teelöffel Punarnavā und Gokshura in einer Tasse Wasser.
- Punarnavādi Guggulu wird für Arthritis, geschwollene Gelenke, Nierensteine und Ödem durch Herzinsuffizienz eingesetzt.
- Punarnavāsava ist ein fermentierter Absud für Schwellung und Nierenleiden.
- Punarnavādi Mandūra Bhasma ist gut für Anämie und hypoproteinämisches Ödem, einem Mangel an Protein, der zu Wasserei17nlagerung führt.
- Andere Punarnavā-Präparate sind z. B. Punarnavādi Mandūra, Punarnavādi Guggulu und Punarnavāshtaka.

2. Eine Anleitung zur Herstellung der Augenspülung finden Sie auf Seite 409.

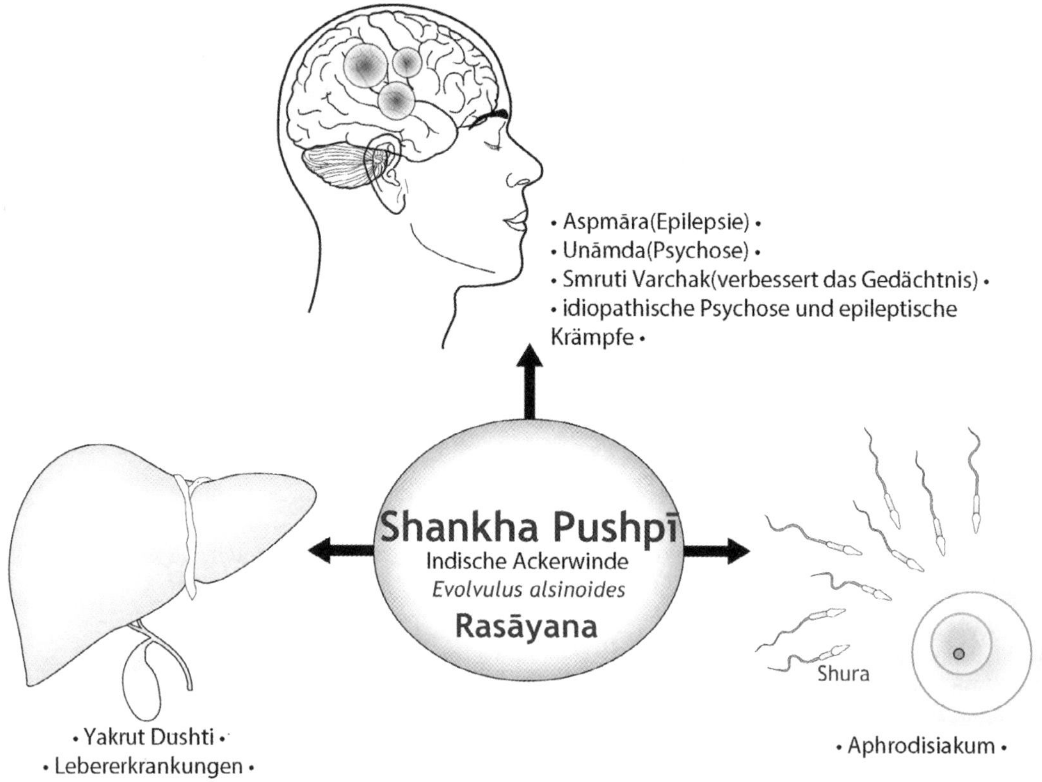

• Aspmāra(Epilepsie) •
• Unāmda(Psychose) •
• Smruti Varchak(verbessert das Gedächtnis) •
• idiopathische Psychose und epileptische Krämpfe •

Shankha Pushpī
Indische Ackerwinde
Evolvulus alsinoides
Rasāyana

• Yakrut Dushti •
• Lebererkrankungen •

Shura

• Aphrodisiakum •

• Tridosha •
• Astringent • wärmend • süß •

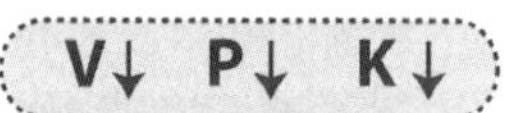

Shankha Pushpī

Shankha steht für „Muschel" und *Pushpa* heißt „Blume", somit bedeutet der Name dieses Heilkrauts „eine Blume in Form einer kleinen Muschel".

Botanische Bezeichnung: *Evolvulus alsinoides*

Sanskrit: Dankuni

Deutsch: Indische Ackerwinde

Verwendete Teile: Blumen, Blätter und Wurzeln

Rasa: astringent, bitter, scharf

Vīrya: kühlend

Vipāka: süß

Andere Qualitäten: schwer, ölig, klebrig, ausbreitend

Prabhāva: verbessert geistige Klarheit, steigert die Konzentration, erweitert das Bewusstsein und beseitigt Besessenheit durch Geister.
Es besänftigt alle drei Doshas

Affinität: Majjā, Shukra, Verstand

Wirkungen: abführend, harntreibend, antiepileptisch, senkt Fieber, sedativ, beseitigt Gas, Herztonikum, lindert Bluthochdruck, aphrodisisch, entgiftet die Leber, Haartonikum (äußerlich)

Indikationen: Schlaflosigkeit, Hypertonie (Bluthochdruck), Fieber, heisere Stimme, Harnwegsinfektion, Appetitverlust, Flatulenz, Parasiten, Toxämie, Epilepsie, Psychose, Psychoneurose, Schizophrenie, ADHS (Aufmerksamkeitsdefizitsyndrom), Angst, einige Arten von Besessenheit durch Geister

Kontraindikationen: keine

- Bei Unmad (Psychose) und *Apasmāra* (Epilepsie) verwendet man zu gleichen Teilen Shankha Pushpī mit Brahmī und Jatamāmsi. Nehmen Sie dreimal täglich ½ Teelöffel bis einen Teelöffel der Mischung mit einem Teelöffel Honig. Es wird für Kinder mit ADHS benutzt oder bei einer Unfähigkeit, den Geist zu konzentrieren.
- Bei Toxämie lässt sich Shankha-Pushpī-Tee einsetzen – einen Teelöffel Pulver in einer Tasse heißem Wasser ziehen lassen.
- Falls Sie täglich Shankha Pushpī einnehmen, verstärkt dies Ihre Persönlichkeit und die Leute fühlen sich von Ihnen angezogen und von Ihrer Intelligenz beeinflusst.
- Geben Sie für gesunden Schlaf die Wurzeln und Blätter von Shankha Pushpī zusammen mit Jatamāmsi-Wurzeln in ein Seidentäschchen und legen Sie es zum Schlafen unter das Kopfkissen. Entweder haben Sie einen gesunden Schlaf oder Sie haben sieben Tage hintereinander den gleichen spirituellen Traum.
- Gebräuchliche Präparate, die Shankha Pushpī enthalten, sind Shankha-Pushpīsirup, Prasham, Brahmī Prash, Sārasvatārishta und Amritadi Rasāyana.

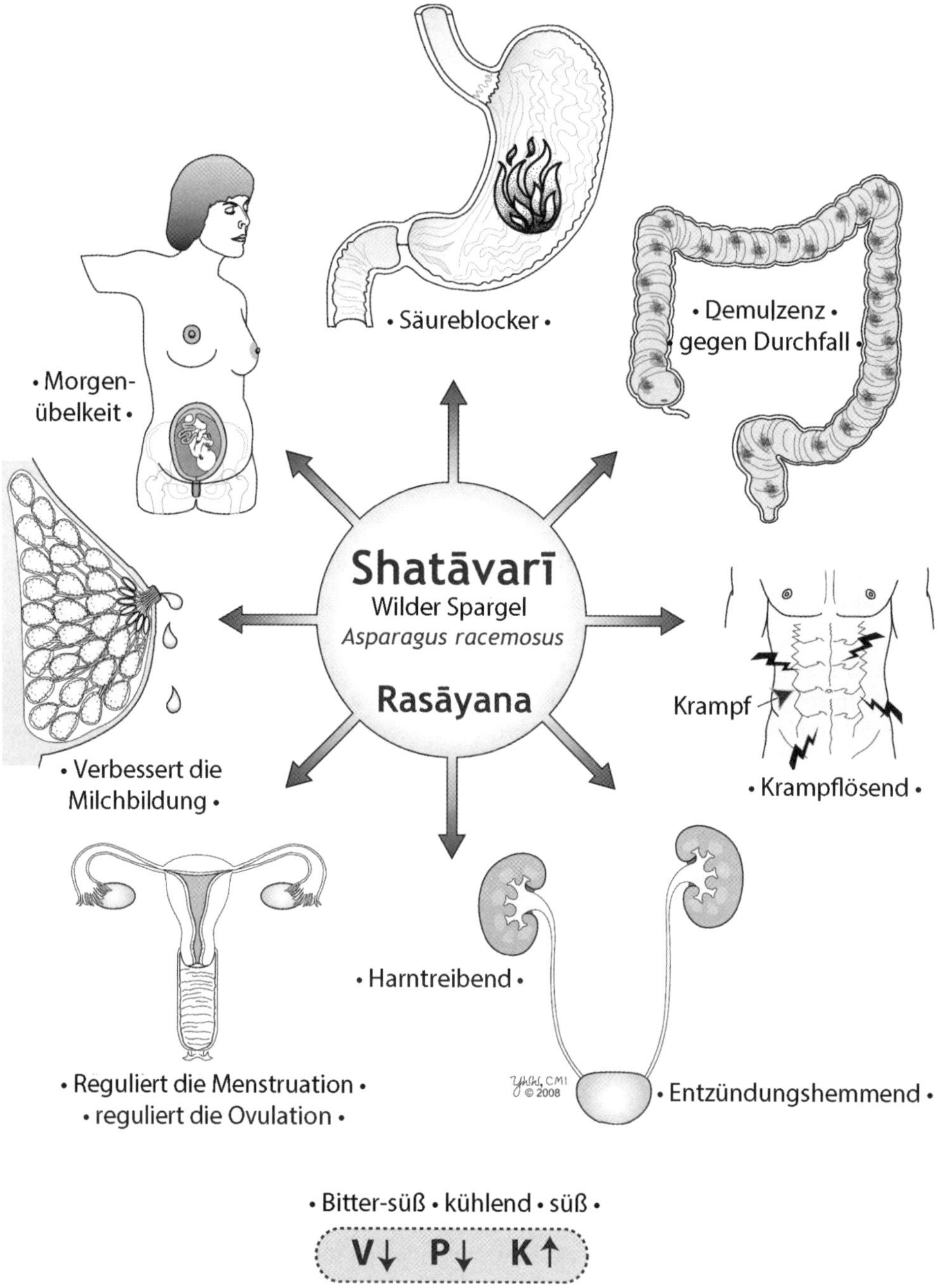

• Säureblocker •

• Demulzenz •
• gegen Durchfall •

• Morgen-
übelkeit •

Shatāvarī
Wilder Spargel
Asparagus racemosus

Rasāyana

Krampf

• Krampflösend •

• Verbessert die
Milchbildung •

• Harntreibend •

• Reguliert die Menstruation •
• reguliert die Ovulation •

• Entzündungshemmend •

• Bitter-süß • kühlend • süß •

Shatāvarī

Shata steht für „100", während *Vari* „Braut" heißt, dies bezieht sich also auf eine Frau, die bereit ist, 100-mal eine Braut zu sein – mit anderen Worten, gesund, stark und fruchtbar.

Botanische Bezeichnung: *Asparagus racemosus*

Deutsch: Wilder Spargel (nicht das Speisegemüse)

Verwendeter Teil: Wurzel

Rasa: süß und bitter

Vīrya: kühlend

Vipāka: süß

Andere Qualitäten: schwer, fettig

Prabhāva: weibliches Aphrodisiakum und fördert eine gesunde Entwicklung der Brüste
Beruhigt Pitta und Vāta, aber erhöht Kapha-Dosha

Affinität: alle sieben Dhātus

Wirkungen: anabolisch, nährend, verjüngend, Herztonikum, besitzt Östrogen-Vorläufer, reguliert den Menstruationszyklus, tonisiert das Brustgewebe, stärkt den Körper, beruhigt den Verstand, hilft bei der Laktation, erhöht die weibliche sexuelle Ausdauer

Indikationen: hohes Pitta, Magengeschwür, Gastritis, Enteritis, Colitis, Ekzem, Nesselausschlag, Hautausschläge, Urtikaria, Ovulation, Menstruationsstörungen

Kontraindikationen: Fettsucht, Brust- und fibröse Tumore, polyzystisches Ovarialsyndrom und Beschwerden durch hohes Kapha

- Um die Laktation zu erhöhen, nimmt man einen Teelöffel Shatāvarī mit einer Tasse Milch.
- Ein Teelöffel Shatāvarī und ¼ Teelöffel Kandiszucker mit einer Tasse Milch stoppt Brennen in Magen und Speiseröhre.
- Im Fall von Übersäuerung, Sodbrennen oder Magengeschwür nehmen Sie einen Teelöffel Shatāvarī mit ¼ Teelöffel Kāma Dudhā.
- Bei Übersäuerung ist auch Shatāvarī Kalka wirksam. Diese Mischung umfasst Shatāvarī, Kandiszucker, Ghee und Milch mit Kardamom gekocht.
- Bei Fieber wird Shatāvarī in Verbindung mit Tikta verabreicht, einer Mischung aus bitteren Kräutern.
- Um die normale Entwicklung des Brustgewebes zu fördern, nehmen Sie einen Teelöffel Shatāvarī-Ghee ein und können es zur Schlafenszeit auch sanft in die Brüste einmassieren.
- Andere übliche Präparate mit Shatāvarī sind Maharasnadi Kvātha, Phala Ghrita und Narayana Tailam.

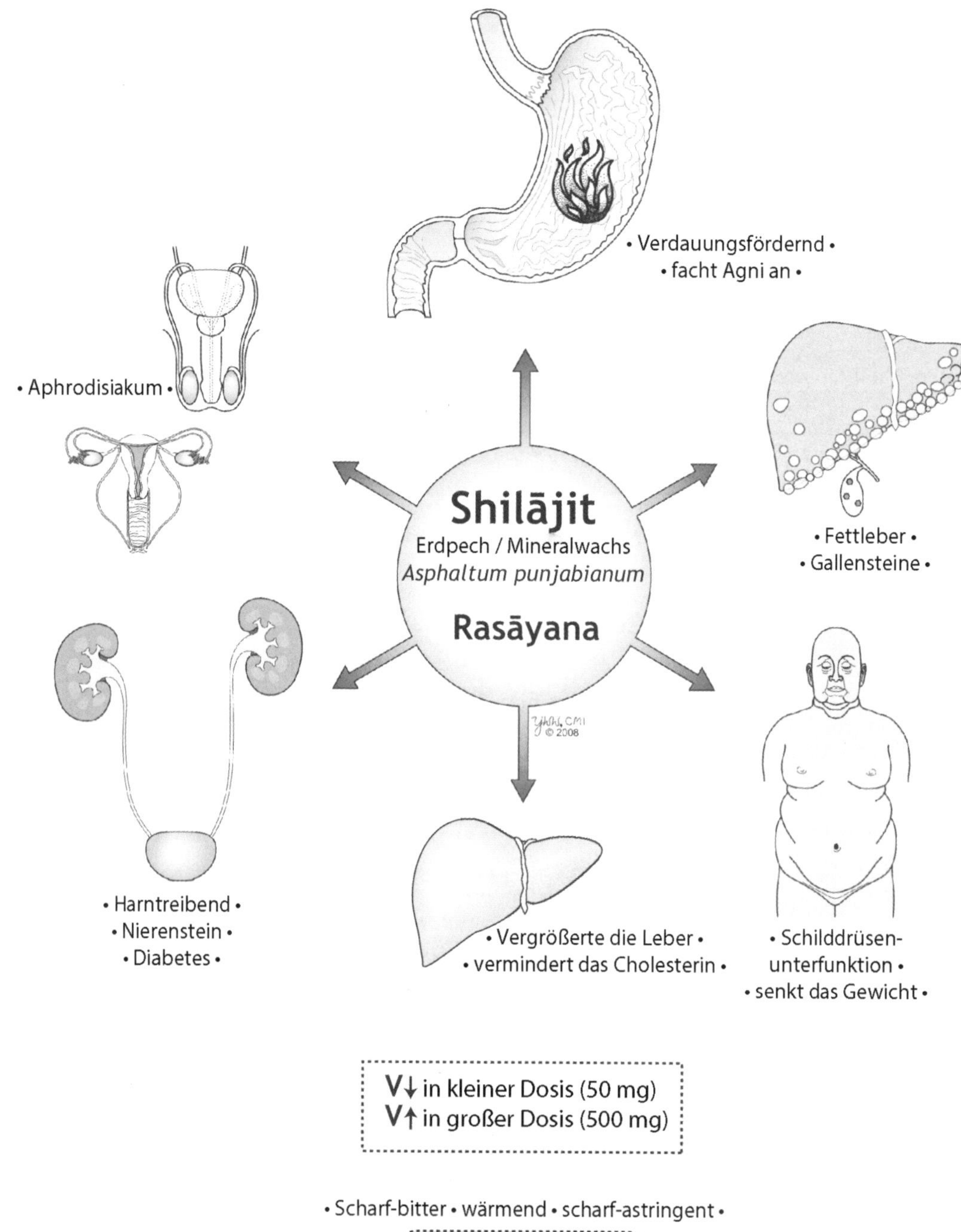

• Scharf-bitter • wärmend • scharf-astringent •

V↓↑ P↑ K↓

Shilājit

Shila bedeutet „alter Fels" und *Jit* steht für „Sieg", Shilājit heißt also, der Sieg, der von diesem alten Stein und seinen Derivaten kommt.

Botanische Bezeichnung: *Asphaltum punjabianum*

Deutsch: Erdpech oder Mineralwachs
Es ist ein Exsudat von den Felsen des Himalaya und reich an Mineralien wie Eisen, Kalzium, Magnesium, Zink, Kobalt und Kupfer. Es wird in Kuhurin gereinigt und hat den Geruch dieses Urins.

Rasa: scharf, bitter, astringent und leicht salzig

Vīrya: wärmend

Vipāka: scharf

Andere Qualitäten: trocken, scharf

Prabhāva: Aphrodisiakum
Es beruhigt Kapha, kann Pitta und Vāta jedoch verschlimmern

Affinität: alle sieben Dhātus

Wirkungen: Nierentonikum, harntreibend, schabt Fett aus, verringert Adipositas, kontrolliert den Blutzucker, vermindert das Cholesterin, aphrodisisch, antiseptisch, atmungsanregend, schleimlösend, fördert die Spermatogenese, baut Knochen auf, verjüngendes Tonikum für alte Menschen, katalytischer Wirkstoff (Yogavāhi)

Indikationen: Fettsucht, Asthma, Hepatitis, Diabetes, polyzystische Nieren, Zysten am Eierstock, fibrozystische Veränderungen in der Brust, fibröse Tumore, benigne Prostatahyperplasie, Knochenmarksdepression, Osteoporose, hohes Cholesterin, hohe Triglyceride

Kontraindikationen: Krankheiten mit hohem Vāta oder hohem Pitta

- Um den Blutzucker zu kontrollieren, nimmt man je ¼ Teelöffel Shilājit, Kutki und Chitrak dreimal täglich mit den Mahlzeiten ein.
- Bei Nierensteinen, Harnwegsinfektionen oder benigner Prostatahyperplasie sollte ebenfalls dreimal täglich ¼ Teelöffel Shilājit, Gokshura und Punarnavā eingenommen werden.
- Shilājit lässt sich im Fall von Ödem oder traumatischer Schwellung äußerlich als Paste anwenden.
- Shilājit wird in vielen berühmten āyurvedischen Präparaten wie Yogarāja Guggulu, ārogya Vardhini, Chandraprabhā Vati, Shilājit Guggulu und Lepa Goli als Katalysator eingesetzt.

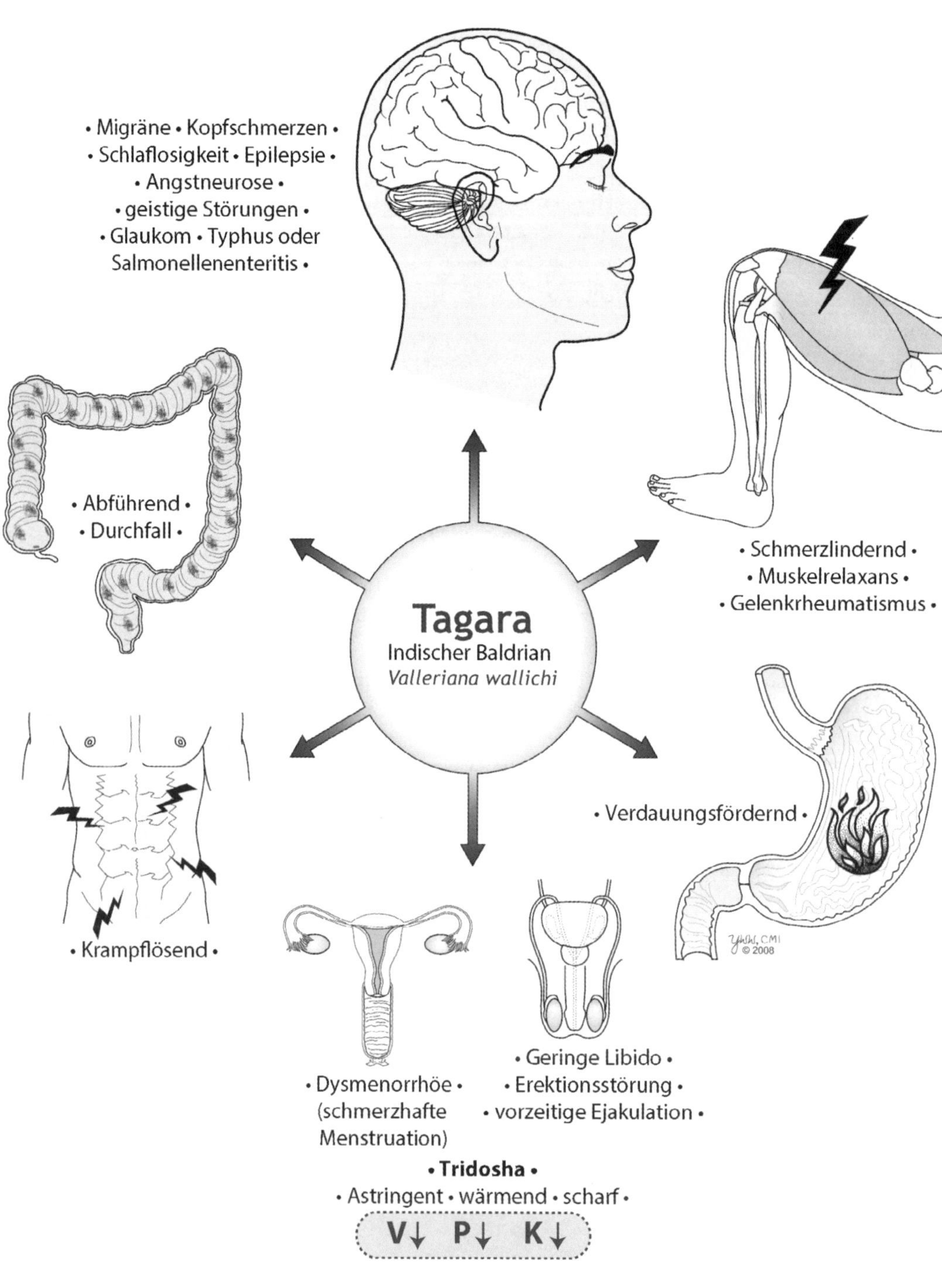
• Migräne • Kopfschmerzen •
• Schlaflosigkeit • Epilepsie •
• Angstneurose •
• geistige Störungen •
• Glaukom • Typhus oder
Salmonellenenteritis •
• Abführend •
• Durchfall •
• Schmerzlindernd •
• Muskelrelaxans •
• Gelenkrheumatismus •
Tagara
Indischer Baldrian
Valleriana wallichi
• Verdauungsfördernd •
• Krampflösend •
• Geringe Libido •
• Erektionsstörung •
• vorzeitige Ejakulation •
• Dysmenorrhöe •
(schmerzhafte
Menstruation)
• Tridosha •
• Astringent • wärmend • scharf •
V↓ P↓ K↓

Tagara

Das Wort *Tagara* bedeutet „das, was Ruhe und gesunden Schlaf fördert" und auch „das, was Furcht beseitigt" und „einen von der Zeit befreit".

Botanische Bezeichnung: Valeriana wallichi

Deutsch: Indischer Baldrian

Verwendeter Teil: Wurzel

Rasa: astringent, bitter, scharf

Vīrya: erhitzend

Vipāka: scharf

Andere Qualitäten: fettig, schwer, stabil

Prabhāva: Schmerzmittel, das auch gut gegen Angst und Schlaflosigkeit ist
Besänftigt alle drei Doshas

Affinität: Asthi, Majjā, Verstand

Wirkungen: schmerzsstillend, hypnotisch, muskelentspannend, fiebersenkend, antiepileptisch, sedativ, leicht narkotisch, krampflösend, abführend, verdauungsfördernd, antitoxisch

Indikationen: Schlaflosigkeit, Epilepsie, Angstneurose, psychische Störungen, Durchfall, Augenerkrankungen, Tachykardie, Migräne und andere Arten von Kopfschmerzen, Hepatosplenomegalie, schmerzhafte Menstruation (Dysmenorrhoe), Typhus, Gelenkrheumatismus, geringe Libido, vorzeitige Ejakulation

Kontraindikationen: Depression, Lethargie, Krankheitsgefühl, geistige Verwirrung

Beachten Sie, dass eine Überdosierung Schläfrigkeit, Depression, ungleichmäßigen Herzschlag, Sehtrübung oder sogar Ohnmacht zur Folge haben kann. Es ist nicht als allgemeine Schlafhilfe geeignet, weil es bei manchen Leuten eine verstärkte Blasenentleerung auslösen kann.

- Um Migränekopfschmerz zu lindern und natürlichen Schlaf zu fördern, geben Sie eine Tagara-Paste auf die Stirn. Für die Paste mischen Sie einen Teelöffel Tagara mit etwas Wasser.
- Setzen Sie Tagara für Sepsis mit Fieber in der gleichen Proportion wie Mahāsudarshan ein. Man nimmt ½ Teelöffel dieser Mischung dreimal täglich nach dem Essen.
- Im Fall von epileptischen Anfällen nutzt man Tagara mit gleichen Teilen Brahmī und Jatamāmsi. Nehmen Sie dreimal täglich ½ Teelöffel nach dem Essen mit einem Teelöffel Honig.
- Tagara kommt auch bei Durchfall zur Anwendung. Man mischt ½ Teelöffel Tagara mit einer Tasse frischer Buttermilch. Wenn frische Buttermilch nicht erhältlich ist, kann man auch frischen Joghurt nehmen, der an diesem Tag hergestellt wurde, verdünnt mit 4 Teilen Wasser zu einem Teil Joghurt.
- Bei Erektionsstörungen verwendet man eine Mischung aus fünf Teilen Ashvagandhā, drei Teilen Vidārī und zwei Teilen Tagara. Dies mildert die emotionale Angst, die eine vorzeitige Ejakulation auslöst.
- Die am häufigsten angewandte Heilkräutermischung, die Tagara beinhaltet, ist Prasham.

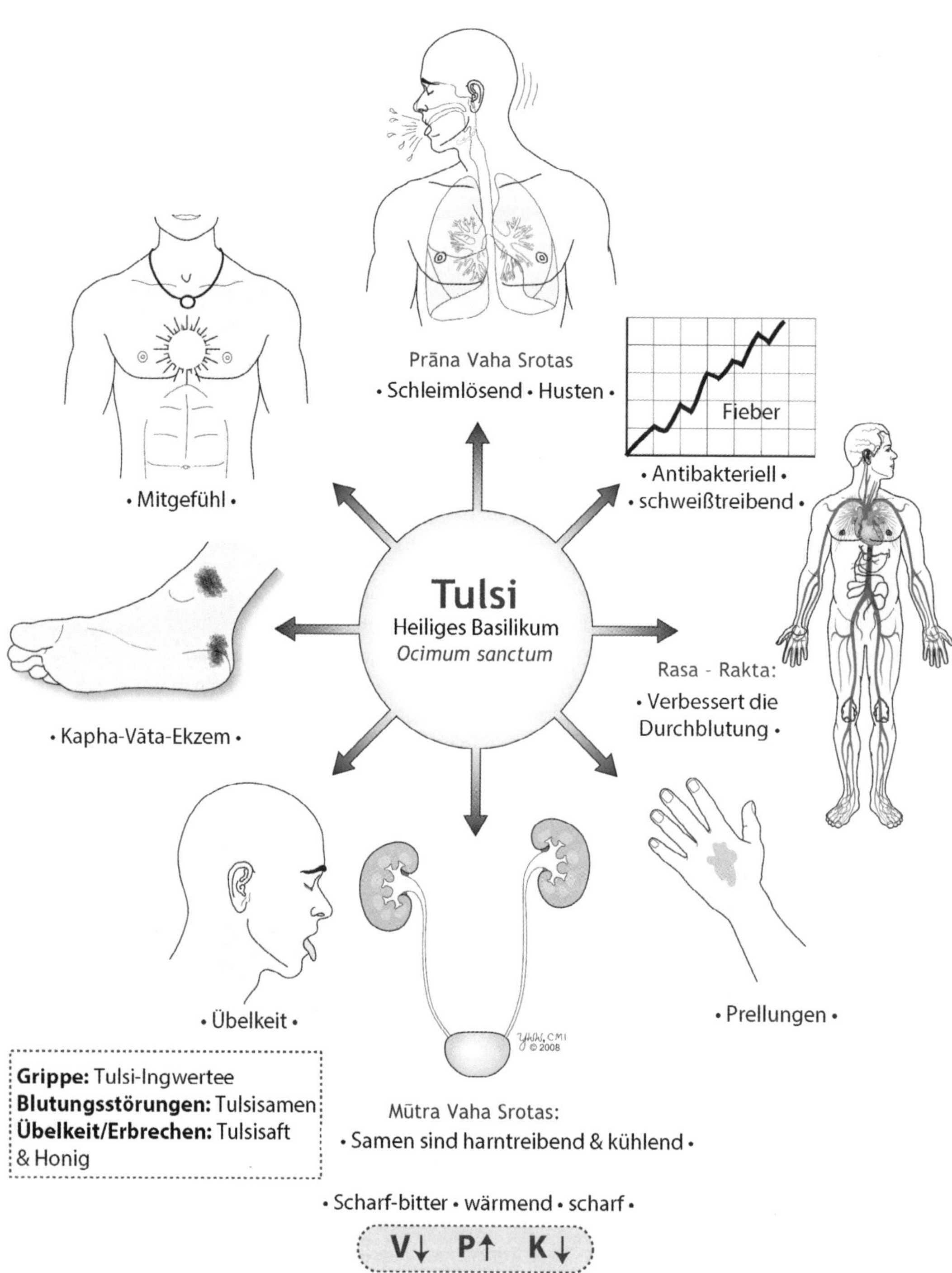

Grippe: Tulsi-Ingwertee
Blutungsstörungen: Tulsisamen
Übelkeit/Erbrechen: Tulsisaft & Honig

Tulsi

Tulsi ist der Name einer heiligen Pflanze und bedeutet Waagschalen, was sich darauf bezieht, dass Tulsi Krishna ebenbürtig ist.

Botanische Bezeichnung: *Ocimum sanctum*

Deutsch: Heiliges Basilikum

Verwendete Teile: Blatt, Samen, Rinde und Wurzel

Rasa: scharf, bitter

Vīrya: wärmend (doch die Samen sind kühlend)

Vipāka: scharf

Andere Qualitäten: feinstofflich, leicht, trocken

Prabhāva: fiebersenkend, schweißtreibend, vergrößert die Sattva-Qualität des Geistes
Mildert Kapha- und Vāta-Dosha, kann aber Pitta verstärken

Affinität: Rasa, Rakta, Meda, Majjā

Wirkungen: stimulierend, antipyretisch (fiebersenkend), schweißtreibend, macht den Geist klar, verbessert die Wahrnehmung, abschwellend, schleimlösend, Bronchodilator, antibakteriell, harntreibend, erhöht die *Bhakti* im Herzen

Indikationen: Fieber vom Vāta- oder Kapha-Typ, Vāta- und Kapha-Hauterkrankungen, Urethritis oder Zystitis, Harnwegsinfektionen, Erkältung, Kongestion, Husten, Grippe

Kontraindikationen: Pitta-Fieber und andere Beschwerden mit hohem Pitta

- Bei Erkältung, Grippe oder Fieber wird Tulsitee mit Zimt, Kardamom und Zitronengras verabreicht. Kochen Sie ¼ Teelöffel von jeder Zutat in einer Tasse Wasser und trinken Sie das langsam. Verwenden Sie diesen Tee tagsüber drei- oder viermal, um die Temperatur zu senken.
- Im Fall von Wechselfieber gibt man Tulsisaft mit einer Prise schwarzem Pfeffer und einem Teelöffel Honig. Dies senkt das Fieber. Falls der Saft nicht verfügbar ist, kann man stattdessen Tulsipulver nehmen.
- Bei Übelkeit gibt man ½ Teelöffel Tulsipulver auf eine Tasse Wasser, um Tulsitee zuzubereiten. Oder aber verwenden Sie Tulsi mit einer Tasse warmer Milch für Vāta- oder Pitta-Typen oder einem Teelöffel Honig für Kapha.
- Wenn Sie Tulsisamen über Nacht in Wasser einweichen, quellen sie auf und haben einen starken kühlenden Effekt. Sie werden dann für Harnwegsinfektionen, brennende Empfindungen, Colitis ulcerosa, Durchfall mit Blut und blutende Hämorrhoiden eingesetzt.
- Tulsiblätter sind in vielen āyurvedischen Mitteln enthalten, da sie als Konservierungsmittel wirken, z. B. in Tribhuvan Kirti, Mahāsudarshan Kvātha und Mahāsudarshan Ghana Vati.

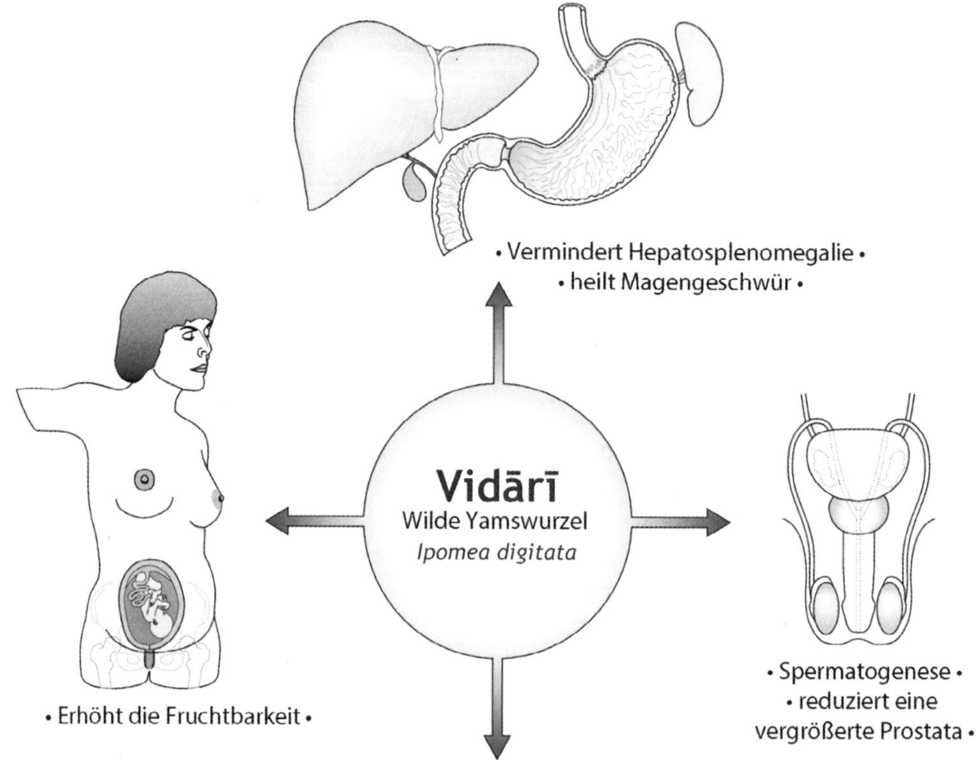
• Vermindert Hepatosplenomegalie •
• heilt Magengeschwür •
Vidārī
Wilde Yamswurzel
Ipomea digitata
• Erhöht die Fruchtbarkeit •
• Spermatogenese •
• reduziert eine
vergrößerte Prostata •
• Nährend für alle sieben Gewebe und den Fötus •

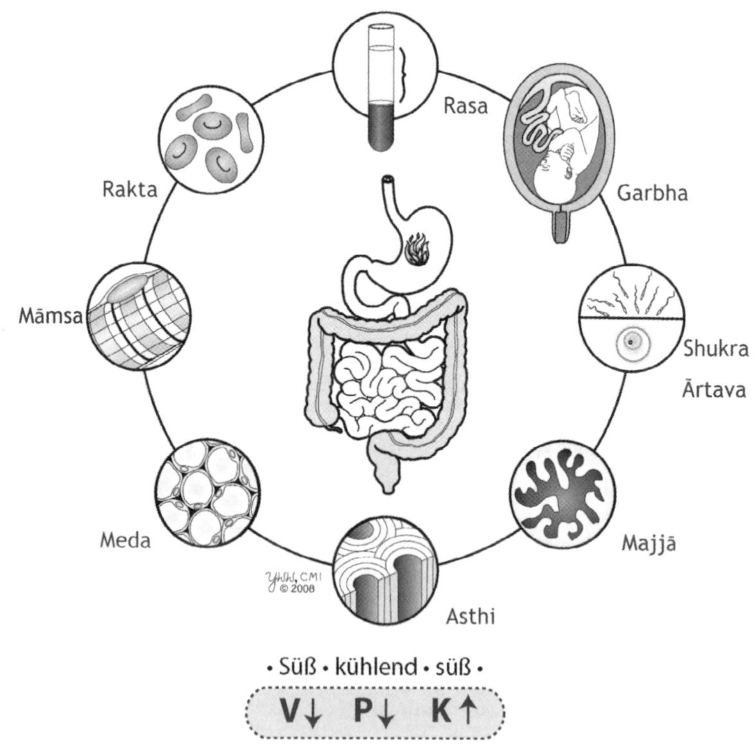
Rasa
Garbha
Shukra
Ārtava
Majjā
Asthi
Meda
Māmsa
Rakta
© 2008
• Süß • kühlend • süß •
V↓ P↓ K↑

Vidārī

Vida heißt „zerstören" und *Adi* bedeutet „Feind" und dies bezieht sich auf alle Vāta-Krankheiten (den Feind), die von Vidārī beseitigt werden. Das Wort Vidārī bedeutet auch „das, was den Rekord an Orgasmen brechen kann", bei einem Mann.

Botanische Bezeichnung: *Ipomoea digitata*

Deutsch: Wilde Yamswurzel

Verwendeter Teil: Knolle

Rasa: süß

Vīrya: kühlend

Vipāka: süß

Andere Qualitäten: schwer, fettig

Prabhāva: Aphrodisiakum, Energiespender, lebensfördernd
Beruhigt Vāta und Pitta, doch steigert Kapha

Affinität: Rasa, Rakta, Māmsa, Meda, Shukra, Ārtava

Wirkungen: anabolisches Tonikum, nährt die Gewebe, Herztonikum, aphrodisisch, blutstillend, lindernd, verstärkt die Entwicklung der Brüste, mild harntreibend, hilft beim Einnisten der Plazenta und beugt so einer Fehlgeburt vor, harntreibend

Indikationen: Muskelschwäche, Muskelschwund, multiple Sklerose, sexuelle Schwäche, chronische Auszehrung oder Tuberkulose, Blutungsstörungen, Vorhofflimmern, heisere Stimme, Schwangerschaft

Kontraindikationen: Fettleibigkeit, Gallensteine, andere Leiden mit hohem Kapha

- Um den Körper aufzubauen und die Gewebe zu nähren, kochen Sie einen Teelöffel Vidārī in einer Tasse Milch und fügen je einen Teelöffel Ghee und Kandiszucker hinzu. Trinken Sie dies morgens und abends auf leeren Magen.
- Bei Diabetes mellitus gibt man Vidārī und Kreuzkümmelpulver in gleichen Teilen, um Abgeschlagenheit zu mildern. Nehmen Sie dreimal täglich ½ Teelöffel dieser Mischung.
- Bei sexueller Schwäche verwendet man zweimal täglich je ½ Teelöffel Vidārī und Ashvagandhā mit 1 Tasse warmer Milch.
- Obgleich Vidārī ein mildes Diuretikum ist, wird es bei Beschwerden mit zu viel und zu wenig Blasenentleerung eingesetzt. Reiner Vidārītee wird bei schwachem Wasserlassen verwendet, während man ½ Teelöffel Vidārī mit Prisen von Kardamom, Muskatnuss und Nelke bei zu hohen Urinmengen gibt.
- Um eine normale Entwicklung der Brüste zu fördern, trinkt man täglich ein- oder zweimal je einen Teelöffel Vidārī und Shatāvarī, die zusammen in einer Tasse Milch gekocht werden. Zusätzlich mischt man gleiche Teilen Vidārī-Ghee und Shatāvarī-Ghee und massiert sanft die Brüste damit. Innerhalb von sechs Monaten sieht man eine gute Entwicklung der Brüste.
- Um in der Schwangerschaft Mutter und Kind zu nähren und die Erschöpfung zu überwinden, kann zweimal täglich auf leeren Magen je ½ Teelöffel Vidārī und Shatāvarī mit je einer Prise Kardamom- und Nelkenpulver in einer Tasse warmer Milch eingenommen werden.
- Präparate, die Vidārī enthalten, sind z. B. Dashamūlārishta, Shvagandhadi Vati und Vidhariadi Kvātha.

Triphalā

Triphalā steht für „drei Früchte". Drei Heilpflanzen – Āmalakī, Bibhītakī und Harītakī – werden in der berühmten āyurvedischen Rezeptur namens Triphalā kombiniert. Triphalā ist ein verjüngendes Tonikum, ein Antioxidans, das freie Radikale aus dem Körper ausscheidet und eine großartige Nahrung für die Zellen darstellt. Ein paar gebräuchliche Anwendungen von Triphalā sind:

- Bei Verstopfung nimmt man einen Teelöffel täglich zur Schlafenszeit mit warmem Wasser.
- Als verjüngendes Tonikum nimmt man ¼ bis ½ Teelöffel täglich morgens vor dem Essen mit einem Teelöffel Ghee und einem Teelöffel Honig. Beachten Sie, dass gleiche Teile Ghee und Honig nach Umfang in Ordnung sind, während gleiche Mengen nach Gewicht toxisch fürs System sind.
- Eine Augenspülung aus Triphalā-Tee ist großartig für Augenreizung und andere Augenkrankheiten. Kochen Sie dafür ein paar Minuten lang ½ Teelöffel Triphalā in ½ Tasse Wasser, lassen es abkühlen und sieben es durch ein Käsetuch, damit garantiert keine kleinen Teile von Triphalā übrig bleiben. Waschen Sie dann die Augen in einer Augenbadewanne mit dem abgekühlten, reinen Triphalā-Wasser.
- Beliebte Präparate mit Triphalā sind Triphalā Guggulu, Triphalā Ghee, Maharasnadi Kala und Chyavānaprāsh.

Öltherapie

Tabelle 45: Āyurvedische therapeutische Öle

Reine Massageöle Reine Massageöle, die allgemein im āyurveda eingesetzt werden:	
Sesam Sonnenblume Kokosnuss Senf Mandel	Olive Mais Leinsamen (auch Lein genannt) Rizinus
Einige verbreitete Siddha Tailams (medizinische Öle) -Öle sind medizinische Öle vermischt mit Heilpflanzen. Einige traditionell in Indien verwendete Öle sind:	
Ashvagandhā Tailam Balā Tailam Vidārī Tailam Dashamūla Tailam Nirgundī Tailam Niem Tailam Bhringarāja Tailam	Amala Tailam Brahmī Tailam Mahānārāyana Tailam Visha Garbha Tailam Chitrakadi Tailam Manjishthā Tailam Chukra Tailam

Tabelle 45: Āyurvedische therapeutische Öle

Siddha Ghritam (medizierte Ghees) Das āyurveda benutzt auch Ghee oder Ghrita (geklärte Butter), entweder allein oder gemischt mit bestimmten Kräutern. Die am häufigsten verwendeten Arten von medizinischem Ghee sind:[b]	
Shudha Ghrita (reines Ghee) Brahmī-Ghee Tikta-Ghrita (bitteres Ghee) Triphalā-Ghee Shatāvarī-Ghee	Süßholz-Ghee Shata Dhauta Ghrita (100-mal in Wasser gewaschen) Kalyanaka Ghrita Pañcha Gauvya Ghrita Mahā Tikta Ghrita

a. Es ist möglich, etliche dieser Öle im Westen zu kaufen.

b. Beachten Sie, dass viele dieser medizierten Ghees kommerziell im Westen nicht erhältlich sind. Demzufolge müssen Sie sie vielleicht selbst zubereiten, wenn Sie diese in Ihrer Praxis einsetzen möchten. Konsultieren Sie dazu die Anleitungen zur Zubereitung medizinischer Öle und Ghees.

Tabelle 46: Auswahl von Massageölen anhand von Āma-Bedingungen

Wahl	Nirāma Vāta	Sāma Vāta	Nirāma Pitta	Sāma Pitta	Nirāma Kapha	Sāma Kapha
1.	Sesam	Visha Garbha	Sonnenblume	Visha Garbha und Kokosnuss	Sesam	Senf
2.	Mahānārāyana	Senf	Kokosnuss	Manjishthā	Mais	Nirgundī
3.	Balā	Chitrakadi	Rizinus	Bhringarāja	Leinsamen	Visha Garbha

a. Sāma ist mit āma, Nirāma ohne āma.

Allgemeine Anleitungen zur Herstellung eines medizinisch behandelten Öls oder Ghees

Nehmen Sie einen Teil des Heilkrauts oder Kräuterpräparats und sechzehn Teile Wasser, vermischen Sie es in einem Topf und kochen Sie es bei mittlerer Hitze. Am besten verwendet man gemahlene Kräuter (Churna), doch man kann auch das ganze Kraut benutzen. Hin und wieder umrühren, damit das Kraut nicht verbrennt. Kochen Sie dies ein, bis nur ein Viertel des Absuds übrig bleibt. Fügen Sie dann die gleiche Menge Öl oder Ghee hinzu. Kochen Sie dies, rühren Sie bei Bedarf um, bis kein Wasser übrig ist. Bei dieser langsamen, zeitaufwändigen Methode werden die Qualitäten der Pflanzen in das Öl oder Ghee abgegeben. Sieben Sie das Öl oder Ghee ab, sodass nur der feste Teil übrig bleibt.

Viele medizierte Öle und Ghees sind geschützte Medikamente, die auf traditionellen āyurvedischen Rezepturen basieren, wobei der Original-Rezeptur noch unterstützende Kräuter beigegeben wurden, um die Wirksamkeit zu steigern und unerwünschte Nebenwirkungen zu beseitigen.

In diesem Abschnitt untersuchen wir einige der am häufigsten eingesetzten Öle im Āyurveda und ihre Qualitäten und Wirkungen. Im Allgemeinen ist das beste Öl für Vāta-Dosha Sesamöl, entweder in Reinform oder vermischt mit Balā oder Ashvagandhā. Pitta beruhigende Öle sind u. a. Sonnenblumen-, Kokosnuss- und Olivenöl, da sie alle kühlend sind. Für Kapha kann man Maisöl, Senföl oder sogar kleine Mengen Sesamöl verwenden.

Snehaih Vruddhim āpnoti bedeutet, dass die Anwendung der Öltherapie bei Sāma-Dosha-Zuständen das systemische Āma (Toxine) verschlimmert. Als allgemeine Regel gilt, bei bestehendem aggraviertem Dosha mit einer bedeutenden Menge an Āma ist es am besten, wenig oder kein Öl anzuwenden. Aber wenn die Haut trocken ist, nehmen Sie eine kleine Menge eines leichten Öls wie sie in der Tabelle für Sāma-Leiden aufgeführt sind.

Falls Sie sich bei einer toxischen Erkrankung zum Einsatz von Öl entschließen, ist die beste Art ein medizinisch behandeltes Öl, das sich für das spezifische gereizte Dosha eignet. Das allerbeste medizierte Öl für Sāma Vāta ist Visha-Garbha-Öl, während man für Sāma Kapha Visha Garbha oder ansonsten Senföl verwenden kann, da sie beide heiß, scharf und durchdringend sind. Wenn Sie überhaupt irgendein Öl für Sāma Pitta nutzen möchten, dann ein erhitzendes Öl wie Visha Garbha Tailam gemischt mit Kokosnussöl, das kühlend ist. Dies dringt in die Gewebe ein und verbrennt Āma, besänftigt aber trotzdem das Pitta-Dosha. Ob Giftstoffe vorhanden sind oder nicht, Öl sollte sich warm anfühlen, ehe man es auf die Haut aufträgt.

Einführung in die Öltherapie

Öl, das auf die Haut aufgetragen wird, dringt durch die oberflächlichen Faszien, die tiefen Faszien und sogar in die Nervenenden ein und setzt bestimmte Qualitäten frei, um die Doshas ins Gleichgewicht zu bringen. Bei äußerlicher oder innerlicher Anwendung wirkt ein Öl anhand seines Rasa, seiner Vīrya und Vipāka zusammen mit seinen spezifischen Wirkungen (Prabhāva). Die folgende Liste von Ölen bespricht ihre Qualitäten und Wirkungen.

Sesamöl

Botanische Bezeichnung: *Sesamum indicum*

Sanskrit: Tila Tailam

Verwendeter Teil: Samen

Rasa: Scharf, bitter, astringent, süß

Vīrya: Wärmend

Vipāka: Scharf

Andere Qualitäten: Ölig, schwer, durchdringend

Prabhāva: Fördert Ojas, beruhigt Vāta und besonders Prāna, entwickelt ein ausgeglichenes Agni und stimuliert Tejas
Es besänftigt Vāta und Kapha, kann jedoch Pitta vermehren.

Affinität: Wirkt auf alle sieben Dhātus, daher ist es das allerbeste Öl für Vāta- und Kapha-Leute. In Maßen ist es für Pitta-Typen in Ordnung, aber manche hypersensible Pitta-Personen vertragen Sesamöl nicht.

Wirkungen: Besänftigend, beruhigend, muskelentspannend, mildes Schmerzmittel, behandelt Stress, erweitert die Kapillaren, wirkt auf das Bindegewebe, verbessert die Laktation, baut die Knochen auf.

Indikationen: Störungen mit hohem Vāta, trockene Haut, Muskelschmerzen, Krämpfe, Muskelschwäche oder Erschöpfung, Arthritis, Schlaflosigkeit, für tägliches Abhyanga.

Kontraindikationen: Überempfindliche Pitta-Individuen (kann Hautausschläge, Akne oder Urtikaria auslösen)

- Die āyurvedische Snehana-Ölung benutzt eine Reihe von fettigen Stoffen wie Öle, Ghee (geklärte Butter), Butter, tierische Fette und Knochenmark. Der wichtigste Stoff für die Massage ist Sesamöl. Die āyurvedische Literatur rühmt es als das beste Massageöl. Es lässt sich bei Vāta- und Kapha-Menschen, für Vāta- und Kapha-Störungen, Beschwerden mit mildem Āma und sogar äußerlich für Pitta-Menschen anwenden, die keine empfindliche Haut haben.
- Sesamöleinlauf (Anuvāsana Basti) ist eine verbreitete Therapie im Āyurveda. Mischen Sie ½ Tasse warmes Sesamöl mit einem Absud aus Dashamūlatee (für Vāta), Gudūchītee (für Pitta) oder Punarnavātee (für Kapha).

Sonnenblumenöl

Botanische Bezeichnung: *Helianthus annuus*

Sanskrit: Arka Pushpa Tailam

Verwendeter Teil: Samen

Rasa: Süß, astringent

Vīrya: Kühlend

Vipāka: Süß

Andere Qualitäten: Ölig, leicht, ausbreitend

Prabhāva: Fördert Ojas, ist entzündungshemmend und beruhigt Juckreiz.
Es beruhigt Pitta und Vāta, doch eine längere erhöhte Nutzung kann Kapha erhöhen.

Affinität: Wirkt auf Māmsa Dhātu und bis zum oberflächlichen Majjā (Nervenenden).

Wirkungen: Hebt den Muskeltonus, macht die Haut weich, glättet Falten, alterungshemmend, entzündungshemmend, gegen Juckreiz.

Indikationen: Entzündliche Erkrankungen und andere Pitta-Leiden.

Kontraindikationen: Chronisches Leiden mit hohem Kapha.

> ✻ Sesamöl ist durchdringender und entgiftender als Sonnenblumenöl. Doch Sonnenblumenöl dringt tiefer ein als Kokosnussöl, weil es leichter ist.

Kokosöl

Botanische Bezeichnung: *Cocus nucifera*

Sanskrit: Narikela Tailam

Verwendeter Teil: Früchte

Rasa: Süß

Vīrya: Kühlend

Vipāka: Süß

Andere Qualitäten: Ölig, schwer, dicht

Prabhāva: Gleicht Ojas, Tejas und Prāna aus.
Besänftigt Pitta und Vāta, steigert Kapha.

Affinität: Wirkt bis ins Asthi Dhātu.

Wirkungen: Entzündungshemmend, anabolisch.

Indikationen: Beschwerden mit hohem Pitta, heißes Wetter (wird bei kaltem Wetter fest).

Kontraindikationen: Hohes Kapha, Āma-Leiden, kaltes Wetter (im Winter verwendet kann es Erkältung, Kongestion oder Husten hervorrufen).

> ✻ Kokosöl enthält gesättigtes Fett in hohem Maße und kann daher das Cholesterin verstärken, wenn es zum Kochen benutzt wird. Allerdings erhöht es nicht das Cholesterin, wenn es für einen Basti (Kräutereinlauf) eingesetzt wird. Kokosöl-Basti ist für Pitta-Leute im Sommer großartig, doch im Winter wird es fest und verstopft den Einlaufschlauch.

Senföl

Botanische Bezeichnung: *Brassica alba*

Sanskrit: Sārshapa Tailam

Verwendeter Teil: Samen

Rasa: Scharf, süß, salzig

Vīrya: Erhitzend

Vipāka: Scharf

Andere Qualitäten: Ölig, scharf, dick, durchdringend

Prabhāva: Schwächt Asthma und Gelenkschmerzen ab.

Mildert Kapha und Vāta, vermehrt Pitta.

Affinität: Wirkt bis ins Majjā Dhātu.

Wirkungen: Verbessert die Verdauung, Absorption und Verwertung, verbrennt Āma, hilft gegen Juckreiz, schmerzlindernd, Bronchodilator, reduziert Kapha- oder Vāta-Schwellung.

Indikationen: Parasiten, Erkältung, Kongestion, Husten, Asthma, Brustfellentzündung, Bronchitis, Kapha- oder Vāta-Hauterkrankungen, Würmer, vergrößerte Milz (als Kompresse verwenden), arthritische Schmerzen, Muskelkrämpfe, Schmerzen.

Kontraindikationen: Erkrankung mit hohem Pitta, Blutungsstörungen, Ekzem, Psoriasis.

Hinweise: Innerlich angewandt steigert ein Esslöffel Senföl mit einer Tasse Milch Pitta nicht.

Mandelöl

Botanische Bezeichnung: *Prunus amygdalus*

Sanskrit: Badam Tailam

Verwendete Teile: Samen

Rasa: Süß

Vīrya: Wärmend

Vipāka: Süß

Andere Qualitäten: Ölig, schwer

Prabhāva: Aphrodisiakum, gibt Energie, Elan und Vitalität.
Beruhigt Vāta, verstärkt Kapha und erhöht bei übermäßiger Nutzung Pitta.

Affinität: Wirkt auf Māmsa, Majjā, Shukra.

Wirkungen: Aphrodisisch, nährendes Tonikum, Nerventonikum, erhöht Muskeltonus und Stärke, verbessert die Durchblutung, fördert Energie, Elan und Vitalität, kann Cholesterin erhöhen.

Indikationen: Kopfweh, Ohrenschmerzen, Muskelschwäche, Erschöpfung vom Vāta-Typ.

Kontraindikationen: Adipositas, hohes Kapha oder hypersensibles Pitta (Allergie oder Reaktion auf Mandelöl kann zu Juckreiz und Hautausschlägen führen).

Olivenöl

Botanische Bezeichnung: *Olea europaea*

Sanskrit: Keiner

Verwendeter Teil: Samen

Rasa: Süß, astringent

Vīrya: Äußerlich kühlend und innerlich erhitzend

Vipāka: Süß

Andere Qualitäten: Ölig, leicht, dick

Prabhāva: Verringert das Cholesterin.
Es besänftigt alle drei Doshas, doch übermäßige Nutzung kann Vāta vermehren.

Affinität: Wirkt auf Māmsa, Meda, Asthi.

Wirkungen: Vermindert das Cholesterin, leckeres Öl zum Kochen und als Salatdressing.

Indikationen: Rissige Lippen, trockene Haut, fibrozystische Veränderungen in der Brust (massieren Sie die Brüste sanft mit gleichen Mengen Olivenöl, Rizinusöl, Senföl und Leinsamenöl).

Kontraindikationen: Beschwerden mit hohem Vāta

- Olivenöl wird normalerweise für Gelenkschmerzen, Verstauchungen und Prellungen und in Haut- und Haarpflegeprodukten eingesetzt. Innerlich angewandt ist es nährend und lindernd und wird vorwiegend für ältere Menschen genutzt, um ihre Verdauung zu regulieren.
- Obgleich es bei äußerlicher Anwendung als Schmiermittel wirkt, senkt langfristiger Verzehr von Olivenöl wegen seiner leichten und langfristig austrocknenden Effekte das Blutcholesterin, aber es verdrängt auch die Fettmoleküle unter der Haut und bringt dadurch vermehrte Cellulite hervor.

Rizinusöl

Botanische Bezeichnung: *Ricinus communis*

Sanskrit: Eranda Tailam

Verwendeter Teil: Samen

Rasa: Süß, scharf, astringent

Vīrya: Kühlend (äußerlich), wärmend (innerlich)

Vipāka: Süß

Andere Qualitäten: Ölig, schwer, klebrig, scharf, durchdringend, feinstofflich, verteilt sich rasch.

Prabhāva: Abführendes und entzündungshemmendes Schmerzmittel. Es beruhigt alle drei Doshas, doch eine zu starke innerliche Anwendung kann Vāta verstärken.

Affinität: Wirkt auf alle sieben Dhātus

Wirkungen: Starkes Abführmittel, entzündungshemmend, schmerzstillend, antirheumatisch, muskelentspannend, aphrodisisch, stimuliert Agni, erweitert die Kapillaren und wirkt auf das tiefe Bindegewebe.

Indikationen: Arthritis, Rheuma, abdominale Distension, chronische Verstopfung, Hämorrhoiden, Divertikulose, Muskelschmerz, Muskelkrampf oder -steifheit, die meisten Hauterkrankungen, Vaginitis, trockene Augen oder Konjunktivitis.

Kontraindikationen: Innerlich – Durchfall, Ruhr, Rektumpolypen, Colitis ulcerosa, Fremdkörper im Darm, äußerlich – Bakterieninfektion, Geschwür, Abszess, Āma-Leiden.

- Rizinusöl wird in der āyurvedischen Literatur innerlich und äußerlich angewandt. Rizinusöl ist bei innerlichem Gebrauch erhitzend und äußerlich verwendet kühlend.
- Das Āyurveda setzt Rizinusöl auch äußerlich als kühlende, nicht entzündliche Behandlung für Nirāma-Pitta-Beschwerden ein, dazu gehören Verbrennungen und extreme Trockenheit der Haut.
- Bei toxischen Zuständen wie Āma Vāta (rheumatischer Arthritis) nimmt man Rizinusöl innerlich mit Ingwertee. Falls gewünscht, kann Rizinusöl auch äußerlich bei Āma-Leiden in Verbindung mit Senföl benutzt werden.
- Rizinusöl hat einen starken Geruch und ist schwer zu verdauen, doch wendet man jeden Tag eine kleine Menge äußerlich an, sieht die Haut bald weich und jugendlich aus.
- Bei wiederholter Konjunktivitis geben Sie einen Tropfen Rizinusöl in jedes Auge. Führen Sie auch ab, indem Sie einen oder zwei Teelöffel Rizinusöl mit Milch einnehmen.
- Wenn ein Baby Verstopfung hat, gibt die Mutter vor dem Stillen eine kleine Menge Rizinusöl auf die Brustwarze (oder den kleinen Finger). Man kann auch etwas Honig hinzufügen, um den Geschmack angenehmer zu machen.
- Bei Erysipelen und Ekzem wird äußerlich eine Mischung aus gleichen Teilen Rizinusöl und Ghee aufgetragen.
- Bei Arthritis trinkt man vor dem Zubettgehen eine Tasse Ingwertee (ein Teelöffel Ingwerwurzel mit einer Tasse heißem Wasser) mit ein oder zwei Teelöffeln Rizinusöl. Bei Schmerz in den Gelenken kann man auch eine warme Rizinusölpackung auf die schmerzenden Gelenke legen.
- Bei Blutungsstörungen verwenden Sie innerlich eine Mischung aus je einem Teelöffel Rizinusöl, Gulvel Sattva und Vāsaka.
- Bei Schmerzen im unteren Rücken und Präkordialschmerzen trinkt man einen Absud aus einem Teelöffel Rizinuswurzelpulver mit einem Teelöffel Leinsamenöl in einer Tasse warmem Wasser oder vermischt mit einem Teelöffel Leinsamen, der in einer Tasse Wasser gekocht wurde.
- Bei Divertikulose trinken Sie am Abend eine Tasse Milch mit einem Teelöffel Rizinusöl.
- Bei Gelbsucht und Hepatitis trinkt man einen Teelöffel frischen Rizinusblattsaft, um die Leber zu heilen.
- Man kann Rizinusölpackungen auch mit Wärme anwenden, um Geschwülste und Zysten zu lösen und Hühneraugen und Hornhaut zu erweichen.

Leinsamen- oder Leinöl

Botanische Bezeichnung: *Linum usitatissimum*
Sanskrit: Atasi Tailam
Verwendeter Teil: Samen
Rasa: astringent, süß
Vīrya: Wärmend
Vipāka: Scharf
Andere Qualitäten: Ölig, leicht
Prabhāva: Schmerzmittel
Entfernt übermäßiges Kapha, kann nach längerer Anwendung Vāta und Pitta verschärfen.

Affinität: Wirkt bis zum Meda Dhātu.

Wirkungen: Lindernd, schleimlösend, mildes Abführmittel, reduziert Meda, verflüssigt Kapha, entzündungshemmend.

Indikationen: Erkältung, Kongestion, Husten, Schnittwunden, Verbrennungen, Wunden, Hauterkrankungen, Hämorrhoiden.

Kontraindikationen: Geschwüre, blutende Hämorrhoiden, hohes Vāta oder Pitta.

- Falls Sie Leinsamenöl mit Ingwertee verabreichen, wirkt der Ingwer als Medium, das die schleimlösenden und lindernden Qualitäten des Leinsamens in die Lungen trägt.
- Die äußere Anwendung von Leinsamen- und Rizinusöl kann helfen, fibrozystische Veränderungen in den Brüsten zu verringern.

Maisöl

Botanische Bezeichnung: *Zea mays*
Sanskrit: Keines (bekannt als Makka Tailam)
Verwendeter Teil: Samen
Rasa: Süß, astringent
Vīrya: Erhitzend
Vipāka: Scharf
Andere Qualitäten: Ölig, leicht

Prabhāva: Verringert das Unterhautfett, der langfristige Effekt ist austrocknend.
Es besänftigt Kapha, ist neutral für Pitta, steigert Vāta.

Affinität: Wirkt bis zum Asthi Dhātu.

Wirkungen: Gibt Energie, Elan und Vitalität, verringert insgesamt das Cholesterin.

Indikationen: Kapha-Beschwerden, Fettleibigkeit, multiple Lipome, Brustknoten.

Kontraindikationen: Erkrankungen mit hohem Vāta.

Gebräuchliche Küchengewürze als Medizin

Dieser Abschnitt gibt einen kurzen Überblick über einige in der āyurvedischen Küche und für medizinische Heilmittel weithin verwendete Gewürze. Er führt auch ein paar hilfreiche Arzneien für spezifische Beschwerden auf. Eingehendere Informationen über viele dieser Kräuter und Gewürze finden sich im Buch *Das Kochbuch des Ayurveda, Selbstheilung durch die ayurvedische Küche* von Usha und Dr. Vasant Lad.

Steinsalz (Saindhava)

Steinsalz heißt Saindhava, ein Wort, das von „Sindha“ stammt. An den Ufern des Flusses Sindhu im Punjab in Nordindien gibt es Berge, in denen es eine besondere Art von mineralischem Stein gibt. Saindhava heißt das mineralische Steinsalz aus diesen Bergen. Bei uns ist es unter dem Namen Himalayasalz bekannt. Dieses Steinsalz enthält viele Mineralien wie Eisen, Jod, Kalzium, Magnesium, Zink und Kobalt in kleinen Mengen. Wie die meisten Salze hat Saindhava einen salzigen Rasa, eine wärmende Vīrya und süße Vipāka. Kochsalz ist chemisch verarbeitet und dies führt dazu, dass ein Großteil des Jods und anderer Mineralien verloren geht. Es hat eine Tendenz, Natriumretention zu erzeugen, daher ist es nicht gut für Menschen mit hohem Blutdruck, Schwellung oder Ödem. Der beste Ersatz für normales Kochsalz ist Saindhava-Steinsalz, aber schwarzes Salz aus Indien ist auch gut. Die meisten Salze sind erhitzend und gut für Vāta, können aber Pitta- und Kapha-Dosha reizen. Mineralisches Steinsalz ist jedoch weniger wärmend als Kochsalz oder schwarzes Salz, also besser für Pitta. Es ist auch besser für Kapha-Dosha, denn anders als Meersalz führt es nicht zu einer Retention von Körperflüssigkeiten.

In der āyurvedischen Literatur wird Steinsalz als innere und äußere Medizin angewandt, denn es hat antibakterielle und antiseptische Wirkungen. Im Fall von Pharyngitis kann der Betroffene eine Tasse heißes Wasser mit je ½ Teelöffel Steinsalz und Kurkuma gurgeln. Bei Schnittwunden, Verbrennungen und Wunden hilft es, diesen Bereich in salzigem Wasser zu baden, um Schwellungen zu reduzieren und Infektion und Entzündung zu behandeln. Salz ist abführend, entblähend, krampflösend, schmerzlindernd und hilft, den Wasser-Elektrolyt-Haushalt im Körper zu bewahren. Es regt auch das Agni an, verbessert die Verdauung und verleiht Energie, Elan und Vitalität. Saindhava wird aufgrund seiner entblähenden Wirkung in vielen āyurvedischen Präparaten wie Hingvashtak Churna verwendet.

Ajwan (Ajamoda)

Botanische Bezeichnung: *Carum roxburghianum*

Ajwan (oder auch Ajowan) ist scharf, mit erhitzender Vīrya und einer scharfen Vipāka. Es ist scharf und durchdringend und beruhigt Vāta- und Kapha-Dosha, aber verstärkt Pitta. Ajwan facht Agni an, verbessert die Verdauung und ist ein Herztonikum. Ajwan ist großartig bei Magenschmerzen: Kauen Sie ¼ Teelöffel Ajwansamen und trinken Sie dann eine Tasse warmes Wasser. Bei Polyurie kaut man ¼ Teelöffel Ajwan und einen Teelöffel weiße Sesamsamen, um eine übermäßige Blasenentleerung zu verhindern. Für Erkältungen, Kongestion oder Husten gibt man ¼ Teelöffel Ajwan zusammen mit ¼ Teelöffel Pimpal Mūla und ½ Teelöffel Mohnsamen. Bei Parasiten setzt man Ajwan mit Vidanga ein und für Übelkeit nimmt man es mit Nelken. ¼ Teelöffel Ajwan und eine Prise Steinsalz ist eine übliche Mischung für chronische Dyspepsie oder Bauchblähung.

Asafoetida (Hing)

Botanische Bezeichnung: *Ferula foetida*

Asafoetida (auch Asant und Teufelsdreck genannt) ist das Harz von der Rinde eines Baumes. Es ist scharf und bitter (und leicht astringent, wenn älter), mit einer erhitzenden Vīrya und scharfen Vipāka. Hing ist scharf, durchdringend und stark Pitta aggravierend, doch es beruhigt Vāta- und Kapha-Dosha. Es fördert die Verdauung von Bohnen und Dals wie schwarze Bohnen, Pintobohnen, Adzuki-Bohnen, Kichererbsen und Linsen. Geben Sie beim Kochen einfach eine kleine Prise Asafoetida hinzu. Hing hat schmerzstillende, krampflösende und entblähende Eigenschaften und zerstört Würmer und Parasiten, wenn es mit Cayennepfeffer oder Vidanga verwendet wird. Für chronische Verdauungsstörung oder Bauchschmerz wird eine Prise geröstetes Asafoetida mit einem Teelöffel Ghee verabreicht. Im Falle einer infizierten Wunde werden Hing und Niem zusammen als Paste aufgetragen. Ein berühmtes āyurvedisches Produkt ist Hingvashtak Churna. Eine Prise Hingvashtak Churna mit einem Teelöffel Ghee verbessert die Verdauung und wird auch bei abdominaler Distension, Anorexie, Dyspepsie, Verstopfung und Hämorrhoiden eingesetzt.

Cayennepfeffer oder rotes Chilipulver (Mirchi)

Botanische Bezeichnung: *Caspicum frutescens*

Grüne Chilis reifen zu roten Chilis und das rote Chilipulver wird auch Cayennepfeffer genannt. Cayenne ist scharf und wärmend mit einer scharfen Vipāka. Er ist scharf und durchdringend und besänftigt Vāta und Kapha, aber erhöht Pitta. Cayenne sorgt für Dīpana und Pāchana, verbessert die Durchblutung und fördert das Schwitzen. Wenn ein Mensch im Übermaß Chilipulver isst, kann er oder sie Schluckauf bekommen. Rotes Chilipulver ist wurmabtötend, Cayennepfeffer und Vidanga werden gemeinsam verwendet, um Parasiten und Würmer zu behandeln. Wegen seiner stark heißen und scharfen Qualität kann es Irritation des Verdauungstrakts und Durchfall erzeugen. Aber wenn eine kleine Menge beim Kochen benutzt wird, verleiht es dem Essen mehr Geschmack und macht das Mahl verdaulich. Eine kleine Prise Cayennepfeffer wird zusammen mit einer Prise Steinsalz und Zitronensaft in eine Tasse heißes Wasser gegeben, um Agni-Tee herzustellen. Dieser Tee stimuliert den Appetit und verbessert die Verdauung. Man sollte bei jemandem mit Pitta Prakruti oder Pitta Vikruti mit Cayennepfeffer vorsichtig sein.

(Ceylon-)Eisenholz (Nāgakeshara)

Botanische Bezeichnung: *Mesua ferrea*

Das Ceylon-Eisenholz (auch Nagasbaum genannt) ist astringent, bitter und leicht süß. Seine Vīrya ist erhitzend und es hat eine scharfe Vipāka. In geringen Mengen, also eine Prise, ist das Eisenholz Tridosha. Allerdings können größere Mengen Pitta-Dosha verschärfen. Das Heilmittel lindert Juckreiz, stillt Durst, mildert Übelkeit und Erbrechen und gleicht den pH-Wert im Urin aus. Es wird für Hals- oder Stirnhöhleninfektionen eingesetzt. *Nāgakeshara* regt Agni an, hilft der Verdauung, beseitigt Āma, bindet den Stuhl und unterstützt den normalen Vektor der Doshas. Eine Prise Eisenholz mit einem Teelöffel Ghee wird zur Behandlung von Durchfall mit Blut und Schleim verwendet, was Pitta Grahani ist. Im Fall von Diabetes werden gleiche Teile der Heilkräuter *Nāgakeshara*, Niem und Kankol verabreicht, um den Blutzucker zu regulieren. Durch seine blutstillende Wirkung wird das Eisenholz mit Ghee für Blutungsstörungen gegeben. Im Fall von heiserer Stimme ist das Eisenholz mit Kardamom und Kandiszucker ein gutes Heilmittel.

Fenchel (Mishreyā)

Botanische Bezeichnung: *Foeniculum vulgare*

In manchen Teilen Indien ist er als *Mishreyā* bekannt. Fenchel ist süß, kühlend und hat eine süße Vipāka. Er besänftigt alle drei Doshas. Er ist ein blutreinigendes Mittel, tötet Parasiten und kommt gemeinsam mit Ingwer und Kandiszucker für Erkältungen, Kongestion und Husten zur Anwendung. Fenchel wird auch bei Verdauungsstörung, Schwellung oder Ödem und als harntreibendes Mittel eingesetzt. Bei Parasiten und gegen Harnwegsinfektionen wird er mit Vidanga verabreicht. Fenchel wird mit Kreuzkümmel und Koriander als Tee eingenommen. Nach einem Essen kaut man Fenchel- und Koriandersamen, um die Verdauung anzuregen.

Kardamom (Elā)

Botanische Bezeichnung: *Elettaria cardamomum*

Kardamom ist ein weiteres verbreitetes Küchengewürz und eine āyurvedische Medizin. Er ist süß und leicht scharf, mit einer kühlenden Vīrya und scharfen Vipāka. In geringen Mengen ist er Tridosha, doch in größeren Mengen reizt er Pitta. Er kommt bei Erkältungen, Kongestion, Husten, Tuberkulose, Schwierigkeiten beim Wasserlassen und Hämorrhoiden zum Einsatz. Er hat eine entzündungshemmende Wirkung und verbessert den Geschmack von Nahrungsmitteln. Kardamom ist ein Aphrodisiakum, also geben Sie es bei Azoospermie mit Milch und Honig oder Ghee, um die Spermatogenese zu verbessern. Kardamom hat antitoxische Eigenschaften und ist ein Gegenmittel zu Jayapāl (Krotonsamen), einem Abführmittel. Er verstärkt Agni und verbessert die Verdauung und wird bei Blutungsstörungen in Verbindung mit Safran, Muskatnuss und Milch benutzt. Kardamom ist ein großartiges Herztonikum und wirkt als Analgetikum fürs Herz und verbessert den Koronarkreislauf.

Kardamom ist ein guter Schleimlöser und ist in vielen āyurvedischen Präparaten wie Sitopalādi enthalten. Im Fall von Schluckauf lindert eine Prise Kardamompulver mit einem Teelöffel Kandiszucker die Symptome. Bei Gingivitis gibt man Kardamompulver aufs Zahnfleisch oder gurgelt mit warmem Wasser und Kardamom. Verwenden Sie im Fall von Blutungsstörungen Kardamom mit Muskatnuss und Safran als Hämostatikum. Nehmen Sie eine Prise Kardamom für Erkältungen, Kongestion oder Husten und gegen Übelkeit. Doch ½ Teelöffel oder mehr Kardamompulver erzeugt genau genommen Übelkeit und Erbrechen. Kardamom wird häufig warmer Milch zugegeben und ist in vielen Süßspeisen enthalten.

Koriander (Dhaniya)

Botanische Bezeichnung: *Coriandrum sativum*

Koriander ist süß und astringent, kühlend und hat eine süße Vipāka. Er ist leicht und leicht ölig. Koriander beruhigt alle drei Doshas und wird als verdauungsfördernder, abführender und entblähender Stoff sowie als Appetitanreger angewandt. Koriander ist harntreibend und Korianderwasser wird zur Reinigung äußerer Wunden benutzt. Koriander wirkt im Fall von Durchfall oder Ruhr und hilft auch bei schlechtem Atem. Koriandertee kann Hämorrhoiden lindern und ist effektiv für die Behandlung von Würmern. Frischer Korianderblättersaft ist gut für Hautausschläge, brennende Empfindungen und bei Pitta-Verschlimmerung. Er kann innerlich und äußerlich verwendet werden.

Knoblauch (Rasona)

Botanische Bezeichnung: *Allium sativum*

Knoblauch heißt *Rasona,* d. h. er hat einen Geschmack weniger. Deshalb hat er fünf Geschmacksrichtungen: süß, salzig, scharf, bitter und astringent – nur sauer fehlt. Er ist wärmend und hat eine scharfe Vipāka. Knoblauch besänftigt Vāta und Kapha, steigert jedoch

Pitta. Er ist ein Herztonikum, Aphrodisiakum, antiarthritisches, antipyretisches, antibakterielles, entblähendes und Schmerzmittel. Er wird bei Fettsucht, Diabetes, hohem Cholesterin, hohem Blutdruck und Hämorrhoiden benutzt. Bei Ohenschmerzen kann Knoblauchöl direkt ins Ohr geträufelt werden. Bei vergrößerter Milz wird Knoblauch zusammen mit gleichen Teilen Pippalī Mūla (der Knollenwurzel des Langpfeffers) und Harītakī verabreicht und mit genug Kuhurin gemischt, um eine kleine Pille herzustellen.[3] Bei chronischer Verdau ungsstörung gibt man Knoblauch in Verbindung mit Kreuzkümmel, Ingwer und schwarzem Pfeffer sowie Zitronensaft. Lasunasava und Lasunadi Vati sind berühmte Produkte, die neben Steinsalz und verschiedenen medizinischen Kräutern auch Knoblauch enthalten. Sie können nach einem sehr scharfen Abendessen verabreicht werden und fördern die Verdauung, Absorption und Verwertung und verringern die Flatulenz. Bei Magenschmerzen nimmt man den Saft einer Zehe Knoblauch mit einem Teelöffel Ghee. Knoblauchmilch bereitet man mit einer Zehe gehacktem Knoblauch in einer Tasse warmer Milch zu. Vor dem Zubettgehen getrunken, fördert dies gesunden Schlaf.

Kreuzkümmel (Jiraka)

Botanische Bezeichnung: *Cumin cyminum*

Es gibt zwei Arten von Kreuzkümmel: schwarzen und braunen. Die verbreitete Form ist brauner Kreuzkümmel, der vom Geschmack scharf und bitter ist, erhitzend und eine scharfe Vipāka hat. Kreuzkümmel ist leicht und austrocknend und beruhigt Vāta und Kapha, kann im Übermaß genossen allerdings Pitta auslösen. Er hat Dīpana- und Pāchana-Eigenschaften. Kreuzkümmel wird für Verdauungsstörungen, Blähungen und Allergien eingesetzt und ist ein mildes Laxativum, das auch hilft, den Stuhl zu binden. Er ist überdies harntreibend und ein Fiebermittel. Er wird mit Koriander und Fenchel als Tee zubereitet. Gleiche Teile der drei werden zusammen in einer Tasse Wasser gekocht und als Mittel zur Verdauungsförderung, als Karminativum, zur Entblähung und als Abführmittel angewandt. Kreuzkümmel wird auch als Gewürz eingesetzt, um den Geschmack der Nahrung zu verbessern.

Kurkuma (Haridrā)

Botanische Bezeichnung: *Curcuma longa*

Kurkuma ist ein beliebtes Gewürz, das in der āyurvedischen Medizin weitverbreitet ist. Es ist bitter und scharf, wärmend und hat eine scharfe Vipāka. Wenngleich es Tridosha ist, beruhigt es hauptsächlich Kapha und Vāta und kann Pitta-Dosha wegen seines scharfen Geschmacks und der erhitzenden Qualität sogar verschärfen. Es ist wirkungsvoll für alle Arten von Verdauungsstörung und reguliert

3. Eine ähnliche Rezeptur wäre ½ TL zerdrückter Knoblauch mit je ¼ TL Kutki und Harītakī. Zur Schlafenszeit mit warmem Wasser einnehmen.

wegen seiner bitteren Qualität den Blutzucker und wird so bei Diabetes eingesetzt. Einem Diabetiker gibt man Kurkuma in Verbindung mit anderen bitteren Kräutern wie Niem. Für Anämie ist Kurkuma mit Milch effektiv. Kurkuma ist antiseptisch und antibakteriell und wird daher bei Erkältungen, Kongestion und Husten angewandt. Bei Husten bereitet man gewöhnlich Kurkumamilch zu. Im Fall von Hämorrhoiden wird Kurkumapulver mit Ghee vermischt und innerlich eingenommen sowie äußerlich auf die Hämorrhoiden aufgetragen. Bei Mastitis nimmt man Kurkuma mit Niem ein, während es bei heiserer Stimme und Pharyngitis mit Salz und warmem Wasser vermischt gegurgelt wird. Bei Ödem oder Schwellung wendet man Kurkuma äußerlich an und es hilft auch, Hautgeschwüre zu heilen. Kurkuma ist antiparasitär und wird gemeinsam mit Cayennepfeffer und Vidanga zum Abtöten von Parasiten verwendet. Bei Schnittwunden, Verbrennungen, Wunden und Abschürfungen mischt man Kurkumapulver mit Aloevera-Gel und gibt es auf die Haut.

Achtung: Hohe Dosen an Kurkuma (mehr als ein Teelöffel dreimal täglich) sollten nicht von Leuten eingenommen werden, die auf Thrombozytenaggregationshemmer oder gerinnungshemmende Medikamente gesetzt sind. Es wurden Einzelfälle von allergischer Dermatitis durch regelmäßige Kurkuma-Verwendung beobachtet.

Lorbeerblätter (Talispatra)

Botanische Bezeichnung: *Laurus nobilis*

Lorbeerblätter sind scharf, bitter und süß vom Geschmack, wärmend und haben eine scharfe Vipāka. Sie beruhigen Vāta und Kapha, aber können Pitta erhöhen. Lorbeerblatt ist Dīpana (Agni erhöhend), Pāchana (verdauungsfördernd) und wurmabtötend, ist ein Bronchodilator und hat eine abschwellende Wirkung auf die Lungen. Es ist gut für Erkältungen, Kongestion, Husten, Asthma, Bronchitis und Tuberkulose sowie zur Behandlung von Durchfall und Ruhr. Tālīsādi ist eine berühmte Mischung, die Lorbeerblätter enthält.

Muskatnuss (Jātīphalā)

Botanische Bezeichnung: *Myristica fragrans*

Muskatnuss ist scharf, bitter und astringent vom Geschmack, sie hat eine wärmende Vīrya und eine scharfe Vipāka. Sie ist leicht und scharf, besänftigt Vāta und Kapha, aber verstärkt Pitta-Dosha. Sie facht Agni an und verbrennt Āma und wirkt zuerst stimulierend, hat dann aber die Nachwirkung eines Sedativums. Sie ist gut bei Erkältungen, Kongestion, Husten, Fieber und Anorexie. Sie ist ein Herztonikum und wird bei chronischer Rhinitis angewandt.

Muskatnuss ist ein Analgetikum und hypnotisch, fördert somit gesunden Schlaf. Wegen ihres astringenten Rasa und der scharfen Vipāka bindet Muskatnuss den Stuhl. Aus diesem Grund wird sie bei

Durchfall gegeben, kann aber auch Verstopfung auslösen. Im Fall von Durchfall trinkt man eine Tasse Buttermilch mit einer Prise Muskatnuss. Nehmen Sie eine Prise Muskatnuss mit Ghee oder Reiswasser für Übelkeit oder Erbrechen. Bei Kopfweh kann man Muskatnusspaste auf die Stirn reiben. Die Paste stellt man her, indem man Muskatnüsse mit Wasser auf einem rauen Stein reibt. Bei Schlaflosigkeit reibt man die Muskatnuss mit Ghee auf einem rauen Stein und gibt diese Paste dann vorsichtig auf das obere Augenlid direkt unterhalb der Augenbrauen und stellt sicher, dass keine Muskatnuss in die Augen gerät. Dies erzeugt gesunden Schlaf. Bei Arthritis kann man Muskatnussöl auf das schmerzhafte Gelenk reiben. Bei der Marma Chikitsā setzt man Muskatnussöl ein, um Gelassenheit herbeizuführen.

Nelke (Lavanga)

Botanische Bezeichnung: *Eugenia caryophyllata*

Nelke ist ein Gewürz, das weithin zum Kochen eingesetzt wird und viele heilende Eigenschaften in der āyurvedischen Medizin besitzt. Nelken sind scharf und leicht bitter und haben einen süßen Nachgeschmack und ihre Vipāka ist süß. Frische Nelken sind kühlend, während ältere Nelken wärmend wirken. Nelken besänftigen Vāta und Kapha, können jedoch Pitta vermehren. Sie werden für Erkältungen, Kongestion, Husten und Schluckauf benutzt. Bei einer gewöhnlichen Erkältung gibt man eine oder zwei Nelken mit Kandiszucker oder Honig. Lavangādi Vati ist eine Lutschtablette mit Nelke, schwarzem Pfeffer und Bibhītakī und man lutscht sie bei Husten oder rauem Hals. Nelken verstärken Agni und verbessern die Verdauung, werden also im Fall von chronischer Dyspepsie oder Anorexie eingesetzt. Nelke wird im Allgemeinen zusammen mit Zimt, Kardamom und Ingwer zu einem Tee gekocht. Nelke mit Pippalī (Langpfeffer) hilft, den Blutzucker zu regulieren und Nelke wird bei chronischem Durchfall oder Ruhr mit Muskatnuss verabreicht. Nelkenöl wird als Analgetikum für Zahnschmerzen und Zahnfleischinfektionen verwendet. Man kann einen Tropfen Nelkenöl auf einen entzündeten Zahn geben, um die Schmerzen zu lindern. Nelke kommt in vielen berühmten āyurvedischen Zubereitungen wie Sitopalādi und Tālīsādi zum Einsatz.

Schwarzer Pfeffer (Maricha)

Botanische Bezeichnung: *Piper nigrum*

Schwarzer Pfeffer heißt *Maricha* auf Sanskrit. Maricha bedeutet Sonne, was auf die Tatsache verweist, dass schwarzer Pfeffer Sonnenenergie absorbiert. Er ist vom Geschmack her scharf, erhitzend und hat eine scharfe Vipāka. Er ist scharf, trocken und leicht, besänftigt somit Vāta und Kapha, mag jedoch Pitta-Dosha steigern.

Schwarzer Pfeffer wird für Erkältungen, Kongestion und Husten eingesetzt. Er ist fiebersenkend, also dienlich bei Fieber. Er verbessert den Kreislauf und ist ein mildes Schmerzmittel. Schwarzer Pfeffer verbessert die Verdauung, Absorption und Ausscheidung. Eine Prise schwarzer Pfeffer mit einem Teelöffel Ghee hilft bei rauer Stimme oder Laryngitis. Zwei Prisen schwarzer Pfeffer mit einem Teelöffel Honig helfen bei Erkältungen, Husten oder Nebenhöhlenverstopfung. Für Grippe oder Fieber gibt man schwarzes Pfefferpulver mit frischem Basilikumsaft, während man ihn für chronischen Husten zusammen mit Chitrak und Padelona benutzt, was eine Art von Mineralsalz ist.

Geben Sie bei schmerzhafter Darmkolik schwarzen Pfeffer mit einer Prise Hing (Asafoetida). Verabreichen Sie Marichapulver mit Honig und Trikatu für abdominale Distension oder Bauchbeschwerden sowie Schwierigkeiten beim Stuhlgang. Trikatu ist das berühmteste Produkt, das schwarzen Pfeffer enthält, mit gleichen Teilen schwarzem Pfeffer, Ingwer und Langpfeffer. Es wird üblicherweise für chronische Verdauungsstörung und Anorexie eingesetzt.

Zimt (Tvak)

Botanische Bezeichnung: *Cinnamomum zeylanicum*

Zimt ist scharf und leicht süß und bitter. Frisch ist er auch astringent, wohingegen älterer Zimt süßer ist. Seine Vīrya ist erhitzend und Vipāka scharf. Zimt mildert Kapha und Vāta, aber große Mengen können Pitta-Dosha vergrößern. Er erhöht den Geschmack des Essens, regt Agni an und verbessert die Verdauung. Er sorgt auch für Āma Pāchana, d. h. er verbrennt Toxine. Er ist ein Herztonikum, das den Koronarkreislauf verbessert. Zimt wird für Hämorrhoiden, Parasiten und Harnwegsinfektionen eingesetzt und kann Juckreiz stoppen. Für akuten Durchfall mit Āma nehmen Sie ⅓ Teelöffel Zimt und einen Teelöffel Bilva gemischt mit einer Tasse frischem hausgemachten Joghurt. Leute mit Weizenempfindlichkeit können etwas Zimtpulver ins Mehl streuen, wenn sie Chapati oder Brot wie Zimtbrötchen machen. Eine Mischung aus einem Teil Zimt, drei Teilen Kandiszucker und zwei Tropfen Zitronensaft hilft gegen Übelkeit und Erbrechen. Zimt verbessert den Kreislauf und verdünnt das Blut, wird also bei kardiopulmonalen Erkrankungen eingesetzt.

Zimt kommt in vielen berühmten āyurvedischen Rezepturen zur Anwendung, einschließlich Sitopalādi. Bei Stirnhöhlenkopfschmerz reibt man Zimtrinde über einen Sandstein und vermischt sie mit Wasser zu einer Paste, die äußerlich aufgebracht wird. Zimt wärmt die Lungen, ist also sinnvoll für Asthma, Erkältungen, Kongestion und Husten. Eine nützliche Rezeptur ist eine Mischung aus je ¼ Teelöffel Zimtpulver und Ingwer mit einem Teelöffel Honig. Zimt hat anticholinerge Eigenschaften und wird daher für Magenschmerzen benutzt. Zimtöl wird äußerlich für viele Vāta-Leiden verwendet und Zimtpaste kann äußerlich als Umschlag zur Beseitigung von Giftstoffen und Schmerzlinderung angewandt werden. Zimtöl ist wirksam, wenn es bei empfindlichen Zähnen und zurückgehendem Zahnfleisch in Zähne und Zahnfleisch eingerieben wird. Beachten Sie, dass Zimt die Menstruation stimuliert, daher ist es für die innere Anwendung während der Menstruation kontraindiziert.

Im Āyurveda häufig verwendete Samen

Leinsamen (Atasi, Alsi oder Javas)

Leinsamen (auch Flachssamen genannt) sind süß und sauer, wärmend und haben eine scharfe Vipāka. Sie beruhigen Vāta und Kapha, doch große Mengen können Pitta erhöhen. Leinsamen sind gut für Erkältungen, Kongestion und Husten. Kochen Sie gemahlenen Leinsamen mit Milch und machen Sie aus dieser Mischung einen Umschlag, um die Toxine aus einem Furunkel zu ziehen. Für Leinsamentee kocht man einen Teelöffel Flachssamen für einige Minuten in einer Tasse Wasser. Dies hilft gegen Asthma und entfernt Schleim aus den Lungen. Trinken Sie den Tee und schlucken Sie die Leinsamen, die am Tassenboden verbleiben, herunter.

Senfsamen (Sārshapa)

Senf ist scharf und leicht süß und salzig, erhitzend und mit einer scharfen Vipāka. Er beruhigt Kapha und Vāta und vermehrt Pitta. Senf minimiert Juckreiz und ist dienlich bei Ekzem und Psoriasis. Er hat antiparasitäre Wirkung und wird bei vergrößerter Leber oder Milz eingesetzt. Senf hat Dīpana- und Pāchana-Wirkungen und ist gut für Erkältungen, Kongestion, Husten und Atemlosigkeit. ¼ Teelöffel Senföl mit einem Teelöffel Rohrzucker hilft bei Atemlosigkeit. In kalten Gegenden von Indien wie dem Punjab wird Senföl als normales Öl zum Kochen benutzt und auch äußerlich angewandt, was besonders gut für Gelenkschmerzen ist. Senfsamenbrei lässt sich auch äußerlich verwenden. Seien Sie bei der äußeren Anwendung jedoch vorsichtig, denn Senf ist so wärmend, dass er Blasen verursachen kann. Zunächst geben Sie den Brei auf ein Taschentuch und dann legen Sie die andere Seite des Taschentuchs auf die Haut, um den direkten Kontakt mit dem Senf zu vermeiden.

Mohnsamen (Ahiphena Bījam oder Khasa Phala)

Mohnsamen, *Papaver somniferum*, sind bitter, leicht süß, erhitzend und mit einer scharfen Vipāka. Sie besänftigen Vāta und Kapha, können aber Pitta steigern. Mohnsamen sind schlaffördernd, unterstützen also gesunden Schlaf, besonders wenn man sie abends mit einer Prise Kardamom in einer Tasse warmer Milch nimmt. Sie sind ein Schmerzmittel, anticholinerg und gut gegen Durchfall, Ruhr und Bauchschmerz. Bei Durchfall kocht man Mohnsamen in Wasser und isst diesen Brei mit Honig und einer Prise Safran. Bei Kopfschmerzen kochen Sie ¼ Teelöffel Mohnsamen in einer Tasse Milch. Mohnsamen werden allgemein in Brot verarbeitet, um es leichter verdaulich zu machen und Gas zu reduzieren. In hoher Dosis führen Mohnsamen zu Verstopfung.

Sesamsamen (Tila)

Sesamsamen sind scharf, bitter, astringent und süß vom Geschmack. Sie haben eine wärmende Vīrya und scharfe Vipāka, beruhigen also Vāta und Kapha, können jedoch Pitta-Dosha vergrößern. Unter „Sesamöl“ auf Seite 442 finden Sie weitere Details zu den Qualitäten und Wirkungen von Sesamsamen. Bei Oligurie oder Nierenversagen kocht man Sesamsamen mit Milch und Kandiszucker und nimmt dies ein, um die harntreibende Wirkung anzuregen. Gegen Nierensteine gibt man ¼ Teelöffel der gemahlenen Rinde der Sesampflanze mit Honig, damit die Steine zerfallen. Um die Laktation zu erhöhen, nimmt man weiße Sesamsamen mit Milch.

13

Rasāyana Chikitsā

Verjüngungstherapie

आयुर्वेद

Rasāyana Chikitsā steht für Verjüngungstherapie und ist eine wichtige Technik zum Gesundheitsmanagement. Rasāyana kann eine Substanz sein, die Kost eines Menschen oder die Art, in der jemand läuft, spricht und sein Leben lebt. Rasāyana-Therapien können die Lebensdauer verlängern, den Alterungsprozess verlangsamen, Jugendlichkeit bewahren, das Gedächtnis fördern, die Zellintelligenz verbessern und letztlich eine perfekte Gesundheit hervorbringen. Sie verleihen wunderbaren Glanz, eine gute Hautfarbe, melodiöse Stimme, optimale Stärke und verbessern Tonus, Stärke und Koordination der Gewebe. Ein Rasāyana bringt darüber hinaus Energie, Vitalität, Zuversicht, Mut, Erfolg und Klarheit der Sinneswahrnehmung und Gleichgewicht von Prāna, Tejas und Ojas.

Das Wort „Rasāyana" hat eine spezifische Bedeutung. „Rasa" heißt Geschmack und Plasma, während „Āyana" „eintreten" bedeutet. Somit steht Rasāyana für etwas, das ins Rasa Dhātu eintritt und die Gewebeernährung verbessert. Der Geschmack eines Nahrungsmittels oder einer Medizin ist häufig ein wichtiger Faktor in dieser Hinsicht. Gewisse Kräuter und Präparate gehen direkt ins Rasa Dhātu und gelangen durch die Srotāmsi (Kanäle) in die anderen Gewebe, wo sie das entsprechende Dhātu Agni entfachen. Diese

Rasāyana-Kräuter nähren nicht nur die Dhātus, sondern reparieren, regenerieren und verjüngen auch jedes Gewebe, das beschädigt wurde. Die āyurvedischen Rasāyanas werden oft für ein bestimmtes Gewebe oder einen Kanal verabreicht, lassen sich aber auch verwenden, um alle Körpergewebe zu verjüngen.

Der Begriff *Ātma Rasāyana* heißt Selbstverjüngung, Selbsterfüllung, Selbstversorgung und Zufriedenheit. Egal, ob man reich oder arm, in einer Beziehung oder ohne Beziehung ist, es trifft für jeden zu. Wo immer man auch ist, man ist immer glücklich, friedlich und zufrieden. Es gibt keinen Schatten davon, was sein könnte, sollte oder sein würde. Wenn man in diesem Zustand eins mit dem bleibt, „was ist", sieht das unschuldige Gesicht eines Kindes oder selbst ein trockenes Blatt am Boden vollkommen schön aus. Befindet man sich in solch einem Bewusstseinszustand, ist dies das beste Rasāyana für den Geist.

Eine gesunde Person erhält Rasāyana-Therapie, um die Gesundheit zu bewahren. Ein kranker oder geschwächter Mensch kann Rasāyana-Therapie erhalten, um eine Erkrankung zu heilen und die Gewebe zu nähren, doch das ist so, als würde man ein schmutziges Tuch färben. Aber wir können es als erstes reinigen und danach färben, dann leuchtet das Tuch. Daraus können Sie ersehen, dass es wirksamer ist, wenn Rasāyana nach Pañchakarma durchgeführt wird als Rasāyana ohne vorherige Reinigung. Shodhana kann als Pūrvakarma (vorbereitende Maßnahme) von Rasāyana Chikitsā angesehen werden, obgleich Rasāyana auch nach der Shamana-Therapie angewandt wird.

Die Rasāyana hilft dabei, eine Balance zwischen den drei Doshas, sieben Dhātus, drei Malas (Abfallprodukte oder Verunreinigungen), Prāna, Tejas und Ojas und Körper, Geist und Bewusstsein herzustellen. Sie wird in vier Hauptarten unterteilt: Āhāra (Ernährung), Vihāra (Änderungen in der Lebensweise), Āchāra (Verhalten) und Aushadha (Kräutermittel). Diese letzte Kategorie der Aushadha Rasāyana umfasst die Nutzung von einzelnen Kräutern, Kräuterpräparaten und Mineralien.

Āhāra Rasāyana ist eine gesunde Ernährung, die antagonistisch zu jedem verschlimmerten Dosha ist und die Dhātus unterstützt. Beispiele für diätetische Rasāyana sind eingeweichte Mandeln und Cashewnüsse als Rasāyana für Vāta-Dosha, Rosenblütenmarmelade oder Reispudding mit Kardamom für Pitta und Pflaumen, Pfirsiche und dunkle Trauben für Kapha-Dosha. Man kann Nahrungsmittel auch als Rasāyana für jedes Gewebe wählen, wie Gurken und Zucchini für Rasa, rote Bete und Karotten für Rakta, Kürbis für Māmsa, Ghee für Meda und Majjā, Milch für Asthi und Shukra usw.

Vihāra Rasāyana bedeutet Verjüngung durch die entsprechende Modifizierung des Lebensstils einer Person. Verjüngende Maßnahmen in der Lebensführung für Vāta beinhalten das tägliche Einreiben von Öl auf Kopfhaut und Füße zur Schlafenszeit, Enthaltsamkeit befolgen, von Zeit zu Zeit eine sanfte Ölmassage gefolgt von einem Bad mit Ingwer und Haushaltssoda und im Winter warme Kleidung tragen. Für Pitta besteht eine vorteilhafte Vihāra Rasāyana u. a. darin, Sandelholzpaste auf die Stirn zu geben, ein kühles Bad zu nehmen oder in kaltem Wasser zu schwimmen, im Schatten zu bleiben und im Sommer eine Sonnenbrille zu tragen. Eine gute verjüngende Vihara für einen Kapha-Menschen ist täglich eine tiefe Massage der Muskeln mit Senföl, dynamisches Yoga oder dynamischer Sport, Vachapulver auf die Haut reiben und dann eine warme Dusche nehmen und lieber lange wach bleiben, statt am Tag zu schlafen.

Āchāra Rasāyana steht für Verhaltensmedizin, die auf dem Benehmen eines Menschen basiert, seinen oder ihren Beziehungen, die Umgebung, in der man lebt und wie man spricht. Man sollte auf unterstützende und positive Art sprechen, Leute mit einem lächelnden Gesicht und süßer Sprache willkommen heißen. Dies sollte ohne Erwartung oder Manipulation geschehen. Falls Sie Dinge mit Erwartungen tun, die später unerfüllt bleiben, verlieren Sie Energie.

Förderliches Āchāra Rasāyana für einen Vāta-Menschen ist z. B. Reisen zu minimieren, positive Beziehungen mit Freunden aufrechtzuerhalten und unbekannte Orte und Situationen zu vermeiden, die Angst, Furcht und Einsamkeit auslösen. Für einen Pitta-Menschen besteht eine gute Āchāra Rasāyana darin, andere Leute nicht zu bewerten oder zu kontrollieren, sich selbst und anderen Fehler zu vergeben und Perfektionismus zu minimieren. Sinnvolle Āchāra Rasāyanas für Kapha beinhalten u. a., in Beziehungen nicht zu anhänglich oder besitzergreifend zu sein, deprimierende oder melancholische Situationen zu vermeiden und Kreativität, Anpassungsfähigkeit und Flexibilität ins eigene Leben zu bringen. Bitte lesen Sie dazu auch die Yamas und Niyamas auf Seite 343-344, sie sind Leitlinien für die richtige Lebensführung. Diese Prinzipien sind eine tiefe, spirituelle yogische Disziplin, welche die Grundlage eines gesunden und glücklichen Lebens bildet.

Ein paar wichtige *Aushadha Rasāyana* schließlich sind Harītakī, Ashvagandhā und Guggulu für Vāta, Āmalakī, Shatāvarī und Gudūchī für Pitta und Bibhītakī, Punarnavā und Pippalī für Kapha. Wir besprechen diese und andere verjüngende Kräuter im Einzelnen in Kapitel 12 dieses Buchs.

Rasāyanas werden gewöhnlich anhand der Dhātus klassifiziert, auf die sie wirken. Es gibt besondere Kräuter-Rasāyanas für jedes Dhātu und ebenso gibt es auch Veränderungen in Bezug auf

Ernährung, Lebensweise und Verhalten, die jedes Gewebe beeinflussen. Einige Menschen haben ein oder zwei Dhātus, die schwach sind, um also die Stärke und Vitalität dieser Gewebe zu fördern, können sie Rasāyanas nehmen, die spezifisch für diese Dhātus sind. Andere haben komplexere Leiden, die einige Gewebe beeinträchtigen. Für diese Leute ist es besser, Rasāyana-Kräuter zu nehmen und ihren Lebensstil so anzupassen, dass alle Dhātus einbezogen werden, um die gesamte Stärke und Immunität zu vermehren.

Beachten Sie, dass die Rasāyanas, die besonders Shukra und Ārtava Dhātu verjüngen, als Vajīkaranam oder Aphrodisiaka bekannt sind. Rasāyanas lassen sich auch anhand der Organe und Srotāmsi (Körperkanäle) unterteilen, auf die sie wirken und anhand der anderen Klassifikationen in Tabelle 47.

Tabelle 47: Klassifikation von Rasāyana

Dosha Rasāyana	Um die Prakruti wiederherzustellen (auch Prakruti Rasāyana genannt)
Dhātu Rasāyana	Verjüngung für die Körpergewebe und Upadhātus
Mala Rasāyana	Verjüngung für die körperlichen Abfallprodukte, damit sie ihre optimalen Funktionen ausführen
Sroto Rasāyana	Verjüngung für die Körperkanäle (einschließlich der Organe)
Manas Rasāyana	Verjüngung für den sensorischen Verstand
Medhya Rasāyana	Verjüngung für Intellekt und Gedächtnis, um die Intelligenz zu verbessern
Jaiva Rasāyana	Verjüngung, um die Langlebigkeit zu steigern
Ojo Rasāyana	Verjüngung, um die Immunität zu stärken
Tejo Rasāyana	Verjüngung, um die Zellintelligenz anzuregen
Prāna Rasāyana	Verjüngung, um das Fließen der Kommunikation zu verbessern

Anwendung von Rasāyana-Techniken

Die erste Methode der Rasāyana-Anwendung ist *Kutipravesha Rasāyana*, ein Rückzug. Kutipravesha ist eine Hütte oder Einsiedelei, die nach Osten oder Norden ausgerichtet und an einem günstigen Platz errichtet wurde. Es gibt Räume in den Räumlichkeiten, in denen man tief drinnen, isoliert und von der Gesellschaft und weltlichen Angelegenheiten entfernt lebt. Sie befindet sich weit ab von jeder Stadt, in einer ruhigen und friedlichen Gegend. Es gibt weder Lärm, Verschmutzung, Rauch, Dreck oder Staub, noch können dort wilde Tiere eindringen.

Der Betreffende sollte die Hütte an einem glücksverheißenden Tag betreten und seine Zeit mit Meditation und Pūjā (Gebet) zubringen. Er oder sie kann dort bis zu einem Jahr bleiben, damit der Körper Zeit hat, sich zu verjüngen. Als erstes erhält derjenige eine Zeit lang täglich Snehana-(Abhyanga-Massage) und Svedana-Behandlungen, ehe geeignete Pañchakarma-Therapien angewandt werden. Im Anschluss werden spezielle Rasāyana verabreicht. Einfache Rasāyana-Kräuter können dazu verwendet werden, typischerweise Harītakī für Vāta, Āmalakī für Pitta oder Bibhītakī für Kapha. Triphalā oder Chyavānaprāsh sind passende, statt dieser einzelnen Kräuter verwendete Rasāyana-Präparate, denn sie gleichen alle drei Doshas aus. Wenn es keinen äußeren Stress gibt, wie in dieser Situation, verjüngen diese Behandlungen das Gewebe des Betroffenen erheblich.

Der Rest des Tages wird in *Satsanga,* Yoga-Āsana, Prānāyāma, Meditation und dem Lesen spiritueller Texte verbracht. Obgleich derjenige immer noch auf der Welt ist, ist er weit entfernt von der Welt. Das ist der Vorteil von Kutipravesha Rasāyana. Doch es ist für die meisten Leute unpraktisch, diese Rasāyana durchzuführen, aufgrund des langen erforderlichen Zeitrahmens, ist also nur für jene Menschen ohne äußere Verpflichtungen möglich.

Die zweite Art von Rasāyana-Anwendung wird als *Vātatapika Rasāyana* bezeichnet, was für die Art und Weise steht, in der jemand dem äußeren Wechsel der Umwelt wie der Sonne und frischer Luft ausgesetzt ist. Es ist heutzutage praktischer als Kutipravesha Rasāyana, wegen der geschäftigen Lebensweise, die viele Leute führen. Die meisten Menschen haben keine Zeit, sich von der Welt zu isolieren und für lange Zeiträume in einer Einsiedelei zu verbringen. Für den Durchschnittsmenschen ist die praktischste Form von Verjüngung durch Lebensweise somit Vātatapika Rasāyana, und zwar für mindestens eine Woche, doch nach Möglichkeit für zwei Wochen oder länger. Dieser Mensch kann gehen, reden, Sport treiben und jeden Tag zur Arbeit gehen, während er gleichzeitig Rasāyana-Vorgaben befolgt.

Wenn man sich Vātatapika Rasāyana unterzieht, ist es am wichtigsten, dass derjenige täglich Abhyanga (Ölmassage) und Svedana (Schwitztherapie) sowie wenn möglich Shirodhāra (das Fließen von mediziertem Kräuteröl auf die Stirn) erhält. Wählen Sie das Öl für Massage und Shirodhāra gemäß der Konstitution des Betreffenden. Man kann z. B. Sesamöl für Vāta, Sonnenblumenöl für Pitta und Maisöl für Kapha benutzen. Eine warme Dusche ist die einfachste Art von Svedana, doch ein Schwitzkasten ist noch besser.

Wenn es nicht möglich ist, diese Behandlungen von einem āyurvedischen Arzt zu erhalten, kann man täglich Abhyanga und Svedana bei sich selbst zuhause durchführen.

Nachdem man diese Behandlungen für einige Tage durchgeführt hat, erhält dieser Mensch Pañchakarma-Therapie – die fünf Reinigungsmaßnahmen. Die am häufigsten angewandten Reinigungsmethoden sind Virechana (Abführung), Basti (medizinischer Einlauf) und Vamana (Emesistherapie). Der Betreffende kann die Abführung entweder durch Einnahme von Triphalā jeden Abend durchführen oder indem er eine kleine Menge Rizinusöl mindestens einmal während der Behandlungsdauer einnimmt. Das ist ausgezeichnet, um überschüssiges Pitta zu verringern, doch ist nützlich für alle Konstitutionen. Falls ein Vāta-Missverhältnis besteht, kann jemand ein Basti mit Dashamūlatee durchführen. Wenn Kapha verstärkt ist, kann mildes Vamana mit Süßholztee hilfreich sein, doch dies sollte nur unter der Aufsicht eines qualifizierten āyurvedischen Arztes erfolgen. Nach Pañchakarma sollte die Vātatapika Rasāyana mit einer Diät und einem Kräuterregime fortgesetzt werden, das die Gewebe aufbaut und nährt.

Richtige Anwendung der Rasāyana-Therapie

Das Prakruti-Vikruti-Paradigma bezieht sich auf Diagnose und Therapie. Das Ziel des Āyurveda besteht darin, die Gesundheit einer gesunden Person zu erhalten und den Krankheitsprozess eines kranken Menschen zu heilen. Das Konzept von Rasāyana (Verjüngung) ist in dieser Hinsicht wichtig.

Falls jemand einigermaßen gesund ist, kann er oder sie Rasāyana-Therapie (Verjüngung) nach einer Reinigung machen. Pañchakarma ist der Reinigungsablauf, der im Āyurveda am häufigsten eingesetzt wird. Pañchakarma ist eine Pūrvakarma (vorbereitende Maßnahme) für Rasāyana, ebenso wie Rasāyana eine vorbereitende Maßnahme für Vajīkaranam (aphrodisische Therapie) ist.

Heutzutage sind die Leute im Westen besonders gesundheitsbewusst. Sie gehen in Reformhäuser und Bioläden und kaufen Vitamine und viele Mineralien. Leider sind ihre Körpersysteme nicht rein. Sie haben Giftstoffe im Verdauungstrakt und ihre Zungen haben einen Belag. Es bestehen oft Einbuchtungen entlang der Zungenränder, die ein Zeichen von Resorptionsstörung sind. Obwohl diese Leute Kalzium, Magnesium, Zink, Eisen, Vitamin B_{12} usw. einnehmen, zeigt ihr Körper oftmals einen Mangel dieser Nährstoffe. Das liegt daran, dass der Körper unrein und mit Toxinen überladen ist, daher kann er die Nährstoffe nicht nutzen, die genommen werden.

In einem solchen Fall empfiehlt das Āyurveda, mindestens eine Woche lang ein Entgiftungsprogramm durchzuführen und erst dann mit der Rasāyana-Therapie zu beginnen. Pañchakarma ist wie ein Hemd waschen, während Rasāyana vergleichbar mit dem Färben dieses Hemdes ist. Kleidung sollte zunächst gereinigt und erst danach gefärbt werden, nur so leuchtet die Farbe entsprechend. Wenn man ein schmutziges Tuch färbt, bleibt die Farbe nicht so gut im Gewebe haften. Dasselbe gilt für den Körper, ehe er Rasāyana erhalten hat, besonders für Kräutertherapien. Man sollte sicherstellen, dass alle Giftstoffe ausgeschieden sind und nur dann Rasāyana-Therapien einsetzen. Auf diese Weise leuchtet der Körper voll Gesundheit.

Selbst eine Beziehung kann verstopft, überfüllt und stagnierend mit unverarbeiteten Emotionen werden. Wie kommt das? Toxine im Verstand, so genanntes geistiges Āma, bringt Bewertung, falsche Rückschlüsse, Kritik, Verletzung, Beleidigung und Schmeichelei hervor. Diese psychischen Giftstoffe müssen auch mithilfe von āyurvedischer Beratung oder Pañchakarma-Therapie beseitigt werden. Man kann in dem Fall *Brahma Rasāyana* durchführen, also Rasāyana für den Verstand und das Bewusstsein wie Meditation, sattvische Ernährungsweise und Bewusstsein von Moment zu Moment. Dies hilft dabei, Intelligenz und Ruhe zu erzielen. Falls Sie Rasāyana richtig anwenden, genießen Sie jeden Moment Ihres Lebens mit großem Bewusstsein, mit Freude und Klarheit in Ihren Beziehungen.

Verjüngung durch Kräuter-Rasāyana

Wir untersuchen nun den Unterschied zwischen Rasāyana-Kräutern und anderen medizinischen Kräutern. Ein medizinisches Heilkraut kann mehrdimensionale Wirkungen entfalten, während eine Kräuter-Rasāyana spezifische verjüngende Funktionen besitzt. Im Allgemeinen fördern Rasāyanas Stärke, Elan und Vitalität, erhöhen die Lebensspanne von jemandem und gleichen Dhātu Agni oder den Gewebestoffwechsel aus. Das Āyurveda ist keine rasche Lösung, sie erfordert Zeit. Viele Leute wollen Instant-Kaffee, sofortige Erkenntnis und sofortige Heilung. Allerdings muss alles natürlich, spontan und allmählich geschehen. Allmähliches Wachstum ist echtes Wachstum, abruptes Wachstum ist nicht von Dauer und kann zu krankhaftem Wachstum führen (Tumoren).

Kräuter, die nährend, mildernd und verjüngend sind – mit einer süßen Vipāka (postdigestivem Effekt) – kommen häufig als Rasāyana zur Anwendung. Genau genommen lassen sich viele Kräuter für Rasāyana benutzen, außer jene, die austrocknend, schabend, auslaugend oder emetisch sind wie Cayennepfeffer oder Ri-

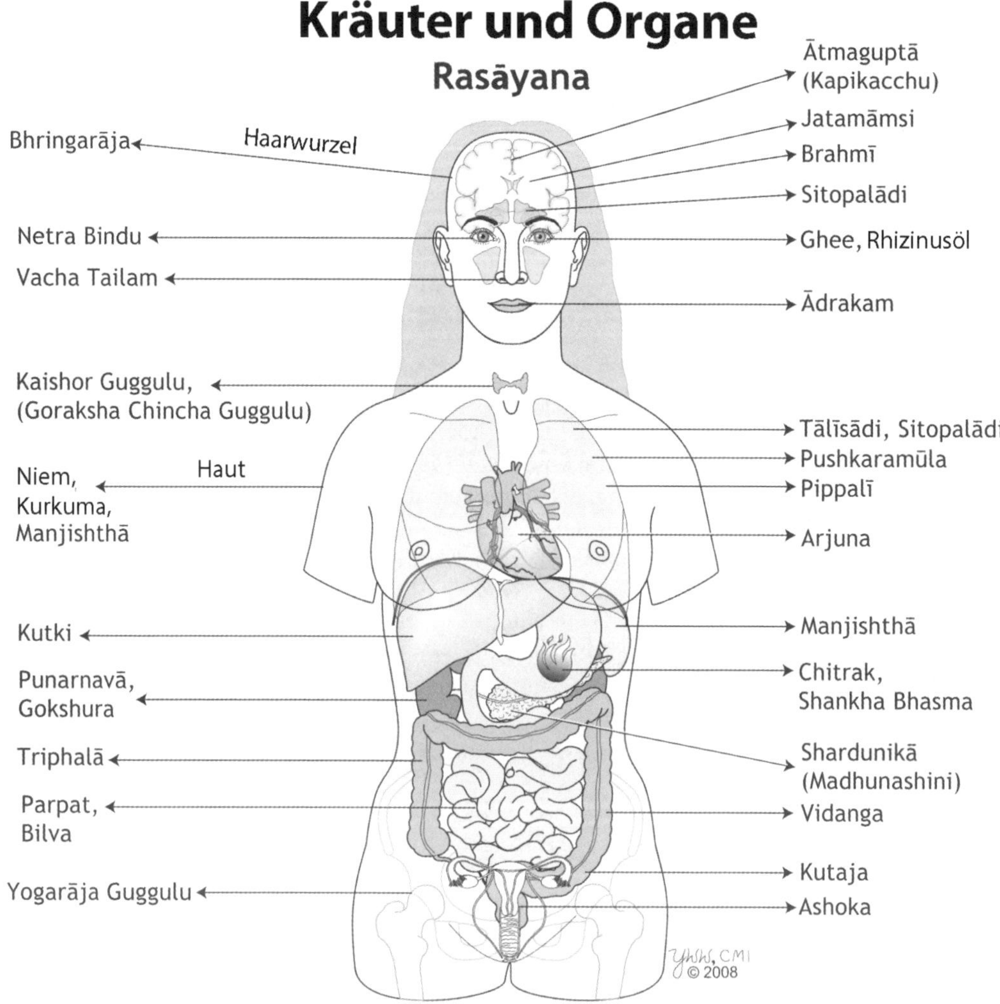

zinusöl. Rasāyana-Kräuter sollten folgende verjüngende Qualitäten und Wirkungen besitzen:

- Dīpana, (erhöht Agni).
- Pāchana, (verbrennt Toxine).
- Bālya, (stärkend).
- *Jīvanīya,* (lebensunterstützend).
- Bruhana, (nährend).

Außerdem haben einige Rasāyana-Kräuter auch vajīkaranam (aphrodisische) Eigenschaften.

Insgesamt tonisieren Rasāyana-Kräuter bestimmte Dhātus aufgrund einer Affinität zu diesen Geweben. Die Auswahl der Rasāyana-Kräuter hängt von der Jahreszeit, der Prakruti (Konstitution) des Betreffenden und einer Vikruti (Ungleichgewicht) ab, zusammen mit einer bestimmten Krankheit oder Beschwerden. Was die jahreszeitlichen Faktoren betrifft, sind einige einfache Rasāyana-Kräuter passender für eine oder mehrere Jahreszeiten. Im Winter und frühen Frühjahr sollte man ein erhitzendes Verjüngungskraut wie Pippalī Rasāyana nehmen. Im späten Frühjahr und Sommer kann jeder Shatāvarī Rasāyana nehmen, da es kühlend und beruhigend ist. Auf ähnliche Weise ist Ashvagandhā Rasāyana großartig für die meisten Leute im Herbst und Frühwinter, denn es ist Vāta besänftigend und stärkend.

Man kann sich auch für ein allgemeines Rasāyana anhand der Prakruti entscheiden. Wenn z. B. jemand Vāta Prakruti hat, sind Ashvagandhā, Guggulu oder Dashamūla Rasāyana eine gute Wahl. Für einen Pitta-Menschen helfen Shatāvarī oder Gudūchī Rasāyana, Pitta-Dosha auszugleichen. Bei Kapha Prakruti halten Pippalī oder Punarnavā Rasāyana Kapha in Balance.

Selbst ein gesunder Mensch kann von der Verabreichung eines Kräuter-Rasāyana profitieren. Ist derjenige gesund oder sind ein oder mehrere Dhātus schwach, doch es besteht keine spezielle Erkrankung, lässt sich ein einziges Kraut als Rasāyana einsetzen. Ein Heilkraut kann entweder ins Rasa Dhātu übergehen und wegen seines Rasa von dort in andere Gewebe gelangen oder direkt über seine Vīrya in ein angestrebtes Dhātu eintreten. Ein einzeln genommenes Kraut kommt früher oder später aufgrund seiner Affinität zu diesem Gewebe im Ziel-Dhātu an, selbst ohne ein Anupāna (Medium). Es ist jedoch in der Regel gut, ein Heilkraut in Verbindung mit einem geeigneten Anupāna zu verabreichen, damit das Heilkraut direkt und rasch ins vorgesehene Gewebe gelangt, das gestärkt werden soll. Dies zeigt in kürzerer Zeit Ergebnisse.

Die Verwendung eines Yogavāhi (katalytischen Wirkstoffs) wie Honig oder Ghee als Anupāna befördert die Qualitäten der Heilkräuter in allen sieben Dhātus. Benutzt man z. B. ein Heilmittel wie Shatāvarī mit Ingwertee als Anupāna, nährt dies direkt das Rasa Dhātu, während es in Verbindung mit Granatapfelsaft direkt auf Rakta wirkt usw. Aber wenn Shatāvarī mit Honig eingesetzt wird, der ein katalytischer Wirkstoff ist, wird es in alle sieben Dhātus befördert. Dies kann hilfreich sein, wenn Sie auf alle Gewebe abzielen oder unsicher sind, welches Gewebe genau die Verjüngungstherapie am meisten nötig hat. Doch hin und wieder ist es auch gut, bei der Behandlung ein oder zwei bestimmte Dhātus mithilfe von Anupāna ins Auge zu fassen, die nicht Yogavāhi sind. Das geeignete Anupāna für jedes Dhātu lässt sich über Tabelle 48 auf Seite 470-471 ermitteln. Konsultieren Sie auch Tabelle 49, „Rasāyana für jeden Srota", auf den Seiten 474-477. Ein Anupāna für ein bestimmtes Dhātu wirkt auch auf den dazugehörigen Srotas und umgekehrt.

Angenommen, jemand hat keine ernsten Gesundheitsprobleme, doch es besteht Knacken und Knallen in den Gelenken und eine Familiengeschichte mit Arthritis. In diesem Fall ist es am besten, eine Rasāyana für das Asthi Dhātu (Knochengewebe) wie Guggulu oder Pravāl Pañchāmrit einzusetzen, um den Stoffwechsel von Asthi zu regulieren und damit zu helfen, Arthritis zu verhindern. Man sollte diese Medizin zudem lieber mit einem Anupāna für Asthi Dhātu wie Dashamūlatee nehmen, um zu gewährleisten, dass das Rasāyana direkt und rasch zum Knochengewebe getragen wird. Dies ist ein Beispiel für eine einzelne, für ein Dhātu spezifische Medizin, die gemeinsam mit einem Anupāna für dasselbe Gewebe als Rasāyana für dieses Gewebe eingesetzt wird.

Genauso gilt, wenn ein Mensch mittleren Alters wegen eines Übermaßes an Kapha eine Tendenz zur Gewichtszunahme hat, kann er oder sie ein Rasāyana-Heilmittel für das Meda Dhātu (das Fettgewebe) nehmen. Kräuter wie Kutki, Chitrak und Shilājit können zusammen mit Honig und heißem Wasser als Anupāna gegeben werden. Der Honig ist katalytisch und das heiße Wasser hilft, das Meda Dhātu anzugehen, während alle Kräuter die Stoffwechselaktivität dieses Gewebes regulieren können.

Hat eine Person beispielsweise schwache Muskeln, kann er oder sie Ashvagandhā oder Balā als Rasāyana nehmen, um eine Balance im Māmsa Dhātu (Muskelgewebe) zu fördern, und zwar in Verbindung mit Milch oder Ghee und Honig (nicht in gleichen Mengen nach Gewicht) als Anupāna. Das gleiche gilt für alle Gewebe des Körpers. Die Nutzung eines einzigen Krauts für jedes Gewebe kann äußerst wirksam sein und wird durch die Anwendung des richtigen Anupāna deutlich verbessert.

Falls jemand allerdings bereits eine Krankheit hat, ist es am besten, als Rasāyana eine Kräutermischung einzusetzen, statt nur ein oder zwei Kräuter. Dies gilt für verbreitete Erkrankungen wie Arthritis, Rheuma, Bronchitis, Asthma und Diabetes sowie alle anderen Ungleichgewichte, die das vierte Erkrankungsstadium erreicht haben, also Sthāna Samshraya. Es ist meistens anzuraten, drei, vier oder mehr unterschiedliche Kräuter zu verwenden, sowie ein Anupāna, um diese Heilmittel ins tiefe Gewebe zu tragen.

Zuerst gibt man ein Kraut für das Vikruti Dosha, also das Dosha, das am meisten aus dem Gleichgewicht ist. Dies bezeichnet man als Dosha Pratyanika, also das, was „spezifisch für das Dosha“ ist. Danach wählt man ein Kraut, das Vyādhi Pratyanika ist, d. h. „krankheitsspezifisch“. Drittens nehmen Sie ein Heilkraut, das ein Dhātu Pratyanika ist, also „spezifisch für das Dhātu“, das wir behandeln. Schließlich kann ein anderes Kraut gemäß dem Hauptdosha der Prakruti benutzt werden. Dies sollte ein konstitutionelles Rasāyana-Heilmittel sein. Es lassen sich weitere Kräuter zur Verstärkung hinzufügen oder um etwaige andere besondere Faktoren wie ein schwaches Organ oder einen schwachen Srota zu behandeln.

Angenommen, ein Mensch hat milde Epilepsie, ein Zustand von verschärftem Vāta im Majjā Dhātu. Man kann Dashamūla oder Ashvagandhā als Hauptmittel einsetzen, um Vāta-Dosha zu besänftigen. Gemeinsam damit kann ein antiepileptisches Kraut als Vyādhi Pratyanika wie Vacha oder Jatamāmsi ergänzt werden sowie Brahmī als Dhātu Pratyanika, da es ein Rasāyana-Heilmittel spezifisch für das Majjā Dhātu ist. Schließlich gibt man noch ein oder mehrere Rasāyana-Kräuter anhand des vorherrschenden Dosha in der Konstitution dieses Menschen.

Wenngleich dies einfach aussieht, müssen wir für die āyurvedische Kräuterkunde unsere klinischen Fähigkeiten entwickeln und das Gesamtbild des Einzelnen in Erfahrung bringen. Erst dann können wir die richtige Mischung aus Rasāyana-Kräutern zusammenstellen. Dies ist die āyurvedische Kunst, wie man denken muss, um den Betreffenden auf Dosha-Ebene, Dhātu-Ebene und Leidensebene zu heilen und erneut eine ausgewogene Prakruti herzustellen.

Beachten Sie, dass selbst ein Rasāyana-Heilkraut ein einzelnes Dosha in einer einzigen Jahreszeit ausgleichen und dies zu einem wunderbaren Wandel führen kann. Nimmt man bei irgendeinem schwachen Gewebe ein spezifisches Rasāyana, je nach beteiligtem Dosha und Dhātu, kann man die Gesundheit einer gesunden Person bewahren. Sie müssen nur umfassende Präparate einsetzen, falls bereits eine Schieflage besteht.

Eine meiner Patientinnen aus Denver, Colorado, hatte wiederholte Asthmaanfälle im Frühling. Solange sie Medikamente einnahm, wurden all ihre Symptome für den Großteil des Jahres unterdrückt. Kam jedoch der Frühling und die Pflanzen blühten mit ihren Pollen, hatte sie schwere Asthmaattacken. Nach der klinischen Untersuchung fand ich heraus, dass sie schon lange ein Khāvaigunya in den Lungen hatte. Obgleich sie vor jedem Frühjahr Pañchakarma erhielt, gab es keine Garantie dafür, dass sie nicht einen Giemen-Anfall bekam. Ich erinnerte mich plötzlich an das āyurvedische Sūtra, das besagt: gib stets einem schwachen Dhātu, Srota oder Organ Rasāyana.

Im Fall dieser Frau waren die Lungen die schwachen Organe und dies rief ernstlich nach einer Rasāyana Chikitsā des Prāna Vaha Srota. Ich wies sie an, fünf Pippalī in eine Mischung aus ½ Tasse Milch und ½ Tasse Wasser zu geben und dies dann zu kochen, bis die Hälfte der Flüssigkeit verdunstet war. Was übrig bleibt, nennt man mit Pippalī medizierte Milch. Dann sollte sie den Vorgang jeden Tag wiederholen, doch die Anzahl der Pippalī täglich um eines erhöhen, bis sie 21 Pippalī erreichte. Man nennt das *Vardhamāna Pippalī Rasāyana*. Sie sollte diese Mischung jeden Morgen zubereiten und auf leeren Magen trinken. Sobald sie die maximale Dosis erreicht hatte, sollte sie die Zahl der Pippalī wieder um eines am Tag reduzieren, bis sie erneut fünf erreichte.

Pippalī ist scharf und wärmend und hat eine süße Vipāka, damit ist es gut für alle drei Doshas. Dies facht das Agni von Prāna Vaha Srotas und der Lungen an. Dank dieses Rasāyana konnte die Frau bald den ganzen Frühling ohne Giemen oder Asthma genießen. Das ist das wunderbare Ergebnis einer richtig angewandten Rasāyana Chikitsā.

Verwenden Sie die Tabelle unten als Richtlinie bei der Auswahl einer angemessenen Rasāyana für jedes Dhātu. Wählen Sie das für jedes Gewebe aufgeführte Anupāna (Medium), um die Heilkräuter direkt zu diesem bestimmten Dhātu zu bringen und das Dosha oder die Doshas in Klammern zu beruhigen.

Tabelle 48: Rasāyana und Anupāna für jedes Dhātu

Dhātu	Rasāyana	Anupāna
Rasa	Ārdrakam (frischer Ingwer) Shunthi (getrockneter Ingwer) Tulsi	Milch (V, P) Ingwer- oder Zitronengrastee (V, K) Zuckerrohrsaft (V, P)
Rakta	Gudūchī Manjishthā Niem	Granatapfelsaft (P, K) Aloe-vera-Saft (V, P, K) Ghee (V, P, K) oder bitteres Ghee (P)
Māmsa	Ashvagandhā Balā Vidārī	Ghee und Honig (V, P, K)[a] Milch (V, P) Mandelmilch (V, P)
Meda	Chitrak Kutki Shilājit	Ghee (V, P) Honig und heißes Wasser (V, K) Sesamöl (V)
Asthi	Guggulu Kāma Dudhā Pravāl Pañchāmrit	Milch oder Mandelmilch (V, P) Dashamūlatee (V, K) Kokosmilch (V, P)
MajjĀ	Brahmī Jatamāmsi Vacha	Ghee (V, P) Mandelmilch (V, P) Jyotishmatīöl in Milch (V, P, K)
Shukra	Ashvagandhā Kapikacchū (Ātmaguptā) Vidārī	Milch (V, P) Mandelmilch (V, P) Chyavānaprāsh (V, K)

Tabelle 48: Rasāyana und Anupāna für jedes Dhātu

Dhātu	Rasāyana	Anupāna
Ārtava	Ashoka Kumārī (Aloe-vera-Gel) Shatāvarī	Aloe-vera-Saft (V, P, K) Hibiskustee (K, P) Granatapfelsaft (P, K)

a. Ghrita Madhu ist der Sanskritbegriff für diese Kombination aus Ghee und Honig, die im Normalfall in gleichen Mengen nach Umfang wie je einem Teelöffel verabreicht wird. Diese Kombination sollte nicht in gleicher Menge nach Gewicht eingenommen werden, da sie dann toxisch ist.

Beachten Sie, dass Honig, Ghee und Alkohol besonders nützliche Anupānas sind, da sie Yogavāhi sind, d. h. katalytische Wirkstoffe. Yogavāhi-Substanzen wirken auf Prāna, Tejas und Ojas. Sie können die feinstofflichen Qualitäten der Kräuterarzneien in alle sieben Dhātus tragen und besonders zu jenen, mit denen sie eine bestimmte Affinität haben. Honig ist ein besonders gutes Anupāna und Yogavāhi für Kapha und hat eine spezielle Affinität zum Meda Dhātu. Ghee ist passend für alle drei Doshas und hat eine spezielle Affinität zum Rakta, Meda und Majjā Dhātu.

Häufig im Āyurveda eingesetzte Yogavāhi-Stoffe

Honig
Ghee
Alkoholische Präparate
Milch
gereinigtes Quecksilber
Ingwertee
Zwiebel
Knoblauch

Ingwer wird als „universelle Medizin" bezeichnet, da er auf alle sieben Dhātus und alle Srotāmsi wirkt. Deshalb ist Ingwertee ein großartiges Anupāna für Vāta- und Kapha-Dosha. Generell nimmt man Tee aus frischer Ingwerwurzel für Vāta und Ingwerpulvertee für Kapha. Ingwer hat auch eine spezielle Affinität für Rasa und Rakta Dhātu und die Kanäle.

Reiner Alkohol ist Pitta vermehrend und in seiner Verwendung im Āyurveda begrenzt. Aber natürlich fermentierte Kräuterabsude, Āsavas und Arishtas, werden für mehrere Zwecke eingesetzt und ihre Effekte variieren je nach den enthaltenen Kräutern. Einige berühmte Āsavas und Arishtas lassen sich selbst als Rasāyana für etliche Gewebe einsetzen oder können alternativ als Anupāna für das jeweilige Dhātu dienen. Eine genaue Liste finden Sie in der letzten Spalte von Tabelle 48.

Die berühmte āyurvedische Kräutermischung namens Chyavānaprāsh ist ein Beispiel der allgemeinen Nutzung dieser Yogavāhi-Substanzen. Sie enthält Honig und Ghee sowie Āmalakī und verschiedene andere Jīvanīya-Stoffe und lässt sich von allen

Dosha-Typen einsetzen, um die sieben Gewebe zu verjüngen – vor allem Rasa, Rakta, Māmsa, Shukra und Ārtava Dhātu.

Rasāyana für die Körperkanäle

Das Sanskrit-Wort Srotas heißt Kanal. Dieses Konzept umfasst Kanäle für Nahrung, Wasser und Luft, die wir in den Körper aufnehmen, für Urin, Stuhl und Schweiß, die wir ausscheiden und die Kanäle für jedes Dhātu. Schließlich gibt es noch einen Kanal für den Geist, der den ganzen Körper beinhaltet. Die Mūla (Wurzel) eines Srotas leitet die gesamte Funktion des Kanals und enthält das Agni, das den Srota lenkt. Auch in der Wurzel jedes Srotas befinden sich Prāna, Tejas und Ojas, die drei feinstofflichen Essenzen der Doshas.

Die ausgewogene Funktion jedes Kanals ist abhängig von einem ausgeglichenen Agni in der Wurzel des Srotas. Rasāyana-Techniken und verjüngende Kräuter wirken an der Wurzel des Srotas, um den Sroto Agni und Prāna, Tejas und Ojas des mit diesem Kanal verbundenen Dhātu auszugleichen. Dies harmonisiert die Funktionen des Kanals. Es gibt spezielle Kräuter-Rasāyana, die zur Stärkung jedes einzelnen Srotas angewandt werden können. Sie sind in „Rasāyana für jeden Srota“ auf Seite 474 aufgelistet. Diese Kräuter wirken auch als Rasāyana für ihre zugehörigen Dhātus.

Rasāyana für den Geist

Medhya Rasāyana bedeutet Verjüngung der geistigen Fähigkeit. Sie schärft den Intellekt und die Begriffsfähigkeit und hilft, die Klarheit der Wahrnehmung und das Gedächtnis zu verbessern. Allgemeine Beispiele von Kräutern für Medhya Rasāyana sind Brahmī, Jatamāmsi, Shankha Pushpī, Vacha, Süßholz, Ashvagandhā und Gudūchī. Die gleichen Kräuter dienen auch als Manas Rasāyana. Zuerst wirken sie auf das Majjā Dhātu und nähren danach den sensorischen Verstand und Intellekt. Siehe auch die Liste der Kräuter und Anupāna für Majjā Dhātu in Tabelle 48, „Rasāyana und Anupāna für jedes Dhātu“, auf Seite 470 sowie jene für Mano Vaha Srota in Tabelle 90, „Kräuter für ein bestimmtes Sroto Dushti“, auf Seite 594 und Tabelle 91, „Anupāna für ein bestimmtes Sroto Dushti“, auf Seite 596.

Bhasmas und alchemistische Rasāyana

Einige im Āyurveda eingesetzten Rasāyana-Präparate schließlich fallen unter die Kategorie der alchemistischen Rasāyana.[1] Sie verwenden im Allgemeinen eine verarbeitete Form von Zin-

1. Die hier getroffenen Aussagen über Bhasmas wurden im Text aufgenommen, um Informationen über Präparate zu geben, die im klassischen Āyurveda eingesetzt werden. Viele dieser āyurvedischen Mischungen, die in alter Zeit und auch heute noch in Indien angewandt werden, enthalten Quecksilber oder andere Metalle. Quecksilber ist eine Substanz, deren Einnahme in

nober oder Quecksilberoxid, das die natürliche und unreine Form von Quecksilber ist. Es wird über wiederholte und umfangreiche Abläufe verarbeitet und gereinigt, um eine wirksame *Kūpīpakva Rasāyana* herzustellen, die ihren Namen nach dem Schmelztiegel erhält, in dem sie hergestellt wird.

Eine Unterkategorie von Kūpīpakva Rasāyana ist *Kanthastha Kūpīpakva Rasāyana*, das so genannt wird, weil es bis zum Hals des Schmelztiegels ansteigt, in dem es erhitzt wird. Symbolisch repräsentiert der *Kūpī* (Schmelztiegel) den Rumpf und Unterleib des menschlichen Körpers, während *Kantha* (der Hals des Schmelztiegels) den Hals- und Nackenbereich eines Menschen symbolisiert. Diese Art von Rasāyana soll eine Affinität zu den oberen Atemwegen, Lungen, Bronchien und Bronchiolen haben. Ein klassisches Beispiel ist Rasa Sindhūra, das für Tuberkulose, Pneumonie und Asthma eingesetzt wird. Rasa Sindhūra kann allein oder gemeinsam mit anderen Kräutern wie Pippalī verwendet werden, um ihre Wirkung in den oberen Atemwegen zu erhöhen.

Talastha Kūpīpakva Rasāyana ist eine weitere Unterkategorie von Kūpīpakva Rasāyana. Talastha Kūpīpakva Rasāyana sind verjüngende Präparate wie Malla Sindhūra und Samīra Pannaga, die am Boden des Schmelztiegels verbleiben. Sie wirken auf den unteren Teil des Rumpfes: den Dickdarm, Beckenbereich usw. Sie können in Verbindung mit Gokshura, Punarnavā und anderen Kräutern angewandt werden, um auf die Prostata und den unteren Bauchbereich Einfluss zu nehmen.

Pottalī steht für Beutel. *Pottalī Rasāyana* wird aus gereinigtem Gold, Silber, Quecksilber und anderen Metallen zubereitet, die zusammen in einem Beutel in einer Schwefellösung gekocht und dann gereinigt werden. Ein Beispiel dafür ist Hema Garbha, was goldener Fötus bedeutet. Dies ist eine hochgradig potenzierte, lebensrettende Verjüngungstherapie. Es ist so kraftvoll, dass man nur eine winzige Menge davon nehmen muss. Üblicherweise reibt man eine Hema-Garbha-Tablette mit Milch oder Honig siebenmal mit 2,5 cm großen Kreisbewegungen auf einem Sandstein, sammelt die

Paste auf einem Finger und reibt sie auf die Zunge der kranken Person. Dank der lingualen Anwendung wirkt dies sofort und kann einen Sterbenden wieder zum Leben erwecken. Ein weiteres Beispiel der Kategorie Pottalī Rasāyana ist Suvarna Sutshekhar Mātrā, noch eine lebensschützende Mischung, die bei akuten Erkrankungen angewandt wird, um denjenigen wieder zu Bewusstsein zu bringen.

jeglicher Form oder Menge von der FDA und der modernen Medizin als unsicher eingestuft wird und wird weder von Vasant Lad noch dem Āyurvedic Institute als Nahrungsergänzung empfohlen.

Schlussbetrachtung

Rasāyana ist einer der Hauptzweige von Chikitsā im Āyurveda. Wie oben erwähnt, wird eine Rasāyana immer je nach dem Zustand der Doshas eines Menschen ausgewählt und anhand eines möglicherweise bestehenden Krankheitszustands und der Notwendigkeit, einen oder mehrere der Körperkanäle sowie die Dhātus zu stärken, zu denen sie gehören. Manche Rasāyana sind streng geheime Rezepturen, die von den unterschiedlichen Schulen des Āyurveda eingesetzt werden und sie werden nicht nur zur Verjüngung des Körpers eingesetzt, sondern wirken auch als lebensrettende Medikamente. Bei kluger Auswahl kann eine Rasāyana jemanden in einen Gesundheitszustand versetzen, der eine vollkommene Bewegung des Lebens in Bewusstsein, Freiheit und Glückseligkeit darstellt.[2]

2. Im Regelfall werden diese spezialisierten Medikamente nur in geringen Dosen und für sehr kurze Zeit eingesetzt, was das Risiko der Toxizität deutlich vermindert.

Tabelle 49: Rasāyana für jeden Srota

Srotas	Rasāyana-Kräuter	Anupāna	Andere Stärkungsmittel
Prāna	Abhrak Bhasma Arjuna Kanthakārī Moti Bhasma Pippalī Pushkaramūla Shringa Bhasma Yashthi Madhu (Süßholz)	Ghee und Honig (V, P, K) Heiße Milch (V) Ahornsirup (P) Honig (K)	Arjuna Kshira Pāka Chyavānaprāsh Hema Garbha Mātrā Pippalī Āsava Vāsakāsava
Anna	Ārogya Vardhini Bhaskar Lavana Churna Chitrak Hingvashtak Churna Trikatu (Ingwer, schwarzer Pfeffer, Langpfeffer)	Ajwantee (V, K) Ingwertee (V, K) Aloe-vera-Saft oder heiße Milch (P)	Kumārī Āsava Nr. 1 Pañchakola Āsava
Udaka	Bilva Karpūra (Kampfer) Kutaja Mustā	Morata (Molke) (V) Ushīratee (P) Mustātee (K)	Kutajārishta Ushīra Āsava

Tabelle 49: Rasāyana für jeden Srota

Srotas	Rasāyana-Kräuter	Anupāna	Andere Stärkungsmittel
Rasa	Ārdrakam (frischer Ingwer) Mahāsudarshan Shunthi (trockener Ingwer) Tulsi	Shadangodak (V, P, K) Heiße Milch (V, P) Zuckerrohrsaft (V, P) Ingwer u. Zitronengrastee (V, K)	Drākshāsava Kumārī āsava Nr. 3 (rein) Mahāsudarshan Kvātha
Rakta	Abhrak Bhasma Ārogya Vardhini Gudūchī Haridrā (Kurkuma) Kaishore Guggulu Kāma Dudhā Loha Bhasma Manjishthā Moti Bhasma Niem Sutshekhar	Aloe-vera-Saft (V, P, K) Dādhimāvaleha (Granatapfelsirup) (V, P, K) Ghee (V, P, K) bitteres Ghee (P) Granatapfelsaft (P, K) Cranberry-Saft (P, K)	Drākshāsava Kumārī Āsava Nr. 1 Lohāsava Maha Manjishthadi Kvātha Rakta Vardhaka
Māmsa	Ashvagandhā Balā Mahāyogarāja Guggulu Vidārī	Ghee und Honig (V, P, K) Milch oder Mandelmilch (V, P)	Ashvagandhādyarishta Balārishta **lokal:** Mahānārāyanaöl (lokal, für Nirāma-Leiden) Visha-Garbha-Öl (lokal, für Sāma-Krankheit)
Meda	Ārogya Vardhini Chitrak Kutki Shilājit Triphalā Guggulu	Sesamöl (V) Bitteres Ghee (V, P) Leinsamenöl (K) Honig und heißes Wasser (K) Apfelessig und Zitronensaft in heißem Wasser (K)	Abhayārishta Kumārī Āsava Nr. 2 Pañchakola Āsava
Asthi	Guggulu (einschließlich Yogarāja Guggulu, Kaishore Guggulu, Rasnadi Guggulu, Simhanad Guggulu) Kāma Dudhā Pravāl Pañchāmrit Tagara	Milch oder Mandelmilch (V, P) Kokosmilch (V, P) Dashamūlatee (V, K)	Bhallatak Āsava Dashamūlārishta Maharasnadi Kvātha **lokal:** Mahānārāyanaöl (lokal, für Nirāma-Störung) Visha-Garbha-Öl (lokal, für Sāma-Erkrankung)
Majjā	Ātmaguptā (Kapikacchū) Brahmī Jatamāmsi Khurasani Ova Saraswatī Shankha Pushpī Tagara Vacha	Jyotishmatīöl in Milch (V, P, K) Ghee (V, P) Mandelmilch (V, P)	Arvindāsava Brahmī Prash Prasham Sārasvatārishta Shankha-Pushpī-Sirup

Tabelle 49: Rasāyana für jeden Srota

Srotas	Rasāyana-Kräuter	Anupāna	Andere Stärkungsmittel
Shukra	Abhrak Bhasma Ashvagandhā Ātmaguptā (Kapikacchū) Bhanga Vidārī	Safranmilch (V, P, K) Milch oder Mandelmilch (V, P) Muskatmilch (V, K) Knoblauchmilch (V, K) Ingwer-, Zimt- und Kardamomtee (V, K)	Ashvagandhādyarishta Chyavānaprāsh Drākshāsava Mākaradvāja Rohe Zwiebel
Ārtava	Ashoka Bola Badha Rasa Chandraprabhā Vati Kumārī (Aloe-vera-Gel) Shatāvarī	Aloe-vera-Saft (V, P, K) Safranmilch (V, P, K) Granatapfelsaft (P, K) Hibiskustee (K, P)	Ashokārishta Nachtkerze Kumārī Āsava Nr. 3 Pradarāntak Vati **Basti:** Sesamöl-Anuvāsana-Basti
Stanya	Gudūchī Kumārī (Aloe-vera-Gel) Kutki Shatāvarī	Dashamūlatee (V) Shatāvarī-Ghee (P) Honig (K)	Kumārī Āsava Shatāvarī Kalka **lokal:** Rizinus-, Mais- und Leinsamenöl Shatāvarī-Ghee
Meda	Ārogya Vardhini Chitrak Kutki Shilājit Triphalā Guggulu	Sesamöl (V) Bitteres Ghee (V, P) Leinsamenöl (K) Honig und heißes Wasser (K) Apfelessig und Zitronensaft in heißem Wasser (K)	Abhayārishta Kumārī Āsava Nr. 2 Pañchakola Āsava
Asthi	Guggulu (einschließlich Yogarāja Guggulu, Kaishore Guggulu, Rasnadi Guggulu, Simhanad Guggulu) Kāma Dudhā Pravāl Pañchāmrit Tagara	Milch oder Mandelmilch (V, P) Kokosmilch (V, P) Dashamūlatee (V, K)	Bhallatak Āsava Dashamūlārishta Maharasnadi Kvātha **lokal:** Mahānārāyanaöl (lokal, für Nirāma-Störung) Visha-Garbha-Öl (lokal, für Sāma-Erkrankung)
Majjā	Ātmaguptā (Kapikacchū) Brahmī Jatamāmsi Khurasani Ova Saraswatī Shankha Pushpī Tagara Vacha	Jyotishmatīöl in Milch (V, P, K) Ghee (V, P) Mandelmilch (V, P)	Arvindāsava Brahmī Prash Prasham Sārasvatārishta Shankha-Pushpī-Sirup
Shukra	Abhrak Bhasma Ashvagandhā Ātmaguptā (Kapikacchū) Bhanga Vidārī	Safranmilch (V, P, K) Milch oder Mandelmilch (V, P) Muskatmilch (V, K) Knoblauchmilch (V, K) Ingwer-, Zimt- und Kardamomtee (V, K)	Ashvagandhādyarishta Chyavānaprāsh Drākshāsava Mākaradvāja rohe Zwiebel

Tabelle 49: Rasāyana für jeden Srota

Srotas	Rasāyana-Kräuter	Anupāna	Andere Stärkungsmittel
Ārtava	Ashoka Bola Badha Rasa ChandraprabhĀ Vati Kumārī (Aloe-vera-Gel) Shatāvarī	Aloe-vera-Saft (V, P, K) Safranmilch (V, P, K) Granatapfelsaft (P, K) Hibiskustee (K, P)	Ashokārishta Nachtkerze Kumārī Āsava Nr. 3 Pradarāntak Vati **Basti:** Sesamöl-Anuvāsana-Basti
Stanya	Gudūchī Kumārī (Aloe-vera-Gel) Kutki Shatāvarī	Dashamūlatee (V) Shatāvarī-Ghee (P) Honig (K)	Kumārī Āsava Shatāvarī Kalka **lokal:** Rizinus-, Mais- und Leinsamenöl Shatāvarī-Ghee
Purīsha	Bhumi Āmalakī Eranda (Rizinusöl) Gandharva Harītakī Kutaja Nishottara Sat Isabgol (Indischer Flohsamen) Triphalā Vidanga	warmes Wasser (V, P, K) heiße Milch (V, P)	Abhayārishta Kumārī Āsava Nr. 1 Kutajārishta **Basti:** Sesamöl-Anuvāsana-Basti oder Dashamūlatee-Nirūha-Basti
Mūtra	Ārogya Vardhini Chandraprabhā Vati Gokshura Mūtrala Punarnavā Shilājit Ushīra	Kreuzkümmel-, Koriander- und Fencheltee (V, P, K) Kokoswasser (P) Cranberry-Saft (P, K) Gerstenwasser (K)	Guda-Ārdrakam Yoga (Ingwersaft und Rohrzucker) Nasya Punarnavāsava Ushīra Āsava Varunādi Kvātha **lokal:** Punarnavā Lepa (lokal angewandte Paste) Dashānga Lepa (lokal angewandte Paste)
Sveda	Bhringarāja Kampfer Gudūchī Mustā Niem Sandelholz Tulsi Kurkuma Vacha	Ingwer-, Zimt- und Kardamomtee (V, K) Kühles Wasser (P) Honig und heißes Wasser (K) Tulsitee (K, V)	Kumārī Āsava Maha Manjishthadi Kvātha Mahāsudarshan Kvātha **lokal:** Chandana-Karpūra Lepa (Sandelholz-Kampferpaste) Maha-Bhringarājaöl Rosenwasserspray Sandelholz- oder Vacha-Puderung
Mano	Akkal Kadha Ashvagandhā Brahmī Jatamāmsi Jyotishmatī Saraswatī Sarpagandha Shankha Pushpī Smruti Sagar Rasa Tagara Vacha	warmes Wasser (V) Milch oder Mandelmilch (V, P) Brahmī-Ghee (P) Honig (K)	Arvindāsava Ashvagandhādyarishta Brahmī Prash Prasham Sārasvatārishta Shankha-Pushpī-Sirup

a. Ghrita Madhu ist der Sanskritbegriff für diese Kombination aus Ghee und Honig, die im Normalfall in gleichen Mengen nach Umfang wie je einem Teelöffel verabreicht wird. Diese Kombination sollte nicht in gleicher Menge nach Gewicht eingenommen werden, da sie dann toxisch ist.

b. Shadangodak ist ein Tee, der Nagara Motha, Chandana, Shunthi, schwarzen Vetiver, grünen Vetiver und Pitta Pappada enthält.

c. Siehe Fußnote A.

14

Allgemeines Management der Doshas

Die Körperorganisation

आयुर्वेद

In diesem Kapitel sprechen wir über einige übliche Methoden, um ein gestörtes Dosha basierend auf dessen klinischen Manifestationen in Körper, Geist und Bewusstsein zu behandeln. Dazu müssen wir unser Augenmerk auf die Hauptbereiche jedes Dosha richten: Vāta im Dickdarm, Pitta im Dünndarm und Kapha im Magen. Wir müssen auch die Gati (den Vektor) eines jeden Dosha[1] verstehen und ob es in ein bestimmtes Dhātu oder einen Srota eingedrungen ist. Und vor allem gilt es herauszufinden, in welcher Phase der Samprāpti sich jedes Dosha zum Zeitpunkt der Untersuchung befindet.

Die Studenten sollten sich stets an alle Qualitäten der drei Doshas erinnern und imstande sein zu beobachten, welche Qualitäten gereizt und welche Dhātus durch diese Qualitäten betroffen sind. Sie müssen außerdem in Erfahrung bringen, wann das aggravierte Dosha sich im Sāma- oder Nirāma-Stadium befindet – mit anderen Worten, mit oder ohne Āma. Wir müssen zudem verstehen, ob derjenige sich in der akuten, subakuten oder chronischen Phase einer Erkrankung befindet. Schließlich finden Sie noch heraus, wie lange die Erkrankung bereits besteht, Alter und Stärke des Patienten und wann die Krankheit so ernst ist, dass eine stationäre Behandlung notwendig ist.

1. Die Definition von Dosha Gati ist die eines Vektors: eine Kraft oder Geschwindigkeit, die sich aus im Laufe der Zeit zurückgelegter Richtung und Ausmaß zusammensetzt. Eine vollständige Erklärung dieses Themas finden Sie in Kapitel 2, „Dosha Gati".

Allgemeines Management von Vāta-Dosha

Die erfolgreiche Behandlung jeder Vāta-Erkrankung macht das Management unterschiedlicher Attribute von Vāta nötig, die gestört sind. Eine gereizte trockene Qualität sorgt für Dehydrierung, trockene Haut und Knacken der Gelenke. Um dies zu behandeln, muss man die entgegengesetzte Qualität einsetzen, also ölig. Dies lässt sich durch die Verwendung von allgemeiner oder lokaler Snehana, besonders Abhyanga (Ölmassage) erreichen.

Die leichte Qualität von Vāta mag Benommenheit, Gewichtsverlust, Schlaflosigkeit und ein Gefühl von fehlender Erdung erzeugen. Das Gegenteil der leichten ist die schwere Qualität, die in Kräutern wie Vidārī, Ashvagandhā und Balā sowie in gesundem Essen wie Reispudding, Weichweizengrießbrei und Mandelmilch vorhanden ist. Der Gebrauch dieser Substanzen hilft, ein aggraviertes leichtes Guna zu besänftigen. Im Bett ausruhen, beruhigt die leichte Qualität ebenfalls.

Die kalte Qualität kann kalte Hände und Füße, schlechte Durchblutung und Empfindlichkeit auf kaltes Wetter sowie Schmerz und Steifheit in den Muskeln und Gelenken auslösen. Die entgegengesetzt wirkende Qualität ist heiß, somit lindert die Anwendung von örtlicher Hitze an der schmerzenden Stelle wie ein Bad mit Ingwer und Haushaltssoda in heißem Wasser Schmerzen und Steifheit und verbessert den Kreislauf. Man kann auch Zimt-, Kardamom- und Ingwertee trinken. Nehmen Sie je ½ Teelöffel Ingwer und Zimt, sowie eine Prise Kardamom. Warme Kleidung anziehen, sich in Decken einwickeln, in einem gemütlichen, warmen Raum bleiben und ein Glas Rotwein oder ein heißes Getränk zu sich nehmen, kann die kalte Qualität auch mildern. Svedana (Schwitztherapie) wirkt Vāta-Dosha in dem Zusammenhang besonders entgegen.

Die raue Qualität von Vāta ruft eventuell Symptome wie Fissuren, Fisteln und extrem trockene, raue und schuppige Haut hervor. Stellen Sie mit der glatten oder schleimigen Eigenschaft wieder ein Gleichgewicht her, das bedeutet den Einsatz von öligen und schleimigen Stoffen. Eine Behandlung ist die Anwendung von *Mahā Snehana,* einer Kombination von Öl, Ghee, tierischem Fett und Knochenmark, an der rauen Stelle.

Die bewegliche Qualität verursacht Tremore, Ticks, Krämpfe, Wackeligkeit und Verunsicherung. Gleichen Sie dies durch Stabilität aus. Die stabile Qualität besteht, wenn man sich ausruht, liest oder entspannt und ist in Kräutermitteln wie Ātmaguptā, Ashvagandhā, Balā, Shatāvarī und Mahāyogarāja Guggulu vorhanden. Das bewegliche Attribut ist auch verantwortlich für nicht lokalisierte, ausstrahlende und fluktuierende Schmerzen. Kontrollieren Sie diese, indem Sie den betroffenen Körperteil mit einem Druckverband oder einer Bandage ruhigstellen, was das Vāta-Dosha einschränkt und den Schmerz lindert. Man kann auch die Heilpflanzen Tagara, Asafoetida, Ajwan einsetzen bzw. eine Rizinusölpackung auf den betroffenen Bereich legen.

Die feinstoffliche Qualität erzeugt Gänsehaut, leichte Tremore, Tachykardie, Furcht, Angst und Einsamkeit. Ashvagandhā und Tagara besänftigen die Symptome definitiv durch ihre grobstoffliche Qualität und fördern gesunden Schlaf, verhindern Angst und mildern Tachykardie. Wir können diese Kräuter auch mit Drākshā einsetzen, um eine sedative Wirkung zu erzeugen. Knoblauchmilch steigert die grobstoffliche Qualität und beruhigt das verschärfte feinstoffliche Guna.

Tabelle 50: Ausgleich individueller Qualitäten von Vāta-Dosha

Trocken	Regelmäßige Ölmassage. Vermeiden Sie trockenes und rohes Essen. Kochen Sie mit Öl oder fügen Sie Ghee hinzu. Verwenden Sie Butter, Käse, heiße Milch, Avocado, Kokosmilch, Banane, Hühnerbrühe, Eier und Meeresfrüchte.
Leicht	Vermeiden Sie windiges Wetter, große Höhe, Laufen, Springen, Fliegen, lange wach bleiben, Marihuana und Alkohol. Nehmen Sie weder leichte Kost zu sich, noch fasten Sie übermäßig. Benutzen Sie schwere Bettwäsche und Kleidung. Schlafen am Tag kann gut sein. Muskatmilch oder Knoblauchmilch am Abend ist sinnvoll. Tagara, Baldrian, Helmkraut und Vidārī sind Kräuter, die Vāta erden.
Kalt	Vermeiden Sie kaltes Essen und Aufenthalt in kaltem Wetter und kalten Räumen. Halten Sie sich warm und vermeiden Sie Klimaanlagen. Keine kalten Getränke, Eiscreme oder gefrorenen Joghurt. Essen Sie warmes, scharfes Essen. Gute Gewürze sind Ingwer, schwarzer Pfeffer, Kreuzkümmel und Senfsamen.
Rau	Keine rauen oder rohen Lebensmittel oder Kichererbsen, Bohnen und die meisten Hülsenfrüchte. Schlafen oder sitzen Sie nicht auf einer harten, rauen Unterlage. Vermeiden Sie hartes, raues Benehmen. Seien Sie sanft, liebevoll und freundlich.
Feinstofflich	Vermeiden Sie psychedelische Drogen, Alkohol und Tabak. Lassen Sie feinstoffliche Emotionen los.
Beweglich	Vermeiden Sie sprunghafte oder exzessive physische oder geistige Aktivitäten. Vermeiden Sie regelmäßiges Laufen, Springen, Schwanken, Schaukeln oder Fliegen. Ruhen Sie sich aus, lesen und entspannen Sie. Halten Sie eine regelmäßige tägliche Routine ein. Vermeiden Sie abwechselnd heiße und kalte Duschen sowie übermäßige Stimulation und Aktivitäten, laute Musik und Einkaufen.
Klar	Gebrauchen Sie keine wiederholten Einläufe, Darmspülungen oder drastischen Abführmittel. Vermeiden Sie obsessive Reinigung wie wiederholte Bader oder Händewaschen. Sie sollten weder rauchen, noch Alkohol trinken oder in großer Höhe wohnen.
Astringenter Geschmack	Vermeiden Sie unreife oder astringente Speisen wie Äpfel, Birnen, Granatäpfel, Kartoffeln, Kaffee und rohes Gemüse.
Farbe	Vāta verstärkende Farben sind Blau, Grau und Schwarz. Rot, Orange und Gelb besänftigen Vāta-Dosha.

Übermäßige Reinigung wie wiederholte Einläufe oder die Verwendung von drastischen Abführmitteln kann die klare Qualität von Vāta stören. Sie wird auch durch Reisen, besonders Fliegen, und Wandern in den Bergen beeinträchtigt. Eine exzessive klare Qualität ist für Schlaflosigkeit und ein Gefühl der Leere, Isolation, Vergesslichkeit oder sogar Amnesie verantwortlich. Sie kann auch zu einer mangelnden Ausrichtung im Leben führen. Das Gegenteil der klaren ist die trübe Qualität. Knoblauchmilch trinken und eine schwere Mahlzeit oder wolkige Speisen wie Milchprodukte zu sich nehmen, umwölkt den Geist und beruhigt Vāta. Die Wiederholung eines Mantras ist ebenso zuträglich, denn es kann Leitung und Richtung geben, die Erinnerung verbessern und den Verstand ruhig machen. Dann wird die Klarheit zu Mitgefühl und Liebe (Bhakti) und Sie können sich in Gott verlieben. Auch wenn die Erinnerung nicht Liebe ist, so erinnern Sie sich doch, wen Sie lieben.

Der astringente Geschmack von Vāta kann verschärft werden und Zelldehydrierung, Verstopfung, Krämpfe und Steifheit des Bindegewebes zur Folge haben. Süße und salzige Nahrungsmittel beruhigen einen überhöht astringenten Geschmack. Salzig, eine Kombination des Feuer- und Wasserelements, ist das Gegenteil von astringent. Eine süße Gemüsesuppe mit Ghee und einer Prise Salz gleicht eine zu hohe astringente Qualität aus.

Man muss einen Vāta-Menschen wie eine Blume behandeln. Die āyurvedische Literatur sagt, dass Snehana und Svedana zwei wichtige Möglichkeiten sind, um Vāta-Dosha zu handhaben, denn sie besänftigen insbesondere die trockene Qualität, die Dehydrierung, Gewebeverfall und -zerstörung nach sich ziehen kann. Basti ist die andere Hauptbehandlung für Vāta, denn er wirkt auf den Dickdarm, den Hauptsitz von Vāta-Dosha. Nirūha Basti mit Dashamūlatee und Anuvāsana Basti mit Sesamöl sind vor allem gut für Vāta, und zwar jeweils im Sāma- und Nirāma-Stadium. Der dadurch befeuchtete Dickdarm erlaubt eine regelmäßige Ausscheidung und verhindert Verstopfung.

Vātasyopakramah snehah svedah samshodhanam mrudu
Svādvamala lavanoshnāni bhojyānyabhyanga mardanam
Veshtana trāsanam seko madyam paishtika gaudikam
Snigdoshna bastayo bastinayamah sukhashīlatā
Dīpanaih pācanaih siddhāh snehāshcānekayonayah
visheshānmedyapishitarasatailānuvāsanam

Ashtānga Hridayam, Sūtrasthāna, Kapitel 13, Sūtras 1-3

Das allgemeine Management für Vāta ist Snehana, Svedana und sanft reinigendes, süßes, saures und salziges Essen, warme Ölmassage und Pasten, Anbringung einer örtlichen Bandage, Gegenreizung, eine warme Dusche und fermentierter Wein aus

Blumen, Kräuterpulver und Rohrzucker (roher Zucker), mehrere Bastis mit Öl gemäß den Regeln und Richtlinien für Einläufe, ein glückliches, unbeschwertes, bequemes Leben mit einem weichen, gepolsterten Bett, der Nutzung von mehreren verschiedenen Arten von Öl, die Dīpana- und Pāchana-Kräuter enthalten und besonders Öl-Bastis in Verbindung mit Fleisch- oder Markbrühe mit tierischem Fett.

Sāma und Nirāma Vāta

Zwei Kategorien von Vāta Dushti sind Sāma und Nirāma. Nirāma Vāta ist erhöhtes Vāta ohne eine bedeutende Menge an Giftstoffen. Es ist auch bekannt als katabolisches Vāta, denn es erzeugt einen höheren Gewebeabbau. Sāma Vāta ist vermehrtes Vāta mit vorhandenen Toxinen. Man nennt das anabolisches Vāta. Da niedriges Agni und langsamer Stoffwechsel besteht, wird das Vāta-Leiden durch gesteigertes Āma, Kapha oder Meda Dhātu erzeugt. Beispielsweise haben manche dickleibige Leute vielleicht ein gewichtsbedingtes Problem wie Arthritis, Ischias oder Atemlosigkeit bei Anstrengung. Dies sind Symptome wegen anabolischem Vāta (Sāma Vāta) durch eine Kombination von Āma und zu hohem Vāta-Dosha.

Es gibt zwei grundlegende innere Ursachen von Vāta Dushti: Dhātu Kshaya und Mārga Rodha (auch Sroto Rodha genannt). Dhātu Kshaya wird als Gewebeschwund definiert, was bedeutet, dass extra Raum entsteht und Vāta dann verschlimmert wird. Die andere Ursache von verstärktem Vāta ist Mārga Rodha, eine Blockade der Kanäle wegen Āma, Kapha-Dosha oder Meda Dhātu. Diese zwei Krankheiten sind auch jeweils unter den Begriffen *nirūpyastambha* (nicht stagnierendes) *Vāta* und *upastambha* (stagnierendes) *Vāta* bekannt.

Dhātu Kshaya führt zu katabolischen Vāta-Krankheiten, also Nirāma Vāta (verschlimmertes Vāta-Dosha ohne Vorhandensein von Giftstoffen). Falls man in diesem Zustand Druck ausübt, komprimiert dies die Gewebe und vermindert die Menge leeren Raums, sodass Vāta besänftigt wird. Man muss darüber hinaus Bruhana Chikitsā durchführen, also nährende Kost und Kräuter wie Shatāvarī, Balā und Vidārī verabreichen. Diese anabolischen Substanzen helfen, die Gewebedegeneration aufzuhalten.

Mārga Rodha führt zu anabolischen Vāta-Störungen, die Sāma Vāta (verstärktes Vata gemeinsam mit Toxinen) sind. Dann führt man *Karshana Chikitsā* durch und setzt Gewicht vermindernde Therapien wie Fasten, Honig und heißes Wasser trinken und Kräutermittel wie Trikatu, Chandraprabhā Vati, Shilājit und Triphalā Guggulu ein. In diesem Fall erhöht die Anwendung von Druck oder eine Bandage den Schmerz. Wenn man bei einem Sāma-Vāta-Leiden z. B. ein Taschentuch um den Kopf wickelt, ver-

Zeichen und Symptome von Nirāma- und Sāma-Vāta-Leiden

Nirāma Vāta ist das Gegenteil von Sāma Vāta, denn es ist trocken, leicht, klar und feinstofflich. Es besteht weniger Schmerz und keine Verstopfung. Nirāma Vāta wird durch eine Ölmassage beruhigt, die alle Symptome auf wunderbare Weise lindert.

Sāma Vāta verursacht eher Verstopfung, zu wenig Agni, trockene Haut, Kongestion, Völlegefühl, stechenden Schmerz, entsetzliche Schmerzen, kolikartige Schmerzen, Erschöpfung und allgemeine Gliederschmerzen. Sāma Vāta wird durch Ölmassage, bewölkte Tage, Regen und zur Morgen- und Abenddämmerung vermehrt.

stärkt dies das Kopfweh. Somit lindert die Anwendung von Druck Schmerzen bei Dhātu Kshaya, aber erhöht den Schmerz bei Sroto Rodha.

Bei Mārga Rodha haben die Leute aggravierte Vāta-Symptome, aber wegen der gegenteiligen Qualitäten dabei sind sie oft verwirrend. Dicke Leute beispielsweise haben vielleicht Schmerzen in den Gelenken oder Ischias, weil Meda Dhātu den normalen Fluss von Vāta blockiert. Diese Leute zeigen Kapha- und Vāta-Symptome, doch dies ist ein anabolisches Vāta-Leiden, das durch upastambha (stagnierendes) Vāta verursacht wird.

Ein Sūtra im *Ashtānga Hridayam* besagt, dass Sāma Vāta zu faulem Gas, erhöhter Peristaltik, Verstopfung, Zurückhalten von Urin, Benommenheit, Völlegefühl und Giftstoffen im Dickdarm führt. Aufgrund von Sāma Vāta bekommt jemand allgemeine Gliederschmerzen, wobei selbst die Haarwurzeln schmerzen. Es kann zu Benommenheit oder Schläfrigkeit, Steifheit und vagem oder durch den ganzen Körper ausstrahlendem Schmerz kommen. Schmerz bei Druck im Dickdarmbereich ist ein bestimmtes Zeichen von Āma im Dickdarm. Die Symptome verstärken sich, wenn der Betroffene eine Ölmassage oder einen Basti mit Öl erhält. Sie sind zudem an bewölkten Tagen stärker spürbar und zu den Spitzen-Vāta-Zeiten, bei Morgen- und Abenddämmerung. Ölmassage ist kontraindiziert, wenn Āma im Dickdarm und Magen-Darm-Trakt oder Āma im Rasa oder Rakta Dhātu vorhanden ist, da Abhyanga das Āma ins tiefe Gewebe drückt und den Schmerz verschlimmert.[2] Wenn eine Person mit Sāma Vāta eine Ölmassage erhält, spürt er oder sie Schmerzen und macht dafür vielleicht zu Unrecht den Masseur verantwortlich.

Tabelle 51: Heilmittel für Nirāma- / Sāma-Vāta-Krankheiten

Nirāma Vāta (ohne Toxine)	
Snehana mit Balāöl oder Mahānārāyanaöl Wannenbad, Bāshpa Sveda Anuvāsana-Basti (Öleinlauf) mit Sesamöl Stambhana-Therapie mit Kräutern wie Balā und Vidārī Shamana Chikitsā, um Vāta zu besänftigen	Wenden Sie direkt Rasāyana-Therapien wie diese Kräuter hier an: Ashvagandhā Balā Rāsna Tagara Vidārī Dashamūla (Präparat) Drākshāsava (Präparat) Mahāyogarāja Guggulu (Präparat) Sesamöl

2. Das ist ein wichtiger Gesichtspunkt, wenn Sie in Erwägung ziehen, eine Ölmassage zu verordnen.

Tabelle 51: Heilmittel für Nirāma- / Sāma-Vāta-Krankheiten

Sāma Vāta (mit Toxinen)	
Snehana mit Visha-Garbha-Öl Trockene Svedana wie Tapah Svedana Nirūha Basti (Einlauf mit Kräuterabsud) mit Dashamūlatee Dīpana-Therapie mit Kräutern wie Chitrak und Trikatu āma Pāchana mit Arzneien wie āma Pachak Vati und Triphalā Guggulu. Systematische Pañchakarma-Therapie gefolgt von Rasāyana	Ajwan Zimt Chitrak Ingwerwurzel Chitrakadi Guggulu (Präparat) Dashamūlārishta (Präparat) Trikatu (Präparat) Rasnadi Guggulu (Präparat) Shilājit Guggulu (Präparat) Triphalā Guggulu (Präparat) Yogarāja Guggulu (Präparat) Visha-Garbha-Öl (Präparat)

Ushna Vāta

Es gibt zudem einen Zustand namens *Ushna Vāta*. In dieser Situation wird Vāta durch eine gleichzeitige Verschärfung von Pitta-Dosha heiß, üblicherweise wegen Vāta, das Pitta-Dosha verdrängt. Apāna Vāta kann z. B. Pitta hinunter in den Dickdarm drücken, was brennende Empfindungen in Anus und Harnröhre auslöst. Oder Apāna kann Pitta in die Füße verschieben, was Burning-Feet-Syndrom zur Folge hat. Die Leute denken dann vielleicht, es handelt sich um eine Pitta-Erkrankung, aber wenn man nur Pitta behandelt, werden die Symptome noch mehr gereizt. Bei brennenden Füßen muss man Vāta mit etwas wie Kaishore Guggulu behandeln, was auch dem Pitta-Dosha zugutekommt. Gleichermaßen gilt, wenn Vāta Rakta in die Gelenke drückt und Gicht verursacht, auch als Vāta Rakta bezeichnet, behandeln wir Vāta-Dosha, aber vergessen Sie nicht, dass wir auch die heiße Qualität von Rakta Dhātu beruhigen müssen. Amrita Guggulu ist eine nützliche Behandlung.

Beachten Sie, dass wir Guggulu für viele Vāta-Erkrankungen einsetzen, denn obgleich reines Guggulu einen scharfen und bitteren Geschmack hat, ist es eine besondere Rasāyana für Vāta-Dosha. Triphalā Guggulu kommt bei Sāma-Vāta-Beschwerden zum Einsatz, wenn sich Āma im Dickdarm und Verdauungstrakt befindet. Yogarāja Guggulu wird gegeben, wenn Sāma Vāta im tiefen Gewebe sitzt, während Mahāyogarāja Guggulu für Nirāma-Vāta-Leiden im tiefen Gewebe benutzt wird. Rasnadi Guggulu wird besonders für Vāta in den Gelenken verwendet, während Kaishore Guggulu im Fall von Vāta verabreicht wird, das Pitta verdrängt oder Vāta, das Rakta in die Gelenke verschiebt.

Beachten Sie auch, dass die Vipāka von Dashamūla süß ist, daher wirkt es bei längerer innerlicher Anwendung anabolisch, ist also stärkend. Doch die Vīrya von Dashamūla ist erhitzend, daher besitzt es sofort eine Āma-Pāchana-Wirkung. Wird es also in einem Basti benutzt, ist es hilfreich für anabolische Vāta-Leiden, die Sāma-Vāta-Krankheiten sind.

Falls man jemandem mit Sāma Vāta eine Ölmassage gibt, ist Visha-Garbha-Öl die beste Wahl. Es enthält scharfe, durchdringende und wärmende Kräuter wie Trikatu, Chitrak und Ativishā, die Āma verbrennen und Vāta-Dosha besänftigen, was Schmerzen mildert. Benutzen Sie auch keine feuchte Hitze oder ein Dampfbad, denn dies verschlimmert den Zustand. Diese medizinische Ölmassage und lokale trockene Hitze ist günstig. Die bevorzugte Behandlung ist Nirūha Basti (ohne Öl) mit Dashamūlatee. Geben Sie Triphalā Guggulu und Āma Pachak Vati, da sie beide für Āma Pāchana sorgen. Verwenden Sie Ingwertee als Anupāna. Nehmen Sie zur Schlafenszeit einen Teelöffel Gandharva Harītakī, also Harītakī geröstet mit Rizinusöl, Trikatu und anderen Kräutern, ein mildes Abführmittel.

Nirāma Vāta wiederum beinhaltet mehr Trockenheit und weniger Schmerz. Es besteht keine Verstopfung oder ein fauler Geruch und jeder Schmerz ist örtlich begrenzt und geringfügig. Dies lässt sich einfach durch eine Ölmassage beruhigen. Sesamöl gemischt mit Mahānārāyanaöl oder Balāöl ist für Abhyanga in diesem Zustand effektiv. Mahānārāyanaöl kann direkt auf alle schmerzhaften Bereiche aufgetragen werden. Eine Behandlung mit heißem Dampf ist auch vorteilhaft für Nirāma Vāta und der Betreffende kann ein Anuvāsana-Basti mit Sesamöl erhalten.

Veshtana ist eine gute Behandlung für Nirāma Vāta. Veshtana verwendet eine Bandage oder einen Druckverband, ist also hilfreich, um die Gewebe zu stützen, falls Muskelkrampf, eine Verstauchung, Belastung oder Krampfadern bestehen. Sie bewahrt den Tonus der Blutgefäße und lindert Schmerzen. Wenn z. B. jemand Kopfweh hat, wickelt man ein Taschentuch um den Kopf oder gibt eine Kopfmassage, was die Schmerzen lindern kann. Dashamūla, Ashvagandhā, Balā, Vidārī und Guggulu sind besonders nützliche Kräuter für Nirāma-Vāta-Störungen.

Kräuter und Lebensmittel, die überwiegend süß, sauer oder salzig sind, eignen sich gut zur Handhabung von Vāta-Dosha. Was die Ernährung betrifft, besänftigen Speisen wie Weizen, Basmati-Reis, Mung Dal, frisches gedämpftes Gemüse, Wurzelgemüse und ölige, wärmende Mahlzeiten Vāta. Eine proteinreiche Ernährung, die Eier, Huhn, Hühnerbrühe oder eine andere Fleischsuppe beinhaltet, ist hier nutzbringend und ein Glas Wein kann Vāta beruhigen. Vermeiden Sie unbedingt trockene Bohnen, Trockenfrüchte, kalte Salate, abgestandenes Essen, Reste und Tiefkühlkost. Jemand mit Vāta Prakruti oder Vāta Vikruti sollte zu den Mahlzeiten warmes Wasser trinken. Bei Sāma-Vāta-Krankheiten kann man eine Vāta beruhigende Kost einnehmen, die mit eher wärmenden Gewürzen wie Senf, Ingwer, Pfeffer, Pippalī, Ajwan und Hing zubereitet wurde.

Sheka bedeutet Shirodhāra, also ein warmer Ölguss, der aus einem Topf oder anderen Gefäß mit einem kleinen Loch in der Mitte über die Stirn gegossen wird. Es beruhigt Vāta und ist gutes Stressmanagement. Diese Methode, bei der kontinuierlich angenehm warmes Öl auf verschiedene Körperteile gegossen wird, lässt sich generell zur Besänftigung von Vāta-Dosha einsetzen. Sheka hat eine tiefe und durchdringende Qualität. Es kann eine Verschlechterung von Vāta-Dosha im tiefen Bindegewebe mildern.

Das Āyurveda spricht sehr viel von Madhya, was Kräuterwein ist. Dies ist die Anwendung natürlich fermentierten Kräuterweins mit selbst erzeugtem Alkohol, was man als Āsava und Arishta bezeichnet. Die besten für Vāta-Dosha sind Drākshāsava, Ashvagandhādyarishta und Dashamūlārishta. Alkohol ist heiß, scharf und durchdringend, also entgegengesetzt zur kalten Qualität von Vāta. Ein kleines Glas Drākshā oder Rotwein verbessert die Durchblutung, regt Agni an, entspannt die Muskeln, besänftigt Vāta-Dosha und bringt es zurück zu seinem Sitz im Verdauungstrakt.

Wie bereits erwähnt, legt das Āyurveda auch großen Wert auf das Management von Vāta-Dosha durch Abhyanga-Ölmassage, Svedana (Schwitzen) und unterschiedliche Arten von Basti wie Dashamūla und Madhu Tailam Basti. Madhu Tailam Basti benutzt gleiche Mengen an Honig und Öl. Verabreichen Sie eine Tasse Sesamöl mit einer Tasse Honig ins Rektum, so besänftigt das Vāta-Dosha, erhöht die Absorption von Mineralien und schützt Ojas. Dieses Basti ist eine verjüngende und energetisierende Therapie. Der Einsatz von Öl- oder Fleischsuppen-Basti ist bei chronischen Vāta-Erkrankungen zu empfehlen. Bei der Anwendung von Einläufen sollte man diese stets mit einer passenden Basti-Nachbehandlung ergänzen.[3]

Eine wichtige Therapie bei der Abschwächung von Vāta ist der Gebrauch von sanften Abführmitteln. Der süße, saure und salzige Geschmack ist Vāta besänftigend, daher eignen sich leicht süße, saure oder salzige Abführmittel am besten für Vāta-Dosha. Verwenden Sie keine drastischen Abführmittel wie Sennesblätter. Nehmen Sie stattdessen Mittel wie Harītakī oder Trockenpflaumen.

---

3. Siehe „Pashchāt Karma: Maßnahmen nach dem Pañchakarma“ auf Seite 276.

Die beste Methode, um Vāta-Dosha zu handhaben, besteht darin, ruhig, friedlich und glücklich zu bleiben und positive Bücher wie spirituelle Schriften zu lesen. Es ist am besten, die sexuelle Aktivität zu minimieren. Um Elan und Vitalität wiederherzustellen, sollte man in Enthaltsamkeit leben. Ein typisches Muster für einen Vāta-Menschen wäre, sobald er sexuelle Energie spürt, möchte er rasch Geschlechtsverkehr haben. Für Vāta-Menschen ist der sexuelle Akt wie Niesen, sie haben oft eine vorzeitige Ejakulation und verlieren leicht ihre vitalen Flüssigkeiten.

Der regelmäßige Einsatz von Snehana, Svedana und Basti kann zum Ausgleich von Vāta-Dosha äußerst wirkungsvoll sein. Solche Leute sollten schweres Gewichtheben und kraftvolle Aerobic-Aktivitäten streng vermeiden. Sie sollten das Leben leicht nehmen – keine Hetze, keine Hast und keine Eile. Es ist gut, aus-

Tabelle 52: Trāsana-Behandlungen

Arten von Behandlung	Vāta-Erkrankung, bei der sie eingesetzt wird
an den Haaren ziehen	Kopfweh, Migräne, tiefer Muskelschmerz
die Haut zwicken	Ohnmacht, Dämmerzustand, vorübergehende Bewusstlosigkeit, Petit-mal-Epilepsie
trockenes Bürsten der Haut	Neuromuskuläre Schmerzen, Zucken und Tremore
Reizung der Marmapunkte mit Nadeln (wie Akupunktur)	Gelenkschmerzen, Schmerzen im unteren Rücken, andere lokale Schmerzen
lokale Anwendung einer heißen, scharfen Paste	Muskelkater, Steifheit, trockene Brustfellentzündung mit Beteiligung des Zwerchfellnervs
starke, reizende Augentropfen wie Palashwurzel-Augentropfen	Migräne oder andere Kopfschmerzen, Glaukom, grauer Star, Lethargie
Bhallataka-Öl (Markfrucht)	Osteoarthritis
Agni Karma (Verbrennen der Haut)	Hühneraugen, Dornwarzen, Fersensporn, Schizophrenie
jemanden bedrohen oder durch eine Insulingabe Hypoglykämie auslösen	akute Manie, Schizophrenie, Amnesie oder Unachtsamkeit
Zwiebelsaft in die Augen, Vachapulver-Nasya	epileptischer Anfall
Geben Sie dem Patienten eine Chilischote zu essen (zur Diagnose).	Schlangenbiss – wenn sie nicht scharf schmeckt, deutet das auf einen giftigen Schlangenbiss hin

a. Bitte beachten Sie: Diese Trāsana-Maßnahmen sind drastisch und sollten nur nach Absprache mit einem āyurvedischen Arzt durchgeführt werden.

zuruhen, zu lesen und sich zu entspannen. Dies kann einem Vāta-Menschen ein glückliches, gesundes, langes Leben bescheren.

Trāsana-Therapie

Wenn Vāta im Majjā Dhātu oder manchmal in einem der anderen tiefen Gewebe festsitzt, kann Schocktherapie (Trāsana) genutzt werden. Trāsana steht eigentlich für den Einsatz von Gegenreizung oder Schock, um letztlich das Vāta-Dosha zu besänftigen. Diese Kategorie der Behandlung beinhaltet das Ziehen an den Haaren, Zwicken oder trockenes Bürsten der Haut, Einsatz von Nadeln oder heißen, scharfen Pasten (wie Senfsamenpaste), Zwiebelsaft in die Augen träufeln, Vachapulver-Nasya, Agni Karma (Branding) und andere schmerzhafte Behandlungen, die Vāta-Dosha reizen.

Trāsana ist allgemein nur angebracht, wenn Vāta im Majjā Dhātu festsitzt und hysterische Krämpfe, krankhaftes oder bedrohliches Verhalten wie Schizophrenie, Manie, Demenz oder andere Arten von Psychose (Unmad) erzeugt. In solchen Fällen müssen wir zunächst einen kräftigen Schock versetzen, um Vāta zu provozieren und ein rückwirkendes Phänomen zu erzeugen, durch das Vāta an seinen angestammten Platz im Dickdarm zurückkehrt. Dies stimuliert Vyāna Vāyu, steigert die oberflächliche kapillare Durchblutung und löst Prāna, das im tieferen Gewebe gestockt ist.

Allgemeines Management von Pitta-Dosha

Pitta ist von Natur aus heiß, scharf, durchdringend, ölig, flüssig, leicht und ausbreitend. Es hat einen typisch fleischigen Geruch und ist manchmal scharf oder sauer vom Geschmack. Wenn es aus dem Gleichgewicht geraten ist, manifestieren sich diese Qualitäten von Pitta in bestimmten Zeichen und Symptomen.

Die heiße Qualität kann Fieber, Hypoglykämie, Nesselausschlag, Hautausschläge und Urtikaria auslösen. Um diese Wärme zu beruhigen, kann man die Heilpflanzen Gudūchī, Niem, Lotus, Vetiver und Sandelholz verwenden. Es ist auch zuträglich, Kokosöl auf Fußsohlen und Kopfhaut zu reiben oder eine Sandelholz- und Kampferpaste auf Stirn und Nabel aufzutragen.

Die scharfe Qualität kann Irritation, Ulzeration, Perforation und Hämorrhagie auslösen. Heiße und scharfe Qualitäten führen gemeinsam zu brennenden Empfindungen, ziehendem Schmerz und scharfen, saugenden Schmerzen mit Empfindlichkeit, was bedeutet, dass der Schmerz sich bei Druck verschlimmert. Das scharfe Charakteristikum lässt sich durch die Verwendung von Dūrvāgras, Sandelholz, Arjuna und Āmalakī lindern. Bei Geschwürbildung ist eine Kombination aus Shatāvarī, Shankha Bhasma und Kāma Dudhā ein besonderes Heilmittel. Die matte Qualität hilft, übermäßig scharfes Guna auszugleichen, denn es ist entzündlich, daher sind schwere Substanzen wie Milch, Pfeilwurzel und Gulvel Sattva entzündungshemmend in ihrer Wirkung.

Die ölige Eigenschaft von Pitta ruft Empfindlichkeit auf Nüsse und fettige Lebensmittel hervor, verursacht Übelkeit und Schmerz in der Gallenblase und die Haut des Betroffenen mag ölig wirken und anfällig für anhaltende Akne sein. Bringen Sie die ölige Qualität mit austrocknenden Stoffen ins Gleichgewicht und mit solchen, die das Schwitzen anregen wie Kichererbsenmehl, Brahmīpaste und Kampfer äußerlich und Kirātatikta, Sandelholz, Agni Mantha und Kampfer innerlich. Zitronensaft in einer Tasse Wasser mit je einer Prise Steinsalz und Haushaltssoda besänftigt jede Übelkeit oder

Tabelle 53: Ausgleich individueller Qualitäten von Pitta-Dosha

heiß	Vermeiden Sie Aktivitäten in der heißen Sonne mitten am Tag. Kein längeres Sonnenbaden und nur unregelmäßige sexuelle Aktivität im heißen Sommer. Arbeiten Sie nicht in einer heißen Küche. Keine heißen Getränke, Zitrusfrucht oder scharfes Essen – besonders Cayennepfeffer, Chili oder Senf. Vermeiden Sie Ärger, Hass, Neid und aggressives Benehmen. Bleiben Sie gelassen und ruhig.
scharf	Kein Alkohol, Tabak oder Marihuana. Vermeiden Sie scharfes, sehr würziges Essen sowie scharfe Gegenstände, scharfe Töne und scharfe Bilder. Enthalten Sie sich der Bewertung und Kritik, die scharf sind. Keine scharfe Zahnseide oder Zahnbürsten. Gebrauchen Sie keine chemischen Reinigungsmittel und ätzende Chemikalien, die bei Pitta-Typen Hautausschläge auslösen können.
leicht	Vermeiden Sie längeres Fasten und essen Sie in erster Linie leichte Mahlzeiten. Schwerer Sport und helles Licht sollten auch vermieden werden. Tragen Sie eine Sonnenbrille und benutzen Sie natürliche Sonnenschutzmittel.
flüssig	Keine hydrophilen Nahrungsmittel wie Joghurt, Salz, Aprikosen und Grapefruits.
ölig	Vermeiden Sie Fleisch, fett gebratene Speisen, Sesamöl, Erdnuss- und Mandelbutter, Käse und fettreichen Joghurt.
ausbreitend (beweglich)	Vermeiden Sie, Ihren Namen und Ruhm zu verbreiten. Werden Sie nicht aggressiv oder konkurrierend, und streben Sie auch nicht nach Macht, Prestige und Position. Tun Sie eines nach dem anderen.
fleischiger Geruch	Vermeiden Sie fermentiertes Essen und starke Parfüms. Setzen Sie milde, natürliche Gerüche wie Sandelholz, Vetiver, Jasmin, Lavendel, Rose und Kamille ein. Vermeiden Sie Knoblauch, rohe Zwiebel, Senf und fermentierte Kost.
saurer Geschmack	Vermeiden Sie saure Früchte wie Grapefruits, Zitronen, grüne Trauben, Tamarinde und Pickles. Essen Sie zudem keine sauren Stoffe wie Essig, Tamarindensoße oder mehr als ein Gramm Vitamin C am Tag.
scharf Geschmack	Kein scharfes Essen wie Chili, Cayennepfeffer, Curryblätter oder Senf.
Farbe	Pitta verschärfende Farben sind Rot, Orange und Gelb. Grün, Blau und Grau besänftigen alle Pitta-Dosha.

Gallenblasenschmerzen, weil es antagonistisch zur öligen Qualität ist. Die scharfe und ölige Qualität können sich gemeinsam als Kahlköpfigkeit, Stirnglatze oder vorzeitig graues Haar äußern. Kokosöl, Bhringarāja und Hibiskus sind alles Pitta beruhigende Substanzen, die diese Leiden behandeln können.

Das flüssige Attribut von Pitta bewirkt geringes Agni, Sodbrennen, Durchfall, Ruhr, übermäßiges Schwitzen und Hautprobleme. Für all diese Krankheiten sind Shatāvarī, Shankha Bhasma und Pravāl Pañchāmrit am vorteilhaftesten.

Schwindel, Übelkeit und Schlaflosigkeit können wegen einer Unausgewogenheit der leichten Qualität von Pitta sowie einer Überempfindlichkeit auf helles Licht auftreten. Man kann Jatamāmsi, Shankha Pushpī, Laghu Sutshekhar und Saraswatī einsetzen, um dieses leichte Charakteristikum auszugleichen. Man kann auch Rizinusöl auf die Fußsohlen reiben und zur Schlafenszeit einen Tropfen Rizinusöl in jedes Auge geben, um eine mögliche Lichtempfindlichkeit in den Augen zu besänftigen.

Die ausbreitende Natur von Pitta ruft Nesselausschlag, Hautausschläge, Urtikaria, Ekzem und Psoriasis hervor, die sich auf der Haut ausbreiten. Manjishthā, Niem, Kurkuma und Sandelholz sind nützliche Heilmittel, um diese Pitta-Erkrankungen zu behandeln.

Wegen seines sauren Geschmacks kann Pitta einen sauren Magen, Sodbrennen, Übersäuerung und unterschiedliche entzündliche Erkrankungen zur Folge haben. Verwenden Sie bei diesen Krankheiten Shatāvarī, Kāma Dudhā und Avipattikar.

Schließlich hat vermehrtes Pitta-Dosha einen faulen Geruch und führt zu einer Empfindlichkeit auf starke Gerüche, die Übelkeit und Erbrechen auslösen. Jemand mit hohem Pitta hat einen typisch schwefeligen Geruch. Dagegen lassen sich lokal ätherische Öle wie Sandelholz, Vetiver, Kampfer, Mustā, Jasmin, Lavendel und Rose einsetzen. Ein Teelöffel Zucker mit ein paar Tropfen Sandelholzöl mildert Übelkeit sofort und hilft, Pitta-Dosha zu beruhigen.

Man kann diese qualitativen Ausdrucksformen von Pitta aus klinischen Ursachen beobachten. Im Allgemeinen versuchen wir, Qualitäten zu kultivieren, die das Gegenteil der gestörten sind. Pitta steht in Verbindung mit Rakta Dhātu, Leber, Augen, Haut und Hirnrinde (graue Zellen). Allerdings ist der wichtigste Platz von Pitta der Dünndarm (Grahani), der Bereich von Pāchaka Pitta (und Samāna Vāyu) und von Pitta *Dhara Kalā*. Pāchaka befindet sich auch im Magen und löst Appetit aus, was die frühen Verdauungsstadien lenkt. Natürlich ist Virechana die wichtigste Therapie für Pitta, da es auf den Dünndarm wirkt.

Pittsya sarpishah pānam svādu shātair virechanam
svādu tiktakashāyāni bhojanānyaushadhāni cha
sugandhishāta hrudyānām sandhānāmupasevanam
kanthegunānām hārānām manānāmurasā dhrutih
karpūra candano shārair anulepah kshane kshane
pradoshashcandramāh saudham hāri gātam himo'nilah
ayantranāsukham mitram putrah sandigdhamugdhavāk
chandānuvartino dārāh priyāh shālavibhāshitāh
shātāmbudhārāgarbhāni gruhānyudyānadārghakāh
sutārtha vipula svacchasalilāshayasaikate
sābhojajalatārante koyamāne dramākule
saumyā bhāvāh payah sarpirvirekashca visheshatah

Ashtānga Hridayam, Sūtrasthāna, Kapitel 13, Sūtras 5-9

Hier folgt eine Liste für das allgemeine Management von Pitta:
Die Einnahme von Ghee und süßem, kühlendem Abführmittel,
Essen und Medizin mit süßem, bitterem und astringentem Geschmack,
die Anwendung von Parfüms und Düften, die süß, kühlend und angenehm sind,
eine Halskette aus Perlen, Smaragden oder Koralle tragen, was Pitta kühlt,
die regelmäßige Anwendung einer Paste aus Kampfer, Sandelholz und Vetiver,
am späten Abend bei Mondlicht im grünen Gras oder auf einer Veranda liegen,
einem melodiösen Lied lauschen,
der Aufenthalt in einer angenehmen, kühlen Brise,
die Gesellschaft liebevoller Freunde und unschuldiger Kinder mit angenehmer Stimme,
ein gut aussehender, angenehmer Partner des anderen Geschlechts,
eine zurückhaltende, bescheidene Frau (oder ein Mann),
ein Haus umgeben von kühlen Springbrunnen, eine schöne Wiese und ein Schwimmbecken mit flachen Stufen,
Schwimmen mit einer Frau (oder einem Mann),
schöne Schwäne und Lotuse, die sich berühren,
süßes Vogelgezwitscher und eine grüne Einsiedelei aus Gras.
Die Umgebung sollte weich und sanft sein,
und Milch, Ghee und Virechana sind besonders nützlich für Pitta.

Dieses berühmte āyurvedische Sūtra besagt, dass süße und kühlende Virechana eingesetzt wird, um Pitta zu behandeln. Dazu verwendete medizinische Substanzen sind süße Trauben und Rosinen, Nishottara, Āmalakī und Bhumi Āmalakī. Diese milden Abführmittel entfernen überschüssiges Pitta von allen Pitta-Stellen, einschließlich Gedärmen, Leber, Augen, Gehirn und Haut. Sennesblätter und andere bittere und astringente Kräuter können auch gute Virechana-Stoffe für Pitta-Dosha sein. Ebenso wie Vāta-Dosha braucht ein Pitta-Mensch üblicherweise nur *Mrudu Samshodhana* (milde Abführung), benutzen Sie also keine drastischen Abführmittel wie Krotonsamen oder Rizinusöl. Āmalakī und Bhumi Āmalakī sind vor allem gut, denn sie sind kühlend und ihre Vipāka ist süß.

Die Einnahme von Ghee ist eine spezielle Behandlung für Nirāma Pitta, besteht Pitta hingegen mit Āma, kann man bitteres Ghee (Tikta Ghrita) benutzen. Der medizinische Gebrauch von Ghee sollte von einem qualifizierten āyurvedischen Arzt überwacht werden. Hohes Pitta löst hohe Tejas aus, was Ojas verbrennen und zu Autoimmunerkrankungen führen kann. Ghee ist Pitta beruhigend, es facht Agni an und fördert Ojas, ist somit hilfreich für diese Beschwerden. Man kann Ghee auch äußerlich anwenden. Tragen Sie medizinische Ghees wie Tikta Ghrita oder Shatāvarī-Ghee örtlich auf, um Pitta zu beruhigen, und zwar bei Nesselausschlag, Hautausschlägen und Urtikaria. Man kann äußerlich auch Sonnenblumen- oder Kokosöl verwenden. Fügen Sie dem Basisöl kühlende und entzündungshemmende ätherische Öle wie Sandelholz und Jasmin hinzu.

Verwenden Sie Lebensmittel mit süßem, astringentem und bitterem Geschmack, die Pitta entgegenwirken. Solche Speisen sind beispielsweise Reis, Weizen, Mungbohnen, frisches Blattgemüse, Balsambirne, Okra, Kürbis, Gurke und Sprossen.

Süße und kühlende Parfüms oder Düfte wie Sandelholz, Jasmin und Vetiver sind besonders beruhigend für Pitta-Dosha. Das Tragen von Perlen, Mondstein, Diamant, Smaragd, rosa Koralle, Muschelhorn oder Bergkristall hilft, Pitta zu besänftigen. Blumen wie Rose, Lotus, Hibiskus und Jasmin sind auch beruhigend und kühlend. Eine Kampfer-, Sandelholz-, Mustā- oder Vetiverpaste auf die Haut aufgetragen lindert die brennende Qualität von Pitta-Dosha. Pitta-Menschen sollten eine kühlende Paste auf Stirn und Nabel oder einen Tropfen kühlendes ätherisches Öl auf das dritte Auge, Schläfen,

Halsschlagaderbereich, Brustwarzen, Nabel und Speichenarterie geben. Schließlich lässt sich Agaru-, Rosen- oder Sandelholzwasser auf das Gesicht sprühen, um Pitta-Dosha abzukühlen und zu beruhigen.

Schwimmen in einem kühlen Pool, See oder Meer kann verstärktes Pitta beruhigen, indem es die heiße Qualität besänftigt. Gleichen Sie Pitta mit sanfter und angenehmer Musik aus, besonders sanftes Trommeln und melodiöse Flöte oder Klarinette. Harte und laute Musik verschlimmern Pitta. Lauscht man dem Rascheln von Blättern oder dem Klang eines fließenden Gewässers oder Wasserfalls, ist dies besonders lindernd für Pitta-Personen. Pitta-Leute sollten sich in milden, angenehmen und kühlenden Farben wie Weiß, Grau, Blau, Grün oder hellem Indigo kleiden. Sie sollten wärmende Farben meiden, dazu gehören Dunkelrot, Orange und Gelb, denn sie reizen Pitta zu sehr.

Ein Pitta-Mensch sollte sich mit Freunden umgeben, die mit angenehmer Stimme sprechen und jederzeit „ja" sagen. Pittas mögen das Wort „nein" nicht und wenn man zu einem Pitta-Individuum „nein" sagt, regt er oder sie sich auf. Idealerweise sollten Pitta-Leute süße, pünktliche, kluge und intelligente Freunde haben, die sich in Weiß kleiden, sie umarmen und küssen und immer „ja" sagen. Sie sollten kühlende Nahrungsmittel essen und Gurkenmilch trinken, während sie bei Mondlicht im grünen Gras sitzen.

Angenehme Sprache, grüne Wiesen, hübsche Seen, singende Vögel, Rehe und schöne Blumen beruhigen alle Pitta. Pitta-Personen sind romantisch. Sie lassen sich gern von jemandem des anderen Geschlechts umarmen, der eine melodische Stimme, einen weichen, süß duftenden Körper hat, angenehm gekleidet und mit Blumenketten geschmückt ist. Pitta-Personen brauchen Verspieltheit. Während man einen Pitta-Menschen behandelt, vermeidet man am besten Situationen, in denen der Patient durch Sorgen, Ärger oder lautes Lachen gereizt wird. Andere Leute sollten sie stets angenehm anlächeln.

Um Pitta im Sommer zu besänftigen, sollte man im Schatten sitzen und einen Ventilator benutzen, wenn es extrem heiß ist. Sport im Freien ist für einen Pitta-Menschen früh am Morgen oder Abend in Ordnung, also zu kühlen Tageszeiten. Ansonsten sollte man im Sommer lieber drinnen Sport treiben, als draußen in der heißen Sonne. Ein Pitta-Individuum profitiert auch von Schwimmen und Unterwassersport, Gehen im Mondlicht und Aufenthalt in einer kühlen Brise. Es ist gut für einen Pitta-Menschen, Zeit in einem kühlen Haus mit einem kühlen Boden zu verbringen und weiße Sandalen zu tragen. So jemandem tut es auch gut, sich in der Nähe von Springbrunnen, Sprinklern, Seen oder am Meer aufzuhalten. Er oder sie kann am Abend an den Strand gehen, sich mit Kokosöl einreiben und dann bei Mondlicht im Meer baden.

Pitta ist heiß, scharf und durchdringend, Pitta-Störungen können daher ernst und intensiv werden. Entzündung, Infektion, Irritation, Eiterung, Ekzem, Psoriasis, Fieber und blutunterlaufene Augen sind übliche Beispiele. Falls die Augen rot und lichtempfindlich sind, besänftigt ein Tropfen Rizinusöl in jedes Auge die brennenden Empfindungen. Man kann Niemöl oder Tikta Ghrita auf die Haut auftragen, um Hautausschläge oder Urtikaria zu beruhigen. Bei Fieber ist die Kräutermischung Sudarshan oder Mahāsudarshan förderlich, um für Pitta-Dosha zu besänftigen.

Pitta mag sich auch als Übersäuerung, Sodbrennen, Übelkeit und Erbrechen manifestieren. Bei diesen Leiden beruhigen 500 mg

Shatāvarī mit 200 mg Shankha Bhasma Pitta-Dosha. Wenn Pitta für einen rauen oder gereizten Hals verantwortlich ist, kann man mit Salz und Kurkuma gurgeln. Nehmen Sie ein Glas Wasser mit ½ Teelöffel Salz und ¼ Teelöffel Kurkuma.

Hohes Pitta manifestiert sich auch als Gelbsucht, eine Lebererkrankung, die zu gelblicher Verfärbung der Haut, Bindehaut und Nägel führt. Bei Gelbsucht ist es gut, Aloe-vera-Saft einzusetzen und Virechana mit Bhumi Āmalakī durchzuführen. Andere Kräuter, die Pitta beruhigen, sind Shatāvarī, Gudūchī, Āmalakī, Kutki, Brahmī, Jatamāmsi, Shankha Pushpī, Sandelholz und Aloe vera und die Präparate Tikta und Sudarshan. Im Allgemeinen sind die meisten bitteren Kräuter und Substanzen Pitta besänftigend. Dazu gehören Niem und Mustā und die Gemüse Balsambirne, Bittergurke und frische Korianderblätter.

Eine der Manifestationen von verstärktem Pitta ist hohes Fieber. Das Āyurveda wendet innerlich Gudūchī, Kutki, Niem, Sandelholz und Mahāsudarshan an, um das Fieber zu behandeln. Lokal gibt man Sandelholz- und Kampferpaste auf die Stirn, um Pitta-Dosha sofort zu beruhigen. Obgleich Zwiebel bei innerer Einnahme erhitzend ist, wirkt sie äußerlich kühlend. Hohes Fieber bei einem Baby kann zu Fieberkrämpfen führen. Um das zu verhindern, wickelt man geriebene Zwiebel in ein feuchtes Tuch und legt es auf Stirn und Nabel. Das kühlt Pitta unverzüglich ab.

Im Alltag ist eine praktische Behandlung für Pitta Ghee und Milch, die zusammen ein mildes Laxativum darstellen. Manche Leute sind empfindlich auf Milch oder haben eine Laktoseunverträglichkeit. Reismilch oder Sojamilch sind okay, doch sie sind nicht dasselbe wie Kuhmilch. Ziegenmilch oder Büffelmilch sind bessere Ersatzmittel für Kuhmilch. Falls jemand auf Milch empfindlich ist, erklären Sie respektvoll, dass es in der Tat keinen Ersatz für Kuh- oder Ziegenmilch gibt. Stattdessen kann der Betroffene Aloe-vera-Saft oder Nishottara nehmen.

Sāma und Nirāma Pitta

Sāma Pitta, aggraviertes Pitta mit Giftstoffen, hat einen faulen Geruch, eine dunkelgrünlich-gelbe Farbe und ist statisch und schwer.

Es ruft einen sauren oder bitteren Geschmack im Mund hervor und erzeugt Verdauungsstörung, Sodbrennen, brennende Empfindungen, Infektion, Entzündung, Irritation, Pyrexie (Fieber), Anorexie (Appetitverlust), Übelkeit und Erbrechen. Sāma Pitta führt zu einem Gefühl von Schwere, von Essen, das im Magen bleibt, faul riechendes Aufstoßen und einen pervertierten Geschmackssinn oder schlechten Geschmack im Mund. Es kann einen typisch grünlich-gelben Durchfall nach sich ziehen und Ruhr, Nesselausschlag, Hautausschläge und Urtikaria auslösen. Wenn Pitta Sāma ist, ist die beste Medizin Sutshekhar. Da es gereinigtes Quecksilber enthält, ist es in den USA nicht zugelassen, andernfalls kann man auch Laghu Sutshekhar verwenden. Laghu Sutshekhar beinhaltet zu gleichen Teilen *Gairika* (roten Ton) und Ingwer und ist eine heilsame Medizin für Sāma Pitta. Man kann auch die Heilkräuter Chitrak, Trikatu, Gudūchī und Kutki einsetzen. Die Zeichen von Sāma Pitta oder Fieber umfassen übermäßige Speichelbildung, Übelkeit, Verdauungsstörung, Mangel an Geschmack, schlechten Appetit, Schwere im Körper, steife Muskeln, Rastlosigkeit, Krankheitsgefühl, Erschöpfung, zu häufiges Urinieren und hohes Fieber (ab 38,5 °C).

Nirāma Pitta, erhöhtes Pitta ohne Toxine, besitzt eine rötlich-gelbe Farbe und ist vom Geschmack heiß und scharf. Es hat keinen Geruch und eine sara (ausbreitende) Qualität. Nirāma Pitta regt Agni an, gibt Energie und sorgt für einen guten Geschmack im Mund. Es ist leicht und verursacht optimalen Appetit. Im Übermaß kann es brennende Erkrankungen hervorrufen. Nirāma Pitta erzeugt keinen Durchfall, hat jedoch die Tendenz, ins tiefe Gewebe zu gehen und kann *Nirāma Jvara* (Fieber) auslösen, was zu Dhātu Kshaya (Gewebeschwund) und schließlich zu Auszehrung führt. Die Zeichen von Nirāma-Fieber sind ein subjektives Gefühl der Leichtigkeit, niedriges Fieber (bis 38,5 °C) und der Patient scheidet leicht Gas aus. Das Fieber sinkt langsam, hält sich oftmals etwa eine Woche und der normale Appetit kehrt erst zurück, wenn das Fieber nachlässt.

Ein günstiges Heilmittel für Nirāma Pitta ist 500 mg Shatāvarī mit 200 mg Shankha Bhasma. Andere passende Kräuter sind Gulvel Sattva, Kāma Dudhā und Pravāl Pañchāmrit. Nirāma Pitta sollte auch örtlich mit einer Paste wie Sandelholz, Kampfer, Lodhra, Vetiver oder Ushīra behandelt werden. Dies sind kühlende und beruhigende Kräuter, welche die brennenden Empfindungen von Nirāma Pitta besänftigen. Reines Ghee ist gut für Nirāma Pitta, während bitteres Ghee (Tikta Ghrita) häufig für Sāma Pitta angewandt wird.

Diese zwei Pitta-Leiden lassen sich leicht dadurch unterscheiden, dass Sāma Pitta einen faulen Geruch hat und der Zunge einen grünlich-gelben Belag verleiht, während Nirāma Pitta wenig Geruch besitzt und für einen rötlichen Belag oder gar keinen Belag auf der Zunge sorgt. Nirāma Pitta produziert im Allgemeinen mehr rötliche Farbe, daher ruft es eine Blutung hervor. Es ist heißer und schärfer, kann also eine Perforation und Hämorrhagie verursachen. Nirāma Pitta sollte stets sofort behandelt werden.

Zeichen und Symptome von Nirāma- und Sāma-Pitta-Krankheiten

Nirāma Pitta hat eine rötliche, blassrosa oder gelbe Farbe, ist vom Geschmack recht heiß, leicht, flüssig, leicht sauer und scharf, hat den natürlichen Geruch von Pitta, stimuliert den Appetit und erzeugt keinen Belag auf der Zunge. In normaler Menge bringt es einen angenehmen Geschmack im Mund, gesunden Appetit, gute Verdauung und klare Wahrnehmung. Im Übermaß kann es Irritation, brennende Empfindungen und Kräfteverfall erzeugen.

Sāma Pitta hat einen faulen Geruch, ist dunkelgelb oder grünlich-grau von der Farbe, schwer, stockend, geronnen, dick und weniger heiß. Sāma Pitta sorgt für niedriges Agni, schlechten Appetit, Sodbrennen, sauren und bitteren Geschmack, Übelkeit, Durchfall, Abgeschlagenheit, Fieberhaftigkeit, Hautausschläge und andere Hautprobleme. Es verursacht zudem eine Entzündung der Magenschleimhaut und Speiseröhre, was Sodbrennen zur Folge hat.

Tabelle 54: Heilmittel für Nirāma- / Sāma-Pitta-Krankheiten

Nirāma Pitta (ohne Toxine)	
Snehana mit Sonnenblumenöl oder Kokosöl milde Svedana Virechana mit Nishottara oder Kuhmilch mit Ghee Shamana Chikitsā, um Pitta zu besänftigen Anulomana-Therapien	Āmalakī Brahmī Gulvel Sattva Jatamamsı Shankha Pushpī Shatāvarī Kāma Dudha (Praparat) Pravāl Pañchāmrit (Präparat) Shankha Bhasma (Präparat) reines Ghee Kokosöl
Sāma Pitta (mit Toxinen)	
Dīpana-Therapie mit milden Dīpana-Arzneien wie Kumārī āsava Āma Pāchana mit Heilmitteln wie Kreuzkümmel-, Koriander- und Fencheltee systematische Pañchakarma-Therapie gefolgt von Rasāyana Virechana mit Avipattikar Churna Milch mit Ingwer und Kardamom	Bhumi Āmalakī Chitrak schwarzer Pfeffer zusammen mit kühlenden, Pitta besänftigenden Kräutern Gudūchī Kutki Niem Nishottara Kaishore Guggulu (Präparat) Parpata (Präparat) Sudarshan oder Mahāsudarshan (Präparat) Sutshekhar oder Laghu Sutshekhar (Präparat) Trikatu (Präparat) in Verbindung mit Pitta mildernden Kräutern Tikta Ghrita (Präparat aus bitterem Ghee) Niemöl Bhringarājaöl (Präparat)

Shīta Pitta

Es gibt auch einen Zustand namens Shīta Pitta, was übersetzt kaltes Pitta heißt. Es kann mit Ushna Vāta (heißem Vāta)[4] verglichen werden, da es auch durch eine Qualität verschlimmert wird, die nicht zu dem speziellen Dosha gehört. Shīta Pitta ist allgemein verknüpft mit Leiden von Vāta und Kapha, die Pitta-Dosha blockieren. Wenn die Haut der kalten Qualität von Vāta oder Kapha ausgesetzt ist, besonders an kalten und feuchten Orten, zeigt sich

4. Mehr zu Ushna Vāta finden Sie auf Seite 484.

Bhrājaka Pitta als die Kälte, welche die Kapillaren zusammenzieht, direkt unter der Haut ins Rasa Dhātu. Dann drängt Rañjaka Pitta von Rasa und Rakta Dhātu in die Haut, erweitert die Kapillaren und erzeugt brennende Empfindungen, Juckreiz, Nesselausschlag, Hautausschläge, Urtikaria oder Schwellung.

Zur Linderung juckender Empfindungen kann man eine Tasse Wasser mit einem Teelöffel Haushaltssoda mischen. Tragen Sie das auf die juckenden Bereiche mit Watte auf. Ein weiteres Heilmittel gegen Juckreiz ist der frische Saft von Ringelblumenblättern auf die betroffenen Stellen.

Innerlich gibt man einen Teelöffel Ghee vermischt mit je einer Prise schwarzem Pfeffer und Kurkuma. Verabreichen Sie diesem Menschen außerdem je 200 mg Kāma Dudhā, Moti Bhasma, Sutshekhar und Ārogya Vardhini. Geben Sie zur Schlafenszeit auch noch einen Teelöffel Triphalā als mildes Virechana.

Bei einem schweren Anfall von Ausschlag oder Urtikaria trägt man einen Esslöffel warmes Ghee vermischt mit einer Prise Trikatu lokal auf die juckende Stelle auf. Das ist vor allem hilfreich, wenn derjenige bei einer Heizung oder an einem Feuer sitzt. Dann sollte derjenige eine Tasse Milch mit ½ Teelöffel Kurkuma trinken. Dies kann sofort auf Shīta Pitta wirken.

Menschen, die Krumi (Würmer) haben, sind besonders anfällig für Shīta Pitta. In dem Fall sollte man den Patienten mithilfe von Vidanga, Krumi Kātara, bzw. Kampilla entwurmen. Sobald man die Würmer erfolgreich behandelt hat, lässt sich das Shīta Pitta vollauf beseitigen.

Allgemeines Management von Kapha-Dosha

Kapha-Dosha hat die Eigenschaften schwer, langsam, träge, kühl, ölig, schleimig, dicht, weich, statisch, flüssig und klebrig.

Die gesteigerte schwere Qualität von Kapha kann für zu hohes Gewicht, langsamen Stoffwechsel, verstärkte Massigkeit, zu wenig Agni und schlechten Appetit und schlechte Verdauung verantwortlich sein. Das Gegenteil von schwer ist leicht, daher sollte man eine Langhana-Therapie wie Fasten durchführen oder kleine Mahlzeiten einnehmen. Arbeiten gegen die Schwerkraft wie Gewichtheben, Hüpfen, Wandern in großen Höhen, Springen und Trampolin springen sind auch gut. Honig und heißes Wasser wirkt schwerem Guna ebenfalls entgegen, und zwar in Verbindung mit den Heilmitteln Vacha, Chitrak, Kurkuma, Leinsamen, Triphalā und Trikatu.

Eine übermäßig langsame oder schwerfällige Eigenschaft kann einen langsamen Stoffwechsel und entsprechende Verdauung, Adipositas, schlechte Durchblutung, langsames und träges Denken, monotones Sprechen und monotone Aktivitäten und Depression nach sich ziehen. Dies lässt sich mit Kutki, Chitrak, Vacha, Brahmī und Guggulu behandeln.

Zu viel kühle Qualität kann Erkältungen, Kongestion, Husten, kalte Hände und Füße, kalte und klamme Haut und verringertes Agni auslösen. Diese lassen sich durch Wärme und die Heilpflanzen Ingwer, schwarzen Pfeffer, Pippalī, Chitrak, Ajwan und Bhallataka (Markfrucht) lindern.

Eine Steigerung der öligen Qualität von Kapha führt möglicherweise zu öliger Haut, hohen Triglyceriden und hohem Cholesterin, vermehrtem Meda, Lipom, Gallensteinen und Fettveränderungen in der Leber. Trockenheit ist antagonistisch zu Öl, daher ist eine trockene Massage vorteilhaft. Gute Kräuter zur Beruhigung der öligen Qualität sind z. B. Kutki, Chitrak, Mustā, Kushtham, Dāruharidrā und Trikatu.

Zu viel von der schleimigen oder glatten Qualität kann Fettsucht, Lipom, schlechten Muskeltonus und Gelenkrheumatismus mit Schmerz und Schwellung in den Gelenken hervorrufen sowie Schwierigkeit beim Erfassen von Ideen und eine Unfähigkeit, Informationen zu behalten. Die entgegengesetzte Qualität ist rau, somit ist Lekhana (schabende) Therapie besonders sinnvoll. Gute Arzneien sind Kutki, Chitrak, Vacha, Ativishā, Kurkuma, Steinsalz und Honig. Für rheumatische Arthritis verwendet man Simhanad Guggulu und eine Tasse Ingwertee mit zwei Teelöffeln Rizinusöl.

Die dichte Qualität im Übermaß mag Ödem, Albuminurie, dicken Urin, hohes Cholesterin, hohe Triglyceride, hohen Blutdruck und hohen Blutzucker zur Folge haben. Kutki, Chitrak, Niem, Gokshura und Shilājit sind hilfreiche Kräutermittel, um wieder eine Balance herzustellen.

Tabelle 55: Ausgleich individueller Qualitäten von Kapha-Dosha

schwer	Vermeiden Sie schweres Fleisch (besonders Rindfleisch und andere dunkle Fleischsorten), Weizen, Nudeln, Eier, Hartkäse, Joghurt und fettreiches Essen. Emotionen wie Depression, Gier und Hoffnungslosigkeit sind schwer und sollten vermieden werden, ebenso wie längere Schläfchen und sitzende Tätigkeit.
langsam / Träge	Vermeiden Sie einen langsamen, sitzenden Lebensstil und Schlafen am Tag. Eine deprimierte, langsame, melancholische Stimmung verstärkt die langsame Qualität zusätzlich. Bleiben Sie aktiv und treiben Sie Sport wie schnelles Gehen. Es ist gut, früh ins Bett zu gehen und früh aufzustehen. Benutzen Sie Kräuter wie Kutki und Chitrak mit Honig, um einen langsamen Stoffwechsel zu verbessern. Trägheit wird durch Fleisch, Tiefkühlkost, Milchprodukte, bewölkte Tage und dunkle oder deprimierende Räume erhöht. Klare, sonnige Tage bringen die gegenteilige Qualität, sorgen Sie also für ausreichend Aufenthalt in der Sonne. Setzen Sie Vollspektrum-Lampen ein, wenn Sie an dunklen Tagen im Haus bleiben. Scharfes Essen, Vacha Nasya und Pippalī mit Honig vergrößern die entgegengesetzte Qualität von scharf.
kühl	Vermeiden Sie kalte Getränke und kaltes Essen oder Tiefkühlkost. Werden Sie nicht emotional kalt, indem Sie Emotionen unterdrücken – lassen Sie los. Nehmen Sie warmes, scharfes Essen und heiße Getränke wie Ingwertee oder heißes Wasser mit Honig und Zitronensaft ein. Verwenden Sie Pippalī, Kreuzkümmel, schwarzen Pfeffer und Ingwer.
ölig	Vermeiden Sie fettreiche, gebratene Speisen und Käse, Joghurt und fettreiches Fleisch. Trinken Sie warmes Wasser mit Honig, wenn möglich aus einem reinen Kupfergefäß. Essen Sie frisches rohes Gemüse, um das ölige Attribut auszugleichen.
schleimig	Kein weiches, schleimiges Essen wie Eiscreme, Käse, Tapioka, Marmelade, Gelee oder viele verfeinerte Lebensmittel.
glatt	Vermeiden Sie glattes oder verkochtes Essen. Essen Sie rohes Gemüse und Hirse, Mais, Gerste, trockenen Hafer und Buchweizen. Trinken Sie heißes Wasser mit Honig und Apfelessig.
dicht	Vermeiden Sie Fleisch, Käse und andere dichte Lebensmittel. Lassen Sie Schlafen am Tag ausfallen, da es Kapha-Moleküle vermehrt und das Blut dick macht. Trinken Sie heißes Wasser und Honig.
weich	Schlafen Sie nicht auf einem weichen Bett oder Wasserbett. Stattdessen schlafen Sie besser auf einer festen Matratze oder harten Fläche.
statisch / stabil	Vermeiden Sie eine sitzende Lebensführung, zu viel Schlaf und Schlafen am Tag. Machen Sie Yoga, Sonnengruß, Prānāyāma und unternehmen Sie viele körperliche Aktivitäten.
flüssig	Minimieren Sie die Flüssigkeitsaufnahme und senken Sie die Einnahme hydrophiler Stoffe wie Salz und Joghurt. Trockene Massage ist gut, sowie Vamana, Virechana, Nasya und entwässernde Kräuter.
klebrig	Vermeiden Sie gekochten Käse, Joghurt, Zucker, Melasse, Kaugummi und andere klebrige Substanzen. Führen Sie regelmäßig Fasten durch und tiefes Atmen oder Prānāyāma.
süß	Vermeiden Sie Kristallzucker und Süßigkeiten. Essen Sie bittere Speisen.
salzig	Vermeiden Sie Kochsalz und die übermäßige Verwendung von Steinsalz.

Wenn jemand zu viel von der weichen Eigenschaft hat, führt dies wahrscheinlich zu einem Verlust von Muskeltonus oder Schlaffheit, Auskugelung der Gelenke, Debilität und Erschöpfung. Es kann auch eine der Ursachen von Myasthenia gravis sein. Man kann Yogarāja Guggulu, Ashvagandhā, Balā und Vidārī einsetzen, um den Tonus der Gewebe zu verbessern.

Das statische oder stabile Guna kann gesteigert sein und Steifheit, Starre, Hypertonie und eine eingeschränkte Bewegung zur Folge haben. Man kann Unterwassersport treiben, um Bewegung anzuregen, eine Massage mit Mahānārāyanaöl haben und ein Bad mit Ingwer und Haushaltssoda nehmen. Nirgundī Sveda ist ebenfalls nützlich. Gute Kräuter für dieses Missverhältnis sind Punarnavādi Guggulu, Rasnadi Guggulu und Vacha Nasya.

Ein Übermaß an flüssiger Qualität kann starke Bronchialsekrete, laufende Nase, Wassereinlagerung, erhöhte Speichelbildung und Polyurie erzeugen. In diesem Fall nimmt man astringente Kräuter wie Alaun, Tālīsādi, Shilājit, Abhrak Bhasma und Punarnavā.

Wird schließlich die klebrige oder wolkige Qualität verschlimmert, erzeugt dies Symptome wie Glaukom, Albuminurie, Glykosurie, grauen Star und Verneblung des Geistes, was in Verwirrung mündet. Die klebrige Eigenschaft kann auch Verwachsungen herbeiführen und fibrotische Veränderungen in den Lungen erzeugen, in dem Fall sind Abhrak Bhasma und Pippalī zuträglich. Hilfreiche Kräuter sind auch Punarnavā, Gokshura, Shilājit, Niem, Vacha, Brahmī und Kurkuma.

Sleshmano vidhinā yuktam tākshnam vamanarecanam
annam rūkshālpatākshnoshnam katutiktakashāyakam
dārgha kālasthitam madyam rati prātih prajāgarah
anekarūpo vyāyāmashchantā rūksham vimardanam
visheshād vamanam yūsah kshodram medoghnam aushadham
dhūmopavāsagandūshā nihsukhatvam sukhāya cha

Ashtānga Hridayam, Sūtrasthāna, Kapitel 13, Sūtras 10-12

Beim allgemeinen Management von Kapha sind dies die Behandlungen:
gut geplantes, vollständiges Vamana und Virechana mit richtiger Vorbereitung (einschließlich Snehana und Svedana),
eine kleine Menge trockenes, leichtes, heißes, scharfes Essen, das einen scharfen, bitteren oder astringenten Geschmack hat, alten Kräuterwein trinken,
langes Liebeserlebnis mit dem anderen Geschlecht, das mit erschöpfendem Geschlechtsverkehr endet,
am Abend lange wach bleiben, verschiedene Arten von Sport,

eine pünktliche und strikte Lebensweise mit Verantwortung und harter Arbeit,
trockene Massage mit Kräuterpulver und besonders regelmäßiges Vamana,
heiße Gemüsesuppen, Honig und Fett mindernde Kräuterheilmittel,
das Rauchen Kapha senkender Kräuter, Fasten, Gurgeln mit Kapha besänftigenden Kräutern,
und diese strengen Maßnahmen befolgen, um ewige Freude (an der Gesundheit) zu entfalten.

Die Standardbehandlung für zu hohes Kapha im Körper ist Vamana (Emesis oder therapeutisches Erbrechen). Vamana, das überwiegend auf den Magen wirkt, ist die Hauptbehandlung zur Beseitigung von Kapha-Dosha. Vamana entfernt auch übermäßiges Kapha aus den Lymphgefäßen, dem Herz-Kreislaufsystem, Milz, Lungen und Nebenhöhlen. Süßholztee, Vachatee und Salzwasser werden alle eingesetzt, um Erbrechen als Teil der Vamana-Therapie anzuregen. Vamana sollte immer unter der richtigen Anleitung eines erfahrenen āyurvedischen Arztes durchgeführt werden.

Starke Abführung und Nasya sind ebenfalls Standardbehandlungen für Kapha. Kapha ist schwer und statisch, daher erfordert es besonders starke Abführmittel und Laxativa. Man kann eine Abführung aus Ingwer und Rizinusöl oder sogar Krotonsamen einleiten. Als Nasya für verschlimmertes Kapha lässt sich Vachapulver benutzen, das in die Nase geblasen wird. Diese kraftvolle Therapie beseitigt Schleim aus Hals und Stirnhöhlen.

Wenn man Honig in einem großen Gefäß sammeln will, fettet man diesen Topf als erstes mit Ghee ein. Dann kann man den Honig leichter in kleinere Gefäße gießen, ohne dass er am Haupttopf kleben bleibt. Dies ist die Rolle der Snehana. Sie befeuchtet die Srotāmsi und schafft eine dünne Schutzschicht aus Öl auf der Magen-Darmschleimhaut. Diese Ölanwendung zieht Kapha-Moleküle aus dem tiefen Gewebe zurück in den Verdauungstrakt. Dann kommt nach Einleitung von Vamana das Kapha-Dosha leicht heraus, ohne am Srota zu kleben.

Selbst wenn wir Kapha mit Vamana erfolgreich beseitigen, bleibt noch einiges Kapha-Dosha in diesem speziellen Kanal zurück. Aus diesem Grund nutzt man die Ölanwendung als Teil der Shamana-Therapie, um Kapha-Dosha zu besänftigen. Dafür setzt man Öle wie Senf, Mais-, Leinsamen- und Olivenöl äußerlich und innerlich gegen Kapha ein. Denn diese und bestimmte andere Öle haben einen austrocknenden Effekt auf den Körper.

Trockene und kräftige Massage mit einem Kräuterpulver (Uddhūlanam) wie Vacha nützt Kapha-Dosha. Dies hilft dabei, der öligen Qualität von Kapha entgegenzusteuern. Gewöhnlich verwendet man trockene Massage für Kapha-Leiden mit Āma und

Ölmassage für Nirāma Kapha. Wenn ein Kapha-Mensch jedoch trockene Haut hat, sollte man selbst bei einem Sāma-Leiden etwas Öl einsetzen. Benutzen Sie in dem Fall ein wärmendes Öl wie Senföl oder kleine Mengen Mais-, Leinsamen- oder Olivenöl. Generell stimuliert trockene Tiefengewebsmassage Agni, verbrennt Āma und hilft, das Sāma Kapha in weiche Moleküle aufzubrechen, sodass sie ihren Halt über das tiefe Bindegewebe verlieren und zurück zum Verdauungstrakt fließen.

Die Geschmäcker, die eine entgegengesetzte Wirkung auf Kapha haben, sind scharf, bitter und astringent. Diese drei Geschmäcker sind leicht und austrocknend, führen also Lekhana (Abschaben) von Kapha durch. Sie sollten in der Ernährungsweise und in Medikamenten zur Anwendung kommen. Normalerweise ist der Frühling eine Kapha-Jahreszeit, daher muss man zu der Jahreszeit besonders aufpassen, dass man Kapha kontrolliert. In diesen Monaten ist es für die wwmeisten Menschen gut, mehr Nahrungsmittel mit dem scharfen, bitteren und astringenten Geschmack zu essen.

Honig ist ein besonders sinnvolles Heilmittel, um Kapha zu beruhigen und die beste Form von Süßungsmittel für Kapha-Menschen. Kapha-Personen sollten fettreiche, gebratene Speisen vermeiden und die Menge süßer, saurer und salziger Lebensmittel minimieren, da sie alle Kapha verschlimmernde Geschmäcker darstellen. Kapha-Typen sollten Granatapfel, Äpfel, Blattgemüse, Salate, Artischocke, Spargel und Brokkoli sowie Gerste, Buchweizen, Mais, Hirse und Hafer essen. Bohnen und Hülsenfrüchte sind für Kapha-Dosha besonders hilfreich und Dal oder Suppen mit Bohnen oder Linsen sollte man scharfe und erhitzende Gewürze hinzufügen. Es ist wichtig, dass Leute mit hohem Kapha Fleisch, Weizen und Milchprodukte wie Käse, Joghurt und Eiscreme vermeiden. Es ist auch gut, keine kalten Getränke zu sich zu nehmen, obwohl ein Kapha-Mensch ein kleines Glas gealterten, trockenen Wein bei einer Hauptmahlzeit trinken kann.

Dhūmana, also das Einatmen von Rauch, ist eine gute Behandlung, um nach Vamana übriges Kapha-Dosha auszuscheiden. Kräuterrauchmischungen wie Jatamāmsi, Zimt, Kamille und Nelke sind gut, um Kapha zu reduzieren. Dynamische Sportarten wie Joggen, Springen, Schwimmen und schweres Gewichtheben fachen Agni an und verbrennen überschüssiges Kapha. Kapha-Menschen können auch Kampfkünste, Waffensport und andere Formen von kraftvollem körperlichen Sport treiben, die nützlich sind, um Kapha zu kontrollieren.

Außerdem beruhigt man Kapha mit trockener Svedana oder sogar einem heißen Bad. Geben Sie danach eine Anwendung von trockenem Pulver am Körper. Schlaf am Tag ist kontraindiziert für Kapha-Menschen, denn sie sollten ihre gesamtes Schlafpensum reduzieren. Lange wach bleiben und dann früh aufstehen, reduziert Kapha. Kapha-Typen sollten zudem regelmäßig sexuelle Aktivität mit ihrem Partner haben.

Verstärktes Kapha sorgt für geringes Agni. Nehmen Sie die Kräutermischung Trikatu (Ingwer, schwarzer Pfeffer und Pippalī), denn sie wirkt Kapha entgegen und facht Agni an. Andere Kräuter, die Kapha-Dosha vermindern, sind z. B. Punarnavā, Gokshura, Chitrak und Kutki. Die kalte Qualität von Kapha kann Erkältungen, Kongestion oder einen Husten auslösen. Für diese Erkrankungen nehmen Sie ½ Teelöffel Sitopalādi bzw. Tālīsādi. Sitopalādi ist schleimlösend und Tālīsādi abschwellend. Es lässt sich auch Süßholz (Yashthi Madhu) verwenden, ein Demulzens und Schleimlöser und Mahāsudarshan, ein bitteres Präparat, das fiebersenkend ist und überschüssiges Fett ausschabt (Lekhana).

Kapha verursacht Ödeme, daher verwendet das Āyurveda Punarnavā und Gokshura zu gleichen Teilen innerlich, um Wassereinlagerung und Schwellung zu reduzieren. Es gibt einige Guggulu-Präparate, die auf Kapha-Dosha wirken. Triphalā Guggulu entfernt übermäßiges Fett, während Punarnavādi Guggulu harntreibend wirkt und Gokshurādi Guggulu Kristalle aus den Harnwegen auslöst.

Tabelle 56: Heilmittel für Nirāma / Sāma Kapha-Beschwerden

Nirāma Kapha (ohne Toxine)	
Snehana mit Senföl trockene Svedana wie Tapah Svedana Vamana (nachdem Kapha mit Pūrvakarma utklishta wird) Shamana Chikitsā, um Kapha zu besänftigen Lakshana Chikitsā	Ashoka Kampfer Kardamom Gokshura Jatamāmsi Punarnavā Shankha Pushpī Tankan (Borax) Yashthi Madhu (Süßholz) Dashamūla (Präparat) Tālīsādi (Präparat) Yogarāja Guggulu (Präparat) Sesamöl Leinsamenöl

Tabelle 56: Heilmittel für Nirāma / Sāma Kapha-Beschwerden

Sāma Kapha (mit Toxinen)	
trockene Svedana wie Tapah Svedana systematische Pañchakarma-Therapie, gefolgt von Rasāyana, das für Kapha-Dosha geeignet ist	Dīpana-Therapie mit Kräutern wie Chitrak, Trikatu und Ingwertee Āma-Pāchana-Kräuter mit wärmenden Eigenschaften wie: Shilājit Chitrak Kutki Pippalī (Langpfeffer) Shunthi (trockener Ingwer) Vacha (Kalmus) Hing (Asafoetida) Zimt Kāñchanāra Lodhra (Eisen) Bhasma Chitrakadi Guggulu (Präparat) Mahāsudarshan (Präparat) Sitopalādi (Präparat) Trikatu (Präparat) Triphalā Guggulu (Präparat) Senföl

Sāma und Nirāma Kapha

Wie Vāta und Pitta manifestiert sich Kapha auch als Sāma- und Nirāma-Störungen. Sāma Kapha ist klebrig und zäh, der toxische Schleim klebt in der Kehle und kommt nicht so leicht heraus. Er hat auch einen faulen Geruch und sorgt für einen pervertierten Geschmackssinn im Mund, was einen salzigen Geschmack hervorruft. Für Sāma Kapha kann man Trikatu, Cayennepfeffer oder andere heiße und scharfe Kräuter einsetzen. Sie verbrennen das Āma und verflüssigen Kapha, wodurch es Nirāma wird. Sāma Kapha wird auch mit Sitopalādi, Tālīsādi und Mahāsudarshan behandelt.

Nirāma Kapha ist eher flüssig, weich, ölig und schaumig. Als Schleim kann es leicht aus dem Hals kommen. Nirāma Kapha ist geschmacklos und hat keinen Geruch. Ausgeglichenes Kapha gibt Energie, daher erlaubt vermehrtes Nirāma Kapha dem Betreffenden nach wie vor, sich energiegeladen zu fühlen, wohingegen Sāma Kapha Erschöpfung und Müdigkeit erzeugt. Nirāma Kapha wird durch entwässernde Kräuter wie Punarnavā, Gokshura, Süßholz, Shankha Pushpī und Jatamāmsi verbessert. Sie alle haben eine milde harntreibende Wirkung und helfen mit, Nirāma Kapha aus dem Gewebe zu entfernen.

Zeichen und Symptome von Nirāma- und Sāma-Kapha-Leiden

Nirāma Kapha ist flüssig, luftig oder schaumig, weich, weißlich, ohne Geruch oder Geschmack. Es lässt sich leicht abhusten, da es flüssig und ölig ist. Es führt auch zum Aufstoßen, aber das geschieht problemlos. Nirāma Kapha gibt Energie, eine klare Stimme und kann bei normaler Menge für eine gute Verdauung sorgen.

Sāma Kapha ist dick, klebrig, trüb, fädig (wie gekochter Käse) und hat einen faulen, pilzartigen Geruch. Es kommt nicht so leicht aus dem Hals, selbst mit viel Husten. Sāma Kapha verlangsamt Agni, verringert den Appetit und ruft einen pervertierten Geschmackssinn im Mund hervor. Es erzeugt Erschöpfung und verursacht Erkältungen, Kongestion und Husten sowie Lymphschwellung und Empfindlichkeit. Sāma Kapha kann ein Bedürfnis zum Aufstoßen verursachen, aber die Rülpser bleiben in der Kehle stecken. Es ist zudem verantwortlich für eine heisere Stimme.

Die schwere Qualität von Kapha löst Gewichtszunahme und langsamen Stoffwechsel aus, ein Kapha-Mensch neigt auch dazu, 5-10 kg Übergewicht zu haben, wenn er oder sie nicht äußerst aktiv ist. Eine einfache Kräutermedizin für Fettleibigkeit oder Übergewicht ist gleiche Teile Kutki, Chitrak, Shilājit und Triphalā Guggulu. Diese Kräuter schaben übermäßiges Fett aus und verringern das Gewicht desjenigen, während sie Kapha-Dosha reduzieren.

Kapha ist statisch, daher ist harte körperliche Arbeit für Kapha-Typen förderlich. Es kann auch zu Krampfadern führen, daher leert ein Hochlagern der Beine höher als der Körper die Venen und hilft, Kapha zu eliminieren. Kapha ist auch flüssig und fördert daher Wassereinlagerungen, deshalb die Verwendung von entwässernden Kräutern wie Punarnavā, Gokshura und Jatamāmsi. Die wolkige Natur von Kapha kann im Übermaß Verwirrung und Beneblung im Geist auslösen. Um Klarheit herzustellen, kann man Vacha einsetzen, das dieser trüben Qualität entgegenwirkt.

Ein Kapha-Individuum sollte kalte Getränke vermeiden und heißes Wasser und erhitzende Kräutertees trinken. Leider mögen die meisten Kapha-Menschen kein heißes Wasser und trinken lieber kalte Limonaden oder Erfrischungsgetränke. Sie hassen normalerweise Sport ebenfalls, daher muss man einen ansprechenden Weg finden, um kräftigen Sport und andere Aktivitäten in ihren Alltag einzubinden. Zum Beispiel ist es für Kapha-Menschen in Ordnung, sich regelmäßig im Liebesspiel zu ergehen. Das hilft, die leichten und beweglichen Qualitäten anzuregen, die antagonistisch zu Kapha sind.

Je glücklicher und entspannter jemand ist, desto mehr Kapha ist vorhanden. Folglich sollte man Kapha-Menschen stets beschäftigt halten. Lassen Sie sie hart arbeiten. Im positiven Sinne ist es sogar gut, jemanden etwas zu quälen, zu beunruhigen und ihnen etwas Sorge, Schmerz und Leiden zuzufügen. *Nisukhitam sukhāya cha* heißt „durch Unglückseligkeit gehen, um Glückseligkeit zu erreichen". Mit anderen Worten, der berühmte Spruch „No pain, no gain" trifft auf Kapha-Menschen zu. Poetisch rät das Āyurveda, einen Kapha-Menschen als Feind zu behandeln, während man einen Vāta-Menschen wie eine Blume und einen Pitta-Menschen wie den eigenen Partner oder Boss behandelt – man kann seinem Partner oder Chef nichts abschlagen!

Heilmittel für die Subtypen der Doshas

In der āyurvedischen Chikitsā wird eine breite Palette an heilenden Kräutern und anderen Arzneien eingesetzt, um alle Subtypen der Doshas zu behandeln. Dies liegt an den vielen Variationen in der Dosha Samprāpti. An manchen Leiden ist vielleicht nur ein Dosha beteiligt, wohingegen bei anderen zwei oder drei Doshas gestört sind. Gewisse Beschwerden mögen auftreten, weil Vāta Pitta oder Kapha verdrängt, während bei anderen Kapha von Pitta verschoben wird und andere durch eine Reihe weiterer Permutationen und Kombinationen der Doshas verursacht werden.

Der Eintritt eines Dosha in ein Dhātu, *Dhātu Gatatam* genannt, kann viele spezifische Krankheitsmuster hervorrufen, je nach dem betroffenen Gewebe. Deswegen wandelt sich das Behandlungsprotokoll anhand der Anzahl involvierter Doshas (*Sānkhya Samprāpti*), der Qualitäten jener Doshas, die gestört wurden (*Vikalpa Samprāpti*) und der Dhātus, die betroffen sind (*Vidhi Samprāpti*). Nimmt man die Subtypen der Doshas ins Visier, die an der speziellen Samprāpti beteiligt sind, lässt sich eine Erkrankung so wirkungsvoll therapieren. Folgende Liste ist eine einfache Datenbank mit drei spezifischen Kräutern, die eingesetzt werden können, um jedes der Subdoshas zu behandeln.

Subtypen von Vāta

Prāna	Tagara, Pippalī, Shankha Pushpī
Udāna	Pushkaramūla, Vacha, Kankol
Samāna	Ādrakam (Ingwerwurzel), Chitrak, Maricha (schwarzer Pfeffer)
Vyāna	Tvak (Zimt), Elā (Kardamom), Arjuna
Apāna	Ajwan, Eranda (Rizinusöl), Harītakī

Subtypen von Pitta

Sādhaka	Brahmī, Jatamāmsi, Mandūka Parnī
Ālochaka	Chandana (Sandelholz), Gudūchī, Karpūra (Kampfer)
Pāchaka	Shatāvarī, Shankha Bhasma, Kokam
Rañjaka	Kumārī (Aloe vera), Kutki, Bhumi Āmalakī
Bhrājaka	Manjishthā, Niem, Haridrā (Kurkuma)

Subtypen von Kapha

Tarpaka	Jātīphalā (Muskatnuss), Jyotishmatī, Yashthi Madhu (Süßholz)
Avalambaka	Punarnavā, Kanthakārī, Vāsaka
Kledaka	Shatapushpa (Fenchel), Madana Phala (Brechnuss), Sārshapa (Senfsamen)
Bodhaka	Lavanga (Nelke), Khadira, Guñjā
Shleshaka	Rāsna, Guggulu, Gokshura

Management verminderter Doshas

Dosha Kshaya bedeutet eine mengenmäßige Abnahme und Verringerung der Qualitäten dieses Dosha, sodass dessen normale Funktionen gestört sind. Wenn ein Dosha unter dem in der Prakruti dieses Menschen bestehenden Niveau verringert ist, kann es eine ernste Erkrankung darstellen, sollte also nicht leicht genommen werden. Im Allgemeinen mag ein Dosha aufgrund unzureichender Ausbildung des *Poshaka Dosha* vermindert sein, d. h. es ist unfähig, die verarbeitete Form dieses Dosha zu nähren. Andererseits können Krankheiten wie Dehydrierung, Blutverlust, Schock und Überarbeitung ein Dosha vermindern. Psychologische Faktoren wie intensive Furcht oder Schock können ein Dosha auch plötzlich erschöpfen, was Dosha Kshaya zur Folge hat. Auch wenn Dosha Kshaya nicht in einer Erkrankung mündet, ist es dennoch ein Zustand, der sofort zu behandeln ist. Wegen dieser ernsten Einflüsse der Doshas auf Zellebene kann Dosha Kshaya in manchen Fällen lebensbedrohlich oder sogar tödlich sein. *Demzufolge erfordert es eine prompte Behandlung und Einweisung in ein Krankenhaus.*

Vermindertes Vāta

Wenn Vāta vermindert ist, mag die Konstitution einer Person von beispielsweise V3 auf nur V_2 oder sogar V_1 sinken. Dies kann sich zu einer ernsten Krankheit entwickeln, was bei Trauma und vermindertem Fließen des Prāna geschieht. Extremer Schock oder Trauma kann Prāna entziehen und das Vāta eines Menschen reduzieren, was zu einem plötzlichen Kraftverlust und sogar Bewusstlosigkeit führt. Wenn Vāta rückläufig ist, entwickelt ein Mensch extreme Abgeschlagenheit und vermindertes Schmerzempfinden, sodass selbst ein Nadelstich nicht spürbar ist. Derjenige ist erschöpft, es herrscht Atemlosigkeit vor, die Stimme klingt müde, es mangelt an Motivation und das Erscheinungsbild ist schwerfällig und niedergeschlagen. Es ist nur wenig Agni vorhanden, was in schlechter Verdauung und Absorption mündet. Die Bewegungen werden langsam und träge und die Extremitäten taub. Es sieht aus wie eine offensichtliche Zunahme von Kapha-Dosha, ist es aber in Wirklichkeit nicht. Es besteht ein Mangel an Zufriedenheit, verringerte Begriffsfähigkeit, generelle Schwere, Verlust des normalen Gesichtsausdrucks und herabgesetzte Sinneswahrnehmung.

Allgemeines Management von Vāta Kshaya

Zunächst gibt man dem Betroffenen oral Glukose. Gute Glukosequellen zur oralen Einnahme sind Kapha fördernde Stoffe wie eine Zucker- oder Traubenzucker-Salz-Lösung, sowie süßer Orangensaft oder Kokoswasser, das mit einem Teelöffel Zucker oder Kandiszucker und einer Prise Kardamom verabreicht werden kann. In schweren Fällen ist vielleicht eine intravenöse Ernährung mit Glukose-Kochsalzlösung erforderlich.

Extremes psychisches Trauma kann auch *Vāta Kshaya* verursachen, redet man mit diesem Menschen in einer traumatischen

Situation, kann man ihn oder sie bei Bewusstsein und wach halten. Falls dieser Mensch nicht wach bleibt, kann dies zu schwerem Schock oder Koma führen. Ein physischer Schlag oder Schock kann den Astralkörper schädigen, also den Prānakörper. Wenn der Prānakörper den physischen Körper verlässt, entwickelt derjenige die Symptome von vermindertem Vāta. Farbtherapie kann hilfreich sein, wobei man die Farben Blau, Violett und Indigo nutzt, um Vāta-Dosha durch den Astralkörper zu stärken. Polarity und Arbeit am tiefen Bindegewebe können Vāta ebenfalls stabilisieren.

Bei schwerem Vāta Kshaya gibt man dem Patienten Sauerstoff, um das Prāna zu schützen. Reiben Sie hoch potenzierte Medikamente wie Hema Garbha und Lakshmī Vilas Mātrā (Tabletten) auf die Zunge. Verabreichen Sie diese lebenserhaltenden Medikamente lingual. Sie stellen das Prāna wieder her und fördern die Energie des Betreffenden, wodurch potentiell dessen Leben gerettet wird. Geben Sie Gandhaka Druti, also gereinigten Schwefel und Ghee zusammen in einem Tuch verbrannt, 15-20 Minuten tropfenweise auf den Nabel. Das stabilisiert Nābhi Prāna (im Nabel) und hilft, Vāta-Dosha auszugleichen.

Ein anderes Heilmittel für Vāta Kshaya besteht darin, schluckweise Wasser zu trinken, in dem reines Gold mitgekocht wurde. Man kann auch Ashvagandhā, Balā, Vidārī, Ginseng, Mahāyogarāja Guggulu, Dashamūlārishta und Pippalī Āsava geben. Abhrak Bhasma (Glimmerasche), Pannā Bhasma (gereinigte Smaragdasche) und Loha Bhasma (Eisen-Bhasma) sind auch hilfreich, wenn man sie mit Ghrita Madhu einnimmt, also je einem Teelöffel Ghee und Honig. Verabreichen Sie einen Madhu Tailam Basti, der aus gleichen Teilen Honig und Sesamöl besteht, ins Rektum und belassen dies dort so lange wie möglich. Das fördert das Prāna sofort. Blaualgen sind auch gut, um Vāta zu stärken.

Unterstützen Sie die Sadyah Prānahāra Marmāni, dazu gehören die Marmapunkte Mūrdhni, Kantha, Hrud und Nābhi. Führen Sie eine sanfte lokale Massage mit den Fingerspitzen aus (wie in den Abbildungen auf Seite 644) durch. Ansonsten wenden Sie Muskatnuss-, Hina- und Nirgundīöl auf diese Marmāni an und halten Sie die Punkte mit gemäßigtem Druck. Eine Person mit niedrigem Prāna sollte in einer Position liegen, in der der Kopf tiefer ruht als der Rest des Körpers, man kann also entweder das Fußende erhöhen (oder das Kopfende eines Krankenhausbetts senken). Der Betroffene sollte zudem eine So'ham-Meditation machen, während er in Shavāsana (Toter) liegt (siehe Seite 349). Bringen Sie Bewusstsein zum Atem, denn dies hilft, das Prāna zu stabilisieren und Vāta zu normalisieren.

Vermindertes Pitta

Wenn Pitta verringert ist, entsteht ein Verlust von Körperhitze, auch Unterkühlung genannt, und extrem wenig Agni. Wenn jemand eine Prakruti von P_3 hat und sie zu P_2 oder P_1 wird, ist dies ein Schock fürs System, was zu Bewusstlosigkeit führen kann. Derjenige erscheint plötzlich blass, kalt, farb- und glanzlos und sieht fast tot aus. Falls jemand mit unzureichender Kleidung in einen Schneesturm gerät, wird das Pitta drastisch vermindert und es zeigen sich Anzeichen und Symptome von Unterkühlung. Dieser Mensch kann sogar bewusstlos werden und sterben. *Pitta Kshaya* kann auch chronische Leiden wie Hypochlorhydrie, Appetitverlust, schlechtes Gedächtnis und geringe Vitalität auslösen. Zu wenig Pitta kann eine ernste Erkrankung werden, die sofortige Aufmerksamkeit erfordert.

Allgemeines Management von Pitta Kshaya

Die Hauptbehandlung ist die Anwendung von Wärme. Die Blutzufuhr ins Gehirn kann verringert sein, was zu Bewusstlosigkeit führen mag, deshalb sollte man denjenigen zunächst so warm wie möglich halten. Wickeln Sie ihn in eine warme Decke, geben Sie ihm eine Wärmflasche, reiben Sie den Körper kräftig und flößen Sie heiße Getränke ein. Ein heißes Bad ist auch heilsam. Wenn es besonders ernst ist, sollte der Betreffende lingual (auf der Zunge zerrieben) eine wirksame Medizin erhalten, um das Agni zu fördern wie Lakshmī Vilas oder Suvarna Sutshekhar Mātrā.

Sobald die optimale Körpertemperatur erreicht ist, sollte bei schwerer Blässe eine Bluttransfusion gegeben werden. Im Allgemeinen setzt man diesen Menschen einem rot-orangen Licht aus. Um Agni anzufachen, gibt man jemandem Chitrak, Trikatu, Agni Tundi Rasa und Kumārī Āsava, Drākshāsava oder Pañchakola Āsava. Es sollte ein ordentliches Patientenblatt über Einnahme und Ausscheidung geführt werden.[5] Besondere Aufmerksamkeit sollte auf Volumen, Spannung, Stärke und Temperatur des Pulses gelenkt werden, denn dadurch weiß der Therapeut, wie viel Pitta und Agni im Rasa und Rakta Dhātu bereits entstanden sind.

Die Marma-Therapie lässt sich einsetzen, um das Agni zum Solarplexusbereich zurückzubringen. Nābhi, Jatru und Sthapanī (Ājñā) sind gute Marmapunkte, die sich mit Vachaöl stimulieren lassen (siehe Seite 644). Der Betroffene sollte in einem warmen Zimmer liegen und ausruhen, um die Energie wiederherzustellen. Ein Mensch mit milder Unterkühlung sollte kräftig von jemandem

5. Ein Patientenblatt über Einnahme und Ausscheidung wird in Krankenhäusern verwendet, um die stattgefundene Flüssigkeitsaufnahme und ausgeschiedene Urinmenge aufzuzeichnen.

an Händen und Füßen abgerieben werden, wenn die Extremitäten kalt sind. Tun Sie das jedoch nicht im Fall von schwerer Unterkühlung, da dies erfrorenes Gewebe stark schädigen kann. So jemand braucht möglicherweise eine Notfall-Behandlung und vielleicht sogar Wiederbelebung, wenn er aufhört zu atmen. In allen Fällen von Unterkühlung ist es wichtig, den Kopf zu bedecken, denn wir verlieren einen großen Teil unserer Wärme über die Kopfhaut. Dies hilft dabei, Agni wiederherzustellen. Immer wieder Agni-Tee in kleinen Schlucken trinken, ist ebenso günstig (siehe Rezept auf Seite 86).

Vermindertes Kapha

Wenn das Kapha reduziert ist, besteht extreme Dehydrierung und trockene Haut. Jemand fühlt innerliches Brennen und völlige Leere und hat Schwindel, Schlaflosigkeit, übermäßigen Durst und Herzklopfen. Es verursacht häufig einen plötzlichen Blutdruckabfall. Die Gelenke werden locker, Magen und Brust fühlen sich leer an und der Betroffene reagiert überempfindlich auf Lärm. Augen und vordere Fontanelle sind eingesunken und Mund und Zunge werden trocken. Die Symptome wirken wie erhöhtes Vāta, doch ist dies nicht die Ursache. Dieser Zustand ist vielmehr synonym mit Rasa Kshaya. Vermindertes Kapha-Dosha ist kein gesundes Zeichen, vielmehr *eine ernste Krankheit, die eine Einweisung ins Krankenhaus erfordert.* Diese Art von Störung ist akut und kann sich rasch entwickeln. Ein Mensch kann plötzlich eine Lebensmittelvergiftung mit Erbrechen und Durchfall bekommen. Nach vier- oder fünfmaligem Erbrechen oder sechs oder sieben Durchfallschüben kann das Kapha des Betroffenen den Körper verlassen und einen Schock auslösen. Schwere Diarrhöe mit vielen Durchfällen führt bei diesem Menschen eventuell zu schwerer Erschöpfung. Selbst längeres Fasten oder Hunger kann vermindertes Kapha-Dosha hervorrufen.

Allgemeines Management von Kapha Kshaya

Geben Sie demjenigen oral viel Flüssigkeit, besonders hausgemachte Traubenzucker-Salz-Lösung. Man stellt sie aus etwa 600 ml Wasser, fünf Teelöffeln Zucker, ¼ Teelöffel Salz und einer ausgedrückten Zitrone her. Dies bezeichnet man als *Lavana Sharkara Jalam*. Eine weitere gute Variante, um Kapha-Dosha zu verbessern, besteht in der Verabreichung von frischem Kokoswasser. Legen Sie den Patienten bei ernsteren Erkrankungen an einen intravenösen Glukose-Salz-Tropf, bis der Betreffende zu urinieren beginnt, was ein positives Zeichen dafür ist, dass es zu ausreichender Befeuchtung des tiefen Bindegewebes gekommen ist.

Falls *Kapha Kshaya* das Herz oder andere lebenswichtigen Organe wie das Gehirn beeinträchtigt, geben Sie lingual Hema

Garbha Mātrā. Dies ist eine wirkungsvolle lebensrettende āyurvedische Medizin, die den Blutdruck reguliert, das Herz stärkt und das Bewusstsein bewahrt. Anders als Vāta Kshaya und Pitta Kshaya wird vermindertes Kapha größtenteils mit gesteigerter Flüssigkeitsaufnahme behandelt. Sobald die Symptome von Rasa Kshaya therapiert sind und der erste Notfall vorbei ist, lassen sich Milchprodukte, Gurke, Wassermelone, Zucchini und andere hydrophile Substanzen verabreichen. Mandelmilch, Shatāvarī-Milch und unterschiedliche Arten von medizinischem Ghee bauen Kapha auf und schützen Ojas.

Kräutermittel, die Vāta besänftigen, steigern auch das Kapha-Dosha. Folglich können wir bei Kapha Kshaya Vāta mildernde Kräuter wie Dashamūla, Ashvagandhā, Balā, Vidārī und Tagara einsetzen. Um Kapha-Dosha zu schützen, können folgende Marmapunkte genutzt werden: Adhipati (Mūrdhni), Jatru, Agra Patra, Apastambha und Vrukka (ab Seite 644). Grüne, blaue und blasse graue Farben helfen dabei, Kapha-Dosha aufzubauen.

Zusammenfassung des Dosha-Managements

Studenten sollten auf die klinischen Manifestationen und Zeichen und Symptome eines verstärkten oder verminderten Dosha achten. Im Fall von Dosha Vruddhi lassen sich Kräuter und Maßnahmen zu Ernährung und Lebensweise anwenden, die dem jeweiligen Dosha entgegenwirken, um dessen Qualitäten ins Gleichgewicht zu bringen. Es gibt einen besonderen Shodhana-Therapieplan für jedes Dosha, wenn der Patient genug Energie hat, um die Anstrengung des Pañchakarma auszuhalten. Für einen geschwächten Patienten empfiehlt das Āyurveda jedoch spezielle Methoden der Shamana-Therapie. Während man Shamana durchführt, muss man Dosha Pratyanika (Behandlung, die dem Dosha entgegenwirkt), Vyādhi Pratyanika (Behandlung antagonistisch zur Krankheit) und Dhātu Prasadaka (Behandlung, die das Gewebe unterstützt) einsetzen, um eine vollkommene Heilung zu erzielen.

Wenn man es mit Dosha Vruddhi zu tun hat, gilt es zu prüfen, ob das vermehrte Dosha Sāma oder Nirāma ist und *Dhātu Gata* (im tiefen Gewebe) oder *Koshtha Gata* (im Verdauungstrakt). Die Behandlung variiert entsprechend. Vamana wirkt besonders auf den Magen und eliminiert erhöhtes Kapha-Dosha, während Virechana den Dünndarm beeinflusst und überschüssiges Pitta-Dosha ausscheidet. Die verschiedenen Arten von Basti haben Einfluss auf den Dickdarm und beseitigen Vāta aus dem tiefen Bindegewebe. Sobald wir das gesteigerte Dosha oder die Doshas kontrollieren, müssen wir Rasāyana Chikitsā (Verjüngungstherapie) durchführen, um ein Wiederaufleben der Krankheit zu verhindern und die Lebensdauer desjenigen zu steigern.

Ein erhöhtes Dosha lässt sich im Vergleich zu einem verringerten Dosha relativ leicht in den Griff bekommen. Eine Lehrmeinung sagt tatsächlich, dass verminderte Doshas so geschwächt sind, dass sie keine Kraft oder Energie besitzen, ein Leiden hervorzurufen, wohingegen verstärkte Doshas einflussreich genug sind, um Samprāpti (Krankheit) und Upadrava (Komplikationen) zu erzeugen. Deswegen besagt diese Theorie, dass Dosha Vruddhi schlimmer ist als Dosha Kshaya. Doch in der klinischen Praxis ist Dosha Kshaya eher schwieriger zu handhaben, denn man muss den Betroffenen unverzüglich behandeln. Ein Klient leidet vielleicht viele Jahre an einem gesteigerten Dosha, denn Dosha Vruddhi kann eine akute oder eine chronische Erkrankung sein, während Dosha Kshaya einen akuten Notfall oder eine lebensbedrohliche Situation auslöst. Ein vermindertes Dosha kann sich nicht als chronischer Zustand halten – es ist eine akute, lebensbedrohliche Situation und bedarf der sofortigen Aktion.

Dosha Kshaya sollte nicht leicht genommen werden, da es die Qualitäten des eigenen genetischen Codes oder der Prakruti beeinflussen kann. Die Essenz von Vāta ist Prāna, daher kann Vāta Kshaya *Prāna Kshaya* erzeugen. In ähnlicher Weise ist die Essenz von Pitta Tejas, daher mag vermindertes Pitta zu *Tejah Kshaya* führen. Ebenso ist Ojas die Essenz von Kapha, somit kann erschöpftes Kapha *Ojo Kshaya* verursachen. Prāna, Tejas und Ojas sind die lebenswichtigen Essenzen des Lebens und funktionieren auf Zellebene, deswegen mag Dosha Kshaya die tieferen Zellfunktionen beeinflussen. Vāta Kshaya kann sich auf das Prāna (die Zellkommunikation) auswirken, Pitta Kshaya Tejas (die Zellintelligenz) beeinträchtigen und Kapha Kshaya die Ojas (die Zellimmunreaktion) stören.

Wegen dieser ernsten Einflüsse der Doshas auf Zellebene könnte Dosha Kshaya lebensbedrohlich oder in manchen Fällen sogar tödlich sein. *Somit macht es eine prompte Behandlung und Krankenhausaufenthalt notwendig.* Ein klassisches Beispiel von Vāta Kshaya ist Schock, während Unterkühlung ein Beispiel für Pitta Kshaya ist und Kapha Kshaya mag sich als schwere Dehydrierung manifestieren. Im Fall von Dosha Kshaya sollte man Kräuter und eine Ernährungs- und Lebensweise anwenden, die den Qualitäten des Dosha ähneln, das sich vermindert hat. Dies unterstützt und nährt das verbrauchte Dosha. Nach und nach sollte man seine Aufmerksamkeit auch auf den qualitativen Ausdruck der anderen zwei Doshas lenken.

Dosha dhātu malā mūlam sadā dehasya

Ashtānga Hridayam, Sūtrasthāna, Kapitel 11, Vers 1

Dieses Sūtra bedeutet, dass die Doshas, Gewebe und Abfallprodukte die Grundlage der einzigartigen Psychophysiologie eines Menschen sind. Dosha Kshaya kann diese Grundlage stören, daher sollte man die Doshas, Dhātus und Malas immer schützen, um ihre optimalen Funktionen zu bewahren. Dies hilft uns, Charakas Aussage zu verstehen, dass die physiologischen Doshas wie die Dhātus funktionieren. Poshaka Kapha ist ein Nebenprodukt von Rasa Dhātu, Poshaka Pitta entsteht als Mala von Rakta Dhātu und Poshaka Vāta wird im unteren Darm bei *Sāra Kitta Vivechana* gebildet, der Separierung zwischen essentiellen und Abfallprodukten. Da sie Nährstoffe erhalten und weitergeben, wirken diese Poshaka Doshas wie die Dhātus.

Körper, Geist und Bewusstsein sind die wichtigen Stützen des Lebens auf der höheren Ebene, während die Doshas, Dhātus und Malas eine ebenso wichtige Stütze auf der feinstofflichen Zellebene darstellen. Diese Trinität ist die funktionelle Einheit des Lebens und die Doshas, Gewebe und Abfallprodukte sind alle gleich lebenswichtig zur Aufrechterhaltung der Lebensfunktionen in einem lebenden Organismus.

15

Allgemeines Management der Dhātus

Die Körpergewebe

आयुर्वेद

Dhātu Chikitsā

Eine Definition von Krankheit ist Dosha Dūshya Sammurcchana, was bedeutet, dass eine Erkrankung geschieht, wenn ein verschlimmertes Dosha in ein Dhātu eintritt. Die Qualitäten des verstärkten Dosha dämpfen die natürlichen Attribute von Dūshya, und zwar die Dhātus, Upadhātus, Malas und Srotāmsi.

Dhātu Agni ist die Schutzbarriere des Gewebes. Die erste Wirkung eines Dosha-Angriffs geht auf das Agni. Agni erhält die psycho-neuro-immunologische Reaktion von jedem Dhātu, Upadhātu und Mala sowie ihre entsprechenden Srotāmsi. Falls und sobald das Agni überwältigt ist, greift das Dosha das Dhātu, Upadhātu oder Mala selbst an. Schließlich unterdrücken die überwältigenden Qualitäten des Dosha die Eigenschaften von Dhātu, Upadhātu und Mala.

Dieser Dosha-Angriff sorgt zuerst für funktionelle Veränderungen im Gewebe. Geringes Dhātu Agni kann die Ernährung des Sthāyi Dhātu beeinträchtigen und es mag vielleicht eine zu hohe Produktion von Asthāyi Dhātu (rohem Gewebe) geben, was zu Dhātu Vruddhi führt. Dann kann das Asthāyi Dhātu ins Sthāyi

Dhātu gelangen und strukturelle Veränderungen im Gewebe erzeugen.

Alle Dhātu-Störungen werden durch den Eintritt eines Dosha in ein Dhātu verursacht, was entweder qualitative oder quantitative Veränderungen in diesem Gewebe auslöst. Qualitative Veränderungen eines Dhātu heißen Dhātu Dushti. Die gesteigerte Menge eines Gewebes, das dadurch entsteht, dass ein Dosha vermindertes Dhātu Agni hervorruft, heißt Dhātu Vruddhi. Steigert andererseits ein Dosha das Dhātu Agni, findet eine verminderte Produktion dieses Gewebes statt, was als Dhātu Kshaya bezeichnet wird.

Wenn eine überhöhte Menge von Kapha in ein Dhātu eintritt, dämpft dies im Allgemeinen das Agni und führt zu Dhātu Vruddhi. Daher wird Dhātu Vruddhi in der Regel von Kapha-Dosha erzeugt. Wenn vermehrtes Vāta in ein Dhātu eindringt, behindert es das Dhātu Agni. Letztlich führt ein Leiden mit verstärktem Vāta zu Abmagerung, also Dhātu Kshaya. Wenn zu viel Pitta in ein Dhātu gelangt, kann es das Dhātu Agni verschlimmern und entzündliche Veränderungen nach sich ziehen, was zu Infektion und Eiterbildung führt. Dies kann letztlich Dhātu Kshaya hervorrufen. Beispiele davon im Māmsa Dhātu sind Muskelatrophie durch gesteigertes Vāta, Muskelentzündung mit erhöhtem Pitta und Muskelhypertrophie bei vermehrtem Kapha.

Das Behandlungsprotokoll hängt davon ab, ob es eine Erhöhung oder Verminderung des besonderen Dhātu gibt oder einfach nur qualitative Veränderungen in diesem Dhātu. Das Lehrbuch des Āyurveda, Band 2, Kapitel 11 gibt eine ausführliche Erklärung zu den unterschiedlichen Manifestationen der Dhātu-Störungen, einschließlich der Ursachen, Zeichen und Symptome von Dhātu Dushti, Vruddhi und Kshaya.

Im Allgemeinen lehrt uns das Āyurveda, dass es stets wichtig ist, als erstes die Ursache (Nidāna Parivarjanam) einer Krankheit zu beseitigen, indem man mithilfe von Maßnahmen bei Ernährung und Lebensstil die allgemeine Dosha-Beteiligung behandelt. Zweitens muss man herausfinden, ob das Gewebe Sāma (mit Āma) oder Nirāma (ohne Āma) ist. Falls Āma besteht, erfordert das Protokoll vielleicht die Anwendung von Dīpana und Pāchana vor Shodhana- oder Shamana-Therapien. Für Dīpana kann man Trikatu (Ingwer, schwarzer Pfeffer und Langpfeffer) und Chitrak vor dem Essen verabreichen, was jeweils Jāthara Agni und Dhātu Agni anregt. Für Pāchana Chikitsā sollte die Dosis verdoppelt und die gleichen Kräuter nach dem Essen gegeben werden. Auf diese Art beginnen sie, Āma ohne die Hilfe von Agni zu verbrennen.

Bei der Dhātu Chikitsā müssen wir die āyurvedischen Grundprinzipien der Behandlung befolgen, d. h. auch die Stärke des Patienten einschätzen, die Stärke der Erkrankung und ob die Erkrankung chronisch oder akut ist. Wenn der Patient stark genug ist, um die Anstrengung des Pañchakarma auszuhalten, kann man eine Shodhana Chikitsā (Reinigungstherapie) durchführen. Falls wir die Doshas auf diese Weise beseitigen, verhindert das weitere pathologische Veränderungen. Ist dieser Mensch jedoch schwach oder geschwächt oder die Doshas sind nicht utklishta, muss man Shamana Chikitsā (palliative Maßnahmen) anwenden.

Wie ein āyurvedischer Arzt während der Behandlung jeder Erkrankung denkt, ist am wichtigsten. Wenn wir versuchen, eine Ausgeglichenheit zwischen den Doshas, Dhātus und Malas herzustellen und ein aggraviertes Dosha mit spezifischen Kräuter therapieren, eliminieren wir die Samprāpti auf jeden Fall.

Mich suchte z. B. ein Ehepaar auf. Die Frau hatte Übergewicht und Depression, Schilddrüsenunterfunktion und geringes Agni. Es war ein Paradebeispiel von Kapha im Meda Dhātu. Die empfohlene Behandlung war 500 mg Punarnavā und je 200 mg Chitrak, Kutki, Brahmī und Pippalī. Eine Woche später erschien ihr Mann zur Konsultation. Er war kürzlich wegen einer Stauungsinsuffizienz im Krankenhaus gewesen. Er hatte geschwollene Knöchel und mehrfache Extrasystolen und seine äußere Halsvene war angeschwollen. Dies deutete auf unmäßiges Kapha in Rasa und Rakta Dhātu hin. Ich gab ihm also 500 mg Punarnavā und je 200 mg Chitrak, Kutki, Arjuna und Trikatu. Nach ein paar Monaten kamen sie zu meiner Klinik zurück. Sie fühlten sich besser und fragten mich: „Warum sind die meisten Heilpflanzen in unseren Rezepten gleich, wo doch unsere Erkrankungen so unterschiedlich sind und dennoch haben die Kräuter bei uns beiden gewirkt?"

Man sollte sich nicht von dem Etikett einer Krankheit mitreißen lassen. Im Āyurveda behandeln wir nicht Adipositas oder Herzinsuffizienz. Wir therapieren das zugrundliegende Dosha-Ungleichgewicht. Im angeführten Beispiel hatte die Frau zu viel Kapha im Meda Dhātu, während der Mann unter verstärktem Kapha in Rasa und Rakta Dhātu litt. Ihre Chikitsā ähnelte sich in beiden Fällen, weil ich Kapha-Dosha behandelte. Man kann sogar eine ähnliche Behandlung für etwas wie Hodgkin-Lymphom nutzen, denn auch das entsteht durch zu starkes Kapha im Rasa Dhātu. Das ist die Schönheit des Āyurveda. Ich erkläre meinen Studenten oft, dass sie buchstäblich jede Krankheit behandeln können, wenn sie zehn Kräuter für jedes Dosha kennen.

Haftungsausschluss

Folgende Tabellen führen eine Reihe von Behandlungen für die verschiedenen Dhātu-Störungen auf: Dhātu Vruddhi, Dhātu Kshaya und die drei Arten von Dhātu Dushti. Die Behandlungsprotokolle unten und in der Tabelle zu Sroto Chikitsā im nächsten Kapitel sind kurz. Sie sind einfach nur Richtlinien für das allgemeine Management von jedem Dhātu oder Srotas und sollte nicht als definitive Behandlung der Krankheiten angesehen werden. In Wirklichkeit muss man bei der Entscheidung für ein therapeutisches Programm alle Aspekte berücksichtigen, also die Stärke des Patienten, die Stärke der Krankheit, die Prakruti des Betreffenden, die Dosha Vikruti, ob eine bedeutende Menge von Āma besteht oder nicht und den Zustand von Agni, Dhātus, Upadhātus und Srotāmsi des zu Behandelnden.

Beachten Sie zudem, dass immer dann, wenn eine Notwendigkeit für Shodhana Chikitsā besteht und die Doshas anutklishta (ungereizt) sind, Pūrvakarma (Snehana und Svedana) im Behandlungsprotokoll unausweichlich bleibt. Deshalb sollte der Einsatz von Snehana und Svedana in all diesen Fällen von Anutklishta Dosha als gegeben angesehen werden, wann immer der Bedarf für eine Shodhana-Therapie erwähnt ist.

Tabelle 57: Rasa Dhātu Chikitsā, Vruddhi und Kshaya, Teil 1 [a]

	Pūrvakarma	Shodhana	Shamana	Aushadhi Chikitsā	Rasāyana
Vruddhi	Inneres Snehana – Ghee mit einer Prise Trikatu für drei Tage, dann Rizinusöl am vierten Abend Äußeres Snehana – Sesamöl Svedana – ätherisches Ingwer- oder Eukalyptusöl im Schwitzkasten oder Ingwerpulver und Haushaltssoda in einem Wannenbad	Vamana – Yashthi Madhu, Madana Phala oder Vacha und Salz (nur nach richtigem Pūrvakarma) Virechana – Nishottara oder Āragvadha oder Bibhītakī	Dīpana (vor dem Essen) – Trikatu (Ingwer, schwarzer Pfeffer und Langpfeffer) Pāchana (nach dem Essen) – Chitrak Kshut Nigraha – Fasten mit Fruchtsaft, z. B. Granatapfel-, Cranberry-, Zwetschgen- oder Apfelsaft Trut Nigraha – keine kalten Getränke, trinken Sie eine Tasse heißes Wasser mit einem Teelöffel Honig und 10 Tropfen Apfelessig Vyāyāma – Lymphdrainage-Übungen Ātapa Seva – Sonnenbaden bis zum Schwitzen	Punarnavā Katukā (Kutki) Chitrak Yashthi Madhu (Süßholz) Tulsi (heiliges Basilikum) Agaru Vacha (Kalmus) Bilva Kanthakārī Kāñchanāra Guggulu Trikatu	Punarnavāsava Pañchakola āsava Pippalī āsava Kāñchanāra Guggulu
Kshaya	Krankenhausaufenthalt mit intravenöser Ernährung Meistens so dehydriert, dass nicht zu Pañchakarma imstande – daher kein Pūrvakarma Manda, Peya, Vilepī, Yūsha (dies sind alles Flüssigkeitsarten oder weicher Reis)[b] dann Odana (weicher gekochter Reis)	KEINE SHODHANA	Dīpana (vor dem Essen) – Prise Trikatu mit 1 Teelöffel Ghee Pāchana (nach dem Essen) – Chitrak Ātapa Seva Maruta Seva Kein Kshut Nigraha, Trut Nigraha oder Vyāyāma	Trikatu, um Agni anzufachen – eine Prise mit Ghee Shatāvarī-, Balā- und Vidārī-Milch Shadangodak (gleiche Teile Mustā, Sandelholz, Ingwer, Ushīra, Parpata in großer Wassermenge gekocht)	Shatāvarī Ghrita Tikta Ghrita Drākshāsava Nimbu Panaka (Zitronensaft und Wasser mit Zucker)

a. Pūrvakarma: Vorbereitende Maßnahmen, Shodhana: Entschlackungsmaßnahmen, Shamana: Lindernde Maßnahmen, Aushadhi Chikitsā: Kräuterleitlinien, Rasāyana: Verjüngungstherapien

b. Siehe Beschreibung auf Seite 23.

Tabelle 57: Rasa Dhātu Chikitsā, Vruddhi und Kshaya, Teil 2 [a][b]

	Yoga-Āsana	Prānāyāma	Āhara	Vihāra	Sattvāvijaya	Ratna Dhāranā
Vruddhi	Sūrya Namaskār (Sonnengruß) Utthita Padmāsana (aufrechter Lotus) Halāsana (Pflug) Sarvāngāsana (Schulterstand) Vajrāsana (Diamant) Ūrdhva Dhanurāsana (Rad) Mayūrāsana (Pfau) Simhāsana (Löwe)	Bhastrikā Kapāla Bhāti Bhrāmarī Agni Sāra Simhāsana-Atem (Löwe) mit äußerem Anhalten	Kapha beruhigende Nahrung wie: Apfel, Aprikose, Feigen, Limette, Artischocke, Spargel, gedämpfter Brokkoli, Mais, Gerste, Hirse, Buchweizen, Haferkleie, brauner Reis, Bohnen, heißes scharfes Essen Streng zu meiden sind Milchprodukte, fermentierte Kost und Pickles.	Gehen Sonnenbaden Eine äußere Anwendung von Punarnavāpaste an der geschwollenen Stelle Lymphdrainage-Massage Schlafen mit Kissen unter den Füßen, damit Lymphe abfließen kann	Trātaka (Anblicken einer Ghee-Lampe) aktiv und beschäftigt bleiben positive Affirmationen (um depressives Denken zu vermeiden)	Rosenquarz Rosa Koralle Feueropal Aquamarin Klarer Quarz Bergkristalle
Kshaya	Shavāsana (Toter) Makarāsana (Krokodil, mit bewusster Wahrnehmung des Atems)	Shītalī Shītkāri Ujjāyi	Reichlich Flüssigkeiten wie Apfelsaft, Kokoswasser, Cranberry-Saft, Granatapfelsaft, Mangosaft, Grapefruitsaft, verdünnter Limetten- oder Zitronensaft, Karotten-, Rote-Bete- und Petersiliensaft Vāta besänftigende Lebensmittel wie: Avocado, Kokosnuss, Zuckermelone, Trauben, Mangos, Pflaumen, Wassermelone, Zucchini, Gemüsesuppe, Gurke, Reispudding, Tapiokapudding, Mung-Dal-Suppe mit Ghee Gerstenblätter Blaualgen	Ausruhen, lesen und entspannen Leichtes, sanftes Gehen Am Sommerabend im Mondlicht auf der Wiese liegen Sandelholzpaste oder ätherisches Sandelholzöl auf Stirn, Halsschlagader und Speichenarterie auftragen	Daliegen und Mond und Sterne betrachten (in einer warmen Nacht draußen, bei kühler Nacht in einem warmen Zimmer) Genießen Sie eine kühle Brise an einem heißen Tag. Machen Sie So'ham-Meditation in einem Liegestuhl. Vermeiden Sie gewalttätige oder erschreckende Filme oder Fernsehshows.	Perle Mondstein Perlmutt Aquamarin Beryll

a. Yoga-Āsana: Spezielle Yoga-Positionen, Prānāyāma: Spezielles Prānāyāma, Āhara: Ernährungsempfehlungen, Vihāra: Lebensführungstherapien, Sattvāvijaya: Psychotherapeutische Maßnahmen, Ratna Dhāranā: Edelsteine und Kristalle.

b. Alle Edelsteine und Kristalle sollten anhand des jyotischen Horoskops eingesetzt werden und nach dem Rat eines erfahrenen Jyotishi.

Tabelle 58: Rasa Dhātu Chikitsā, Dosha Dushti, Teil 1 [a] [b]

	Pūrvakarma	Shodhana	Shamana	Aushadhi Chikitsā	Rasāyana
Vāta Dushti	Inneres Snehana – Ghee mit einer Prise Trikatu für drei Tage, dann Rizinusöl am vierten Abend Äußeres Snehana mit Sesamöl Svedana mit Nirgundī ätherisches Öl	Basti – Dashamūla und Gudūchītee Nirūha Basti, wenn Sāma Vāta, Sesamöl-Anuvāsana-Basti, wenn Nirāma Vāta Nasya – reines Ghee	Dīpana (vor dem Essen) – Prise Trikatu mit 1 Teelöffel Ghee Pāchana (nach dem Essen) – Chitrak Ātapa Seva	Dashamūla Ashvagandhā Balā Vidārī Sudarshan	Dashamūlārishta Balavaleha Vidārī Ghrita
Pitta Dushti	Inneres Snehana – Ghee mit einer Prise Trikatu für drei Tage, dann Rizinusöl am vierten Abend Äußeres Snehana mit Sonnenblumenöl oder Kokosöl Svedana mit ätherischem Sandelholzöl	Virechana – Nishottara oder Triphalā oder Sennesblätter Nasya – Brahmī-Ghee	Dīpana (vor dem Essen) – Prise Trikatu mit 1 Teelöffel Ghee Pāchana (nach dem Essen) – Chitrak mit Ghee Kshut Nigraha Maruta Seva	Shatāvarī Gudūchī Manjishthā Niem Mahāsudarshan Kumārī	Kumārī Āsava Mahāsudarshan Kvātha Tikta Ghrita
Kapha Dushti	Inneres Snehana – Ghee mit einer Prise Trikatu für drei Tage, dann Rizinusöl am vierten Abend Äußeres Snehana mit Maisöl oder Senföl Svedana mit ätherischem Eukalyptusöl	Vamana (nach richtiger Vorbereitung) – Yashthi Madhu, Vacha, Madana Phala Virechana – Triphalā oder Sennesblätter Nasya – Vachaöl oder Ingwer-Rohrzucker-Virechana Nasya	Dīpana (vor dem Essen) – Prise Trikatu mit 1 Teelöffel Ghee Pāchana (nach dem Essen) – Chitrak Kshut Nigraha Trut Nigraha Vyāyāma Ātapa Seva Maruta Seva	Punarnavā Chitrak Kutki Trikatu Mahāsudarshan Vāsaka	Punarnavāsava Vāsakāsava Chitrakadi Ghrita

a. Yoga-Āsana: Spezielle Yoga-Positionen, Prānāyāma: Spezielles Prānāyāma, Āhara: Ernährungsempfehlungen, Vihāra: Lebensführungstherapien, Sattvāvijaya: Psychotherapeutische Maßnahmen, Ratna Dhāranā: Edelsteine und Kristalle.

b. Alle Edelsteine und Kristalle sollten anhand des jyotischen Horoskops eingesetzt werden und nach dem Rat eines erfahrenen Jyotishi.

Tabelle 58: Rasa Dhātu Chikitsā, Dosha Dushti, Teil 2 [a] [b]

	Yoga-Āsana	Prānāyāma	Āhara	Vihāra	Sattvāvijaya	Ratna Dhāranā
Vāta Dushti	Sūrya Namaskār (Sonnengruß) Pāvanmuktāsana (von Wind befreiend) Uttāna Padāsana (angehobene Beine) Halāsana (Pflug)	Anuloma Viloma Anuloma Viloma mit innerem Anhalten des Atems[c]	Vāta beruhigend	Ausruhen, lesen und entspannen Langsam sprechen Langsam gehen Die Dinge leicht nehmen	Meditation der leeren Schale So'ham-Meditation passive, unstrukturierte Meditation	Rosenquarz Rosa Koralle Feueropal Klarer Quarz Bergkristalle
Pitta Dushti	Chandra Namaskār (Mondgruß) Matsyāsana (Fisch) Bhujangāsana (Kobra) Paschimottānāsana (Vorwärtsbeuge im Sitzen) Uttānāsana (Vorwärtsbeuge im Stehen)	Shītalī Shītkāri	Pitta beruhigend	Schwimmen Mondbaden Beruhigende und kühlende Aktivitäten	Meditation der leeren Schale So'ham-Meditation fokussierte, strukturierte Meditation	Perle Mondstein Aquamarin Beryll
Kapha Dushti	Sūrya Namaskār (Sonnengruß) Padmāsana (Lotus) Yoga Mudrā Sarvāngāsana (Schulterstand) Ūrdhva Dhanurāsana (Rad)	Bhastrikā Kapāla Bhāti	Kapha beruhigend Salz und Zucker in Maßen	Aktiv bleiben Kraftvoller Sport Sonnenbaden	Meditation der leeren Schale So'ham-Meditation Aktive, strukturierte Meditation	Rosenquarz Rote Koralle Aquamarin Klarer Quarz Bergkristalle

a. Yoga-Āsana: Spezielle Yoga-Positionen, Prānāyāma: Spezielles Prānāyāma, Āhara: Ernährungsempfehlungen, Vihāra: Lebensführungstherapien, Sattvāvijaya: Psychotherapeutische Maßnahmen, Ratna Dhāranā: Edelsteine und Kristalle.

b. Alle Edelsteine und Kristalle sollten anhand des jyotischen Horoskops eingesetzt werden und nach dem Rat eines erfahrenen Jyotishi.

c. Nādī Shodhana.

Tabelle 59: Rakta Dhātu Chikitsā, Vruddhi und Kshaya, Teil 1 [a]

	Pūrvakarma	Shodhana	Shamana	Aushadhi Chikitsā	Rasāyana
Vruddhi	Inneres Snehana – 3 Tage lang Tikta oder Mahā Tikta Ghrita, dann Rizinusöl-Abführung am 4. Abend Äußeres Snehana – Chandan-Balā-Lakshadi-Tailam, Sonnenblumenöl oder Kokosöl Svedana – ätherisches Sandelholz- oder Vetiveröl	Virechana – Āmalakī, Bhumi Āmalakī oder Nishottara Basti – Dashamūla und Gudūchī Basti mit Tikta Ghrita Nasya – Brahmī-Ghee Rakta Moksha – mit Blutegel oder Blutansaugung	Dīpana – Prise Trikatu in Gudūchī Ghrita Pāchana – Chitrakadi Ghrita Vyāyāma – Chandra Namaskār (Mondgruß) Mondbaden	Sāriva Manjishthā Shatāvarī Gudūchī / Gulvel Sattva Kutki Pitta Pappada Niem Haridrā Lepana mit Chandan, Karpūra und Ushīra	Shatāvarī Kalka Kumārī Āsava (Nr. 1) Mahā Manjishthadi Kvātha Dādhimāvaleha Mahāsudarshan Kvātha
Kshaya	Tikta Ghrita Pānna	KEINE SHODHANA	Dīpana – Tikta Ghrita Pāchana – Chitrakadi Ghrita Ātapa Seva Maruta Seva	Shatāvarī Abhrak Loha Bhasma Manjishthā Agni Mantha Haridrā Gudūchī Kutki Devadāru Dantī Āmalakī	Shatāvarī Avaleha Kumārī Āsava (Nr. 1) Tapyādi Loha Bhasma Chyavānaprāsh Āmalakī Avaleha

a. Pūrvakarma: Vorbereitende Maßnahmen, Shodhana: Entschlackungsmaßnahmen, Shamana: Lindernde Maßnahmen, Aushadhi Chikitsā: Kräuterleitlinien, Rasāyana: Verjüngungstherapien

Tabelle 59: Rakta Dhātu Chikitsā, Vruddhi und Kshaya, Teil 2 [a b]

	Yoga-Āsana	Prānāyāma	Āhara	Vihāra	Sattvāvijaya	Ratna Dhāranā
Vruddhi	Chandra Namaskār (Mondgruß) Ustrāsana (Kamel) Bhujangāsana (Kobra) Gomukhāsana (Kuh) Nāvāsana (Boot) Dhanurāsana (Bogen) Setu Bandha Sarvāngāsana (Brücke)	Anuloma Viloma Shītalī Shītkāri Chandra Bheda	Nimbu Panaka (Zitronensaft- Getränk) Udumbaranvalecha (Gelee aus den Früchten der Traubenfeige) Granatapfelsaft Aloe-vera-Saft oder -Gel Pitta beruhigende Diät: alle bitteren Gemüse, Okra, Gurke	Vermeiden Sie einen längeren Aufenthalt in der Hitze oder Sonne. Ausruhen, lesen und entspannen	Ruhig und entspannt bleiben Meditation, Kontemplation Keine Hast Sich in das ergeben, „was ist“	Perle Opal Aquamarin
Kshaya	Shavāsana (Toter) Makarāsana (Krokodil)	Kapāla Bhāti Ujjāyi Utgeet Meditation der leeren Schale	Pitta beruhigendes Essen, einschließlich Weichweizengrießbrei, rote-Bete-Karottensaft, Spinat, Rosinen, Johannisbeeren, Rhabarber, Rotkohl, Cranberry-Saft	Ärger, Sex, schweres Gewichtheben und längeres Fasten vermeiden Niemöl auf die Haut geben und in der Sonne liegen	Ruhig und entspannt bleiben So'ham-Meditation oder Meditation der leeren Schale Agni Hotra oder Agni Pūjā	Rubin Rote Koralle Rosa Koralle Heliotrop

a. Yoga-Āsana: Spezielle Yoga-Positionen, Prānāyāma: Spezielles Prānāyāma, Āhara: Ernährungsempfehlungen, Vihāra: Lebensführungstherapien, Sattvāvijaya: Psychotherapeutische Maßnahmen, Ratna Dhāranā: Edelsteine und Kristalle.
b. Alle Edelsteine und Kristalle sollten anhand des jyotischen Horoskops eingesetzt werden und nach dem Rat eines erfahrenen Jyotishi.

Tabelle 60: Rakta Dhātu Chikitsā, Dosha Dushti, Teil 1 [a]

	Pūrvakarma	Shodhana	Shamana	Aushadhi Chikitsā	Rasāyana
Vāta Dushti	Inneres Snehana mit Ashvagandhā Ghrita, Dashamūla Ghrita, Sesamöl oder Balā Tailam Äußeres Snehana mit Sesamöl oder Balāöl Svedana mit ätherischem Nirgundīöl	Basti – Dashamūla Nirūha für Sāma Vāta, Anuvāsana-Basti mit Sesamöl für Nirāma Vāta Nasya – medizinisches Vachaöl	Dīpana (vor dem Essen) – Prise Trikatu mit 1 Teelöffel Ghee Pāchana (nach dem Essen) – Chitrak mit Ghee Ātapa Seva Kein Kshut Nigraha oder Trut Nigraha oder Vyāyāma oder Maruta Seva	Dashamūla Ashvagandhā Balā Haridrā Deodara Rāsna Yogarāja Guggulu Triphalā Guggulu	Dashamūlārishta Ashvagandhādyarishta Maharasnadi Kvātha
Pitta Dushti	Inneres Snehana mit Tikta Ghrita, Mahā Tikta Ghrita oder Shatāvarī Ghrita Äußeres Snehana mit Sonnenblumenöl oder Kokosöl Svedana mit ätherischem Sandelholzöl	Virechana – Svadishtha (süßes) Virechana mit Nishottara, Yashthi Madhu, Bhumi Āmalakī oder Drākshā Nasya – reines Ghee oder Brahmī-Ghee	Dīpana (vor dem Essen) – Prise Trikatu mit 1 Teelöffel Ghee Pāchana (nach dem Essen) – Chitrak mit Ghee Kshut Nigraha mit Granatapfelsaft oder Cranberry-Saft Trut Nigraha mit Shadangodaktee (Mustā, Chandan, Shunthi, zwei Arten von Ushīra und Parpata) Schwimmen Maruta Seva	Shatāvarī Gudūchī Manjishthā Chandan Karpūra Mustā Ushīra Niem Bhūnimba Haridrā Vāsaka Aloe-vera-Gel oder -Saft Kaishore Guggulu Amrita Guggulu	Shatāvarī Kalka Kumārī Āsava (Nr. 1, Nr. 2 oder Nr. 3) Mahā Manjishthadi Kvātha Bhūnimbadi Kvātha
Kapha Dushti	Inneres Snehana mit Olivenöl, Chitrakadi Ghrita, Pañcha Gavya Ghrita (5 Kuhprodukte) oder Shunthi Ghrita Äußeres Snehana mit Maisöl, Senföl oder Olivenöl Svedana mit Lorbeerblättern	Vamana – Mrudu (sanftes) Vamana mit Zuckerrohrsaft, Süßholztee oder Vachatee Nasya – Vachapulver oder Anu Tailam (alte Rezeptur)	Dīpana (vor dem Essen) – Prise Trikatu mit 1 Teelöffel Ghee Pāchana (nach dem Essen) – Chitrak mit Ghee Kshut Nigraha mit Apfelsaft oder Cranberry-Saft Trut Nigraha mit Ingwer-, Zimt-, Kardamomtee Leichter Sport Ātapa Seva Maruta Seva	Punarnavā Kutki Chitrak Khadira Haridrā Niem Babbūla Vidanga Shilājit Triphalā Guggulu	Punarnavāsava Chitrak Avaleha Vidangārishta Shilājit

a. Pūrvakarma: Vorbereitende Maßnahmen, Shodhana: Entschlackungsmaßnahmen, Shamana: Lindernde Maßnahmen, Aushadhi Chikitsā: Kräuterleitlinien, Rasāyana: Verjüngungstherapien

Tabelle 60: Rakta Dhātu Chikitsā, Dosha Dushti, Teil 2 [a b]

	Yoga-Āsana	Prānāyāma	Āhara	Vihāra	Sattvāvijaya	Ratna Dhāranā
Vāta Dushti	Sūrya Namaskār (Sonnengruß) Mayūrāsana (Pfau) Ustrāsana (Kamel) Bhujangāsana (Kobra) Gomukhāsana (Kuh) Marjaryāsana (Katze) Sarvāngāsana (Schulterstand) Ardha Matsyendrāsana (halbe Wirbelsäulen-drehung) Salabhāsana (Heuschrecke) Padmāsana (Lotus) Simhāsana (Löwe)	Anuloma Viloma Ujjāyi	Vāta besänftigende Ernährung, zusätzlich Rote-Bete-Karottensaft, Rotkohl, Spinat, schwarze Johannisbeeren, Rosinen, Cranberry-Saft, Granatapfelsaft, Weizengrassaft, Gerstengrassaft, Blaualgen	Vollständige Ruhe Sich nicht durch lautes Reden erschöpfen Sexuellen Genuss und kraftvollen Sport vermeiden Ambra-Kasturi-Dashānga-Paste auf raue oder schuppige Haut geben und am frühen Morgen in der Sonne liegen (zwischen 6 und 9 Uhr)	Ruhig bleiben „Aim"-Mantra-Meditation mit Ambra-, Kasturi- (Hirschmoschus) oder Hina-Räucherwerk	Rubin Blauer Saphir Amethyst
Pitta Dushti	Chandra Namaskār (Mondgruß) Mayūrāsana (Pfau) Ustrāsana (Kamel) Bhujangāsana (Kobra) Gomukhāsana (Kuh) Marjaryāsana (Katze) Sarvāngāsana (Schulterstand) Ardha Matsyendrāsana (halbe Wirbelsäulen-drehung) Salabhāsana (Heuschrecke) Padmāsana (Lotus) Simhāsana (Löwe) KEIN Kopfstand oder längere Umkehrstellungen	Shītalī Shītkāri	Pitta beruhigende Nahrung, zusätzlich Rote-Bete-Karottensaft, Rotkohl, Spinat, schwarze Johannisbeeren, Rosinen, Cranberry-Saft, Granatapfelsaft, Weizengrassaft, Gerstengrassaft, Blaualgen	Entspannt und ruhig bleiben In Weiß, Blau, Violett oder Grün kleiden Rot, Orange und Gelb vermeiden Ärger, schwere sexuelle Aktivität, kraftvollen Sport und längeren Aufenthalt in der Sonne oder heißen Bedingungen vermeiden In der Sonne einen hellen Schirm benutzen Karpūra-Ushīra-Chandan-Paste auf einen Hautausschlag geben	Ruhig und entspannt bleiben „Hrīm"- Mantra-Meditation mit Sandelholz- oder Shivaranjanī-Räucherwerk	Perle Opal Aquamarin
Kapha Dushti	Sūrya Namaskār (Sonnengruß) Mayūrāsana (Pfau) Ustrāsana (Kamel) Bhujangāsana (Kobra) Gomukhāsana (Kuh) Marjaryāsana (Katze) Schulterstand Ardha Matsyendrāsana (halbe Wirbelsäulen-drehung) Salabhāsana (Heuschrecke) Padmāsana (Lotus) Simhāsana (Löwe)	Bhastrikā Kapāla Bhāti Agni Sāra	Kapha besänftigende Lebensmittel, zusätzlich Rote-Bete-Karottensaft, Rotkohl, Spinat, schwarze Johannisbeeren, Rosinen, Cranberry-Saft, Granatapfelsaft, Weizengrassaft, Gerstengrassaft, Blaualgen Salz und Zucker in Maßen	Fröhlich und aktiv bleiben Regelmäßiger Sport Punarnavā-Vacha-Jitasaya-Paste auf eine Schwellung der Haut geben	Ruhig bleiben „Klīm"- Mantra-Meditation mit Ambra- oder Kasturi- (Hirschmoschus) Räucherwerk	Granat Rote Koralle Weißer Saphir

a. Yoga-Āsana: Spezielle Yoga-Positionen, Prānāyāma: Spezielles Prānāyāma, Āhara: Ernährungsempfehlungen, Vihāra: Lebensführungstherapien, Sattvāvijaya: Psychotherapeutische Maßnahmen, Ratna Dhāranā: Edelsteine und Kristalle.

b. Alle Edelsteine und Kristalle sollten anhand des jyotischen Horoskops eingesetzt werden und nach dem Rat eines erfahrenen Jyotishi.

Tabelle 61: Māmsa Dhātu Chikitsā, Vruddhi und Kshaya, Teil 1 [a]

	Pūrvakarma	Shodhana	Shamana	Aushadhi Chikitsā	Rasāyana
Vruddhi	Snehana mit Senföl, Olivenöl oder Visha Garbha Tailam Svedana mit ätherischem Nirgundī- oder Eukalyptusöl	Vamana mit Yashthi-Madhu-Tee und dann Vachatee oder Salzwasser Virechana mit Kutki oder Bibhītakī Basti mit Dashamūla- und Punarnavātee Nasya mit Vacha Tailam oder Ingwer-Rohrzucker-Nasya	Dīpana (vor dem Essen) – Prise Trikatu mit heißem Wasser und Honig Pāchana (nach dem Essen) – Chitrak Kshut Nigraha mit Granatapfelsaft oder Apfelsaft Trut Nigraha mit Ingwer-Zimt-Kardamomtee Vyāyāma – Sūrya Namaskār, Schwimmen, Unterwassersport, leichtes Gewichtheben Ātapa Seva Maruta Seva	Lekhana mit Chitrak, Trikatu, Kutki, Kāñchanāra und Shilājit Anupāna: Honig und heißes Wasser Ārogya Vardhini Chandraprabhā Vati Triphalā Guggulu	Triphalā Guggulu Chitrakadi Guggulu Shilājit Guggulu Kāñchanāra Guggulu
Kshaya	Snehana mit Balā Tailam, Chandan-Balā-Lakshadi-Tailam, Sesamöl oder Sonnenblumenöl Svedana und Dampfbad mit ätherischem Sandelholz- oder Jatamāmsi-Öl	KEINE SHODHANA	Dīpana (vor dem Essen) – Chitraka Pāchana (nach dem Essen) – Trikatu Kein Kshut Nigraha, Trut Nigraha oder Vyāyāma Sonnenbaden Mondbaden	Bruhana Chikitsā – Balā, Vidārī, Ashvagandhā, Dashamūla Mahāyogarāja Guggulu Dashamūla Arishta Ashvagandhā Avaleha	Ashvagandhā Balā Vidārī Chyavānaprāsh Balā Avaleha Vidārī oder Balā Kshira Pāka (mit Milch gekocht) Dashamūlārishta Ashvagandhādyarishta

a. Pūrvakarma: Vorbereitende Maßnahmen, Shodhana: Entschlackungsmaßnahmen, Shamana: Lindernde Maßnahmen, Aushadhi Chikitsā: Kräuterleitlinien, Rasāyana: Verjüngungstherapien

Tabelle 61: Māmsa Dhātu Chikitsā, Vruddhi und Kshaya, Teil 2 [a] [b]

	Yoga-Āsana	Prānāyāma	Āhara	Vihāra	Sattvāvijaya	Ratna Dhāranā
Vruddhi	Ustrāsana (Kamel) Bhujangāsana (Kobra) Gomukhāsana (Kuh) Nāvāsana (Boot) Dhanurāsana (Bogen) Setu Bandha Sarvāngāsana (Brücke) Padmāsana (Lotus) Salabhāsana (Heuschrecke) Simhāsana (Löwe) Sarvāngāsana (Schulterstand) Ūrdhva Dhanurāsana (Rad)	Bhastrikā Kapāla Bhāti Anuloma Viloma Agni Sāra	Kapha beruhigende Diät	Von leichtem zu anstrengendem und belastendem Sport	Meditation der leeren Schale So'ham-Meditation Achtsamkeit beim Gehen	Rubin Mondstein Opal Blauer Saphir
Kshaya	Sehr sanftes Yoga Dehnübungen Kein kraftvoller Sport	Anuloma Viloma Anuloma Viloma mit innerem Anhalten des Atems[c] Ujjāyi	Vāta lindernde Diät	Zur Verhinderung von Muskelschwund, Programm aus passiven Übungen und Rehabilitation	Positives Denken, Selbstwertgefühl und Selbstachtung Selbstvertrauen und Mut entwickeln	Rosenquarz Amethyst Heliotrop Saphire (weiß oder blau, je nach Horoskop) Katzenauge

a. Yoga-Āsana: Spezielle Yoga-Positionen, Prānāyāma: Spezielles Prānāyāma, Āhara: Ernährungsempfehlungen, Vihāra: Lebensführungstherapien, Sattvāvijaya: Psychotherapeutische Maßnahmen, Ratna Dhāranā: Edelsteine und Kristalle.

b. Alle Edelsteine und Kristalle sollten anhand des jyotischen Horoskops eingesetzt werden und nach dem Rat eines erfahrenen Jyotishi.

c. Nādī Shodhana.

Tabelle 62: Māmsa Dhātu Chikitsā, Dosha Dushti, Teil 1 [a]

	Pūrvakarma	Shodhana	Shamana	Aushadhi Chikitsā	Rasāyana
Vāta Dushti	Snehana mit Ashvagandhā Tailam, Balā Tailam, Sesamöl oder Senföl Svedana mit ätherischem Nirgundīöl	Dashamūla Nirūha Basti (für Sāma Vāta) oder Sesamöl Anuvāsana Basti (für Nirāma Vāta)	Dīpana (vor dem Essen) – Trikatu Pāchana (nach dem Essen) – Chitraka Kein Kshut Nigraha Kein Trut Nigraha Kein Vyāyāma Ātapa Seva mit Dashānga-Paste	Dashamūla Yogarāja Guggulu, Mahāyogarāja Guggulu Balā Vidārī Ashvagandhā Mahānārāyanaöl für äußere Anwendung	Dashamūlārishta Ashvagandhādyarishta
Pitta Dushti	Snehana mit Mahā Tikta Ghrita, Niemöl oder Brahmīöl Svedana mit ätherischem Sandelholzöl	Virechana mit Āmalakī, Bhumi Āmalakī oder Nishottara	Dīpana (vor dem Essen) – frischer Ingwer und Korianderblätter Pāchana (nach dem Essen) – geröstete Kreuzkümmel- und Fenchelsamen Kshut Nigraha – Granatapfelsaft Trut Nigraha – Shadangodak (sechs Kräutertees) Vyāyāma – Schwimmen Kein Ātapa Seva Chandra Seva mit Sandelholz- und Kampferpaste	Shatāvarī, Gudūchī, Kaishore Guggulu, Amrita Guggulu Bhringarājaöl für äußere Anwendung	Shatāvarī Kalka
Kapha Dushti	Snehana mit Chitrakadi Tailam, Olivenöl, Senföl, Maisöl oder Mais-Rizinus-Leinsamenöl Svedana mit ätherischem Eukalyptusöl oder Lorbeerblättern	Vamana mit Madana Phala, Yashthi Madhu oder Salzwasser	Dīpana (vor dem Essen) – Trikatu Pāchana (nach dem Essen) – Chitraka Kshut Nigraha – Honig und heißes Wasser mit Apfelessig Trut Nigraha – Ingwer und Zimttee Vyāyāma – leichtes Gewichtheben Ātapa Seva mit Punarnavāpaste	Kutki Chitrak Ārogya Vardhini Chandraprabhā Vati Punarnavādi Guggulu Triphalā Guggulu	Chitrakadi Ghrita Punarnavā

a. Pūrvakarma: Vorbereitende Maßnahmen, Shodhana: Entschlackungsmaßnahmen, Shamana: Lindernde Maßnahmen, Aushadhi Chikitsā: Kräuterleitlinien, Rasāyana: Verjüngungstherapien

Tabelle 62: Māmsa Dhātu Chikitsā, Dosha Dushti, Teil 2 [a b]

	Yoga-Āsana	Prānāyāma	Āhara	Vihāra	Sattvāvijaya	Ratna Dhāranā
Vāta Dushti	Sūrya Namaskār (Sonnengruß) Ustrāsana (Kamel) Bhujangāsana (Kobra) Gomukhāsana (Kuh)	Anuloma Viloma Anuloma Viloma mit innerem Anhalten des Atems[c]	Vāta beruhigend, einschließlich: Avocado, Banane, Kokosnuss, Weizen, Amaranth, Haferflocken	Sanftes Gehen	Selbstwertgefühl und Selbstachtung bewahren	Blauer Saphir Amethyst Katzenauge
Pitta Dushti	Chandra Namaskār (Mondgruß) Nāvāsana (Boot) Dhanurāsana (Bogen) Setu Bandha Sarvāngāsana (Brücke)	Shītalī Shītkāri Chandra Bhedana (durch das linke Nasenloch einatmen und durch das rechte ausatmen)	Pitta beruhigend, einschließlich: Kokosnuss, Datteln, Feigen, Gerste, Quinoa	Schwimmen	Marma Chikitsā mit Muskatnussöl, um Fibromyalgie zu behandeln und das Leben schmerzfrei zu machen	Mondstein Opal Heliotrop
Kapha Dushti	Sūrya Namaskār (Sonnengruß) Salabhāsana (Heuschrecke) Padmāsana (Lotus) Simhāsana (Löwe) Tai Chi	Bhastrikā Kapāla Bhāti Sūrya Bhedana (durch das rechte Nasenloch einatmen und durch das linke ausatmen)	Kapha beruhigend, einschließlich: Äpfel, Birnen, Pflaumen, Pfirsiche, Mais, Hirse, Buchweizen	Unterwassersport Starker Belastungssport	Positive Affirmation Visualisierung Negatives Denken vermeiden	Rosenquarz Tigerauge Saphir

a. Yoga-Āsana: Spezielle Yoga-Positionen, Prānāyāma: Spezielles Prānāyāma, Āhara: Ernährungsempfehlungen, Vihāra: Lebensführungstherapien, Sattvāvijaya: Psychotherapeutische Maßnahmen, Ratna Dhāranā: Edelsteine und Kristalle.

b. Alle Edelsteine und Kristalle sollten anhand des jyotischen Horoskops eingesetzt werden und nach dem Rat eines erfahrenen Jyotishi.

c. Nādī Shodhana.

Tabelle 63: Meda Dhātu Chikitsā, Vruddhi und Kshaya, Teil 1 [a]

	Pūrvakarma	Shodhana	Shamana	Aushadhi Chikitsā	Rasāyana
Vruddhi	Snehana mit Tikta Ghrita, Mahā Tikta Ghrita, Visha Garbha Tailam Svedana mit Ingwer, Nirgundī, Lorbeerblättern	Vamana mit Madana Phala oder Salzwasser oder Vachatee Virechana mit Nishottara Nirūha Basti mit Dashamūla	Dīpana (vor dem Essen) – Trikatu Pāchana (nach dem Essen) – Chitraka Kshut Nigraha Trut Nigraha Vyāyāma Ātapa Seva – Sonnenbaden, bis sich Schweiß bildet	Mustā Shilājit Katukā Chitraka Pippalī Ārogya Vardhini Chandraprabhā Vati Triphalā Guggulu	Shilājit Kutki Triphalā Guggulu Ārogya Vardhini
Kshaya	Snehana mit Chandan Balā Lakshadi Tailam Mahā Snehana mit Taila, Ghrita, Vāsa und Maja ist gut für Meda Kshaya Svedana mit Bāshpa Sveda (Dampf)	Keine Shodhana	Dīpana (vor dem Essen) – Trikatu Ghrita Pāchana (nach dem Essen) – Chitrakadi Ghrita Kein Kshut Nigraha Kein Trut Nigraha Vyāyāma – nein Kein Ātapa Seva (Mondbaden okay)	Balā Ghrita Vidārī Ashvagandhā Dashamūla Ghrita Mahā Snehana (Hühnerbrühe, Marksuppe, fettreiches Essen, fettreicher Käse)	Chyavānaprāsh Shitāvarī Ghrita Baladi Ghrita Mahā Sneha

a. Pūrvakarma: Vorbereitende Maßnahmen, Shodhana: Entschlackungsmaßnahmen, Shamana: Lindernde Maßnahmen, Aushadhi Chikitsā: Kräuterleitlinien, Rasāyana: Verjüngungstherapien

Tabelle 63: Meda Dhātu Chikitsā, Vruddhi und Kshaya, Teil 2 [a b]

	Yoga-Āsana	Prānāyāma	Āhara	Vihāra	Sattvāvijaya	Ratna Dhāranā
Vruddhi	Swastikāsana (Knöchelsperre) Mahā Mudrā Setu Bandha Sarvāngāsana (Brücke) Yoga Mudrā Tālāsana (Palme) Utthita Trikonāsana (Dreieck) Ustrāsana (Kamel)	Bhastrikā Kapāla Bhāti Agni Sāra	Kapha beruhigende Diät (siehe Tabelle) – keine fettreiche, gebratene Kost GUTES ESSEN Äpfel, Beeren, Trockenpflaumen, Artischocken, Spargel, rote Bete, Brokkoli, Mais, Hirse, Buchweizen, Amaranth, Gerste	Unterschiedliche Arten von körperlicher Aktivität einschließlich passiver Übungen (Armbeugen im Stehen gegen die Wand) Gelenkübungen	Mit Spiegelmeditation lernen, den Menschen im Spiegel zu lieben Selbstwertgefühl bewahren Affirmationen Am Abend in Schwarz kleiden	Aquamarin Roter Granat Gelber Saphir
Kshaya	Keine Āsana	Anuloma Viloma mit innerem Anhalten des Atems[c] Shītalī	Vāta beruhigende Nahrung (siehe Tabelle) – reichhaltige, fett gebratene Speisen GUTES ESSEN gekochter Apfel mit Ghee, Aprikosen, Avocado, Kokosnuss, Datteln, Feigen, Trockenpflaumen, Okra, Spargel, rote Bete, Kürbis, Zucchini, eingeweichte Mandeln, Cashewnüsse, Oliven, Weizen, Reis, Hafer, Quinoa, Seitan, Mung, Sojamilch, Rührtofu	Ausruhen, lesen und entspannen Regelmäßige Mahlzeiten Früh zu Bett Falls möglich, Siesta tagsüber	Shavāsana mit So'ham-Meditation	Mondstein Perle Hessonit Alexandrit Blauer Saphir

a. Yoga-Āsana: Spezielle Yoga-Positionen, Prānāyāma: Spezielles Prānāyāma, Āhara: Ernährungsempfehlungen, Vihāra: Lebensführungstherapien, Sattvāvijaya: Psychotherapeutische Maßnahmen, Ratna Dhāranā: Edelsteine und Kristalle.
b. Alle Edelsteine und Kristalle sollten anhand des jyotischen Horoskops eingesetzt werden und nach dem Rat eines erfahrenen Jyotishi.
c. Nādī Shodhana.

Tabelle 64: Meda Dhātu Chikitsā, Dosha Dushti, Teil 1 [a]

	Pūrvakarma	Shodhana	Shamana	Aushadhi Chikitsā	Rasāyana
Vāta Dushti	Äußeres Snehana mit Sesamöl Inneres Snehana mit Ashvagandhā-Ghee Bāshpa Svedana mit ätherischem Nirgundīöl	Basti mit Dashamūlatee oder Anuvāsana Basti mit Sesamöl, wenn Nirāma Vāta Virechana mit Harītakī	Dīpana (vor dem Essen) - Trikatu Ghrita Pāchana (nach dem Essen) - Chitrakadi Ghrita Kshut Nigraha - Avocado mit Limette und einer Prise schwarzer Pfeffer oder Cayennepfeffer Trut Nigraha - Dashamūlatee Vyāyāma - leichter Sport Ātapa Seva - nach Ölmassage Maruta Seva - bewusste tiefe Atmung	Yogarāja Guggulu Ashvagandhā Dashamūla Gandharva Harītakī	Dashamūlārishta
Pitta Dushti	Äußeres Snehana mit Kokosöl, Sonnenblumenöl oder Chandan-Balā-Lakshadi Tailam Inneres Snehana mit Tikta Ghrita Bāshpa Svedana mit ätherischem Sandelholzöl	Virechana mit āmalakī oder Bhumi Āmalakī	Dīpana (vor dem Essen) - Tikta Ghrita Pāchana (nach dem Essen) - Chitrakadi Ghrita Kshut Nigraha - Kokosmilch Trut Nigraha - Granatapfelsaft Vyāyāma - maßvoll Kein Ātapa Seva Chandra Seva Maruta Seva - Shītalī kühlender Atem	Shatāvarī Gulvel Sattva Kaishore Guggulu Āmalakī	Shatāvarī Kalka
Kapha Dushti	Äußeres Snehana mit Maisöl, Senföl oder Olivenöl Inneres Snehana mit Leinsamenöl Svedana mit ätherischem Eukalyptusöl	Vamana mit Yashthi Madhu oder Madana Phala Virechana mit Bibhītakī	Dīpana (vor dem Essen) - Pippalī Ghrita Pāchana (nach dem Essen) - Chitrakadi-Ghee Kshut Nigraha - gekochter Apfel Trut Nigraha - Ingwer-Zimt-Kardamomtee Vyāyāma - kraftvoller Sport Ātapa Seva bis zum Schwitzen Maruta Seva - Sūrya Bhedana, Sonnenatem	Punarnavā Shilājit Triphalā Guggulu Ārogya Vardhini Chandraprabhā Vati Triphalā	Shilājit Pippalī

a. Pūrvakarma: Vorbereitende Maßnahmen, Shodhana: Entschlackungsmaßnahmen, Shamana: Lindernde Maßnahmen, Aushadhi Chikitsā: Kräuterleitlinien, Rasāyana: Verjüngungstherapien

Tabelle 64: Meda Dhātu Chikitsā, Dosha Dushti, Teil 2 [a b]

	Yoga-Āsana	Prānāyāma	Āhara	Vihāra	Sattvāvijaya	Ratna Dhāranā
Vāta Dushti	Sanfte Āsana, besonders: Ustrāsana (Kamel) Bhujangāsana (Kobra) Gomukhāsana (Kuh)	Ujjāyi Anuloma Viloma	Vāta besänftigende Lebensmittel (siehe Tabelle) – siehe Kshaya oben	Tai Chi Sanftes Gehen Ausruhen, lesen und entspannen	Passive Meditation, z. B. So'ham in Shavāsana	Aquamarin Roter Granat Gelber Saphir Amethyst Hessonit Blauer Saphir
Pitta Dushti	Nāvāsana (Boot) Dhanurāsana (Bogen) Setu Bandha Sarvāngāsana (Brücke)	Shītalī Shītkāri	Pitta beruhigendes Essen: Beeren, Granatapfel, Gurke, Kokosnuss, Artischocke, Spargel, Balsambirne, Brokkoli, Korianderblätter, Blattgemüse, Sprossen, Kürbis, Basmati-Reis, Gerste, Tapioka, Mung, gelbe und rote Linsen	Schwimmen Mondbaden Gartenarbeit (mit Hut) Mustā-, Sandelholz- und Kampferpaste auf die Haut auftragen	Strukturierte Meditation	Mondstein Perle Aquamarin
Kapha Dushti	Salabhāsana (Heuschrecke) Padmāsana (Lotus) Simhāsana (Löwe)	Bhastrikā Kapāla Bhāti Utgeet	Kapha besänftigende Diät Im allgemeinen altes Getreide, Pintobohnen, Adzuki-Bohnen, Kichererbsen, rote Linsensuppe, Suppe mit geröstetem Getreide, Blattgemüse, leichte und flüssige Speisen, Leinsamen	Spät zu Bett und früh aufstehen Lange Spaziergänge und verschiedene Arten von Körperübungen, einschließlich regelmäßiger sexueller Aktivität	Aktive Meditation (Achtsamkeit bei Aktivitäten)	Roter Granat Amethyst Alexandrit

a. Yoga-Āsana: Spezielle Yoga-Positionen, Prānāyāma: Spezielles Prānāyāma, Āhara: Ernährungsempfehlungen, Vihāra: Lebensführungstherapien, Sattvāvijaya: Psychotherapeutische Maßnahmen, Ratna Dhāranā: Edelsteine und Kristalle.

b. Alle Edelsteine und Kristalle sollten anhand des jyotischen Horoskops eingesetzt werden und nach dem Rat eines erfahrenen Jyotishi.

Tabelle 65: Asthi Dhātu Chikitsā, Vruddhi und Kshaya, Teil 1 [a]

	Pūrvakarma	Shodhana	Shamana	Aushadhi Chikitsā	Rasāyana
Vruddhi	Snehana mit Sesamöl Svedana mit ätherischem Nirgundīöl	Vamana - Yashthi Madhu, Madana Phala Virechana - Bhumi Āmalakī Basti - Dashamūlatee	Dīpana (vor dem Essen) - Trikatu Pāchana (nach dem Essen) - Chitrak Kshut Nigraha - Mais oder Haferflocken Mono-Diät mit einer Speise oder Kitchari-Fasten Trut Nigraha - Kreuzkümmel-, Koriander- und Fencheltee Vyāyāma - alle Belastungssportarten (in Maßen) Ātapa - Sonnenbaden bis zum Schwitzen	Lekhana mit Kutki, Chitrak, Trikatu, Shilājit, Anantā Mūlā Innerlich: Triphalā Guggulu Shilājit Guggulu Kāñchanāra Guggulu Kaishore Guggulu	Abhayārishta Kumārī āsava Sagurgota oder Kāñchanāra-Paste (lokal)
Kshaya	Snehana mit Balā Tailam, Dashamūla Tailam oder Mandelöl Svedana Rizinuswurzel-Absud	KEINE Shodana Man kann nährenden Basti wie Gudūchī-Milch-Basti, Yashthi-Madhu-Milch-Basti oder Marksuppen-Basti anwenden.	Dīpana (vor dem Essen) - kein Pāchana (nach dem Essen) - Ingwer- und Chitrak-Milch (bei āma) Kshut Nigraha - keines Trut Nigraha - keines Vyāyāma - leichter Belastungssport, Gehen Ātapa Seva ist vorteilhaft (hilft, um Vitamin D zu bekommen)	Dashamūla Balā Vidhari Pravāl Pañchāmrit Kāma Dudhā	Dashamūlārishta Ashvagandhādyarishta Asthi Poshaka Vati, Mit Balā medizierte Mandelmilch Kokosmilch

a. Pūrvakarma: Vorbereitende Maßnahmen, Shodhana: Entschlackungsmaßnahmen, Shamana: Lindernde Maßnahmen, Aushadhi Chikitsā: Kräuterleitlinien, Rasāyana: Verjüngungstherapien

Tabelle 65: Asthi Dhātu Chikitsā, Vruddhi und Kshaya, Teil 2 [a b]

	Yoga-Āsana	Prānāyāma	Āhara	Vihāra	Sattvāvijaya	Ratna Dhāranā
Vruddhi	Padmāsana (Lotus) Utthita Padmāsana (aufrechter Lotus) Halāsana (Pflug) Ustrāsana (Kamel) Yoga Mudrā Matsyāsana (Fisch) Sūrya Namaskār (Sonnengruß)	Bhastrikā Kapāla Bhāti Agni Sāra	Kapha mildernde, doch nicht Vāta reizende Diät, Leinsamen-, Rizinusöl mit Ingwer am Abend Apfel, Aprikosen, Birnen, Pfirsiche, Pflaumen, Spargel, Artischocke, rote Bete, Karotten, Brokkoli, Rosenkohl, Meerrettich, Gerste, Mais, Hirse, Roggen, Haferflocken, Knuspermüsli, Mung, Gartenbohnen, trockene Erbsen	Gemäßigter Sport Gehen Schwimmen Mahānārāyanaölmassage gefolgt von einem Ingwer-Haushaltssoda-Bad	Ruhig bleiben, ausruhen, lesen und entspannen	Mondstein Blauer Saphir Jade Türkis Rote Koralle
Kshaya	Mildes sanftes Yoga Dehnübungen	Anuloma Viloma Meditation der leeren Schale	Medizinierte Milch, z. B. Kurkuma- und Ashvagandhā-Milch Mandelmilch, Sojamilch, Reismilch, Vāta beruhigende Diät, einschließlich: gekochter Apfel mit Ghee, Aprikose, Avocado, Banane, frische Feigen, eingeweichte Rosinen, eingeweichte Mandeln, Daikon-Rettich, Topinambur, Okra, Petersilie, Kürbis, Rotkohl, Weizen, Reis, Linsen	Milder Belastungssport Genug Aufenthalt in der Sonne, um Vitamin D zu bekommen (etwa 10-15 Minuten) Aufpassen, dass man nicht hinfällt Knöchel- und Knieschoner für schweres Heben	Meditation der leeren Schale	Rote oder rosa Koralle Jade Turmalin (grün) Perlmutt

a. Yoga-Āsana: Spezielle Yoga-Positionen, Prānāyāma: Spezielles Prānāyāma, Āhara: Ernährungsempfehlungen, Vihāra: Lebensführungstherapien, Sattvāvijaya: Psychotherapeutische Maßnahmen, Ratna Dhāranā: Edelsteine und Kristalle.
b. Alle Edelsteine und Kristalle sollten anhand des jyotischen Horoskops eingesetzt werden und nach dem Rat eines erfahrenen Jyotishi.

Tabelle 66: Asthi Dhātu Chikitsā, Dosha Dushti, Teil 1 [a]

	Pūrvakarma	Shodhana	Shamana	Aushadhi Chikitsā	Rasāyana
Vāta Dushti	Snehana mit Sesamöl Svedana mit ätherischem Nirgundīöl	Dashamūla Nirūha Basti oder Sesamöl-Anuvāsana-Basti Anu Tailam oder Vacha Tailam Nasya	Dīpana (vor dem Essen): Trikatu und Dashamūla Pāchana (nach dem Essen): Chitrak und Balā Kshut Nigraha - in Maßen, Mandelmilch Trut Nigraha - Dashamūlatee Vyāyāma - sanfter Sport Ātapa Seva - nach Einölen der Haut mit Rizinusöl in der Sonne liegen	Yogarāja Guggulu Triphalā Guggulu	Dashamūlārishta
Pitta Dushti	Snehana mit Sonnenblumenöl Svedana mit ätherischem Sandelholzöl	Virechana mit Nishottara oder Bhumi-āmalakī-Brahmī-Ghee oder Gudūchī-Milch-Nasya	Dīpana (vor dem Essen): Gudūchī und Trikatu Pāchana (nach dem Essen): Chitrak und Shatāvarī Kshut Nigraha - Shatāvarī Kalka mit Milch Trut Nigraha - Aloe-vera-Saft Vyāyāma - sanfter Sport Ātapa Seva - nach Einölen der Haut mit Kokosöl kurz in der Sonne liegen	Kaishore Guggulu Amrita Guggulu	Kumārī Āsava
Kapha Dushti	Snehana mit Maisöl Svedana mit ätherischem Eukalyptusöl	Vamana mit Yashthi Madhu bzw. Madana Phala Anu Tailam oder Vacha Nasya	Dīpana (vor dem Essen): Trikatu und Honig Pāchana (nach dem Essen): Chitrak und Punarnavā Kshut Nigraha - Gerstensuppe Trut Nigraha - Honig, Apfelessig und heißes Wasser Vyāyāma - Belastungssport Ātapa Seva - nach Einölen der Haut mit Leinsamenöl in der Sonne liegen	Punarnavā Guggulu Shilājit Guggulu	Pippalī Āsava

a. Pūrvakarma: Vorbereitende Maßnahmen, Shodhana: Entschlackungsmaßnahmen, Shamana: Lindernde Maßnahmen, Aushadhi Chikitsā: Kräuterleitlinien, Rasāyana: Verjüngungstherapien

Tabelle 66: Asthi Dhātu Chikitsā, Dosha Dushti, Teil 2 [a b]

	Yoga-Āsana	Prāṇāyāma	Āhara	Vihāra	Sattvāvijaya	Ratna Dhāraṇā
Vāta Dushti	Sūrya Namaskār (Sonnengruß) Pāvan-muktāsana (Knie zur Brust) Salabhāsana (Heuschrecke) Uttāna Padāsana (angehobene Beine)	Anuloma Viloma Anuloma Viloma mit innerem Anhalten des Atems[c]	Knoblauch Heißes scharfes Essen Blattgemüse Süßkartoffel Eingeweichte Mandeln und Rosinen Weizen, Reis, Linsen Sesamsamen kauen	Genug Erholung und Entspannung Minimale sexuelle Aktivität Leichter Belastungs-sport Dashānga-Paste auf die schmerzende Stelle auftragen Furcht, Angst und Ner-vosität beobachten	Mantra „Aum Aim Namah" Hina- und Am-bra-Räucher-werk Passive Medit-ation Trātaka (Anbli-cken einer Ghee-Lampe) Selbstwertge-fühl bewahren	Blauer Saphir Amethyst Katzen-auge
Pitta Dushti	Chandra Na-maskār (Mond-gruß) Matsyāsana (Fisch) Bhujangāsana (Kobra) Gomukhāsana (Kuh) Nāvāsana (Boot) Dhanurāsana (Bogen)	Shītalī Shītkāri	Süßes Obst wie süße Äpfel, Aprikosen, Granatapfel, Papaya, Balsambirne, Weiß-kohl, Korianderblätter, Gurke, Grünkohl, Okra, Petersilie, Kürbis, Süß-kartoffel, Reis, Quinoa, Dinkel, Tapioka oder Reispudding Weiße Sesamsamen kaufen	Ruhig und entspannt bleiben Nicht an einem Feuer arbeiten Ärgerliche Situationen möglichst vermeiden Leichter Belastungs- und Unterwasser-sport Kampfer-, Sandelholz- und Ushīra-Paste auf die schmerzende Stelle auftragen	Mantra „Aum Hrīm Namah" Sandelholz- und Shivaranjani-Räucherwerk Strukturierte Meditation Trātaka (An-blicken einer Ghee-Lampe) Ruhig und ent-spannt bleiben Selbstwertge-fühl bewahren	Mondstein Opal Perle Jade
Kapha Dushti	Sūrya Namaskār (Sonnengruß) Padmāsana (Lotus) Yoga Mudrā Sarvāngāsana (Schulter-stand) Ūrdhva Dha-nurāsana (Rad)	Bhastrikā Kapāla Bhāti	Trockenfrüchte, Kaki, Granatapfel, dunkle Trauben, Cranberry, Erdbeeren, schwarze Johannisbeeren, Daikon-Rettich, Au-bergine, Kartoffeln, Tomaten, Pilze, To-pinambur, Rhabarber, Winterkürbis, Steck-rübe, Brunnenkresse, Mais, Amaranth, Couscous, Hartwei-zen, Hirse, Quinoa, brauner Reis Braune Sesam- oder Sonnenblumenkerne kauen	Aktiv bleiben Leichtes Gewichthe-ben und anderer leichter Belastungs-sport Genügend Aufenthalt in der Sonne Gewicht durch Er-nährungsweise und Sport reduzieren Ingwer-, Punarnavā- und Vachapaste auf die schmerzende Stelle auftragen	Mantra „Aum Klīm Namah" Kasturi- und Ambra- Räu-cherwerk Aktive Medita-tion Agni Hotra (Feu-er-Zeremonie) Selbstwertge-fühl bewahren	Turmalin (grün) Türkis Saphir

a. Yoga-Āsana: Spezielle Yoga-Positionen, Prāṇāyāma: Spezielles Prāṇāyāma, Āhara: Ernährungsempfehlungen, Vihāra: Lebensführungstherapien, Sattvāvijaya: Psychotherapeutische Maßnahmen, Ratna Dhāraṇā: Edelsteine und Kristalle.
b. Alle Edelsteine und Kristalle sollten anhand des jyotischen Horoskops eingesetzt werden und nach dem Rat eines erfahrenen Jyotishi.
c. Nādī Shodhana.

Tablle 67: Majjā Dhātu Chikitsā, Vruddhi und Kshaya, Teil 1 [a]

	Pūrvakarma	Shodhana	Shamana	Aushadhi Chikitsā	Rasāyana
Vruddhi	Snehana mit Sesamöl Svedana mit ätherischem Nirgundīöl Shirodhāra mit Bhringarājaöl	Vamana mit Yashthi Madhu bzw. Madana Phala Virechana mit Nishottara Basti mit Dashamūla- und Brahmītee Nasya mit Brahmī-Ghee	Dīpana (vor dem Essen) – Trikatu Pāchana (nach dem Essen) – Chitrak Kshut Nigraha – Granatapfelsaft Trut Nigraha – Brahmītee bzw. Saraswatītee	Vacha Brahmī Jatamāmsi Saraswatī Jyotishmatī Shankha Pushpī	Brahmī Rasāyana Brahmī Prash Brahmī Avaleha
Kshaya	Snehana mit Balā Tailam, Dashamūla Tailam oder Bhringarāja Tailam Svedana – ätherisches Nirgundī- oder Eukalyptusöl Shirodhāra mit Bhringarājaöl	Keine	Dīpana (vor dem Essen) – Trikatu Pāchana (nach dem Essen) – Chitrak Kshut Nigraha – keines Trut Nigraha – keines Vyāyāma – leicht Ātapa Seva – kurzes Sonnenbaden	Balā Vidhari Brahmī Jatamāmsi Shankha Pushpī Ashvagandhā	Brahmī Ghrita Jyotishmatī Tailam Medhya Rasāyana Yashthi Madhu

a. Pūrvakarma: Vorbereitende Maßnahmen, Shodhana: Entschlackungsmaßnahmen, Shamana: Lindernde Maßnahmen, Aushadhi Chikitsā: Kräuterleitlinien, Rasāyana: Verjüngungstherapien

Tabelle 67: Majjā Dhātu Chikitsā, Vruddhi und Kshaya, Teil 2 [a] [b]

	Yoga-Āsana	Prānāyāma	Āhara	Vihāra	Sattvāvijaya	Ratna Dhāranā
Vruddhi	Salamba Shīrshāsana (gestützter Kopfstand) Dhanurāsana (Bogen) Sarvāngāsana (Schulterstand) Tālāsana (Palme) Vīrabhadrāsana (Krieger 1) Setu Bandha Sarvāngāsana (Brücke)	Bhrāmarī Ujjāyi Utgeet Anuloma Viloma	Kapha senkende Diät befolgen, Basmati-Reis, Mung-Dal-Kitchari, eingeweichte und geschälte Mandeln, Walnüsse, Tapiokapudding	Früh zu Bett, früh aufstehen Im Wald oder am See spazieren gehen Rätsel lösen Meditative Musik hören Agni Hotra mit Brahmī, Jatamāmsi und Vacha	Aumkara-Meditation (auf AUM meditieren) Ankusha Mudrā Spirituelle Disziplin	Rubin Amethyst
Kshaya	Leichte, sanfte Yoga-Dehnübungen	Anuloma Viloma mit innerem Anhalten des Atems[c] Prānāyāma mit Bīja- oder Gāyatrī-Mantra	Vāta lindernde Diät, eingeweichte und geschälte Mandeln, Walnüsse, Omega-3-Öle, z. B. Leinsamen oder Fisch, Vidārī Kānda, Datteln, Kokosnuss, Mangos, Zucchini gekocht in Milch, Joghurt aus Brahmī-Milch	Im ewigen Jetzt bleiben Gedächtnisübungen Mahānārāyanaöl auftragen und Sport oder passive Übungen machen, z. B. Physiotherapie	Selbstachtung Strukturierte Meditation Vipassana Bewusstsein von Moment zu Moment	Diamant Smaragd

a. Yoga-Āsana: Spezielle Yoga-Positionen, Prānāyāma: Spezielles Prānāyāma, Āhara: Ernährungsempfehlungen, Vihāra: Lebensführungstherapien, Sattvāvijaya: Psychotherapeutische Maßnahmen, Ratna Dhāranā: Edelsteine und Kristalle.

b. Alle Edelsteine und Kristalle sollten anhand des jyotischen Horoskops eingesetzt werden und nach dem Rat eines erfahrenen Jyotishi.

c. Nādī Shodhana.

Tabelle 68: Majjā Dhātu Chikitsā, Dosha Dushti, Teil 1 [a]

	Pūrvakarma	Shodhana	Shamana	Aushadhi Chikitsā	Rasāyana
Vāta Dushti	Snehana mit Sesamöl oder Dashamūlaöl Svedana Nirgundī Shirodhāra mit Balā Tailam	Dashamūla-Brahmī-Basti Vacha Tailam Nasya	Dīpana (vor dem Essen) – Trikatu und Ashvagandhā Pāchana (nach dem Essen) – Chitrak und Dashamūla Kshut Nigraha – heiße Mandelmilch Trut Nigraha – Jatamāmsitee Vyāyāma – sanfter Sport Ātapa Seva – Brahmīöl auf die Haut geben und sonnenbaden	Ātmaguptā Dashamūla	Ātmaguptā Sārasvatārishta Brahmī Prash
Pitta Dushti	Snehana mit Sonnenblumenöl Brahmī-Ghee innerlich Shirodhāra mit Brahmī Tailam Svedana mit Vāta: Nirgundī- Pitta: Sandelholz- Kapha: Lorbeeröl	Bhumi Āmalakī Virechana Brahmī-Ghee Nasya	Dīpana (vor dem Essen) – Trikatu und Gudūchī Pāchana (nach dem Essen) – Chitrak und Shatāvarī Kshut Nigraha – Süßholzmilch Trut Nigraha – Saraswatītee Vyāyāma – sanfter Sport Ātapa Seva – Brahmīöl auf die Haut geben und kurz sonnenbaden, mondbaden ist gut	Brahmī Jatamāmsi	Brahmī-Ghee Sārasvatārishta Brahmī Prash
Kapha Dushti	Snehana Vāta: Sesamöl, Dashamūlaöl Pitta: Sonnenblumenöl, Brahmīöl, Ghee (innerlich) Kapha: Olivenöl, Leinsamen (innerlich) Svedana Kapha: Lorbeeröl Shirodhāra mit Brahmī Tailam	Vamana mit Yashthi Madhu oder Vacha Vachapulver-Nasya	Dīpana (vor dem Essen) – Trikatu und Punarnavā Pāchana (nach dem Essen) – Chitrak und Kutki Kshut Nigraha – Honig und heißes Wasser Trut Nigraha – Honig und heißes Wasser Vyāyāma – maßvoller Sport Ātapa Seva – Brahmīöl auf die Haut geben und sonnenbaden	Vacha Yashthi Madhu	Medhya Rasāyana Sārasvatārishta Brahmī Prash

a. Pūrvakarma: Vorbereitende Maßnahmen, Shodhana: Entschlackungsmaßnahmen, Shamana: Lindernde Maßnahmen, Aushadhi Chikitsā: Kräuterleitlinien, Rasāyana: Verjüngungstherapien

Tabelle 68: Majjā Dhātu Chikitsā, Dosha Dushti, Teil 2 [a b]

	Yoga-Āsana	Prānāyāma	Āhara	Vihāra	Sattvāvijaya	Ratna Dhāranā
Vāta Dushti	Bhujangāsana (Kobra) Dhanurāsana (Bogen) Garudāsana (Adler)	Alle 8 Arten von Prānāyāma: Bhastrikā Kapāla Bhāti Anuloma Viloma Ujjāyi Utgeet Shītalī Shītkāri Bhrāmarī	Gekochter Apfel, Aprikose, Avocado, reife Banane, Datteln, Mango, Kokosnuss, Spargel, gekochte Karotte, Okra, Haferflocken, Weizen, Seitan, blauer Mais, Mung Dal, Urid Dal, Soja Käse, Tofu, Milchprodukte, Fisch, Fleisch	Ölmassage und passive Übungen Bewegung bei Bettlägerigkeit, um Dekubitus zu vermeiden.	Keine Situationen, die Furcht, Angst oder Unsicherheit erzeugen Ruhig bleiben Selbstwertgefühl Vorbehaltloses, passives Bewusstsein praktizieren Mantra-Meditation: Aim	Diamant Smaragd
Pitta Dushti	Swastikāsana (Knöchelsperre) Pūrvottānāsana (Brett nach oben) Uttānāsana (Vorwärtsbeuge im Stehen)	Alle 8 Arten von Prānāyāma: Bhastrikā Kapāla Bhāti Anuloma Viloma Ujjāyi Utgeet Shītalī Shītkāri Bhrāmarī	Datteln, Feigen, Granatapfel, Kokosnuss, Artischocke, Spargel, Brokkoli, Korianderblätter, Blumenkohl, Kopfsalat, Okra, Zucchini, Basmati-Reis, Amaranth, Knuspermüsli, Nudeln, Mung Dal, Gartenbohnen, Soja, Milchprodukte, Eiweiß, Garnelen	Kokosölmassage und Anwendung von entzündungs-hemmenden Pasten	Keine Bewertung, Kritik oder Verleumdung Aggressionsloses Verhalten Andere mit Respekt behandeln Mantra-Meditation: Hrīm	Perle Rosa Koralle
Kapha Dushti	Padmāsana (Lotus) Siddhāsana (vollkommene Haltung) Pāvanmuktāsana (Kopf zum Knie)	Alle 8 Arten von Prānāyāma: Bhastrikā Kapāla Bhāti Anuloma Viloma Ujjāyi Utgeet Shītalī Shītkāri Bhrāmarī	Beeren, Kaki, Spargel, rote Bete, Karotte, Mais, Daikon-Rettich, Meerrettich, Leinsamen, Amaranth, Gerste, Buchweizen, Mais, Hirse, Bohnen, Soja, Tor Dal, dunkles Fleisch, Milchprodukte vermeiden.	Früh zu Bett, früh aufstehen Spirituelle Praxis Agni Hotra Mudrā	Spirituelle Disziplin Aktives Bewusstsein praktizieren Schlafen am Tag und Lethargie vermeiden Mantra-Meditation: Klīm	Rubin Amethyst

a. Yoga-Āsana: Spezielle Yoga-Positionen, Prānāyāma: Spezielles Prānāyāma, Āhara: Ernährungsempfehlungen, Vihāra: Lebensführungstherapien, Sattvāvijaya: Psychotherapeutische Maßnahmen, Ratna Dhāranā: Edelsteine und Kristalle.

b. Alle Edelsteine und Kristalle sollten anhand des jyotischen Horoskops eingesetzt werden und nach dem Rat eines erfahrenen Jyotishi.

Tabelle 69: Shukra Dhātu Chikitsā, Vruddhi und Kshaya, Teil 1 [a]

	Pūrvakarma	Shodhana	Shamana	Aushadhi Chikitsā	Rasāyana
Vruddhi	Snehana mit Kapha Tailam[b], Sesamöl, Senföl Svedana mit ätherischem Nirgundī- oder Eukalyptusöl	Nirūha Basti mit Dashamūla- und Punarnavātee Virechana mit Gandharva Harītakī oder Bibhītakī	Dīpana: Trikatu Pāchana: Chitrak Kshut Nigraha: Apfel-, Granatapfel- oder Cranberry-Saft Trut Nigraha: Honig und heißes Wasser Vyāyāma: in Maßen Ātapa Seva: Sonnenbaden bis zum Schwitzen	Vacha Ativishā Katukā (Kutki) Mustā Lodhra Ashoka	Pañchakola Āsava Kumārī Āsava Abhayārishta Punarnavāsava
Kshaya	Snehana mit Vāta Tailam[c], Sesamöl, Dashamūla Tailam oder Balā Tailam Svedana mit ätherischem Lorbeer- oder Nirgundīöl	Anuvāsana Basti mit Balā- und Vidārī-Milch Sanftes Virechana mit Nishottara, Bhumi Āmalakī oder Āragvada	Dīpana: Trikatu Pāchana: Chitrak Kshut Nigraha: keines Trut Nigraha: keines Vyāyāma: keines Ātapa Seva: keines	Balā Vidārī Ashvaghandā Jivaka Vrushabhaka Kakoli Jatamāmsi Shatāvarī	Dashamūlārishta Ashvagandhā-dyarishta Chyavānaprāsh Vidārī Kānda

a. Pūrvakarma: Vorbereitende Maßnahmen, Shodhana: Entschlackungsmaßnahmen, Shamana: Lindernde Maßnahmen, Aushadhi Chikitsā: Kräuterleitlinien, Rasāyana: Verjüngungstherapien

b. Kapha Tailam ist eine Mischung aus Sesamöl, Mandelöl, Boerhaavia diffusa, Acorus calamus, Terminalia belerica, Ocimum sanctum, Curcuma longa und Cinnamomum zeylanicum.

c. Vāta Tailam ist eine Mischung aus Sesamöl, Mandelöl, Mitania somnifera, Sida cordifolia, Ipomoea digitata, Glycyrrhiza glabra, Terminalia chebula, Nardostachys jatamamsi, Aegle marmelos, Premna integrifolia, Oroxylum indicum, Stereospermum suaveolens, Gmelina arborea, Solanum indicum, Solanum xanthocarpum, Desmodium gangeticum, Uraria picta und Tribulus terrestris.

Tabelle 69: Shukra Dhātu Chikitsā, Vruddhi und Kshaya, Teil 2 [a b]

	Yoga-Āsana	Prānāyāma	Āhara	Vihāra	Sattvāvijaya	Ratna Dhāranā
Vruddhi	Vajrāsana (Diamant) Siddhāsana (vollkommene Haltung) Sarvāngāsana (Schulterstand) Vīrabhadrāsana (Krieger) Vīrāsana (Held) Uddīyāna Bandha (im Liegen) Yoga Mudrā Ashwini Mudrā	Agni Sāra Bhastrikā Kapāla Bhāti	Kapha besänftigende Diät, einschließlich Balsambirne, bittere Früchte, Cranberrys, Erdbeeren, Meerrettich, Topinambur, Grünkohl, Kohlrabi, Steckrübe, Brunnenkresse, Seetang	Kraftvoller Sport wie Wandern, Radfahren, Joggen, Springen, Trampolin springen Kalte Duschen	Respektvoll von Frauen denken. Baden und dann spirituelle Praktiken wie Prānāyāma und Meditation durchführen. Meditation mit Geschlechts-verkehr beenden. Regelmäßig Sex haben.	Gelber Saphir Blauer Saphir Perle Katzenauge Mondstein
Kshaya	Sanfte Yoga-Āsana einschließlich: Ustrāsana (Kamel) Bhujangāsana (Kobra) Gomukhāsana (Kuh) Nāvāsana (Boot) Dhanurāsana (Bogen) Setu Bandha Sarvāngāsana (Brücke) Salabhāsana (Heuschrecke) Padmāsana (Lotus) Simhāsana (Löwe)	Anuloma Viloma Ujjāyi Utgeet	Vāta mildernde Diät, einschließlich Aprikosen, Avocado, Banane, Datteln, Kiwi, Pflaumen, Rhabarber, Knoblauch, Zwiebel, Pilzen, Kürbis, eingeweichten Mandeln, Cashewnüssen, Pistazien, Urid Dal, Huhn, Pute, Rotwein	Enthaltsamkeit üben, nicht masturbieren, an Sex denken oder Pornographie ansehen. Nicht versuchen, die sexuelle Energie zu wecken. Bei regelmäßigen Träumen von Sex auf Würmer oder Parasiten untersuchen.	Positiv denken und handeln. Sexuelles Trauma durch psychologische Therapie heilen. Meditation praktizieren, dabei auf das Wurzel-Chakra konzentrieren. Sexuelle Aktivität in Maßen praktizieren.	Diamant Weißer Saphir Opal Smaragd Aquamarin

a. Yoga-Āsana: Spezielle Yoga-Positionen, Prānāyāma: Spezielles Prānāyāma, Āhara: Ernährungsempfehlungen, Vihāra: Lebensführungstherapien, Sattvāvijaya: Psychotherapeutische Maßnahmen, Ratna Dhāranā: Edelsteine und Kristalle.

b. Alle Edelsteine und Kristalle sollten anhand des jyotischen Horoskops eingesetzt werden und nach dem Rat eines erfahrenen Jyotishi.

Tabelle 70: Shukra Dhātu Chikitsā, Dosha Dushti, Teil 1 [a]

	Pūrvakarma	Shodhana	Shamana	Aushadhi Chikitsā	Rasāyana
Vāta Dushti	Snehana mit Dashamūla Tailam, Balā Tailam, Sesamöl oder Vāta Tailam (siehe Seite 544) Svedana mit ätherischem Lorbeer- oder Nirgundīöl	Anuvāsana Basti mit Dashamūla- und Balā-Milch und Sesamöl	Dīpana: Trikatu Pāchana: Chitrak Kshut Nigraha: keines Trut Nigraha: keines Vyāyāma: keines Ātapa Seva: keines	Ashvagandhā Balā Vidārī Ātmaguptā Dashamūla	Dashamūlārishta Ashvagandhādyarishta
Pitta Dushti	Snehana mit Sonnenblumenöl, Kokosöl oder Pitta Tailam[b] Svedana mit ätherischem Sandelholz- oder Vetiveröl	Virechana mit Āmalakī, Bhumi Āmalakī oder Nishottara	Dīpana: Trikatu Pāchana: Chitrak Kshut Nigraha: Granatapfel-, Cranberry- oder Fruchtsaft Trut Nigraha: Mustātee Vyāyāma: in Maßen Ātapa Seva: keines	Shatāvarī Gudūchī Sāriva Ashoka Jatamāmsi	Mahāsudarshan Kadha Kumārī Āsava
Kapha Dushti	Snehana mit Senföl, Maisöl oder Kapha Tailam (siehe Seite 544) Svedana mit ätherischem Eukalyptus- oder Hinaöl	Nirūha Basti mit Punarnavā- und Yashthi-Madhu-Tee	Dīpana: Trikatu Pāchana: Chitrak Kshut Nigraha: Apfel, Grapefruit oder Erdbeeren oder -saft Trut Nigraha: Ingwer-, Zimt- und Kardamomtee Vyāyāma: in Maßen Ātapa Seva: Sonnenbaden bis zum Schwitzen	Punarnavā Mustā Lodhra Ātmaguptā Kutki Vacha	Punarnavāsava Pañchakola Āsava

a. Pūrvakarma: Vorbereitende Maßnahmen, Shodhana: Entschlackungsmaßnahmen, Shamana: Lindernde Maßnahmen, Aushadhi Chikitsā: Kräuterleitlinien, Rasāyana: Verjüngungstherapien

b. Pitta Tailam ist eine Mischung aus Sonnenblumenöl, Sesamöl, Kokosöl, Centella asiatica, Eclipta alba, Azadirachta indica, Rubia cordifolia, Santalum album und Glycrrhiza glabra.

Tabelle 70: Shukra Dhātu Chikitsā, Dosha Dushti, Teil 2 [a] [b]

	Yoga-Āsana	Prānāyāma	Āhara	Vihāra	Sattvāvijaya	Ratna Dhāranā
Vāta Dushti	Sanfte Yoga-Āsana einschließlich: Sūrya Namaskār (Sonnengruß) Ustrāsana (Kamel) Bhujangāsana (Kobra) Gomukhāsana (Kuh)	Anuloma Viloma Ujjāyi Utgeet	Vāta beruhigende Diät, einschließlich oben genannten Speisen und Weichweizengrießbrei. Libido durch Trinken von Mandelmilch und Ashvagandhā-Milch erhalten.	Selbstachtung haben. Sich sauber halten und hübsch kleiden. Libido durch Marma Chikitsā erhalten, einschließlich der Marmapunkte Bhaga und Medhra. Den Penis sanft mit Mandel- oder Balāöl massieren. Beruhigenden Tee trinken, z. B. Jatamāmsi-, Shankha-Pushpī- und Brahmītee.	Positiv sein und Selbstvertrauen haben. Vorzeitige Ejakulation mit Beruhigungsmitteln behandeln. Sexuelle Aktivität in Maßen praktizieren.	Diamant Blauer Saphir Granat
Pitta Dushti	Sanfte Yoga-Āsana einschließlich: Chandra Namaskār (Mondgruß) Ardha Nāvāsana (halbes Boot) Dhanurāsana (Bogen) Setu Bandha Sarvāngāsana (Brücke)	Shītalī Shītkāri Anuloma Viloma mit innerem Anhalten des Atems[c]	Pitta lindernde Diät, einschließlich Mandelmilch, Cashewmilch oder Pistazienmilch.	Ruhig und entspannt bleiben. Freundlich und mitfühlend zur/zum Partner/in sein. Nei sexueller Aktivität nicht aufregen. Angenehme Düfte tragen, z. B. Sandelholz oder Rose.	Entzündliche Erkrankungen behandeln. Partner/in respektieren und freundlich zu ihr/ihm sein.	Perle Mondstein Rosa Koralle
Kapha Dushti	Sūrya Namaskār (Sonnengruß) Salabhāsana (Heuschrecke) Simhāsana (Löwe) Padmāsana (Lotus)	Bhastrikā Kapāla Bhāti Agni Sāra	Kapha besänftigende Diät, einschließlich Mung-Dal-Suppe, Urid-Dal-Suppe, Knoblauch, rohem Honig, Gerste, Quinoa, Garnelen, fettarmer Milch mit Muskatnuss und Kurkuma.	Schwere Mahlzeiten vor sexueller Aktivität vermeiden. Vor dem Sex Kaffee oder ein anderes Stimulanzmittel trinken. Gewicht reduzieren. Regelmäßig Sport treiben, z. B. Wandern, Radfahren oder Joggen.	Beim Geschlechts-verkehr aufmerksam bleiben. Vor dem Sex meditieren.	Rubin Diamant Opal

a. Yoga-Āsana: Spezielle Yoga-Positionen, Prānāyāma: Spezielles Prānāyāma, Āhara: Ernährungsempfehlungen, Vihāra: Lebensführungstherapien, Sattvāvijaya: Psychotherapeutische Maßnahmen, Ratna Dhāranā: Edelsteine und Kristalle.

b. Alle Edelsteine und Kristalle sollten anhand des jyotischen Horoskops eingesetzt werden und nach dem Rat eines erfahrenen Jyotishi.

c. Nādī Shodhana.

Tabelle 71: Ārtava Dhātu Chikitsā, Vruddhi und Kshaya, Teil 1 [a]

	Pūrvakarma	Shodhana	Shamana	Aushadhi Chikitsā	Rasāyana
Vruddhi	Snehana Sonnenblumenöl, Kokosöl, Shatāvarī-Ghee, Leinsamenöl oder Pitta Tailam (siehe Seite 546) Svedana Ätherisches Sandelholz- oder Vetiveröl	Keine Shodhana außer mildes Virechana mit Bhumi Āmalakī oder Nishottara	Dīpana: keines Pāchana: keines Kshut Nigraha: keines Trut Nigraha: keines Vyāyāma: keines Ātapa Seva: keines	Ashoka Abhaya Kumārī Arjuna Padmāsana (Lotus) Safran Mocharas Hibiskus Mustā Kāñchanāra	Ashokārishta Pradarāntak Vati
Kshaya	Snehana Sesamöl oder Vāta Tailam (siehe Seite 544) Svedana Ätherisches Nirgundīöl	Keine Shodhana	Dīpana: Tikta-Ghee Pāchana: Trikatu mit Baladi Ghrita Kshut Nigraha: keines Trut Nigraha: Granatapfel- oder Cranberry-Saft Vyāyāma: keines Ātapa Seva: keines	Shatāvarī Balā Vidārī Dashamūla Ashvagandhā Gudūchī Yashthi Madhu Loha Behandlung variiert je nach Ursache, z. B. für hormonelle Balance: Nachtkerzenöl	Rajahpravarta Vati

a. Pūrvakarma: Vorbereitende Maßnahmen, Shodhana: Entschlackungsmaßnahmen, Shamana: Lindernde Maßnahmen, Aushadhi Chikitsā: Kräuterleitlinien, Rasāyana: Verjüngungstherapien

Tabelle 71: Ārtava Dhātu Chikitsā, Vruddhi und Kshaya, Teil 2 [a][b]

	Yoga-Āsana	Prānāyāma	Āhara	Vihāra	Sattvāvijaya	Ratna Dhāranā
Vruddhi	Keine	Shītalī Shītkāri	Pitta beruhigendes Essen, Basmati-Reis, Mung Dal, Kitchari, Kopfsalat, Petersilie, Alfalfa, schwarze Rosinen, Johannisbeeren, rote-Bete-Saft, gekochte rote Bete, gekochte Karotten, Granatapfelsaft, Cranberry-Saft	Ausruhen, lesen, entspannen Sich schonen	Vorbehaltloses, passives Bewusstsein praktizieren Passive Meditation	Rosa Koralle Perle
Kshaya	Keine	Anuloma Viloma mit innerem Anhalten des Atems[c] Ujjāyi (sanft)	Vāta besänftigende Ernährung, Weizen, Amaranth, Quinoa, Ghee, Milchprodukte oder Ziegenmilch und -käse	Warm halten und ruhig bleiben	Meditation Kontemplation Positive Affirmationen	Blauer Saphir Granat Hessonit Katzenauge Rote Koralle

a. Yoga-Āsana: Spezielle Yoga-Positionen, Prānāyāma: Spezielles Prānāyāma, Āhara: Ernährungsempfehlungen, Vihāra: Lebensführungstherapien, Sattvāvijaya: Psychotherapeutische Maßnahmen, Ratna Dhāranā: Edelsteine und Kristalle.
b. Alle Edelsteine und Kristalle sollten anhand des jyotischen Horoskops eingesetzt werden und nach dem Rat eines erfahrenen Jyotishi.
c. Nādī Shodhana.

Tabelle 72: Ārtava Dhātu Chikitsā, Dosha Dushti, Teil 1 [a]

	Pūrvakarma	Shodhana	Shamana	Aushadhi Chikitsā	Rasāyana
Vāta Dushti	Snehana Sesamöl, Balā Tailam, Dashamūla Tailam oder Vāta Tailam (siehe Seite 544) Svedana Ätherisches Nirgundīöl	Keine Shodhana außer mildes Virechana mit Bhumi Āmalakī oder Nishottara	Dīpana (vor dem Essen) - Trikatu Pāchana (nach dem Essen) - Chitrak Kshut Nigraha - keines Trut Nigraha - keines Vyāyāma - keines Ātapa Seva - keines	Dashamūla Ashvagandhā Balā Vidārī Ātmaguptā Jīvantī	Harītakī-Ghee Dashamūlārishta Vidārī Kānda
Pitta Dushti	Snehana Kokosöl, Sonnenblumenöl oder Pitta Tailam (siehe Seite 546) Svedana Ätherisches Sandelholz- oder Vetiveröl	Keine Shodhana, außer mildes Virechana mit Bhumi Āmalakī oder Nishottara	Dīpana (vor dem Essen) - Tikta-Ghee oder Shatāvarī-Ghee Pāchana (nach dem Essen) - Chitrakadi Ghrita Kshut Nigraha -scharfes, würziges Essen vermeiden Trut Nigraha - Granatapfel- oder Cranberry-Saft Vyāyāma - keines Ātapa Seva - keines	Shatāvarī Gudūchī Ashoka Sāriva Niem Jatamāmsi Āmalaki Sandelholz Safran Lodhra Kumārī Mocharasa	Shatāvarī-Ghee Ashokārishta Gulvel Sattva
Kapha Dushti	Snehana Sesamöl, Senföl, Maisöl oder Kapha Tailam (siehe Seite 544) Svedana Ätherisches Eukalyptus- oder Hinaöl	Keine Shodhana, außer mildes Virechana mit Triphalā oder Bibhītakī	Dīpana (vor dem Essen) - Trikatu Pāchana (nach dem Essen) - Chitrak Kshut Nigraha - Mono-Diätfasten wie Kitchari Trut Nigraha - Kreuzkümmel-, Koriander- und Fencheltee oder Zimt-, Kardamom- und Ingwertee Vyāyāma - leichte Übungen Ātapa Seva - bis zum Schwitzen in der Sonne liegen	Punarnavā Kutki Chitrak Kāñchanāra Hibiskus Safran Vacha Shilājit Trikatu	Süßholz-Ghee Punarnavāsava Pippalī Rasāyana

a. Pūrvakarma: Vorbereitende Maßnahmen, Shodhana: Entschlackungsmaßnahmen, Shamana: Lindernde Maßnahmen, Aushadhi Chikitsā: Kräuterleitlinien, Rasāyana: Verjüngungstherapien

Tabelle 72: Ārtava Dhātu Chikitsā, Dosha Dushti, Teil 2 [a b]

	Yoga-Āsana	Prāṇāyāma	Āhara	Vihāra	Sattvāvijaya	Ratna Dhāranā
Vāta Dushti	Ustrāsana (Kamel) Bhujangāsana (Kobra) Gomukhāsana (Kuh) Uttānāsana (Vorwärtsbeuge im Stehen) Sūrya Namaskār (Sonnengruß) (langsam)	Anuloma Viloma mit innerem Anhalten des Atems[c] Anuloma Viloma Ujjāyi	Vāta beruhigende Diät	Kein kraftvoller Sport Warm halten und ruhig bleiben	Passive Meditation Strukturierte Meditation	Rubin Gelber Saphir
Pitta Dushti	Nāvāsana (Boot) Dhanurāsana (Bogen) Setu Bandha Sarvāngāsana (Brücke) Rückwärtsbeugen Chandra Namaskār (Mondgruß)	Shītalī Shītkāri Kākī Mudrā	Pitta beruhigende Diät	Entspannt und ruhig bleiben Sich schonen	Unstrukturierte Meditation	Perle Mondstein
Kapha Dushti	Padmāsana (Lotus) Salabhāsana (Heuschrecke) Simhāsana (Löwe) Ardha Matsyendrāsana (halbe Wirbelsäulen-drehung) Sūrya Namaskār (Sonnengruß)	Bhastrikā Kapāla Bhāti Agni Sāra Kriyā	Kapha beruhigende Diät	Aktiv sein Regelmäßiger Sport	Dynamische, aktive Meditation Achtsamkeit in Aktion	Diamant Opal Katzenauge

a. Yoga-Āsana: Spezielle Yoga-Positionen, Prāṇāyāma: Spezielles Prāṇāyāma, Āhara: Ernährungsempfehlungen, Vihāra: Lebensführungstherapien, Sattvāvijaya: Psychotherapeutische Maßnahmen, Ratna Dhāranā: Edelsteine und Kristalle.

b. Alle Edelsteine und Kristalle sollten anhand des jyotischen Horoskops eingesetzt werden und nach dem Rat eines erfahrenen Jyotishi.

c. Nādī Shodhana.

16

Allgemeines Management der Srotāmsi

Die Körperkanäle

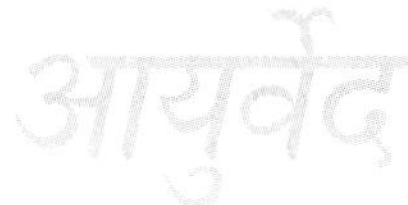

Laut der āyurvedischen Medizin birgt der menschliche Körper unzählige Kanäle namens Srotāmsi. Es ist wichtig, die Prinzipien des Srotas-Managements zu verstehen, um ein spezielles Leiden erfolgreich zu behandeln. Die Auswahl der angemessenen Kost, Lebensweise, körperlichen Ertüchtigung und Rasāyana für eine bestimmte Person steht zum Großteil in Verbindung mit dem Verständnis über den Zustand ihrer Srotāmsi.

Zu klinischen Zwecken unterscheidet man sechzehn Hauptkanäle. Jeder Srotas besteht aus Dhātus. Das Dhātu ist eine strukturelle Einheit, während der Srotas funktionell ist.

Die sieben Dhātu-Srotāmsi (Rasa Vaha Srotas, Rakta Vaha Srotas usw.) gehören strukturell zu ihren entsprechenden Dhātus (Rasa Dhātu, Rakta Dhātu usw.). Aber alle sechzehn Srotāmsi sind funktionell mit allen sieben Dhātus verbunden. Daher müssen wir beim Management jedes Srotas auch sehen, welche Dhātus beteiligt sind und dann die Art von Sroto Dushti (Störung des Körperkanals) in Betracht ziehen.

Im Allgemeinen ist Sroto Dushti das Ergebnis von Dosha Dūshya Samurchanna, also die biodynamische Vermischung von Doshas und Dhātus. Wenn die Menge und Funktion eines Dhātu von einem oder mehreren Doshas gestört ist, wirkt sich dies auch auf die jeweiligen Srotāmsi aus. Wenn man sich für ein Behandlungsprotokoll entscheidet, sollte man genau auf alle ätiologischen und symptomatischen Faktoren achten, um zu bestimmen, welche Srotāmsi gestört sind und welches Dhātu oder welche Dhātus in diesem bestimmten Srotas beteiligt sind. Es ist auch wichtig, herauszufinden, ob das Dosha Sāma oder Nirāma ist.

Jede Erkrankung hat eine definitive Wesensart und Struktur. Praktizierende Āyurveda-Ärzte sollten ihre Aufmerksamkeit voll auf die Samprāpti (Pathogenese) der Erkrankung und das/die Dosha/s, Dhātu/s, Mala/s und Srotas/Srotāmsi richten, die beeinträchtigt sind, um einen Überblick über den aktuellen Zustand eines Menschen zu gewinnen.

Sroto Dushti

Viele Faktoren haben Einfluss darauf, wie eine Krankheit sich manifestiert, dazu gehört auch die Frage, ob ein, zwei oder drei Doshas beteiligt sind. Es ist zudem wichtig zu verstehen, wie ein bestimmter Srotas beeinträchtigt wird, dies beinhaltet die quantitativen und qualitativen Veränderungen in Doshas, Dhātus und Malas, die zu diesem Srotas gehören. Je nach Dosha Gati kann ein Dosha, das in ein Srotas eintritt, viele Leiden hervorrufen. Das Management dieses Dosha kann mehrere pathologische Krankheiten heilen, die mit diesem Srotas verknüpft sind.

Vāta Dushti im Prāna Vaha Srotas aufgrund einer zu aktiven, nach oben gerichteten (ūrdhva) Gati kann Atemlosigkeit, verringerte Luftzufuhr, Schluckauf und Emphysem erzeugen. Zu viel Pitta mit Ūrdhva Gati führt eventuell zu einer Infektion der oberen Atemwege, Laryngitis, Tracheitis und Bronchitis. Gesteigertes Kapha mit Ūrdhva Gati mag Bronchiektasie, Lungenentzündung und Brustfellentzündung auslösen. Eine Tridosha-Störung kann Tuberkulose oder Hohlraumbildung nach sich ziehen. In jedem Fall müssen wir die Grundursache behandeln, nämlich die Dosha Dushti. Die richtige Behandlung des betroffenen Dosha im Prāna Vaha Srotas kann all diese Atemwegserkrankungen beseitigen.

Sroto Dushti wird in vier wichtige Arten von Sroto-Störungen unterteilt: *Ati Pravrutti* (übermäßiges Fließen), Sanga (Stagnation oder Anhäufung), *Sirā Granthi* (Gerinnung oder Tumorbildung) und *Vimārga Gamanam* (falscher Eintritt oder Passage in einen benachbarten Kanal). Beachten Sie, dass der Begriff Sirā Granthi wörtlich Blutgerinnsel, Embolie oder Aneurysma heißt, aber er wird auf alle Srotāmsi angewandt und in diesem Zusammenhang bedeutet er auch Tumorbildung.

Qualitative Veränderungen der Doshas können zu verschiedenen Stadien des Samprāpti[1] führen und diese qualitativen Veränderungen sind gleichzeitig auch für Sroto Dushti verantwortlich. Die Qualitäten der Doshas z. B., die für Sanchaya (Akkumulierung) verantwortlich sind, können auch Ati Pravrutti (zu starkes Fließen) in den Srotāmsi verursachen. Sanga (Stagnation) mag infolge der Attribute auftreten, die das Prakopa-Stadium (Reizung) des Samprāpti hervorrufen. Die für Prasara (Ausbreitung), das dritte Krankheitsstadium, verantwortlichen Qualitäten können zu Sirā Granthi (Gerinnung oder Tumorbildung) führen, während jene, die Sthāna Samshraya (Ablagerung ins Gewebe) verursachen, Vimārga Gamanam (falschen Eintritt)[2] auslösen mögen.

Tabelle 73: Gunas der für Sroto Dushti verantwortlichen Doshas

Stadium	Vāta	Pitta	Kapha
Ati Pravrutti	kalt	flüssig	schwer, kalt
Sanga	+ trocken, leicht	+ heiß	+ flüssig, langsam/träge
Sirā Granthi	+ beweglich	+ ölig, ausbreitend	+ ölig
Vimārga Gamanam	+ feinstofflich	+ scharf	+ schleimig, klebrig

a. Diese Qualitäten sind kumulativ. Daher ist für Vāta die 1. Phase kalt, die 2. kalt, trocken und leicht, die 3. kalt, trocken, leicht und beweglich etc.

Erhöhte kalte (Vāta), flüssige (Pitta) oder schwere und kalte (Kapha) Qualitäten können dafür sorgen, dass in einem Srotas Ati Pravrutti stattfindet. Sanga mag wegen der überhöhten kalten, trockenen und leichten Eigenschaften von Vāta, zu viel flüssigen und heißen Qualitäten von Pitta oder vermehrten schweren, kalten, flüssigen und matten Eigenschaften von Kapha entstehen. Wegen der kalten, trockenen, leichten und beweglichen Qualitäten von Vāta, der verstärkten flüssigen, heißen, öligen und ausbreitenden Attribute von Pitta oder einer unmäßigen Menge an schweren, kalten, flüssigen, trägen und öligen Qualitäten von Kapha kann ein Srotas einen Zustand von Sirā Granthi (Tumorbildung) erzeugen. Vimārga Gamanam (falscher Eintritt) schließlich mag wegen zu hohen kalten, trockenen, leichten, beweglichen und feinstofflichen Qualitäten von Vāta, den flüssigen, heißen, öligen, ausbreitenden und scharfen Eigenschaften von Pitta oder den gesteigerten schweren, kalten, flüssigen, schwerfälligen, öligen und klebrigen Attributen von Kapha zustande kommen.

1. Siehe *Das Lehrbuch des Āyurveda: Die klinische Untersuchung, Band* 2, Seite 32.
2. Einen Überblick über die Srotāmsi finden Sie in Tabelle 95, „Srotāmsi, die Systeme und Kanäle des Körpers“ auf Seite 634.

Management der Srotāmsi

Das allgemeine Management der Dhātus umfasst auch die Behandlung der Srotāmsi. Das Behandlungsprotokoll sollte spezifisch für Doshas, Srotas, zugehörige Dhātus, Upadhātus und lebenswichtige Organe sein.

Auf der einfachsten Ebene können wir allgemein sagen, dass wir bei der Behandlung des Rasa Dhātu auch den Rasa Vaha Srotas therapieren. Beim Management des Rakta Dhātu behandeln wir auch den Rakta Vaha Srotas usw. für jedes Dhātu. Es gibt auch vorherrschende Dhātus, die eine wichtige Rolle in der Struktur und Funktion jedes Srotas spielen. Der Magen-Darm-Trakt, Anna Vaha Srotas, besteht beispielsweise vorwiegend aus speziellen, unwillkürlichen glatten Muskeln, die Māmsa Dhātu sind. Im Vergleich wirken Bronchialbaum und Luftröhre knorpelartig, sie sind Teil des Prāna Vaha Srotas und ähneln somit den zarten „Baby"-Knochen des Asthi Dhātu. Auf dieselbe Art sind die Kanäle Ambu, Sveda, Mūtra und Purīsha alle eng mit bestimmten Geweben verknüpft, daher können wir dieses Wissen einsetzen, um die beeinträchtigten Dhātus zu behandeln.

Es mag vielleicht so aussehen, als hätten Prāna und Mano Vaha Srotas kein zugehöriges Dhātu. In Wirklichkeit sind sie mit allen Dhātus verbunden. Die Schleimhaut des Prāna Vaha Srotas ist mit dem Rasa Dhātu verknüpft, die Kapillaren mit Rakta, die Muskelschicht mit Māmsa, das Parenchymgewebe mit Meda und die Serosa mit den anderen Dhātus. Auf ähnliche Weise gehört der Mano Vaha Srotas zum ganzen Körper.

Tatsächlich heißt es im Āyurveda, dass jeder Srotas aus allen sieben Dhātus besteht, jedes von ihnen spielt eine entscheidende Rolle in der Bildung dieses Srotas. Wir können dies sehen, wenn wir einen Kanal unter einem Hochleistungsmikroskop betrachten. Die Schleimhaut jedes Srotas repräsentiert Rasa Dhātu. Die nächste Schicht ist die der Kapillaren, also Rakta. Danach kommt die Muskelschicht, Māmsa Dhātu, gefolgt von einem feinen Gewebe, das eine ölige Flüssigkeit ausscheidet, was Meda repräsentiert. Die knorpelige Substanz ist Asthi Dhātu und die äußere Serosa gehört zu den Geweben Majjā und Shukra/Ārtava.

Um zu verstehen, wie sich dies anwenden lässt, nehmen Sie z. B. jemanden mit einer Atemwegsallergie gegen Staub und Pollen (Heuschnupfen), was den Prāna Vaha Srotas reizt und eine Entzündung und Schwellung der Schleimhaut, Niesen und Atemlosigkeit hervorruft. In dieser Situation behandeln wir Rasa Dhātu im Prāna Vaha Srotas. Wir können Trikatu (Ingwer, schwarzen Pfeffer und Pippalī) mit Honig oder Aloe-vera-Gel verabreichen oder dreimal täglich je 200 mg Gulvel Sattva, Abhrak Bhasma und Pippalī geben.[3] Wenn jemand andererseits einen chronischen Husten mit Bluthusten (Hämoptysis) hat, ist Rakta Dhātu im Prāna Vaha Srotas betroffen. Dort behandeln wir Rakta im Prāna Vaha Srotas durch eine Gabe von 500 mg Sitopalādi mit 200 mg Lodhra, Laksha oder Manjishthā, weil die letzteren drei Kräuter blutstillend sind und Rakta Dhātu behandeln.

Wenn Vāta ins Māmsa Dhātu des Prāna Vaha Srotas gelangt, kann es durch Krämpfe der Bronchialmuskulatur zu einer Verengung des Bronchialbaums kommen. Dies verursacht Giemen und Schwierigkeiten beim Atmen. Dies nennt man Māmsa Dhātu Dushti im Prāna Vaha Srotas. Man kann eine Tasse Süßholztee mit zehn Tropfen Mahānārāyanaöl verabreichen, das schluckweise alle zehn Minuten getrunken wird. Der Süßholztee behandelt Prāna Vaha Srotas, während das Mahānārāyanaöl Vāta in der Bronchialmuskulatur besänftigt. Bei Meda Dushti des Prāna Vaha Srotas, wie Fettleibigkeit mit Atemnot bei Anstrengung, besteht Kongestion im Lungenparenchym, das mit Fettgewebe überladen ist. Dies lässt sich wirkungsvoll mit 400 mg Punarnavā und je 200 mg Shilājit und Kutki (Katukā) behandeln.

Bei Asthi *Dhātu Dushti*, das Einfluss auf den Prāna Vaha Srotas hat, wie einer gebrochenen Rippe mit Brustschmerz und Atemlosigkeit, kann man 500 mg Dashamūla und 200 mg Pravāl Pañchāmrit zusammen mit 200 mg Pippalī als Bronchodilator geben und einer Rasāyana für Prāna Vaha Srotas, die das Prāna Agni anfacht. Wenden Sie äußerlich auch eine Dashānga Lepa (Paste) an. Wenn das Majjā Dhātu im Prāna Vaha Srotas gereizt ist, können sogar emotionale Faktoren wie Kummer oder Sorgen eine Asthmaattacke auslösen. Man nimmt dagegen 300 mg Brahmī, 300 mg Jatamāmsi und 200 mg Shankha Pushpī als Rezeptur, die als geistiges Beruhigungsmittel wirkt, in Verbindung mit 200 mg Pippalī als Bronchodilator.

Shukra und Ārtava Dhara Kalā bedecken den ganzen Körper, das Lungenparenchym eingeschlossen. Durch zu großen Genuss von sexueller Aktivität kann Ojas erschöpft werden, was zu rückläufiger Lungentuberkulose (*Pratiloma Raja Yakshma*) mit Lungenkavitation führen kann. Man behandelt es mit 500 mg Ashvagandhā, 400 mg Balā und 300 mg Vidārī, zusammen mit 200 mg Laghu Mālinī Vasanta gegen die Tuberkulose im Prāna Vaha Srotas.

Ebenso steht der Mano Vaha Srotas mit allen sieben Dhātus in Beziehung, denn er beinhaltet den ganzen Körper als Mārga (Gang).

---

3. In diesem gesamten Kapitel ist die übliche Richtlinie für die Dosierung von Kräutermitteln, wenn nicht anders angegeben, dreimal täglich zu den Mahlzeiten. Siehe auch „Mischung von Kräuterrezepturen“ auf Seite 563.

Das Rasa Dhātu hat eine Nährfunktion und nährt den Mano Vaha Srotas. Rakta trägt das Prāna vom Prāna Vaha Srotas zum Mano Vaha Srotas im sauerstoffreichen Blut. Folglich bewirkt eine mangelnde Blutzufuhr zum Gehirn geistige Verwirrung oder sogar Bewusstlosigkeit. Die neuromuskuläre Endplatte steht in Verbindung zum Māmsa und Majjā Dhātu und ist eng mit dem Geist verbunden. Die öligen und flüssigen Qualitäten des Meda Dhātu spielen eine wichtige Rolle bei der Sekretion von Tarpaka Kapha, welches das Gedächtnis steuert. Eine kleine Verschiebung in den Suturen der Okzipital-, Parietal- und Kranialplatten können einen Paradigmenwechsel im Bewusstsein hervorrufen. Dies ist ein Prinzip hinter der Craniosacral-Therapie, die auf Asthi Dhātu und Mano Vaha Srotas wirkt. Shukra oder Ārtava Dhara Kalā schließlich sind im gesamten Körper zu finden, daher können eine romantische Berührung oder ein herrlicher Duft Liebe und sexuelle Gefühle im Geist entfalten.

Diese Beispiele zeigen alle, dass wenn wir eine Störung behandeln, wir immer in Betracht ziehen müssen, welches Dhātu und welcher Srotas beeinflusst sind, in dem Wissen, dass jeder Srotas eng mit allen sieben Dhātus verflochten ist. Die jeweilige Art der Chikitsā basiert auf vielen Faktoren, einschließlich der Stärke des Patienten, Prakruti und Vikruti dieses Menschen, dem aktuellen Zustand von Agni und ob Dhātu Vruddhi oder Dhātu Kshaya besteht. Man muss auch genau auf die Art von Erkrankung im Kanal achten und ob sie sich als Ati Pravrutti (übermäßiges Fließen), Sanga (Stagnation), Sirā Granthi (Tumorbildung) oder Vimārga Gamanam (falscher Eintritt eines Dhātu in den Srotas) äußert.

Die Behandlung variiert je nach beteiligten Doshas und den lokalen Geweben des Srotas, die angegriffen sind. Wenn wir z. B. die unterschiedlichen Erkrankungen des Prāna Vaha Srotas gemeinsam mit ihren klinischen Manifestationen betrachten, dass bei Erkältung, Kongestion oder Husten sowie Brustfellentzündung mit Erguss Kapha-Dosha und Rasa Dhātu betroffen sind. Leidet der Patient andererseits an Hämoptysis (Bluthusten) und Hämothorax (Blut im Pleuraspalt), dann ist Pitta-Dosha mit Rakta Dhātu beteiligt. Im Fall einer tuberkulösen Lungenkaverne wiederum sind Vāta-Dosha und Māmsa Dhātu ernstlich angegriffen. Bronchialasthma, das ein Bronchospasmus ist, deutet auf Vāta-Dosha im lokalen Māmsa- und Asthi-Gewebe hin.

Basierend auf der Art von Sroto Dushti kann man sich entweder für Shamana oder Shodhana Chikitsā entscheiden. Wenn die Doshas im Srotas utklishta (gereizt) sind, ist Shodhana für jeden Patienten mit genug Stärke angeraten. Wenn der Patient jedoch geschwächt ist oder die Doshas nicht utklishta sind, muss man Shamana oder palliative Therapie geben.

Die Ojas eines Srotas sind für die Immunität dieses Kanals verantwortlich. Verfolgt man also die oben genannte Behandlung, muss man diese Ojas schützen, indem man spezifische (verjüngende) Rasāyana-Therapien anwendet, und zwar in Verbindung mit Empfehlungen für die richtige Ernährung, körperliche Übungen und den richtigen Lebensstil. Es ist zudem anzuraten, die Ursachen der Erkrankung zu meiden, die man als Nidāna Parivarjanam bezeichnet. Spezielle Yoga Āsanas und Prānāyāma können außerdem helfen, die gesunden Funktionen des Srotas aufrechtzuerhalten.

Maßnahmen für den Sroto Mūla/Marga/Mukha

Eine andere Möglichkeit für Sroto Chikitsā besteht in der Berücksichtigung von Mūla, Mārga und Mukha, wenn man einen Srotas therapiert. Jeder Srotas hat sein/e eigene/s Agni, Ojas, Tejas und Prāna, das/die aus der Sroto Mūla heraus agiert. Um eine Krankheit der Mūla eines Srotas zu behandeln, müssen wir den Sroto Agni heilen, der die gesamte Funktion dieses Srotas lenkt. Falls dieser Sroto Agni von einem oder mehreren Doshas beeinflusst wird, kann Āma den Kanal verstopfen. In dem Fall müssen wir zuerst Dīpana und Pāchana geben, ehe wir andere Therapien anwenden. Man kann besondere Kräuter einsetzen, die auf das Agni des Srotas (und das zugehörige Dhātu) abzielen.

Es lässt sich beispielsweise Abhrak Bhasma einsetzen, wenn Vāta das *Prāna Vaha Sroto Agni* beeinträchtigt. Bei Pitta-Krankheiten des Prāna Vaha Sroto Agni kann man Moti Bhasma benutzen. Für Kapha Dushti vom Prāna Vaha Sroto Agni nimmt man Pippalī. Die meisten Rasāyanas (Verjüngungsmittel) tonisieren das Gewebe, indem sie auf der Ebene des Sroto Mūla auf das Sroto Agni wirken.

Bei einer Störung in einem Sroto Mārga behandeln wir das Dosha, das diesen Mārga beeinträchtigt, und den Srotas selbst. Bei Vāta Dushti im Mārga des Prāna Vaha Srotas kann man z. B. Kanthakārī anwenden. Bei entzündlichen Erkrankungen durch Pitta im Prāna Mārga nehmen Sie Sudarshan oder andere entzündungshemmende Kräuter. Wenn der Sroto Mārga mit Kapha-Dosha verstopft ist, gibt man Yashthi Madhu als Demulzens, um den Schleim zu lösen und den Sroto Mārga zu öffnen.

Will man eine Erkrankung des Mukha heilen, muss man das Dosha behandeln, das den entsprechenden Sroto Mukha und jeden damit verbundenen Mala beeinträchtigt. Ein Beispiel ist Vāta im Mukha des Prāna Vaha Srotas. In dem Fall können wir Vāsaka verabreichen. Bei Pitta im Prāna Vaha Sroto Mukha lässt sich Gudūchī benutzen. Punarnavā ist eine gute Entscheidung für zu viel Kapha im Prāna Vaha Sroto Mukha.

Eine Kombination aus allen drei Heilmitteln (für Sroto Mūla, Mārga und Mukha) kann das Dushti für diesen speziellen Srotas heilen. Es lässt sich z. B. Abhrak, Kanthakārī und Vāsaka verabreichen, um Vāta Dushti des Prāna Vaha Srotas zu behandeln. Ebenso können wir Moti Bhasma, Sudarshan und Gudūchī für das Management von Pitta im Prāna Vaha Srotas wählen. Übermäßiges Kapha im Prāna Vaha Srotas lässt sich mit Pippalī, Yashthi Madhu und Punarnavā therapieren.

Der Sroto Mūla lenkt die normale physiologische Funktion eines Srotas. Ati Pravrutti ist auf das zu starke Funktionieren dieses Srotas zurückzuführen, daher wird es durch eine Störung von Agni im Sroto Mūla ausgelöst. Sanga und Sirā Granthi treten im Sroto Mārga auf. Vimārga Gamanam entsteht durch eine Funktionsstörung des Mukha. In all diesen Fällen ist es notwendig, die Sroto Mūla, Mārga und Mukha gleichzeitig zu behandeln.

Bei allgemeinen Störungen von Ati Pravrutti im Prāna Vaha Srotas beispielsweise, die nicht immer einen ernsten pathologischen Zustand darstellen, kann eine Überaktivität des Srotas Panikattacken, Atemlosigkeit und unklare Schmerzen hervorrufen. Diese Leiden lassen sich generell managen, indem man kraftvolle Aktivitäten einschränkt, Stimulanzmittel vermeidet und sich genug erholt und entspannt. Eine Prise Abhrak Bhasma oder eine Tasse Süßholztee können genügen, um die überhöhte Aktivität des Prāna Vaha Srotas zu besänftigen und den Sroto Agni anzuregen.

Nach dem normalen Ausatmen bleibt ein Luftrest in den Lungen. Bei einem Sanga-Zustand des Prāna Vaha Srotas kann diese Restluft stagnieren und die lebenswichtige Kapazität der Lungen beeinträchtigen. Es besteht dann nicht genug Platz, damit frische Luft einfließen kann, was zu einer herabgesetzten Luftzufuhr und möglicherweise Leiden wie Emphysem führt. Massiert man Mahānārāyanaöl in die Brust ein, führt ein Vachaöl-Nasya durch und nimmt Tālīsādi, Kanthakārī, Mahāsudarshan (bei Auftreten einer Entzündung) oder Süßholz, kann dies bei der Behandlung dieser Sanga-Erkrankung helfen. Man muss zudem etwas zur Behandlung der Sroto Mūla verabreichen, wie Abhrak Bhasma für Agni im Herz und Lungenparenchym, und Triphalā zur Schlafenszeit, um das Agni im Koshtha, dem Verdauungstrakt, zu heilen. Bei Sanga des Prāna Vaha Srotas befindet sich weniger Sauerstoff in den Alveolen, daher muss bei schweren Episoden vielleicht Sauerstoff gegeben werden. Prānāyāma durch wechselnde Nasenlöcher ist im Sanga-Stadium ebenfalls zuträglich.

Lässt sich das Sanga nicht überwinden, kommt es möglicherweise zu Sirā Granthi (Tumorbildung). Im Fall von Sirā Granthi im Prāna Vaha Srotas muss man Brust und Oberkörper eine tiefe Ölmassage verabreichen und Lekhana- (schabende) und Bhedana-Therapien (brechende Behandlungen) einsetzen. Allgemein ist bei Sirā Granthi Kapha Dushti beteiligt. Benutzen Sie Kräuter wie Punarnavā, um den Mukha zu öffnen und den Prāna Vaha Srotas durchzuspülen sowie Kutki, um den Prāna Vaha Sroto Mārga auszuschaben, Kāñchanāra zur Entlastung des Mārga, Abhrak Bhasma zum Schutz des Sroto Mūla und Trikatu, um Agni im Sroto Mūla anzufachen.

Falls Vāta und Pitta an einer Sirā-Granthi-Erkrankung beteiligt sind, wird daraus eine Störung aller drei Doshas, was zu einem bösartigen Tumor führt. Die meisten Krebspatienten erhalten Chemotherapie und Bestrahlungen. Doch das Āyurveda kann eine wichtige Rolle bei der Folgetherapie spielen. Man muss starke potenzierte Medikamente wie Rasa Sindhūra und Suvarna Makshik Bhasma einsetzen. Diese Rasa-Shāstra-Präparate dringen ins tiefe Gewebe ein und entfalten eine funktionelle Verbindung von Ojas, Tejas und Prāna auf Zellebene, was dabei hilft, ein weiteres Wachstum des Tumors aufzuhalten.

Ein anderes klassisches Beispiel von Sirā Granthi im Prāna Vaha Srotas ist Mukoviszidose, eine immunologische Funktionsstörung im Prāna Vaha Sroto Mārga. Tejas verbrennt Ojas und erzeugt entzündliche Veränderungen im Mārga. Avalambaka Kapha wächst, um diese Veränderungen zu kompensieren, was zu Mukoviszidose führt. Bei solch einer Krankheit muss man Pañchakarma durchführen, einschließlich Vamana-Therapie, wenn derjenige stark genug und das Dosha utklishta ist. Das ist eine palliative Behandlung und keine Heilung. Es ist möglich, für dieses Leiden eine radikalere Behandlung durchzuführen, dafür müsste man jedoch Rasa-Shāstra-Produkte einsetzen, die in den USA und vielen westlichen Ländern nicht erhältlich sind.

Wenn Ati Pravrutti, Sanga und Sirā Granthi nicht ordentlich therapiert werden, kann dies Vimārga Gamanam verursachen, also das falsche Eintreten eines Srotas in einen benachbarten Srotas. Vimārga Gamanam im Prāna Vaha Srotas kann sich als spontaner Pneumothorax, Brustfellentzündung mit Erguss, bronchopleurale Fistel, Bluthusten usw. manifestieren.

Auf diesem Hintergrund sollte man die Doshas in den Phasen von Ati Pravrutti und Sanga des Sroto Dushti aufhalten. Dafür ist es wichtig herauszufinden, ob Āma (Toxizität) beteiligt ist oder nicht. Bei Ati Pravrutti mit Āma ist es gut, die Sāma Doshas aus dem Körper auszuscheiden und ihren Fluss nach außen zu beschleunigen, indem man eine sanfte, milde Shodhana-Therapie durchführt. Wenn Shodhana kontraindiziert ist, kann man auch eine Anulomana Chikitsā anwenden, um das natürliche Fließen in diesem Kanal erneut herzustellen. Bei faul riechendem Durchfall, der Āma anzeigt, kann man z. B. ½ Teelöffel Harītakī als mildes Virechana verabreichen oder eine Behandlung mit 200 mg Sanjīvanī Alsulomana durchführen. Machen Sie jedenfalls keine Tambhana-Therapie (stuhlbindende Behandlung) wie Kutaja.

Bei einer Sāma-Erkrankung von Sanga müssen wir vor Shodhana Dīpana und Pāchana anwenden. Sirā Granthi entsteht im Normalfall wegen des Sāma Doshas, dasselbe gilt hier also auch. Vimārga Gamanam kann eine Sāma- oder Nirāma-Krankheit sein. Bei Nirāma-Leiden kann man je nach Eignung Shodhana- oder Shamana-Behandlungen wählen, abhängig von der Stärke des Patienten und der Erkrankung.

Jede Störung benötigt für die Chikitsā ein bestimmtes Protokoll. Im Allgemeinen kann man mit den Problemen symptomatisch verfahren. Nehmen wir Prāna Vaha Srotas als Beispiel, bei mildem Brustschmerz sollte man ernste Krankheiten ausschließen und dann eine Ölmassage geben und an diesem Bereich einen Umschlag auflegen. Andererseits kann für Atemlosigkeit Sitopalādi zur Schleimlösung verabreicht werden, Tālīsādi zum Abschwellen, Mahāsudarshan für dessen entzündungshemmenden Effekt, Pushkaramūla für die schmerzstillende Wirkung, Abhrak Bhasma, um das Prāna Agni in der Mūla anzuregen, Punarnavā zum Öffnen des Prāna Mukha und Pippalī Āsava als Rasāyana für den gesamten Srotas.

Auf diese Weise müssen wir uns gleichzeitig um den Sroto Mūla, Mārga und Mukha für jeden Sroto Dushti kümmern. Die folgenden Tabellen liefern eine Liste der Behandlungen für Sroto Dushti und umfassen das Management der Mūla, Mārga und Mukha wie oben genannt.

Sroto Chikitsā ist ein weites Feld, daher untersuchen wir in diesem Buch nur kurz einige wichtige Behandlungsprotokolle für jeden Srotas. Das allgemeine Management für jeden unten genannten Srotas ist nur ein genereller Überblick, weil viele verschiedene Erkrankungen in einem einzigen Srotas stattfinden können. Der Behandlungsansatz zu einer bestimmten Krankheit variiert je nach Prakruti des Einzelnen, dem Zustand des Agni eines Menschen und das verursachende Dosha (Vikruti), Alter und Stärke des Patienten und Erkrankung, das/die betroffene/n Dhātu/s, die beteiligten Srotāmsi, das/die Organ/e, auf die sie wirkt und etwaige bestehende Komplikationen.

Diese Tabellen fassen das allgemeine Management einiger verbreiteter Störungen für jeden Srotas zusammen, unterteilt nach der Art von Dushti. Sie empfehlen die passendste Shamana Chikitsā für jede Krankheit, dazu gehören einige allgemein verwendete Kräutermittel sowie Lebensführung, Empfehlungen zu Ernährung und körperlicher Ertüchtigung. Dies hilft uns zu verstehen, welches das beste Behandlungsprotokoll für jeden Menschen ist.

Im Anschluss an diese Tabellen gibt es weitere Tabellen, „Kräuter für einen bestimmten Sroto Dushti“ auf Seite 593 und „Anupāna für einen bestimmten Sroto Dushti“ auf Seite 596, die Kräuter und Anupāna-Stoffe gemäß allen Srotāmsi auflisten.

Mischung von Kräuterrezepturen

Falls nicht anders angegeben, sollen die Kräuterrezepturen in den Tabellen in diesem Kapitel dreimal täglich zu den Mahlzeiten eingenommen werden. Allerdings ist es wichtig zu beachten, dass die Dosierung entsprechend der Prakruti und Vikruti eines Menschen, dem Zustand des Agni beim Betreffenden, der aktuellen Jahreszeit und anderer Faktoren, welche die Gesundheit des Einzelnen angehen, variieren kann – besonders Faktoren, die Komplikationen betreffen. Die übliche Vorgehensweise besteht darin, Kräutermischungen mit (zimmer)-warmem Wasser zu geben, obwohl ein alternatives Anupāna wie Honig, Aloe-vera-Gel oder Milch auch manchmal verabreicht wird.

Die Heilmittel in allen Rezepturen in diesem Kapitel sind in Milligramm pro Dosis angegeben, sodass man jederzeit die gesamte Menge jeder Mischung wählen kann, die man herstellen möchte. Enthält eine Rezeptur z. B. 500 mg von Kraut A, 300 mg von Kraut B und 200 mg von Kraut C, beträgt die Gesamtmenge einer Dosis 1000 mg (1 Gramm). Wenn diese Rezeptur 3-mal täglich einzunehmen ist, benötigt man also insgesamt 3 Gramm am Tag, was etwa 90 Gramm im Monat entspricht.

Beachten Sie, dass 200 mg eines Bhasmas (gereinigter Mineralstoff, der zu Asche verbrannt wird) und alle anderen besonders schweren Kräutersubstanzen (wie Gulvel Sattva) weniger Platz einnehmen als 200 mg der üblichen botanischen Kräuter. Daher können die Einzeldosierungen, die für manche Mischungen angegeben sind, einem halben Teelöffel oder weniger entsprechen, während die Dosis für andere vielleicht einen Teelöffel oder sogar mehr ergibt.

Einige der in diesem Buch und besonders in diesem Kapitel beschriebenen Rezepturen enthalten beträchtliche Mengen an Bhasmas. Deswegen ist es unabdingbar, eine sichere, nicht verunreinigte Quelle dieser Produkte zu gewährleisten. Bhasmas haben manchmal Spuren von „Schwermetallen“ wie Blei und Arsen enthalten. Entsprechend müssen diese Stoffe genau überwacht werden (ebenso wie die normalen botanischen Mittel), um sicherzustellen, dass die Medikamente keine dieser toxischen Substanzen enthalten oder zumindest eine Menge, die unter den gesetzlich erlaubten Limits liegt.

Behandlungen für Sroto Dushti

Tabelle 74: Prāna Vaha Srotas

Dushti	Häufige Leiden	Allgemeines Management von gewöhnlichen Krankheiten
Ati Pravrutti	Panikattacke Atemlosigkeit Enge in der Brust Unklarer Brustschmerz	Kraftvollen Sport begrenzen Ausruhen, lesen und entspannen Langsame, tiefe Atmung Von 100 bis 0 rückwärts zählen Kein Kaffee, kein Rauchen Die Einwirkung von Schmutz, Staub und Abfall vermeiden Brustmassage mit warmem Sesamöl Lokale Anwendung von Wärme oder heißes Bad Süßholztee (1 Teelöffel in 1 Tasse heißem Wasser) mit 10 Tropfen Mahānārāyanaöl gründlich vermischt – ein Schluck alle 10 Minuten. [Falls hoher Blutdruck besteht, trinkt man stattdessen Ingwer- und Arjunatee, aus gleichen Mengen jedes Krauts hergestellt.]
Sanga	Verminderte Luftzufuhr Lufthunger Emphysem	Warmes Mahānārāyanaöl in Brust und Rücken einreiben Vachaöl-Nasya 500 mg Tālīsādi und je 200 mg Süßholz, Abhrak Bhasma und Svas Kuthara Triphalā zur Schlafenszeit Sauerstoffinhalation bei Bedarf Kein Zigarettenrauchen Die Einwirkung von Rauch, Staub und Pollen vermeiden Atmen durch abwechselnde Nasenlöcher
Sirā Granthi	Bronchialtumor Mediastinalgeschwulst Mukoviszidose	Massage von Brust und Oberkörper mit warmem Sesamöl **Shamana-Kräuter:** 500 mg Punarnavā und je 200 mg Trikatu, Kutki, Kāñchanāra und Abhrak Bhasma. Nehmen Sie diese Mischung vorzugsweise mit 1 Esslöffel Kanthakārī Avaleha. Atmen durch abwechselnde Nasenlöcher und Kapāla Bhāti Prānāyāma **Bei einem bösartigen Tumor:** Nach Chemotherapie und Strahlentherapie nimmt man je 200 mg Rasa Sindhūra und Suvarna Makshik Bhasma mit je 1 Teelöffel Honig und Ghee. **Bei Mukoviszidose:** Mildes Vamana mit Süßholztee, wenn der Betreffende stark genug und Dosha utklishta ist

Tabelle 74: Prāna Vaha Srotas

Dushti	Häufige Leiden	Allgemeines Management von gewöhnlichen Krankheiten
Vimārga Gamanam	Spontaner Pneumothorax Hydrothorax Hämothorax Hämoptysis	Massage von Brust und Oberkörper mit warmem Sesamöl **Bei Atemlosigkeit:** 500 mg Sitopalādi (für Auswurf) bzw. 500 mg Tālīsādi (zur Entstauung) außerdem 300 mg Mahāsudarshan (gegen hohes Pitta), 200 mg Pushkaramūla (als Lungen-Analgetikum) und 200 mg Abhrak Bhasma (zur Stärkung der Abwehrkraft in der Lunge). Diese Mischung dreimal täglich mit Pippalī Avaleha einnehmen. **Bei Hämoptysis:** Der Rezeptur oben 200 mg Lodhra und 200 mg Laksha hinzufügen und die Mischung mit Granatapfelsirup oder Granatapfelsaft nehmen. 1 Teelöffel Bhumi Āmalakī zur Schlafenszeit Luft oder Flüssigkeit durch eine kleine Operation aus dem Brustfell absaugen lassen. Kein Prānāyāma Keine Anstrengung Kein Rauchen Umschlag aus Kichererbsenmehl, Weizenmehl, Senfsamenpulver, Leinsamenöl und Eukalyptusöl

a. Erinnerung: Alle Kräuterrezepturen in diesen Tabellen werden dreimal täglich zu den Mahlzeiten eingenommen, wenn nicht anders angegeben.

Tabelle 75: Anna Vaha Srotas

Dushti	Häufige Leiden	Allgemeines Management von gewöhnlichen Krankheiten
Ati Pravrutti	Unmäßiger Hunger wegen Diabetes, Schilddrüsenüberfunktion, Parasiten, Bulimie, Ess-Sucht, Übersäuerung oder anderer Ursache	**Bei Diabetes mellitus:** Zweimal täglich 200 mg Vasanta Kusumakar Ras Je 300 mg Niem und Kurkuma **Bei Diabetes insipidus:** Zweimal täglich je 1 Tablette (ca. 200-250 mg) Ārogya Vardhini und Chandraprabhā Regelmäßiger Sport, um ein optimales Gewicht zu bewahren – Schwimmen, Gehen, Yoga usw. Weniger Zucker und raffinierte Kohlehydrate essen Kein Alkohol Für ausreichend Chrom sorgen Andere āyurvedische Medikamente für Diabetes sind Shilājit, Zimt und Triphalā **Schnittwunden oder Wunden sorgfältig versorgen** Schilddrüsenüberfunktion: Je 200 mg Kaishore Guggulu, Goraksha Chincha Guggulu und Kāma Dudhā Je 200 mg Brahmī, Jatamāmsi und Shankha Pushpī Stressmanagement, Emotionen loslassen Die Handflächen mit Vachapulver pudern Shītalī, Shītkāri und Bhrāmarī Prānāyāma **Parasiten:!** Je 200 mg Krumi Kātara, Vidanga und Palash Zucker und fermentierte Lebensmittel vermeiden Die Hände vor dem Umgang mit Nahrungsmitteln waschen **Bulimie:** Gefühle und Emotionen aufschreiben Eine/n gute/n Freund/in anrufen, wenn eine Essattacke droht Einen Schluck Wasser trinken, spazieren gehen und bis 50 zählen. Prüfen, ob noch immer das Bedürfnis zum Essen besteht Eine kalorien- und fettarme Diät wählen Jeden Tag drei ordentliche Mahlzeiten essen Nicht bis zur vollen Sättigung essen Mögliches Trauma durch sexuellen Missbrauch mit Pañchakarma, Farbtherapie und Psychotherapie heilen Falls fettleibig, die Fettsucht (siehe Meda Vaha Srotas in der Tabelle unten) behandeln **Übersäuerung:** 500 mg Shatāvarī und je 200 mg Shankha Bhasma, Kāma Dudhā und Pravāl Pañchāmrit 1 Teelöffel Nishottara oder Avipattikar am Abend

Tabelle 75: Anna Vaha Srotas

Dushti	Häufige Leiden	Allgemeines Management von gewöhnlichen Krankheiten
Sanga	Schlechter Appetit, Anorexie, abdominale Distension, Krankheitsgefühl, Übelkeit und Erbrechen	**Um den Appetit zu erhöhen:** Je 200 mg Trikatu, Chitrak, Gudūchī und Agni Tundi Rasa, zweimal täglich vor dem Essen Anorexie kann durch Fieber, Depression oder Alkoholismus entstehen. **Um Depression zu behandeln:** Je 200 mg Brahmī, Jatamamsi und Shankha Pushpī, dreimal täglich vor dem Essen Brahmī-Ghee-Nasya und Shirodhāra Mit Muskatnussöl Druck auf die Marmapunkte Adhipati (Mūrdhni), Shivarandhra, Sthapanī (ājñā), Shanka, Hrid ausüben **Bei Krankheitsgefühl:** Pañchakarma und zusätzlich je 200 mg Balā, Vidārī und Chitrak verabreichen **Bei Fieber:** 500 mg Sitopalādi, 300 mg Mahāsudarshan und 200 mg Niem. Diese Mischung mit Kreuzkümmel-, Koriander- und Fencheltee einnehmen **Bei Anorexia nervosa:** Gute Mundhygiene halten, häufig kleine Mahlzeiten, zu Hause gekochtes Essen, gesunde Snacks essen, angenehme Gespräche beim Essen. Dreimal täglich je 300 mg Brahmī, Jatamāmsi, Shankha Pushpī und Saraswatī einnehmen **Bei Alkoholismus oder Drogenabhängigkeit:** Von Alkohol und Drogen fernhalten, das ist der Grundpfeiler der Behandlung. Entgiftung mit Pañchakarma. Unterstützend Gruppentherapie **Bei Übelkeit:** Je 200 mg Shankha Bhasma und Kāma Dudhā **Bei Erbrechen:** 200 mg Pravāl Pañchāmrit oder Pfauenfederasche **Bei Dehydrierung**: Ausreichend Flüssigkeiten **Bei geringem Appetit:** 500 mg Shatāvarī und je 200 mg Shankha Bhasma, Kāma Dudhā und Chitrak
Sirā Granthi	Magentumor	Es kann ein Krankenhausaufenthalt und chirurgischer Eingriff erforderlich sein. 500 mg Shatāvarī und je 200 mg Shankha Bhasma, Kukkutanakhi, Niem und Kurkuma
Vimārga Gamanam	Perforierter Ulkus (chronisches Magengeschwür)	Ein Krankenhausaufenthalt und chirurgischer Eingriff ist erforderlich

Tabelle 76: Udaka/Ambu Vaha Srotas

Dushti	Häufige Leiden	Allgemeines Management von gewöhnlichen Krankheiten
Ati Pravrutti	Polyurie (dazu gehören Diabetes mellitus und insipidus) Durchfall Erhöhter Gefäßinnendruck Zu starker Durst	**Bei Polyurie:** Typ-1-Diabetes: 200 mg Vasanta Kusumakar Ras Typ-2-Diabetes: Ernährungsweise, Lebensweise und Reinigung mit Kräutern passend für die Doshas Hohes Cholesterin, hohe Triglyceride, hoher Blutdruck und Adipositas gehen Hand in Hand mit Diabetes, also Körpergewicht verlieren, aktiv sein, viel Sport treiben und einen sitzenden Lebensstil vermeiden Den Muskeltonus durch leichtes Gewichtheben erhöhen Fett und Zucker verringern Glücklich sein Je 200 mg Niem, Kurkuma und Shilājit ½ Teelöffel Triphalā zur Schlafenszeit **Bei Durchfall:** Ausreichend Flüssigkeit trinken, dazu gehört auch selbstgemachtes Glukosewasser Sich sorgfältig ernähren Gekochten Apfel mit einem Löffel Ghee und einer Prise Muskatnuss essen Eine reife Banane pur essen Kulturjoghurt mit Reis und einem Löffel Ghee essen Bei Sāma-Durchfall: dreimal täglich eine Sanjīvanī-Tablette Bei Nirāma-Durchfall: je 200 mg Kutaja, Bilva und Pfeilwurzel **Erhöhter Gefäßinnendruck:** Stangensellerie kauen Knoblauch essen (1 oder 2 Zehen auf einmal) Ein liebevolles Haustier anschaffen Sanft und leise sprechen Die Wahrheit sagen Ausruhen, lesen und entspannen und regelmäßig Sport treiben Je 200 mg Punarnavā, Sarpagandha, Passionsblume, Weißdornbeere und Jatamāmsi **Bei übermäßigem Durst:** Ausreichend Wasser trinken und die Ursache behandeln
Sanga	Aufgebläht sein Wassereinlagerung Ödem	Tieftauchen (Druck hilft, Flüssigkeiten aus dem Gewebe zu drücken) Wenn möglich Entwässerungsmittel vermeiden Wenig Salz Viel Sport treiben Im Liegen Beine hochlagern Die Ursache behandeln, z. B. Anämie, schlechte Durchblutung, sitzende Tätigkeit und Lebensführung Je 200 mg Gokshura, Punarnavā und Chandraprabhā Triphalā zur Schlafenszeit

Tabelle 76: Udaka/Ambu Vaha Srotas

Dushti	Häufige Leiden	Allgemeines Management von gewöhnlichen Krankheiten
Sirā Granthi	Pankreatitis Bauchspeicheldrüsentumor Nierentumor Nierensteine	**Bei Pankreatitis:** Elektrolyte 500 mg Shatāvarī und je 200 mg Kāma Dudhā, Moti Bhasma, Sandelholz und Raupya Bhasma **Bei Bauchspeicheldrüsentumor:** Operation und andere medizinische Behandlungen Je 200 mg Chopchini Guggulu, Kukkutanakhi und Gudūchī **Bei Nierentumor:** Operation und andere medizinische Behandlungen **Bei Fettniere:** Je 200 mg Kutki, Chitrak, Shilājit Je 200 mg Punarnavādi Guggulu, Gokshurādi Guggulu und Kāñchanāra Guggulu **Bei Nierensteinen:** Je 200 mg Punarnavādi Guggulu, Gokshurādi Guggulu und Chandraprabhā, mit Gerstenwasser eingenommen
Vimārga Gamanam	Aszites Allgemeines Ödem Wasser in der Hirnhaut Gehirnödem Perikarderguss Pleuraerguss Hydrozele	Je 200 mg Pushkaramūla und Punarnavā Je 1 Tablette (ca. 200-250 mg) ārogya Vardhini und Chandraprabhā Vati Īchchā Bhedi, ein starkes Abführmittel Milch-Diät: kein Essen oder Wasser

Tabelle 77: Rasa Vaha Srotas

Dushti	Häufige Leiden	Allgemeines Management von gewöhnlichen Krankheiten
Ati Pravrutti	Herzklopfen Tachykardie Supraventrikuläre Tachykardie Vorhofflimmern Lymphstauung Allgemeine Lymphadenopathie Vergrößerte Lymphknoten Schüttelfrost und Fieber Blutandrang in den Venen Subjektives Gefühl der Schwere Zu hohe Schleimsekretionen Hoher Blutdruck Rot entzündete Haut	**Bei Herzklopfen oder Tachykardie:** Je 200 mg Shringa Bhasma und Arjuna **Bei supraventrikulärer Tachykardie:** 1 Teelöffel Suvarna Jala (Goldwasser) Je 200 mg Abhrak Bhasma und Arjuna **Bei Lymphstauung und Entzündung:** Je 200 mg Sūkshma Triphalā, Gandhaka Rasāyana, Haridrā (Kurkuma) und Niem **Bei allgemeiner Lymphadenopathie:** Je 200 mg Kāñchanāra Guggulu, Echinacea, Kanadische Gelbwurzel und Osha – diese Mischung mit Tulsitee einnehmen **Generell:** Kein Rauchen, Alkohol oder Koffein Vor dem Sport aufwärmen Keine Wettkampfsportarten ausüben Ruhig und vollständig atmen
Sanga	Lymphödem Krankhafte Ansammlung und Stagnation von Lymphe in den Interstitialräumen Stockende Lymphe in den Lymphgefäßen Krampfadern Schwellung der unteren Extremitäten	Je 200 mg Punarnavādi Guggulu, Gokshurādi Guggulu und Kāñchanāra Guggulu – mit 2 Esslöffel Aloe-vera-Gel nehmen Punarnavāpaste lokal auf den betroffenen geschwollenen Bereich auftragen Beide Beine beim Schlafen hochlagern Tiefe Lymphdrainagen-Massage (Pratiloma: Massage gegen die Haarwuchsrichtung)
Sirā Granthi	Vergrößerte Lymphknoten Lymphom Malignes Geschwulst aufgrund von Hodgkinscher Krankheit	Kāñchanāra Guggulu Kukkutanakhipaste oder Punarnavā- und rote Sandelholzpaste Ārogya Vardhini und Chandraprabhā Vati

Tabelle 77: Rasa Vaha Srotas

Dushti	Häufige Leiden	Allgemeines Management von gewöhnlichen Krankheiten
Vimārga Gamanam	Festes Lymphödem Fieber Rakta Pitta (Blutungsstörungen) Zystische Schwellung Lymphknoten-leukämie Metastatisiertes multiples Lymphom	**Bei festem Lymphödem:** 500 mg Punarnavā, 400 mg Gokshura und 200 mg Shilājit **Bei Fieber:** 300 mg Mahāsudarshan **Bei zystischer Schwellung:** Je 1 Tablette (ca. 200-250 mg) Ārogya Vardhini und Chandraprabhā Vati Mais-, Rizinus- und Leinsamenöl in die Brüste einmassiert **Bei metastatisiertem multiplen Lymphom:** 300 mg Kāñchanāra Guggulu, 200 mg Kukkutanakhi und 200 mg Shilājit Guggulu Chemotherapie bzw. Strahlentherapie mag erforderlich sein – suchen Sie einen Spezialisten auf

Tabelle 78: Rakta-Vaha-Erkrankungen

Dushti	Häufige Leiden	Allgemeines Management von gewöhnlichen Krankheiten
Ati Pravrutti	Hitzewallungen Warmes, rotes Gesicht Krankhaftes Pulsieren in den Blutgefäßen Blutandrang in den Venen Vermehrtes kapillares Pulsieren Dumpfer anhaltender Schmerz im Leber- oder Milzbereich Brennende Empfindung unter der Haut Dermographie Hoher Blutdruck Rote Handflächen und Hände	Längeren Aufenthalt in Hitze und Sonne vermeiden Entspannt und ruhig bleiben, ärgerliche Situationen vermeiden Mit kaltem Wasser waschen oder eine kalte Dusche nehmen Kokosöl auf Füße und Kopfhaut einreiben Kokoswasser trinken Gurken-Raita, Wassermelone und andere Melonen essen Alkohol und scharfes, würziges Essen vermeiden Aloe-vera-Saft trinken 500 mg Shatāvarī 200 mg Gudūchī 1 Tablette (ca. 200-250 mg) Kāma Dudhā
Sanga	Krampfadern Hervortretende Blutgefäße oder Kapillarnetze Besenreißer Posturales Ödem Stockende Durchblutung	Die Beine beim Schlafen hochlagern Sandelholz-, Kurkuma- und Manjishthāpaste Leberentgiftung mit Kutki, Niem, Shankha Pushpī und Gudūchī und Aloe-vera-Saft als Anupāna Unterwassersport Atmen durch abwechselnde Nasenlöcher Sanfte umgekehrte Yoga-Āsanas, z. B. Pflug, Schulterstand Ingwer-, Zimt-, Nelken- und Kardamomtee
Sirā Granthi	Aneurysma Hämatom Hämangiom Blutgerinnsel Tiefe Beinvenenthrombose	**Bei Aneurysma:** Je 200 mg Manjishthā, Kāñchanāra, Abhrak Bhasma und Vanga Bhasma Örtlich Punarnavā- und Manjishthāpaste auftragen **Bei Hämatom:** Rote-Sandelholz- und Kurkumapaste Latākaranjapaste (Caesalpinia bonducella) **Bei Hämangiom:** Je 200 mg Gudūchī, Manjishthā, Abhrak Bhasma, Moti Bhasma und Raupya Bhasma **Bei Blutgerinnsel:** Je 200 mg Kutki, Chitrak, Trikatu und Shringa Bhasma **Bei tiefer Beinvenenthrombose:** Je 200 mg Kutki, Chitrak, Trikatu und Shringa Bhasma Je 1 Tablette (ca. 200-250 mg) ārogya Vardhini und Chandraprabhā Vati

Tabelle 78: Rakta-Vaha-Erkrankungen

Dushti	Häufige Leiden	Allgemeines Management von gewöhnlichen Krankheiten
Sirā Granthi (Forts.)	Embolie Thrombophlebitis	**Bei Embolie:** Je 200 mg Yogarāja Guggulu und Manjishthadi Guggulu 4 Teelöffel Mahā Manjishthadi Kvātha 4 Teelöffel Rakta Shodhaka Kvātha (beinhaltet Punarnavā, Lodhra, Chitrak, Kurkuma und Triphalā) **Bei Thrombophlebitis:** Je 200 mg Manjishthā, Kurkuma, Punarnavā und Kaishore Guggulu Sandelholz- und Kurkumapaste
Vimārga Gamanam	Nasenbluten Blutunterlaufene Augen Blutendes Zahnfleisch Blut im Erbrochenen Blut im Urin Blut im Stuhl Petechiale Blutung	**Bei Nasenbluten:** Kaltes Abwaschen der Stirn Brahmī-Ghee-Nasya Frischer Dūrvāgrassaft: 2-5 Tropfen in jedes Nasenloch **Bei blutunterlaufenen Augen:** Triphalātee-Augenspülung Zur Schlafenszeit 1 Tropfen Rizinusöl in jedes Auge **Bei blutendem Zahnfleisch:** Niemöl-Gandūsha (Mundspülung) Zahnfleisch mit Kurkuma- und Alaunpaste massieren (aus ¼ Teelöffel Kurkuma und 1 Prise Alaun hergestellt) **Bei Blut im Erbrochenen:** 500 mg Shatāvarī und je 200 mg Shankha Bhasma, Kāma Dudhā und Moti Bhasma **Bei Blut im Urin:** 500 mg Punarnavā, 400 mg Gokshura, 200 mg Lodhra und 200 mg Ushīra (Vetiver) **Bei Blut im Stuhl:** Je 200 mg Kutaja und Bilva **Bei petechialer Blutung:** 500 mg Shatāvarī, 200 mg Manjishthā und 200 mg Kāma Dudhā Sandelholzpaste lokal aufgetragen

Tabelle 79: Māmsa-Vaha-Erkrankungen

Dushti	Häufige Leiden	Allgemeines Management von gewöhnlichen Krankheiten
Ati Pravrutti	Muskelhypertrophie Zahnfleisch-Hypertrophie Krankhafte Muskelbewegungen, z. B. Zucken, Ticks, Krämpfe, Tremore Übermäßiges Unterhautfett Warzen oder Feigwarzen	**Bei Muskelhypertrophie:** Je 200 mg Triphalā Guggulu, Yogarāja Guggulu und Kāñchanāra Guggulu Massage mit Visha-Garbha-Öl **Bei Zahnfleisch-Hypertrophie:** Eine Mischung aus Dikamali, Yashthi Madhu und Udumbara-Rindenpulver auf das Zahnfleisch auftragen **Bei Muskelzuckungen:** 500 mg Ashvagandhā, 200 mg Yogarāja Guggulu Massage mit Mahānārāyanaöl **Bei Muskelkrämpfen:** 500 mg Dashamūla, 200 mg Hingvashtak Churna und 200 mg Shankha Vati **Bei Muskeltremoren:** 500 mg Ashvagandhā, 400 mg Balā, 300 mg Vidārī und 200 mg Ātmaguptā **Bei Wachstum des Unterhautfetts:** Je 1 Tablette (ca. 200-250 mg) Ārogya Vardhini und Chandraprabhā Vati 200 mg Kutki **Bei Warzen:** Örtlich eine Paste aus gleichen Teilen Papad Khara, Shilājit, Kutki und Chitrak gemischt mit Wasser auftragen
Sanga	Zu viel Ohrenschmalz Zahnstein Verstärktes Smegma	**Bei zu viel Ohrenschmalz:** Je 200 mg Yogarāja Guggulu, Kutki und Chitrak Ohren mit medizinischem Vachaöl säubern **Bei übermäßig viel Zahnstein:** Einen Mundvoll Niemöl im Mund halten und schwenken Die Zähne mit Mayurapulver (Agadha) putzen **Bei zu starkem Smegma:** Je 1 Tablette (ca. 200-250 mg) Yogarāja Guggulu und Chandraprabhā Vati Smegma mit Niemöl oder Sesamöl säubern Penis mit Vorhaut jeden Tag waschen

Tabelle 79: Māmsa-Vaha-Erkrankungen

Dushti	Häufige Leiden	Allgemeines Management von gewöhnlichen Krankheiten
Sirā Granthi	Myom Multiples Myelom Arteriosklerotische Veränderungen (Verhärtung der Blutgefäßmuskulatur) Fibröse Tumore Fibrozystische Veränderungen in den Brüsten	**Bei Myom:** Je 200 mg Kutki und Shilājit Je 1 Tablette (ca. 200-250 mg) Ārogya Vardhini und Chandraprabhā Vati **Bei multiplem Myelom:** Je 1 Tablette (ca. 200-250 mg) Ārogya Vardhini, Chandraprabhā Vati und Shilājit Massage mit Visha-Garbha-Öl **Bei Arteriosklerose:** Je 200 mg Manjishthā, Kutki, Chitrak und Shilājit **Bei fibrösen Tumoren oder fibrozystischen Veränderungen:** 500 mg Punarnavā, 200 mg Chitrak Je 1 Tablette (ca. 200-250 mg) Ārogya Vardhini und Chandraprabhā Vati **Bei fibrozystischen Veränderungen:** Die Brüste mit Rizinus-, Mais- und Leinsamenöl massieren
Vimārga Gamanam	Fistel Endometriose Fibromyalgie Fibromyositis Fibromyosarkom Hämorrhoiden Verlängertes Zäpfchen Myasthenia gravis	**Bei Fistel:** Je 200 mg Laghu Mālinī Vasanta, Sūkshma Triphalā und Gandhaka Rasāyana Lokal Kshāra Sūtra (chemisch behandelter Faden) **Bei Endometriose:** 500 mg Punarnavā, 200 mg Chitrak, 200 mg Kutki Je 1 Tablette (ca. 200-250 mg) Ārogya Vardhini und Chandraprabhā Vati **Bei Fibromyalgie, Fibromyositis und Fibromyosarkom:** 500 mg Ashvagandhā, 400 mg Shatāvarī, 200 mg Kaishore Guggulu und 200 mg Kāma Dudhā **Bei Hämorrhoiden:** 200 mg Triphalā Guggulu 1 Teelöffel Gandharva Harītakī am Abend **Bei verlängertem Zäpfchen:** Örtlich eine Paste aus gleichen Teilen Kurkuma und Salz auf die Fingerspitzen geben und das Zäpfchen halten, bis es etwas Flüssigkeit absondert. **Bei Myasthenia gravis:** 300 mg Balā, 200 mg Mahāyogarāja Guggulu und 200 mg Ashvagandhadi Vati

Tabelle 80: Meda-Vaha-Erkrankungen

Dushti	Häufige Leiden	Allgemeines Management von gewöhnlichen Krankheiten
Ati Pravrutti	Übermäßige Anhäufung von Unterhautfett Fettsucht Unmäßige ölige Sekretionen Starkes Schwitzen Faul riechende Achseln Emotionaler Hunger Zu starker Durst Gesteigerte Blutlipide Hohes Cholesterin Hoher Blutdruck Diabetes-Vorstufe Atemlosigkeit bei Anstrengung	**Bei übermäßigem Unterhautfett:** Je 200 mg Triphalā Guggulu, Shilājit, Kutki und Chitrak **Bei Fettleibigkeit:** Je 1 Tablette (ca. 200-250 mg) Ārogya Vardhini und Chandraprabhā Vati **Bei zu hohen öligen Sekretionen:** Puderung mit Vachapulver **Bei starkem Schwitzen:** Paste aus Sandelholz-, Lodhra- und Mustā-Pulver auftragen **Bei faul riechenden Achseln:** Mit Vacha- und Sandelholzpulver pudern **Bei emotionalem Hunger:** Eine Tasse heißes Wasser mit einem Löffel Honig trinken und dann einen schnellen Spaziergang machen. Echter Hunger wird gesteigert, falscher Hunger verschwindet. **Übermäßiger Durst:** Ingwer-, Kreuzkümmel-, Koriander- und Fencheltee **Bei gesteigerten Blutlipiden und hohem Cholesterin:** Je 200 mg Triphalā Guggulu, Shilājit Guggulu, Chitrak und Trikatu **Bei hohem Blutdruck:** 500 mg Punarnavā, 300 mg Passionsblume, 200 mg Sarpagandha und 200 mg Rasagandha **Bei Diabetes-Vorstufe:** Je 300 mg Niem und Kurkuma **Bei Atemlosigkeit bei Anstrengung:** Prānāyāma – Bhastrikā, Kapāla Bhāti, Atmen durch abwechselnde Nasenlöcher
Sanga	Stagnation und Akkumulierung von Fettgewebe Fettveränderungen in der Leber Sexuelle Schwäche	**Bei Stagnation und Ansammlung von Fettgewebe:** Tiefengewebsmassage mit Senföl oder medizinischem Vachaöl **Bei Fettveränderungen in der Leber:** Je 200 mg Kutki, Chitrak, Shilājit und Trikatu Je 1 Tablette (ca. 200-250 mg) Ārogya Vardhini und Chandraprabhā Vati **Bei sexueller Schwäche:** 500 mg Ashvagandhā, 200 mg Kapikacchū und 100 mg Mākaradvāja

Tabelle 80: Meda-Vaha-Erkrankungen

Dushti	Häufige Leiden	Allgemeines Management von gewöhnlichen Krankheiten
Sirā Granthi	Lipom Fibrolipom Ablagerung von Fett an den Blutgefäßen Blockade der Koronararterie führt zu Herzinfarkt Arteriosklerose (Arterienverdickung) Zerebrale Arteriosklerose	**Bei Lipom:** Je 200 mg Kutki, Chitrak, Shilājit und Trikatu Je 1 Tablette (ca. 200-250 mg) Ārogya Vardhini und Chandraprabhā Vati **Bei Fibrolipom:** Je 200 mg Kutki, Chitrak, Trikatu **Bei Ablagerung von Fett an den Blutgefäßen und Arteriosklerose:** Je 200 mg Kutki, Chitrak, Trikatu Massage mit gleichen Teilen mediziertem Senf-, Mais- und Vachaöl Sport **Blockade der Koronararterie führt zu Herzinfarkt:** Je 200 mg Triphalā Guggulu, Arjuna, Shilājit und Shringa Bhasma Bei zerebraler Arteriosklerose Je 200 mg Brahmī, Jatamāmsi und Shankha Pushpī
Vimārga Gamanam	Ablagerung von Fett an runden Organen Zu viel Fett an Brüsten, Bauch und Gesäß Gallensteine Festes Lipödem	**Bei Ablagerung von Fett an runden Organen:** Je 200 mg Kutki, Chitrak, Shilājit und Trikatu Je 1 Tablette (ca. 200-250 mg) Ārogya Vardhini und Chandraprabhā Vati Heißes Wasser und Honig **Bei zu viel Fett an Brüsten, Bauch und Gesäß:** Massage mit Mais-, Rizinus- und Leinsamenöl Täglich Sport – Bhastrikā, Kapāla Bhāti, Atmen durch abwechselnde Nasenlöcher **Bei kleinen Gallensteinen:** Leberspülung am frühen Morgen mit 240 ml Olivenöl, 120 ml Zitronensaft, 1 Zehe gehackten Knoblauch und 1 Prise Cayennepfeffer. Nur einsetzen, wenn Gallensteine klein sind und aus weicher, geronnener Galle bestehen. Nicht anwenden, wenn Gallensteine groß und hart sind, da es die Gallenblase aufreißen kann. **Bei großen Gallensteinen:** Je 200 mg Kutki, Chitrak, Shilājit und Trikatu Je 1 Tablette (ca. 200-250 mg) ārogya Vardhini und Chandraprabhā Vati **Festes Lipödem:** Je 200 mg Kutki, Chitrak, Shilājit, Trikatu und Jitasaya Je 1 Tablette (ca. 200-250 mg) Ārogya Vardhini und Chandraprabhā Vati

Tabelle 81: Asthi-Vaha-Erkrankungen

Dushti	Häufige Leiden	Allgemeines Management von gewöhnlichen Krankheiten
Ati Pravrutti	Übermäßiges Wachstum von Knochen, Zähnen, Nägeln und Haaren Impaktierter Weisheitszahn Extra Zähne	**Bei übermäßigem Wachstum von Knochen, Zähnen, Nägeln und Haaren:** Je 200 mg gereinigtes Guggulu, Rasna, Bhallataka (Markfrucht), Knoblauch und Shilājit **Bei impaktiertem Weisheitszahn:** Lokal Irimedādi- oder Niemöl-Mundspülung anwenden **Bei extra Zähnen:** Vom Zahnarzt entfernen lassen
Sanga	Zurückgehendes Zahnfleisch Löcher im Zahn Überempfindlichkeit der Zähne auf Heiß und Kalt	**Bei zurückgehendem Zahnfleisch:** Niemöl: Öl ein paar Minuten im Mund halten, umherschwenken, ausspucken und dann das Zahnfleisch mit dem Zeigefinger massieren **Bei Löchern im Zahn:** 200 mg Pravāl Pañchāmrit, zusätzlich örtliche Anwendung von Nelkenöl **Bei Überempfindlichkeit der Zähne auf Heiß und Kalt:** Sesamöl: ein paar Minuten im Mund halten, umher schwenken, ausspucken und dann das Zahnfleisch mit dem Zeigefinger massieren
Sirā Granthi	Osteom Osteosarkom Knochensporne Krankhafte Knochenprotuberanz (gutartiger Knochentumor)	**Bei Osteom oder Osteosarkom:** Abends Ingwertee mit einem Teelöffel Rizinusöl einnehmen Äußerlich Bhallataka (Markfrucht) auf den Knochentumor auftragen Je 200 mg Bhallataka Chincha Guggulu, Gudūchī und Suvarna Bhasma (Goldasche) **Bei Knochenspornen:** 100 mg Karaskara Agni Karma (oder Moxibustion) **Bei krankhafter Knochenprotuberanz (gutartigem Knochentumor):** Lepa-Goli-Paste örtlich auf die Haut auftragen Je 200 mg Triphalā Guggulu und Kāma Dudhā
Vimārga Gamanam	Eingewachsener Zehennagel Verkalkung (Ablagerung von Kalzium im weichen Gewebe, z. B. präkanzeröse Mikroverkalkung der Brüste) Gelenkkontraktur Gichtarthritis Osteoarthritis Gelenkrheumatismus Degenerative Arthritis	**Bei eingewachsenem Zehennagel:** Den Zehennagel flach oder in leichter V-Form abschneiden Keine engen Schuhe tragen **Bei Verkalkung und Gelenkkontraktur:** Je 200 mg Kāñchanāra Guggulu und Rasnadi Guggulu Massage mit Mahānārāyanaöl Je 200 mg Ārogya Vardhini und Chandraprabhā mit Aloe-vera-Saft zur Entkalkung **Bei Gichtarthritis:** 200 mg Kaishore Guggulu **Bei Osteoarthritis:** 200 mg Yogarāja Guggulu **Bei Gelenkrheumatismus:** 200 mg Simhanad Guggulu **Bei degenerativer Arthritis:** 200 mg Mahāyogarāja Guggulu

Tabelle 82: Majjā-Vaha-Erkrankungen

Dushti	Häufige Leiden	Allgemeines Management von gewöhnlichen Krankheiten
Ati Pravrutti	Gefühl der Schwere in Augen und Kopf Steifheit entlang der Wirbelsäule Allgemeine Schwere, Steifheit, Schwellung der Interphalangeal-gelenke Subjektiver Schwindel Leerer Kopf (plötzliche Gedächtnisblockade) Essentielle Tremore (zu hohe bewegliche Qualität von Vāta im Majjā) ODER Intentionstremore (Mangel an Koordination zwischen Prāna und Apāna)	Abhyanga und Snehana gemäß der Prakruti Nirgundī Svedana Pādābhyanga (Fußmassage) und Shiro'bhyanga (Kopfhautmassage) mit mediziertem Brahmīöl Vacha Tallam Nasya: 5 Tropfen in jedes Nasenloch **Bei Schwere in Kopf und Augen:** Shirodhāra mit Bhringarājaöl Netra Basti mit reinem Ghee **Bei geschwollenen Gelenken:** 500 mg Punarnavā **Bei steifen Gelenken:** 200 mg Kaishore Guggulu **Bei Schwindel:** 200 mg Sutshekhar und 200 mg Brahmī Zweimal täglich 1 Teelöffel Brahmī-Ghee innerlich Täglich Brahmī-Ghee Nasya **Bei Intentionstremoren:** 200 mg Ātmaguptā **Bei essentiellen Tremoren:** 500 mg Ashvagandhā, 300 mg Jatamāmsi, 300 mg Shankha Pushpī und 200 mg Tagara
Sanga	Kribbeln und Taubheit Neuromuskuläre Anspannung Steife Muskeln Hypertonie (erhöhte Starre) und gesteigerte Reflexe, z. B. Lähmung des oberen Motoneurons Muskelhypotonie (Schlaffheit) und abgeschwächte Reflexe, z. B. Lähmung des unteren Motoneurons Ohnmacht (vorübergehende Bewusstlosigkeit)	**Bei Kribbeln und Taubheit:** Massage mit Vishva Garbha Tailam oder Vacha Tailam **Bei neuromuskulärer Anspannung:** 500 mg Dashamūla, 400 mg Ashvagandhā und 300 mg Nirgundī **Bei Hypertonie und steifen Muskeln:** 300 mg Saraswatī, 200 mg Yogarāja Guggulu und 200 mg Vāta Vidhvamsa Ras Auch Massage mit Mahānārāyanaöl **Bei Muskelhypotonie:** 300 mg Balā, 300 mg Vidārī, 200 mg Mahāyogarāja Guggulu und 200-250 mg Mahā Vāta Vidhvamsa Ras Auch Massage mit Balā Tailam **Bei Ohnmacht:** Je 200 mg Brahmī, Vacha und Jatamāmsi Außerdem Vacha Pradhamana Nasya (mit Vachapulver)

Tabelle 82: Majjā-Vaha-Erkrankungen

Dushti	Häufige Leiden	Allgemeines Management von gewöhnlichen Krankheiten
Sirā Granthi	Hervortretende Augäpfel Neurom Neurofibrome Zirbeldrüsentumor Hypophysentumor	**Bei hervortretenden Augäpfel:** Netra Basti Die spezielle Ursache behandeln **Bei Neurom:** Je 1 Tablette (ca. 200-250 mg) Kāñchanāra Guggulu und Ārogya Vardhini **Bei Neurofibromen:** Je 1 Tablette (ca. 200-250 mg) Chandraprabhā Vati und Shilājit Guggulu **Bei Zirbeldrüsen- oder Hypophysentumor:** 500 mg Punarnavā, 400 mg Brahmī, 200 mg Kutki und 200 mg Shilājit Außerdem Prānāyāma durch wechselnde Nasenlöcher und Vacha Tailam Nasya
Vimārga Gamanam	Neuralgie Krankhafte Hirnstrom-wellen-anfälle, z. B. Epilepsie Parkinson-Krankheit Migräne-kopfschmerzen Gehirnödem Hydrozephalus Koma Alzheimer-Krankheit Demenz Delirium	**Bei Neuralgie:** Je 200 mg Yogarāja Guggulu und Tagara Mahānārāyana-Ölmassage **Bei krankhaften Hirnstromwellenanfällen:** Je 200 mg Brahmī, Vacha und Jatamāmsi Nasya mit Vachapulver oder frischem Zwiebelsaft **Bei Parkinson-Krankheit:** Je 200 mg Ātmaguptā und Yogarāja Guggulu Außerdem Pañchakarma **Bei Migränekopfschmerzen:** 500 mg Shatāvarī, 400 mg Brahmī, 200 mg Jatamāmsi und 200 mg Kāma Dudhā Zusätzlich Nasya mit Brahmī-Ghee **Bei Gehirnödem oder Hydrozephalus:** 500 mg Punarnavā, 400 mg Saraswatī, 300 mg Brahmī und 200 mg Ātmaguptā Diese Krankheiten erfordern einen sofortigen Krankenhausaufenthalt. **Bei Koma:** Erfordert Krankenhausaufenthalt. **Bei Morbus Alzheimer:** 1 Tablette (ca. 200-250 mg) Smruti Sagar Rasa 300 mg Saraswatī, 200 mg Vacha, 200 mg Brahmī, 200 mg Jatamāmsi und 200 mg Shankha Pushpī Außerdem Nasya mit Vacha Tailam Der Betreffende benötigt entsprechend sorgfältige Pflege. **Bei Demenz oder Delirium:** 300 mg Saraswatī, 200 mg Brahmī, 200 mg Jatamāmsi und 200 mg Shankha Pushpī Zusätzlich Nasya mit Vachapulver

Tabelle 82: Majjā-Vaha-Erkrankungen

Dushti	Häufige Leiden	Allgemeines Management von gewöhnlichen Krankheiten
Vimārga Gamanam (Forts.)	Schwere Depression Osteomyelitis Blutbildstörung Knochenmarksdepression	**Bei schwerer Depression:** Je 200 mg Brahmī, Jatamāmsi und Shankha Pushpī Brahmī-Prash-Sirup (falls erhältlich) Yoga-āsana und Prānāyāma gemäß der Doshas Positive Affirmationen **Bei Osteomyelitis:** 300 mg Niem, 300 mg Kurkuma, 200 mg Sūkshma Triphalā und 200 mg Gandhak Rasāyana Tägliche Wundversorgung mit aseptischen Vorkehrungen bei offener Wunde **Bei Blutbildstörung:** 1 Teelöffel Mahā-Tikta-Ghee Je 200 mg Abhrak Bhasma, Moti Bhasma und Loha Bhasma **Bei Knochenmarksdepression:** 1 Teelöffel Brahmī-Ghee 1 Teelöffel Mahā Tikta-Ghee 1 Teelöffel Brahmī Prash (falls erhältlich) 1 Teelöffel Brahmī Avaleha (falls erhältlich) Außerdem Basti mit Dashamūlatee und Knochenmark

Tabelle 83: Shukra-Vaha-Erkrankungen

Dushti	Häufige Leiden	Allgemeines Management von gewöhnlichen Krankheiten
Ati Pravrutti	Samen im Urin Prostatasteine Intensives Verlangen nach Sex Verlangen nach Masturbation Unzeitige Erektion	**Bei Samen im Urin:** Je 200 mg Chandraprabhā, Gokshurādi Guggulu und Shudha (gereinigtes) Shilājit **Bei Prostatasteinen:** 300 mg Mustā, 200 mg Punarnavādi Guggulu, 200 mg Gokshurādi Guggulu und 200 mg Shilājit Guggulu **Bei intensivem Verlangen nach Sex:** 300 mg Saraswatī und 200 mg Chandraprabhā **Bei unzeitiger Erektion oder unmäßigem Verlangen, zu masturbieren:** Meditation und den heiligen Namen Gottes chanten Intensive körperliche Ertüchtigung wie Wandern Kalte Dusche Je 300 mg Niem und Saraswatī
Sanga	Sexuelle Schwäche Stagnation des Samens Geringe Mobilität und Motilität des Sperma Geringe Libido Hydrozele (Flüssigkeit um die Hoden)	**Bei sexueller Schwäche:** Mandelmilch Je 200 mg Ashvagandhā, Balā, Vidārī und Kapikacchū **Bei Stagnation des Samens:** Je 200 mg Balā und Vidārī 1 Tablette (ca. 200-250 mg) Mākaradvāja 1 Teelöffel Chyavānaprāsh **Bei geringer Mobilität und Motilität des Sperma:** 1 Tablette (ca. 200-250 mg) Mākaradvāja 1 Teelöffel Chyavānaprāsh **Bei geringer Libido:** Je 200 mg Ashvagandhā, Balā und Vidārī **Bei Hydrozele (Flüssigkeit um die Hoden):** Je 1 Tablette (ca. 200-250 mg) Chandraprabhā Vati und Punarnavādi Guggulu Latākaranja Lepa (Paste)
Sirā Granthi	Prostatahyperplasie (vergrößerte Prostata) Krampfadern blockieren den Samenstrang Tumor an den Hoden oder Nebenhoden	**Bei Prostatahyperplasie (vergrößerter Prostata):** Je 200 mg Gokshurādi Guggulu, Punarnavādi Guggulu und Shilājit Prostatamassage mit Rizinusöl **Wenn Krampfadern den Samenstrang blockieren:** Chirurgischer Eingriff Lekhana Chikitsā mit je 200 mg Chandraprabhā, Gokshura, Shilājit und Manjishthā **Bei Tumor an den Hoden oder Nebenhoden:** Je 1 Tablette (ca. 200-250 mg) Kāñchanāra Guggulu, Shilājit Guggulu, Ārogya Vardhini und Chandraprabhā Vati Kukkutanakhi Lepa (Paste)

Tabelle 83: Shukra-Vaha-Erkrankungen

Dushti	Häufige Leiden	Allgemeines Management von gewöhnlichen Krankheiten
Vimārga Gamanam	Seminurie (Ausscheidung des Samens im Urin oder im Schlaf) Blut im Samen Schmerzhafter Koitus	**Bei Seminurie:** Je 200 mg Chandraprabhā, Gokshurādi Guggulu und Shudha (gereinigtes) Shilājit **Bei Blut im Samen:** Je 200 mg Ashvagandhā, Shatāvarī, Manjishthā und Mustā **Bei schmerzhaftem Koitus:** Je 200 mg Ashvagandhā, Tagara und Jatamāmsi Lokale Anwendung von Ashvagandhā-Ghee auf den Penis

Tabelle 84: Ārtava-Vaha-Erkrankungen

Dushti	Häufige Leiden	Allgemeines Management von gewöhnlichen Krankheiten
Ati Pravrutti	Zu starke Monatsblutung (Menorrhagie) Ungewöhnlich häufige Monatsblutung (Polymenorrhöe) Starker weißer Ausfluss aus der Vagina (Leukorrhoe) Hormonelle Veränderungen vor Einsetzen der Periode, die zu Reizbarkeit und Gesichtsakne führt	**Bei Menorrhagie:** 500 mg Shatāvarī, 300 mg Ashoka und 200 mg Lodhra **Bei Polymenorrhöe:** Je 200 mg Ashoka, Mustā und Lodhra **Bei Leukorrhoe:** 1 Tablette (ca. 200-250 mg) Chandraprabhā Vati Uttara Basti mit Süßholztee **Bei hormonellen Veränderungen und PMS:** 500 mg Shatāvarī 500 mg-Kapsel Nachtkerzenöl 2 Esslöffel Aloe-vera-Gel
Sanga	Spärliche, unregelmäßige Monatsblutung (Oligomenorrhöe) Fehlen der Monatsblutung (Amenorrhöe) Trockenheit der Vagina Schmerzen beim Geschlechtsverkehr (Dyspareunie)	**Bei Oligomenorrhöe:** Die spezielle Ursache behandeln, z. B. Anämie oder hormonelle Ungleichheit **Bei Amenorrhöe:** Keine Behandlung, wenn Schwangerschaft besteht. Bei primärer oder sekundärer Amenorrhöe die spezielle Ursache behandeln. **Bei trockener Vagina:** Uttara Basti mit ¼ Teelöffel Süßholztee und ¼ Teelöffel Shatāvarī-Ghee Selbstgemachten oder Biotampon mit Shatāvarī-Ghee in die Vagina einführen Angemessene Befeuchtung mit Kokosöl **Bei Dyspareunie:** Je 200 mg Sūkshma Triphalā und Gandhaka Rasāyana Falls durch vaginale Trockenheit verursacht, siehe oben.

Tabelle 84: Ārtava-Vaha-Erkrankungen

Dushti	Häufige Leiden	Allgemeines Management von gewöhnlichen Krankheiten
Sanga (Forts.)		**Falls Endometriose die Ursache ist, außerdem:** Je 1 Tablette (ca. 200-250 mg) Ārogya Vardhini und Chandraprabhā Vati Falls durch Trockenheit der Vaginalschleimhaut verursacht, befeuchtet man die Vagina mit Shatāvarī-Ghee. **Wenn durch eine psychosomatische Störung verursacht, zusätzlich:** Je 200 mg Brahmī, Jatamāmsi, Shankha Pushpī und Tagara
Sirā Granthi	Ovarialzyste oder polyzystisches Ovarialsyndrom Fibröser Tumor Zervikalpolypen	**Bei Ovarialzyste (oder polyzystischem Ovarialsyndrom):** 500 mg Punarnavā und je 200 mg Shilājit, Kutki, Ashoka und Shilājit **Bei fibrösem Tumor:** Je 1 Tablette (ca. 200-250 mg) Ārogya Vardhini, Chandraprabhā Vati und Kāñchanāra **Bei Zervikalpolypen:** Je 1 Tablette (ca. 200-250 mg) Shilājit, Chandraprabhā Vati und ārogya Vardhini
Vimārga Gamanam	Bauchhöhlenschwangerschaft Zystozele Endometriose Rektovaginale Fistel Rektouterine Fistel Vesikovaginale Fistel Uterusprolaps Scheidenprolaps	**Bei Bauchhöhlenschwangerschaft:** Chirurgischer Eingriff **Bei Zystozele:** Chirurgischer Eingriff **Bei Endometriose:** 500 mg Punarnavā und 200 mg Kutki Je 1 Tablette (ca. 200-250 mg) Chandraprabhā Vati und Ārogya Vardhini **Bei Fistel:** Operation **Bei Vaginal- oder Uterusprolaps:** 500 mg Ashvagandhā, 400 mg Balā, 400 mg Shatāvarī und 300 mg Vidārī Chukra Tailam Pichu (hausgemachten Tampon) in die Vagina einführen

Tabelle 85: Stanya-Vaha-Erkrankungen

Dushti	Häufige Leiden	Allgemeines Management von gewöhnlichen Krankheiten
Ati Pravrutti	Vergrößerte Brüste, die Nacken- und Schulterschmerzen hervorrufen Überhöhte Laktation Mastitis oder Brustabszess Geschwollene, empfindliche Brüste vor Einsetzen der Periode	**Vergrößerte Brüste:** Je 200 mg Ārogya Vardhini und Chandraprabhā Massieren die Brüste mit Leinsamen Öl Brustverkleinerungsprogramm mit angemessenem Sport, Yoga und Prāṇāyāma **Bei Kopf-, Nacken- und Schulterschmerzen:** 400 mg Saraswatī, 200 mg Tagara und 200 mg Yogarāja Guggulu Nacken- und Schultermassage mit Mahānārāyanaöl Brustverkleinerungsoperation bei schweren Schmerzen **Bei zu hoher Laktation:** Je 200 mg Ārogya Vardhini, Chandraprabhā und Triphalā Guggulu **Mastitis oder Brustabszess:** Je 200 mg Sūkshma Triphalā und Gandhaka Rasāyana Lepa-Goli-Paste **Bei geschwollenen, empfindlichen Brüsten:** 500 mg-Kapsel Nachtkerzenöl Brüste mit gleichen Teilen Rizinus-, Mais- und Leinsamenöl massieren
Sanga	Unterentwickelte Brüste Ungenügende Laktation	**Bei unterentwickelten Brüste:** 500 mg Shatāvarī, 400 mg Balā und 300 mg Vidārī Shatāvarī-Ghee: 1 Teelöffel innerlich einnehmen und äußerlich in Brüste einmassieren **Bei unzureichender Laktation:** Shatāvarī Kalka mit Kuhmilch Mandelmilch 500 mg Shatāvarī, 400 mg Balā und 300 mg Vidārī
Sirā Granthi	Fibrozystische Veränderungen in den Brüsten Knoten in den Brüsten (gut- oder bösartig)	**Bei fibrozystische Veränderungen in den Brüsten:** 500 mg Punarnavā Je 200 mg Kutki, Chitrak und Shilājit **Bei Knoten in den Brüsten:** 200 mg Kāñchanāra Guggulu Dashānga Lepa lokal auf den Brustknoten auftragen Chirurgischer Eingriff, wenn erforderlich.
Vimārga Gamanam	Brustabszess	**Bei Brustabszess:** Je 200 mg Sūkshma Triphalā und Gandhaka Rasāyana Lepa Goli örtlich auf den Brustabszess auftragen Wenn erforderlich chirurgischer Eingriff, um Flüssigkeit im Abszess abzuleiten

Tabelle 86: Mūtra-Vaha-Erkrankungen

Dushti	Häufige Leiden	Allgemeines Management von gewöhnlichen Krankheiten
Ati Pravrutti	Übermäßiges Wasserlassen Vermehrte Häufigkeit der Blasenentleerung (Polyurie) Zelldehydrierung, zu starker Durst und Elektrolyt- Ungleichgewicht Inkontinenz Verlangen zu urinieren bleibt nach dem Wasserlassen bestehen Gedehnte Blase mit Überfließen Schmerz in der Harnröhre beim Wasserlassen	**Bei unmäßiger Blasenentleerung und für Polyurie:** Falls wegen zu großer Flüssigkeitsaufnahme: Flüssigkeiten reduzieren Wenn durch zu viel Koffein: Kaffeekonsum reduzieren Im Fall von Angst: 300 mg Jatamāmsi Aufgrund von Diabetes: je 200 mg Chandraprabhā, Niem und Kurkuma **Bei Zelldehydrierung, überhöhtem Durst und Elektrolyt-Ungleichgewicht:** Glukose-Salzlösung sollte oral oder intravenös verabreicht werden, um den Wasser-Elektrolyt-Haushalt im Körper zu bewahren Kokoswasser **Bei Inkontinenz:** Je 200 mg Saraswatī, Vacha und Brahmī Äußerlich eine warme Rizinusölkompresse oberhalb des Intimbereichs auflegen **Bei bestehendem Verlangen zum Wasserlassen nach dem Urinieren:** Lokal Dashānga Lepa oder Manjishthā-, Sandelholz- und Punarnavāpaste oberhalb des Intimbereichs auftragen **Bei gedehnter Blase mit Überfließen:** Katheterisierung erforderlich Je 200 mg Yogarāja Guggulu und Gokshurādi Guggulu **Bei Schmerz in der Harnröhre beim Wasserlassen:** Mustā-, Fenchel-, Kreuzkümmel- und Koriandertee
Sanga	Mangelnde Urinbildung Spärliche Blasenentleerung Tröpfelndes Urinieren Hoch konzentrierter Urin Zu großer Durst Urämischer Körpergeruch	**Bei mangelnder Urinbildung:** 500 mg Punarnavā Je 200 mg Gokshura, Mūtrala und Chandra Kala 1 Teelöffel Nava Jivan Mishran (gleiche Teile Koriander, Mustā, Ushīra, Ingwer, Bilva und Trunapañcha Mūla Ras) zu einer Tasse Tee zubereitet **Bei spärlicher oder tröpfelnder Blasenentleerung:** Je 200 mg Gokshurādi Guggulu, Punarnavādi Guggulu und Vanga Bhasma **Bei tröpfelndem Urinieren wegen verengter Harnröhre:** Chirurgische Erweiterung 200 mg Vanga Bhasma **Bei hoch konzentriertem Urin oder übermäßigem Durst:** Kokoswasser Wasser mit Zitronensaft und einer Prise Haushaltssoda Kreuzkümmel-, Koriander- und Fencheltee **Bei urämischem Geruch:** Je 200 mg Gokshurādi Guggulu, Punarnavādi Guggulu und Shilājit Guggulu

Tabelle 86: Mūtra-Vaha-Erkrankungen

Dushti	Häufige Leiden	Allgemeines Management von gewöhnlichen Krankheiten
Sirā Granthi	Vergrößerte Prostata Blasentumor	**Bei vergrößerter Prostata:** Je 200 mg Chandraprabhā und Shilājit 1 Teelöffel Lashuna Pāka (Knoblauchmarmelade) Bei Blasentumor: Operation
Vimārga Gamanam	Aufsteigende Harnwegsinfektion Rektovesikale Fistel Vesikovaginale Fistel Hydrozele	**Bei aufsteigender Harnwegsinfektion:** Je 200 mg Sūkshma Triphalā und Gandhaka Rasāyana Bei rektovesikaler oder vesikovaginaler Fistel: Operation Hydrozele: Operation

Tabelle 87: Purīsha-Vaha-Erkrankungen

Dushti	Häufige Leiden	Allgemeines Management von gewöhnlichen Krankheiten
Ati Pravrutti	Erhöhte Stuhlbildung Durchfall Abdominale Distension Fülle in den Seiten Unterbauchschmerz Schweres Gefühl im Dickdarm Flatulenz	**Bei vermehrter Stuhlbildung:** Je 200 mg Chitrakadi Vati, Trikatu und Triphalā Guggulu 1 Teelöffel Gandharva Harītakī am Abend **Bei Durchfall:** Je 1 Tablette (ca. 200 mg) Sanjīvanī und Bhallataka Vati Je 200 mg Kutaja und Bilva 1 Teelöffel Sat Isabgol am Abend **Bei abdominaler Distension:** 1 Tablette (ca. 200 mg) Lashunadi Vati 200 mg Hingvashtak Churna **Bei Fülle in den Seiten:** 200 mg Shankha Vati ½ Teelöffel geröstetes Kreuzkümmelpulver **Bei Unterbauchschmerz:** 200 mg Shula Hara Vati oder 200 mg Mahā Shankha Vati oder 200 mg Hingvashtak Churna **Bei Gefühl der Schwere im Dickdarm:** Nirūha Basti mit Dashamūlatee **Bei Flatulenz:** 200 mg Hingvashtak Churna nach jeder Mahlzeit
Sanga	Verstopfung Flatulenz Allgemeine abdominale Distension Atemlosigkeit Brustschmerz Herzschmerz oder Herzklopfen Aufstoßen Verstärkte Peristaltik	**Bei Verstopfung:** Mit Āma: Nirūha Basti mit Dashamūlatee Ohne Āma: Anuvāsana Basti mit warmem Sesamöl **Bei Flatulenz:** Hingvashtak Churna, 200 mg nach jeder Mahlzeit Frische Feigen oder eingeweichte Rosinen 200 mg Harītakī **Bei allgemeiner abdominaler Distension:** Nirūha Basti mit Dashamūlatee 200 mg Hingvashtak Churna **Bei Atemlosigkeit:** Je 200 mg Arjuna, Hingvashtak Churna und Harītakī **Bei Brustschmerz:** Granatapfel-, Papaya- oder Cranberry-Saft Shringa-Shunthi-Paste auf die Brust auftragen **Bei Herzschmerz oder Herzklopfen:** Je 200 mg Arjuna, Pushkaramūla und Shringa Bhasma **Bei Aufstoßen:** Ein Glas Wasser mit Zitronensaft und ¼ Teelöffel Haushaltssoda **Bei verstärkter Peristaltik:** Örtliche Anwendung von Wärme Warme Rizinusölpackung im Nabelbereich anwenden

Tabelle 87: Purīsha-Vaha-Erkrankungen

Dushti	Häufige Leiden	Allgemeines Management von gewöhnlichen Krankheiten
Sanga (Forts.)	Trockener Mund	**Bei trockenem Mund:** Eingeweichte Rosinen Kokoswasser Wasser mit Zitronensaft und einer Prise Salz
Sirā Granthi	Darmtumor Divertikulose Darmverschluss Intussuszeption (von Kolonlipom) Hämorrhoiden	**Bei Darmtumor, Darmverschluss oder Intussuszeption:** Operation **Bei Divertikulose:** Je 200 mg Triphalā Guggulu und Kāñchanāra Guggulu oder je ½ Teelöffel Safran und Sama-Sharkara-Pulver und abends ½ Teelöffel Triphalā zur Schlafenszeit **Bei Hämorrhoiden:** Je 200 mg Kankāyana Guti und Triphalā Guggulu Abhayārishta, 4 Teelöffel mit 4 Teelöffel Wasser
Vimārga Gamanam	Colitis ulcerosa Darmperforation Rektovaginale Fistel Rektouterine Fistel Parasiten (Krumi) Rektumprolaps	**Bei Colitis ulcerosa:** 500 mg Shatāvarī, 300 mg Bilva, 200 mg Kāma Dudhā und 200 mg Moti Bhasma Mocha Rasa Piccha Basti Bei Darmperforation, rektovaginaler Fistel oder rektouteriner Fistel: chirurgischer Eingriff **Bei Parasiten (Krumi):** 300 mg Vidanga und je 200 mg Krumi Kuthar, Niem, Trikatu und Palash **Folgende Nahrungsmittel in die allgemeine Kost integrieren:** Papaya, Bilva-Früchte, schwarzen Pfeffer, Waschnuss, Kokosnuss, Granatapfel, Banane, Cayennepfeffer, Lorbeerblätter, Kürbis **Bei Rektumprolaps:** 500 mg Ashvagandhā, 300 mg Balā und 200 mg Vidārī Am Rektum wird ein Tupfer mit Chukra Tailam aufgelegt, nach innen geschoben und dann bandagiert. Praxis aus Ashwini Mudrā und Yoga-Āsana

Tabelle 88: Sveda-Vaha-Erkrankungen

Dushti	Häufige Leiden	Allgemeines Management von gewöhnlichen Krankheiten
Ati Pravrutti	Starke Transpiration Faul riechender Schweiß Juckreiz der Haut Kalte, klamme Haut mit Pilzinfektion Zu starker Durst Dehydrierung	**Bei starker Transpiration:** Uddhūlanam (Puderung) mit Vacha- und Sandelholzpulver Die Ursache behandeln, z. B. Arbeiten in der heißen Sonne, emotionale Faktoren **Bei faul riechender Haut:** Niemöl Gandhak Druti Örtlich ätherisches Sandelholz- oder Vetiveröl auftragen Āma-Pāchana-Therapien **Bei Juckreiz:** Innerlich Korianderblättersaft einnehmen Äußerlich Korianderblätterbrei auftragen Örtlich Tikta Ghrita auftragen Mit Kokos- oder Bākuchīöl verdünntes Jyotishmatīöl örtlich auftragen Je 200 mg Svayambhu Guggulu und Ārogya Vardhini **Bei Pilzinfektion:** Je 200 mg Sūkshma Triphalā und Gandhaka Rasāyana Lokal Niem, Kurkuma, Manjishthā und gereinigte Schwefelpaste auftragen **Bei unmäßigem Durst:** Kokoswasser Gurke und Milch miteinander gemixt Wasser mit Zitronensaft **Bei Dehydrierung:** Selbstgemachte Glukose-Kochsalzlösung aus Wasser, Zucker, Zitronensaft und einer Prise Steinsalz
Sanga	Kein Schwitzen Trockene, raue, schuppige Haut Kribbeln und Taubheit Haarausfall	**Wenn man nicht schwitzt:** Snehana und Svedana **Bei trockener, rauer, schuppiger Haut:** Anuvāsana Basti Abhyanga und inneres Snehana Svedana **Bei Kribbeln und Taubheit:** Medizinisches Vachaöl örtlich auftragen Innerlich 300 mg Saraswatī einnehmen **Bei Haarausfall:** Medizinisches Brahmī-, Āmalakī- und Bhringarājaöl

Tabelle 88: Sveda-Vaha-Erkrankungen

Dushti	Häufige Leiden	Allgemeines Management von gewöhnlichen Krankheiten
Sirā Granthi	Atherome (Talgzysten) Multiple Lipome Akne Eiterbeulen und Abszesse	**Bei Atheromen (Talgzysten):** 500 mg Punarnavā und je 200 mg Chitrak, Kutki und Kāñchanāra 1 Tablette (ca. 200-250 mg) Ārogya Vardhini **Bei multiplen Lipomen:** Je 1 Tablette (ca. 200-250 mg) Ārogya Vardhini und Chandraprabhā Vati **Bei Akne:** Je 200 mg Ārogya Vardhini und Sūkshma Triphalā Örtlich eine Mandelpaste (gemahlene Mandeln und Wasser) oder Sandelholz- und Kurkumapaste in die Haut einreiben **Bei Eiterbeulen und Abszessen:** Je 200 mg Sūkshma Triphalā und Gandhaka Rasāyana Äußerlich Niem- und Kurkumapaste oder Lepa-Goli-Paste auf die Haut geben
Vimārga Gamanam	Ekzem Psoriasis Schnelle Ergussbildung Ödem Erysipele Erythem	**Bei Ekzem:** Je 200 mg Svayambhu Guggulu, Manjishthā, Niem und Kurkuma **Bei Psoriasis:** 500 mg Shatāvarī und je 200 mg Gudūchī, Manjishthā und Niem Je 1 Tablette (ca. 200-250 mg) Ārogya Vardhini und Sutshekhar Gleiche Teile Sandelholz, Manjishthā und Kurkuma zu einer Paste verarbeiten und lokal auftragen **Bei schneller Ergussbildung:** Sandelholz- und Manjishthāpaste örtlich auf Prellungen geben Je 200 mg Gudūchī, Manjishthā, Tikta und Āmalakī **Bei Ödem:** 500 mg Punarnavā, 300 mg Gokshura, 200 mg Shilājit und 200 mg Chandraprabhā **Bei Erysipelen:** Tikta-Ghee äußerlich auftragen Je 200 mg Kāma Dudhā und Sutshekhar **Bei Erythem:** Einen Teelöffel zerdrückte Kurkumawurzel in einer Tasse Milch kochen 200 mg Pravāl Pañchāmrit

Tabelle 89: Mano-Vaha-Erkrankungen

Dushti	Häufige Leiden	Allgemeines Management von gewöhnlichen Krankheiten
Ati Pravrutti	Die Gedanken gehen in die Zukunft Zu viel Denken Hyperaktiver Geist ADHS (Aufmerksam-keits-defizit-Hy-peraktivitäts-syn-drom) Unfähigkeit, sich zu konzentrieren Wetteiferndes und aggressives Verhal-ten oder Zorn Unkontrollierbar in-tensives Verlangen, Furcht, Ärger oder Gier Vorschnelles Ur-teilen	Im Allgemeinen sollte man sich seiner Handlungen bewusst sein. Das verlangsamt die geistige Aktivität. Ujjāyi Prāṇāyāma hilft ebenfalls. **Bei zu vielem Denken:** Je 300 mg Jatamāmsi und Tagara **Bei hyperaktivem Geist:** Atmen durch abwechselnde Nasenlöcher und Kapāla Bhāti Prāṇāyāma Meditation der leeren Schale (siehe Seite 365) **Bei ADHS (Aufmerksamkeitsdefizit-Hyperaktivitätssyndrom):** Die ursächlichen Faktoren (z. B. Angst oder Furcht) über Vāta-Dosha behandeln 500 mg Ashvagandhā, 300 mg Balā, 300 mg Jatamāmsi, 200 mg Vidārī und 200 mg Tagara Bhringarājaöl auf Kopfhaut und Fußsohlen reiben Nasya mit Brahmī-Ghee **Bei Unfähigkeit, sich zu konzentrieren:** 300 mg Saraswatī, 200 mg Brahmī und 200 mg Shankha Pushpī **Bei wetteiferndem und aggressivem Verhalten oder Zorn:** 500 mg Shatāvarī und je 200 mg Gudūchī, Bhringarāja und Moti Bhasma **Bei unkontrollierbar intensivem Verlangen, Furcht, Ärger oder Gier:** Atmen durch abwechselnde Nasenlöcher Shītalī und Shītkāri Prāṇāyāma So'ham-Meditation (siehe Seite 349) **Bei vorschnellem Urteilen:** 1 Teelöffel Brahmī-Ghee innerlich Nasya mit Brahmī-Ghee Je 200 mg Brahmī, Jatamāmsi und Shankha Pushpī
Sanga	Der Geist ist in der Vergangenheit ge-fangen Verwirrung Mangel an Richtung Unentschlossenheit Zu viel Schlaf	**Bei Verwirrung:** Je 200 mg Brahmī, Vacha und Shankha Pushpī Nasya mit Vachapulver **Bei Mangel an Richtung:** Trātaka (Anblicken einer Ghee-Lampe) Sonnengruß-Yoga So'ham-Meditation (siehe Seite 349) **Bei Unentschlossenheit:** Je 200 mg Brahmī, Vacha und Bhringarāja Atmen durch abwechselnde Nasenlöcher und Kapāla Bhāti Prāṇāyāma **Bei zu viel Schlaf:** Weniger essen Zur Schlafenszeit Brahmītee trinken Zur Schlafenszeit Brahmīöl auf Kopfhaut und Fußsohlen reiben

Tabelle 89: Mano-Vaha-Erkrankungen

Dushti	Häufige Leiden	Allgemeines Management von gewöhnlichen Krankheiten
Sanga (Forts.)	Trägheit Depression	**Bei Trägheit:** Je 200 mg Brahmī, Vacha, Shankha Pushpī und Süßholz Vachapulver-Nasya Kitcharl-Mono-Diät **Bei Depression:** Bhrāmarī und Utgīta Prānāyāma 200 mg Brahmī, 500 mg Saraswatī und 300 mg Shankha Pushpī
Sirā Granthi	Vorgefasste Meinung Gefühllosigkeit Voreingenommenheit Stolz Neid Eifersucht	**Bei all diesen Krankheiten:** 500 mg Saraswatī und 200 mg Brahmī Pañcha Gavya Ghrita (5 Kuhprodukte) oder Brahmī-Ghee Brahmī Prash
Vimārga Gamanam	Schwindel Ohnmacht (vorübergehende Bewusstlosigkeit) Mentale Abweichung Desinteresse Schizophrenie Drogenabhängigkeit Alkoholismus Psychose	**Bei Schwindel:** 200 mg Sutshekhar oder Kāma Dudhā, zusammen mit je 200 mg Brahmī und Trikatu Die Dämpfe einer frisch geschnittenen oder zerdrückten Zwiebel einatmen Nasya mit Vachapulver **Bei Ohnmacht:** Kaltes Wasser ins Gesicht spritzen Nasya mit Vachapulver **Bei mentaler Abweichung oder Desinteresse:** Je 200 mg Brahmī, Jatamāmsi und Shankha Pushpī **Bei Schizophrenie:** Je 200 mg Brahmī, Jatamāmsi und Shankha Pushpī Nasya mit Brahmī-Ghee **Bei Drogenabhängigkeit oder Alkoholismus:** Pañchakarma: Shirodhāra, Netra Basti und Nasya mit Brahmī-Ghee Brahmī Rasāyana, z. B. Brahmī-Ghee oder Brahmī-Milch **Bei Psychose:** Pañcha Gavya Ghrita (5 Kuhprodukte) oder Brahmī-Ghee 500 mg Ashvagandhā, 400 mg Süßholz, 300 mg Brahmī, 200 mg Shankha Pushpī und 100 mg Jyotishmatī

Tabelle 90: Kräuter für einen bestimmten Sroto Dushti

Srotas	Kräuter für ein bestimmtes Sroto Dushti		
	Vāta	**Pitta**	**Kapha**
Prāna	Vāsaka Kanthakārī Pippalī Abhrak Bhasma Manashilā	Gudūchī Sudarshan Moti Bhasma Karpūra (Kampfer)	Pippalī Punarnavā Yashthi Madhu Kanthakārī Madana Phala Vacha
Anna	Anantā Mūlā Ajwan Hing Chitrak	Shankha Bhasma Shatāvarī Gudūchī Kāma Dudhā Āmalakī	Chitrak Trikatu Elā Bibhītakī
Udaka/ Ambu	Traubenzucker mit Salz Rosinen Dattel-Shake (Datteln und Wasser) Fenchel	Āmalakī Kreuzkümmel Mustā Ushīra (Khus, Vetiver) Gurke	Shilājit Kutki Koriander Gokshura
Rasa	Ādrakam (Ingwer) Tulsi Sudarshan	Mahāsudarshan Niem Sandelholz Mustā	Shunthi (Ingwer) Kāñchanāra Gokshura Punarnavā
Rakta	Loha Bhasma Abhrak Bhasma Amrita Guggulu Mandura Bhasma	Manjishthā Niem Gudūchī Lotuswurzel Sandelholz Lodhra Ashoka Āmalakī Kaishore Guggulu	Manjishthā Kutki Khadira Kurkuma Niem
Māmsa	Ashvagandhā Balā Vidārī Dashamūla Tagara	Kaishore Guggulu Gulvel Sattva Shatāvarī Kāma Dudhā	Karaskara Mustā Pushkaramūla Yogarāja Guggulu
Meda	Yashthi Madhu Vidārī Triphalā Guggulu	Shankha Pushpī Niem Kutki Kalamegha	Kutki Chitrak Shilājit Haridrā (Kurkuma)
Asthi	Guggulu (Yogarāja, Mahāyo-garāja, Rasnadi, Simhanad) Dhataki Tila (Sesam)	Kaishore Guggulu Pravāl Pañchāmrit Kāma Dudhā	Punarnavādi Guggulu Gokshurādi Guggulu Shilājit Guggulu
Majjā	Jatamāmsi Saraswatī Tagara ātmaguptā	Brahmī Bhringarāja Jatamāmsi Shankha Pushpī	Vacha Brahmī Jyotishmatī

Tabelle 90: Kräuter für einen bestimmten Sroto Dushti

Srotas	Kräuter für ein bestimmtes Sroto Dushti		
	Vāta	Pitta	Kapha
Shukra	Ashvagandhā Ātmaguptā Vidārī Balā Jīvantī	Shatāvarī Kūshmānda Pak Vidārī Karpūra (Kampfer) Priyāl	Ātmaguptā Shilājit Knoblauch Jātīphalā Kasturi (Hirschmoschus) Kākamācī Kokilāksha
Ārtava	Ashoka Vidārī Tagara Schlüsselblumenöl	Shatāvarī Ashoka Bilva Schlüsselblumenöl	Shilājit Vidārī Ashoka Leinsamenöl
Stanya	Balā Vidārī Urid Dal Dashamūla	Shatāvarī Gudūchī Weiße Sesamsamen Shatāvarī Kalka	Punarnavā Kutki Chitrak Niem Baumwollsamen
Purīsha	Jātīphalā (Muskatnuss) Sanjīvanī Hingvashtak Churna Harītakī Gandharva Harītakī Eranda (Rizinusöl) Triphalā Vidanga Kītamari Vavani	Kutaja Sat Isabgol Nishottara Āmalakī Bhumi āmalakī Triphalā Vidanga Kītamari Vavani	Jātīphalā (Muskatnuss) Bilva Vidanga Bibhītakī Sona Mukhi (Sennes-blätter) Triphalā Vidanga Kītamari Vavani
Mūtra	Gokshura Karaskara Gahula Koriander	Mustā Pathola Lotusblumen Ushīra (Khus, Vetiver) Sandelholz	Gokshura Punarnavā Shilājit Varuna Pāshana Bheda
Sveda	Kamille Jitasaya Zimt Dashānga Lepa Parpata	Karpūra (Kampfer) Sandelholz Vetiver Manjishthā Gudūchī Rose	Punarnavā Agaru Hina Shunthi Lepa Niem Kutki
Mano	Jatamāmsi Jyotishmatī Bhringarāja Ashvagandhā Dashamūla Mandūka Parnī Vacha	Brahmī Shankha Pushpī Jatamāmsi Gudūchī Shatāvarī Bhringarāja	Jyotishmatī Vacha Yashthi Madhu Punarnavā Saraswatī Mundikā

Tabelle 91: Anupāna für einen bestimmten Sroto Dushti

Srotas	Anupāna für ein bestimmtes Sroto Dushti[a]					
	Vāta		Pitta		Kapha	
	Sāma[b]	Nirāma	Sāma	Nirāma	Sāma	Nirāma
Prāna	Ingwerwurzeltee Abhrak Avaleha	Heiße Milch mit Ingwer und Kurkuma	Süßholz und Zimttee	Aloe-vera-Gel Ghee	Honig	Ghrita Madhu (Honig und Ghee)
Anna	Trikatutee Pañchakola Āsava	Heißes Wasser	Limette- und Ingwerwurzelsaft	Zitronensaft	Ingwersaft und Steinsalz	Ingwertee
Udaka/ Ambu	Ingwerwurzel und Mustātee	Dashamūlatee	Tulsi- und Ingwerwurzeltee	Kokoswasser Granatapfelsaft Zuckerrohrsaft mit Limette	Honig und heißes Wasser mit Apfelessig	Kreuzkümmel-, Koriander- und Fencheltee
Rasa	Ingwerwurzeltee Dashamūlārishta	Heiße Milch mit Ghee	Ingwertee mit Rohr- oder Kandiszucker	Milch Kühles Wasser	Ingwertee Honig und heißes Wasser	Honig
Rakta	Ingwerwurzeltee Mustātee Kumārī Āsava 1	Warmes Wasser Grüner Traubensaft Ghee	Niemtee Manjishthadi Kvātha	Aloe-vera-Saft Granatapfelsaft Ghee	Ingwertee	Tikta Ghrita Aloe-vera-Gel
Māmsa	Ingwerwurzeltee mit Milch Dashamūlārishta	Heiße Milch Mandelmilch Ghrita Madhu (Honig und Ghee) Ashvagandhādyarishta	Süßholz und Zimttee	Aloe-vera-Gel Ahornsirup Milch	Honig und heißes Wasser	Honig
Meda	Chitraktee Trikatutee Abhayārishta	Ghee und Rohrzucker Balātee	Kutkitee Tulsitee Heiße Milch mit Kurkuma	Ghee Aloe-vera-Gel Ahornsirup	Honig und heißes Wasser	Punarnavātee Leinsamentee Honig und Olivenöl
Asthi	Ingwerwurzeltee (1 Tasse mit 1-2 TL Rizinusöl) Nirgundītee Maharasnadi Kvātha	Heiße Milch Mandelmilch Dashamūlatee Dashamūlārishta	Heiße Milch mit Kurkuma Ziegenmilch mit Ingwer	Gurkenmilch (2 TL Gurke schälen und raspeln in Milch) Rizinusöl	Heiße Milch mit Ingwer und Kurkuma	Pañchamūlatee Süßholztee
Majjā	Vachatee Dashamūlatee (mit 2 Tropfen Jyotishmatīöl) Sarasvat Arishta	Heiße Milch mit Balā Ghee Eingeweichte Mandeln	Jatamāmsitee	Brahmī-Ghee Shankha-Pushpī-Sirup	Vachatee Punarnavātee	Süßholztee (mit 2 Tropfen Jyotishmatīöl)

Tabelle 91: Anupāna für einen bestimmten Sroto Dushti

Srotas	Anupāna für ein bestimmtes Sroto Dushti[a]					
	Vāta		Pitta		Kapha	
	Sāma[b]	Nirāma	Sāma	Nirāma	Sāma	Nirāma
Shukra	Kapikacchūtee Heiße Milch mit Knoblauch Ashvagandhādyarishta	Mandelmilch Chyavanaprash	Gulvel-Satt-va-Tee	Milch Mandelmilch	Gokshuratee Jatamāmsitee	Kapikacchūtee Aloe-vera-Gel Punarnavātee
Ārtava	Ingwerwurzel-tee Kumārī Āsava 2	Shatāvarī-Ghee Chyavanaprash	Kreuzkümmel-, Koriander-und Fencheltee Ashokārishta	Hibiskustee Shatāvarī-Ghee Kumārī Āsava 3	Abhayārishta Bilvatee Honig und heißes Wasser	Aloe-vera-Gel Granatapfelsaft Lodhra Āsava
Stanya	Ingwerwurzel-tee Dashamūlārishta	Heiße Milch Stanya Vardhana Kvātha	Titkatee Sārivādhya Āsava	Shatāvarī-Ghee Tikta-Ghee Milch Aloe-vera-Gel	Senföl Leinsamenöl	Honig Olivenöl
Purīsha	Buttermilch mit trockenem Ingwer Pflaumensaft Abhayārishta	Buttermilch mit Kandiszucker Kutajārishta	Reiswasser und gerösteter Kreuzkümmel Heiße Milch mit Ingwer	Granatapfel-sirup Traubensaft Milch	Ingwertee Abhayārishta	Traubensaft Warmes Wasser Kutajārishta
Mūtra	Ingwersaft Varunādi Kvātha Kreuzkümmel-, Koriander-, Fencheltee	Ingwertee Cashewmilch	Kreuzkümmel-, Koriander-, Fencheltee	Milch Zuckerrohrsaft Rosentee Ushīra Āsava	Koriandertee	Ingwertee mit Rohrzucker Punarnavāsava Varunādi Kvātha
Sveda	Nirgundītee Shadangodak (Tee)	Kamillentee	Tulsitee Manjishthadi Kvātha	Koriandertee Korianderblättersaft Chandan Āsava Mahā Manjishthadi Kvātha	Zimt-, Kardamom-, Ingwertee Manjishthadi Kvātha	Ingwerwurzel-tee Chandan Āsava Mahā Manjishthadi Kvātha
Mano	Ingwerwurzeltee mit 2 Tropfen Jyotishmatīöl Sārasvatārishta	Milch Brahmī Prash Brahmītee mit 2 Tropfen Jyotishmatīöl	Heiße Milch mit Ingwer und Mandeln Sārasvatārishta	Brahmī-Ghee Shankha-Pushpī-Sirup Chandan Āsava	Ingwertee Sārasvatārishta	Süßholz-Ghee Jatamāmsitee Chandan Āsava

a. Anupāna ist ein Medium, das Kräutermoleküle zum Dhātu trägt und langsam wirkt. Yogavāhi ist ein katalytischer Wirkstoff, der Kräuterqualitäten zum Dhātu trägt und rasch wirkt.
b. Sāma bedeutet mit Āma (Toxinen), Nirāma heißt ohne Āma (Toxine).
c. Ghrita Madhu ist der Sanskritbegriff für diese Kombination aus Ghee und Honig, die im Normalfall in gleichen Mengen nach Umfang wie je einem Teelöffel verabreicht wird. Diese Kombination sollte nicht in gleicher Menge nach Gewicht eingenommen werden, da sie dann toxisch ist.

17

Allgemeines Management von Prāna, Tejas und Ojas

Die Körperessenzen

आयुर्वेद

Einführung

Prāna ist die vitale Lebenskraft, welche die Zellatmung und einen Fluss von Intelligenz und Kommunikation auf tiefer Zellebene unterstützt. Es ist die feinstoffliche Essenz von Vāta-Dosha. Tejas ist Strahlenenergie und bewahrt Zellstoffwechsel und Intelligenz. Sie ist die feinstoffliche Essenz von Pitta-Dosha. Ojas ist das Mittel, durch das der Strom des Prāna hindurchgeht und sie erhält die Zellimmunität. Sie ist die feinstoffliche Essenz von Kapha-Dosha. Prāna, Tejas und Ojas sind funktionell miteinander verbunden und bilden das elektromagnetische Feld oder die Aura des Körpers. Wenn sie sich in perfekter Harmonie befinden, nähren diese drei feinstofflichen Energien die geistigen Fähigkeiten und das Bewusstsein.

Prāna, Tejas und Ojas sollten bei einem Menschen in direkter Proportion zu den qualitativen und quantitativen Ausdrucksformen der drei Doshas in der Prakruti des Betreffenden vorhanden sein. Wenn sich also die Prakruti desjenigen als $Vāta_1$ $Pitta_2$ $Kapha_3$ ausdrückt, sollte der Anteil der drei feinstofflichen Essenzen $Prāna_1$ $Tejas_2$ und $Ojas_3$ sein. Falls die Prakruti einer anderen Person $Vāta_2$ $Pitta_3$ $Kapha_1$ ist, sollte der Anteil der drei feinstofflichen Essenzen

Die spirituelle Energie von Ojas wird zur Aura des Betreffenden, während Tejas sich als unterschiedliche Farben der Aura manifestiert und Prāna die Schwingung des Aurafeldes steuert. Kundalinī, die spirituelle Energie, erzeugt Prāna, Tejas und Ojas und verwandelt den Einzelnen radikal, wohingegen Ojas zu reinem Soma wird, Tejas höchste Intelligenz und Prāna die Brücke zwischen dem Einzelnen und dem Kosmos. Deshalb sind Anila (kosmisches Prāna), Jñāna (Intelligenz) und Soma (kosmisches Plasma) die überaus feinen Produkte von Prāna, Tejas und Ojas. Diese werden zu reiner Glückseligkeit. Diese Glückseligkeit wird fassbar, durchströmt den Körper und jedes Neuron wird ein Glücksmolekül.

Prāna$_2$ Tejas$_3$ und Ojas$_1$ betragen. Ist dieses Verhältnis gestört, kann dies zu einem Autoimmunproblem führen oder dieser Mensch vererbt möglicherweise eine genetische Erkrankung an seine oder ihre Nachkommen. Der Anteil von Prāna, Tejas und Ojas lässt sich durch klinische Beurteilung und Untersuchung der vierten Pulsebene ermitteln.[1]

Dosha Dhātu Mala Vijñānam, also das spezialisierte Wissen über Doshas, Gewebe und Abfallprodukte, ist die Grundlage der āyurvedischen Medizin. Falls wir die Prakruti- und Vikruti-Paradigmen verstehen, die Doshas studieren und uns den Zustand der Gewebe und Abfallprodukte ansehen, können wir die meisten klinischen Probleme handhaben. Arbeitet man jedoch für einige Zeit auf dem Feld der klinischen Āyurvedaarbeit, trifft man auf bestimmte Krankheiten, die so verborgen sind, dass sie sich nicht allein durch eine physische Untersuchung oder durch eine Dosha-Analyse über den Puls ermitteln lassen. Ich habe beispielsweise Leute gesehen, bei denen rheumatische Arthritis diagnostiziert wurde, doch das Pulslesen zeigte, dass die Doshas ausgeglichen sind. Wir müssen uns darüber im Klaren sein, dass manche subklinischen Leiden nicht einfach mit den normalen klinischen Barometern entdeckt werden können. Deswegen ist es wichtig, die Ungleichgewichte von Prāna, Tejas und Ojas zu studieren.

Störungen dieser drei vitalen Essenzen sind feinstoffliche, verborgene Prozesse. Jemand hat vielleicht kein hohes Vāta, aber er oder sie bekommt trotzdem Arthritis. Dies mag auf eine Störung des Prāna hindeuten. Entsprechend besitzt jemand eventuell kein hohes Pitta, doch hat Ekzem, Psoriasis oder eine autoimmunologische Krankheit wie Herpes. Dies kann eine Unausgewogenheit von Tejas anzeigen. Entsprechend sieht man einen Patienten ohne Kapha Vikruti, der möglicherweise sogar ein dünner Vāta-Typ ist, aber hohe Triglyceride oder hohes Cholesterin hat. Diese Person kann wegen eines Ojas-Ungleichgewichts anfällig für einen Herzinfarkt sein. In solchen Fällen ist aus dem Vikruti-Puls kein verstärktes Dosha ersichtlich, doch der Puls der vierten Ebene zeigt eine Störung von Prāna, Tejas oder Ojas.

Ein Missverhältnis von Prāna, Tejas oder Ojas mag aufgrund verschiedener Faktoren entstehen, dazu gehören genetische Veranlagung, wiederholte Infektionen und chronisches Dosha Dushti. Andererseits kann ein Dosha auch gestört sein, ohne sich auf Prāna, Tejas und Ojas auszuwirken. Falls eine Person beispielsweise einige Tage hintereinander jeden Tag Eiscreme isst, mag dies zu erhöhtem Kapha-Dosha führen, Prāna, Tejas und Ojas allerdings nicht verändern. In dem Fall würde dieser Mensch wahrscheinlich Zeichen

1. Siehe *Ayurvedische Pulsdiagnose, Die Geheimnisse einer uralten Wissenschaft* von Dr. Vasant Lad.

und Symptome von gesteigertem Kapha in den frühen Stadien der Samprāpti bekommen, doch Prāna, Tejas und Ojas würden den gesunden Zustand von Dhātu Agni in diesem Gewebe bewahren. So lange Prāna, Tejas und Ojas ausgeglichen bleiben, gehen die Doshas nicht über die Prasara-Stufe hinaus. Aber sobald Prāna, Tejas und Ojas gestört sind, beeinträchtigt dies das Dhātu Agni und kann Sthāna Samshraya, die vierte Erkrankungsphase, zur Folge haben. Dies erzeugt einen geschädigten Bereich im Gewebe, wo sich ein gereiztes Dosha anlagert und außerdem den Erkrankungsverlauf beeinflusst.

Die Ausgewogenheit von Prāna, Tejas und Ojas unterstützt *Vyādhi Kshamatva* (die Immunität). Solange diese Balance bestehen bleibt, hat ein Mensch nur Dosha-Symptome, aber dadurch entsteht kein Leiden. Doch wenn die Immunität betroffen ist, kann eine Erkrankung entstehen, was zeigt, dass diese feinstofflichen Essenzen der drei Doshas eine wichtige Rolle auf Zellebene spielen. Die āyurvedischen Texte sprechen von Ojo Kshaya, Vruddhi und Vyāpad. Wenn diese Störungen bei Ojas bestehen, müssen sie auch bei Tejas und Prāna auftreten. Anhand meiner klinischen Erfahrung möchte ich gern meine Erkenntnisse zu diesen Erkrankungen auf Ebene der Physiopathologie teilen.

Management von Prāna, Tejas, Ojas

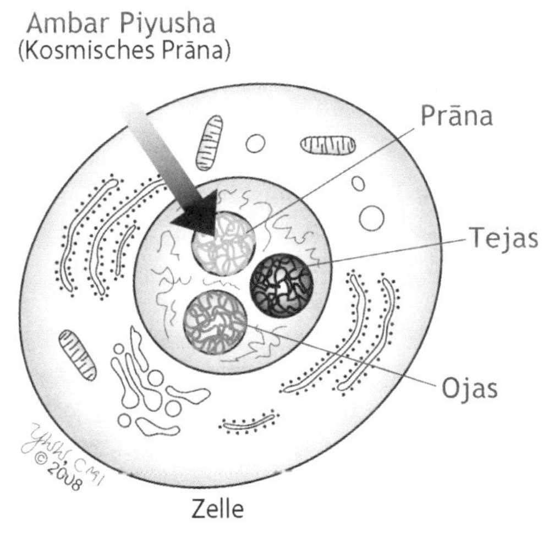

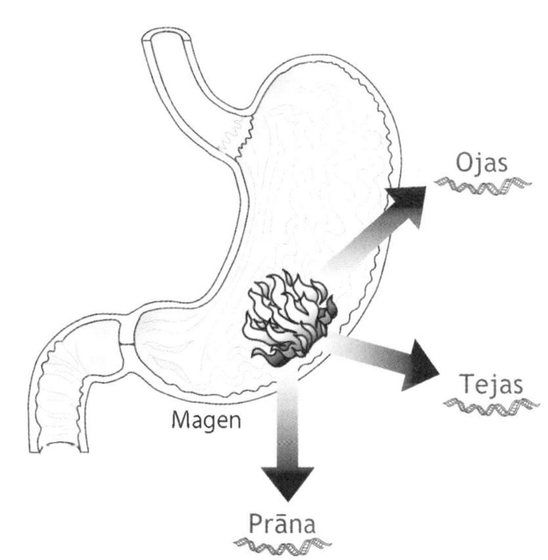

Kategorien von Prāna-, Tejas- und Ojas-Störungen

Wie in Band 2 dieser Serie *Lehrbuch des Āyurveda* bereits erläutert, gibt es mehrere Kategorien von Prāna-, Tejas- und Ojas-Krankheiten. Dies sind:

Visramsa – Verdrängung von Prāna, Tejas oder Ojas von einem Teil des Körpers zum anderen
Kshaya – verminderte Menge von Prāna, Tejas oder Ojas
Vruddhi – verstärkte Menge von Prāna, Tejas oder Ojas
Vyāpad – qualitative Veränderungen von Prāna, Tejas oder Ojas

Diese Konzepte können viele Leiden all dieser essentiellen Energien erklären.

Die āyurvedische Ernährungsweise beschreibt die wichtige Voraussetzung, dass schwaches Agni die Verdauung, Absorption, Verwertung und Umwandlung von Lebensmitteln in Energie beeinträchtigt. Dieses Prinzip wirkt sich auf alle Lebensfunktionen aus. Gemäß dem Āyurveda gibt es dreizehn wichtige Agnis: Jāthara Agni (das zentrale Feuer), die fünf Bhūta Agnis und die sieben Dhātu Agnis. Wir können dieses Modell auf Pīlu Agni und Pithara Agni auf Zellstoffwechselebene ausdehnen und außerdem Prāna, Tejas und Ojas in diesen Klassifikationen von Agni mit einbeziehen.

In der āyurvedischen Ernährung gibt es das Konzept von Poshya und Poshaka. Poshya bedeutet verarbeitet und Poshaka unverarbeitet. Poshaka Prāna, Tejas und Ojas werden durch die entsprechenden Agnis von Prāna, Tejas und Ojas in Poshya Prāna, Tejas und Ojas umgewandelt. Falls Agni gering ist, gibt es ein erhöhtes Maß an Poshaka Prāna, Tejas und Ojas. Die Wörter Poshaka und Poshya können als Synonyme für Apara und Para angesehen werden, wie in Apara Prāna oder Para Tejas.

Ojas hat ihre eigene Agni-Komponente namens Ojo Agni. Wenn Ojo Agni niedrig ist, wird zu viel rohe Ojas gebildet, so genannte Ojo Vruddhi. Falls Ojo Agni hoch ist, trocknet Ojas aus und es besteht Ojo Kshaya, erschöpfte Ojas. Wenn Ojo Agni vishama (ungleichmäßig) ist, erzeugt es Ojo Visramsa. In gleicher Weise besitzt Tejas ihre eigene Agni-Komponente namens Tejo Agni. Falls Tejo Agni schwach ist, findet eine übermäßige Produktion von roher Tejas statt, Tejo Vruddhi genannt. Ist das Tejo Agni unverhältnismäßig hoch, besteht Tejah Kshaya, aufgebrauchte Tejas. Vishama Tejo Agni kann Tejo Visramsa auslösen. Ebenso gilt, wenn Prāna Agni gering ist, dann entsteht extra unverarbeitetes rohes Prāna, also Prāna Vruddhi. Durch hohes Prāna Agni wird das Prāna rasch verbraucht und so entsteht erschöpftes Prāna, nämlich Prāna Kshaya. Schließlich ruft unregelmäßiges Prāna Agni Prāna Visramsa hervor.

Falls diese Störungen von Prāna, Tejas und Ojas nicht therapiert werden, manifestieren sie sich auf der physiologischen Ebene entsprechend als Vāta-, Pitta- und Kapha-Erkrankungen. Unter manchen Umständen können sie sich in Form einer ernsten Erkrankung wie Schock, Herzinfarkt oder sogar Bewusstlosigkeit äußern und womöglich einen Krankenhausaufenthalt erfordern. Allerdings kann man durch Nutzung der āyurvedischen klinischen Kenntnisse von Pulsdiagnose und visueller Untersuchung diese Erkrankungen in einem frühen Stadium erkennen. Der Rest dieses Kapitels führt Behandlungen zum Management von Prāna-, Tejas und Ojas-Krankheiten auf, die einen Arzt dazu befähigen, Patienten mit solch einer Unausgewogenheit die entsprechende Behandlung angedeihen zu lassen.

Management von Prāna-Störungen

Prāna bewahrt die Abläufe der Bildung, Ernährung und Zerstörung aller Körperzellen, die wir als Lebensfunktionen beschreiben können. Prāna ist verglichen mit Tejas und Ojas aktiv. Es erhält das Bewusstsein und ist für die funktionelle Verbindung zwischen Tejas und Ojas verantwortlich. Wie bei Ojas und Tejas gibt es auch Apara Prāna und Para Prāna. Höchstes Prāna ist im Herzen vorhanden, wo es diese Lebensfunktionen unterstützt, und es pulsiert im Aurafeld und Kronenchakra. Apara (niedrigeres) Prāna durchströmt den Körper.

Wenn ein Mensch an Atemlosigkeit, Ohnmacht, schwerer Atemnot oder Zyanose leidet, deutet dies an, dass Apara Prāna beteiligt ist. Sauerstoff ist die Nahrung des Prāna, es kann also Poshaka Prāna genannt werden. Deswegen gibt man bei schweren Herz-Kreislauf-Erkrankungen Sauerstoff. Apara Prāna ist Poshya Prāna, das, was die Nahrung des Sauerstoffs erhält. Falls Apara Prāna für eine Weile beeinträchtigt wird, stört es schließlich das Para oder höhere Prāna und ruft lebensbedrohliche Symptome wie Bewusstlosigkeit (Koma), Herzklopfen, plötzlichen Blutdruckabfall und Schock hervor.

Maßnahmen für Prāno Visramsa

Eine Verdrängung des Prāna tritt auf, wenn es durch Ojas oder Tejas oder intensive Furcht und unterdrückte Emotionen blockiert wird. Dies führt dazu, dass Prāna instabil wird, was man als *Prāno Visramsa* oder verdrängtes Prāna bezeichnet.

- Essen Sie jeden Morgen eine Dattel, die in Ghee eingeweicht wurde. Für Ghee-Datteln verwendet man saubere frische, trockene Datteln und weicht sie 15 Tage lang in 450 g Ghee (und falls gewünscht 113 g Honig) ein.

- In Verbindung mit Ingwersirup gibt man eine Kräutermischung aus Sitopalādi für Auswurf, Tālīsādi für Entstauung und Pippalī für den Erhalt des Prāna Agni.
- Zweimal täglich kann man 1 Esslöffel Leinsamenöl einnehmen.
- Karpuradi ist ein āyurvedisches Kräuterpräparat, das für diese Erkrankung nützlich ist, es enthält Kampfer, Zimt, Kankol, Muskatnuss, Jatamāmsi und Pippalī.
- Eine Prise Harītakī mit einem Teelöffel Ghee stabilisiert Prāna. Harītakī wird auch Prānadhara genannt, d. h. „das, was Prāna stabilisiert".
- Mantren „Aum Sauh" oder „Aum Hūm".

Vermeiden Sie: Rauchen, Überanstrengung, kalte Getränke, die meisten Milchprodukte und hydrophilen Stoffe, übermäßige sexuelle Aktivität und andere besondere Ursachen von Prāna Visramsa.

Maßnahmen für Prāna Kshaya

Wenn das Prāna Agni hoch ist, wird Prāna verbraucht und zu *Prāna Kshaya,* vermindertem Prāna. Der Betreffende kann in Schock fallen und es bestehen Blässe, Transpiration, niedriger Blutdruck und möglicherweise Bewusstlosigkeit. Behandeln Sie diesen Zustand als akuten Notfall. Apara Prāna ist üblicherweise bei Status asthmaticus, Stauungsinsuffizienz und vasovagalem oder anaphylaktischem Schock wegen einer schweren Allergie betroffen. Folgende lebensunterstützende Therapien werden in Indien traditionell für akutes Prāna Kshaya eingesetzt.[2]

- Eine Mischung von Hema Garbha auf die Zunge, zusätzlich 200 mg Abhrak Bhasma und 50 mg Rasa Sindhūra, zusammen mit je einem Teelöffel Ghee und Honig. Die Hema Garbha Mātrā (lebensrettende Dosis) wird bemessen, indem man eine patronenförmige Hema-Garbha-Tablette siebenmal im Uhrzeigersinn in runden Bewegungen von je 2,5 cm Durchmesser auf einem Sandstein reibt. Dann wird das Pulver auf den Finger genommen und auf die Zunge des Betroffenen gerieben.
- Nābhi Prakshepa (Anwendung von Tropfen auf den Nabel) von Gandhaka Druti oder Kampfer- und Shringa-Paste.
- Wenn verfügbar, geben Sie etwa alle fünf Minuten Sauerstoff, um Apara Prāna zu schützen.

---

2. Diese Empfehlungen stammen aus den alten Texten und sind so wie beschrieben sehr wirksam. In der heutigen Situation würde man normalerweise für diese Leiden ein Krankenhaus aufsuchen. Man kann Patienten diese Medikamente unterstützend geben, aber nach Absprache und mit Erlaubnis ihres Hausarztes.

Sobald der akute Notfall vorbei ist, verwenden Sie die folgenden Arzneien, um das Prāna stärken:

- Pippalī-Ghee – zwei Prisen Pippalī mit einem Teelöffel Ghee, dreimal täglich auf leeren Magen.
- Chyavānaprāsh mit Mākaradvāja, ein Teelöffel zweimal am Tag.
- 100 mg Shleshmāntaka-Präparat, mit ½ Teelöffel Ghee und 1 Teelöffel Honig verabreicht. Geben Sie dies alle zwei Stunden, bis das Prāna sich stabilisiert hat.
- So'ham-Meditation.
- Vipassana-Meditation, bei der man ruhig dasitzt und den Atem und Körperempfindungen ohne Bewertung beobachtet.
- Frische Gemüse- und Fruchtsäfte, z. B. Säfte aus Karotte, Petersilie, Brokkoli, Granatapfel, Cranberry, Trauben oder Weizengras.
- Blaualgen oder Spirulina.
- Eine Tasse Ziegenmilch mit einer Prise Pippalī.
- Vier Teelöffel Pippalī Āsava oder Drākshāsava, mit der gleichen Menge Wasser zu den Mahlzeiten.
- Bettruhe, bis wieder vollauf hergestellt.
- Mantra „Aum Klīm Namah".

Vermeiden Sie: schweres Essen, Milchprodukte, Fleisch, Exponierung gegenüber extremer Kälte oder Hitze und übermäßige körperliche Aktivität einschließlich sexueller Aktivität.

Behandlung von Prāna Vruddhi

Durch den Abbau des feinstofflichen Agni von Prāna entsteht eine zu hohe Produktion von Prāna, die man *Prāna Vruddhi* oder erhöhtes Prāna nennt. Dies ist auch bekannt als Hyperventilation. Es beeinträchtigt den Prāna Vaha Srotas sofort und führt zu trockenem Husten, Atemlosigkeit, Asthma und Schluckauf. Es kann denjenigen auch schwindelig und „verwirrt" machen. Nehmen Sie sich dieser Probleme durch Behandlung des Prāna Agni an, sodass das Prāna sofort beruhigt wird.

- Snehana (Öltherapie) – Mahānārāyanaöl oder Balāöl auf Brust, Zwerchfell und Rücken auftragen.
- Svedana (Schwitztherapie) – eine Wärmflasche auf Brust, Zwerchfell und Rücken legen.
- Vamana (Erbrechen) – im Fall von Lungenstauung eingesetzt, wenn der Betreffende utklishta (gereiztes) Kapha-Dosha hat und er oder sie stark genug ist, um die Anstrengung der Vamana-Therapie auszuhalten.

- Shamana (palliative Therapie) für Fälle von Emphysem – Präparate wie Hema Garbha, Lakshmī Vilas oder Svas Kuthar mit Tulsisaft verwenden.
- Sauerstoff wird bei schwerer Atemlosigkeit eingesetzt, denn dies hilft, Apara Prāna auszugleichen.
- Balsambirne, Okra, Mung Dal, Linsensuppe und Shigru (ein indisches Gemüse auch bekannt als „Drumstick").
- Leichtes Fasten (Langhana-Therapie).
- Knoblauch.
- Kräutertees wie Brahmī, Jatamāmsi, Shankha Pushpī, Punarnavā, Kamille, Beinwell und Engelwurz.
- Eine Tasse Süßholztee mit 10 Tropfen Mahānārāyanaöl – nehmen Sie alle zehn Minuten einen Schluck.
- Mantra „Aum Shrīm Namah".

Vermeiden Sie: Joghurt, Käse, Eiscreme, hydrophile Substanzen, am Tag schlafen und kraftvolle körperliche Aktivitäten.

Maßnahmen für Prāna Vyāpad

Bei *Prāna Vyāpad*, von den Doshas gestörtes Prāna, behindert ein gestörtes Dosha die Funktion des Prāna. Je nach dem, welches Dosha verantwortlich ist, befolgt man sowohl die zuvor genannte Behandlung für Prāna Kshaya, als auch eine geeignete Therapie, um das Dosha zu besänftigen. Beachten Sie, dass man auch jemandem mit hohem Vāta hilft, welches das Prāna beeinträchtigt, indem das Prāna gestärkt und geschützt wird, so lange derjenige auch das Vāta-Dosha beruhigt.

- Dosha besänftigende Kräuter, die Prāna stärken:
  - Für Vāta Prāna Vyāpad: Essenzen aus Bakula Pushpa, Champa Pushpa und Jasminblüte, dreimal täglich. Darüber hinaus ist ein Tee aus einer Mischung aus gleichen Teilen Süßholz, Zimt, Fenchel und Dashamūla ein nützliches Heilmittel – nehmen Sie alle 15 Minuten einen Schluck.
  - Für Pitta Prāna Vyāpad: Man nimmt dreimal täglich 500 mg Karpuradi und 100 mg Sutshekhar, mit zwei Esslöffeln Granatapfelsirup. Ansonsten kann man auch einen Tee aus gleichen Teilen Kreuzkümmel, Koriander und Fenchelsamen oder ein kleines Glas frischen Korianderblättersaft trinken.
  - Für Kapha Prāna Vyāpad: Nehmen Sie dreimal täglich 500 mg Sitopalādi und 100 mg Tribhuvan Kirti in Verbindung mit einem Esslöffel Ingwersirup. Stattdessen kann man auch vier Teelöffel Vāsakāsava mit der gleichen Menge warmem Wasser nach Mittag- und Abendessen einnehmen. Oder man trinkt einen Tee aus gleichen Teilen Tulsi, Zitronengras und Zimt mit einem

Teelöffel Honig.

- Befolgen Sie eine Dosha beruhigende Diät.
- Sanfte Sroto Shodhana (Reinigung der Körperkanäle), wenn nicht kontraindiziert.
- Yoga-Āsanas, um die Doshas zu beruhigen.
- So'ham-Meditation und Meditation der leeren Schale sind gut für alle Prāna-Leiden, einschließlich Prāna Vyāpad.
- Prānāyāma und Mantren je nach Dosha:
    - Für Vāta Prāna Vyāpad: Ujjāyi-Atmung oder Prānāyāma durch wechselnde Nasenlöcher und das Mantra „Achyutam"
    - Für Pitta Prāna Vyāpad: Shītalī oder Shītkāri Prānāyāma und das Mantra „Anantam"
    - Für Kapha Prāna Vyāpad: Bhastrikā oder Bhrāmarī Prānāyāma und das Mantra „Govindam"
    - Um alle drei Doshas und Prāna auszugleichen: das Mantra „Achyutam Anantam Govindam"

Vermeiden Sie: die übermäßige Aufnahme von Stoffen, die das Dosha zusätzlich reizen.

Management von Tejas-Störungen

Im Prinzip gibt es zwei Arten von Ojas – Para (höheres) und Apara (niedrigeres). Gleichermaßen kann es auch Para und Apara Tejas geben. Übergeordnete Tejas befindet sich im Herz- und Kronenchakra und bewahrt Hautfarbe, Glanz der Haut und Leuchten der Aura. Sie manifestiert sich als Intelligenz und Zellgedächtnis. Apara Tejas bewegt sich durch den Körper und ist verantwortlich für Stoffwechselfunktionen wie Körpertemperatur, Verdauung, Absorption, Verwertung und Umwandlung der Nahrung in Energie. Para Tejas wird durch feinstoffliche Therapien wie Kontemplation, Mantra, Meditation und Feueropfer (Yajña) behandelt. Apara Tejas wird mit Dīpana- und Pāchana-Kräutern therapiert, um Agni anzufachen und Giftstoffe zu verbrennen, zusammen mit anderen physischen Therapien.

Maßnahmen für Tejo Visramsa

Tejo Visramsa, verdrängte Tejas, kann schwere Symptome wie Zelldehydrierung, Appetitverlust und extreme Erschöpfung auslösen.

- Setzen Sie Tikta Ghrita ein, wenn es Nirāma Dosha (ohne Toxine) ist.
- Verwenden Sie Trikatu Ghrita bei Sāma Dosha (Giftstoffen).
- Nehmen Sie Shankha Vati, falls Schmerz besteht.

- Knoblauch, Chitrak, Trikatu und andere wärmende Kräuter können die Verdrängung von Tejas je nach Vikruti des Einzelnen verhindern.
- Die äußere Anwendung von Wärme auf kalten Körperteilen hilft, eine optimale Tejas auf Zellebene zu bewahren.
- Sport verbessert den Kreislauf und fördert damit gesunde Tejas.
- Meditation ist Nahrung für Tejas, angeregt durch die ruhige, rhythmische Bewegung des Prāna.
- Mantra „Hrīm"

Vermeiden Sie: die spezifischen Ursachen von Tejo Visramsa wie wechselnd heiße und kalte Duschen, eiskalte Getränke mit heißem Essen, drastischen jahreszeitlichen Wechsel und eine Vāta aggravierende Diät oder Lebensweise.

Maßnahmen für Tejah Kshaya

Das ist ähnlich wie extremes Pitta Kshaya, wo jemand blass aussieht und Anämie, Verlust von Glanz, Unfähigkeit sich zu konzentrieren, niedriges Agni, geringe Resistenz, generelle Wassereinlagerung und Lethargie bestehen kann, was hauptsächlich Kapha-artige Symptome sind. *Tejah Kshaya,* verminderte Tejas, senkt häufig die Sekrete von Pāchaka Pitta im Magen und kann eine herabgesetzte Bildung von Magensäure zur Folge haben, was zu präkanzerösen Veränderungen führen mag. Schwere Tejah Kshaya kann Unterkühlung auslösen und einen Krankenhausaufenthalt erforderlich machen. Dann ist eine Behandlung nötig, um Agni anzufachen und Āma zu verbrennen. Behandlungen zum Aufbau von Tejas sind:

- Benutzen Sie Tikta Ghrita bei Nirāma Dosha (ohne Toxine).
- Setzen Sie Trikatu Ghrita bei Sāma Dosha (Giftstoffen) ein.
- Man kann Agni mit Chitrakadi Vati, Trikatu, Ingwer, schwarzem Pfeffer, Zimt, Kardamom oder anderen erhitzenden Dīpana-Kräutern anfachen.
- Kumārī Āsava, Pañchakola Āsava, Pippalī Āsava oder Drākshāsava lassen sich verwenden, um Agni und Tejas anzufachen.
- Tragen Sie eine Paste aus Manjishthā und rotem Sandelholz (Manjishthā Rakta Chandan) auf den Körper auf und liegen etwa eine halbe Stunde am Tag in der Sonne und führen Ātapa Seva aus.
- Ein sofortiger Krankenhausaufenthalt ist in extremen Fällen von Tejah Kshaya wie bei Unterkühlung notwendig.
- Trātaka (Anblicken einer Ghee-Lampe) ist ein wichtiges Heilmittel, um gesundes Tejas zu fördern.
- Mantra „Hrīm"

Vermeiden Sie: Milchprodukte, kalte Getränke und die Einwirkung kalter und feuchter Umgebungen.

Maßnahmen für Tejo Vruddhi

Tejo Vruddhi, gesteigertes Tejas, kann Pitta intensivieren und Tīkshna Agni nach sich ziehen. Erhöhte Tejas verbrennt Ojas und kann für Autoimmunerkrankungen, Demyelinisierung, Neuropathie, Blutungsstörungen und Hämorrhagie verantwortlich sein. Bei Beschwerden von *Apara Tejo Vruddhi* kann derjenige Hitzewallungen, Nesselausschlag, Hautausschläge oder Urtikaria bekommen, daher ist es unerlässlich, stark kühlende Maßnahmen zu ergreifen.

- Pitta Shamana (Pitta beruhigende Therapie), besonders entzündungshemmende Behandlungen.
- *Mrudu Shodhana* (mildes Abführmittel) wie Āmalakī, Bhūmi Āmalakī oder Nishottara.
- Stambhana (Hämostatika) wie Manjishthā, Bilva, Sandelholz, Moti Bhasma, Pravāla Bhasma, Laksha Mishrana und Tikta Ghrita.
- Nehmen Sie einen Teelöffel Tikta Ghrita am Morgen.
- Nehmen Sie einen Esslöffel Butter mit fünf Stück Kandiszucker.
- Ein Glas erwärmte Milch zuerst abkühlen lassen und dann idealerweise aus einem Silberbecher trinken.
- Gurkenmilch – ½ geschälte Gurke und eine Tasse Milch mixen und je eine Prise Minze, Korianderpulver und Kardamom hinzufügen.
- Kühlende Speisen wie Gurke, Wassermelone, Zuckermelone, Balsambirne, Korianderblättersaft, Kokosmilch, Reiswasser, Reispudding und Granatapfelsaft.
- Täglich eine Tasse (frischer) Aloe-vera-Saft.
- Falls möglich, täglich ¼ Tasse frischer Amalasaft (aus Āmalakī).
- Ein Teelöffel Silberwasser, zweimal täglich.
- Bei speziellen Tejas-Störungen der Haut kann eine Sandelholz-, Kampfer- und Mustāpaste mit Ziegenmilch hergestellt auf die betroffenen Hautpartien aufgetragen werden oder es lässt sich auch der indische Ton namens Multani Mitti verwenden, wenn verfügbar.
- Mantra „Hrīm"

Vermeiden Sie: Alkohol, Zigaretten, Aufenthalt in der Sonne, an einem Feuer stehen, die heiße Jahreszeit, wärmende Nahrungsmittel und Exponierung gegenüber Situationen, in denen Ärger, Hass oder Neid besteht.

Maßnahmen für Tejo Vyāpad

Bei *Vāta Tejo Vyāpad* oder von den Doshas gestörte Tejas wird Tejas ungleichmäßig. Wenn die heißen, öligen und ausbreitenden (sara) Qualitäten von Pitta Tejas stören und *Pitta Tejo Vyāpad* hervorrufen, entsteht häufig Pitta Grahani. Wenn die ölige, kalte und schwere Qualität von Kapha Tejas beeinflusst, kommt es zu langsamem Stoffwechsel, Adipositas und Wassereinlagerung oder Ödem. Finden Sie das Dosha heraus, das vorwiegend für *Tejo Vyāpad* verantwortlich ist und wenden Sie eine Kombination aus den Behandlungen an, die dieses Dosha besänftigen und Tejah Kshaya in den Griff bekommen. Beachten Sie, wenn hohes Pitta Tejas beeinträchtigt, so hilft man diesem Menschen mit Behandlungen, die Tejas stärken und schützen und Pitta-Dosha besänftigen.

- Als Folge von hohem Vāta verwenden Sie ½ Teelöffel Pippalī-Ghee.
- Ist Pitta verantwortlich, nimmt man ½ Teelöffel Brahmī-Ghee oder Shatāvarī-Ghee.
- Bei gesteigertem Kapha setzt man ½ Teelöffel Süßholz-Ghee ein.
- Dosha beruhigende Kräuter, die Tejas stärken, sind:
    - Für Vāta Tejo Vyāpad: Amrita Guggulu, Maharasnadi Kvātha, Kaishore Guggulu,
    - Für Pitta Tejo Vyāpad: Pañchāmrit Parpati, Shankha Bhasma, Pravāla Bhasma, Kutajārishta,
    - Für Kapha Tejo Vyāpad: Chitrakadi Vati, Trikatu, Punarnavādi Guggulu, Punarnavāsava.
- Dosha besänftigende Ernährungsweise.
- Sanfte Sroto Shodhana (Reinigung der Kanäle), es sei denn dies ist kontraindiziert durch eine längere schwächende Störung wie Tuberkulose oder AIDS.
- Yoga-Āsanas, um die Doshas zu beruhigen, gemeinsam mit Ujjāyi-Atmung und Prānāyāma durch wechselnde Nasenlöcher.
- So'ham-Meditation.
- Mantra je nach Dosha:
    - Für Vāta Tejo Vyāpad: „Aum Aim Namah"
    - Bei Pitta Tejo Vyāpad: „Aum Hrīm Namah"
    - Für Kapha Tejo Vyāpad: „Aum Klīm Namah"

Vermeiden Sie: unmäßigen Konsum aller Substanzen, die das verschlimmerte Dosha noch mehr verstärken.

Management von Ojas-Störungen

Jede Ojas-Störung kann sich entweder auf Apara Ojas (untergeordnetes[3] oder Poshaka Ojas) oder Para Ojas (übergeordnetes oder Poshya Ojas) oder beide auswirken. Die Behandlung ist für beide ähnlich, doch der Ausgleich von Para Ojas verlangt feinstofflichere Behandlungen.

Maßnahmen für Ojo Visramsa

Erkrankungen von *Ojo Visramsa*, verdrängter Ojas, werden durch die Verdrängung der Ojas von einem Dhātu zum nächsten erzeugt und manifestieren sich aufgrund von geschwächtem Dhātu Agni. Beispiele für Ojo-Visramsa-Leiden sind Erschöpfung, Steifheit, wechselnde Emotionen und wiederholte Erkältungen oder Infektionen.

- Vāta beruhigende Ernährungs- und Lebensweise.
- Kräuter und Präparate: Abhrak Bhasma, Pippalī-Ghee, Dashamūla-Ghee, Lakshmī Vilas, Drākshāsava, Dashamūlārishta, Suvarna Mālinī Vasanta.
- Essen: Mango, Trauben, Granatapfel, Ghee, Ziegenmilch, Sahne mit Zucker, Weichkäse.
- Agni-Dīpana- und Āma-Pāchana-Therapien (siehe „Dīpana: Agni anfachen“ auf Seite 151 und „Pāchana: Toxine verbrennen“ auf Seite 155).
- Frischer Dattel-Shake (Kharjura Mantha): vier bis fünf Datteln aufschneiden und mit einer Tasse heißem Wasser, einem Teelöffel Ghee und einer Prise Kardamom mixen.
- Nehmen Sie am frühen Morgen ½ Teelöffel Triphalā mit je einem Teelöffel Ghee und Honig.
- Bālya Chikitsā (Therapie, die Energie gibt) wie die Heilkräuter Balā, Vidārī und Ashvagandhā.
- Bruhana Chikitsā (anabolische und nährende Therapie) und z. B. Nahrungsmittel wie Mandelmilch und Reispudding.
- Sanftes Gehen in der frischen Morgenluft.
- Sanftes Yoga und Prānāyāma.
- So'ham-Meditation oder Meditation der leeren Schale, entweder während man still sitzt oder in Shavāsana (Toter) daliegt.
- Ruhen, Lesen und Entspannung regenerieren Ojas, ebenso wie die Gesellschaft positiver Menschen.

---

3. Wenn man die Sanskritwörter so präzise wie möglich übersetzt, übermittelt das vielleicht dennoch nicht die Bedeutung mancher Begriffe. In diesem Fall bedeutet untergeordnet nicht weniger, sondern eher das grobstofflichere Material, das in einen feineren Zustand umgewandelt wird (in diesem Fall Para Ojas). Es ist normal und richtig, stets Apara und Para Ojas im Körper zu haben, denn beide dienen bei den gesunden Abläufen im Körper einem Zweck.

- ❊ Glücklich und fröhlich sein, mit dem ureigenen Gefühl, „man selbst zu sein".
- ❊ Ojas-Mantra „Aum Shrīm Namah"

Vermeiden Sie: zu häufigen Verzehr von Kartoffeln, Tomaten, Aubergine und Bohnen – dies sind alles Vāta vermehrende Lebensmittel – sowie Alkohol, Rauchen, Fasten, Geschlechtsverkehr, harte anstrengende Arbeit, Ärger und Furcht.

Maßnahmen für Ojo Kshaya

Ojo Kshaya, verringerte Ojas, ist ein allgemeiner Zustand, der bei Erkrankungen wie Verwirrung, extremer Erschöpfung, Blässe und Dehydrierung zu beobachten ist. Das Management von Ojo Visramsa und Ojo Kshaya ist ähnlich, denn wenn sie nicht behandelt wird, führt verdrängte Ojas zu erschöpfter Ojas.

- ❊ Vāta besänftigende Ernährungs- und Lebensweise.
- ❊ Kräuter und Präparate: Balā, Ashvagandhā, Vidārī, Lakshmī Vilas, Chyavānaprāsh.
- ❊ Essen: Mandeln, Cashewnüsse, Pistazien, Ghee, Hühnerbrühe, Ziegenfleisch.
- ❊ Agni-Dīpana und Āma-Pāchana-Therapien (siehe „Dīpana: Agni anfachen" auf Seite 151 und „Pāchana: Toxine verbrennen" auf Seite 155).
- ❊ Essen Sie zehn eingeweichte und geschälte Mandeln mit einem Teelöffel Ghee, einem Teelöffel Dattelzucker und einer Prise Kardamom.
- ❊ Ghee-Datteln: Essen Sie jeden Morgen eine in Ghee eingeweichte Dattel. Zur Herstellung von Ghee-Datteln verwendet man saubere, frische oder trockene Datteln und entfernt die Samen. Dann weicht man sie 15 Tage in 450 g frischem, flüssigem, hausgemachtem Ghee (und 115 g Honig, falls gewünscht) ein. Nicht gekühlt lagern.
- ❊ Ein Teelöffel aus Ghee und Honig vermehrt Ojas, wenn es täglich eingenommen wird. Schwangere nehmen stattdessen ½ Teelöffel Shatāvarī-Ghee oder Vidārī-Ghee mit einem Teelöffel Honig.
- ❊ Madhu Tailam Basti mit je ½ Tasse Honig und Sesamöl kann man täglich für bis zu einen Monat durchführen. Man sollte das Basti möglichst lange einbehalten.[4]
- ❊ Bālya Chikitsā (Energiespender) wie die Heilpflanzen Balā, Vidārī und Ashvagandhā.
- ❊ Bruhana Chikitsā (anabolische und nährende Therapie) und z. B. Nahrungsmittel wie Mandelmilch und Reispudding.
- ❊ Sanftes Yoga und Prānāyāma.

---

4. Siehe auch „Madhu Tailam: Honig- und Sesamöl-Einlauf" auf Seite 255.

- So'ham-Meditation oder Meditation der leeren Schale, entweder während man still sitzt oder in Shavāsana (Toter) daliegt.
- Ruhen, Lesen und Entspannung regenerieren Ojas, ebenso wie die Gesellschaft positiver Menschen.
- Glücklich und fröhlich sein, mit dem ureigenen Gefühl, „man selbst zu sein"
- Ojas förderndes Mantra „Aum Shrīm Namah"

Vermeiden Sie: übertriebenen Verbrauch von Kartoffeln, Tomaten, Aubergine und Bohnen (dies sind alles Vāta verstärkende Speisen) sowie Alkohol, Rauchen, Fasten, Geschlechtsverkehr, harte Arbeit, Ärger und Furcht.

Ghee ist das klassische Beispiel eines Stoffs, der Ojas fördert. Falls Ojas aufgebraucht ist, sieht die Haut trocken aus und es bestehen Herzklopfen, Angst, Furcht und Schlaflosigkeit. All diese Symptome lassen sich mit reinem Ghee oder Tikta Ghrita (bitterem Ghee) beseitigen. Wenn der Betroffene einen Teelöffel auf leeren Magen gefolgt von einer Tasse warmem Wasser einnimmt, können all diese Symptome innerhalb von ein paar Monaten verschwinden.

Maßnahmen für Ojo Vruddhi

Wenn Ojo Agni niedrig ist, gibt es eine vermehrte Produktion von roher Ojas, *Ojo Vruddhi* oder erhöhte Ojas genannt. Erhöhtes Kapha kann Dhātu Agni auslösen und dies hat eine übermäßige Bildung von rohem Körpergewebe zur Folge. Das führt möglicherweise auch zu unmäßiger Produktion von roher Ojas. Die gesteigerte rohe Ojas ist ungesund und kann lockere Bänder an den Gelenken, Fettleibigkeit, hohes Cholesterin, hohe Triglyceride, Diabetes, fibrozystische Veränderungen, Verwachsungen, Abgeschlagenheit und Lethargie hervorrufen. In dem Fall muss man Ojas schützen und Kapha mit Kapha beruhigenden Behandlungen kontrollieren.

- Kapha besänftigende Ernährungs- und Lebensweise.
- Lebensmittel wie Granatapfel, rote Linsen, Blattgemüse, gekochte rote Bete und Karotten, Ziegenmilch, Sojamilch mit Gewürzen und gewürzte Hühnerbrühe mit Ghee.
- Heilmittel wie Abhrak Bhasma, Lakshmī Vilas, Gulvel-Sattva-Marmelade (so genanntes Amrit Prash).
- Agni-Dīpana- und Āma-Pāchana-Therapien (siehe „Dīpana: Agni anfachen" auf Seite 151 und „Pāchana: Toxine verbrennen" auf Seite 155).
- Honig – ein Teelöffel mit einer Tasse heißem Wasser, zwei- oder dreimal am Tag.
- Dreimal täglich Shilājit – 200 mg.

- Ein Esslöffel Butter mit fünf Stück Kandiszucker und 200 mg Lakshmī Vilas kann zweimal am Tag morgens und abends eingenommen werden.
- Sanftes *Sroto Shodhana*, nämlich eine Reinigung der Körperkanäle mit einem gemäßigten Pañchakarma-Programm wie Snehana und Svedana für eine Woche, gefolgt von einer milden Reinigung, die für die Doshas geeignet ist.
- Kapha beruhigende Yoga-Āsanas und Prānāyāma wie Sūrya Bhedana (Atmen durch das rechte Nasenloch), Kapāla Bhāti und Bhastrikā Prānāyāma.
- Meditation auf den Bereich des Solarplexus.
- Ojas normalisierendes Mantra „Aum Hrīm Namah"

Vermeiden Sie: zu starke Aufnahme von gekühlten Getränken und anderen Kapha verschärfenden Stoffen.

Maßnahmen für Ojo Vyāpad

Finden Sie zuerst heraus, welches Dosha hauptsächlich für *Ojo Vyāpad* verantwortlich ist, also das durch die Doshas gestörte Ojas. Folgen Sie dann dem Protokoll für Ojo Kshaya, in Verbindung mit Behandlungen, die das spezielle Dosha besänftigen, das erhöht ist. Selbst jemand mit hohem Kapha, das die Ojas beeinträchtigt und Ojo Vyāpad hervorruft, kann davon profitieren, Ojas zu stärken, wenn derjenige auch Kapha-Dosha besänftigt.

- Bei zu hohem Vāta nimmt man ½ Teelöffel Ashvagandhā-Ghee.
- Als Folge von hohem Pitta nehmen Sie ½ Teelöffel Brahmī-Ghee.
- Falls durch zu hohes Kapha ausgelöst, nimmt man ½ Teelöffel Pippalī-Ghee mit ½ Teelöffel Honig.
- Dosha beruhigende Kräuter, die Ojas stärken, umfassen:
    - Für Vāta Ojo Vyāpad: Ashvagandhā-Ghee, Balā-Ghee, Dashamūla-Ghee, Kūshmānda,
    - Für Pitta Ojo Vyāpad: Shatāvarī-Ghee, Brahmī-Ghee, Tikta Ghrita,
    - Für Kapha Ojo Vyāpad: Chyavānaprāsh mit Mākaradvāja, Pippalī Āsava oder Pippalī-Ghee, Lakshmī Vilas.
- Dosha besänftigende Kost geeignet für den Zustand.
- Agni-Dīpana- und Āma-Pāchana-Therapien (siehe „Dīpana: Agni anfachen" auf Seite 151 und „Pāchana: Toxine verbrennen" auf Seite 155).
- Sanftes Sroto Shodhana (Reinigung der Kanäle), falls nicht kontraindiziert.
- Yoga-Āsanas, um das verschlechterte Dosha zu beruhigen.
- Ujjāyi Prānāyāma.
- So'ham-Meditation oder Meditation der leeren Schale.

- Ruhen, Lesen und Entspannung regenerieren Ojas, ebenso wie die Gesellschaft positiver Menschen.
- Mantra „Aum Aim Namah"

Vermeiden Sie: übertriebenen Konsum aller Stoffe, die das gereizte Dosha weiter aggravieren.

Schlussbetrachtung

In unserem alltäglichen Bewusstsein besitzen wir ein inniges Gefühl, „wir selbst zu sein". Prāna, Tejas und Ojas vereinen sich zu diesem „Selbst sein". Falls man darauf achtet und große Überzeugung in dieses ureigene Gefühl hat, entsteht dadurch eine Ausgeglichenheit zwischen Prāna, Tejas und Ojas und dies führt zu Glückseligkeit, Fröhlichkeit und Freude. Alles kann zum Objekt des Bewusstseins werden: ein Baum, eine Blume, ein Vogel, Berg oder Stern am Himmel. Gleichwohl sind dies alles äußere Gegenstände. Das innerste Objekt des Bewusstseins ist dieses „Selbst sein". Sie sind nicht einmal dieses „Selbst sein", sondern Sie sind das reine, wahrnehmende Bewusstsein, das dieses „Selbst sein" kennt.

Bewusstsein ist der perfekte Zustand der Ausgewogenheit zwischen Prāna, Tejas und Ojas. In diesem Bewusstsein vereinen sich diese drei lebenswichtigen Essenzen in der puren Quelle der Glückseligkeit, dem Zustand jenseits des Bewusstseins namens *Sat Chit Ānanda. Sat* steht für Existenz, *Chit* heißt Bewusstsein und Ānanda ist Glückseligkeit. Diese drei sind eins. Dieser Bewusstseinszustand bringt vollkommene Gesundheit und Glücksgefühle hervor und macht Ihr Leben ganz und heilig.

Heilende Affirmation, um Prāna, Tejas und Ojas ins Gleichgewicht zu bringen

Sitzen Sie ruhig da und atmen Sie mit Bewusstsein langsam ein. Zählen Sie beim Ausatmen langsam von zehn rückwärts. Lenken Sie Ihr ganzes Denken auf Ihre Atmung. Konzentrieren Sie sich auf das dritte Auge (den Bereich der Stirn zwischen den Augenbrauen) und wiederholen Sie diese kraftvolle, positive Affirmation:

Ich bin stark, gesund und glücklich.
Ich heile.
Ich werde reich und erfolgreich.
Ich bin zufrieden und glücklich.
Ich bin voller Freude und Liebe.
Mein Leben ist erfüllt.

Gott ist in mir und in allen.
Gott lebt in mir und ich lebe in Gott.
Gott führt mich bei jedem Schritt in meinem Leben.
Ich bin gut beschützt.
Ich bin gut beschützt.

18

Schlussbetrachtung

आयुर्वेद

Wenn wir die Kunst des Āyurveda untersuchen, erkunden wir die verborgenen Geheimnisse des Lebens. Jeder von uns führt ein kollektives und ein individuelles Leben. Wir haben einen kollektiven Geist und einen individuellen Geist. Ebenso haben wir kollektives Leiden und individuelles Leiden. Dies ist ein sehr altes Konzept, das von den yogischen Gelehrten in Indien offenbart wurde, lange ehe Quantenphysik gelehrt wurde. Diese Rishis waren hochgradig verwirklichte Seelen, aber sie haben nie ihre Namen hinter ihre Entdeckungen gesetzt, denn sie erklärten, dass dieses Wissen sich aus dem kosmischen Bewusstsein entfaltet hat.

Der kollektive Zustand des Bewusstseins heißt *Samashti,* das individuelle Bewusstsein *Vyashti*. Vyashti ist ein Teil von Samashti. Wir sind uns jedoch nicht darüber im Klaren, dass wir alle eins sind. Wir sind die Welt und die Welt ist wir. Wir leiden individuell, weil wir uns vom kollektiven Bewusstsein getrennt fühlen, das die Quelle unseres Seins ist. Ihre Furcht ist die Furcht der ganzen Menschheit, Ihr Ärger ist der Ärger der gesamten Menschheit, Ihre Frustration die Frustration aller Leute. Wenn Sie leiden, teilen Sie das Leiden vom Rest der Menschheit und aus diesem geteilten Leiden entsteht Mitgefühl. Diese Erkenntnis kann Heilung bringen, doch wir denken nie so. Das Āyurveda erklärt, dass man die Beziehung zwischen Vyashti und Samashti verstehen muss, um ein Heiler zu werden.

Genau genommen kommt Leiden von innen. Wir müssen selbstreflektieren (*vichāra*) und fragen: „Wer ist das Selbst?“ und „Wem geschieht dieses Leiden?“ Leiden gehört zu Körper und Geist, dennoch bin ich weit jenseits von Körper und Geist. Ich bin das reine, bezeugende Bewusstsein. Halten Sie sich daran. Bleiben Sie dabei und Sie gehen über das Leiden hinaus. Dieser Vorgang der Befragung ist selbstheilend und heißt *Ātma Chikitsā*. Selbstheilung ist nur möglich, wenn der Einzelne die Realität deutlich wahrnimmt, ohne die Störung dessen, was sein „sollte“.

Um sich selbst zu heilen, bedarf man eines umfassenden Bewusstseins der äußeren und inneren Wirklichkeit. Ihr Bewusstsein hat eine enorme Heilkraft. Bewusstsein wird zu Wahrnehmung, dann zu Empfindung und dann erzeugt der Geist Gefühle aus diesen Empfindungen. Das ist der Punkt, an dem wir leiden. Wenn der individuelle Geist die Wahrnehmungen einfach nur aufnimmt, ohne Gefühle und Emotionen zu erzeugen, gelangt Klarheit in diesen Geist und daraus entstehen Mitgefühl und Liebe. Liebe ist der wichtigste Heilfaktor im Leben. Es mangelt uns an dieser Klarheit und Liebe, deswegen leiden wir. Ehe man versucht, einem Patienten zu helfen, muss man als Heiler diese Klarheit, dieses Mitgefühl und diese göttliche Liebe besitzen.

Kollektives Bewusstsein und individuelles Bewusstsein sind ein und dasselbe. Es gibt Gewalt in dieser Welt, weil es in jedem Individuum Gewalt gibt. Es besteht viel Spaltung, Verwirrung und Konflikt, weil fast jeder Mensch Verwirrung und Konflikt in sich trägt. In unserem täglichen Leben gibt es eine Separierung zwischen dem Beobachter und dem Beobachteten. Diese Trennung ist einer der Faktoren, der zu Konflikt führt.

Falls wir nicht klar in unserem Denken sind, können wir nicht die rechte Einsicht gewinnen und zu perfekten Heilern werden. Dies erfordert ein hohes Maß an Bewusstsein und Klarheit in der Wahrnehmung. Im Āyurveda gilt, ein Heiler zu werden, ist die größte Tugend. Ein wahrer Arzt kennt Körper, Geist, Gedanken, Gefühle und Bewusstsein des Patienten. Nur wenn man mit dem Licht aus Bewusstsein, Wissen, Mitgefühl und Einsicht in das Herz seines Klienten blickt, wird man imstande sein, sein Problem zu diagnostizieren und den Betreffenden entsprechend zu heilen.

Jnāna buddhi pradīpena yo nāvishati tattvavit
Āturasyāntarātmānam na sah rogānsh chikitsati

Einer, der ein Kenner der Wirklichkeit ist und mithilfe der Lampe aus Wissen und Intelligenz nicht ins innere Selbst des Patienten eindringt, kann Krankheiten nicht erfolgreich behandeln.

Charaka Samhitā, Vimānasthānam, Kapitel 4, Vers 12

„Erst wenn ein Arzt ins Herz eines Patienten mit der Flamme des Lichts über eine Krankheit (d. h. das Wissen der āyurvedischen Prinzipien) eindringt, ist er oder sie imstande, die Krankheit zu behandeln".

~Vasant Lad

Anhang

Tabelle 92: Nahrungsrichtlinien für konstitutionelle Grundtypen

	VĀTA		PITTA		KAPHA	
	VERMEIDEN	**BEVORZUGEN**	**VERMEIDEN**	**BEVORZUGEN**	**VERMEIDEN**	**BEVORZUGEN**
FRÜCHTE	Trockenfrüchte Äpfel (roh) Birnen Trockenpflaumen (trocken) Rosinen (trocken)*	Süßes Obst Bananen Beeren, Kirschen Grapefruits Trauben Zitronen Limetten Melonen (süß) Orangen Pfirsiche Ananas Pflaumen Trockenpflaumen (eingeweicht)* Rosinen (eingeweicht)*	Saures Obst Äpfel (sauer) Bananen Beeren (sauer) Kirschen (sauer) Grapefruits Trauben (grün) Zitronen Orangen (sauer) Pfirsiche Ananas (sauer) Pflaumen (sauer)	Süßes Obst Äpfel (süß) Beeren (süß) Kirschen (süß) Datteln Feigen Trauben (blau)* Limetten Melonen Orangen (süß) Birnen Ananas (süß) Pflaumen (süß) Trockenpflaumen Rosinen	Süßes & saures Obst Bananen Datteln Grapefruits Melonen Orangen Ananas Pflaumen	Äpfel Kirschen Feigen (trocken)* Trauben* Zitronen* Limetten* Pfirsiche Birnen Trockenpflaumen Rosinen Erdbeeren*
GEMÜSE	Im Allgemeinen trockenes, gefrorenes oder rohes Gemüse Brokkoli Kohl Blumenkohl Sellerie Frischer Mais** Auberginen Grünkohl Pilze Zwiebeln (roh) Erbsen (roh) Peperoni Kartoffeln (weiß) Kürbisse (Winter) Tomaten (roh); (gekocht)**	Im Allgemeinen die meisten gekochten Gemüse Spargel Rote Bete Karotten Korianderblätter Gurken Grüne Bohnen Blattgemüse* Kopfsalat* Zwiebeln (gekocht) Pastinaken Erbsen (gekocht) Kartoffeln (süß) Spinat* Sprossen* Kürbisse (Sommer) Zucchini	Im Allgemeinen die meisten scharfen Gemüse Rote Bete (roh) Frischer Mais** Aubergine** Senfblätter Zwiebeln (roh) Peperoni (scharf) Spinat (roh); (gekocht)** Tomaten	Im Allgemeinen die meisten süßen & bitteren Gemüse Spargel Rote Bete (gekocht)* Brokkoli Kohl Karotten (gekocht)* Blumenkohl Sellerie Gurken Grüne Bohnen Blattgemüse Pilze Zwiebeln (gekocht)* Erbsen Peperoni, grün Kartoffeln (süß) Kartoffeln (weiß) Sprossen (die meisten) Kürbisse Zucchini	Im Allgemeinen die meisten süßen & saftigen Gemüse Gurken Oliven (schwarz oder grün) Pastinaken** Kartoffeln (süß) Kürbisse (Sommer) Tomaten (roh) Zucchini	Im Allgemeinen die meisten scharfen & bitteren Gemüse Spargel Rote Bete & die Blätter Brokkoli, Kohl Karotten Blumenkohl Sellerie Mais Auberginen Grüne Bohnen Blattgemüse Pilze Zwiebeln Erbsen Peperoni Kartoffeln (weiß) Spinat* Sprossen Kürbisse (Winter) Tomaten (gekocht)*

* In Maßen in Ordnung

** Gelegentlich in Ordnung

Tabelle 92: Nahrungsrichtlinien für konstitutionelle Grundtypen

	VĀTA		PITTA		KAPHA	
	VERMEIDEN	BEVORZUGEN	VERMEIDEN	BEVORZUGEN	VERMEIDEN	BEVORZUGEN
GETREIDE	Gerste Kleie Brot (Hefe) Buchweizen** Mais Knuspermüsli Hirse Hafer (trocken) Reiswaffeln** Roggen	Amaranth* Hafer (gekocht) Quinoa Reis, (Basmati, braun, weiß, wild) Weizen	Brot (Hefe) Buchweizen Mais Hirse Hafer (trocken) Reis (braun)** Roggen	Amaranth Gerste Kleie Knuspermüsli Quinoa Hafer (gekocht) Reis (Basmati, weiß, wild) Reiswaffeln Weizen	Brot (Hefe) Hafer (gekocht) Nudeln** Reis (braun, weiß) Reiswaffeln** Weizen	Amaranth* Gerste Kleie Buchweizen Quinoa Mais Knuspermüsli Hirse Hafer (trocken) Reis (Basmati)* Roggen
HÜLSENFRÜCHTEN	Schwarze Bohnen Kichererbsen Kidneybohnen Linsen (braun) Miso** Gartenbohnen Erbsen (trocken) Pintobohnen Sojabohnen Tempeh	Linsen (rot)* Mungbohnen Sojakäse* Sojamilch* Sojasauce* Tofu*	Miso Sojasauce	Schwarze Bohnen Kichererbsen Kidneybohnen Linsen (alle) Mungbohnen Gartenbohnen Pintobohnen Sojabohnen Sojamilch Sojakäse Tempeh* Tofu	Kidneybohnen Miso Sojabohnen Sojakäse Sojasauce Tofu (kalt)	Schwarze Bohnen Kichererbsen Linsen (alle) Mungbohnen* Gartenbohnen Erbsen (trocken) Pintobohnen Sojamilch Tempeh Tofu (heiß)*
MILCHPRODUKTE	Kuhmilch (Pulver) Ziegenmilch (Pulver) Eiscreme** Joghurt (Natur, mit Obst oder gefroren)	Die meisten Milchprodukte sind in Ordnung. Buttermilch Butter, Ghee Käse (hart)* Käse (weich) Kuhmilch Ziegenmilch Sauerrahm* Joghurt (gewürzt)*	Butter (gesalzen) Buttermilch Käse (hart) Sauerrahm Joghurt (Natur, mit Obst oder gefroren)	Butter (ungesalzen) Käse (weich, nicht gelagert, ungesalzen) Kuhmilch Ghee Ziegenmilch Eiscreme* Joghurt (frisch zubereitet, verdünnt)*	Butter (gesalzen) Butter (ungesalzen)** Käse (die meisten) Kuhmilch Eiscreme Sauerrahm Joghurt (Natur, mit Obst oder gefroren)	Buttermilch* Hüttenkäse* Ghee* Ziegenkäse (ungesalzen & nicht gelagert)* Ziegenmilch (nur fettarm) Joghurt (verdünnt)
TIER LEBENSMITTEL	Huhn (weiß) Lamm, Hammel Schwein Kaninchen Wild Pute (weiß)	Rindfleisch Huhn (dunkel) Eier Fisch (alle) Garnelen Pute (dunkel)	Rindfleisch Huhn (dunkel) Eier (Eigelb) Fisch (Meer) Lamm Hammel Schwein Pute (dunkel)	Huhn (weiß) Eier (weiß) Fisch (Süßwasser) Kaninchen Garnelen* Pute (weiß) Wild	Rindfleisch Huhn (dunkel) Fisch (Meer) Lamm Hammel Schwein Pute (dunkel)	Huhn (weiß) Eier (nicht gebraten) Fisch (Süßwasser) Kaninchen Garnelen Pute (weiß) Wild

* In Maßen in Ordnung
** Gelegentlich in Ordnung

Tabelle 92: Nahrungsrichtlinien für konstitutionelle Grundtypen

	VĀTA		PITTA		KAPHA	
	VERMEIDEN	BEVORZUGEN	VERMEIDEN	BEVORZUGEN	VERMEIDEN	BEVORZUGEN
WÜRZMITTEL	Schokolade Meerrettich	Chilischoten* Zitrone Limette Mayonnaise Senf Pickles Salz Meeresalgen Essig	Chilischoten Schokolade Senf Mayonnaise Pickles Meersalz Essig	Schwarzer Pfeffer* Chutney, süße Mango Limette* Steinsalz* Meeresalgen*	Schokolade Limette Mayonnaise Pickles Salz Essig	Schwarzer Pfeffer Chilischoten Meerrettich Senf Frühlingszwiebeln Meeresalgen*
NÜSSE	Keine	In Maßen: Alle Nüsse sind gut.	Keine Nüsse außer die in der Spalte „Bevorzugen“	Mandeln (eingeweicht und geschält) Kokosnuss	Mandeln** Kokosnuss** Alle anderen Nüsse	Charolisamen
SAMEN	Indischer Flohsamen	Leinsamen Kürbis Sesam Sonnenblume	Sesam Tahini	Leinsamen Indischer Flohsamen Kürbis* Sonnenblume	Indischer Flohsamen** Sesam	Leinsamen* Kürbis* Sonnenblume*
ÖLE	Leinsamen	Innere & äußere Anwendung: Ghee Sesam Olive Die meisten anderen Öle *Äußerlich:* Kokosnuss	Mandel Aprikose Mais Färberdistel Sesam	Innere & äußere Anwendung: Ghee Sonnenblume Raps Olive *Äußerlich:* Kokosnuss	Keine Öle, außer die in der Spalte „Bevorzugen“	Bei innerer & äußerer Anwendung in kleinen Mengen: Mais Raps Sonnenblume *Äußerlich:* Sesam

* In Maßen in Ordnung
** Gelegentlich in Ordnung

Tabelle 92: Nahrungsrichtlinien für konstitutionelle Grundtypen

	VĀTA		PITTA		KAPHA	
	VERMEIDEN	BEVORZUGEN	VERMEIDEN	BEVORZUGEN	VERMEIDEN	BEVORZUGEN
GETRÄNKE	Alkohol (hochprozentig, Rotwein) Apfelsaft Koffeinhaltige Getränke Schokomilch Cranberry-Saft Eiskalte Getränke Eistee Pflaumensaft** Sojamilch (kalt) Tomatensaft** Kräutertees: Löwenzahn Ginseng Brennnessel** Rotklee** Mate**	Alkohol (Bier; Weißwein)* Mandelmilch Apfelmost Karob* Getreidekaffee Traubensaft Limonade Orangensaft Ananassaft Sojamilch (heiß & gut gewürzt)* Kräutertees: Bancha Zimt** Fenchel Süßholz Pfefferminze Hagebutten	Alkohol (hochprozentig, Rotwein) Koffeinhaltige Getränke Schokomilch Cranberry-Saft Grapefruitsaft Eiskalte Getränke Eistee Limonade Ananassaft Tomatensaft Kräutertees: Zimt** Ginseng Hagebutten** Mate	Alkohol (Bier; trockener Weißwein)* Mandelmilch Apfelsaft Karob Getreidekaffee Traubensaft Orangensaft* Granatapfelsaft Pflaumensaft Reismilch Sojamilch Kräutertees: Kamille Löwenzahn Fenchel Süßholz Minze Rotklee	Alkohol (Bier; hochprozentig, süßer Wein) Mandelmilch Koffeinhaltige Getränke** Schokomilch Grapefruitsaft Eiskalte Getränke Eistee Orangensaft Reismilch Tomatensaft Kräutertees: Süßholz* Eibisch Hagebutten**	Alkohol (trockene Wein)* Apfelsaft/Cidre* Karob Cranberry-Saft Getreidekaffee Traubensaft Ananassaft* Granatapfelsaft Pflaumensaft Sojamilch (heiß & gut gewürzt) Kräutertees: Schwarzer Tee, gewürzt Kamille Zimt Fenchel* Pfefferminze Mate
GEWÜRZE		Die meisten Gewürze sind gut.	Asafoetida (Hing) Lorbeerblatt Cayenne Nelken Knoblauch Ingwer (trocken) Senfsamen Muskatnuss Oregano	Schwarzer Pfeffer* Zimt Koriander Kreuzkümmel Fenchel Ingwer (frisch) Safran Kurkuma Vanille*	Salz	ALLE Gewürze sin gut.
SÜSSUNGSMITTEL	Ahornsirup** Weißer Zucker	Gerstenmalz Honig (roh) Melasse Natürlicher Zucker Reissirup	Melasse Weißer Zucker**	Gerstenmalz Honig* Ahornsirup Reissirup Natürlicher Zucker	Gerstenmalz Ahornsirup Melasse Natürlicher Zucker Weißer Zucker	Fruchtsaft-konzentrate Honig (roh & unverarbeitet)

a. HINWEIS: Die Vorgaben in dieser Tabelle sind allgemeiner Art. Es mögen bestimmte Anpassungen an individuelle Bedürfnisse no wendig sein, z. B. Lebensmittelallergien, Stärke des Agni, Jahreszeit und Maß an vorherrschendem oder verschlechtertem Dosha

* In Maßen in Ordnung
** Gelegentlich in Ordnung

Tabelle 93: Qualitäten der Lebensmittel

NAHRUNGSMITTEL	RASA	VIRYA	VIPAKA	WIRKUNG AUF DOSHA	
FRÜCHTE					
Ananas	Süß, sauer	Wärmend	Süß	Schwer, scharf	V↓ P↑ K↓↑
Apfel, reif	Astringent, süß, sauer	Kühlend	Süß	Rau, leicht	V↑ P↓ K↓
Apfel, unreif	Astringent, sauer	Kühlend	Scharf	Rau, leicht	V↑ P↑ K↓
Aprikosen	Süß	Wärmend	Süß	Flüssig, schwer, sauer	V↓ P↑ K↓
Avocado	Astringent	Kühlend	Süß	Ölig, schwer, weich	V↓ P↓ K↑
Banane, grün	Astringent	Kühlend	Scharf	Weich, leicht	V↑ P↓ K↓
Banane, reif	Süß	Wärmend	Sauer	Glatt, schwer	V↓ P↑ K↑
Beeren, überwiegend sauer	Sauer	Wärmend	Scharf	Scharf, leicht	V↓ P↑ K↓
Beeren, überwiegend süß	Süß	Kühlend	Süß	Fettig, flüssig	V↓ P↓ K↓
Birnen	Süß, astringent	Kühlend	Scharf	Trocken, rau, schwer	V↑ P↓ K↓
Cranberrys	Astringent, sauer	Wärmend	Scharf	Leicht, trocken, scharf	V↑ P↑ K↓
Datteln	Süß	Kühlend	Süß	Schwer, Energiespender	V↓ P↓ K↑
Erdbeeren	Sauer, süß, astringent	Kühlend	Scharf	Abführend, macht Harn basisch	V↑ P↓↑ K↓↑
Feigen	Süß	Kühlend	Süß	Schwer, Energiespender	V↓ P↓ K↑
Granatapfel	Süß, sauer, astringent	Kühlend	Süß	Glatt, ölig	V↑ P↓ K↓
Grapefruits	Sauer	Wärmend	Sauer	Sauer, hydrophil	V↓ P↑ K↑
Himbeeren	Süß, sauer, astringent	Kühlend	Scharf	Harntreibend	V↑ P↓↑ K↓
Kaki	Astringent, sauer	Wärmend	Scharf	Leicht, trocken, scharf	V↑ P↑ K↓
Kirschen	Süß, astringent, sauer	Wärmend	Scharf	Leicht, flüssig	V↓ P↑ K↓
Kiwi	Süß, astringent	Wärmend	Scharf	Schwer, hydrophil	V↓ P↑ K↑
Kokosnuss	Süß	Kühlend	Süß	Ölig, hart	V↓ P↓ K↑
Limette	Sauer	Kühlend	Süß	Erfrischend, verdauungsfördernd	V↓ P↓↑ K↑
Mango, grün	Sauer, astringent	Kühlend	Scharf	Schwer, hart	V↓↑ P↑ K↓↑
Mango, reif	Süß	Wärmend	Süß	Energiespender	V↓ P↓↑ K↓↑
Melonen	Süß	Kühlend	Süß	Schwer, hydrophil	V↓ P↓ K↑
Orangen	Süß, sauer	Wärmend	Scharf	Schwer	V↓ P↓↑ K↓↑
Papaya	Süß, sauer	Wärmend	Süß	Schwer, fettig	V↓ P↑ K↓↑
Pfirsiche	Sauer, süß, astringent	Wärmend	Süß	Schwer, flüssig	V↓ P↑ K↓
Pflaumen	Süß, sauer, astringent	Wärmend	Süß	Schwer, wässrig	V↓ P↑ K↑
Rhabarber	Süß	Wärmend	Süß	Abführend, schwer	V↓ P↑ K↑
Rosinen, eingeweicht	Süß, sauer	Kühlend	Süß	Beruhigend, abführend	V↓ P↓ K↓
Rosinen, uneingeweicht	Sauer	Kühlend	Süß	Leicht	V↑ P↓ K↓
Tamarinde	Sauer	Wärmend	Sauer	Wärmend	V↓ P↑ K↑
Trauben, grün	Sauer, süß	Wärmend	Süß	Flüssig, stärkend	V↓ P↑ K↑
Trauben, rot/blau/schwarz	Süß, sauer, astringent	Kühlend	Süß	Glatt, Energiespender	V↓ P↓ K↓↑
Trockenpflaumen, eingeweicht	Süß	Kühlend	Süß	Beruhigend, abführend	V↓ P↓ K↓
Wassermelone	Süß	Kühlend	Süß	Schwer	V↑ P↓ K↑
Zitrone	Sauer	Wärmend	Sauer	Saftig, verdauungsfördernd	V↓ P↑ K↑
Zuckermelone	Süß	Wärmend	Süß	Schwer, wässrig	V↓ P↓ K↑

Tabelle 93: Qualitäten der Lebensmittel

NAHRUNGSMITTEL	RASA	VIRYA	VIPAKA	WIRKUNG AUF DOSHA	
GEMÜSE					
Artischocke	Astringent, süß	Wärmend	Süß	Harntreibend	V↑ P↓ K↓
Aubergine	Astringent, bitter	Wärmend	Scharf	Schwer zu verdauen	V↑ P↑ K↓
Bittergurke	Bitter	Kühlend	Scharf	Harntreibend, reguliert Blutzucker	V↑ P↓ K↓
Blumenkohl	Astringent	Kühlend	Scharf	Trocken, rau	V↑ P↓ K↓
Brokkoli	Astringent	Kühlend	Scharf	Trocken, rau	V↑ P↓ K↓
Chili	Scharf	Wärmend	Scharf	Scharf, heiß	V↓ P↑ K↓
Erbsen	Astringent	Kühlend	Scharf	Hart, langsam, schwer	V↑ P↓ K↓
Fenchel, frisch	Süß, sauer	Kühlend	Süß	Abführend, harntreibend	V↓ P↓ K↓
Grüne Bohnen	Süß, astringent	Kühlend	Scharf	Leicht	V↓ P↓ K↓
Grünkohl	Bitter, Astringent	Kühlend	Süß	Trocken, rau	V↑ P↓ K↓
Gurke	Süß	Kühlend	Süß	Weich, flüssig	V↓ P↓ K↑
Karotte, gekocht	Süß	Wärmend	Scharf	Leicht, weich	V↓ P↓↑ K↓
Karotte, roh	Astringent	Wärmend	Scharf	Hart, rau, schwer	V↑ P↑ K↓
Kartoffeln, süß	Süß	Kühlend	Süß	Weich, schwer	V↓ P↓ K↑
Kartoffeln, weiß	Astringent	Kühlend	Süß	Trocken, leicht, rau	V↑ P↓ K↓
Klettenwurzel	Astringent, bitter	Wärmend	Scharf	Leicht, scharf, harntreibend	V↑ P↑ K↓
Kohl	Astringent	Kühlend	Scharf	Trocken, rau	V↑ P↓ K↓
Kohlrabi	Astringent, scharf	Wärmend	Scharf	Scharf, harntreibend, leicht	V↑ P↑ K↓
Kohlrübe	Astringent, süß	Kühlend	Süß	Schwer, fettig	V↓ P↓ K↓
Kopfsalat	Astringent	Kühlend	Scharf	Leicht, flüssig, rau	V↑ P↓ K↓
Korianderblätter	Süß, astringent	Kühlend	Süß	Empfindlich	V↓ P↓ K↓
Kürbis, Sommer	Süß, astringent	Kühlend	Scharf	Flüssig, schwer	V↓ P↓ K↑
Kürbis, Winter	Astringent, süß	Wärmend	Scharf	Trocken, scharf, schwer	V↑ P↓ K↓
Lauch, gekocht	Scharf, süß	Wärmend	Süß	Anregend	V↓ P↓ K↓
Löwenzahnblätter	Bitter	Wärmend	Scharf	Leicht, harntreibend	V↑ P↓ K↓
Mais, frisch	Astringent, süß	Wärmend	Scharf	Leicht, trocken, rau	V↑ P↑ K↓
Okra	Süß, astringent	Kühlend	Süß	Hülse: trocken, rau, Samen: schleimig, wenn gekocht	V↓ P↓ K↓
Oliven (schwarz)	Süß	Wärmend	Süß	Schwer, fettig	V↓ P↑ K↑
Pastinake	Süß, astringent	Kühlend	Süß	Schwer, fettig	V↓ P↓ K↑
Peperoni	Süß, astringent	Wärmend	Süß	Trocken, leicht, anregend	V↑ P↓ K↓
Pilze	Astringent, süß	Wärmend	Scharf	Trocken, schwer, langsam	V↑ P↓ K↓
Rettich	Scharf	Wärmend	Scharf	Hart, flüssig, rau	V↑ P↑ K↓
Rosenkohl	Astringent	Wärmend	Scharf	Leicht, harntreibend	V↑ P↓ K↓
Rote Bete	Süß	Kühlend	Scharf	Schwer	V↓ P↑ K↓
Rote-Bete-Blätter	Astringent, süß	Kühlend	Scharf	Leicht	V↑ P↓ K↓
Sellerie	Astringent	Kühlend	Scharf	Trocken, rau, leicht	V↑ P↓ K↓
Senfblätter	Scharf	Wärmend	Scharf	Scharf, fettig	V↓ P↑ K↓

Tabelle 93: Qualitäten der Lebensmittel

NAHRUNGSMITTEL	RASA	VIRYA	VIPAKA	WIRKUNG AUF DOSHA	
Spargel	Süß, astringent	Kühlend	Süß	Beruhigend, Tridosha	V↓ P↓ K↓
Spinat, gekocht	Astringent, sauer	Wärmend	Süß	Schwer, abführend	V↓ P↑ K↓
Spinat, roh	Astringent, scharf	Kühlend	Scharf	Trocken, leicht, rau	V↑ P↓ K↓
Sprossen	Astringent	Kühlend	Scharf	Leicht, saftig	V↑ P↓ K↓
Steckrüben	Scharf, astringent	Wärmend	Scharf	Rau, trocken	V↑ P↑ K↓
Tomaten	Sauer, süß	Wärmend	Scharf	Nachtschatten, stört die Doshas	V↑ P↑ K↑
Topinambur	Astringent, bitter	Kühlend	Scharf	Leicht, trocken, rau	V↑ P↓ K↓
Zucchini	Astringent	Kühlend	Scharf	Schwer, flüssig	V↓ P↓ K↑
Zwiebel, gekocht	Süß, scharf	Wärmend	Süß	Verdauungsfördernd, windtreibend	V↓ P↑↓ K↓
Zwiebel, roh	Scharf	Wärmend	Scharf	Schwer, Appetit anregend	V↑ P↑ K↓
SÜSSUNGSMITTEL					
Ahornsirup	Süß	Kühlend	Süß	Leicht, Stärkungsmittel	V↓ P↓ K↑
Dattelzucker	Süß	Kühlend	Süß	Schwer, Energiespender, ölig	V↓ P↓ K↑
Fruktose	Süß	Kühlend	Süß	Fettig, flüssig	V↓ P↓ K↑
Gerstenmalz	Süß	Kühlend	Süß	Fettig, flüssig	V↓ P↓ K↑
Honig	Süß	Wärmend	Süß	Wärmend, schabt Fett aus	V↓ P↑ K↓
Melasse	Süß	Wärmend	Süß	Schwer, fördert Blutung	V↓ P↑ K↑
Palmzucker	Süß	Wärmend	Süß	Stärkend, schwer	V↓ P↑ K↑
Reissirup	Süß	Kühlend	Süß	Fettig, flüssig	V↓ P↓ K↑
Rohrzucker	Süß	Kühlend	Süß	Fettig	V↓ P↓ K↑
Vollrohrzucker	Süß	Kühlend	Süß	Fettig, schwer	V↓ P↓ K↑
Zucker, weiß	Süß	Kühlend	Süß	Schwer, ölig, Energiespender	V↑ P↓ K↑
GETREIDE					
Amaranth	Süß, astringent	Kühlend	Scharf	Leicht	V↓ P↓ K↓
Buchweizen	Astringent, süß, scharf	Wärmend	Süß	Schwer	V↑↓ P↑ K↓
Dinkel	Scharf, astringent	Wärmend	Scharf	Leicht, trocken	V↑ P↓ K↑
Gerste	Süß	Kühlend	Süß	Leicht, harntreibend	V↑ P↓ K↓
Hafer, trocken	Süß	Kühlend	Süß	Trocken, rau	V↑ P↓ K↓
Hafer, gekocht	Süß	Kühlend	Süß	Schwer	V↓ P↓ K↑
Haferkleie	Astringent, süß	Kühlend	Süß	Rau, trocken, leicht	V↑ P↓ K↓
Hartweizenmehl	Süß, astringent	Kühlend	Süß	Leicht	V↓ P↓ K↑
Hirse	Süß	Wärmend	Süß	Trocken, leicht	V↑ P↑ K↓
Mais	Süß	Wärmend	Süß	Trocken, leicht	V↑ P↑ K↓
Nudeln (Weizen)	Astringent	Kühlend	Süß	Schwer, weich	V↑ P↓ K↑
Quinoa	Süß, astringent	Kühlend	Süß	Erdend	V↓ P↓ K↓↑
Reis, Basmati	Süß	Kühlend	Süß	Leicht, weich, bekömmlich	V↓ P↓ K↓
Reis, braun	Süß	Wärmend	Süß	Schwer	V↓ P↑ K↑
Reiswaffeln	Astringent, süß	Kühlend	Süß	Austrocknend, leicht	V↑ P↓ K↓

Tabelle 93: Qualitäten der Lebensmittel

NAHRUNGSMITTEL	RASA	VIRYA	VIPAKA	WIRKUNG AUF DOSHA	
Reis, weiß	Süß	Kühlend	Süß	Hält Wasser, weich	V↓ P↓ K↑
Roggen	Astringent	Wärmend	Scharf	Trocken, leicht	V↑ P↑ K↓
Sago	Astringent, süß	Kühlend	Süß	Austrocknend, leicht	V↑ P↓ K↓
Seitan	Süß	Wärmend	Süß	Wärmend, leicht	V↓ P↓ K↓
Tapioka	Astringent, süß	Kühlend	Süß	Austrocknend, leicht	V↑ P↓ K↓
Weizen	Süß	Kühlend	Süß	Schwer, fettig, abführend	V↓ P↓ K↑
HÜLSENFRÜCHTE					
Adzuki	Astringent	Kühlend	Scharf	Hart, schwer	V↑ P↓ K↓
Gartenbohnen	Süß, astringent	Wärmend	Scharf	Trocken, rau	V↑ P↓ K↓
Kichererbsen	Süß	Kühlend	Scharf	Trocken, rau, schwer	V↑ P↓ K↓
Kidneybohnen	Astringent	Wärmend	Scharf	Hart, rau, schwer	V↓ P↓ K↑
Linsen, braun	Astringent	Wärmend	Scharf	Rau, schwer	V↑ P↓↑ K↓
Linsen, rot	Süß, astringent	Kühlend	Süß	Leicht, weich	V↑ P↓ K↓
Miso	Astringent, sauer	Wärmend	Scharf	Fermentiert	V↓ P↑ K↓
Mungbohnen	Süß, astringent	Kühlend	Süß	Leicht, trocken	V↓ P↓ K↓↑
Pintobohnen	Astringent	Kühlend	Scharf	Schwer zu verdauen	V↑ P↓ K↓
Schwarzaugenbohne	Astringent	Kühlend	Scharf	Hart, schwer	V↑ P↓ K↓
Sojabohnen	Astringent, süß	Kühlend	Scharf	Fettig, schwer	V↑ P↓ K↑
Sojakäse	Astringent, sauer	Wärmend	Scharf	Schwer	V↓ P↑ K↑
Sojamehl & -pulver	Astringent, sauer	Kühlend	Scharf		V↑ P↓ K↑
Sojasauce	Astringent, sauer	Wärmend	Scharf	Fermentiert	V↓ P↑ K↑
Sojawürste	Astringent, sauer	Wärmend	Scharf		V↓ P↑ K↑
Tempeh	Astringent	Wärmend	Scharf	Leicht	V↑ P↓ K↓
Tofu	Süß, astringent	Kühlend	Scharf		V↓↑ P↓ K↓↑
Tor Dal	Astringent	Wärmend	Scharf	Hart, schwer	V↓ P↑ K↓
Urid Dal	Süß	Wärmend	Süß	Schwer, weich, fettig	V↓ P↑ K↑
Weiße Bohnen	Astringent	Kühlend	Scharf	Schwer zu verdauen	V↑ P↓ K↓
MILCHPRODUKTE					
Butter	Sauer	Wärmend	Scharf	Leicht, bindet den Stuhl	V↓ P↓ K↑
Buttermilch	Süß, sauer, astringent	Kühlend	Süß	Schwer, fettig, bindend	V↓ P↓↑ K↑
Ghee	Süß	Kühlend	Süß	Regt Agni an, verdauungsfördernd	V↓ P↓ K↓
Hüttenkäse	Sauer, Salzig	Wärmend	Scharf	Leichter, weniger wärmend	V↓ P↓ K↓
Joghurt: frisch	Süß, sauer	Kühlend	Süß	Hydrophil, Schleim ↑	V↓ P↓ K↑
Joghurt: alt/aus dem Laden	Sauer	Wärmend	Scharf	Hydrophil, Schleim ↑	V↓ P↑ K↑
Käse, hart	Sauer	Wärmend	Sauer	Schwer, ölig, stopfend	V↓ P↑ K↑
Käse, weich	Sauer	Wärmend	Sauer	Schwer, fettig	V↓ P↓ K↑
Kuhmilch	Süß	Kühlend	Süß	Abführend, schwer, Schleim ↑	V↓ P↓ K↑
Sauerrahm	Sauer	Wärmend	Scharf	Schwer, fettig	V↓ P↑ K↑
Ziegenmilch	Süß	Kühlend	Scharf	Leicht, stärkend, Schleim ↑	V↓ P↓ K↓
TIERISCHE LEBENSMITTEL					
Büffel	Süß	Kühlend	Süß	Schwer, träge	V↓ P↓ K↑
Eier	Süß	Wärmend	Süß	Fettig, schwer	V↓ P↑ K↓↑

Tabelle 93: Qualitäten der Lebensmittel

NAHRUNGSMITTEL	RASA	VIRYA	VIPAKA	WIRKUNG AUF DOSHA	
Eier, Eigelb	Süß	Wärmend	Süß	Cholesterin ↑	V↓ P↑ K↑
Eier, Eiweiß	Süß	Wärmend	Süß		V↓ P↓ K↓
Ente	Süß, scharf	Wärmend	Süß	Wärmend, schwer	V↓ P↑ K↑
Fisch, Lachs	Süß	Wärmend	Süß	Fettig, wärmend	V↓ P↑ K↑
Fisch, Meer	Salzig	Wärmend	Süß		V↓ P↑ K↑
Fisch, Süßwasser	Süß, astringent	Wärmend	Süß	Leicht, fettig, weich	V↓ P↑↓ K↑↓
Fisch, Thunfisch	Süß, salzig, astringent	Wärmend	Scharf	Wärmend	V↓ P↑ K↑
Garnelen	Süß	Wärmend	Scharf	Leicht, fettig	V↓ P↓↑ K↓
Huhn, hell	Astringent, süß	Wärmend	Süß	Leicht, fettig	V↑ P↓ K↓
Huhn, dunkel	Süß	Wärmend	Süß	Schwer, wärmend	V↓ P↑ K↑
Kaninchen	Süß	Kühlend	Scharf	Trocken, rau, astringent	V↑ P↓ K↓
Lamm & Hammel	Süß	Wärmend	Süß	Stärkend, schwer	V↑ P↑ K↑
Pute, weiß	Süß, astringent	Kühlend	Scharf		V↑ P↓ K↓
Pute, dunkel	Süß, astringent	Kühlend	Scharf		V↓ P↑ K↑
Rindfleisch	Süß	Wärmend	Süß	Schwer, dick	V↓ P↑ K↑
Schwein	Süß	Wärmend	Süß	Schwer, fettig	V↑ P↑ K↑
Wild	Astringent	Kühlend	Scharf	Leicht, trocken, rau	V↑ P↓ K↓
NÜSSE					
Cashew	Süß	Wärmend	Süß	Ölig, schwer, Energiespender	V↓ P↑ K↑
Charolisamen	Süß	Wärmend	Süß	Empfindlich, sanft	V↓ P↓ K↓
Erdnuss	Süß	Wärmend	Süß	Ölig, schwer, Stärkend	V↓ P↑ K↑
Haselnuss	Astringent, süß	Wärmend	Süß	Verleiht Energie	V↓ P↑ K↑
Kokosnuss	Süß	Kühlend	Süß	Hilft Schleimsekretion	V↓ P↓ K↑
Macadamia	Astringent, süß	Wärmend	Süß	Verleiht Energie	V↓ P↑ K↑
Mandel (mit Haut)	Süß	Wärmend	Süß	Ölig, schwer, Energiespender	V↓ P↑ K↑
Mandel (eingeweicht, geschält)	Süß	Kühlend	Süß	Gleich wie oben	V↓ P↓ K↑
Paranuss	Astringent, süß	Wärmend	Süß	Fettig	V↓ P↑ K↑
Pekannuss	Astringent, süß	Wärmend	Süß	Ölig, schwer	V↓ P↑ K↑
Pinienkerne	Astringent, süß	Wärmend	Süß	Sehr energetisierend	V↓ P↑ K↑
Pistazie	Süß	Wärmend	Süß	Ölig, Energiespender	V↓ P↑ K↑
Walnuss	Süß	Wärmend	Süß	Ölig, schwer, Energiespender	V↓ P↑ K↑
SAMEN					
Färberdistel	Süß, astringent	Kühlend	Süß	Ölig, leicht, weich	V↓ P↓ K↓
Indischer Flohsamen	Astringent	Kühlend	Scharf	Trocken, leicht, rau	V↓ P↓ K↓
Kürbis	Süß	Wärmend	Scharf	Ölig, schwer, hart	V↓ P↑↓ K↓
Popcorn	Astringent, süß	Kühlend	Scharf	Trocken, leicht, rau	V↑ P↓ K↓
Sesam	Süß, bitter, astringent	Wärmend	Scharf	Ölig, schwer, glatt	V↓ P↑ K↑
Sonnenblume	Süß, astringent	Kühlend	Süß	Ölig, leicht, weich	V↓ P↓ K↓
ÖLE	Kapha sollte Öle in sehr kleinen Mengen verwenden.				
Avocado	Süß	Kühlend	Süß	Fettig, süß	V↓ P↓ K↑
Erdnuss	Süß	Wärmend	Süß	stärkend	V↓ P↑ K↑
Färberdistel	Süß, astringent	Wärmend	Scharf	Leicht, scharf, ölig	V↓ P↑ K↑

Tabelle 93: Qualitäten der Lebensmittel

NAHRUNGSMITTEL	RASA	VIRYA	VIPAKA	WIRKUNG AUF DOSHA	
Ghee	Süß	Kühlend	Süß	Schwer, facht Agni an	V↓ P↓ K↓↑
Kokosnuss	Süß	Kühlend	Süß	Fettig, schwer	V↓ P↓ K↑
Mais	Süß, astringent	Wärmend	Scharf	Trocken, rau, wärmend	V↑ P↑ K↓
Mandel	Süß	Wärmend	Süß	Schwer	V↓ P↑ K↑
Olive	Süß	Kühlend	Süß	Schwer, verursacht Cellulite	V↓ P↓ K↑
Raps	Astringent	Kühlend	Scharf	Trocken, rau, leicht	V↑ P↓ K↓
Rizinusöl	Süß, bitter	Wärmend	Süß	Schwer, kühlt äußerlich, wärmt innerlich	V↓ P↓ K↑
Senf	Scharf	Wärmend	Scharf	Scharf, stark riechend	V↓ P↑ K↓
Sesam	Süß, bitter	Wärmend	Süß	Stärkend, befeuchtet	V↓ P↑ K↑
Soja	Astringent	Kühlend	Scharf	Trocken, rau, schwer	V↑ P↓ K↑
Sonnenblume	Süß, astringent	Kühlend	Süß	Beruhigend, befeuchtend	V↓ P↓ K↓
GEWÜRZE					
Ajwan	Scharf	Wärmend	Scharf	Scharf, leicht, verdauungsfördernd	V↓ P↑ K↓
Anis	Scharf	Wärmend	Scharf	Leicht, entgiftend	V↓ P↑ K↓
Asafoetida	Scharf	Wärmend	Scharf	Trocken, scharf, verdauungsfördernd	V↓ P↑ K↓
Basilikum	Süß, scharf, astringent	Wärmend	Scharf	Schweißtreibend	V↓ P↑ K↓
Bockshornklee	Scharf, bitter	Wärmend	Scharf	Regt Agni an	V↓ P↑ K↓
Bohnenkraut	Sauer, scharf	Wärmend	Scharf	Regt Agni an	V↓ P↓↑ K↑
Cayenne	Scharf	Wärmend	Scharf	Heiß, trocken	V↓ P↑ K↓
Dill	Bitter, astringent	Wärmend	Scharf	Leicht, krampflösend	V↓ P↓↑ K↓
Estragon	Süß	Kühlend	Süß		V↓ P↓ K↑
Fenchel	Süß, astringent	Kühlend	Süß	Empfindlich, abführend	V↓ P↓ K↓
Ingwer, frisch	Scharf	Wärmend	Süß	Leicht, saftig, verdauungsfördernd	V↓ P↓↑ K↓
Ingwer, trocken	Scharf	Wärmend	Scharf	Leicht, verdauungsfördernd	V↓ P↑ K↓
Kardamom	Süß, scharf	Wärmend	Süß	Leicht, ölig, verdauungsfördernd	V↓ P↓↑ K↓
Knoblauch	Alle Geschmäcker außer salzig	Wärmend	Scharf	Ölig, schwer	V↓ P↑ K↓
Koriander	Süß, astringent	Kühlend	Süß	Leicht, ölig, glatt	V↓ P↓ K↓
Kreuzkümmel	Scharf, bitter	Kühlend	Scharf	Verdauungsfördernd	V↓ P↓ K↓
Kümmel	Süß, astringent	Kühlend	Scharf	Stimuliert Agni	V↓ P↑ K↓
Kurkuma	Bitter, scharf, astringent	Wärmend	Scharf	Trocken, leicht, verdauungsfördernd	V↓ P↓ K↓
Lorbeerblatt	Süß, scharf, astringent	Wärmend	Scharf	Schweißtreibend	V↓ P↑ K↓
Majoran	Scharf, astringent	Wärmend	Scharf	Facht Agni an	V↓ P↑ K↓
Meerrettich	Scharf, astringent	Wärmend	Scharf	Facht Agni an	V↓ P↑ K↓
Meersalz	Salzig	Wärmend	Scharf	Schwer, hydrophil	V↓ P↑ K↑
Minze	Süß	Kühlend	Scharf	Beruhigt Pitta	V↓ P↓ K↓

Tabelle 93: Qualitäten der Lebensmittel

NAHRUNGSMITTEL	RASA	VIRYA	VIPAKA	WIRKUNG AUF DOSHA	
Mohnsamen	Astringent, süß	Wärmend	Scharf	Bindet den Stuhl, Schlaf fördernd	V↓ P↑ K↓
Muskatblüte	Scharf, astringent, sauer	Wärmend	Scharf	Regt Agni an	V↓ P↑ K↓
Muskatnuss	Süß, astringent, scharf	Wärmend	Scharf	Stimuliert die Verdauung	V↓ P↑ K↓
Nelke	Scharf	Wärmend	Süß	Leicht, ölig	V↓ P↑ K↓
Niemblätter	Bitter	Kühlend	Scharf	Stimuliert Vāta leicht	V↑↓ P↓ K↓
Oregano	Astringent, scharf	Wärmend	Scharf	Verdauungsfördernd	V↓ P↑ K↓
Paprika	Scharf	Wärmend	Scharf	Stimuliert Agni	V↓ P↑ K↓
Petersilie	Astringent, scharf	Wärmend	Scharf	Kann Pitta anregen	V↓ P↓↑ K↓
Piment	Scharf	Wärmend	Scharf	Agni ↑, verflüssigt Kapha	V↓ P↑ K↓
Rosenwasser	Süß, sauer	Kühlend	Scharf		V↓ P↓ K↓
Rosmarin	Astringent, süß	Wärmend	Scharf		V↓ P↑ K↓
Safran	Süß, astringent, bitter	Wärmend	Süß	Trocken, leicht, aphrodisisch	V↓ P↓ K↓
Senf	Scharf	Wärmend	Scharf	Scharf, ölig, leicht	V↓ P↑ K↓
Schokolade	Süß, bitter	Wärmend	Süß	Hyperaktiv, sauer, verstopft	V↑ P↑ K↑
Schwarzer Pfeffer	Scharf	Wärmend	Scharf	Trocken, scharf, verdauungsfördernd	V↓ P↑ K↓
Steinsalz	Salzig	Wärmend	Süß		V↓ P↑ K↑
Vanille	Süß, astringent	Kühlend	Scharf		V↓ P↓ K↓
Zimt	Süß, scharf	Wärmend	Scharf	Trocken, leicht, ölig	V↓ P↓↑ K↓

Tabelle 94: Beziehung der Nahrungsmittel zu den geistigen Gunas: Sattva, Rajas und Tamas

Lebensmittel	Sattvisch	Rajasisch	Tamasisch
Früchte	Mango, Granatapfel, Kokosnuss, Feigen, Datteln, Pfirsiche, Birnen	Saure Früchte: Äpfel, Banane, Guave, Tamarinde, die meisten Zitrusfrüchte	Avocado, Wassermelone, Pflaumen, Aprikosen. Beachten Sie: Obst ist insgesamt sattvisch, aber die hier genannten sind tamasischer als andere Früchte.
Gemüse	Süßkartoffel, Sprossen, Blattgemüse, Zucchini, gelber Kürbis, Spargel	Kartoffeln, Nachtschattengewächse, Blumenkohl, Brokkoli, Spinat, Winterkürbis, Pickles	Pilze, Knoblauch, Zwiebel, Kürbis
Getreide	Basmati-Reis, Quinoa, blauer Mais, Tapioka, Gerste	Hirse, Mais, Buchweizen	Weizen, brauner Reis
Bohnen	Mungbohnen und Dal, rote und gelbe Linsen	Braune Linsen, Limabohnen, Kidneybohnen, Adzuki-Bohnen, Tor Dal und kleine Mengen schwarze, Pinto-, rosa Bohnen	Urid Dal und große Mengen schwarze, Pinto- und rosa Bohnen
Milchprodukte	Frisch, unverarbeitet: Kuhmilch, Ghee, Weichkäse, hausgemachter Joghurt, Ziegenmilch	Sauerrahm, gesalzene oder Sauerrahmbutter, Sahne, Hüttenkäse, Eiscreme	Käse (hart, gelagert), verarbeitete Milch, Eier
Nüsse und Samen	Mandeln, weiße Sesamsamen, frische Cashewnüsse	Die meisten Nüsse, braune Sesamsamen	Erdnüsse, ranzige Nüsse, schwarze Sesamsamen
Gewürze	Safran, Kurkuma, Kardamom, Koriander, Fenchel, Kreuzkümmel	Curry, Chili, Cayenne und schwarzer Pfeffer	Jalapeno, Muskatnuss
Süßigkeiten	Frischer Zuckerrohrsaft, Rohrzucker, roher Zucker, roher Honig (wo die Bienen nicht geschädigt werden)	Verarbeiteter Zucker, künstliche Süßungsmittel, gekochter Honig	Melasse, Erfrischungsgetränke, Stevia, extrem süß schmeckende Kost
Getränke	Eine Reihe von Kräutertees wie Süßholztee und Brahmītee	Kaffee, schwarzer und grüner Tee	Alkohol, Marihuana, die meisten anderen Drogen
Fleischsorten	Keine	Fisch, die meisten Meeresfrüchte, Huhn	Rindfleisch, Schwein, Lamm, Wild

Tabelle 95: Srotāmsi, die Systeme und Körperkanäle

Srotāmsi	Funktionen	Mūla (Wurzel)	Mārga (Gang)	Mukha (Mund oder Öffnung)
Prāna Vaha Srotas	Atmung, Emotionen, Denken, Kommunikation (mit höherem Selbst)	Linke Herzkammer Verdauungstrakt (Mahā Srotas)	Atemwege Bronchialbaum einschließlich Alveolen	Nase (Nasa)
Ambu Vaha Srotas	Körpertemperatur, Befeuchtung, Energie, Elektrolyt-Haushalt, Auswahl der Abfallprodukte	Bauchspeicheldrüse (Kloma) Weicher Gaumen (Tālu) Plexus choroideus	Magen-Darm-Schleimhaut	Nieren (Vrukka) Zunge Schweißdrüsen (Roma Kupa)
Anna Vaha Srotas	Verdauung, Verwertung, Absorption	Speiseröhre Magengrund (große Kurvatur)	Verdauungstrakt (Mahā Srotas) – Lippen bis zur Ileozäkalklappe	Ileozäkalklappe
Rasa Vaha Srotas	Ernährung, Zuneigung (Prīnana), Immunität, Glaube, Regulierung von Blutdruck und -menge	Rechte Herzkammer (wo alles venöse Blut ankommt) 10 große Gefäße	Venensystem Lymphsystem	Übergang von Arteriolen zu Venen
Rakta Vaha Srotas	Lebensfunktion (Jīvana), Sauerstoffversorgung, Enthusiasmus	Leber (Yakrut) Milz (Plīhā)	Arteriolen- Kreislaufsystem	Übergang von Arteriolen zu Venen
Māmsa Vaha Srotas	Umhüllen (Lepana), Form, Bewegung, Unterstützung, Schutz, Stärke	Faszien und kleine Sehnen (Snāyu) Mesoderm 6 Schichten der Haut (Tvacha)	Gesamtes Muskelsystem einschließlich glatter, Herz-, unwillkürlicher Muskeln	Hautporen
Meda Vaha Srotas	Befeuchtung (Snehan), persönliche Liebe, Schönheit, Isolierung, Körpermasse	Omentum Nebennieren (Vrukka)	Unterhautfett	Schweißdrüsen (Roma Kupa)
Asthi Vaha Srotas	Unterstützung (Dhāranā), Struktur, Schutz der lebenswichtigen Organe	Beckengürtel, Sakrum	Skelettsystem	Nägel Haare
Majjā Vaha Srotas	Füllt Knochenhohlräume (Pūrana), Empfindung, Kommunikation, Lernen, Gedächtnis, Koordination	Gehirn Rückenmark Gelenke und Übergänge zwischen Dhātus (Sandhi)	Zentrales, sympathisches und parasympathisches Nervensystem	Synaptischer Spalt Neuromuskuläre Endplatte
Shukra Vaha Srotas	Fortpflanzung (Prajanana), erzeugt Ojas, Gefühlsausbruch	Hoden Brustwarzen	Samenleiter Nebenhoden Prostata Harnröhre Urogenitaltrakt	Harnröhrenöffnung

Tabelle 95: Srotāmsi, die Systeme und Körperkanäle

Srotāmsi	Funktionen	Mūla (Wurzel)	Mārga (Gang)	Mukha (Mund oder Öffnung)
Ārtava Vaha Srotas	Fortpflanzung (Prajanana), erzeugt Ojas, Gefühlsausbruch	Eierstöcke Brustwarzenhof	Eileiter Uterus Gebärmutterhalskanal Scheide (Yoni)	Große/kleine Schamlippen (Yoni Oshtha)
Rajah Vaha Srotas	Menstruation	Fundus der Gebärmutter	Gebärmutterschleimhaut Uterus	Gebärmutterhals Scheide
Stanya Vaha Srotas	Laktation	Milchdrüsen	Milchgänge	Gangöffnungen in den Brustwarzen
Purīsha Vaha Srotas	Absorption von Mineralien, Stärke, Unterstützung, Bildung und Ausscheidung von Stuhl	Zäkum Rektum Sigmadarm	Dickdarm	Anus
Mūtra Vaha Srotas	Elektrolyt-Haushalt, Ausscheidung von Urin, Aufrechterhaltung des Blutdrucks	Nieren	Harnleiter (Niere zu Blase) Blase Harnröhre	Harnröhrenöffnung
Sveda Vaha Srotas	Ausscheidung von flüssigen Abfallprodukten, Transpiration, Elektrolyt-Haushalt, Körpertemperatur, Befeuchtung	Schweißdrüsen	Schweißgänge	Schweißgang Öffnungen in den Hautporen
Mano Vaha Srotas	Denken, Gefühl, Befragung, Entscheidung, Unterscheidung, Verlangen, Gedächtnis, Kommunikation	Herz (Herzgeflecht) 5 bilaterale Nādi-Paare (Kanäle) – 1 Paar (10) für alle 5 Sinne	Der ganze Körper	Sinnesorgane (Ohren, Haut, Augen, Zunge, Nase) Marmāni (Marmapunkte)

Sanskrit-Mantren und die Chakren

Mūlādhāra ~ 4

वँ	शँ	षँ	सँ
vam	śam	ṣam	sam

Svādishthana ~ 6

बँ	भँ	मँ	यँ	रँ	लँ
bam	bham	mam	yam	ram	lam

Manipūra ~ 10

डँ	ढँ	णँ	तँ	थँ	दँ	धँ	नँ	पँ	फँ
ḍam	ḍham	ṇam	tam	tham	dam	dham	nam	pam	pham

Anāhata ~ 12

कँ	खँ	गँ	घँ	ङँ	चँ	छँ	जँ	झँ	ध्वँ	टँ	ठँ
kam	kham	gam	gham	ṅam	cam	cham	jam	jham	ñam	ṭam	ṭham

Vishuddha ~ 16

अ	आ	इ	ई	उ	ऊ	ऋ	ॠ	ऌ	ॡ	ए	ऐ	ओ	औ	अँ	अः
a	ā	i	ī	u	ū	ṛ	ṝ	ḻ	ḹ	e	ai	o	au	am	aḥ

Ājñā ~ 2

हँ	क्षँ
ham	kṣam

Sahasrāra

ह्ल
auṁ̆

Tabelle 96: Sanskrit und das Devanāgarī-Alphabet

अ	आ	इ	ई	उ	ऊ
a	ā	i	ī	u	ū
	ऋ	ॠ	ऌ	ॡ	
	ṛ	ṝ	ḷ	ḹ	
ए	ऐ	ओ	औ	अं	अः
e	ai	o	au	aṃ	aḥ
क	ख	ग	घ	ङ	
ka	kha	ga	gha	ṅa	
च	छ	ज	झ	ञ	
ca	cha	ja	jha	ña	
ट	ठ	ड	ढ	ण	ळ
ṭa	ṭha	ḍa	ḍha	ṇa	ḻa
त	थ	द	ध	न	
ta	tha	da	dha	na	
प	फ	ब	भ	म	
pa	pha	ba	bha	ma	
	य	र	ल	व	
	ya	ra	la	va	
	श	ष	स	ह	
	śa	ṣa	sa	ha	
क्ष		त्र		ज्ञ	
kṣa		tra		jña	
	श्री		ॐ		
	śrī		auṁ		

a. Der Buchstabe Ø ist ein unbestimmter Buchstabe, der heute im Allgemeinen nicht verwendet wird, aber in den vedischen Texten vorkam.

Tabelle 97: Farben des Regenbogens

Farbe	Beruhigt	Erhöht	Wirkungen	Chakra	Edelstein
Rot	Vāta, Kapha	Pitta	Fördert die Durchblutung, bildet Blut, fördert die Monatsblutung, energetisierend, wärmend und erdend. Rot ist eine anregende Farbe, die auch die Willenskraft stärkt.	Wurzel	Rubin
Orange	Vāta, Kapha	Pitta	Antibakteriell, antiseptisch, antirheumatisch, leicht wärmend, fröhlich, steigert den Glanz der Haut, hilft für Konzentration und geistige Funktion und hilft bei Meditation. Es stimuliert die sexuelle Energie, daher tragen sie Yogis, um die sexuelle Energie in spirituelle Energie umzuwandeln.	Sakrum	Koralle
Gelb	Vāta, Kapha	Pitta	Stimuliert Verdauung, Absorption und Verwertung, löst die Funktionen des Solarplexus aus, ist abschwellend, antiallergisch, Nerventonikum, reguliert die Hirnaktivität und erweckt den Geist. Es ist auch hilfreich bei Schilddrüsenunterfunktion.	Nabel	Gelber Saphir
Grün	Pitta (neutral für Vāta)	Kapha (blau-grün verstärkt Vāta)	Entspannend, lindernd, beruhigend, fürsorglich, erfrischend, nährend und kühlend, gleicht die Hormone aus, stimuliert die Thymusdrüse und hilft, Liebe und Mitgefühl zu entfalten. Es ist reich an Prāna, die Nahrung der Zellen, baut also Granulationsgewebe auf, heilt Geschwüre und fördert Elan und Vitalität.	Herz	Smaragd, Jade
Blau	Pitta	Vāta, Kapha im Übermaß	Antiseptisch, kühlend, beruhigend, entspannend, sedativ und entzündungshemmend, fördert klare Kommunikation, hilft, emotionale Muster aufzugeben und heilt die Leber. Blau behandelt die Verfärbung der Pigmentzellen bei Gelbsucht (ein Leiden von zu viel Gelb) und wird bei Schilddrüsenüberfunktion eingesetzt.	Hals	Blauer Saphir, blaue Perle
Indigo	Pitta, Kapha	(neutral für Vāta)	Die Farbe der Dämmerung, die das Dämmern des Geistes oder reines Bewusstsein ohne Erkennen symbolisiert. Es wird mit der Hypophyse assoziiert, lenkt man also indigofarbenes Licht auf das dritte Auge, hilft dies Hormone auszugleichen, Gehirnzellen zu verjüngen, die Intuition zu verbessern und bringt spirituelles Erwachen.	3. Auge	Alexandrit, dunkler Saphir

Tabelle 97: Farben des Regenbogens

Farbe	Beruhigt	Erhöht	Wirkungen	Chakra	Edelstein
Violett	Pitta, Kapha	Vāta	Kühlend und astringent, gleicht die Hormone aus, agiert als Bronchodilatator, erneuert Gehirnzellen, erweckt Einsicht und entfaltet spirituelle Glückseligkeit. Es lenkt die Ausschüttung von Serotonin und Melatonin, kann also bei Depression helfen und macht den Geist still und ruhig und bringt Glückseligkeit und Segen.	Krone	Amethyst
Weiß	Alle 3 Doshas	Keines	Ausgleichend, denn es besteht aus allen sieben Farben des Regenbogens, daher ist es neutral für alle anderen Farben. Es repräsentiert Reinheit, Universalität und spirituelles Erwachen. Höheres Bewusstsein heißt Panduranga, was weiße Farbe bedeutet. Es ist kühlend und beruhigend, bringt aber alle drei Doshas in Balance.	Aurafeld über der Krone	Weiße Perle
Schwarz	Keines	Alle 3 Doshas	Die negative Form von Farbe oder Abwesenheit des Lichts. Wenn ein Gegenstand alle sieben Farben absorbiert, sieht er schwarz aus und ist erhitzend. Vaisheshika sagt, Schwarz repräsentiert Andhah Kara, die dunkle Nacht der Seele. Es ist mystisch und wird bei schwarzer Magie eingesetzt.	Bereich zwischen Chakren	Onyx, schwarzer Saphir

Tabelle 98: Aromatherapie-Eigenschaften von ätherischen Ölen, Räucherwerk und Attars

Ätherisches Öl[a]	Beruhigt	Erhöht	Wirkungen auf Srotāmsi, Organe und Systeme[b]
Ambra (versteinertes Baumharz)	V, K	P	Rasa, Prāna Lungen, Herz, Lymphsystem
Bakul-Baum (Mimusops elengi)	P, K	V	Rasa, Rakta Herz, Lungen, Haut
Basilikum (Ocimum basilicum)	V, K	P	Rasa, Rakta Herz, Lymphsystem, Schleimhaut
Bitterorange (Citrus aurantium)	V, P	K	Rasa, Prāna, Anna Milz, Lymphsystem, Verdauung
Champa [Champaka] (Michelia champaca)	V, K	P	Rasa, Rakta, Asthi, Shukra, Ārtava Blut, Herz, Kreislauf, Gelenke, Geist
Chinesische Engelwurz (Angelica sinensis)	V, K	P	Rasa, Anna, Sveda Darm, Unterhautgewebe, Schweißdrüsen
Eukalyptus (Eucalyptus globulus)	V, K	P	Prāna, Rasa, Māmsa Lungen, Stirnhöhlen, Muskeln
Fenchel (Foeniculum vulgare)	V, P, K		Anna, Purīsha, Sveda, Mūtra Verdauung, Nieren, Schweißdrüsen, Lungen
Grüne Minze (Mentha spicata)	P, K	V	Rasa, Anna, Prāna Magen, Lungen, Lymphsystem
Heiliges Basilikum [Tulsi] (Ocimum sanctum)	V, K	P	Rasa, Rakta, Sveda, Mano Herz, Lymphsystem, Lungen, Schweißdrüsen, Geist
Himālayazeder [Devadara] (Cedrus deodara)	V, K	P	Rasa, Rakta, Māmsa, Asthi Gelenke, Muskelskelettsystem, Haut, Blut
Hina (Lawsonia alba)	V, K	P	Rasa, Rakta, Shukra, Mano Herz, Gehirn, Geist, Lymphsystem
Indische Narde [Jatamānsi] (Nardostachys jatamansi)	V, P, K		Rasa, Rakta, Majjā, Mano (einschließlich Buddhi) Nerven, Gehirn, Haut, Blut
Indischer Mönchspfeffer [Nirgundī] (Vitex negundo)	V, K	P	Māmsa, Asthi, Majjā Muskeln, Gelenke, Nerven
Ingwer (Zingiber officinale)	V, K	P	Anna, Prāna, Rasa, Rakta, Māmsa, Meda, Asthi, Majjā, Shukra, Ārtava Verdauung, Nerven (schmerzlindernd), Lungen (abschwellend), facht Agni an, verbrennt Āma
Jasmin (Jasminum sambac)	V, P	K	Rasa, Rakta, Majjā, Mano Leber, Herz, Gehirn, Nerven
Kalmus [Vacha] (Acorus calamus)	V, K	P	Rasa, Majjā, Prāna, Mano Gehirn, Nerven, Nebenhöhlen, Lungen, Lymphsystem
Kampfer[c] [Karpūra]	V, P, K		Rasa, Rakta, Prāna Lungen, Herz, Augen, Haut
Kardamom (Elettaria cardamomum)	V, K	P	Rasa, Rakta, Prāna Herz, Lungen, Lymphsystem
Kewra [Ketaki] (Pandanus odoratissimus)	V, P, K		Rasa, Rakta, Prāna, Purīsha Milz, Blut, Haut, Leber, Herz, Lymphsystem
Kiefer (Pinus sylvestris)	V, K	P	Māmsa, Asthi, Majjā Nerven (Schmerzrezeptoren), Gelenke, Muskeln
Lavendel (Lavandula angustifolia)	V, P, K		Prāna, Rakta, Mano Lungen, Gehirn, Geist
Limette (Citrus aurantifolia)	V, P	K	Rasa, Prāna, Anna Lungen, Lymphsystem
Mitti (gebrannte Erde)	V, P	K	Rasa, Rakta, Māmsa Herz, Gehirn, Blut, Leber, Muskeln

Tabelle 98: Aromatherapie-Eigenschaften von ätherischen Ölen, Räucherwerk und Attars

Ätherisches Öl[a]	Beruhigt	Erhöht	Wirkungen auf Srotāmsi, Organe und Systeme[b]
Muskatnuss [Jātīphalā] (Myristica fragrans)	V, K	P	Anna, Purīsha, Māmsa, Majjā Zentralnervensystem, Dickdarm, Magen
Myrrhe (Commiphora myrrha)	V, K	P	Rasa, Rakta Lymphsystem, Blut, Milz
Nelke (Eugenia caryophyllata, Syn. Syzygium aromaticum)	V, K	P	Anna, Prāna, Majjā, Shukra, Ārtava Magen, Lungen, Nerven (Schmerz Rezeptoren), Hals
Niem [Nimba] (Azadirachta indica)	P, K	V	Rasa, Rakta, Māmsa, Asthi Blut, Leber, Milz, Lymphsystem, Muskeln, Gelenke
Nussgras [Mustā] (Cyperus rotundus)	V, K	P	Rasa, Rakta, Māmsa, Asthi Muskelskelettsystem, Blut
Orangenblüte [Neroli] (Citrus aurantium var. fleurs)	V, P, K		Prāna, Rakta, Mano Lungen, Herz
Patschuli (Pogostemon cablin)	V, P, K		Rasa, Rakta, Māmsa, Shukra, Mūtra, Mano Gehirn, Herz, Geist, Harnwege
Pfefferminze (Mentha piperita)	V, P, K		Rasa, Rakta, Anna, Prāna Magen, Lungen, Blut, Lymphsystem
Rose (Rosa damascena)	V, P, K		Rasa, Rakta, Shukra, Ārtava, Mano Herz, Genitalien, Augen, Geist
Rosengeranie (Pelargonium graveolens)	V, K	P	Rasa, Rakta, Ārtava Herz, Blut, weibliche Hormone
Rosmarin (Rosmarinus officinalis)	V, K	P	Rasa, Rakta Lymphsystem, Blut, Lungen
Safran (Crocus sativa)	V, K	P	Rasa, Rakta, Majjā, Shukra, Mano Milz, zerebrovaskuläres System, Herz, Geist, Fortpflanzungsorgane
Sandelholz [Chandana] (Santalum album)	P	V, K	Rasa, Rakta, Māmsa, Majjā, Mano Gehirn, Nerven, Herz, Blase, Haut
Teebaum (Melaleuca alternifolia)	V, K	P	Rasa, Rakta, Māmsa, Asthi, Majjā Haut, Lymphsystem, Blut
Thymian (Thymus vulgaris)	V, K	P	Rasa, Rakta Lymphsystem, Blut, Thymusdrüse
Vetiver [Ushīra oder Khus] (Vetiveria zizanoides, Syn. Chrysopogon zizanioides)	P	V, K	Rasa, Rakta, Māmsa, Majjā Zentralnervensystem, Geist, Haut
Weihrauch[d]	V, K	P	Rasa, Asthi, Prāna Lungen, Herz, Knochen
Zimt (Cinnamomum zeylanicum)	V, K	P	Rasa, Rakta, Prāna Lungen, Herz, Blut, Lymphsystem
Zitrone (Citrus limon)	V, P, K		Rasa, Prāna Lungen, Lymphsystem
Zitronengras (Cymbopogon citratus)	V, P	K	Rasa, Rakta, Prāna Lymphsystem, Blut
Zitronenmelisse (Melissa officinalis)	V, P	K	Rasa, Rakta Haut, Blut, Lymphsystem

a. Die Heilmittel/Substanzen sind folgendermaßen aufgeführt: gebräuchlicher Name [Sanskritname] (lateinische Bezeichnung). Es gibt ein paar Ausnahmen wie Tulsi.

b. Aus Platzgründen ist nur das erste Wort der Srotāmsi genannt. Für alle Srotāmsi kann man jeweils „Vaha Srotas" hinzufügen, z. B. wäre Mano dann Mano Vaha Srotas, Anna = Anna Vaha Srotas etc. Der Srotas ist zuerst genannt, danach die Organe und Systeme.

c. Kampfer findet man im Holz des Kampferlorbeers (Cinnamomum camphora), Borneokampfers (Dryobalanops aromatica) und anderen Bäumen der Lorbeerfamilie. Kampfer wird auch synthetisch aus Terpentinöl gewonnen, der Pitta-Dosha verstärkt.

d. Weihrauch ist ein aromatisches Harz, das aus Bäumen der Gattung Boswellia gewonnen wird.

***Haftungsausschluss:** Leser können feststellen, dass die Wirkung des ätherisches Öls, Räucherwerks oder Attars sich wegen Herkunftsland, klimatischen Bedingungen und Konzentration oder Verdünnung des Öls unterscheidet. Die Wirkungen können auch je nach Destillationsprozess variieren.

Ätherische Öle: Was ist sicher, was nicht…

- Gebrauchen Sie keine der folgenden ätherischen Öle auf der Haut, bevor Sie sich in die Sonne legen oder ein Solarium besuchen: Engelwurz, Bergamotte (außer Bergapten-freies), Ingwer, Grapefruit, Zitrone, Limette, Mandarine, Orange und Verbene. Sie sind phototoxisch und erhöhen die Hautpigmentation.
- Wenn Sie schwanger sind, sollten Sie folgende Öle vollauf vermeiden: Ajwan, Engelwurz, Anis, Basilikum, Lorbeer, Zedernholz, Selleriesamen, Zimt, Zitronella, Muskatsalbei, Nelke, Fenchel, Ysop, Wacholder, Labdanum, Majoran, Myrrhe, Muskatnuss, Petersilie, Salbei, Estragon und Thymian. Vermeiden Sie in den ersten drei Schwangerschaftsmonaten Pfefferminze, Rose und Rosmarin.
- Die gleichen ätherischen Öle sollten auch während der Menstruation vermieden werden, da sie überwiegend menstruationsfördernd sind und Kontraktionen des Gebärmuttermuskels stimulieren und damit schwerere Perioden fördern. Dies gilt auch für weibliche Therapeuten, die während der Menstruation mit ätherischen Ölen arbeiten, denn sie atmen die Öle ein und dies ist eine Form des Gebrauchs.
- Falls Sie an niedrigem Blutdruck leiden, vermeiden Sie süßen Majoran, Ylang Ylang, Neroli, Orange, Rose, Lavendel, Kamille, Bergamotte, Melisse und Baldrian.
- Wenn Sie hohen Blutdruck haben, meiden Sie schwarzen Pfeffer, Ysop, Rosmarin, Salbei und Thymian.
- Wer an Epilepsie leidet, sollte Fenchel, Ysop, Rosmarin und Salbei vermeiden.
- Diabetiker benutzen am besten keinen Engelwurz.
- Falls Sie homöopathische Mittel nehmen, sollten Sie möglichst keinen schwarzen Pfeffer, Kampfer, Eukalyptus und Pfefferminze verwenden, da sie der homöopathischen Behandlung entgegenwirken.
- Benutzen Sie keinen Salbei (alle Arten) nach 17 Uhr, weil dies zu Albträumen führen kann. Verwenden Sie auch keinen Salbei, ehe Sie ein Fahrzeug lenken, denn er kann eine berauschende Wirkung hervorrufen.
- Ylang Ylang sollte in Maßen eingesetzt werden, da es Übelkeit und Kopfschmerzen bewirken kann.

- Verwenden Sie entweder eine kleine Menge oder keines der Genannten in einem Bad: Ajwan, Anis, Basilikum, schwarzen Pfeffer, Kajeput, Kümmel, Zedernholz, Zimt, Nelke, Eukalyptus, Knoblauch, Ingwer, Zitrone, Pfefferminze, Kiefernadel und Thymian. Das liegt daran, dass sie alle eine Hautreizung hervorrufen können.

Wenn Leute von „toxischen Ölen" sprechen, beziehen sie sich höchstwahrscheinlich auf Ajwan, Anis, Basilikum, Lorbeer, Kampfer, Zedernholz (aus Virginia), Zimt, Nelke, Koriander, Eukalyptus, Fenchel, Ysop, Wacholder, Muskatnuss, Petersilie, schwarzen Pfeffer, Salbei, Tagetes, Estragon, Thymian, Tuberose und Baldrian. Ihre Toxizität bezieht sich auf die längere Nutzung und die Wirkung auf Leber und Nieren.

Tabelle 99: Dosierungen für Kinder

Bei Babys 0-12 Monate	Nur einen Tropfen Lavendel, Rose oder Kamille verdünnt in 1 Teelöffel Trägeröl. Blumenwässer sind besser für Babys.
Bei Kleinkindern 1-5 Jahre	Nur 2-3 Tropfen sicherer Öle. Blumenwässer können Wunder wirken.
Kinder 6-12 Jahre	Die Hälfte der Erwachsenen-Dosierung.
Kinder über 12	Wie bei Erwachsenen

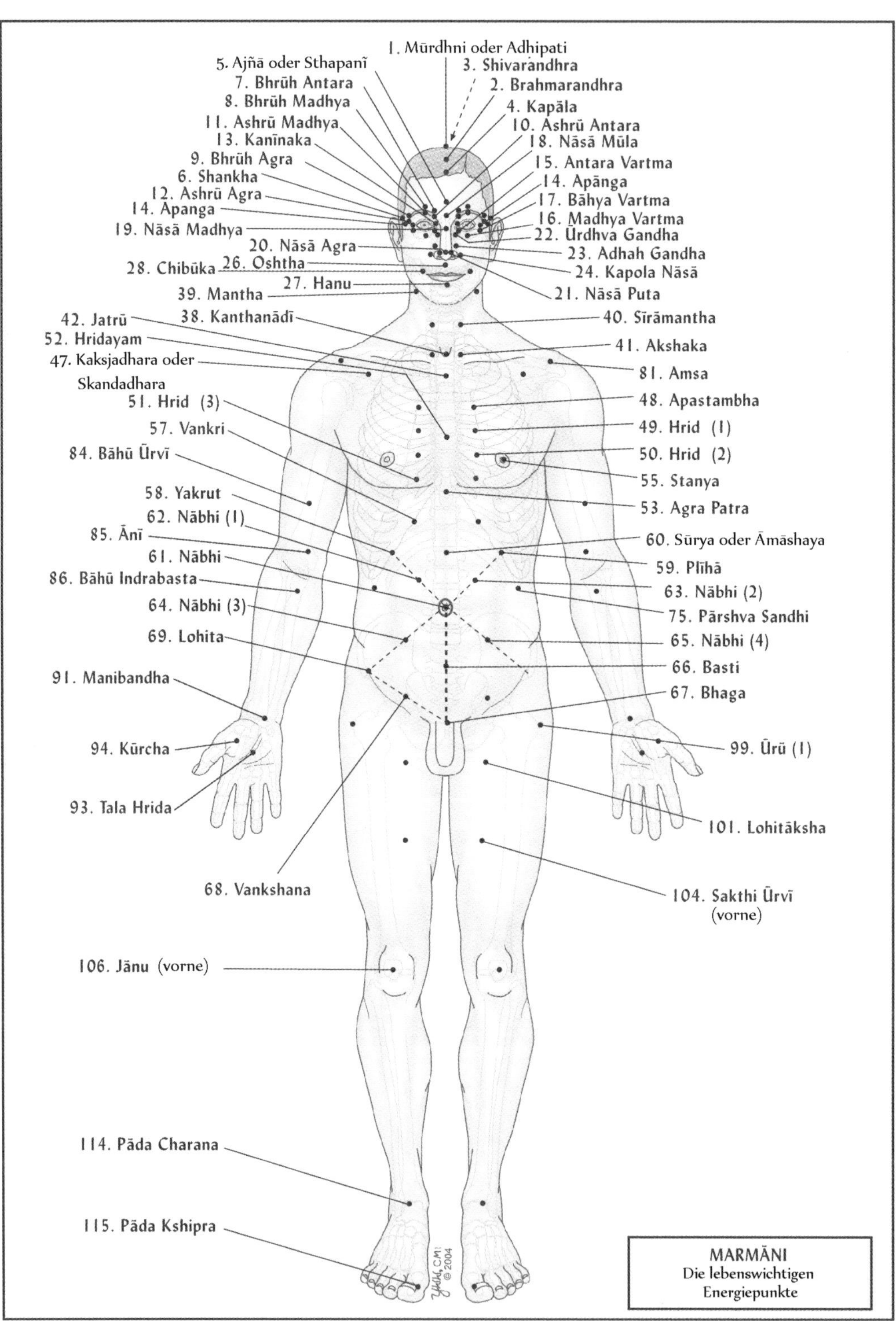
1. Mūrdhni oder Adhipati
5. Ajñā oder Sthapanī
3. Shivarandhra
7. Bhrūh Antara
2. Brahmarandhra
8. Bhrūh Madhya
4. Kapāla
11. Ashrū Madhya
10. Ashrū Antara
13. Kanīnaka
18. Nāsā Mūla
9. Bhrūh Agra
15. Antara Vartma
6. Shankha
14. Apānga
12. Ashrū Agra
17. Bāhya Vartma
14. Apanga
16. Madhya Vartma
19. Nāsā Madhya
22. Ūrdhva Gandha
20. Nāsā Agra
23. Adhah Gandha
28. Chibūka
26. Oshtha
24. Kapola Nāsā
27. Hanu
39. Mantha
21. Nāsā Puta
42. Jatrū
38. Kanthanādī
40. Sīrāmantha
52. Hridayam
41. Akshaka
47. Kaksjadhara oder Skandadhara
81. Amsa
51. Hrid (3)
48. Apastambha
57. Vankri
49. Hrid (1)
84. Bāhū Ūrvī
50. Hrid (2)
55. Stanya
58. Yakrut
53. Agra Patra
62. Nābhi (1)
85. Ānī
60. Sūrya oder Āmāshaya
61. Nābhi
59. Plīhā
86. Bāhū Indrabasta
63. Nābhi (2)
64. Nābhi (3)
75. Pārshva Sandhi
69. Lohita
65. Nābhi (4)
66. Basti
91. Manibandha
67. Bhaga
94. Kūrcha
99. Ūrū (1)
93. Tala Hrida
101. Lohitāksha
68. Vankshana
104. Sakthi Ūrvī (vorne)
106. Jānu (vorne)
114. Pāda Charana
115. Pāda Kshipra
© 2004
MARMĀNI
Die lebenswichtigen Energiepunkte

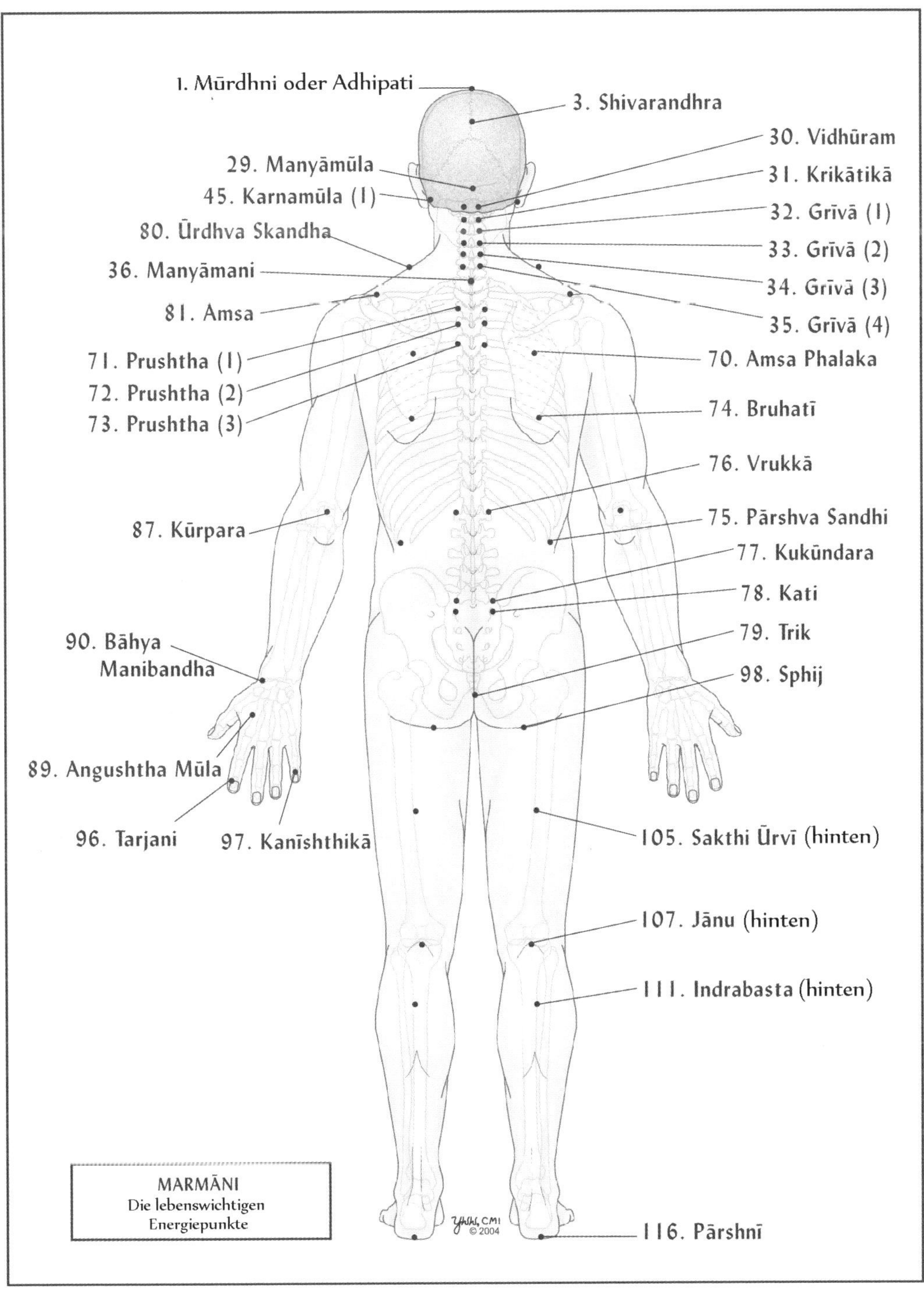
1. Mūrdhni oder Adhipati
3. Shivarandhra
30. Vidhūram
29. Manyāmūla
31. Krikātikā
45. Karnamūla (1)
32. Grīvā (1)
80. Ūrdhva Skandha
33. Grīvā (2)
36. Manyāmani
34. Grīvā (3)
81. Amsa
35. Grīvā (4)
71. Prushtha (1)
70. Amsa Phalaka
72. Prushtha (2)
73. Prushtha (3)
74. Bruhatī
76. Vrukkā
87. Kūrpara
75. Pārshva Sandhi
77. Kukūndara
78. Kati
90. Bāhya Manibandha
79. Trik
98. Sphij
89. Angushtha Mūla
96. Tarjani
97. Kanīshthikā
105. Sakthi Ūrvī (hinten)
107. Jānu (hinten)
111. Indrabasta (hinten)
MARMĀNI
Die lebenswichtigen Energiepunkte
116. Pārshnī

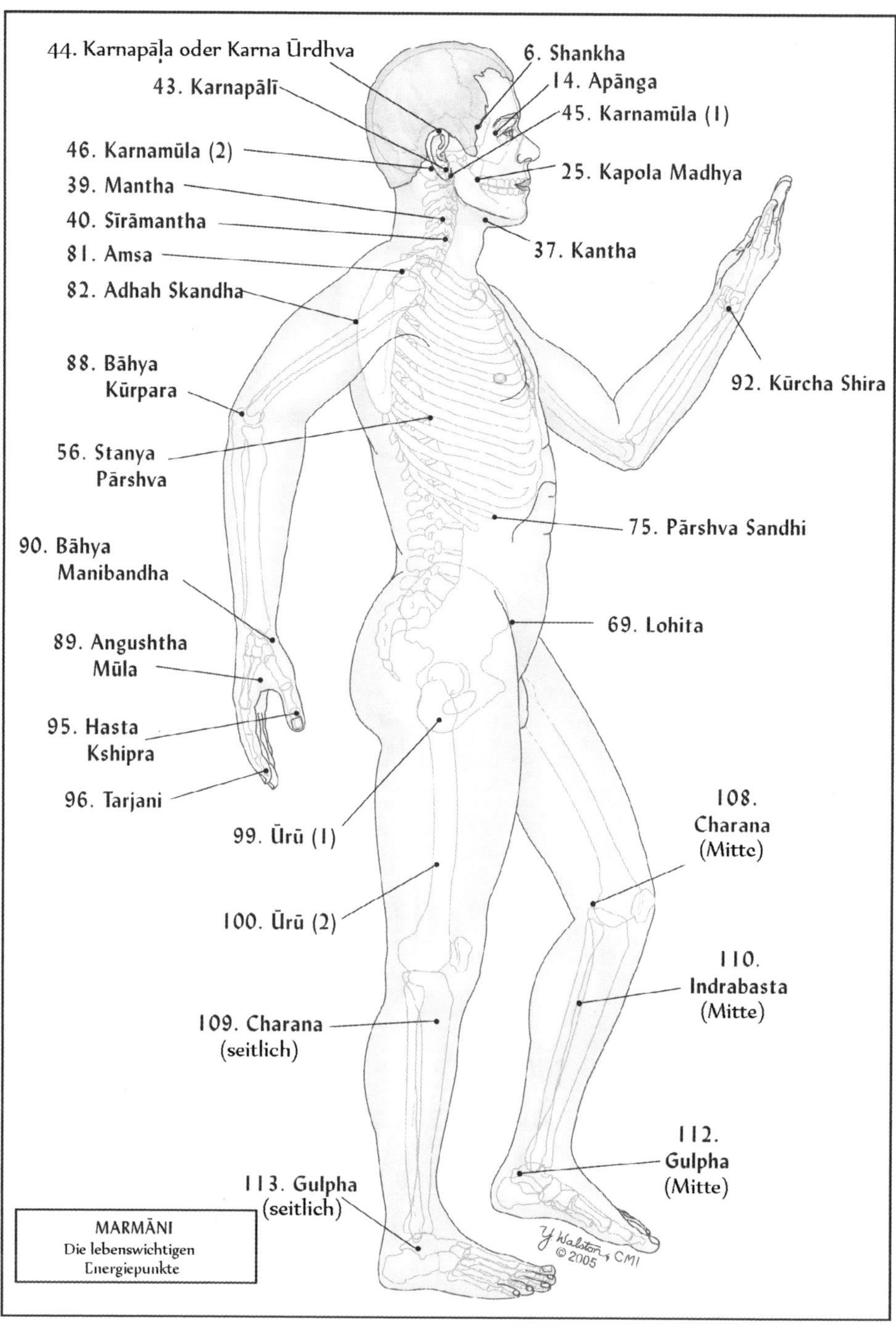
44. Karnapāḷa oder Karna Ūrdhva
43. Karnapālī
46. Karnamūla (2)
39. Mantha
40. Sīrāmantha
81. Amsa
82. Adhah Skandha
88. Bāhya Kūrpara
56. Stanya Pārshva
90. Bāhya Manibandha
89. Angushtha Mūla
95. Hasta Kshipra
96. Tarjani
6. Shankha
14. Apānga
45. Karnamūla (1)
25. Kapola Madhya
37. Kantha
92. Kūrcha Shira
75. Pārshva Sandhi
69. Lohita
99. Ūrū (1)
100. Ūrū (2)
108. Charana (Mitte)
110. Indrabasta (Mitte)
109. Charana (seitlich)
112. Gulpha (Mitte)
113. Gulpha (seitlich)
Y. Walston © 2005 CMI
MARMĀNI
Die lebenswichtigen Energiepunkte

Sadyah Prānahara Marmāni

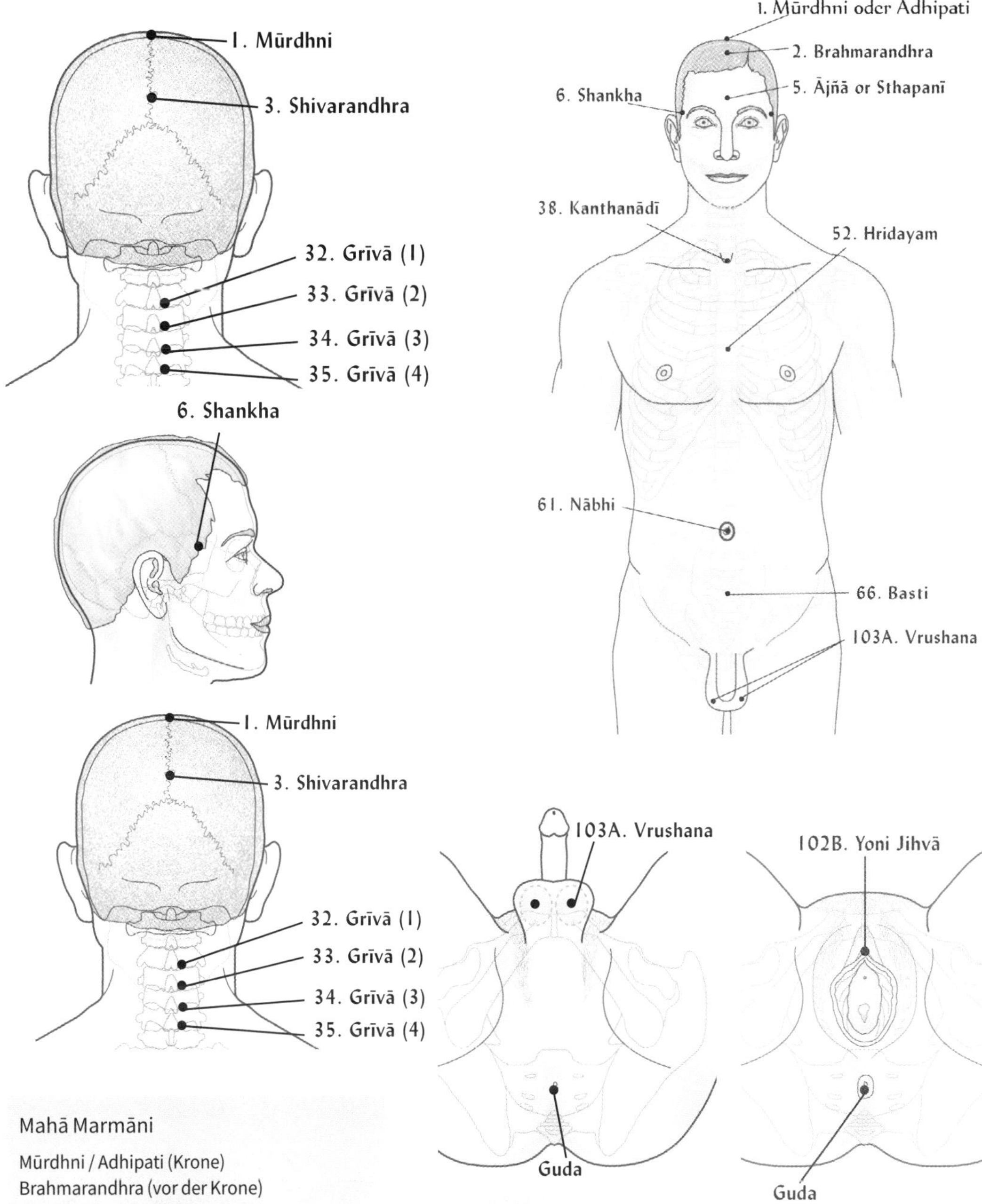

Mahā Marmāni

Mūrdhni / Adhipati (Krone)
Brahmarandhra (vor der Krone)
Shivarandhra (hinter der Krone)
Sthapanī / Ājñā (das dritte Auge)
Shankha (rechte Schläfe),
Shankha (linke Schläfe)
Hridayam (Herz)
Nābhi (Nabel)
Guda (Anus)

Lebenswichtige Marmāni

Kanthanādi (Luftröhre)
Grīvā (Nacken)
Basti (Blase)
Vrushana (Hoden)
Yoni Jihvā (Klitoris)

Ausgleichende Āsanas für Tridosha

Die folgenden neun Āsanas gleichen alle drei Doshas gleichermaßen aus und sind passend für jede Konstitution. Shavāsana wird am Ende jeder Yogapraxis empfohlen, um für ausreichend Ruhe und Verjüngung zu sorgen. Außerdem ist der Sonnengruß nützlich für alle drei Doshas, während der Mondgruß eine gute Alternative für Pitta-Dosha ist.

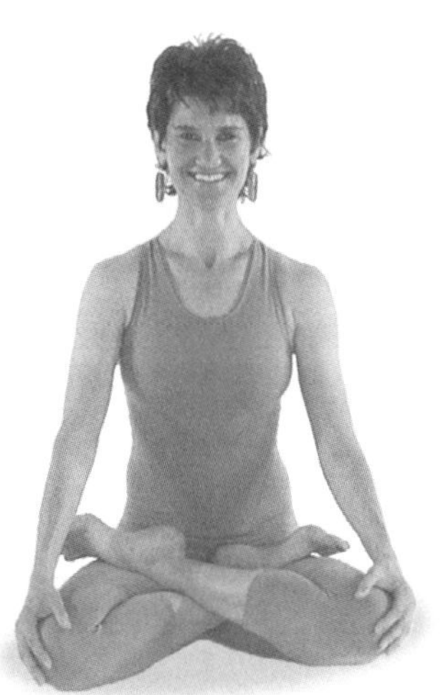

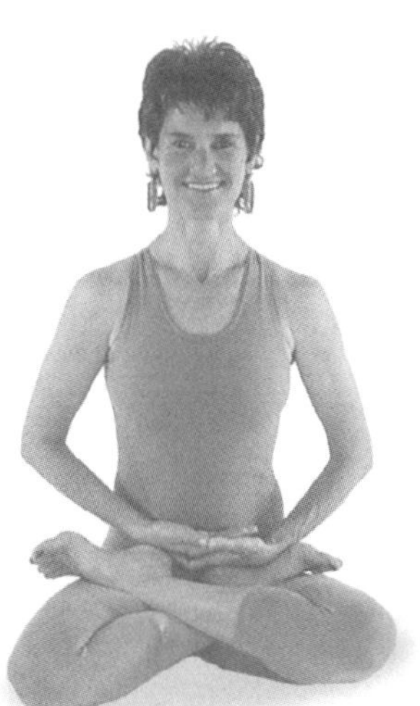

Padmāsana (Lotus)

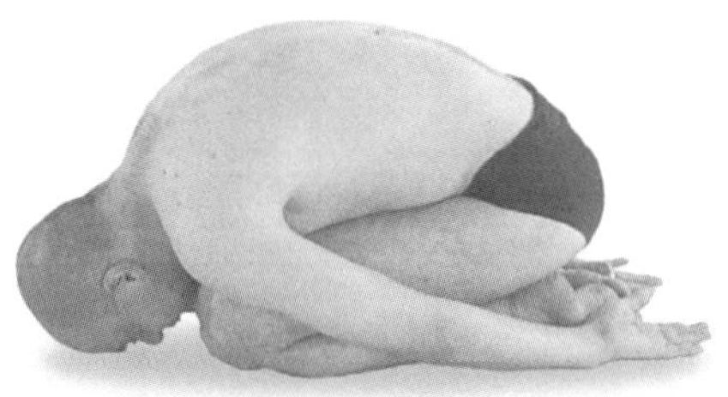

Balāsana (Kind)

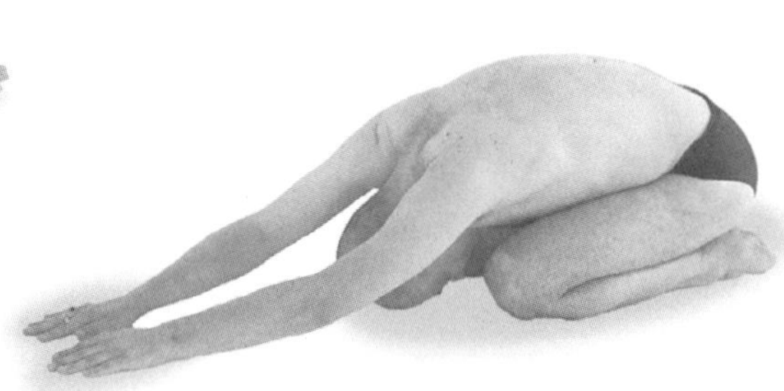

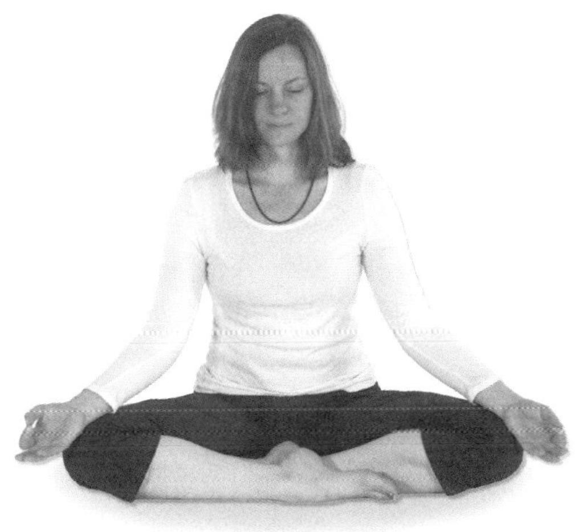

Siddhāsana (Vollkommene Haltung)

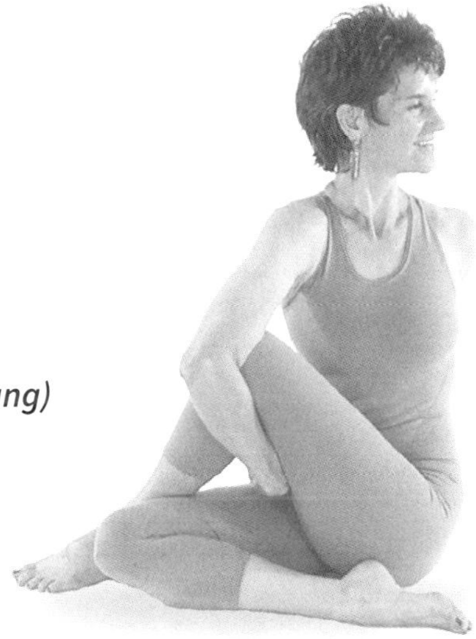

Ardah Matsyendrasana (Halbe Wirbelsäulendrehung)

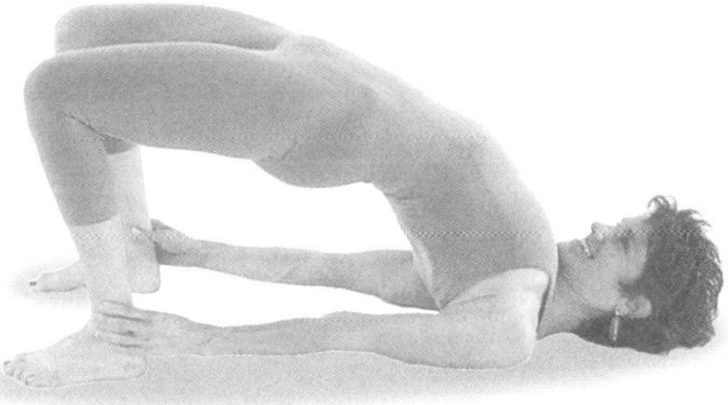

Setu Bandha Sarvāngāsana (Brücke)

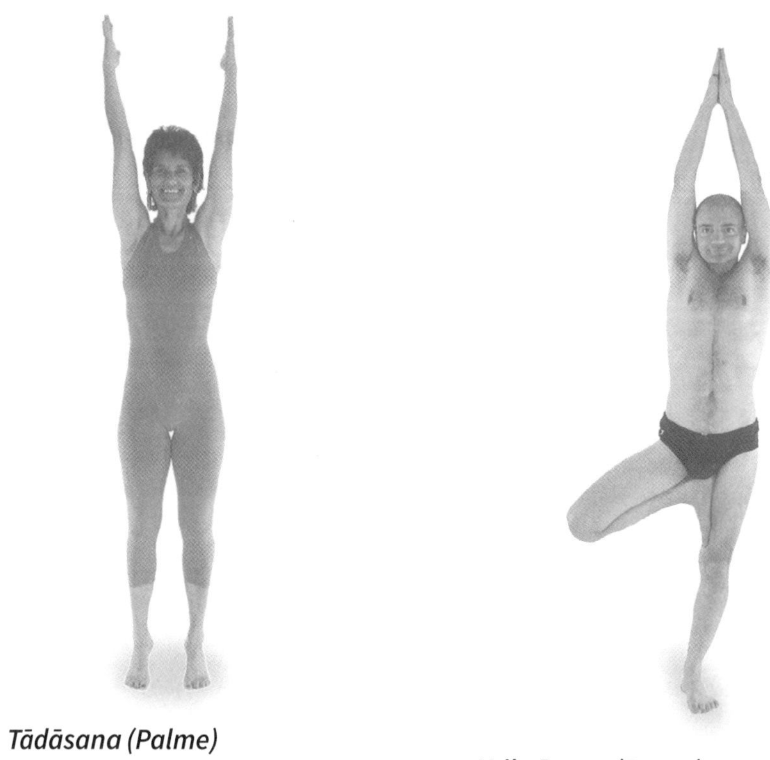

Tādāsana (Palme)

Vriksāsana (Baum)

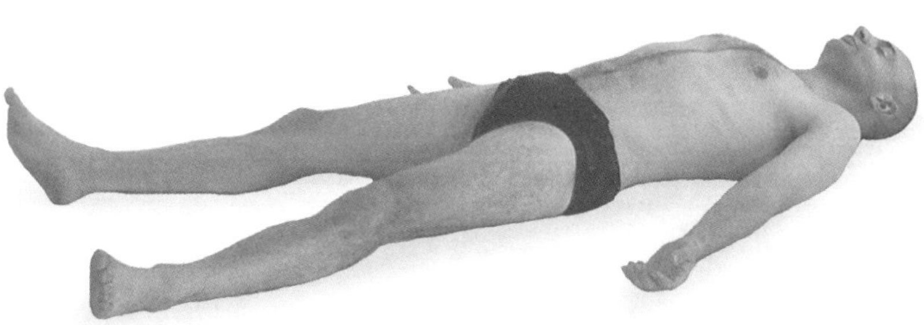

Shavāsana (Toter)

Tabelle 100: Allgemeine Kundalinī-Störungen

Mūlādhāra
Vāta: Verstopfung, Analprolaps, Hämorrhoiden, Fissuren, Fisteln, fehlende Erdung, Furcht vor dem Unbekannten, nicht zu überleben
Pitta: Durchfall, Ruhr, Blutungsstörungen, Reizbarkeit, übertriebener Ärger, Colitis ulcerosa
Kapha: Schleim im Stuhl, Enddarmtumor oder -polypen
Svādishthāna
Vāta: Vorzeitige Ejakulation, pervertiertes sexuelles Verlangen, Inkontinenz, schmerzhafter Koitus
Pitta: Urethritis, Zystitis, Prostatitis, Nephritis
Kapha: Albuminurie, Polyurie, gutartige Prostatahyperplasie, Diabetes, Fettsucht
Manipūra
Vāta: Vishama Agni, unregelmäßige Verdauung, Malabsorption, Hyperperistaltik
Pitta: *Tīkshna Agni,* Hepatitis, Splenitis, Morbus Crohn, lokale Ileitis, Durchfall, Ruhr
Kapha: Schleim im Darm, Amöbenruhr, Giardiasis, Candida albicans ist auf Pitta und Kapha zurückzuführen
Anāhata
Vāta: Herzklopfen, Tachykardie, Arrhythmie, Furcht im Herzen, unklarer Schmerz am Herzbeutel
Pitta: Bluthochdruck, Myokarditis, Endokarditis, Sodbrennen, Übelkeit, Erbrechen, Ärger, Reizbarkeit
Kapha: Bradykardie, Myokardhypertrophie, hoher Blutdruck, hohes Cholesterin, Depression
Vishuddha
Vāta: Ungleichmäßige Schilddrüsenfunktion, heisere Stimme, Stottern, Sprachstörungen, unausgesprochener Kummer, Traurigkeit
Pitta: Schilddrüsenüberfunktion, Thyroiditis, Laryngitis, Pharyngitis, Schwierigkeit beim Schlucken, unausgesprochener Ärger, Bewertung
Kapha: Schilddrüsenunterfunktion, Kropf, tiefe heisere Stimme, unausgesprochene Gefühle der Depression
Ājñā
Vāta: Hormonelle Ungleichheit, Schlaflosigkeit, Unentschlossenheit, unregelmäßiger Kopfschmerz vom Vāta-Typ, mangelnde Ausrichtung
Pitta: Bewertung, Selbstkritik, Migränen, Hypophysenüberfunktion, Voreingenommenheit, Aggression
Kapha: Schlafsucht, Stirnhöhlenkopfschmerz und Kongestion, Schlafapnöe, Hypophyseninsuffizienz, Halluzination
Sahasrāra
Vāta: Unfähigkeit, sich zu konzentrieren, ADHS, idiopathische Epilepsie, geistige Illusion (falsche Sinneswahrnehmung), Schlaflosigkeit, Parkinson-Krankheit
Pitta: Kritik, Bewertung, Perfektionismus, abhängig von Erfolg, Manipulation, Einbildung (falsche Annahmen), Selbstmordgedanken
Kapha: Langeweile, Melancholie, Wertlosigkeit, Depression, Halluzinationen (feste falsche Sinneswahrnehmung)

Tabelle 101: Tabelle der Pflanzenpräparate, Teil A

Präparat	Definition	Beschreibung	Qualität	Affinität
Churna	Pulver des trockenen Krauts	Pulver werden in der Regel mit einem Anupāna (Trägerstoff) wie Wasser, Honig oder Ghee eingenommen. Die übliche Dosis ist ½ bis ein Teelöffel auf einmal.	Am schwersten ++++	Verdauungstrakt
Svarasa	Ausgepresster Saft	Blätter (oder andere Teile) der frischen Pflanze werden zerstoßen und durch ein Tuch wird der Saft extrahiert. Die Dosierung variiert nach Wirkungsstärke.	Schwer +++	Rasa
Kalka	Breiige Paste	Die frische Pflanze wird gründlich zerstoßen, um eine Paste zu erhalten.	Recht schwer ++	Rakta Māmsa
Kvātha	Absud	Die Wurzeln oder Stängel werden aufgekocht und dann auf kleiner Flamme weitergekocht. Man nimmt einen Teil Kraut auf 16 Teile Wasser nach Umfang und kocht es so lange, bis ¼ der Flüssigkeit übrig bleibt. Ein Kvātha (oder manchmal auch Quath geschrieben) ist großartig bei Krankheiten mit geringem Agni und gewöhnlich in Dosen von ein bis zwei Esslöffeln auf einmal eingenommen.	Etwas schwer +	Meda Asthi
Kashaya	Kräutertee	Pflanzenblätter oder -pulver werden einige Minuten gekocht. Ein Beispiel ist Chai.	Etwas schwer +	Majjā
Hima	Kalter Aufguss	Frische Pflanzenteile werden über Nacht in kaltem Wasser eingeweicht, um alle Essenzen sanft zu extrahieren. Man verwendet einen Teil der Pflanze auf 8-10 Teile Wasser. Gut für zarte Pflanzen oder Pflanzenteile und für Pitta-Erkrankungen, bei denen Kühle essentiell ist.	Etwas leicht –	Majjā
Phānta	Heißer Aufguss	1 Teil der Pflanze wird in ein Gefäß gegeben und 8-10 Teile heißes Wasser werden darüber gegossen. Für eine halbe Stunde oder länger ziehen lassen. Wenn die Pflanze ein hohes Maß an flüchtigen Stoffen besitzt, deckt man den Topf ab, damit sie nicht entweichen. Gut für Kräuter, deren Eigenschaften durch Kochen zerstört werden würden.	Recht leicht – –	Shukra Ārtava Der Verstand
Āsava	Fermentierter Saft	Ein medizinischer Wein, der durch Fermentation des ausgepressten Saftes hergestellt wird, dem katalytische Kräuter beigefügt werden. Meistens in einer Dosis von 4 Teelöffeln in der gleichen Menge Wasser vor oder nach dem Essen gegeben.	Leicht – – –	Jathāra Agni
Arishta	Fermentierter Absud	Ein medizinischer Wein durch Fermentation eines Absuds mit unterstützenden, katalytischen Kräutern zubereitet. Dringt ins tiefe Gewebe ein. Bei extrem niedrigem Dhātu Agni verwendet, z. B. Tuberkulose. Die übliche Dosis ist 4 Teelöffel in der gleichen Wassermenge, vor oder nach dem Essen.	Am leichtesten – – – –	Dhātu Agni

Tabelle 102: Tabelle der Pflanzenpräparate, Teil B

Präparat	Definition	Beschreibung	Affinität
Tailam	Medizinisch behandeltes Öl	In Öl zubereitete Kräuter halten viele Jahre. Im Āyurveda am häufigsten verwendete Basisöle sind Sesam, Sonnenblume und Kokosnuss.	Prāna
Ghrita oder Ghritam	Ghee (geklärte Butter)	In Ghee zubereitete Kräuter halten viele Jahre, je älter, desto besser. Aber man darf nie einen nassen Löffel ins Ghee tauchen, denn selbst ein Tropfen Feuchtigkeit kann zu Schim melbildung führen.	Ojas
Gutikā	Tablette (rund, von Hand gerollt)	Diese runden Tabletten lassen sich leicht verabreichen und lösen sich leicht auf, sie wirken auf den oberen Verdauungstrakt (Magen, Zwölffingerdarm und Querdarm).	Samāna Vāyu Agni
Vatikā	Pille (gepresst)	Diese Pillen werden gepresst und brauchen Zeit, um sich aufzulösen, sie wirken also eher auf den unteren Verdauungstrakt, den Dünndarm und Dickdarm.	Apāna
Avaleha	Spezielles marmeladenartiges Präparat	Die Kräuter werden in Ghee sautiert, dann mit Honig und verjüngenden Mineral-Bhasmas vermischt. Avalehas werden zur Förderung der Langlebigkeit eingesetzt und können auf alle Körpergewebe wirken. Sie sollten von einem Löffel geleckt werden.	Dhātu Agni Prāna
Parpati	Kraut gemischt mit speziell gereinigtem Quecksilber- und Schwefel-Präparat	Gereinigtes Quecksilber und Schwefel werden mit Bananenblättern gepresst und in Ghee sautiert. Die entstehende Medizin hat eine tiefe, durchdringende Wirkung auf den Dünndarm, wo sie den Tonus der Darmzotten erhöht und die Verdauung, Absorption und Verwertung verbessert. Ein Parpati kann mit Kräutern oder Bhasmas vermischt werden, um besondere Dosha-Wirkungen zu erzeugen. Beispiele: Rasa Parpati (in Reinform) für Vāta Grahani Pañchāmrit Parpati für Pitta Grahani Kutaja Parpati für Kapha Grahani	Jathāra Agni Dünndarm
Modaka	Kleiner, runder Ball eines potenten Präparats	Ein einziges Heilkraut oder ein Präparat wird in einen Stoffsack gegeben, mit Ghee und gereinigtem Quecksilber in einer Schwefellösung gekocht und wird so zu einer extrem potenten Medizin, die Jahrhunderte hält. Man nennt dies auch Pottalī Rasāyana, eine lebensrettende Medizin, die bei Notfällen eingesetzt wird, wenn jemand noch bei Bewusstsein ist. Ein Modaka kann Freude und Bewusstsein auf tiefer Zellebene hervorrufen, z. B. Hema Garbha.	Fördert Ojas, Tejas und Prāna aller sieben Dhātus.
Mātrā	Ultimative lebensrettende Medizin, „Allheilmittel“	Kräuter, gereinigtes Quecksilber und Schwefel werden miteinander zu einer kleinen ovalen Kugel gerollt. Das wird in einer kleinen Dosis angewandt. Es wird zwischen Daumen und Zeigefinger gehalten und mit einem Teelöffel Wasser oder Milch über einen Mahlstein aus Sandstein gerieben. Wenn man es sublingual gibt, wirkt es sofort auf das Zielorgan (Herz, Lungen etc.) und erhält das Bewusstsein. Es ist lebensrettend und wird für akute Notfälle wie Schock, Herzinfarkt, Schlaganfall und Bewusstlosigkeit eingesetzt, z. B. Suvarna Sutshekhar, Lakshmi Vilas.	Prāna und Zellbewusstsein, entfaltet ein Fließen der Zellintelligenz.

Tabelle 102: Tabelle der Pflanzenpräparate, Teil B

Präparat	Definition	Beschreibung	Affinität
Varti	Kräuterzäpfchen	Ein dicker Baumwolldocht wird in medizinisch behandeltes Öl oder Ghee getaucht und ins Rektum eingeführt. Hilft gegen Verstopfung, örtliche Irritation, Gas und Beckenbodenleiden.	Apāna
Pichu	Eine Art medizinisches Tampon	Gaze und Baumwolle werden zusammengerollt und in mediziertem Kräuteröl oder Ghee eingeweicht, dann in die Vagina oder ins Rektum geschoben.	Beckenboden
Druti	Antibakterielle Kräuterlotion	Eine Mischung aus gleichen Teilen Schwefel, antibakteriellen Kräutern und Ghee wird in ein Käsetuch gerollt. Dies wird verbrannt und der geschmolzene Inhalt in eine Schale geträufelt, z. B. Gandhaka Druti. Lokal als antibakterielle, antimykotische und antiseptische Behandlung anwenden.	Lokale äußere Wirkung
Arka	Essenz eines Krautes	Flüchtige oder ölige Kräuter, Schalen, Nüsse oder Hölzer werden trocken erhitzt und die Wirkstoffe extrahiert. Ein Arka hat scharfe und durchdringende Wirkungen und ist sinnvoll für Ekzem, Psoriasis und andere Hauterkrankungen.	Rasa Rakta Māmsa Besonders die Haut
Bhasma	Gereinigter Mineralstoff zu Asche verbrannt	Mischt man Bhasmas mit Kräutern, können die Heilkräuter Hunderte von Jahren haltbar gemacht werden und als katalytischer Wirkstoff agieren. Bha bedeutet Intelligenz und Sma steht für Gedächtnis. Die meisten Bhasmas erhöhen die Zellintelligenz und verbessern das Zellgedächtnis der Heilung. Sie sind reich an Prāna (Ozon) und dies verstärkt die Zellatmung, was die Lebensdauer fördert.	Ojas Tejas Prāna Das Immunsystem

Tabelle 103: Qualitäten der sieben wichtigen Metalle

Metall	Dhātus	Organe	Graha	Rasa	Vīrya	Vipaka	Effekte
Gold (Suvarna)	Māmsa	Herz Gelenke	a) Jupiter b) Sonne	Süß	Wärmend	Süß	V↓ P↑ K↓
Silber (Raupya)	Rasa Shukra	Lungen Lymphbahnen Hoden	a) Venus b) Mond	Sauer Astringent	Kühlend	Süß	V↑ P↓ K↑
Kupfer (Tambra)	Meda Rakta	Fettgewebe Leber, Milz	a) Mars, Sonne b) Venus	Scharf Bitter	Wärmend	Scharf	V↓ P↑ K↓
Zinn (Vanga)	Meda Asthi	Fettgewebe Prostata Knochen	a) Mond b) Jupiter	Bitter Scharf Astringent	Wärmend	Scharf	V↓ P↑ K↓
Blei (Nāga)	Majjā	Nerven Knochen	a) Rahu-Ketu b) Saturn	Astringent Bitter Scharf	Wärmend	Scharf	V↓ P↑ K↓
Zink (Jasada)	Shukra	Prostata, Hoden / Gebärmutterhals, Eierstöcke Knochen, Knorpel	a) Nicht zutreffend b) Rahu-Ketu	Astringent Bitter	Kühlend	Scharf	V↓ P↓ K↓
Eisen (Loha)	Rakta	Blut	a) Saturn b) Mars	Scharf Bitter	Wärmend	Scharf	V= P↑ K↓
Der König der Metalle							
Quecksilber (Rasa oder Pārada)	Alle Gewebe	Verschiedene Organe	a) Merkur b) Merkur	Scharf Astringent	Wärmend	Scharf	V↓ P= K↓ (wenn richtig angewandt)

a. Dhātus (Gewebe), Graha (Planet), 2 Systeme: a & b, Rasa (Geschmack), Vīrya (Energie), Vipāka (postdigestive Wirkung), Wirkungen auf Doshas

b. Hier sind zwei Systeme aufgeführt, welche die Beziehung zwischen jedem Metall und seinen zugehörigen Grahas (Planeten) zeigen: a) aus dem alten Jyotisha-Text Phaladipika, obgleich der Mond als besonders mit Bronze (einer Kombination von Kupfer und Zinn) verbunden aufgeführt wurde und b) allgemein von einigen Jyotisha und Ayurveda-Systemen verwendete Beziehungen.

Bitte beachten Sie: Diese Metalle werden in Form von Bhasmas angewandt, die gemäß der traditionellen āyurvedischen Methoden zubereitet werden. Die moderne Wissenschaft und herkömmliche Medizin glauben, dass viele davon weder sicher, noch wirksam sind. Suchen Sie einen qualifizierten Arzt auf, ehe Sie eine in diesem Buch aufgeführte Rezeptur verwenden.

In diesem Buch verwendete Kräuter und Kräutersubstanzen

Tabelle 104: Arten von Zubereitungen für Kräuter und andere Stoffe

Type	Methode
Āsava	ein medizinischer Kräuterwein[a]
Arishta	ein fermentierter Kräuterabsud
Arka	ein Destillat aus Kräutern, die in Wasser getaucht sind
Avaleha oder Leha	ein halbfestes Präparat aus Rohrzucker, Kräutern und Ghee oder Öl und Honig
Vati	medizinische Pillen oder Tabletten, auch Gutikā genannt
Bhasma	medizinische Asche
Churna	ein feines Pulver aus Kräutern
Ghrita	Gheepräparate, die mit einem Absud und einer feinen Paste des Heilkrauts getränkt sind
Guggulus	Präparate, deren Exsudat der hauptsächlich wirksame Inhaltsstoff ist
Kalka	zerstoßene Kräuter, zu Brei oder Paste verarbeitet, eine feuchte große Arzneipille
Kshira Pāka	Pflanzenpräparate, die in Milch gekocht werden
Kvātha	eine Kombination aus grob gemahlenen Kräutern, ein Absud
Lepa	medizinische Paste
Mandūra	Mittel, das gereinigtes Mandūra (Eisenrost) zusammen mit anderen Kräutern enthält
Parpati	ein Rasa-Präparat aus gereinigtem Quecksilber und Schwefel
Prash	ein mit Ghee gekochtes Kräuterpräparat, das zu einer marmelade- oder geleeartigen Substanz wird
Rasa	Präparate, die als Hauptbestandteile Mineralien enthalten
Taila	Öl wird mit einem Absud und einer feinen Paste des Heilkrauts /der Heilkräuter gekocht

a. Kräuterzubereitungen, die wie in dieser Tabelle verwendet werden, können andere Substanzen wie Mineralien, Nahrungsmittel etc. enthalten. Weitere Details finden Sie in den Tabellen zu Pflanzenpräparaten.

In diesem Buch hat Dr. Lad mehr als 500 Kräuter, Pflanzenpräparate, Öle, Ghees und andere heilende Stoffe genannt. Die folgende Tabelle ist eine Zusammenstellung dieser Substanzen. Sie enthält den Namen der Substanz, wie sie im Text genannt ist, umfasst jedoch nicht jede Variation dieses Stoffes.

Punarnavā wird z. B. als Punarnavāsava, Punarnavā Lepa, Punarnavā Guggulu, Punarnavā Mandūra, Punarnavā Rasāyana etc. verwendet und erwähnt. Die Tabelle führt den Namen des Stoffs auf, wie er im Text genannt ist, den Sanskritnamen, die allgemeine Bezeichnung und den botanischen Namen. Während die Sanskritnamen oft alternative Namen geben, ist die Auswahl keinesfalls erschöpfend und ist nur genannt, wenn sie vom Namen im Buch abweicht. In vielen Fällen ist die genannte Substanz ein Präparat oder Mineral und es gibt keinen botanischen Namen oder möglicherweise keine allgemeine Bezeichnung. Gelegentlich ist der Name der Substanz allgemein in einer anderen Sprache bekannt als seinem Sanskrit-, allgemeinen oder botanischen Namen. Der Name im Buch ist im Normalfall Sanskrit. Wenn nicht, haben wir in Klammern einen Buchstaben gesetzt: B für Bengali, D für Deutsch, G für Gujarati, H für Hindi, K für Kashmiri, KN für Kannada, M für Marathi und P für Punjabi.

Tabelle 105: Liste der arzneilichen Substanzen und Präparate

Name im Buch	Sanskritname	Allgemeiner Name	Botanischer Name
Ākārakarabha	Ākallaka	Mehrjähriger Bertram	*Anacyclus pyrethrum*
Āmalakī	Āmalaka	Indische Stachelbeere	*Emblica officinalis*
Āma Pachak Vati			Präparat
Āragvadha	Kritamāla	Indischer Goldregen, Röhrenkassie	*Cassia fistula*
Ārdrakam	Kathubhadra	Ingwerwurzel (frisch)	*Zingiber officinale*
Ārogya Vardhini			Präparat
Ātmaguptā	Kapikacchū	Juckbohnenpflanze	*Mucuna pruriens*
Abhrak	Abhraka	Glimmer	*Gereinigtes Talkum,* schwarze Form wird in der Medizin eingesetzt
Abhrak Bhasma		Glimmerasche	
Agadha (M) (siehe Apāmārga)			
Agaru (KN) (siehe Laksha)			
Agasthi Harītakī		Agastya Haritaki	Präparat
Agni Tundi Rasa		Agnitundi Rasa	Präparat
Agni Mantha	Jayā		*Clerodendrum phlomidis*
Ajvain (H)	Ajamoda	Ajwan, Ajowan	*Carum roxburghianum*
Akkal Kadha (siehe Ākārakarabha)			
Alaun (D)			*Alumen*
Amchūr (H)	Amrā	Mango	*Mangifera indica*
Amlavetasa			*Garcinia pedunculata*
Amrita (siehe Gudūchī)			
Anantā Mūlā		Indische Sarsaparille	*Hemidesmus indicus*
Apāmārga	Shikari	Raue Spreublume	*Achyranthes aspera*
Arjuna	Kakubha	Echte Myrobalane	*Terminalia arjuna*
Arka	Ravi	Oscher, Fettblattbaum	*Calotropis procera*
Arvindāsava			Präparat
Asafoetida	Hingu	Asant, Teufelsdreck	*Ferula foetida*
Ashoka	Kankeli		*Saraca indica*
Ashvagandhā		Winterkirsche	*Withania somnifera*
Ativishā	Arunā		*Aconitum heterophyllum*
Avipattikar			Präparat
Bākuchī	Avalguja	Babchi-Samen	*Psoralea corylifolia*
Babbūla	Bāvarī	Arabische Gummiakazie	*Acacia nilotica, Syn. Acacia arabica*
Bacha Nāga (H=bachnag)	Visha	Blauer Eisenhut	*Aconitum napellus*
Badara (K)	Tālīsā	Himalaya-Tanne	*Abies webbiana*
Bakula Pushpa		Spanische Kirsche	*Mimusops elengi*

Tabelle 105: Liste der arzneilichen Substanzen und Präparate

Name im Buch	Sanskritname	Allgemeiner Name	Botanischer Name
Balā		Indische Malve, Sandmalve	*Sida cordifolia*
Baldrian (D)		Echter Baldrian	*Baldriana officinalis*
Ban-sangli (P)		Weißdornbeere	*Crataegus laevigata*
Bhallataka	Arushkara, Bhallatā	Markfrucht	*Semecarpus anacardium*
Bhringarāja	Kesharāja	Falsches Gänseblümchen	*Eclipta alba*
Bhumi Āmalakī		Bittere Blattblüte	*Phyllanthus amarus; oft* fälschlich als *Phyllanthus niruri*[a] bezeichnet
Bhūnimba	Mahātitka, Kalamegh	Kalmegh	*Andrographis paniculata*
Bibhītakī	Vibhīta, Aksha	Baheranuss	*Terminalia belerica*
Bilva	Shrīphala	Baelfrucht, bengalische Quitte	*Aegle marmelos*
Bimbī		Große Scharlachranke	*Coccinia indica*
Bola Badha Rasa			Präparat
Boswellia	Shallaki	Indischer Weihrauch	*Boswellia serrata*
Brahmī	Mandūka Parnī	Indischer Wassernabel, Gotu Kola	*Centella asiatica* ist am meisten verbreitet
Brahmī		Kleines Fettblatt	*Bacopa monnieri*
Champa Pushpa	Champaka	Goldener/gelber Champa	*Michelia champaca syn. Magnolia champaca*
Chandana	Chandanam, Shveta Chandana	Sandelholz	*Santalum album*
Chandraprabhā			Präparat
Chitrak	Agni, Vahni, Jvalanājhya	Ceylon-Bleiwurz	*Plumbago zeylanica*
Chopchini Guggulu (H, M)	Dvipantarvacha Guggulu, Madhusnuhī	Präparat aus Sarsaparille und Guggulu	Präparat einschließlich *Smilax china*
Chyavānaprāsh			Präparat
Dādhimāvaleha		Granatapfel	*Punica grantum*
Dāruharidrā	Dārvī, Katamkateri	Begrannte Berberitze	*Berberis aristata*
Dashānga-Paste		Paste aus zehn Kräutern	Präparat
Dashamūla		Zehn Wurzeln	Präparat
Deodara (siehe devadāru)			
Devadāru		Himalyazeder, Deodara	*Cedrus deodara*
Dhānyaka	Dhanika, Dhānya, Dhānyakam	Koriander, Korianderblätter	*Coriandrum sativum*

Tabelle 105: Liste der arzneilichen Substanzen und Präparate

Name im Buch	Sanskritname	Allgemeiner Name	Botanischer Name
Dhātakī-Blüte	Dhātukī, Bahupushpī, Tāmrapushpī		*Woodfordia floribunda*
Dhātrī Loha			Präparat
Dhattūra	Kanaka, Ummatta, Dhustūra	Indischer Stechapfel	*Datura metel*
Dikamali (H)	Hingunadika		*Gardenia gumifera*
Drākshā	Mridvīkā, Gostanī	Weintrauben	*Vitis vinifera*
Dūrvā	Shatavīrya, Durwa	Bermudagras, Hundszahngras	*Cynodon dactylon*
Elā		Kardamom	*Elettaria cardamomum*
Eranda	Eranda Mūla, Gandharva-Hasta, Pañchāngula, Vātāri	Rizinus	*Ricinus communis*
Gahula (M)	Priyangu		*Callicarpa macrophylla*
Gairika		Roter Ocker oder Ton	
Gandhaka Druti		Schwefel und Ghee	Präparat
Gandharva Harītakī		Haritaki und Rizinusöl	Präparat
Ghee oder Ghī (H)	Ghrita	geklärte ungesalzene Butter	
Ghrita Madhu		Ghee und Honig	
Gokshurādi Guggulu			Präparat
Gokshura	Gokshuraka, Trikantha	Erd-Burzeldorn	*Tribulus terrestris*
Goli oder Gholi (M)	Loni	Portulak, Postelein	*Portulaca oleracea*
Goraksha Chincha Guggulu (M)			Präparat
Gudūchī	Amritā, Amritvallī, Madhuparnī	Herzblättriger Mondsame	*Tinospora cordifolia*
Guggulu	Purā, Mahishāksha	Indische Myrrhe	*Commiphora mukul*
Gulvel Sattva		Spezialpräparat von Gudūchī	
Guñjā	Raktikā, Kākanantī	Paternostererbse	*Abrus precatorius*
Haridrā	Rajanī, Nishā, Rātri	Kurkuma	*Curcuma longa*
Harītakī	Abhayā, Kāyasthā, Shivā, Pathyā	Chebulische Myrobalane	*Terminalia chebula*
Hema Garbha			Präparat

Tabelle 105: Liste der arzneilichen Substanzen und Präparate

Name im Buch	Sanskritname	Allgemeiner Name	Botanischer Name
Hing	Rāmantha, Sahasravedhi	Asafoetida, Asant, Teufelsdreck	*Ferula foetida/narthex*
Īchchā Bhedi			Präparat
Irimedādi-Öl			Präparat
Jātīphalā	Jātishasya	Muskatnuss	*Myristica fragrans*
Jaipāla	Jayapāla, Mukula	Kroton oder Croton	*Croton tiglium*
Jatamāmsi	Māmsī, Jathā, Jathilā	Indische Narde	*Nardostachys jatamamsi*
Jīvantī			*Dendrobium macrael*
Jyotishmatī		Ballonrebe, Herzsame	*Cardiospermum halicacabum*
Kākolī	Kshirakākolī, Vāyasolī	Himalaya-Lilie	*Lilium polyphyllum*
Kāma Dudhā			Präparat
Kāñcanāra (H)	Kāñcanāraka	Bunte Bauhinie	*Bauhinia variegata*
Kākamācī		Schwarzer Nachtschatten	*Solanum nigrum*
Kaishore Guggulu			Präparat
Kalamegha (siehe Bhūnimba)			
Kamille (D)		Römische Kamille	*Anthemis nobilis*, für ätherische Öle genutzt, nicht innerlich
Kamille (D)		Echte Kamille	*Matricaria recutita*, innerlich in Tees etc. verwendet
Kampilla	Kāmpillaka, Kapila, Kambha	Kamalabaum	*Mallotus philippinensis*
Kankāyana Guti			Präparat
Kankol	Kankolam, Kankolaka, Cinoshana, Kankola	Kubeben-Pfeffer	*Cubeba officinalis*
Kanthakārī	Vyāghrī, Kshudrā	Gelber Nachtschatten	*Solanum xanthocarpum*
Kapikacchū	Ātmaguptā	Juckbohne	*Mucuna pruriens*
Kapila (siehe Kampilla)			
Karaskara	Kupīlu	Gewöhnliche Brechnuss	*Strychnos nux-vomica*
Karpūra		Kampfer	*Cinnamomum Kampfera*
Kasturi		Moschushirsch, Moschus	*Moschus moschiferus*
Katukā (siehe Kutki)			
Katukī (siehe Kutki)			
Ketakī		Schraubenbaum, Schraubenpalme	*Pandanus odoratissimus*
Kewra, Kewda (M) (siehe Ketakī)			

Tabelle 105: Liste der arzneilichen Substanzen und Präparate

Name im Buch	Sanskritname	Allgemeiner Name	Botanischer Name
Khadira		Gerberakazie, Katechuakazie	*Acacia catechu*
Khus (G)	Ushīra, Vīrana, Ādhaya	Vetiver	*Andropogon muricatus*
Kirātatikta	Kirāta, Kirātaka, Bhūnimba	Chirettakraut auch Indischer Enzian	*Swertia chirata, Gentiana kurroo ist auch in Gebrauch*
Kītamari vavani			*Aristolochia bracteata*
Kokam (H)		Kokum	*Garcinia purpurea*
Kokilāksha			Präparat
Kumārī		Aloe vera	*Aloe barbadensis*
Khurasani Ova	Pārasīka Yavānī, Yāvanī	Schwarzes Bilsenkraut	*Hyoscyamus niger*
Kushtham	Puskara	Indische Kostuswurzel, Königswurzel	*Saussurea lappa*
Kutaja	Kalinga, Shakra, Vatsaka	Kurchirinde	*Holarrhena antidysenterica*
Kutki	Titkā, Tiktarohinī, Katukī, Kutukā	Kurukraut	*Picrorrhiza kurroa*
Kūshmānda		Wachskürbis, Wintermelone	*Benincasa cerifera*
Kūshmānda Pak			Präparat
Laghu Mālinī Vasanta			Präparat
Laghu Sutshekhar		Gairika (roter Ton) und Ingwer	Präparat
Laksha	Laksha (Lac)	Harz, Lack	*Kerria lacca, Syn. Cateria lacca*
Laksha Mishrana			Präparat
Lakshmī Vilas			Präparat
Lakshmī Vilas Mātrā			Präparat
Latākaranja	Putikaranja	Molukkenbohne	*Caesalpinia bonducella*
Lavanga	Devapushpa	Gewürznelke	*Syzygium aromaticum*
Lavangādi Vati			Präparat
Leinsamen (D)	Uma, Atasī	Leinsamen, Flachs	*Linum usitatissimum*
Lepa Goli (siehe goli)			
Lobhan (H)	Kapitthaparni	Indischer Weihrauch	*Boswellia glabra, Syn. Boswellia serrata*
Lodhra	Rodhra, Paththīkā	Lodhra	*Symplocos racemosa*
Loha (H)	Lauha	Eisen	*Ferrum*
Loha Bhasma		Eisen-Bhasma	
Lotus (siehe Padma)			
Madana Phala		Brechnuss	*Randia dumetorum*
Madhu		Honig	*Mel*

Tabelle 105: Liste der arzneilichen Substanzen und Präparate

Name im Buch	Sanskritname	Allgemeiner Name	Botanischer Name
Mahānārāyana			Präparat
Mahāsudarshan			Präparat
Mahāsudarshan Ghana Vati			Präparat
Mahāyogarāja Guggulu			Präparat
Mākaradvāja		Unlösliches Quecksilbersulfid	Präparat
Malla Sindhūra		Mennige, rotes Blei	
Mandūka Parnī (siehe Brahmī)			
Manahshilā		Realgar	*Arsenii disulphidum*
Mandhūra Bhasma		Eisenoxid- Kalzinierung	Präparat
Manjishthā	Vastraranjinī, Rakta	Tibetischer Färberkrapp	*Rubia cordifolia*
Maricha	Vellaja, Ushana	Schwarzer Pfeffer	*Piper nigrum*
Methī (B)	Methini, Methikā	Bockshornklee	*Trigonella foenum-graeceum*
Mishreyā (M)	Shatapushpa, Mishi, Madhurikā	Fenchel	*Foeniculum vulgare*
Mocharas/Mocharasa			Präparat
Moti Bhasma	Muktā	Perlenasche	*Mytilus margaritiferus*
Multani Mitti oder Mati		Bleicherde, Fullerde, Walkerde	*Aluminiumoxid, Magnesia und Eisenoxid*
Mundikā	Munditikā, Mundī, Shrāvanī, Kadamba	Duftende Ballblume	*Sphaeranthus indicus*
Mustā	Mustaka	Nussgras	*Cyperus rotundus*
Mūrvā (H)	Muruva		*Sansevieria roxburghiana*
Mūtrala			Präparat
Nāgabalā			*Sida spinosa*
Nāgakeshara	Keshara, Hemā, Nāgapushpa, Nāga	Eisenholz	*Mesua ferrea*
Neem oder Niem (D) (siehe Nimba) (H, B, P)			
Nimba	Arishta, Picumarda	Niem, Niembaum	*Azadirachta indica*
Nimbu (H)	Jambha	Bergamotte	*Citrus bergamia*
Nirgundī	Sinduvāra, Nīla	Indischer Mönchspfeffer	*Vitex negundo*
Nishottara (M)	Trivrit	Turpeth	*Ipomoea turpethum, Syn. Operculina turpethum*
Pachak Vati			Präparat

Tabelle 105: Liste der arzneilichen Substanzen und Präparate

Name im Buch	Sanskritname	Allgemeiner Name	Botanischer Name
Padma		Lotus	*Nelumbo nucifera*
Palash (M)	Palāsha, Kimshuka, Raktapushpaka	Palasabaum	*Butea monosperma*
Pañchāmrit Parpati			Präparat
Pannā Bhasma		Gereinigte Smaragdasche	
Parpata	Kshetra-Parpata	Diamantenblume	*Oldenlandia corymbosa*
Pāshana Bheda			Präparat
Pathola	Pātthā	Samtblatt	*Cissampelos pareira*
Pimpal Mūla (M)	Pippala	Bodhibaum (Wurzel)	*Ficus religiosa*
Pippalī	Māgadhī, Granthikā	Indischer Langpfeffer	*Piper longum*
Pitta Pappada (M)	Papatha	Gemeiner Erdrauch	*Fumaria officinalis*
Pradarāntak Vati			Präparat
Prasham (M)		Traditionelle Rezeptur	
Pravāl Pañchāmrit			Präparat
Pravāla		Koralle	*Corallium rubrum*
Pravāla Bhasma		Korallenasche	
Priyāl		Charoli-Nüsse	*Buchanania latifolia*
Punarnavā	Kathhilla, Shothaghnī	Verjüngungskraut	*Boerhaavia diffusa*
Pushkaramūla		Traubiger Alant	*Inula racemosa*
Rāsna	Vandaka		*Vanda roxburghii*
Rajahpravartani Vati		Traditionelle Rezeptur	Präparat
Raktaroda (M)	Rohitaka	Rohida, Wüsten-Teak	*Tecomella undulata*
Rasa	Pārada	Quecksilber	*Hydrargyrum*
Rasagandha			Präparat
Rasa Sindhūra Bhasma			Präparat
Raupya Bhasma			Präparat
Sāriva	Ananta-mūla	Indische Sarsaparille	*Hemidesmus indicus*
Sārshapa	Siddhārthaka, Rājika	Schwarzer Senf	*Brassica nigra*
Sātalā	Saptalā	Shikakai (M, D)	*Acacia concinna*
Safran (D)	Kunkuma	Kesar (H)	*Crocus sativus*
Sagurgota-Paste (M) (siehe Latākaranja)			
Samīra Pannaga (Ras/Rasa)			Präparat
Sanjīvanī			Präparat
Saraswatī			Präparat
Sarpagandha	Chandrika	Indische Schlangenwurzel, Rauwolfie	*Rauwolfia serpentina*

Tabelle 105: Liste der arzneilichen Substanzen und Präparate

Name im Buch	Sanskritname	Allgemeiner Name	Botanischer Name
Sat Isabgol (H)	Ashvakarna	Flohsamen	*Plantago ovata*
Schwarzer Pfeffer (siehe Maricha)			
Shankha Pushpī	Shankhapushpā, Shankhinī	Indische Ackerwinde	*Evolvulus alsinoides*
Shanka Vati			Präparat
Shankha		Meeresschnecke	*Turbinella rapa, xanchus pyrum oder gastropoda*
Shankha Bhasma		Meeresschneckenasche	
Shardunikā	Meshasringī	Gurmar (H)	*Gymnema sylvestre*
Shatāvarī		Wilder Spargel	*Asparagus racemosus*
Shatapushpa	Shatava	Anis	*Pimpinella anisum*
Shigru		Meerrettichbaum, Behenbaum	*Moringa pterygosperma*
Shilājit		Erdpech, Mineralwachs	*Asphaltum*
Shivaranjanī			Weihrauch
Shleshmāntaka			Präparat
Shringa Bhasma		Hirschhornasche	Präparat
Shunthi		Ingwer (gemahlen)	*Zingiber officinale*
Simhanad Guggulu	Simhāna Guggulu		Präparat
Sitopalādi			Präparat
Snuhī	Vajradrumā, Sudhā, Snuk	Oleander-Wolfsmilch	*Euphorbia neriifolia*
Sona Mukhi (B)		Indische Sennesblätter	*Cassia lanceolata*
Sudarshan		Asiatische Giftlilie, asiatische Hakenlilie	*Crinum asiaticum*
Sutshekhar			Präparat
Sūkshma Triphalā			Präparat
Suvarna	Svarna	Gold	*Aurum*
Suvarna Malini Vasant			Präparat
Suvarna Sutshekhar Mātrā			Präparat
Svas Kuthar (ras/rasa)	Shvāsa Kattāra		Präparat
Swayambhu Guggulu			Präparat
Tālīsādi			Präparat
Tagara	Kālānusārī	Indischer Baldrian	*Baldriana wallichii*
Tamarinde (D)	Tintrinī	Tamarinde	*Tamarindus indica*
Tankan Bhasma		Boraxasche	Präparat
Tankana		Borax	*Sodii biboras*
Tapyādi Loha Bhasma			Präparat
Tentu (M)	Shayonāka	Damoklesbaum, indische Trompetenblume	*Oroxylum indicum*

Tabelle 105: Liste der arzneilichen Substanzen und Präparate

Name im Buch	Sanskritname	Allgemeiner Name	Botanischer Name
Tikta Churna			Präparat
Tikta Ghrita		Bitteres Ghee	Präparat
Tiktādi Kvātha			Präparat
Tribhuvan Kirti (ras/rasa)	Tribhuvana kirti	Traditionelle Rezeptur	Präparat
Trikatu			Präparat
Trimada Churna			Präparat
Triphalā			Präparat
Trunapañcha Mūla Rasa			Präparat
Tulsi	Tulasī, Surasā, Krishnatulasī	Heiliges Basilikum	*Ocimum sanctum*
Tuttha		Grünspan	*Kupfersulphat*
Tvak	Dārusitā	Zimt	*Cinnamomum cassia, Cinnamomum zyelanicum*
Udumbara	Sadāphala	Traubenfeige	*Ficus glomerata*
Ushīra	Vīrana, Ādhaya	Vetiver	*Chrysopogon zizanioides, Vetiveria zizanioides*
Ushīra (siehe Khus)			
Vāsaka	Vāsā, Vrisha, Ātharūsha	Malabarnuss	*Adhatoda vasica, Syn. Justicia adhatoda*[b]
Vacha	Vācā, Ugragandha	Kalmuswurzel	*Acorus calamus*
Vanga Bhasma			Präparat
Varunādi Kvātha			Präparat
Vasant Kusumakar Ras (H, M)			Präparat
Vetiver (siehe Khus)			
Vidārī	Vidārikā, Bhumikushmānda	Wilde Yamswurzel	*Ipomoea digitata,* synonym verwendet mit *Pueraria tuberosa*
Vidanga	Jantughna, Krimighna, Vella	Falscher schwarzer Pfeffer	*Embelia ribes*
Vrushabhaka			Präparat
Yashthi Madhu	Yashthikā, Madhūka	Süßholz, Süßholzwurzel	*Glycyrrhiza glabra*
Yava		Gerste	*Hordeum vulgare*
Yogarāja Guggulu			Präparat
Zinnober (D)	Hingula	Rotes Quecksilbersulfit	*Hydrargyrum*

a. Laut Ayurvedic Medicine von Sebastian Pole

b. Laut Ayurvedic Medicine von Sebastian Pole.

Glossare

Sanskrit-Glossar

A

Āchāra: Benehmen oder Verhalten, Routine, Lebensstil.

Ādāna: Der Zeitraum zwischen Wintersonnwende und Sommersonnwende, wenn die Sonnenenergie in der Umwelt vorherrscht und eine Tendenz besteht, dehydriert und erschöpft zu werden. Siehe auch Visarga, Vikshepa.

Āhāra: Nahrung oder Ernährungsweise.

Āhāra Rasa: Nährender Saft, der das Endprodukt des verdauten Essens ist und etwa 12 Stunden nach dem Essen gebildet wird, der nährende Vorläufer aller Körpergewebe, die instabile, unverarbeitete Form von Rasa Dhātu. Siehe auch Asthāyi Dhātu.

Ājñā Chakra: Das sechste Chakra oder „dritte Auge", das sich zwischen den Augenbrauen befindet und mit der Hypophyse in Verbindung steht. Der Punkt, an dem die rechte Gehirnhälfte des Gehirns mit der linken zusammentrifft.

Ālochaka Pitta: Eine der Subtypen von Pitta-Dosha, assoziiert mit der Sinnesfähigkeit des Sehens, ist verantwortlich für Sehen und Farbwahrnehmung.

Āma: Roh, ungekocht, eine giftige Substanz, die von unverdautem Essen oder unverarbeiteten Erfahrungen oder Emotionen herrührt. Āma beeinträchtigt körperliche und geistige Funktionen.

Āma Pachana: Der Name für jede verdauungsfördernde Medizin oder Therapie, die den Effekt hat, Āma zu verdauen oder Toxine zu beseitigen.

Ārtava Dhātu: Weibliches Fortpflanzungsgewebe, dazu gehören Eierstöcke, Uterus, Gebärmutterhals, Vagina und Eier, wegen seiner funktionellen Verbindung mit Menstruation und Laktation eng mit dem Rasa Dhātu verknüpft.

Āsana: (1) Yoga-Stellung. (2) Eines der acht Glieder der Yogapraxis entsprechend den Yoga-Sūtras von Patañjali, die Āsana als Zustand der Stabilität, Stärke und Leichtigkeit im Körper beschreiben. Siehe Ashtānga-Yoga.

Āsava: Ein medizinischer Wein, der durch die Fermentation von ausgepresstem Saft, wie zum Beispiel Traubensaft, mit katalytischen Kräutern hergestellt wird. Siehe auch Arishta.

Āshukārī Avasthā: Das akute Stadium einer Erkrankung. Siehe auch Jīrna Avasthā.

Ātapa Seva: Sonnenbaden, eine der palliativen Therapien (Shamana), die zur Behandlung von Doshas angewandt werden, wenn Reinigungstherapie (Shodhana) kontraindiziert ist. Siehe auch Shamana.

Abhyanga: Ganzkörper-Ölmassage, die gewöhnlich vor dem Pañchakarma gegeben wird, um Doshas und Giftstoffe in den Magen-Darm-Trakt zu bringen, wo sie durch Reinigungsabläufe ausgeschieden werden können. Abhyanga wird auch als Teil einer täglichen Routine durchgeführt. Siehe auch Snehana.

Abhyantara Mārga: Innere (abhyantara) Bahn (Mārga). Der Verdauungskanal des Körpers, dazu gehört der Magen-Darm-Trakt. Ist gemäß dem āyurvedischen Pathologiemodell (Samprāpti) der Sitz der ersten zwei Krankheitsphasen (Sanchaya und Prakopa). Siehe auch Koshta Gati. Vergleiche mit Bāhya Mārga, Madhyama Mārga.

Agni: Feuerelement, eines der fünf Grundelemente im Körper, reguliert die Temperatur, führt die Verdauung, Absorption und Verwertung des aufgenommenen Essens durch und wandelt Nahrung in Gewebe, Energie oder Bewusstsein um.

Agni Karma: Eine Form von Gegenreizungstherapie, die von erfahrenen Ärzten als Teil des Shodhana-Ablaufs angewandt wird. Dazu gehören die lokale, äußerliche Anwendung von Wärme auf einen Marmapunkt oder anderen Teil des Körpers (außer empfindliche Stellen, die von dünner Haut bedeckt sind) mit einem Metall- oder Tonstab oder erhitzenden Kräutern. Agni Karma wird für gewisse Kapha- oder Vāta-Leiden eingesetzt, aber ist bei Beschwerden mit hohem Pitta kontraindiziert.

Ambu Vaha Srotas: Jeder Wasser führende Körperkanal. Die Wurzeln oder Steuerzentralen dieses Kanals sind die Bauchspeicheldrüse, das Gaumensegel und der Plexus choroideus im Gehirn. Sein Gang ist die Schleimhaut des Magen-Darm-Trakts und die Öffnungen sind die Nieren, die Zunge und die Schweißdrüsen.

Amla: Saurer Geschmack, überwiegend bestehend aus dem Erd- und Feuerelement, vermehrt Pitta- und Kapha-Dosha und vermindert Vāta-Dosha.

Anāhata Chakra: Das vierte oder Herz-Chakra, verknüpft mit der Thymusdrüse und verbunden mit Immunität und dem Herzgeflecht, das die Herzaktivität steuert.

Anala: Feuer oder Verdauungsfeuer, ein Synonym für das Wort Agni.

Anila: (1) Kosmisches Prāna, das gemeinsam mit Soma und Sūrya das Leben auf der Welt aufrecht erhält. (2) Ein weiterer Name für Vāta-Dosha. (3) Atmosphäre.

Anna Vaha Srotas: Der Körperkanal, der Nahrung aufnimmt und befördert, dieser Kanal beginnt bei den Lippen, wird von der Speiseröhre und der großen Magenkurvatur gesteuert, setzt sich durch den gesamten Magen-Darm-Trakt fort und öffnet sich an der Ileozäkalklappe.

Anulomana: (1) Jede Therapie, die die normale Bewegung eines Dosha unterstützt oder wiederherstellt. (2) Eine Substanz, die den Kot lockert und Toxine eliminiert, zum Beispiel Triphalā und Bhumi Āmalaki, die überschüssiges Dosha und Āma beseitigen und so das normale Fließen in den Kanälen wiederherstellen.

Anūpa Desha: Feuchtes, sumpfiges Land mit Wäldern, Wasser, Wolken und viel Regen und/oder Schnee. Anūpa Desha ist insgesamt überwiegend Kapha, speziell im Winter. Wegen seiner feuchten Hitze wird Pitta im Sommer vorherrschend. Vergleiche mit Sādhārana Desha, Jāngala Desha.

Anuvāsana Basti: Ein Einlauf (Basti), der mit mediziertem oder reinem Öl verabreicht wird. Vergleiche mit Nirūha Basti.

Apāna Vāyu: Einer der Subtypen von Vāta, steuert die Bewegung nach außen und ist größtenteils mit dem Dickdarm verbunden. Es hilft bei der Ausscheidung von Stuhl, Flatus, Urin und Menstruationsblut sowie feinstofflichen oder Zellabfallprodukten.

Apatarpana Chikitsā: (1) Katabolische Therapie. (2) Die Anwendung von katabolischen Kräutern und angemessenen Ernährungs- und Lebensführungstherapien, um übermäßiges oder krankhaftes Gewebe oder Kapha-Dosha zu beseitigen. Auch Langhana Chikitsā genannt. Vergleiche mit Tarpana Chikitsā, Bruhana Chikitsā.

Apunarbhava Chikitsā: Vorbeugende Therapie, umfasst üblicherweise Yoga, Ernährungstherapien und Rasāyana für spezifische Dhātus.

Arishta: Ein fermentierter Kräuterabsud, der gewöhnlich aus einem Heilkraut hergestellt wird, das sich nicht in seiner frischen Form befindet. Wird eingesetzt, um Agni anzuregen, vor allem Dhātu Agni. Vergleiche mit Āsava.

Artha: Das zweite der vier Ziele des menschlichen Lebens oder Purushārtha, Artha ist das universelle menschliche Ziel, rechten Wohlstand zu erlangen und Mittel zu handhaben. Artha bedeutet auch, gute Ziele und Anliegen zu haben.

Ashtānga-Yoga: Die acht (ashta) Teile oder Glieder (Anga), aus denen die Yogapraxis besteht, wie von Pātañjali in seinen Yoga-Sūtras erläutert. Die ersten zwei Glieder (Yama und Niyama) etablieren die nötigen Einstellungen und Verhaltensweisen beim Übenden, das dritte (Āsana) kultiviert körperliche Stabilität und Leichtigkeit, das vierte (Prānāyāma) befasst sich mit der Beobachtung des Atems und die letzten drei (Dhārana, Dhyāna und Samādhi) beziehen sich auf die Kultivierung von Bewusstsein auf einen Punkt, Meditation und Vereinigung mit dem Selbst.

Asthāyi Dhātu: Instabiles, unreifes, ungebildetes Gewebe (Dhātu) – in diesem Sinne gehört es zur Phase im Verlauf der Gewebebildung, wenn Ausgangsstoffe vom Gewebe ausgewählt, aber noch nicht im voll ausgebildeten Gewebe aufgenommen wurden. Vergleiche mit Sthāyi Dhātu.

Asthi Dhātu: Eines der sieben Körpergewebe, Asthi bezieht sich auf das Knochengewebe. Seine Hauptfunktionen unterstützen das Skelett, verleihen ihm Schutz, Form und Langlebigkeit und ermöglichen Bewegung.

Asthi Gata Vāta: Der Eintritt von Vāta-Dosha ins Asthi Dhātu oder Knochengewebe im Verlauf der Pathogenese.

Aushadha: Kraut, Pflanze oder Medizin.

Avalambaka Kapha: Einer der fünf Kapha-Subtypen. Verbunden mit Herz und Lungen, ist in den schützenden Flüssigkeiten und Membranen des Atmungssystems vorhanden. Es unterstützt alles Kapha im Körper über den Kreislauf.

Avara Sattvam: (1) Zarter, empfindlicher Geist. (2) Eine bestimmte Klassifikation des geistigen Temperaments eines Menschen, die andeutet, dass dieser Mensch Schmerz intensiver erlebt. Vergleiche mit Pravara, Madhyama Sattvam.

Avasthā: Stadium, Befinden, Zustand (einer Krankheit, der Verdauung etc.).

Avasthā Pāka Kāla: Die Zeit, die es dauert, bis jede der sechs Phasen der Verdauung abgeschlossen ist (jeweils ungefähr 2-3 Stunden).

Avayava: Körperteil oder Organ.

Avayava Kāla: Die Zeit des Tages oder der Nacht, in der ein bestimmtes Organ Energie erhält oder in erster Linie seine Energie stärker ausdrückt.

Avega Avasthā: Die nicht symptomatische Krankheitsphase. Zum Beispiel bei jemandem mit Asthma die Phase zwischen Asthmaanfällen. Vergleiche mit Vega Avasthā.

B

Bāhya Mārga: Äußerer (bāhya) Kanal (Mārga), die oberflächliche Leitungsbahn des Körpers in Beziehung zu den anderen zwei Hauptbahnen. Dies umfasst die Kanäle, die Rasa und Rakta befördern und steht in Beziehung zur Prasara-Phase (Ausbreitung) der Pathogenese, in der sich die Doshas im Körper ausbreiten und vor allem oberflächliche Bereiche wie die Haut beeinträchtigen. Siehe auch Shakha Gati, Abhyantara Mārga, Madhyama Mārga. Vergleiche mit Abhyantara, Madhyama Mārga.

Bālya: Stärkende Wirkung, ein Kraut, Lebensmittel oder eine Aktivität, die die Stärke einer Person verbessert.

Bala: Stärke.

Bala Kshaya: Erschöpfung von Stärke.

Basti: Einlauf, eine der fünf Reinigungsmaßnahmen des Pañchakarma, beseitigt mithilfe medizierter Stoffe wie Kräutertee oder Öl überschüssiges Vāta-Dosha über den Dickdarm. Siehe auch Pañchakarma.

Bhagavad Gītā: Die Bhagavad Gītā ist einer der bekanntesten Texte in der indischen Literatur und gilt als einer der wichtigsten. Ihre Lehren haben ungezählte Denkrichtungen und religiöse Philosophie hervorgebracht. Bhagavad Gītā bedeutet wörtlich „Lied Gottes" und enthält den Dialog zwischen dem Krieger Arjuna und dem Gott Krishna, der vor dem Kurukshetra-Krieg stattfindet. Die Gītā ist ein Bhīshma Parvan (Abschnitt) des Mahābhārata-Epos, wird jedoch häufig als eigener Text veröffentlicht und gelesen. Ihre Anhänger auf der ganzen Welt lernen noch heute die Gītā auswendig und rezitieren sie.

Bhasma: (1) Asche. (2) Eine medizinische Substanz, die durch umfangreiche Verarbeitung hergestellt wird. Der Herstellungsvorgang für eine Bhasma wird manchmal dazu benutzt, um eine giftige Substanz in eine biokompatible Substanz umzuwandeln, die man medizinisch nutzen kann.

Bhrājaka Pitta: Einer der fünf Subtypen von Pitta, befindet sich am gesamten Körper in der Haut. Seine Funktion verleiht der Haut taktile Empfindung, Hautfarbe und Glanz und sorgt für die Verdauung von Heilkräutern, die auf die Haut aufgetragen werden, wie Öle, Salben oder Pflaster.

Bhūta Agni: Die transformierende Energie der Leber, die sich als Leberenzyme manifestiert. Wandelt die fünf in aufgenommener Nahrung vorhandenen Elemente in biologisch verfügbare Formen um, die vom Körper genutzt werden können. Es gibt fünf Bhūta Agnis, eines für jedes der fünf Elemente.

Bīja-Mantra: (1) Keimton. (2) Ein Klang, der durch seine hörbare oder geistige Wiederholung dabei hilft, Einsichten zu kultivieren, die den Rahmen des intellektuellen oder sprachlichen Verstands übersteigen und sich als Realität manifestieren, die mit dessen besonderer Schwingung und Anwendung verbunden ist.

Bindu: Ein Punkt, der weder Teile noch Größe besitzt, der zentrale Punkt eines Yantras.

Bodhaka Kapha: Einer der Kapha-Subtypen. Verbunden mit Mund, Zunge und Speicheldrüsen, es schützt und befeuchtet die gesamte Mundhöhle und steht in Verbindung mit Geschmackserkennung und Speichelbildung.

Brāhmana: Ein Mitglied der Priester-/Gelehrtenkaste in Indien. Die traditionelle Rolle eines Brāhmana besteht in der Bewahrung und Übermittlung der oralen und schriftlichen Traditionen, die zu den Veden gehören. Obwohl Reformen im letzten Jahrhundert einige Einstellungen und Praktiken in der Kastentradition geändert haben, nennt man die Priester im modernen Indien noch immer Brāhmana und viele besitzen noch immer eine genetische Verbindung zur alten offiziellen Kaste.

Bruhana: (1) Nährende oder anabolische Wirkung. (2) Ein Nahrungsmittel oder Kraut, das Gewichtszunahme und / oder Gewebewachstum fördert.

Bruhana Chikitsā: Ein therapeutisches Programm, das die Gewichtszunahme mithilfe schwerer, nährender Nahrung bzw. nährender Kräuter fördert, je nach der Fähigkeit des Agni eines Menschen. Siehe auch Santarpana Chikitsā. Vergleiche mit Langhana Chikitsā, Apatarpana Chikitsā.

Buddhi: Der individuelle Intellekt oder die Urteilsfähigkeit.

C

Chakra: Eines der sieben bedeutenden Energiezentren im Körper, die mit den Nervengeflechten zusammenhängen, welche die Körperfunktionen regeln. Jedes Chakra ist eine separate Bewusstseinsquelle.

Chandra Seva: Mond-Baden, eine der palliativen Therapien (Shamana), die zur Behandlung von Doshas angewandt werden, wenn Reinigungstherapie (Shodhana) kontraindiziert ist. Siehe auch Shamana.

Chikitsā: (1) Behandlung. (2) Die Gabe von Heilmitteln, Medizin oder jede Art von Therapieplan.

D

Desham: Ort, Region, Land. Im Āyurveda gibt es drei Hauptarten von Desha, jedes mit seinen eigenen einmaligen Umweltcharakteristiken. Das Desha, in dem man lebt, sollte bei Diagnose und Behandlung berücksichtigt werden. Siehe auch Jangala Desha, Anūpa Desha, Sādhārana Desha.

Dhāra Kalā: Die Membranstruktur, die ein Gewebe hält und es von anderen trennt. Es kleidet auch alle Organe und Hohlräume im Körper aus. Wird oftmals Dhātu Dhara Kalā genannt.

Dhāranā: (1) Das sechste Glied der Yogapraxis, wie in den Yoga-Sūtras von Pātañjali aufgeführt. (2) Das Konzentrieren der Aufmerksamkeit auf einen Gegenstand und das geistige Festhalten an diesem Gegenstand. (3) Auf einen Punkt gerichtete Achtsamkeit. Siehe Ashtānga-Yoga.

Dhātu Agni: Die Agni-Komponente jedes Körpergewebes, befindet sich in der Membran (Kalā), die ein Dhātu vom anderen trennt. Es nährt das Gewebe, erhält den Gewebestoffwechsel und wandelt unreifes Gewebe in reifes Gewebe um.

Dhātu Gata Avasthā: Phase einer Erkrankung, in der ein Dhātu oder Dhātus (Körpergewebe) beeinträchtigt sind.

Dhātu Poshana: Der Prozess der Gewebe- oder Dhātuernährung.

Dhātu Pratyanika: Ein Heilkraut, Lebensmittel oder eine Behandlung, das/die eine Affinität für ein bestimmtes Gewebe (Dhātu) hat.

Dhātu: Die elementare Gewebestruktur, aus welcher der menschliche Körper besteht. Im Āyurveda werden sieben grundlegende Gewebearten definiert: Plasma-, Blut-, Muskel-, Fett-, Knochen-, Nerven- und Knochenmarks- und Reproduktionsgewebe. Auch wenn wir dies in diesem Text nicht verwenden, der Plural ist Dhātavah.

Dhamanī: Jedes schlauchartige Gefäß des menschlichen Körpers wie Arterien, Venen, Nerven und Kapillaren.

Dharma: Das erste von vier Zielen des menschlichen Lebens, Dharma ist das universelle menschliche Ziel, den eigenen Lebensweg gemäß der eigenen Verantwortlichkeiten und Ideale zu formen. Siehe auch Purushārtha.

Dhyāna: (1) Das siebte Glied im Yoga-System von Pātañjali. (2) Meditation. (3) Ein kontinuierlicher Fluss der Aufmerksamkeit ohne Worte oder Gedanken. (4) Ein Seinszustand von Moment zu Moment, vorbehaltlos, geprägt von passiver Achtsamkeit oder Wahrnehmung, ohne zu urteilen, ohne Ge- oder Missfallen.

Dīpana: (1) Die Wirkung von Agni anfachen. (2) Ein Heilkraut, Nahrungsmittel oder eine Behandlung, das/die das Verdauungsfeuer (Agni) anfacht.

Dīpana Chikitsā: Therapie, die dabei hilft, das Verdauungsfeuer (Agni) anzufachen, eine der palliativen Therapien (Shamana), die beim Management von Doshas eingesetzt wird, wenn Shodhana-Therapie (Reinigung) kontraindiziert ist. Siehe auch Shamana.

Dosha Gati: Vektor oder Richtung, in die sich ein Dosha bewegt, speziell im Zusammenhang der Pathogenese (Samprāpti). Neun mögliche Dosha Gatis werden im Āyurveda beschrieben.

Dosha Kshaya: Eine quantitative Abnahme eines Dosha, die zu Krankheit führt.

Dosha Pratyanika: Ein Heilkraut, Lebensmittel oder eine Behandlung, die eine Affinität für ein bestimmtes Dosha hat.

Dosha Vruddhi: Eine quantitative Zunahme eines Dosha, die zu Krankheit führt.

Doshas: Bezieht sich auf Vāta, Pitta und Kapha. Die drei psycho-physiologischen Funktionsprinzipien des Körpers, deren einzigartiges Verhältnis die Konstitution eines Menschen zum Zeitpunkt der Empfängnis bestimmen. Funktionieren sie normal und sind in normaler Menge vorhanden, erhalten die Doshas alle gesunden Körperabläufe. Sind sie aus dem Gleichgewicht, führen sie zu Krankheit.

Dushti: Störung oder Erkrankung, eines Dosha, eines Kanals etc.

Dūshyam: (1) Vergängliches, das, was gestört werden kann. (2) Ein Name für die sieben Körpergewebe (Dhātus), der auf ihre Anfälligkeit für eine pathogene Infiltrierung durch Doshas hindeutet.

G

Gambhīra Avasthā: Eine ernste oder intensive Krankheitsphase, die nur auf starke Behandlung anspricht. Vergleiche mit Uttāna Avasthā.

Gandha: (1) Geruch. (2) Das Tanmātrā mit Bezug zum Erdelement. (3) Die feinstoffliche Qualität des Erdelements, die in Gegenständen existiert und über den Geruchssinn wahrgenommen werden kann.

Grahani: Der Dünndarm. Kann auch Durchfall, Ruhr oder chronisches Resorptionsstörungssyndrom bedeuten.

Guna: (1) Eigenschaft oder Qualität, eine der 20 Qualitäten oder Eigenschaften, die zur Beschreibung von Substanzen und der Bestimmung ihrer Wirkungen dienen, z. B. schwer, leicht, beweglich, statisch etc. (2) Die drei universellen, in der Schöpfung vorhandenen Qualitäten, die alle Phänomene verursachen. Dies sind: Sattva, die Qualität, die Essenz, Licht, Balance und Einsicht bringt, Rajas, die Energie der Bewegung und Aktivität, und Tamas, die Qualität, die Dunkelheit, Trägheit, Schwere und Materialismus hervorruft. In diesem Zusammenhang bezeichnet man sie oft als Mahāguna.

H

Hima: Ein Kräuterpräparat, bei dem Kräuter in kaltem Wasser ziehen.

I

Īdā Nādī: Einer der drei primären feinstofflichen Energiekanäle bei einem Menschen, Īdā fließt an der linken Seite des zentralen Kanals (Sushumnā Nādī). Īdā kontrolliert das parasympathische Nervensystem, ist mit der weiblichen Mond-Energie assoziiert und ist vorwiegend Yin. Stimuliert man diesen Kanal, indem man durch das linke Nasenloch atmet, steigert dies die Entspannung und kühlt den Körper. Siehe auch Nādī.

J

Jāngala Desha: Trockenes, wüstes Land mit wenig Regen, im Jangala Desha ist insgesamt Vāta tonangebend, insbesondere im Winter und Herbst. Im Hochsommer reizt es zudem Pitta. Vergleiche mit Sādhārana Desha, Anūpa Desha.

Jāthara Agni: Das zentrale Feuer des Verdauungssystems, verantwortlich für die Verdauung und Verwertung aufgenommener Lebensmittel. Es nährt alles Agni im Körper.

Jīrna Avasthā: Chronisches Erkrankungsstadium. Vergleiche mit Āshukārī Avasthā.

K

Kāma: Das dritte der vier Ziele des menschlichen Lebens, Kāma ist das universelle menschliche Ziel, die positiven Wünsche zu erfüllen und Freude zu erleben. Siehe auch Purushārtha.

Kāya Chikitsā: Innere Medizin, Behandlung von Krankheiten, die den ganzen Körper betreffen.

Kalā: Die Membranstruktur, die ein Gewebe hält und eines vom anderen trennt, kleidet alle Organe und Hohlräume im Körper aus. Häufig auch Dhātu Dhārā Kalā genannt.

Kapha: Eines der drei Doshas, Kapha steht in Verbindung mit dem Wasser- und Erdelement. Es ist die psychophysiologische Energie, welche die Struktur des Körpers bildet und dem Körper Unterstützung und Festigkeit verleiht.

Kapha Kshaya: Verminderung oder Erschöpfung von Kapha-Dosha, die zu Krankheit führt.

Kapha Vruddhi: Erhöhung von Kapha-Dosha, die zu Krankheit führt.

Karna Pratisāranam: Befeuchten der Gehörgänge mit Sesamöl, eine Praxis, die als Teil einer täglichen Routine erfolgen kann.

Karna Pūrana: Die Ohren mit warmem Sesamöl füllen, Teil einer Abhyanga-Behandlung oder des Pañchakarma-Prozesses.

Karshana Chikitsā: Gewicht vermindernde Therapien wie Fasten, im Fall von zu hohem Gewicht, übermäßigem Gewebe oder einer Kongestion der Kanäle angewandt. Siehe auch Langhana Chikitsā, Apatarpana Chikitsā.

Khāvaigunyam: Jeder schwache oder gestörte Bereich im Körper, der aufgrund von vergangenem Trauma, chronischer Krankheit oder vererbten Einflüssen besteht. Wird zu einem Bereich, an dem verschlimmerte Doshas sich leicht festsetzen und eine Störung verursachen können.

Kledaka Kapha: Einer der Kapha-Subtypen. Steht in Verbindung zum Magen, seine Funktion besteht darin, aufgenommene Nahrung im Magen zu verflüssigen, während sie sich durch den Verdauungstrakt bewegt. Bildet auch die Magenschleimhaut und schützt den Magen und die Darmwände vor Verdauungsenzymen und -säuren.

Koshtha Gati: Die Bewegung eines Dosha im Koshtha oder Verdauungstrakt während der ersten Erkrankungsstufe, bei der die Doshas gestört sind, doch noch an ihren Ursprungsorten bleiben und normalerweise leichter zu behandeln sind. Siehe auch Abhyantara Mārga.

Kshaya: Erschöpfung oder Zerstörung, Verminderung, z. B. eines Dosha oder Dhātu.

Kshut Nigraha: Fasten ohne Nahrungsmittel oder mit Einhaltung einer Mono-Diät, eine der palliativen Therapien (Shamana), die zur Behandlung von Doshas angewandt werden, wenn Reinigungstherapie (Shodhana) kontraindiziert ist. Siehe auch Shamana.

Kvātha: Absud, ein flüssiges Kräuterpräparat, das hergestellt wird, indem man die Pflanze mit Wasser aufkocht und dann auf kleiner Flamme kochen lässt. Üblicherweise bei Wurzeln, Zweigen, Rinde oder anderem harten Pflanzenmaterial eingesetzt.

L

Langhana Chikitsā: Ein therapeutisches Programm, das den Gewichtsverlust durch eine Reduzierung der Nahrungsaufnahme fördert und katabolische Speisen und Kräuter einsetzt, entsprechend der Agni-Kapazität des Betreffenden. Siehe auch Apatarpana Chikitsā. Vergleiche mit Bruhana Chikitsā, Santarpana Chikitsā.

Lekhana: (1) „Schabende" Wirkung. (2) Ein Nahrungsmittel oder Kraut, das eine Reinigung fördert und Fett und Giftstoffe aus dem Körper ausscheidet.

Lekhana Chikitsā: (1) „Abschaben". (2) Eine Therapie, um überschüssiges Fett und Toxine aus dem Körper zu entfernen.

M

Māmsa Dhātu: Eines der sieben Körpergewebe, Māmsa besteht aus allen Muskelarten. Seine Funktionen umfassen Bewegung, Koordination, „Verpflastern", Schutz, Ausdruck, Aufrechterhaltung der Körpertemperatur und Körperform, Ehrgeiz, Selbstvertrauen und Stärke.

Mārga Rodha: Blockade oder Stagnation der Körperkanäle, auch genannt Sroto Rodha.

Madhyama Mārga: Die zentrale (Madhyama) Leitungsbahn (Mārga) des Körpers, beinhaltet das tiefe Bindegewebe, die sieben Dhātus und Eingeweide. Sie wird oftmals mit den Phasen Vyakti (Manifestation) und Bheda (Differenzierung) der Pathogenese in Beziehung gesetzt, in denen sich die Doshas als voll ausgebildete Erkrankung manifestieren und in den Tiefengeweben und lebenswichtigen Organen Zerstörung verursachen. Siehe auch Marma Gati. Vergleiche mit Abhyantara, Bāhya Mārgas.

Madhyama Sattvam: (1) Ausgewogener Geist. (2) Eine bestimmte Klassifikation des geistigen Temperaments eines Menschen, die andeutet, dass dieser Mensch die Schwere seiner Symptome richtig erlebt und erklärt. Vergleiche mit Pravara, Avara Satvam.

Mahat: Kosmische Intelligenz, der kosmische oder universelle Aspekt des Intellekts, enthält Buddhi, den individuellen Intellekt, das Ego und den Geist.

Majjā Dhātu: Eines der sieben Körpergewebe, Majjā besteht aus Knochenmark, Bindegewebe und Nervengewebe und ist mit dem Hormonsystem und der Erythropoese verbunden. Seine Hauptfunktionen bestehen in der Kommunikation und dem Ausfüllen von Bereichen im Körper, vor allem derjenigen in den Knochen.

Mala: Stuhl oder Abfallprodukte, die im Körper durch die Verdauungsprozesse und Gewebeernährung produziert und dann ausgeschieden werden. Malas müssen ständig aus dem Körper abtransportiert werden, so wie sie erzeugt werden. Mängel oder Überschüsse bei der Produktion einer Mala spiegeln irgendeine Störung in dem jeweiligen Stoffwechselprozess, zu dem die Mala gehört.

Manda Agni: Langsamer Stoffwechsel. Ein Zustand, in dem die Verdauung durch die Qualitäten des Kapha-Dosha beeinflusst wird, er ist gekennzeichnet durch Symptome wie Appetitverlust, träge Verdauung, Schwere im Magen (selbst ohne Essen), übermäßige Speichelbildung, Verschleimung, Übelkeit, Lethargie, Schilddrüsenunterfunktion, Gewichtszunahme oder Adipositas, Lymphstauung und Hyperglykämie. Manda verursacht hohes Kapha und wird dadurch verursacht.

Manipūra Chakra: Das dritte oder Nabelchakra, steht in Verbindung mit dem Bauchgeflecht und ist mit Verdauung und persönlicher Kraft verknüpft.

Mantra: Eine Silbe, ein Wort oder eine Abfolge von Wörtern, die das Bewusstsein erleuchten, bringt Klarheit, Erkenntnis, Ruhe, Frieden, erhöhte Konzentration, Worte, die ein weises Wesen als guten Rat gibt.

Marma: Wichtige Energiepunkte am Körper, wo das Bewusstsein am lebendigsten ausgeprägt ist. Marmapunkte ähneln Akupunkturpunkten und stehen in Verbindung mit bestimmten Organen, Strukturen oder Funktionen und werden zur Diagnose und Therapie eingesetzt. Marma bezieht sich auch auf verletzliche Punkte im Körper, wo sich Doshas gern festsetzen und eine Störung hervorrufen. Die Pluralform ist Marmāni.

Marma Chikitsā: Die Therapie, bei der die Marmas (Energiepunkte) des Körpers berührt oder massiert werden. Siehe auch Marma.

Marma Gati: Die Unterwanderung von tiefem Bindegewebe und lebenswichtigen Organen durch ein Dosha in der fünften und sechsten Krankheitsphase (Samprāpti), in denen die Doshas in die Körpergewebe und Organe eindringen und dabei voll ausgebildete Leiden auslösen, die oft schwer zu behandeln sind. Siehe auch Madhyama Mārga.

Maruta Seva Prānāyāma: Aufenthalt in frischer Luft, eine der palliativen Therapien (Shamana), die zur Behandlung von Doshas angewandt werden, wenn Reinigungstherapie (Shodhana) kontraindiziert ist. Siehe auch Shamana.

Meda Dhātu: Eines der sieben Körpergewebe, Meda ist loses Bindegewebe, das Fett, Steroide wie Cholesterin und andere Arten von Lipiden enthält. Zu seinen Aufgaben gehört es, Energie zu speichern, dem Körper Form, Schönheit und Isolierung nach außen zu verleihen, der Stimme einen süßen Klang und Befeuchtung zu geben sowie alle Körpersysteme zu schützen.

Moksha: Das vierte und letzte der vier Ziele des menschlichen Lebens, Moksha ist das universelle menschliche Ziel, frei zu sein. Siehe auch Purushārtha.

Mudrā: Eine Geste oder Haltung der Finger, die bei der Verehrung einer Gottheit oder in der Yogapraxis zur Anwendung kommt und der Kommunikation zwischen Mensch und Gott oder Geist und Körper dient.

Mūlādhāra Chakra: Das erste Chakra, das sich im Wurzelbereich des Körperrumpfs befindet, steht in Verbindung mit Überleben, Sicherheit und Instinkten.

Mūla: (1) Wurzel. (2) Grundlage. (3) Steuerzentrale.

Mūtra: Urin, eines der drei Hauptabfallprodukte (Malas) des Körpers, zusammen mit Stuhl (Purīsha) und Schweiß (Sveda).

N

Nādī: Wörtlich ein Fluss, Kanal oder Durchgang, Puls, es gibt unzählige Nādis im menschlichen Körper, von sehr feinstofflichen zu sehr grobstofflichen, sie alle transportieren Substanzen in den Körper, aus ihm heraus oder in ihm umher.

Nasya: Eine der fünf Verfahren, die als Teil des Pañchakarma durchgeführt werden, Nasya ist die Gabe von reinem oder medizinischem Öl oder Kräutern über die Nase.

Nirāma Dosha: Dosha-Störung, an der keine Giftstoffe (Āma) beteiligt sind.

Nirāma: Abwesenheit von Toxizität (Āma).

Nirūha Basti: Ein Einlauf (Basti), der ohne Öl verabreicht wird. Vergleiche mit Anuvāsana Basti.

Niyamas: Wörtlich „zurückhalten" oder „zähmen", Niyama beinhaltet, bestimmte Verhaltensweisen einzuschränken und bestimmte Seinsweisen zu befolgen, die für die Yogapraxis förderlich sind. Es wird in den Yoga-Sūtras von Patañjali als eines der acht Glieder des Yoga (Ashtānga-Yoga) bezeichnet. Die Niyamas sind Shaucha (Reinheit), Santosha (Zufriedenheit), Tapas (Selbstdisziplin/Entsagung), Svādhyāya (Ergründung des Selbst oder heiliges Studium) und Īshvara Pranidhāna (Unterwerfung und Hingabe). Siehe auch Ashtānga-Yoga.

O

Ojas: Die feinstoffliche, positive Energie von Kapha-Dosha, sie erhält Immunität, Stärke, Integrität und Vitalität und steht in funktioneller Beziehung zu Tejas und Prāna.

Ojo Kshaya: Quantitativ herabgesetzte Ojas, was sich in Symptomen wie schlechter Immunität, geringer Energie, Kräfteverfall, Angst und Trockenheit der Haut und anderer Gewebe äußert.

Organ-Pratyanika: Ein Heilkraut, Lebensmittel oder eine Behandlung, das/die eine Affinität für ein bestimmtes Organ hat.

P

Pāchaka Pitta: Einer der fünf Subtypen von Pitta, befindet sich im Magen und Dünndarm. Dazu gehören Magensäure, Verdauungsenzyme, Pepsin und die Verdauungssäfte, die von den Dünndarmzotten abgegeben werden.

Pāchana: Ein Heilkraut, Nahrungsmittel oder eine Behandlung, das/die eine reifende, kochende oder neutralisierende Wirkung hat und die Neutralisierung von Toxinen im Körper fördert.

Pāchana Chikitsā: (1) Therapie, die die Neutralisierung von Giftstoffen (Āma) fördert. (2) Eine der palliativen Therapien (Shamana), die zur Behandlung von Doshas angewandt werden, wenn Shodhana-Therapie (Reinigung) kontraindiziert ist. Siehe auch Shamana.

Pañchakarma: Die fünf Methoden zur Beseitigung von überhöhtem Dosha bzw. Āma aus dem Körper: Erbrechen, (Vamana), Abführung (Virechana), Absud- oder Öleinlauf (Basti), Aderlass oder Blutreinigung (Rakta Moksha) und Anwendung von Heilmitteln über die Nase (Nasya). Im Verlauf des Pañchakarma wird unmäßiges Dosha bzw. Āma an seinen Hauptsitz im Körper zurückgebracht und dann durch eine oder mehrere dieser fünf Maßnahmen ausgeschieden. Siehe auch Shodhana, Pūrvakarma.

Parichārīka: Krankenpfleger/in oder Assistenzarzt/-ärztin, eine der vier Säulen der Behandlung.

Phānta: Heißer Aufguss, ein flüssiges Kräuterpräparat, das man herstellt, indem man heißes Wasser über Kräuter gießt, sie ziehen lässt und dann abseiht und trinkt.

Pīdana: Anwendung von tiefem Druck auf einen lokalen Bereich des Körpers mit Knöchel, Ellbogen, Faust oder einem stumpfen Gegenstand.

Pīlu Agni: Die in der Membran jeder Zelle vorhandene transformative Energie oder das Verdauungsfeuer, bewahrt die Halbdurchlässigkeit der Zellmembran und regelt die Auswahl der Zellnährstoffe.

Pingala Nādī: Ein feinstofflicher Energiekanal, der entlang der rechten Seite des zentralen Kanals

(Sushumnā) verläuft und das sympathische Nervensystem kontrolliert.

Pithara Agni: Der Feuerbestandteil in der Kernmembran in der Zelle, Pithara Agni erhält den genetischen Code aufrecht und wandelt Zellnahrung in Bewusstsein um, dessen Qualität sattvisch, rajasisch und tamasisch sein kann.

Pitta: Eines der drei Doshas, Pitta steht in Beziehung zum Feuer- und Wasserelement. Es lenkt Verdauung, Absorption, Verwertung, Ernährung, Stoffwechsel und Körpertemperatur.

Pitta Kshaya: Verminderung oder Erschöpfung von Pitta-Dosha, die zu Krankheit führt.

Pitta Vruddhi: Erhöhung von Pitta-Dosha, die zu Krankheit führt.

Poshaka: Wörtlich das Nährende, Fördernde oder Unterstützende. Poshaka ist der wesentliche Anteil aufgenommener Nahrung, der zur Ernährung des Körpergewebes vom unwesentlichen Anteil getrennt wird. Poshaka ist auch ein Begriff für Asthāyi (instabiles) Dhātu, welches Sthāyi (stabiles) Dhātu nährt und ein Name für die Vorläufer jedes Dosha.

Poshaka Kapha: Das Mala von Rasa Dhātu und Vorläufer für Kapha-Dosha.

Poshaka Pitta: Das Mala von Rakta Dhātu und Vorläufer für Pitta-Dosha.

Poshaka Vāta: Vorläufer für Vāta-Dosha, wird im Laufe des Verdauungsprozesses im unteren Darm gebildet.

Poshya: (1) Verarbeitet. (2) Genährt. (3) Ein voll ausgebildetes, stabiles Gewebe (Dhātu) oder Dosha, das durch einen Vorläuferstoff genährt wird. Vergleiche mit Poshaka.

Prākrutika Samprāpti: Krankheitsprozess (Samprāpti), der aufgrund einer natürlichen Erhöhung des Dosha in der Umwelt zu einer bestimmten Jahreszeit auftritt. Die Erhöhung von Pitta in der Umwelt im Sommer kann einen mit Pitta verknüpften Samprāpti auslösen. Vergleiche mit Vaikrutika Samprāpti.

Prāna: (1) Die vitale Lebenskraft, ohne die kein Leben existieren kann und die hauptsächlich über den Atem aufgenommen wird, aber auch aus Nahrung und Wasser. (2) Das Fließen der Zellintelligenz, die Zellkommunikation, Sinneswahrnehmung, motorische Reaktionen und alle feinstofflichen elektrischen Impulse des Körpers steuert, die feinstoffliche Essenz von Vāta-Dosha. Prāna ist in seiner Funktionsweise mit Ojas und Tejas verknüpft.

Prāna Vāyu: Einer der fünf Subtypen von Vāta-Dosha, Prāna bewegt sich nach innen und abwärts und steht mit dem Nervensystem in Verbindung, wo es alle Sinnesfunktionen lenkt und Aufmerksamkeit bewahrt. Es steht auch in Beziehung zu den Lungen, wo es die Einatmung lenkt.

Prāna Vaha Srotas: Die Körperkanäle, die Prāna oder Lebenskraft aufnehmen und transportieren. Die Wurzeln oder Steuerzentralen dieses Kanals sind die linke Herzkammer und der ganze Magen-Darm-Trakt. Der Kanal verläuft entlang der Atemwege und des Bronchialbaums, einschließlich der Alveolen und öffnet sich in der Nase.

Prānāyāma: Das vierte Glied im Yoga-System von Pātañjali, Prānāyāma umfasst Bewusstsein und Übungen für die Atmung, die den Geist eines Menschen auf die Meditation vorbereiten. Siehe auch Ashtānga-Yoga.

Prabhāva: Unerklärlicher, feinstofflicher oder besonderer Effekt, die Wirkung einer Substanz, die nicht durch die Logik von Geschmack, Energie und postdigestiven Wirkungen (Rasa, Vīrya und Vipāka) erklärt werden kann.

Prakruti: (1) Urmaterie, die kosmische Mutter oder der kosmische Schoß, die Grundursache der Schöpfung des Universums. (2) Auf individueller Ebene ist Prakruti die psychosomatische, biologische Konstitution eines Menschen, die einmalige Kombination der drei Doshas, welche die Konstitution eines Menschen zum Zeitpunkt der Empfängnis bildet und die angeborenen Neigungen erschafft, die beeinflussen, wie man das Leben wahrnimmt und damit umgeht.

Pratyāhāra: Das fünfte Glied im Yoga-System von Pātañjali, bei Pratyāhāra zieht man in Vorbereitung auf die Meditation den Geist von Sinnesobjekten ab. Siehe auch Ashtānga-Yoga.

Pravara Sattvam: (1) Starker oder übertrieben selbstbewusster Geist. (2) Eine bestimmte Klassifikation des geistigen Temperaments eines Menschen, die andeutet, dass dieser Mensch Emotionen eher unterdrückt und die Schwere seiner körperlichen Symptome herunterspielt. Vergleiche mit Avara, Madhyama Sattvam.

Purīsha: Stuhl, eines der drei Hauptabfallprodukte (Malas) des Körpers, zusammen mit Urin (Mūtra) und Schweiß (Sveda).

Purushārtha: Die vier universellen Ziele des menschlichen Lebens, die darin bestehen, den Zweck oder Weg des eigenen Lebens zu finden, die notwendigen Mittel anzuhäufen und damit umzugehen, Freude zu erleben und frei zu sein. Siehe auch Dharma, Artha, Kāma, Moksha.

Pūrvakarma: (1) Vorbereitende Maßnahmen. (2) Die Methode, jemanden für die Reinigungstherapien des

Pañchakarma vorzubereiten, durch Stärkung und Unterstützung des Agni (Dīpana), Befeuchtung und Erwärmung der Kanäle, (Snehana und Svedana) und Verschiebung der Doshas aus dem tiefen Gewebe in den Verdauungstrakt, damit sie aus dem Körper (Shodhana) ausgeschieden werden können. Siehe auch Pañchakarma.

R

Rakta Dhātu: (1) Blut. (2) Eines der sieben Körpergewebe, Rakta besteht aus roten Blutkörperchen. Zu seinen Hauptfunktionen gehören die Aufrechterhaltung des Lebens, die Sauerstoffzufuhr und der Nährstofftransport. Rakta ist laut Sushruta das vierte Dosha, da letztendlich alle unbehandelten Störungen sich auf das Blut auswirken und weil ungesundes Blut in gleicher Weise systemische Probleme verursacht wie ein verschärftes Dosha.

Rakta Moksha: Eine der fünf Reinigungsmaßnahmen des Pañchakarma, bei Rakta Moksha wird eine kleine Menge Blut abgezapft oder blutreinigende Kräuter eingesetzt, um unmäßiges Pitta zu entfernen und das Blut zu reinigen.

Rakta Pitta: Eine Krankheit, bei der Pitta-Dosha das Blut (Rakta) aus dem Gleichgewicht bringt und Blutungsstörungen verursacht.

Rakta Vaha Srotas: Der Körperkanal, der den Fluss und die Funktionen von Rakta Dhātu oder den roten Blutkörperchen unterstützt. Die Wurzeln oder Steuerzentralen dieses Kanals sind Leber und Milz. Er erstreckt sich durch den gesamten Arterienkreislauf und öffnet sich am Übergang zwischen Arterien und Venen.

Rañjaka Pitta: Einer der Subtypen von Pitta-Dosha, befindet sich in Leber und Milz, verleiht dem Blut Farbe und ist für die Blutbildung verantwortlich.

Rasāyana: (1) Verjüngende oder stärkende Wirkung. (2) Ein Lebensmittel oder Kraut, das die Wiederherstellung und Verjüngung von Körperzellen, Geweben und Organen fördert.

Rasāyana Chikitsā: Verjüngungstherapie mithilfe von Lebensmitteln, Kräutern und Praktiken, die Immunität und Ausdauer verbessern, ein langes Leben schenken und die Körperzellen, Gewebe und Organe erneuern, regenerieren und wiederherstellen.

Rasa: (1) Geschmack. (2) Rasa ist das Tanmātrā mit Bezug zum Wasserelement, die feinstoffliche Qualität des Wasserelements, die in Gegenständen existiert und über den Geschmack wahrgenommen werden kann. Es gibt sechs Geschmacksrichtungen in unserer Diät: süß, sauer, salzig, scharf, bitter und astringent und jede hat eine bestimmte Wirkung auf die Doshas. Rasa steht auch für Emotion, die als Manifestation des Geschmacks auf geistiger Ebene angesehen wird.

Rasa Dhātu: Plasma, das erste der sieben Dhātus, dies umfasst die Lymphe, weißen Blutkörperchen und den Plasmaanteil im Blut. Rasa ist das erste Gewebe, das von aufgenommener Nahrung genährt wird, es versorgt jede Zelle und jedes Gewebe im Körper mit Nahrung und sorgt für emotionale Sättigung durch das Essen.

Rasa Vaha Srotas: Der Körperkanal, der die Funktionen von Rasa Dhātu und dem Lymph- und Plasmagewebe aufrechterhält. Die Wurzeln oder Steuerzentralen dieses Kanals sind die rechte Herzkammer und die zehn großen Herzgefäße, der Durchgangsbereich sind das Venen- und Lymphsystem und er öffnet sich am Übergang zwischen Arterien und Venen.

Rutu: Jahreszeit oder Zyklus.

Rutu Sandhi: Die Übergangszeit zwischen zwei Jahreszeiten, gewöhnlich die letzten 15 Tage einer Jahreszeit und die ersten 15 Tage der nächsten. Reinigungstherapien wie Pañchakarma werden, falls angezeigt, idealerweise zu diesen Zeiten durchgeführt.

Rūpa: (1) Form oder Farbe. (2) Das Tanmātrā mit Bezug zum Feuerelement, Rūpa ist die feinstoffliche Qualität des Feuerelements, das in Gegenständen existiert, Gegenstände sichtbar macht.

S

Sādhaka Pitta: Einer der fünf Subtypen von Pitta, steht mit dem Herz-Chakra und den grauen Gehirnzellen in Verbindung und ist verantwortlich für Intelligenz, geistige Verdauung, Enthusiasmus, Sinneswahrnehmung sowie andere Funktionen der höheren geistigen Fähigkeiten.

Sādhārana Desha: Ein Ort mit gemäßigtem Wetter zu allen Jahreszeiten, viel Sonnenschein, ausreichend Regen und mäßiger Wärme. So ein Ort bringt Vāta, Pitta und Kapha in etwa gleichen Mengen zum Ausdruck. Vergleiche mit Jāngala Desha, Anūpa Desha.

Sāma Dosha: Ein Leiden, bei dem sich in der Dushti- oder Vruddhi-Stufe der Verschärfung Toxine (Āma) mit einem Dosha verbinden und Symptome hervorrufen, welche die allgemeinen Eigenschaften von Giftstoffen (häufig ähnlich wie bei gesteigertem Kapha) sowie die des jeweils betroffenen Dosha zeigen. Dieser Zustand wird auch nach dem beteiligten Dosha benannt, z. B. Sāma Vāta, Sāma Pitta oder Sāma Kapha.

Sāra: (1) Das reine, stabilisierte Gewebe im Gegensatz zum instabilen, unverarbeiteten oder ungesunden Gewebe oder den Abfallstoffen oder Nebenprodukten eines Gewebes. (2) Die perfekte höherwertige Essenz eines Gewebes. (3) Gesundes Gewebe.

Sahasrāra: Das siebte oder Kronenchakra, befindet sich an der obersten Stelle des Schädels und ist mit der Zirbeldrüse verbunden.

Samāna Vāyu: Einer der fünf Subtypen von Vāta, dessen Bewegung linear und horizontal nach außen gerichtet ist. Es kommt vor allem im Dünndarm und Nabelbereich vor und regt den Appetit und die Sekretion von Verdauungssäften an, ist daher eng mit Agni (Verdauungsfeuer) verbunden. Es ist beim Verdauungsprozess verantwortlich für die Peristaltik und das Öffnen und Schließen von Pylorus- und Ileozäkalklappe.

Samādhi: (1) Kosmisches Bewusstsein. (2) Ein allumfassender Zustand vorbehaltloser, passiver Achtsamkeit in vollkommener Ausgeglichenheit. (3) Das achte und letzte Glied im Yoga-System von Pātañjali. Siehe auch Ashtānga-Yoga.

Sama Agni: Ausgewogener Stoffwechsel, ein Zustand, bei dem Verdauung und Ausscheidung optimal und unbeeinträchtigt durch ein Dosha sind. Gekennzeichnet durch normalen Appetit, richtige Ausscheidung, gute Immunität, hohe Energie, konstantes Gewicht, ruhiges Gemüt, klare Wahrnehmung und Enthusiasmus.

Samprāpti: Das āyurvedische Modell der Pathogenese, in dem es sechs Phasen von Dosha-Aktivität gibt: Sañchaya (Zunahme eines Dosha an dessen Hauptsitz), Prakopa (Reizung des Dosha), Prasara (Ausbreiten des Dosha durch den Körper), Sthāna Samshraya (Ablagerung des Dosha in einem Gewebe), Vyakti (Manifestation der Hauptsymptome) und Bheda (Zerstörung oder Störung des Gewebes).

Samprāpti Avasthā: Die spezielle Phase der Pathogenese, in dem sich ein Leiden befindet. Siehe auch Samprāpti.

Santarpana Chikitsā: (1) Anabolische Therapie. (2) Nährende Kräuter, Ernährung und Lebensweisen, die Gewebewachstum und Gewichtszunahme fördern. Siehe auch Bruhana Chikitsā.

Satsanga: In der Gesellschaft guter oder „wahrer" (sat) Freunde sein, die einen Menschen inspirieren und dabei unterstützen, sein oder ihr Bestes zu geben.

Sattvam: (1) Geist. (2) Disposition. (3) Eine Klassifikation des geistigen Temperaments eines Menschen, die einem Arzt dabei hilft, die Reaktion eines Patienten auf Schmerz zu verstehen. Siehe auch Pravara, Avara, Madhyama Satvam.

Shākhā Gati: Der Eintritt des Dosha in die Haut und das Kreislaufsystem in den ersten zwei Krankheitsphasen (Samprāpti), in denen die Doshas den Verdauungstrakt verlassen und über die Blutgefäße, Kapillaren und das Lymphsystem in den Kreislauf gelangen. Siehe auch Bāhya Mārga.

Shabda: (1) Klang. (2) Die feinstoffliche Qualität (Tanmātrā) des Äther- oder Raumelements. (3) Die feinstoffliche Qualität des Ätherelements, das in Gegenständen existiert und über das Gehör wahrgenommen werden kann. Shabda gilt als eigenständige, göttliche kreative Energie.

Shamana: (1) Sanfte Linderung und Beruhigung der Doshas. (2) Therapeutische Techniken, die eingesetzt werden, wenn Reinigungstherapien (Shodhana) für einen Patienten kontraindiziert sind.

Shleshaka Kapha: Einer der Kapha-Subtypen. Ist in allen Gelenken zu finden, wo es für die Befeuchtung sorgt, Bewegungsfreiheit verleiht und den Knochen vor Abnutzung schützt.

Shodhana: Reinigungstherapien, einschließlich Pañchakarma.

Shukra Dhātu: Männliches Fortpflanzungsgewebe, eines der sieben Körpergewebe, das Wort Shukra bezieht sich auch auf das Sekret, das eine Frau beim Orgasmus absondert.

Snehana: Der Prozess der inneren und äußeren Ölanwendung, der dem Pañchakarma vorausgeht und es begleitet. Snehana macht das Gewebe weich, befeuchtet die Körperkanäle und bereitet den Körper so darauf vor, während der Reinigungsabläufe von Pañchakarma tiefsitzende Toxine, Doshas und emotionalen Stress loszulassen.

Sparsha: (1) Berührung. (2) Das Tanmātrā mit Bezug zum Luftelement. (3) Die feinstoffliche Qualität des Luftelements, das in Gegenständen existiert und über Berührung wahrgenommen werden kann.

Srotāmsi: Die Pluralform des Wortes Srotas, Körperkanal.

Srotas: (1) Bahn. (2) Ein fein- oder grobstofflicher Kanal aus Dhātus (Gewebe), der Substanzen oder Energien im Körper von einem Ort zum anderen befördert, eines der unzähligen Sondersysteme im Körper. Jeder Kanal besitzt eine Wurzel (Mūla), die als Steuerorgan oder -bereich im Körper fungiert, eine Bahn (Mārga) und eine Öffnung oder einen Ausgang (Mukha). Beispiele für Srotāmsi (die Pluralform von Srotas) sind der Magen-Darm-Trakt und die Venen und Arterien.

Stambhana: (1) Stabilisierende Therapie, die genutzt wird, um Festigkeit, Zusammenhalt und Robustheit des Körpers zu verstärken oder einen Erkrankungsverlauf zu kontrollieren, bei dem ein zu starkes Fließen in den

Kanälen herrscht. (2) Stabilisierende Wirkung, z. B. in Stoffen wie Muskatnuss, Tagara, Jatamāmsi und Fleisch.

Sthāna Dosha: Stabiles Dosha.

Sthāyi Dhātu: Stabiles, reifes, voll ausgebildetes Gewebe (Dhātu) – in diesem Sinne gehört es zur Phase im Verlauf der Gewebebildung, wenn die Ausgangsstoffe in das voll ausgebildete Gewebe aufgenommen wurden. Vergleiche mit Asthāyi Dhātu.

Sushumnā Nādī: Der zentrale Kanal für Prānaströme im Körper, der Sushumnā trägt die Kundalinī Shakti von der Basis der Wirbelsäule zum Kronenzentrum und geht dabei durch alle sieben Chakren. Er befindet sich zwischen dem Īdā und Pingalā Nādī.

Svādhishthāna Chakra: (1) Das zweite Chakra, befindet sich in der Beckenhöhle. (2) Der Sitz von Selbstachtung, Mut und Selbstvertrauen. (3) Wo lebenswichtige Energie auf die lebenswichtigen Organe trifft.

Sveda: Schweiß, eines der drei Hauptabfallprodukte (Malas) des Körpers, zusammen mit Urin (Mūtra) und Stuhl (Purīsha).

Svedana: Schwitzen, der Einsatz von Wärme, der dem Pañchakarma vorausgeht und es begleitet. Es löst Giftstoffe, Doshas und emotionalen Stress aus dem tiefen Gewebe und fördert ihren Abfluss zum Magen-Darm-Trakt, wo sie durch die Reinigungsabläufe von Pañchakarma ausgeschieden werden können.

T

Tamo Guna: Eines der drei Mahāgunas oder Qualitäten des Bewusstseins (zusammen mit Sattva und Rajas), in der Sānkhya-Philosophie lässt Tamas die fünf Elemente und die Tanmātrā (feinstofflichen Qualitäten der Elemente) entstehen. Es ist das Prinzip der Trägheit und für Schlaf, Schwere, Schwerfälligkeit, Bewusstlosigkeit und Verfall verantwortlich. Herrscht es im Verstand vor, führt es zu Unwissenheit, Faulheit, Gewalt und Trägheit. Siehe auch Guna.

Tanmātrā: (1) Klang (Shabda), Berührung (Sparsha), Form (Rūpa), Geschmack (Rasa) und Geruch (Gandha). (2) Die Objekte der Wahrnehmung. (3) Die feinstofflichste Energie der fünf Elemente, durch die sich die grobstofflichen Elemente entwickeln.

Tarpaka Kapha: Einer der fünf Kapha-Subtypen. Verbunden mit den weißen Gehirnzellen und der Gehirn-Rückenmarksflüssigkeit, bildet die schützenden und nährenden Membrane und Flüssigkeiten des Nervensystems. Tarpaka Kapha ist der Film, auf dem alle Erfahrung, Emotionen und alles Wissen in Form von Gedächtnis aufgezeichnet werden.

Tarpana Chikitsā: Siehe Santarpana Chikitsā, Bruhana Chikitsā.

Tejas: (1) Sonnenenergie. (2) Die feinstoffliche Essenz von Feuer (Agni) und der positive, physiologische (im Gegensatz zum pathologischen) Aspekt von Pitta-Dosha, Tejas steuert die Verdauung auf allen fein- und grobstofflichen Ebenen. Es ist die Energie der Intelligenz, Unterscheidungsfähigkeit und aller körperlichen Feuer. Es verleiht Leuchten, Helligkeit, Glanz, Enthusiasmus und Leidenschaft. Tejas steht in funktioneller Beziehung zu Ojas und Prāna.

Tīkshna Agni: Eines der drei Arten von gestörter Verdauung, Tīkshna Agni geschieht, wenn die Verdauung durch die heißen, scharfen und durchdringenden Merkmale von Pitta-Dosha angegriffen ist. Es verursacht Symptome wie übersteigert starken Appetit, Hypoglykämie, säurebedingte Verdauungsbeschwerden, Sodbrennen, säurehaltigen Speichel, Übelkeit, Erbrechen, Durchfall und Heißhunger auf Süßigkeiten. Tīkshna Agni verursacht hohes Pitta und wird dadurch verursacht.

Trut Nigraha: Durst ertragen und die Aufnahme von Flüssigkeiten minimieren, eine der palliativen Therapien (Shamana), die zur Behandlung von Doshas angewandt werden, wenn Shodhana-Therapie (Reinigung) kontraindiziert ist. Siehe auch Shamana.

U

Udāna Vāyu: Einer der fünf Subtypen von Vāta-Dosha, Udāna ist die nach oben gerichtete Energie. Es bewegt sich hauptsächlich durch Zwerchfell, Lungen, Bronchien, Luftröhre und Hals. Es regelt die Ausatmung und ist verantwortlich für Sprache, Ausdruck und jede Handlung, die Mühe erfordert. Es regt auch das Gedächtnis an und hilft, sich aus Verwirrung, Verhaftetsein, Depression und anderen entmutigenden Erfahrungen zu lösen.

Upadhātu: Das übergeordnete Nebenprodukt, das aus der Bildung eines Dhātus resultiert.

Uttāna Avasthā: Die milde Phase einer Erkrankung. Vergleiche mit Gambhīra Avasthā.

V

Vāta: Eines der drei Doshas, Vāta ist mit dem Äther- und Luftelement verbunden. Es lenkt alle Bewegungen und Aktivitäten im Körper.

Vāta Kshaya: Verminderung oder Erschöpfung von Vāta-Dosha, die zu Krankheit führt.

Vāta Vruddhi: Erhöhung von Vāta-Dosha, die zu Krankheit führt.

Vaikrutika Samprāpti: Dosha-Verstärkung, die zu einer Jahreszeit auftritt, die nicht zu dem verschärften Dosha gehört, z. B. eine Vāta-Störung, die im Frühling auftritt. Vergleiche mit Prākrutika Samprāpti.

Vamana: Emesis, eine der fünf Reinigungsmaßnahmen des Pañchakarma, sie entfernt übermäßiges Kapha-Dosha über den Magen. Siehe auch Pañchakarma.

Vega Avasthā: Die symptomatische Krankheitsphase. Vergleiche mit Avega Avasthā.

Vihāra: (1) Lebensweise. (2) Therapie, die positive Änderungen im Lebensstil beinhaltet.

Vīrya: Die Qualität der Energie, die von einem Heilkraut oder einer Speise nach dem Essen freigesetzt wird. Vīrya ist laut vielen Experten von der Wirkung her kühlend oder wärmend, während andere sagen, dass es sich in acht möglichen Arten ausdrückt: heiß oder kalt, schwer oder leicht, ölig oder trocken, weich oder scharf. Heiß und kalt sollen den stärksten Effekt auf das Agni (Verdauungsfeuer) haben und die übrigen sechs Qualitäten werden später oder auf feinstofflichere Weise wahrgenommen.

Vikruti: Unnatürlicher, unausgewogener oder geänderter Zustand, der aktuelle Zustand des Menschen, im Gegensatz zu Prakruti, dem ursprünglichen Zustand der Konstitution. Vikruti ist ein körperlicher und geistiger Zustand, in dem der Einzelne krankheitsanfälliger ist.

Vikshepa: Der Zeitraum um die Frühlings- und Herbst-Tagundnachtgleiche, die Zeiten der Mäßigung sind und eine Ausgeglichenheit zwischen der Sonnen- (Ādana) und Mondperiode (Visarga) darstellen. Vergleiche mit Ādana, Visarga.

Vipāka: Die endgültige, postdigestive Wirkung von Nahrung, sobald der Verdauungsprozess den Dickdarm erreicht hat. Vipāka hat eine Wirkung auf die Exkrete Urin, Stuhl und Schweiß und wird von der Wirkung als süß, sauer oder scharf beschrieben.

Virechana: Abführung, einer der fünf Reinigungsabläufe im Pañchakarma, scheidet überschüssiges Pitta mithilfe abführender Kräuter über den Dünndarm aus.

Visarga: Der Zeitraum zwischen Sommersonnwende und Wintersonnwende, wenn die Mondenergie in der Umwelt und in Lebewesen vorherrscht. Vergleiche mit Ādana, Vikshepa.

Vishama Agni: Eine der drei Arten gestörter Verdauung, Vishama Agni tritt auf, wenn der Stoffwechsel von Vāta-Dosha beeinträchtigt ist und Symptome wie unregelmäßigen Appetit, Aufstoßen, Gas, Verstopfung, abdominale Distension, Gurgeln im Darm, abwechselnd Durchfall und Verstopfung und Angst auslöst. Vishama Agni verursacht hohes Vāta und wird dadurch verursacht.

Vishuddha Chakra: Das fünfte Chakra, befindet sich in der Kehle, gehört zur Schild- und Nebenschilddrüse und ist mit Kommunikation und Willen verbunden.

Vyādhi Pratyanika: Ein Heilkraut, Lebensmittel oder eine Behandlung, die für ein bestimmtes Leiden nützlich ist.

Vyāna Vāyu: Der Subtyp von Vāta-Dosha, der primär im Herzen angesiedelt ist und durch den ganzen Körper zirkuliert. Es ist verantwortlich für das Pulsieren und den Kreislauf von venösem Blut und Lymphe und erhält die Herzaktivität und Sauerstoffzufuhr der Zellen, Gewebe und Organsysteme durch den Nährstoffkreislauf aufrecht. Auch verantwortlich für alle Reflexhandlungen und die Bewegung der Gelenke und Skelettmuskulatur durch den Reflexbogen.

Vyāyāma: Körperliche Aktivität, eine der palliativen Therapien (Shamana), die zur Behandlung von Doshas angewandt werden, wenn Shodhana-Therapie (Reinigung) kontraindiziert ist. Siehe auch Shamana.

Y

Yama: Religiöse oder ethische Regel. In den Yoga-Sūtras von Patañjali wird Yama als eines der acht Glieder des Yoga (Ashtānga-Yoga) bezeichnet. Dies beinhaltet die Kultivierung bestimmter Einstellungen und Praktiken, die für die Yogapraxis wesentlich sind. Die Yamas sind Ahimsā (Gewaltlosigkeit), Satya (Aufrichtigkeit), Asteya (nicht Stehlen), Brahmacharyā (Enthaltsamkeit) und Aparigraha (Freiheit von Gier). Siehe auch Ashtānga-Yoga.

Yogavāhi: (1) Katalysator. (2) Ein Heilkraut oder ein Stoff, der in eine Rezeptur aufgenommen wird oder gemeinsam mit einem Kraut eingenommen wird, um dessen Effekt zu potenzieren und zu beschleunigen.

Medizinisches Glossar

A

Abszess: Eine lokale Ansammlung von Eiter in einem Körperteil, in den meisten Fällen bewirkt dies eine Schwellung und Entzündung des umgebenden Gewebes.

Adipositas: Eine Anhäufung von zu viel Körperfett in einem solchen Maß, dass es sich negativ auf die Gesundheit und Lebenserwartung auswirkt.

Allergie: Eine Reaktion des Immunsystems auf Allergene, was zu Entzündung und Organstörung führen kann.

Allergische Rhinitis: Eine gewöhnliche Form von allergischer Reaktion auf Partikel in der Luft wie Pollen, Schimmel und Staub, was Niesen, eine juckende, laufende oder verstopfte Nase und juckende Augen zur Folge hat.

Alopezie: Lokaler Haarausfall an manchen oder allen Körperbereichen, am häufigsten auf der Kopfhaut.

Alzheimer-Krankheit: Eine irreversible, fortschreitende Gehirnerkrankung, die allmählich die kognitiven Fähigkeiten zerstört, sie macht mehr als 60 % aller Demenzarten aus.

Amenorrhöe: Fehlen der Menstruation.

Amöbenruhr: Eine Art von Ruhr, die primär durch die Amöbe Entamoeba histolytica verursacht wird. Siehe auch Ruhr.

Anaphylaktischer Schock: Eine lebensbedrohliche Art von allergischer Reaktion.

Anämie: Eine Erkrankung, bei der die Menge an roten Blutkörperchen im Kreislauf oder die Menge Hämoglobin geringer als normal ist. Hämoglobin ist das Protein im Blut, das den Sauerstoff befördert.

Aneurysma: Eine lokale, krankhafte Dilatation in der Wand eines Blutgefäßes.

Anfallartiger Husten: Ein wiederholt auftretender krampfartiger Husten.

Anorexie: Appetitverlust.

Anosmie: Verlust des Geruchssinns.

Arrhythmie: Krankhafte Herzrhythmen wie Bradykardie (langsame Herzfrequenz) und Tachykardie (schnelle Herzfrequenz).

Arthritis: Eine Gruppe von Beschwerden, die zu einer Schädigung der Gelenke im Körper führt, eine Entzündung von einem oder mehreren Gelenken, die Schmerz, Schwellung, Steifheit und eingeschränkte Bewegung auslöst. Es gibt über 100 verschiedene Formen von Arthritis.

Aszites: Krankhafte Ansammlung von Flüssigkeit in der Peritonealhöhle. Diese Flüssigkeit in der Bauchhöhle ruft Wassertoxizität hervor.

Atemlosigkeit: Siehe Atemnot.

Atemnot: Kurzatmigkeit, Atemlosigkeit, schwierige oder schwerfällige Atmung, das häufigste Leiden von Patienten mit Herz-Lungen-Erkrankungen.

Atrophie: Siehe Muskelschwund.

Aufmerksamkeitsdefizit-Hyperaktivitätssyndrom (ADHS): Kindheitsstörung, die durch eine geringe Aufmerksamkeitsspanne und Hyperaktivität charakterisiert ist.

Augenmigräne: Blinde Flecken oder Verschwommenheit, die weniger als eine Stunde anhält und mit Kopfschmerzen einhergeht.

Auszehrung: Übertriebene Schlankheit, ausgelöst durch Krankheit oder Mangel an Ernährung, charakterisiert durch einen extremen Verlust von Unterhautfett, der zu einen krankhaft mageren Körper führt wie durch Hunger.

Autoimmunerkrankungen: Erkrankungen, die durch Immunreaktionen hervorgerufen werden, bei denen krankhafte Antikörper produziert werden, die das körpereigene Gewebe angreifen.

Azoospermie: Ein vollständiges Fehlen von Sperma im Ejakulat.

B

Bandscheibenprolaps: Wenn sich der innere weichere Teil der Bandscheibe (des Nucleus pulposus) durch eine Schwäche im äußeren Teil der Bandscheibe ausbuchtet (vorfällt), allgemein als Diskushernie bezeichnet.

Bell-Lähmung: Schwäche der Muskeln auf einer Seite des Gesichts durch eine Gesichtsnervenlähmung.

Bewusstlosigkeit: Koma, wenn man unfähig ist, auf Leute oder Aktivitäten zu reagieren.

Bipolare Störung: Psychische Erkrankung charakterisiert durch manische oder manisch-depressive Episoden.

Blaseninfektion: Siehe Harnwegsinfektion.

Blutbildstörung: Krankhafte Funktion des Bluts oder seiner Bestandteile, in der Regel angewandt auf Erkrankungen, die Blutkörperchen und Thrombozyten betreffen. Eine Blutkrankheit, bei der ein Blutbestandteil in der normalen Zufuhr fehlt oder das Blut in seiner normalen Funktion gestört ist.

Borderline-Persönlichkeitsstörung (BPS): Eine ernste Geisteskrankheit, charakterisiert durch eine tiefgreifende Instabilität bei Stimmungen, zwischenmenschlichen Beziehungen, Selbstwahrnehmung und Verhalten.

Bronchialasthma: Allergisches Asthma, eine Erkrankung der Lungen, die zu einer episodischen Verengung und Entzündung der Luftwege führt, was ein Gefühl von Kurzatmigkeit mit sich bringt.
Bronchiektase: Ein Krankheitszustand, der durch eine lokale, irreversible Erweiterung eines Teils des Bronchialbaums gekennzeichnet ist. Wird als obstruktive Lungenerkrankung eingestuft.
Bronchitis: Eine Entzündung der Schleimhaut in den Bronchien, den Luftwegen, die den Rachen mit den Lungen verbinden.
Bronchodilatation: Weitung der Atemwege. Das ist erforderlich, um die Symptome von Asthma zu lindern.
Bronchospasmus: Eine krankhafte Verengung und teilweise Obstruktion der Bronchien durch Krämpfe des peribronchialen glatten Muskels. Tritt bei Asthma und Bronchitis auf.
Bulimia nervosa: Eine Essstörung charakterisiert durch eine Einschränkung der Nahrungsaufnahme für eine bestimmte Zeit, gefolgt von einer Periode vermehrten oder Suchtessens, das Schuldgefühle und geringes Selbstwertgefühl verursacht.
Burning-Feet-Syndrom: Eine schmerzhafte Empfindung in den Fußsohlen, meistens verursacht durch eine periphere Neuropathie oder Myopathie.
Bursitis: Entzündung des Schleimbeutels (Bursa). Ein Schleimbeutel ist ein Beutel oder Hohlraum im Bindegewebe, im Normalfall in der Nähe der Gelenke, der von der Gelenkinnenhaut ausgekleidet ist und eine Flüssigkeit, die Gelenkschmiere, enthält.

C

Candidiasis: Ein übermäßiges Wachstum von Hefe (eine Art von Pilz) irgendwo im Körper, Candidiasis ist die am weitesten verbreitete Art.
Cholezystitis: Entzündung der Gallenblase, eine Gallenblasenattacke.
Cholera: Eine akute Darminfektion, die durch die Aufnahme von Lebensmitteln oder Wasser hervorgerufen wird, die mit dem Bakterium *Vibrio cholerae* kontaminiert sind. Führt zu einem ausgiebigen, schmerzlosen, wässrigen Durchfall, der ohne prompte Behandlung rasch schwere Dehydrierung und Tod zur Folge haben kann. Bei den meisten Patienten tritt auch Erbrechen auf.
Chronisches Erschöpfungssyndrom: Eine Erkrankung charakterisiert durch unfähig machende Abgeschlagenheit. Kann mit niedrigem Fieber und Schwellung der Lymphknoten einhergehen.
Colitis: Entzündung des Dickdarms.
Colitis ulcerosa: Eine chronische Krankheit des Dickdarms gekennzeichnet durch Entzündung und Ulzeration. Symptome sind z. B. Bauchkrämpfe, blutiger Durchfall und Fieber.

D

Darmkolik: Schwerer Bauchschmerz, der mit einer Dysfunktion im Darm wie einer Blockade oder Gas verknüpft ist.
Degenerative Gelenkerkrankung (DGE): Arthritis der Gelenke.
Demenz: Ein ernster Verlust der kognitiven Fähigkeit, die das übersteigt, was durch normales Altern zu erwarten ist.
Demyelinisierung: Der Verlust der Markscheide, welche die Nerven umgibt, der wesentliche, für die Symptome der multiplen Sklerose (MS) verantwortliche Faktor.
Dermatitis: Entzündung der Haut, einschließlich Röte, Juckreiz und in manchen Fällen Blasenbildung, die entweder durch direkten Kontakt mit einer reizenden Substanz oder eine allergische Reaktion entsteht.
Diabetes mellitus: Eine Gruppe von chronischen Stoffwechselkrankheiten, die durch einen hohen Zuckerspiegel im Blut gekennzeichnet sind, entweder weil der Körper nicht genug Insulin produziert oder nicht angemessen auf das produzierte Insulin reagiert.
Diskushernie: Siehe Bandscheibenprolaps.
Divertikulose: Vorhandensein etlicher Divertikel, kleinen Ausbuchtungen in der Dickdarmschleimhaut.
Durchfall: Eine Erhöhung in der Häufigkeit bzw. Lockerheit des Stuhls, im Allgemeinen mehr als drei Stuhlgänge am Tag.
Dysmenorrhöe: Schwierige und schmerzhafte Menstruation.
Dysurie: Schmerzhafte oder schwierige Blasenentleerung.

E

Eiterbeulen: Eine Hautinfektion, die in einem Haarbalg oder einer Talgdrüse beginnt, Furunkel. Fast immer verursacht durch eine Infektion mit dem Bakterium Staphylococcus aureus, was durch eine Akkumulierung von Eiter einen schmerzhaft geschwollenen Bereich auf der Haut verursacht.
Ekchymose mit intradermaler Hämorrhagie: Ein kleiner hämorrhagischer Punkt in der Haut oder

Schleimhaut, der einen runden oder irregulären blauen oder violetten Flecken bildet.

Ekzem: Entzündung der äußeren Hautschicht charakterisiert durch schuppige und juckende Hautausschläge, Nässen, Blasenbildung bzw. Schälen der Haut.

Elephantiasis: Lymphatische Filariose. Eine seltene Störung des Lymphsystems verursacht durch parasitische Würmer, die von Moskitos übertragen werden. Eine Entzündung der Lymphgefäße löst eine extreme Vergroßerung des betroffenen Bereichs aus, am häufigsten ein Körperglied oder Teile von Kopf und Rumpf. Es tritt in der Regel in tropischen Regionen und besonders in Teilen Afrikas auf.

Emphysem: Eine lang dauernde, fortschreitende Lungenerkrankung, die durch eine Überblähung der Alveolen, Luftbeuteln in der Lunge, vorwiegend Kurzatmigkeit hervorruft.

Endokarditis: Entzündung bzw. Infektion der Schleimhaut (des Endokards) der inneren Schicht des Herzens, beeinträchtigt gewöhnlich die Herzklappen.

Endometriose: Eine Erkrankung, bei der Gewebe, das dem der Gebärmutterschleimhaut (das endometriale Stroma und die Drüsen, die nur im Uterus vorhanden sein sollten) ähnelt, anderswo im Körper zu finden ist. Diese Läsionen können irgendwo in der Beckenhöhle auftreten: in Eierstöcken, Eileiter und seitlicher Beckenwand. Andere verbreitete Stellen sind z. B. die sakrouterinen Bänder, der Douglas-Raum und im rektovaginalen Septum.

Endometritis: Reizung oder Entzündung der Gebärmutterschleimhaut, dem Endometrium.

Entzündliche Beckenerkrankung (PID): Infektion von Uterus, Eileiter und angrenzenden Beckenstrukturen, die nicht mit einer Operation oder Schwangerschaft zu tun haben.

Entzündliche Darmerkrankung: Chronische Krankheiten charakterisiert durch eine Entzündung der Darmwand. Kann zu wiederholten Bauchkrämpfen und Durchfall führen. Die zwei Hauptarten sind Morbus Crohn und Colitis ulcerosa.

Epididymitis: Entzündung der Nebenhoden. Die Nebenhoden sind ein Teil der männlichen Genitalien, die als Reservoir für Sperma dienen.

Epilepsie: Störung der Gehirntätigkeit gekennzeichnet durch plötzliche, kurze Anfälle veränderten Bewusstseins, motorischer Aktivität oder sensorischer Phänomene. Krampfanfälle sind die verbreiteteste Form von Anfällen.

Epileptische Anfälle: Ein epileptischer Anfall ist ein Ereignis, das durch eine krankhafte elektrische Aktivität im Gehirn charakterisiert ist und gewöhnlich krankhafte Bewegungen, Empfindungen bzw. Veränderungen im Bewusstsein auslöst.

Epistaxis: Nasenbluten.

Erysipel: Eine Bakterieninfektion der Haut und des Unterhautgewebes, normalerweise an Gesicht, Ohren und unteren Beinen. Erzeugt scharf begrenzte, hellrote Stellen voller Wärme, Schmerz und Schwellung und kann mit Fieber, Schüttelfrost, Kopfweh, Gelenkschmerzen und Rückenschmerzen einhergehen.

Erythem: Röte der Haut verursacht durch eine Weitung und Kongestion der Kapillaren, häufig ein Zeichen von Entzündung oder Infektion.

Extrasystole: Eine vorzeitige Kontraktion des Herzens, die unabhängig vom normalen Herzrhythmus auftritt.

F

Fersensporn: Ein kleiner knochiger Auswuchs, der sich am Fersenbein bildet und das Gehen oft schmerzhaft macht.

Fettveränderungen der Leber: Die Ansammlung zu großer Mengen an Triglyceriden und anderen Fetten in den Leberzellen. Auch Steatose genannt, kann zu Leberversagen führen.

Fieberkrämpfe: Entsteht bei kleinen Kindern, wenn eine rapide Erhöhung der Körpertemperatur auftritt.

Fibrome: Gutartige Tumore, die aus Faser- oder Bindegewebe bestehen. Sie können in allen Organen wachsen.

Fibröser Tumor: Uterusmyome. Ein nicht krebsartiger (gutartiger) Tumor, der aus der glatten Muskelschicht (Myometrium) und dem zugehörigen Bindegewebe des Uterus entsteht. Uterusmyome sind die Hauptindikation für Hysterektomie in den USA.

Fibrozystische Veränderungen in den Brüsten: Geschwollene, empfindliche Brüste, bzw. ein oder mehrere Knoten.

Fissuren (Anal-): Ein bandförmiges Geschwür am Rand des Anus.

Fistel: Eine krankhafte Verbindung oder ein Gang zwischen zwei von einem Epithel ausgekleideten Organen oder Gefäßen, die normalerweise nicht in Verbindung stehen, hervorgerufen durch eine Verletzung, Krankheit oder Erbkrankheit.

Flatulenz: Unmäßige Menge Gas im Darm.

G

Gangrän: Nekrose oder Tod von Gewebe, in der Regel durch einen Verlust der Blutzufuhr in diesem Bereich oder unzureichende Blutzufuhr, eine ernste und potentiell lebensbedrohliche Situation.

Gastritis: Entzündung der Magenschleimhaut.

Gastroenteritis: Magengrippe. Entzündung des Magen-Darm-Trakts, wobei Magen, Darm oder beide betroffen sind, im Normalfall führt es zu Durchfall, Bauchkrämpfen, Übelkeit und möglicherweise Erbrechen. Die häufigste Ursache von Gastroenteritis ist viral.

Gallenblasenattacke: Siehe Cholezystitis.

Gehirnblutung: Blutung im Gehirngewebe.

Gehirn-Rückenmarksflüssigkeit (GRF): Nährende und schützende Flüssigkeit, die Gehirn und Rückenmark umgibt.

Gehirnschlag (auch Cerebrovascular Accident, CVA): Hirngefäßerkrankungen, die entweder ischämische oder hämorrhagische Läsionen haben und zu einer kritischen Verminderung der Blutzufuhr ins Gehirngewebe führen, häufig als Schlaganfall bezeichnet.

Gelbsucht: Eine gelbe Farbe von Körpergewebe und -flüssigkeiten durch übermäßiges Bilirubin im Blut. Erkennbar in Haut, Schleimhäuten oder Augen.

Geringe Libido: Ein Mangel an Sexualtrieb.

Gicht: Eine Form von akuter, entzündlicher Arthritis, die auftritt, wenn sich Harnsäure im Körper anhäuft und in Gelenken und Sehnen ablagert.

Glaukom: Krankheit, die durch gesteigerten Augeninnendruck des Auges charakterisiert ist und zu Schwierigkeiten beim Sehen und möglicherweise Erblindung führt.

Glossitis: Entzündung oder Infektion der Zunge, wodurch sie die Farbe ändert und anschwillt. Durch die Schwellung sieht die Zunge glatt aus.

Gonorrhöe: Ein sexuell übertragenes Bakterium, das Männer und Frauen infizieren kann. Gonorrhöe befällt oftmals Harnröhre, Rektum oder Hals. Bei Frauen kann die Gonorrhöe auch den Gebärmutterhals infizieren.

Grand-Mal-Epilepsie (tonisch-klonische Epilepsie): Ein Anfall, der zu Bewusstlosigkeit und starken Muskelkontraktionen am ganzen Körper führt.

H

Halbseitenlähmung: Vollkommene Lähmung einer Körperseite.

Hämatokrit: Der Anteil des Bluts, nach Umfang, der aus roten Blutkörperchen besteht. Ein niedriger Spiegel ist am häufigsten im Fall von Anämie zu finden, die weitere Ursachen haben kann. Ein hoher Spiegel hat vielfältige Ursachen, z. B. das Leben in großer Höhe, Rauchen und Dehydrierung.

Hämatom: Eine Schwellung mit Blutansammlung außerhalb eines Blutgefäßes, verursacht durch eine Verletzung im Blutgefäß.

Hämochromatose: Eine genetische Krankheit mit übermäßiger Absorption und Anhäufung von Eisen aus dem Verdauungstrakt, Eisenüberlastung.

Hämophilie: Eine Gruppe von genetischen Erbkrankheiten, welche die Fähigkeit des Körpers schädigen, die Bildung von Blutgerinnseln oder Gerinnung zu kontrollieren. Die Gerinnung stoppt eine Blutung, wenn ein Blutgefäß verletzt ist.

Hämoptysis: Bluthusten aus den Atemwegen, blutiger Schleim. Das Blut kann aus Nase, Mund, Hals oder den Luftwegen kommen, die zur Lunge oder den Lungen führen.

Hämorrhoiden: Schmerzhafte Erweiterung der Hämorrhoidalvenen, außen und innen, im Analbereich.

Hämothorax: Blut sammelt sich im Pleuraspalt, zwischen der Brustwand und der Lunge, verursacht durch einen Riss der Blutgefäße.

Harnsteine: Siehe Nierenkolik.

Harnwegsinfektion (HWI): Eine Blaseninfektion oder Harnwegsinfektion (HWI) ist eine Bakterieninfektion, die einen beliebigen Teil der Harnwege betreffen kann.

Hautausschläge: Jeder vorübergehende Ausschlag auf der Haut.

Hautanhängsel: Eine kleine Warze, die auch einen Stiel haben kann und wie ein kleines Stück weicher, hängender Haut aussieht.

Hepatitis: Jede Art von Entzündung der Leber, die auftritt, wenn die Leber verletzt wird. Bezieht sich auch auf eine Gruppe von Virusinfektionen, die auf die Leber wirken, die maßgebliche Ursache von Leberkrebs und häufigster Grund für Lebertransplantation.

Hepatomegalie: Vergrößerte Leber.

Hepatosplenomegalie: Vergrößerte Leber und Milz

Herpes: Eine sexuell übertragene Krankheit (STD) verursacht durch den Virus Herpes simplex (HSV). HSV Typ 1 verursacht Fieberbläschen am Mund oder im Gesicht (Oralherpes). HSV Typ 2 betrifft üblicherweise den Genitalbereich (Genitalherpes). Beide Virentypen können inaktiv oder „still“ sein, ohne Symptome, entweder Genital- oder Oralinfektionen auslösen und wiederholte Blasen und Geschwüre verursachen. Nach der ersten Episode kann der Betroffene sein ganzes Leben infiziert bleiben.

Herzinfarkt: Siehe Myokardinfarkt.

Herzinsuffizienz: Eine Erkrankung, bei der das Herz nicht mehr genug Blut zum Rest des Körpers pumpen kann.
Herzklopfen: Eine Erkrankung, bei der das Pulsieren des Herzens schneller als normal oder ungleichmäßig wird. Der Patient kann dies als „Klopfen" in der Brust erleben.
Herzrhythmusstörung: Ungleichmäßiger Herzschlag. Eines von einer Gruppe von Leiden, bei denen eine krankhafte elektrische Aktivität im Herz besteht. Der Herzschlag kann zu schnell oder zu langsam sein und regelmäßig oder unregelmäßig.
Hexenschuss: Ein dumpfer, anhaltender Schmerz im Lendenbereich des Rückens, Schmerzen im unteren Rücken.
Hohe Triglyceride: Hypertriglyceridämie. Eine Art von Lipid im Blut. Der Körper wandelt alle Kalorien, die er nicht sofort benutzen muss, in Triglyceride um, die dann in den Fettzellen gespeichert werden. Ein hoher Spiegel deutet die Möglichkeit anderer Krankheitszustände an.
Hoher Blutdruck: Bluthochdruck. Eine ernste Erkrankung, die koronare Herzkrankheit, Herzversagen, Schlaganfall, Nierenversagen und andere Gesundheitsprobleme zur Folge haben kann. Bluthochdruck wird definiert als ein Wert, der bei 3 verschiedenen Gelegenheiten, zwischen denen mehrere Wochen liegen, höher als 140 mm Hg Systole oder 90 mm Hg Diastole ist.
Hohes Cholesterin: Hypercholesterinämie. Das Vorherrschen eines hohen Cholesterinspiegels im Blut, kein Leiden, sondern eine Stoffwechselstörung, die durch andere Krankheiten verursacht werden kann.
Hodgkin-Lymphom: Hodgkinsche Krankheit. Ein Krebs des Lymphgewebes, der in den Lymphknoten, in Milz, Leber, Knochenmark und an anderen Stellen zu finden ist.
Hydrozele: Eine Akkumulierung von Flüssigkeit in den Hoden.
Hydrozephalus: Vermehrter Hirndruck verursacht durch eine krankhafte Ansammlung von Gehirn-Rückenmarksflüssigkeit im Schädel, was zu einer Gehirnschwellung führt.
Hypoproteinämie: Ein krankhaft niedriger Spiegel am gesamten Protein im Blut.
Hypertonie: Siehe hoher Blutdruck.
Hypochlorhydrie: Untersäuerung, ein Zustand mit verringerter Säure im Magen verursacht durch eine verminderte Absonderung von Magensäure.
Hypoglykämie: Blutglukosespiegel (Blutzucker) geringer als normal, ein verbreitetes Symptom von Diabetes.
Hypoxie: Ein Sauerstoffmangel.
Hysterektomie: Operative Entfernung der Gebärmutter.

I

Iatrogene Krankheit: Erkrankung verursacht durch eine ärztliche Intervention, dazu gehören Medikamente, Therapien, ärztliche Fehler, Fahrlässigkeit und anderes.
Inkontinenz: Unfähigkeit, die Entleerung von Ausscheidungen wie Urin oder Stuhl zu kontrollieren.
Intussuszeption: Tritt auf, wenn ein Teil des Darms in den nächsten gleitet, ähnlich wie die Teile eines Teleskops, und eine Obstruktion auslöst.
Ischämische Herzkrankheit: Ischämische Kardiomyopathie. Verringertes Pumpen des Herzens aufgrund einer koronaren Arterienerkrankung. Findet statt, wenn die Arterien, die Blut und Sauerstoff zum Herzen tragen, blockiert sind.
Ischämische Herzschmerzen: Die ischämische Herzkrankheit kann asymptomatisch sein oder einen Brustschmerz (Angina pectoris) hervorrufen. Tritt auf, wenn der Herzmuskel nur unzureichend mit Blut versorgt wird.

K

Katarrh: Entzündung einer Schleimhaut, besonders der Atemwege, begleitet von übermäßigen Sekretionen.
Kiefergelenkschmerz: Schmerzen durch eine Funktionsstörung im Kiefergelenk. Dieses Gelenk ist auf beiden Seiten des Kiefers vorhanden. Siehe Kiefergelenkserkrankungen.
Kiefergelenkserkrankungen: Charakterisiert durch Schmerz im Kiefer und dem umgebenden Gewebe und Einschränkungen der Kieferbewegungen. Kiefergelenkserkrankungen können die Fähigkeit einer Person beeinträchtigen, zu sprechen, essen, kauen, schlucken, Gesichtsausdrücke zu machen und sogar zu atmen.
Kiefersperre: Tetanus. Eine ernste Bakterienerkrankung, die sich auf Muskeln und Nerven auswirkt. Charakterisiert durch Muskelsteife, die normalerweise in Kiefer und Nacken beginnt und dann andere Körperteile erfasst, der Tod kann aufgrund von schweren Atemproblemen oder Herzfehlern auftreten.
Kinderlähmung: Polio. Eine hochgradig infektiöse Virenerkrankung, die überwiegend kleine Kinder befällt und durch kontaminiertes Essen und Wasser übertragen

wird. In manchen Fällen führt die Erkrankung zu Lähmung, die oft permanent ist.
Kolik (Dreimonatskolik): Untröstliches Weinen bei einem gesunden Neugeborenen mit Anfällen von Aufgeregtheit und Reizbarkeit. Die Erkrankung hat keine bekannte Ursache.
Konjunktivitis: Entzündung der Bindehaut, einer Schleimhaut, die den Augapfel und die Innenseite des Augenlids bedeckt.
Krämpfe: Eine plötzliche, unwillkürliche Kontraktion eines Muskels, einer Gruppe von Muskeln, eines Hohlorgans oder eine ähnliche plötzliche Kontraktion einer Öffnung, manchmal begleitet von Schmerzen, die sich rasch lösen.
Krätze: Eine ansteckende Hautkrankheit verursacht durch eine Milbe, Sarcoptes scabiei.
Kropf: Eine Vergrößerung der Schilddrüse.

L

Lappenpneumonie: Eine Form von Lungenentzündung, die einen Teil oder einen ganzen Lungenlappen befällt.
Laryngitis: Schwellung und Entzündung des Kehlkopfs, die eine heisere Stimme oder den vollständigen Verlust der Stimme aufgrund einer Reizung der Stimmbänder auslösen kann.
Leistenbruch: Krankhaftes Hervorstehen eines Organs oder Teil eines Organs durch die Wand des Hohlraums, der es normalerweise enthält.
Leukämie: Ein Krebs von Blutkörperchen und Knochenmark, gekennzeichnet durch eine unkontrollierte Ansammlung von Blutkörperchen.
Leukoderm: Weißfleckenkrankheit oder Vitiligo. Ein Mangel an Hautpigmentation, der weiße Flecken hinterlässt. Tritt durch den Verlust von Melanin auf.
Leukorrhoe: Vaginaler Ausfluss, der von weißer oder gelblicher Farbe ist.
Lidrandentzündung: Chronische Entzündung der Wimpernfollikel.
Lipom: Ein gutartiger Tumor aus Fettgewebe, die verbreiteteste Form von weichem Gewebetumor.
Lumbale Skoliose: Eine seitliche Verkrümmung der Wirbelsäule im Lendenbereich.
Lumbale Spondylose: Degenerative Osteoarthritis der Gelenke im unteren Rücken.
Lumbosakrale Arthritis: Arthritis, die den unteren Rücken und Beckengürtel betrifft, verursacht Schmerz, Entzündung und Bewegungsverlust in diesen Bereichen.
Lungenkavitation: Entwicklung von Hohlräumen im Lungengewebe, verbreitet bei Lungentuberkulose.
Lungenödem: Pulmonales Ödem. Flüssigkeit sammelt sich in den Lungen, in der Regel, weil die linke Herzkammer nicht angemessen pumpt.
Lungenparenchym: Jede Form von Lungengewebe einschließlich Bronchiolen, Bronchien, Blutgefäßen, Interstitium und Alveolen.
Lungentuberkulose: Eine ansteckende Bakterieninfektion, die größtenteils die Lungen befällt, aber auch auf andere Organe übergreifen kann.
Lymphadenopathie: Jeder Krankheitsverlauf, der (einen) Lymphknoten angreifen kann. Die zervikalen Lymphknoten befinden sich in der Halsregion, die axillären Lymphknoten im Achselbereich.
Lymphstauung: Ein Begriff, der in Naturheilkunde und anderen alternativen Gesundheitssystemen verwendet wird, ein blockiertes oder träges Fließen des Lymphsystems zu beschreiben. Behandlungen dafür sind Massage und körperliche Bewegung, um den Fluss zu steigern.
Lymphatische Filariose: Siehe Elephantiasis.
Lymphverschluss: Ein Lymphverschluss ist eine Blockade der Lymphknoten. Lymphverschluss wird auch Lymphödem genannt, d. h. Schwellung der Lymphwege.

M

Magengeschwür: Ein Geschwür (Schleimhauterosionen) eines Magenbereichs, der meistens sauer und dadurch extrem schmerzhaft ist.
Malabsorptionssyndrom: Eine Veränderung in der Fähigkeit des Darms, Nährstoffe angemessen in die Blutbahn aufzunehmen. Häufige Leiden, die zu einem Resorptionsstörungssyndrom führen können, sind Mukoviszidose, chronische Pankreatitis, Zöliakie oder glutensensitive Enteropathie, Kurzdarmsyndrom, Lymphangiektasie des Darmes, Whipple-Krankheit, entzündliche Darmerkrankung und Reizdarmsyndrom.
Manie: Ein Zustand krankhafter Hochstimmung, Erregung oder entsprechendem Energieniveau manifestiert durch geistige und physische Hyperaktivität und desorganisiertes Verhalten, ein Kriterium für einige psychische Leiden.
Mastitis: Entzündung der Brust.
Masern: Eine hochgradig ansteckende Vireninfektion des Atmungssystems, am besten bekannt wegen ihres typischen Hautausschlags, eine potentiell schwere Erkrankung in der Kindheit.
Melanom: Ein Hautkrebs, frühe Diagnose kann zu vollständiger Heilung führen. Doch ein fortgeschrittenes Melanom kann sich auf die Lymphknoten sowie andere

Bereiche im Körper ausbreiten, normalerweise Lungen, Leber und Gehirn und ist lebensbedrohlich.

Meningitis: Entzündung der Membrane des Gehirns oder Rückenmarks.

Menorrhagie: Krankhaft schwere und lang anhaltende Menstruationsblutung.

Miktion: Der Drang, Wasser zu lassen.

Migräne: Ein schwerer Kopfschmerz, der periodisch auftritt und möglicherweise begleitet ist von Übelkeit, Erbrechen, Schwindel oder Photophobie. Augenmigränen sind eine Art von Migräne, bei denen die Augenmuskeln der Augen betroffen sind.

Mitralinsuffizienz: Mitralklappeninsuffizienz. Eine Erkrankung, bei der die Mitralklappensegel nicht dicht schließen. Durch diesen Effekt kann Blut zurück ins Herz fließen und dies wird häufig als „undichte Herzklappe" bezeichnet.

Monoplegie: Lähmung eines einzigen Glieds, am häufigsten des Arms.

Morbus Crohn: Eine Form von entzündlicher Darmerkrankung (IBD), die irgendwo im Verdauungstrakt zwischen Mund und Anus auftreten kann und durch eine chronische Entzündung gekennzeichnet ist.

Mukoviszidose: Eine Erbkrankheit, die dazu führt, dass sich dicker, klebriger Schleim in den Lungen und im Verdauungstrakt anlagert, was den ganzen Körper beeinträchtigt und eine fortschreitende Behinderung und oft den frühen Tod hervorruft.

Multiple Sklerose: Eine chronische Erkrankung, die das Zentralnervensystem angreift, die Symptome können mild sein, wie Taubheit in den Gliedern, oder schwer wie Lähmung oder Verlust des Sehsinns.

Muskelhypertonie: Erhöhte Anspannung des Muskeltonus, kann zu einem Verlust von Funktion und Fehlbildung führen. Verursacht durch eine Verletzung der motorischen Bahnen im Zentralnervensystem.

Muskelzucken: Kleinere Muskelkontraktionen oder unkontrollierbares Zucken einer Muskelgruppe, die durch eine einzelne motorische Nervenfaser versorgt wird.

Muskelschwund: Atrophie oder Verlust von Muskelgewebe.

Myalgie: Druckschmerzhaftigkeit oder Schmerz im Muskel.

Myokardinfarkt (MI): Ein medizinischer Notfall, bei dem die Blutzufuhr zum Herzen ernsthaft eingeschränkt ist. Dies hat den Tod des Herzmuskels zur Folge. Wird im Allgemeinen als Herzinfarkt bezeichnet.

Myxödem: Infiltration der Haut durch Mucopolysaccharide, wodurch sie ein wächsernes oder raues Aussehen erhält, bei Patienten mit Schilddrüsenunterfunktion zu beobachten.

N

Nasenbluten: Siehe Epistaxis.

Nasenpolyp: Gewebemasse, die sich in den Nasenschleimhäuten entwickelt. Siehe auch Polyp.

Nebenniereninsuffizienz: Hypocortisolismus. Unterfunktion der Nebennieren, was eine verminderte Bildung von Corticosteroid-Hormonen verursacht.

Nephrotisches Syndrom: Eine Gruppe von Störungen, die eine Schwellung oder Entzündung der inneren Nierenstrukturen, der Glomeruli, auslöst. Es ist charakterisiert durch Ödem, hohen Blutdruck und die Präsenz von roten Blutkörperchen im Urin. Eine Art von Glomerulonephritis.

Nervenknoten: Eine Gruppe von Nerven, die man Plexus oder Ganglion nennt, von wo ein Schmerz herrührt.

Nesselausschlag: Urtikaria. Quaddeln auf der Haut, oft juckend, gewöhnlich eine allergische Reaktion.

Netzhautablösung: Abtrennung der Netzhaut von ihrer versorgenden Gewebeschicht im Auge. Erfordert prompte ärztliche Versorgung, um Sehverlust zu verhindern.

Neuralgie: Schmerz, der einer Nervenbahn folgt.

Neuritis: Eine Entzündung der Nerven, an einem einzelnen Nerv oder einer Nervengruppe.

Neuropathie: Jede Nervenkrankheit. Kann durch eine Verletzung (fokale Neuropathie) oder einen Erkrankungsprozess (periphere Neuropathie) auftreten, z. B. Diabetes. Mögliche Symptome sind Kribbeln, Taubheit, Schmerz und/oder Schwäche.

Nierenkolik: Entsetzliche Schmerzen in den Nieren und zur Hüfte hin, häufig durch einen Stein (Nierensteine).

Nierensteine: Eine harte, kristalline Mineralmasse, die sich in der Niere oder den Harnwegen bildet. Sie können aus der Niere abgehen und dabei schwere Schmerzen auslösen und sogar den Harnfluss blockieren.

O

Ödem: Eine krankhafte Ansammlung von Flüssigkeit, im Allgemeinen meistens in den Beinen beobachtet. Findet sich bei Krankheiten wie Stauungsinsuffizienz oder Nierenversagen.

Ohnmacht: Vorübergehende Bewusstlosigkeit verursacht durch eine verringerte Blutzufuhr zum Gehirn.

Oligospermie: Geringe Spermienzahl, eine Ursache von männlicher Unfruchtbarkeit.
Oligurie: Krankhaft geringes oder unregelmäßiges Wasserlassen, Unterdrückung der Blasenentleerung.
Oophoritis: Entzündung eines Eierstocks.
Optische Refraktionsfehler: Optische Defekte, die sich auf die Fähigkeit der Augen auswirken, Licht zu brechen und für klare Sicht richtig auf die Netzhaut zu fokussieren.
Orchitis: Entzündung der Hoden.
Ösophagitis: Jede Entzündung, Schwellung oder Reizung der Speiseröhre.
Osteoarthritis: Eine chronische Erkrankung charakterisiert durch Zusammenbruch und schließlich Verlust des Gelenkknorpels, auch degenerative Arthritis oder degenerative Gelenkerkrankung genannt.
Ovarialzyste: Kleine, mit Flüssigkeit gefüllte Beutel, die in den Eierstöcken entstehen.

P

Parästhesie: Eine Empfindung von Taubheit, Prickeln oder Kribbeln, tritt im Allgemeinen durch eine Nervenschädigung bei Beschwerden wie Neuropathie auf.
Parenchymgewebe: Die funktionellen Teile eines Organs im Körper im Gegensatz zum strukturellen Gewebe der Organe oder dem Bindegewebe.
Parkinson-Krankheit: Eine chronische, degenerative Bewegungsstörung, durch die jemand außerstande ist, Bewegungen auf normale Weise zu initiieren und kontrollieren, charakterisiert durch Tremor der Hände, Arme, Beine, Kiefer und Gesicht, Starre oder Steifheit von Gliedern und Rumpf, Schwerfälligkeit der Bewegung und herabgesetzte Ausgewogenheit und Koordination.
Perikarditis: Eine Entzündung des Herzbeutels, des Beutels, der das Herz umschließt, oftmals begleitet von Brustschmerz.
Periphere Neuropathie: Siehe Neuropathie.
Petechiale Blutung: Eine subkutane Hämorrhagie, die in kleinsten Punkten auftritt, wobei die Kapillaren an der Körperoberfläche platzen und kleine rote Male an der Stelle des Platzens erscheinen. Die Verteilung kann wie ein Ausschlag oder eine Abschürfung aussehen.
Pharyngitis: Ein rauer Hals verursacht durch eine Entzündung der hinteren Kehle, meistens Zeichen einer weiteren Erkrankung wie Erkältung oder Grippe.
Phobie: Eine Art von Angststörung, ist eine hartnäckige, irrationale Furcht vor bestimmten Situationen, Aktivitäten, Dingen, Tieren oder Leuten begleitet von einem intensiven Verlangen, den gefürchteten Reiz zu vermeiden.
Photophobie: Empfindlichkeit auf Licht.
Pleuraerguss: Eine Akkumulierung von Flüssigkeit in der Brusthöhle um die Lungen.
Pleuritischer Schmerz: Scharfe Brustschmerzen, die das Hauptsymptom der Brustfellentzündung sind.
Pneumonie: Eine Entzündung der Lunge, im Normalfall verursacht durch eine Infektion mit Bakterien, Viren und Pilzen. Typische Symptome sind Schwierigkeit beim Atmen, Husten und Fieber.
Polyzystische Nierenerkrankung: Eine genetische Erkrankung charakterisiert durch das Wachstum vieler Zysten in den Nieren, kann aber auch andere Organe betreffen.
Polyzystisches Ovar-Syndrom (PCOS): Ein chronisches Fehlen des Eisprungs, am häufigsten begleitet von Fettsucht, Diabetes Typ 2, Hirsutismus, Unfruchtbarkeit, Insulinresistenz und Ovarialzysten, auch als Stein-Leventhal-Syndrom bezeichnet.
Polyzythämie: Eine übermäßige Bildung von roten Blutkörperchen.
Polycythaemia vera: Eine überhöhte Bildung von roten Blutkörperchen als Ergebnis einer Anomalität des Knochenmarks, eine seltene Krankheit.
Polyp: Ein krankhaftes Wachstum, das aus einer Schleimhaut hervorsteht.
Polyurie: Zu starke Absonderung und Ausscheidung von Urin.
Posturale Hypotension: Ein Abfall des Blutdrucks, wenn ein Mensch aus einer liegenden in eine sitzende oder stehende Körperhaltung wechselt.
Prolaps: Das Absinken oder Herausfallen eines Organs oder inneren Teils, besonders an einer natürlichen oder künstlichen Körperöffnung, z. B. ein Uterus- oder Blasenprolaps.
Prostatahyperplasie: Eine Erhöhung der Größe und Anzahl der Zellen, aus der die Prostata besteht, auch benigne Prostatahyperplasie (BPH) oder vergrößerte Prostata genannt.
Prostatasteine: Eine feste, in der Prostata gebildete Verkalkung, typischerweise viele, kleine Steinchen, die oftmals das Produkt chronischer Prostatitis sind.
Prostatitis: Eine Entzündung der Prostata, die oft zu Schwellung oder Schmerz führt, kann Schmerzen, Probleme beim Wasserlassen, sexuelle Funktionsstörung und allgemeine Gesundheitsprobleme wie Müdigkeit und Depression auslösen.
Proteinurie: Verlust des Proteins im Urin.

Psoriasis: Eine chronische Autoimmunerkrankung, die sich auf der Haut am häufigsten als erhöhte, rote Flecken oder Läsionen zeigt, die von einer silbrig-weißen Anhäufung toter Hautzellen bedeckt sind, so genannten Schuppen.

Psychoneurose: Geistige Störung charakterisiert durch Angst, Depression oder andere Gefühle der Unglückseligkeit oder Verzweiflung, die in keinem Verhältnis zu den Lebensumständen von jemandem stehen. Kann die Funktionen in praktisch jedem Lebensbereich, in Beziehungen oder äußeren Angelegenheiten beeinträchtigen, doch ist nicht schwer genug, um den Betreffenden völlig handlungsunfähig zu machen.

Psychose: Eine schwere geistige Erkrankung charakterisiert durch eine Persönlichkeitsstörung und den Verlust des Kontakts zur Wirklichkeit, was einen Verfall normaler Sozialfunktionen zur Folge hat.

Ptose: Eine Erkrankung, bei der ein Organ oder ein Körperteil herabhängt, wie ein Augenlid aufgrund einer Lähmung des Augenbewegungsnervs (dritter Hirnnerv).

Pulmonales Ödem: Siehe Lungenödem.

Purpura: Ein hämorrhagischer Bereich in der Haut, der per Definition größer als 3 Millimeter im Durchmesser ist. Verblasst bei Berührung nicht.

Pyrexie: Fieber, definiert als erhöhte Körpertemperatur über 37,8 °C.

Q

Quadriplegie: Lähmung aller vier Glieder.

Querschnittslähmung: Eine vollständige oder teilweise Lähmung, welche die Beine und möglicherweise auch den Rumpf betrifft, aber nicht die Arme.

R

Radikulopathie: Krankheit der spinalen Nervenwurzeln, üblicherweise als eingeklemmter Nerv bezeichnet. Wenn es die Nervenwurzeln im Lumbosakralbereich beeinträchtigt, nennt man dies häufig Ischias.

Raynaud-Syndrom: Eine vasospastische Störung, die eine Verfärbung der Finger, Zehen und gelegentlich anderer Bereiche zur Folge hat, überwiegend durch emotionalen Stress und Kälte ausgelöst. Die Farbveränderungen können recht ausgeprägt sein.

Reizdarmsyndrom (RDS): Eine Erkrankung, bei der die Motilität des Magen-Darm-Trakts betroffen ist, was Bauchschmerz, Verstopfung oder Durchfall hervorruft.

Rektumpolypen: Siehe Polyp.

Rektumprolaps: Siehe Prolaps.

Rheuma: Früher für jede chronische Erkrankung verwendet, die durch Entzündung, Muskelkater und Steifheit und Schmerz in den Gelenken und zugehörigen Strukturen charakterisiert ist.

Rheumatische Arthritis: Eine chronische, systemisch entzündliche Erkrankung, die prinzipiell die echten Gelenke angreift.

Rohrzucker: Ein traditioneller, nicht kristallisierter Zucker aus Produkten des Zuckerrohrs und Palmensafts. Gilt als bekömmlicherer Zucker, da zur Herstellung noch keine chemischen Stoffe eingesetzt werden und er mehr Mineralsalze bewahrt als Kristallzucker.

Rückwärtsneigung des Uterus: Verschiebung des normalerweise senkrechten Uterus nach hinten.

Ruhr: Eine entzündliche Erkrankung des Darms, besonders des Dickdarms, die schweren Durchfall hervorruft und Schleim bzw. Blut im Stuhl enthält, mit Fieber und Bauchschmerz. Falls unbehandelt, kann Ruhr tödlich sein.

S

Saisonabhängige Depression (SAD): Eine Art von Depression, die durch die Jahreszeiten ausgelöst wird, Depression wegen Mangels an Sonne.

Schilddrüsenüberfunktion: Ein krankhafter Zustand der Schilddrüse in Verbindung mit erhöhter Sekretion von Thyroxin.

Schilddrüsenunterfunktion: Ein krankhafter Zustand der Schilddrüse in Verbindung mit mangelnder Schilddrüsensekretion.

Schizophrenie: Eine geistige Störung, die es schwierig macht, zwischen echten und unechten Erfahrungen zu unterscheiden und durch Symptome von Denk-, Verhaltens- und sozialen Problemen gekennzeichnet ist. Es kann zu einer Kombination aus Halluzinationen, Wahnvorstellungen und ungeordnetem Denken und Verhalten kommen. Die Fähigkeit von Menschen mit Schizophrenie, normal zu funktionieren und für sich selbst zu sorgen, nimmt im Laufe der Zeit eher ab. Die mit der Schizophrenie assoziierten gedanklichen Probleme werden als Psychose beschrieben, da das Denken dieser Menschen manchmal vollkommenen Realitätsverlust zeigt.

Schlaflosigkeit: Lang anhaltende oder krankhafte Unfähigkeit zu schlafen.

Schlaganfall-Lähmung: Eine der häufigsten Behinderungen durch Gehirnschlag. Siehe Gehirnschlag.

Schluckstörung: Unfähigkeit zu schlucken oder Schwierigkeit beim Schlucken.

Schwache Beinmuskeln: Beinschwäche, ein Symptom vieler Krankheiten.

Schwindel: Eine Empfindung, als würde man sich selbst oder umliegende Gegenstände bewegen oder drehen.

Seminurie: Ausscheidung von Urin mit Samenflüssigkeit.

Serosa: Eine seröse Membran ist eine glatte Membran, die aus einer dünnen Zellschicht besteht, die eine seröse Flüssigkeit abgibt, eine schmierende Substanz.

Sinusitis: Entzündung der Schleimhaut der Nebenhöhlen, Lufthohlräume im Gesichtsskelett um die Nase.

Spastizität: Eine Steigerung in Muskeltonus oder Kontraktionen der Muskeln, die steife oder eckige Bewegungen zur Folge haben. Im Allgemeinen bei neurologischen Leiden wie Schlaganfällen, traumatischen Gehirnverletzungen und Rückenmarksverletzung zu beobachten.

Splenomegalie: Eine vergrößerte Milz.

Spondylarthrose: Eine Familie von entzündlichen rheumatischen Krankheiten, die sich auf die Wirbelsäule und Gelenke, Bänder und Sehnen auswirken können.

Status asthmaticus: Eine schwere, potentiell lebensbedrohliche Asthmaattacke, die nicht auf die üblichen Therapien anspricht, ein medizinischer Notfall.

Status epilepticus: Ein epileptischer Anfall, der länger als 30 Minuten dauert, wobei sich das Gehirn in einem kontinuierlicher Anfallszustand befindet. Dies ist ein lebensbedrohlicher Zustand und medizinischer Notfall.

Stomatitis: Eine Entzündung der Schleimhaut der Weichgewebestrukturen des Mundes, gewöhnlich schmerzhaft.

Stressbedingte Hyperglykämie: Eine vorübergehende Erhöhung des Blutglukosespiegels infolge von Stress durch eine Erkrankung, unterscheidet sich von Diabetes mellitus.

Syphilis: Eine sexuell übertragene Krankheit (STD) verursacht durch das Bakterium Treponema pallidum, die durch Untersuchung von Schankermaterial unter einem Dunkelfeldmikroskop oder einen Bluttest diagnostiziert wird. In den frühen Phasen einfach zu heilen, bleibt es jahrelang unbehandelt im Körper, erzeugt es eine Schädigung, die schließlich zum Tode führen kann.

T

Tachykardie: Rasches Schlagen des Herzens (über 100 Schläge pro Minute).

Tendinitis: Entzündung einer Sehne. Davon betroffene Sehnen sind gewöhnlich Rotatorenmanschette und Bizepssehnen in der Schulter und Patellasehne im Knie.

Tetanus: Siehe Kiefersperre.

Thrombophlebitis: Ein Blutgerinnsel, das eine Schwellung in einer oder mehreren Venen auslöst, üblicherweise in den Beinen. Ein Gerinnsel in einer tiefen Vene erhöht das Risiko von ernsten Gesundheitsproblemen, z. B. wenn ein gelöster Pfropf durch die Blutbahn zur Lunge gelangt und eine Lungenarterie blockiert (Lungenembolie).

Thrombose: Die Bildung oder Präsenz eines Blutgerinnsels in den Blutgefäßen.

Ticks: Eine plötzliche, repetitive, unwillkürliche Bewegung oder ein Ton.

Tinnitus: Subjektives Klingen in den Ohren.

Tonsillitis: Schwellung und Entzündung der Mandeln, also die Lymphknoten im hinteren, oberen Rachen.

Tremore: Eine ungewollte, etwas rhythmische Muskelbewegung, die auch zwischen mehreren Körperteilen wechselt. Ist am häufigsten in den Händen und am Kopf zu beobachten, aber auch an Armen, Kehlkopf, Rumpf und Beinen.

Tropische Sprue: Eine Erkrankung unbekannter Ursache, die allgemein in den tropischen Regionen zu finden ist, führt zu fortschreitender Zottenatrophie im Dünndarm, ähnlich wie bei der nicht tropischen Zöliakie, was Malabsorption und Mangel an vielen Nährstoffen zur Folge hat.

Tuberkulose: Siehe Lungentuberkulose.

Tumor: Eine krankhafte Masse, deren Wachstum vom umgebenden Gewebe unabhängig ist.

Typhus: Eine Bakterieninfektion des Darmtrakts und gelegentlich der Blutbahn, übertragen durch die Aufnahme von Nahrung oder Flüssigkeit, die durch den Stuhl oder Urin infizierter Leute kontaminiert ist.

U

Übersäuerung: Ausschüttung von mehr als der normalen Menge Magensäure im Magen, auch säurebedingte Dyspepsie genannt.

Ulkuskrankheit: Ein Geschwür, das durch die ätzende Wirkung der Verdauungssäfte auf die Schleimhaut des Zwölffingerdarms (Zwölffingerdarmgeschwür) oder Magens (Magengeschwür) ausgelöst wird.

Unterkühlung: Krankhaft niedrige Körpertemperatur, definiert als unter 35 °C. Macht eine Person unbeholfen und verwirrt mit undeutlicher Sprache und anderen Symptomen und führt zu Koma und Tod, wenn sie unbehandelt bleibt.
Urethritis: Entzündung der Harnröhre.
Urtikaria: Siehe Nesselausschlag.
Uterusmyome: Siehe fibröser Tumor.
Uterusprolaps: Siehe Prolaps.
Uvulitis: Entzündung des Gaumenzäpfchens.

V

Vaginalprolaps: Siehe Prolaps.
Vaginitis: Reizung bzw. Entzündung der Vagina, was zu Ausfluss, Juckreiz und Schmerzen führen kann.
Vasovagaler Schock: Das Ergebnis eines starken sensorischen oder emotionalen Reizes, der eine umfassende Vasodilatation und Bradykardie verursacht. Der Betreffende kann gähnen, fühlt sich heiß, schwitzt und verliert dann das Bewusstsein. Er atmet mit langsamen tiefen Seufzern, wird kalt und blass, der Blutdruck fällt ab und es besteht ein langsamer Puls. Eine rasche Erholung erfolgt, wenn man den Kopf senkt oder sich hinlegt. Auch als neurogene Ohnmacht bezeichnet.
Verdauungstrakt: Magen-Darm-Trakt.
Vereiterung: Die Bildung oder Ausscheidung von Eiter.
Verstopfung: Medizinisch definiert als drei oder weniger Stuhlgänge in einer Woche. Der Stuhl kann hart, trocken bzw. schmerzhaft auszuscheiden sein.
Vitamin-C-Mangel: Die durch diesen Mangel entstehende Krankheit ist Skorbut.
Vitiligo: Pigmentstörung der Haut. Siehe Leukoderm.
Vorhofflimmern: Der verbreiteteste krankhafte Herzrhythmus, betrifft die zwei oberen Herzkammern

W

Warze: Warzen sind gutartige Hautgeschwülste verursacht durch eine Vireninfektion (humanes Papillomvirus (HPV)) in der obersten Hautschicht. Es gibt mehr als 100 Arten von HPV. Warzen sind ansteckend und können durch Hautkontakt und über Objekte übertragen werden, welche die Haut der Warze berührt haben.
Wassersucht: Ein nicht mehr gebräuchlicher Begriff für generelles Ödem, die Schwellung des weichen Gewebes aufgrund der Ansammlung von überschüssigem Wasser.
Windpocken: Eine ernste, ansteckende und manchmal tödliche Erkrankung gekennzeichnet durch erhabene Beulen, die auf Gesicht und Körper einer infizierten Person erscheinen.
Winterdepression: Siehe saisonabhängige Depression.

Z

Zahnfleischentzündung: Entzündung des Zahnfleischgewebes, kann zu Parodontose führen.
Zervikale Dysplasie: Präkanzeröse Veränderungen der Zellen, welche die innere Schleimhaut des Gebärmutterhalses bilden, die Öffnung zur Gebärmutter.
Zervikale Lymphadenopathie: Vergrößerung der Lymphknoten im Nacken.
Zervikalspondylose: Chronische, degenerative Abnutzung der Knorpel und Knochen des Nackens (Halswirbelsäule), die häufigste Ursache ist Osteoarthritis.
Zervizitis: Entzündung des Gebärmutterhalses.
Zöliakie (Sprue): Eine Erkrankung, welche die Schleimhaut des Dünndarms schädigt und daran hindert, Teile der Nahrung zu absorbieren. Die Schädigung erfolgt durch eine Reaktion auf die Aufnahme von Gluten, das in Weizen, Gerste, Roggen und möglicherweise Hafer zu finden ist.
Zurückhalten von Urin: Unvollständige Leerung der Blase, oftmals wegen einer neurologischen Erkrankung wie Rückenmarksverletzung und diabetischer Polyneuropathie, doch auch mit vielen anderen Ursachen.
Zystitis: Entzündung der Harnblase.

Danksagung

आयुर्वेद

Der Autor möchte sich bei all jenen bedanken, deren Hingabe und Einsicht das Wissen des Ayurveda in die Welt getragen haben, vor allem meinen Lehrern, die mir liebevoll den Weg wiesen und ihr Wissen und ihre Erfahrung teilten und allen Freunden und Mitarbeitern am Ayurvedic Institute, ohne deren Beiträge dieses Buch nicht entstanden wäre. Ich möchte der Arbeit von Glen Crowther, Laura Humphreys, Sonia Masocco und Barbara Cook meine tiefe Anerkennung zollen, denn sie unternahmen tief greifende Anstrengungen, um das enorme Material für dieses Buch zusammenzutragen. Ich bin auch Yvonne Walston dankbar, die meine Zeichnungen, mit denen ich unterrichte, zur Hand nahm und sie in eine wissenschaftliche Bildform übertrug.

Die Projektmanagerin möchte Glen Crowther für die Entwicklung und Nachbearbeitung bei der Redaktion dieses Buches danken. Er hat enorm zur Verwirklichung dieses Buches beigetragen. Ich möchte auch Barbara Cook für ihre ausgezeichnete Arbeit am Glossar und der Sanskrit-Transliteration danken. Dieses Buch verdankt ihrer beider Gelehrtheit und Hingabe an den Āyurveda außerordentlich viel. Sonia Elisa Masocco hat ihre Liebe zum Ayurveda und ihr Fachwissen in dieses Buch eingebracht. Dr. Lad ist ein Künstler und setzt seine Kunst auch in der Lehre ein. Die Illustratorin Yvonne Walston hat wunderbar mit Dr. Lads Illustrationen gearbeitet, um seine Vision zum Ausdruck zu bringen. Und selbstverständlich sind wir alle Dr. Lad für sein tiefes Wissen des Ayurveda und seine Großzügigkeit dankbar, es mit seinen Studenten zu teilen.

Abbildungsverzeichnis

Die hier aufgeführten Fotos sind © iStockphoto.com/ Seite 5, TT; Seite 5, aicramphoto; Seite 6, vlynder; Seite 108, 108, 380, Eraxion

Bilder von shutterstock: Seite 196, © Vytis Turonis-Abhyanga; Seite 197, © Yeko Photo Studio-Shiro; Seite 198, Petar Djordjevic; Seite 199, © Alfred Wekelo; Seite 263, © Photocrea-Rakta Moksha; Seite 299, © Monika Wisniewska;

Illustrationen und Fotos auf Seite 14, 54, 199, 200, 206, 275, 290, 300, 301, 302, 314 und 350 sind © 1994, 2006, 2012 The Ayurvedic Press, alle Rechte vorbehalten.

Das Foto auf Seite 266 wird mit Genehmigung von © Sonia Masocco verwendet.

Alle anderen Illustrationen sind von Yvonne Wylie Walston, CMI, © 2008 Creative Imagery, Inc.

Bibliographie und ausgewählte Publikationen

Literaturverzeichnis

Bhishagratna, Kaviraj Kunjalal, editor-translator. *Sushruta Samhita*. 4th ed., 2 vols. Chowkhamba Sanskrit Series Office: Varanasi, India, 1991.

Government of India. *The Ayurvedic Pharmacopoeia of India, Part 1, Volume 1*. Dehli: The Controller of Publications, 1990.

Government of India. *The Ayurvedic Pharmacopoeia of India, Part 1, Volume 2*. Dehli: The Controller of Publications, 1999.

Government of India. *The Ayurvedic Pharmacopoeia of India, Part 1, Volume 3*. Dehli: The Controller of Publications, 2001.

Government of India. *The Ayurvedic Formulary of India, Part 1*. 2nd ed. Dehli: The Controller of Publications, 2003.

Government of India. *The Ayurvedic Formulary of India, Part 2*. Dehli: The Controller of Publications, 2000.

Lad, Vasant. *Ayurveda: The Science of Self-Healing*. Santa Fe: Lotus Press, 1985.

Lad, Dr. Vasant and Usha. *Ayurvedic Cooking for Self-Healing*. 2nd ed. Albuquerque: The Ayurvedic Press, 1997.

Lad, Vasant. *The Complete Book of Ayurvedic Home Remedies*. New York: Harmony Books 1998.

Lad, Vasant. *Secrets of the Pulse: The Ancient Art of Ayurvedic Pulse Diagnosis*. 2nd ed. Albuquerque: The Ayurvedic Press, 2006.

Lad, Vasant. *The Textbook of Ayurveda: Fundamental Principles of Ayurveda, Volume One*. Albuquerque: The Ayurvedic Press, 2002.

Lad, Vasant. *The Textbook of Ayurveda: A Complete Guide to Clinical Assessment, Volume Two*. Albuquerque: The Ayurvedic Press, 2007.

Lad, Vasant and Frawley, David. *The Yoga of Herbs: An Ayurvedic Guide to Herbal Medicine*. Santa Fe: Lotus Press, 1986.

Murthy, K. R. Srikantha, translator. *Sharngadhara Samhita: A Treatise on Ayurveda*. Chaukhambha Orientalia: Varanasi, India, 1984.

Nadkarni, Dr. K. M., editor. *Indian Materia Medica*. 3rd ed., 2 vols. Bombay:Popular Prakashan, 1976.

Pole, Sebastian. *Ayurvedic Medicine: The Principles of the Traditional Practice*. Churchill Livingstone, 2006.

Sharma, Priyavrat V. editor-translator. *Caraka Samhita*. 4 vols. Chowkhamba Sanskrit Series Office: Varanasi, India, 1981-1994.

Sharma, Ram Karan, and Vaidya Bhagwan Dash, editors-translators. *Caraka Samhita*. 3rd ed., 3 vols. Varanasi, India: Chowkhamba Sanskrit Series Office, 1992.

Tigunait, Pandit Rajmani, Ph.D. *Seven Systems of Indian Philosophy*. Honesdale: Himalayan Institute Press, 1984.

Vagbhata. *Ashtanga Hridayam*, translated by K. R. Srikantha Murthy. 2 vols. Varanasi, India: Krishnadas Academy, 1991-1992.

Lektürenliste

Lad, Vasant. *Strands of Eternity*. Albuquerque: The Ayurvedic Press, 2004.

Morrison, Judith H. *The Book of Ayurveda: A Holistic Approach to Health and Longevity*. New York: Simon & Schuster Inc., 1995, A Fireside Book.

Shankaracharaya, H. H. Adi., author. Chinmayananda, H. H. Swami, commentary. *Atma Bodha*. Bombay: Central Cinmaya Mission Trust, 1999.

Svoboda, Robert E. *Ayurveda: Life, Health and Longevity*. Penguin: London, 1992; reprint, The Ayurvedic Press: Albuquerque, 2004.

———. *Prakriti: Your Ayurvedic Constitution*. 2nd ed., Lotus Press: Twin Lakes, 1998.

———. *The Hidden Secret of Ayurveda*. Pune, India, 1980; reprint, The Ayurvedic Press: Albuquerque, 1994.

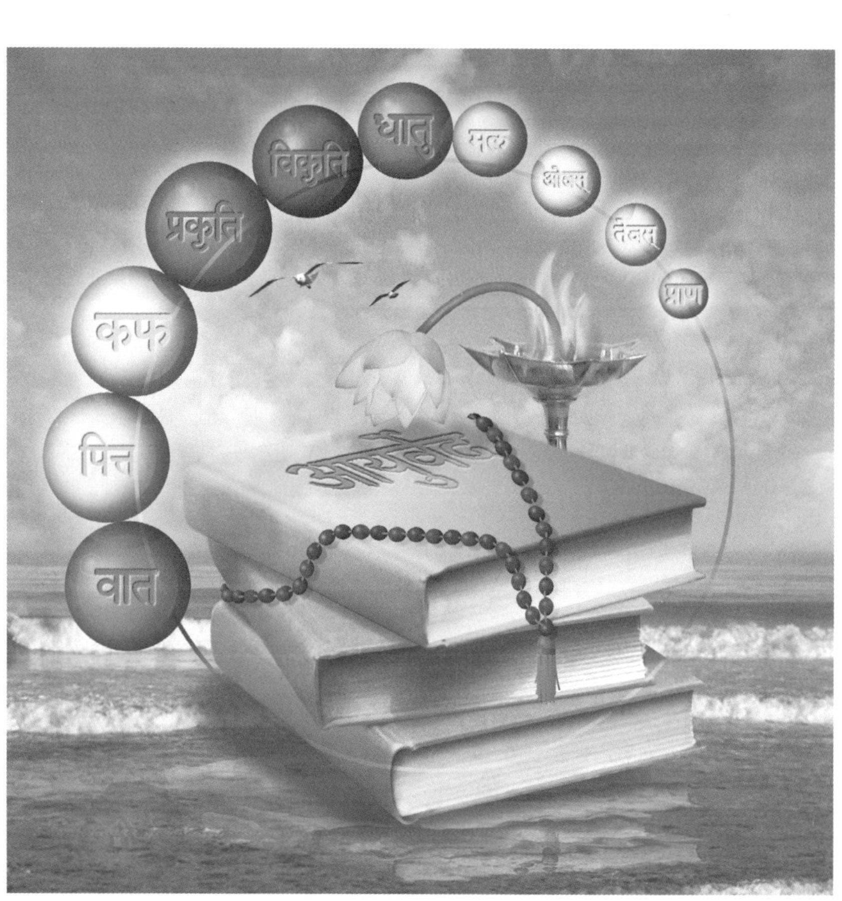
वात
पित्त
कफ
प्रकृति
विकृति
धातु
सत्व
ओजस्
तेजस्
प्राण
आयुर्वेद

Über den Buchumschlag

Das Bild auf dem Buchumschlag dieses Lehrbuchs entstand während einer Meditation von Dr. Lad. Aus tief empfundener Liebe für seine Schüler und für Āyurveda teilt er seine Vision von der Ordnung, Schönheit und Poesie des Lebens.

Die drei hier gezeigten Bücher repräsentieren die drei Weisen Charaka, Sushruta und Vāgbhata, die zu Medien der Āyur Vidya wurden und der Welt die „großen drei“ Texte über Āyurveda schenkten. Die Ghee-Lampe steht für die Flamme der Aufmerksamkeit, für Intuition und das hingebungsvolle Studium, das die wahre Bedeutung der Fülle von Informationen erschließt, die in diesen großartigen Texten dargestellt werden. Sie ist das Licht inneren Wissens und das Licht des Lebens.

Erleuchtet von diesem Licht der Wahrheit ruhen Ātma, das Selbst, Manas, der Geist und Sattvam, die Wahrheit des Lebens, ruhig auf den Blütenblättern des Lotus. Die Lotusblüte ist die Reinheit, Heiligkeit und Einfachheit, die das Wesen eines hingebungsvollen Schülers charakterisieren. Diese Qualitäten sind das Parfüm eines Lebens, das in Harmonie und Zusammenwirken mit der Natur gelebt wird.

Der Faden der Weisheit, der durch die Texte verläuft und sie umschließt, ist der Faden echten Wissens, der durch alle veränderlichen Zeitalter und Kulturen ungebrochen und unverändert Bestand hat. Die zeitlose Weisheit des Āyurveda verbindet das individuelle, manifestierte Leben mit dem ewigen kosmischen Leben. Sie ist ebenso verwoben mit allen Bestandteilen des individuellen Körpers und Geistes: Sattva, Rajas, Tamas, Ojas, Tejas und Prāna, den sieben Dhātus und drei Doshas. Der Faden der Weisheit ist der integrierende Faktor, der es diesen Bestandteilen gestattet, miteinander in Einklang zu funktionieren und er verleiht damit dem Körper und dem Geist Harmonie und Frieden.

Die Visionen, die man in einem meditativen geistigen Zustand erhält, übermitteln die Ordnung und Schönheit des Lebens auf eine Weise, die man nicht immer in Worte fassen kann. Sie geben die Poesie des Lebens wieder. Ein Leben, das in Kooperation und Harmonie mit der Natur gelebt wird, ist selbst Poesie. Ich möchte Schüler dazu ermutigen, über diese liebende Vision von Āyurveda und seine Rolle im individuellen und kosmischen Leben zu meditieren.

Stichwortverzeichnis

A

B

C

D

E

F

G

H

I

J

K

L

M

N

O

P

Q

R

S

T

U

V

W

Y

Z

Tabellenverzeichnis

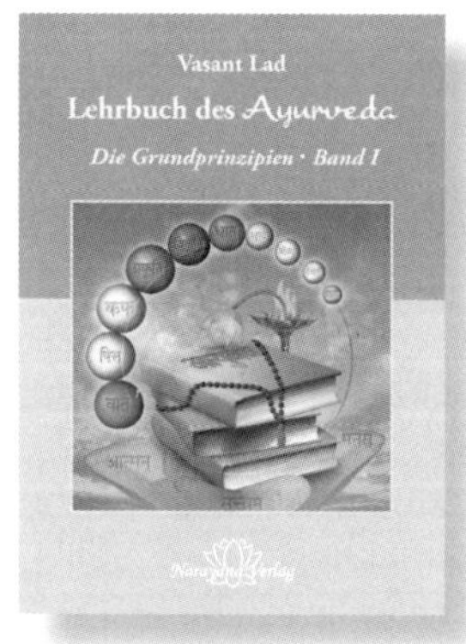

Vasant Lad

Lehrbuch des Ayurveda

Die Grundprinzipien – Band 1

380 Seiten, geb., **€ 49,–**

Wenn Vasant Lad die Mysterien der alten indischen Heilkunst enthüllt, stellt er dieses jahrhundertealte Wissen so dar, dass es für den modernen Studenten leicht zugänglich wird und trotzdem seinen Wurzeln treu bleibt. Vasant Lad beschreibt das Weltbild des Ayurveda und wie es alle Ebenen des menschlichen Seins durchdringt. In einmaliger Prägnanz und Tiefe erläutert er die grundlegenden Strukturen und Funktionen von Körper, Geist und Seele, deren Aufbau und Zusammenwirken.

Das Buch ist reich an Illustrationen, Tabellen und praktischen Beispielen und verhilft dem Leser zu einem tiefen Verständnis des Ayurveda. Dr. Lads Ausführungen sind von ungewöhnlicher Klarheit und Schönheit und zeigen den Weg zu wahrer Gesundheit, Ausgeglichenheit und Freude.

Das Werk ist eines der bedeutendsten Lehrbücher des Ayurveda und wird bereits weltweit von vielen Schulen als Grundlagenwerk empfohlen. Es könnte dem Ayurveda im deutschsprachigen Raum zum Durchbruch verhelfen.

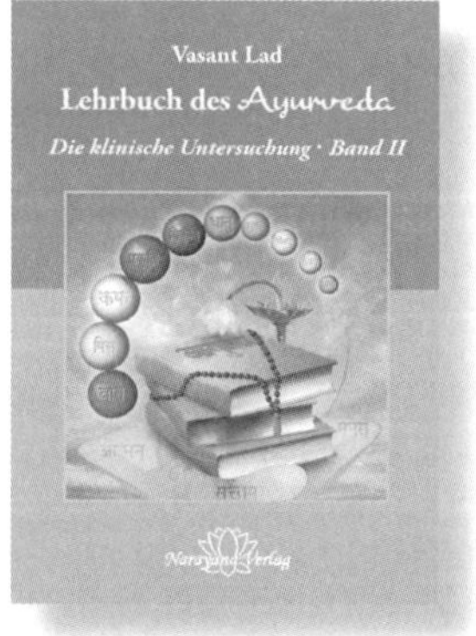

Vasant Lad

Lehrbuch des Ayurveda

Die Grundprinzipien – Band 2

472 Seiten, geb., **€ 49,–**

Der menschliche Körper spricht eine logische Sprache. Ein guter ayurvedischer Therapeut muss alle Werkzeuge der Wahrnehmung und Unterscheidung schulen, um zu wissen, wo genau sich der Patient im Krankheitsprozess befindet, um die wirksamste Behandlung zu wählen.

Vasant Lad erklärt detailliert und praxisnah, wie eine fundierte Untersuchung stattzufinden hat. Diese umfasst die fünf klinischen Barometer wie Erforschung der Ursachen und vorausgehenden Zeichen, die Phasen des Krankheitsverlaufes, die drei Kategorien der Untersuchung wie Betrachtung und Abtasten, die acht Methoden wie Puls-, Urin- und Stuhldiagnose, die Einschätzung nach Konstitutionstyp, die Beurteilung des Verdauungsfeuers Agni und der Stoffwechselschlacken Ama.

Darüber hinaus werden detaillierte Informationen zu den Störungen der Grundtypen (Doshas), der verschiedenen Gewebe wie Muskel und Fett, der drei Körperessenzen Prana, Tejas und Ojas und der Körperkanäle (u. a. Verdauung) gegeben. Im Anhang finden sich Vordrucke für eine komplette Patientenuntersuchung.

Mit seinen Abbildungen, Diagrammen, Fragebögen und praktischen Beispielen gibt dieses Buch den Lernenden eine einzigartige Einführung in die Geheimnisse der ayurvedischen Untersuchung.

Vasant Lad

Set – Lehrbuch des Ayurveda

in 3 Bänden

1596 Seiten, geb., **€ 165,–**

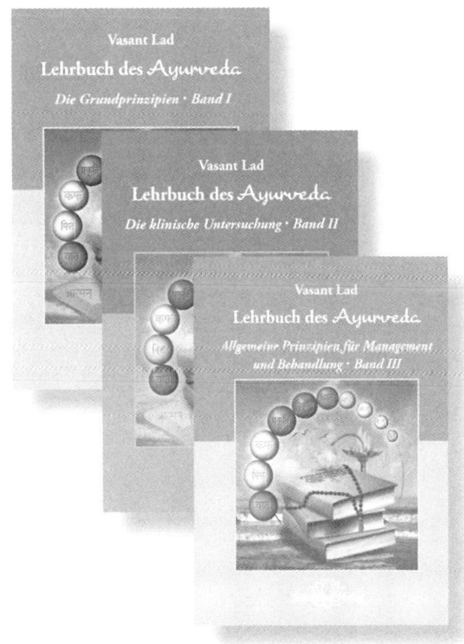

Set bestehend aus:

- Lehrbuch des Ayurveda Die Grundprinzipien Band 1
- Lehrbuch des Ayurveda Die klinische Untersuchung Band 2
- Lehrbuch des Ayurveda Allgemeine Prinzipien für Management und Behandlung Band 3

Vasant Lad

Ayurvedische Pulsdiagnose

Die Geheimnisse einer uralten Wissenschaft

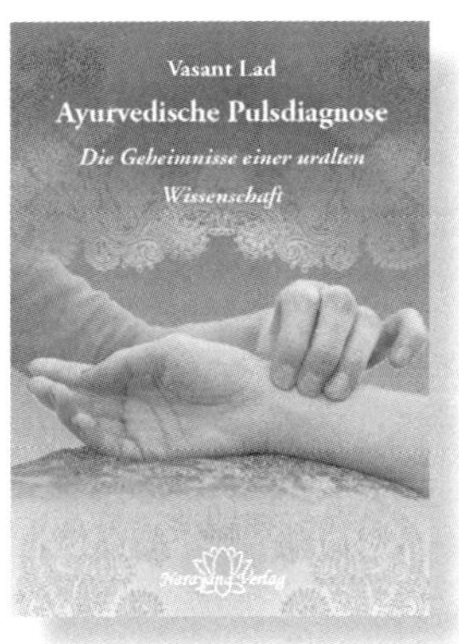

232 Seiten, geb., **€ 29,–**

In diesem einzigartigen Werk führt uns der weltweit bekannte ayurvedische Arzt Dr. Vasant Lad in die Geheimnisse der ayurvedischen Pulsdiagnose ein. Anfangend bei der Unterscheidung der drei Grundtypen (Doshas) von Vata, Pitta und Kapha eröffnet sich dem Leser nach und nach ein ganzes Universum an Möglichkeiten der Diagnose. Neben den sieben Eigenschaften des Pulses wie Rhythmus, Volumen und Temperatur kann anhand der sieben Ebenen der Gesundheitszustand aller Organe beurteilt werden. Dies umfasst Beschwerden wie Asthma, Magengeschwüre, Herz-, Nieren- und Lebererkrankungen und selbst Psychosen. Ein erfahrener Therapeut kann sogar in den ersten Wochen nach der Empfängnis eine Schwangerschaft anhand des Pulses feststellen, das Geschlecht bestimmen und weitere Aussagen über das werdende Kind machen.

Den Puls zu fühlen ist eine Kunst, die Übung und Sensibilität erfordert. Ist man darin Meister geworden, verfügt man über ein hochgradig entwickeltes Diagnoseinstrument, das durch keine Maschine ersetzt werden kann. Vasant Lad zeichnet eine eindrucksvolle Demut aus. Seine Erklärungen sind einfach und kristallklar und auch für den westlichen Leser Schritt für Schritt nachvollziehbar und erlernbar. Er geht dabei weit über die bekannte Literatur hinaus und stellt Untersuchungen so detailliert dar, wie sie sonst nirgends zu finden sind. Ein Kleinod der ayurvedischen Literatur.

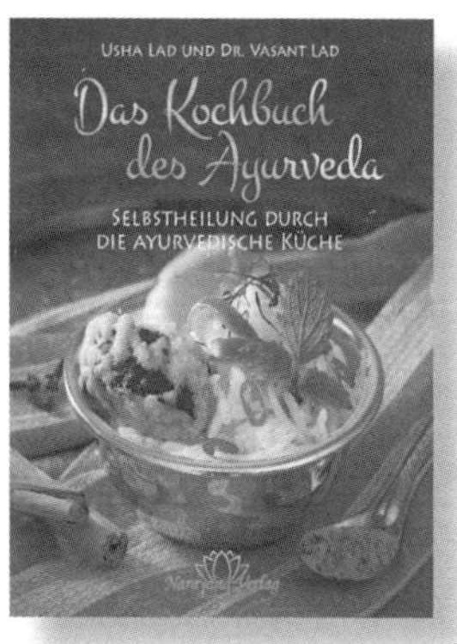

Usha Lad / Vasant Lad

Das Kochbuch des Ayurveda

Selbstheilung durch die ayurvedische Küche

288 Seiten, geb., **€ 29,–**

Das Werk ist weit mehr als nur ein Kochbuch. Neben 100 köstlichen Rezepten aus der Küche von Vasant Lad und seiner Frau Usha führt es in die Grundprinzipien des Ayurveda und die Lehre der Konstitutionstypen, der Doshas, ein. Es zeigt, wie sich durch die Kombination von Lebensmitteln die Verdauung regulieren, körperliches Gleichgewicht herstellen und dadurch Gesundheit und Wohlbefinden erreichen lassen.

Die aromatischen Rezepte reichen von Mungbohnen-Suppe bei Augenproblemen, Safranreis bei Migräne, Karotten-Sabji zur Blutbildung, den beliebten Kartoffel-Taschen Samosas und Chapatis bis zum ausgleichenden Koriander-Chutney und süßen Mandel-Khir. Dabei können die Bedürfnisse aller Familienmitglieder berücksichtigt werden.

Darüber hinaus wartet *Das Kochbuch des Ayurveda* mit mehr als 300 einfachen ayurvedischen Hausmitteln für die Behandlung vielfältiger Beschwerden auf, die bei der Bekämpfung einfacher Erkältungen, bei Hauterkrankungen oder sogar zur Stabilisierung des Blutzuckerspiegels bei Diabetikern zum Einsatz kommen. Ein Grundlagenwerk der ayurvedischen Koch- und Heilkunst.

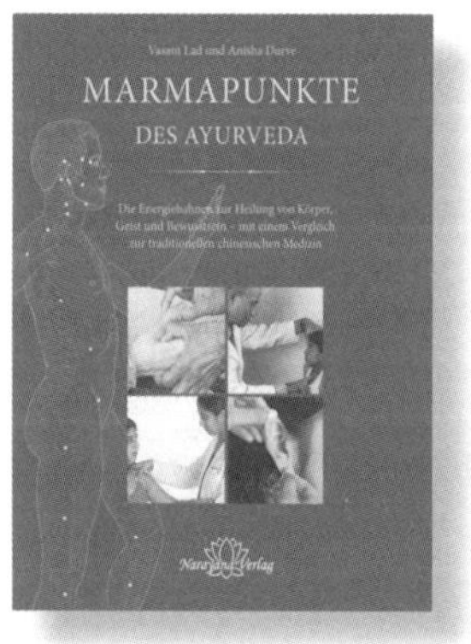

Vasant Lad / Anisha Durve

Marmapunkte des Ayurveda

Die Energiebahnen zur Heilung von Körper, Geist und Bewusstsein mit einem Vergleich zur Traditionellen Chinesischen Medizin

400 Seiten, geb., **€ 65,–**

Die Lehre der Marmani, der Energiepunkte des Körpers, ist ein zentrales Element der Heilkraft des Ayurveda, das vor mehreren Jahrhunderten in Indien entwickelt wurde. Die Aktivierung der Marmani hat eine fundamentale Auswirkung auf Körper, Geist und Seele und ermöglicht eine tiefgreifende Heilung. Jede Zelle unseres Körpers wird von Prana, purer Lebensenergie, durchströmt. Bei der gesundheitsfördernden Stimulierung der Marmani werden Energieblockaden gelöst und die Prana-Energie auf heilende Weise zum Fließen gebracht.

Der berühmte Ayurveda-Experte und Arzt Vasant Lad erklärt in seinem Buch nicht nur erstmalig die energetische Funktion aller 117 Marmapunkte, sondern stellt sie auch den Akupunkturpunkten der chinesischen Medizin gegenüber. Dabei geht er ausführlich auf die diagnostische und therapeutische Bedeutung jedes Marmas ein. Die Punkte werden in zahlreichen detaillierten Abbildungen übersichtlich dargestellt. Die ganzheitliche Marma-Therapie verbindet das Wissen über die Wirkung dieser Energiepunkte mit gezielten Techniken der ayurvedischen Massage, Entgiftung, Akupressur, Aromatherapie, Yoga, Meditation und anderen Behandlungen.

„Vollkommen brillant. Das Lehrbuch des Ayurveda: Allgemeine Prinzipien für Management und Behandlung, Band 3 ist voller praktischer Erkenntnisse, die nur von jemandem mit tiefgründigem ayurvedischen Wissen so prägnant vermittelt werden können. Mit diesem Text teilt Dr. Lad mit uns das unbezahlbare Geschenk seiner Weisheit, die Ihnen dabei helfen wird, die Aufgabe des Ayurveda zu erfüllen: Leiden zu beseitigen und die Gesundheit zu erhalten und zu verjüngen. Wir sind ihm zu ewigem Dank verpflichtet".

– Sebastian Pole, Autor,
Ayurvedic Medicine: The Principles of Traditional Practice

„Dr. Lads Fachkenntnisse als ayurvedischer Kliniker und seine vortreffliche Kompetenz als Pädagoge und Autor erstrahlen in diesem Buch. Er vereinfacht das Konzept der ayurvedischen Chikitsa und zeigt in einer schrittweisen Methode, wie beim Management von Patienten verschiedene therapeutische Prinzipien wirkungsvoll eingesetzt werden können. Dies ist ein extrem wertvoller Beitrag zum Verständnis der klinischen Aspekte des Ayurveda. Ich empfehle dieses Buch ayurvedischen Studenten und Ärzten sowie solchen Menschen, die optimale Gesundheit und Wohlbefinden durch Ayurveda anstreben".

– Dr. Dhaval Dhru,
Ayurveda- und Yoga-Berater und Pädagoge

„Dr. Vasant Lad erhellt weiterhin die Weisheit des Ayurveda in einer Weise, die es lebendig und zugänglich für viele ernsthafte Studenten macht. Als einer dieser zahllosen Studenten kann ich für diesen Band nur meine Dankbarkeit zum Ausdruck bringen, denn er erläutert umfassend und aufschlussreich die Vielzahl an Therapieoptionen, die einem ayurvedischen Arzt zur Verfügung stehen".

– Dr. Premal Patel,
Wellness Director, Banyan Botanicals

„Dr. Lads Übermittlung des Ayurveda ist die eines wahren Meisters: äußerst tiefgreifend und umfassend und dennoch einfach zu erfassen und aufzunehmen. Sein neues Buch präsentiert eine Vielzahl von praktischen ayurvedischen Weisheiten für unsere Zeit, dargebracht mit der Dr. Lad eigenen beispielhaften Güte und Demut".

– Rebecca und Sascha Kriese, Ayurveda-Ärzte,
Gründer der Ayuseva Clinic

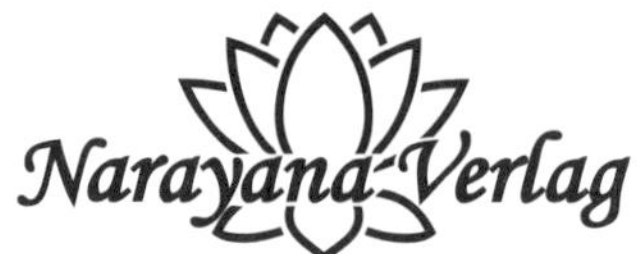

Blumenplatz 2, D-79400 Kandern
Tel: +49 7626-974970-0, Fax: +49 7626-974970-999

info@narayana-verlag.de

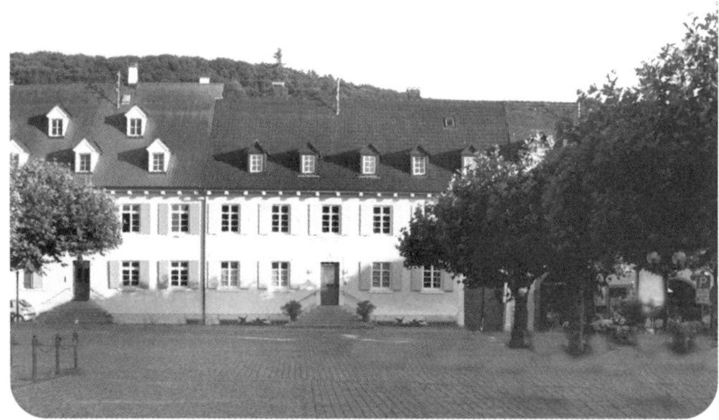